U0334620

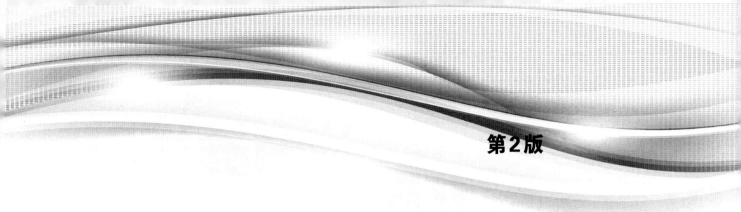

第2版

# 骨与关节疾病影像诊断学

主　编　梁碧玲

编　者（以姓氏笔画为序）

丁　悦　中山大学孙逸仙纪念医院骨科
王　溱　河北医科大学附属第三医院放射科
刘　霞　首都医科大学附属北京积水潭医院放射科
刘文亚　新疆医科大学第一附属医院放射科
刘庆余　中山大学孙逸仙纪念医院放射科
刘斯润　暨南大学附属华侨医院放射科
李绍林　南方医科大学南方医院影像中心
吴　卓　中山大学孙逸仙纪念医院放射科
沈　君　中山大学孙逸仙纪念医院放射科
沈慧勇　中山大学孙逸仙纪念医院骨科
张雪林　南方医科大学南方医院影像中心
张朝晖　中山大学附属第一医院放射科
陈宁欣　中山大学中山医学院组胚教研室

陈建宇　中山大学孙逸仙纪念医院放射科
屈　辉　首都医科大学附属北京积水潭医院放射科
孟悛非　中山大学附属第一医院放射科
赵继泉　广东省佛山市第二人民医院放射科
高明勇　广东省佛山市第一人民医院放射科
黄东生　中山大学孙逸仙纪念医院骨科
梁安靖　中山大学孙逸仙纪念医院骨科
梁碧玲　中山大学孙逸仙纪念医院放射科
程克斌　首都医科大学附属北京积水潭医院放射科
曾斯慧　广州市妇女儿童医疗中心放射科
蔡兆熙　中山大学孙逸仙纪念医院放射科
谭国珍　中山大学孙逸仙纪念医院皮肤科

人民卫生出版社

图书在版编目（CIP）数据

骨与关节疾病影像诊断学/梁碧玲主编.—2版.
—北京：人民卫生出版社,2016
 ISBN 978-7-117-23038-4

 Ⅰ.①骨…　Ⅱ.①梁…　Ⅲ.①关节疾病-影像
诊断　Ⅳ.①R684.04

 中国版本图书馆 CIP 数据核字（2016）第 185002 号

| 人卫智网 | www.ipmph.com | 医学教育、学术、考试、健康，<br>购书智慧智能综合服务平台 |
| 人卫官网 | www.pmph.com | 人卫官方资讯发布平台 |

骨与关节疾病影像诊断学
第 2 版

主　　编：梁碧玲
出版发行：人民卫生出版社(中继线 010-59780011)
地　　址：北京市朝阳区潘家园南里 19 号
邮　　编：100021
E - mail：pmph @ pmph.com
购书热线：010-59787592　010-59787584　010-65264830
印　　刷：北京盛通印刷股份有限公司
经　　销：新华书店
开　　本：889×1194　1/16　　印张：45
字　　数：1394 千字
版　　次：2006 年 4 月第 1 版　　2016 年 10 月第 2 版
　　　　　2016 年 10 月第 2 版第 1 次印刷(总第 2 次印刷)
标准书号：ISBN 978-7-117-23038-4/R · 23039
定　　价：178.00 元

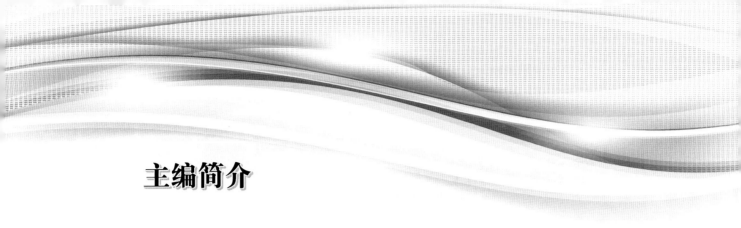

# 主编简介

梁碧玲 中山大学孙逸仙纪念医院放射科教授、主任医师、博士研究生导师,中山大学影像系副主任,曾任中山大学孙逸仙纪念医院放射科主任,中国放射医师协会副会长、中华放射学会骨组副组长、中国影像技术研究会副会长、广东省放射医师协会会长、广东省放射学会副主任委员、卫生部(现国家卫生计生委)全国医学继续教育委员会委员。长期坚持放射科临床诊断一线工作,在临床实践中积累了丰富的临床影像诊断经验。2013 年获中山大学授予"中山大学名医"荣誉称号。

多年来一直致力于放射诊断、医学院本科及研究生教学和科研工作,擅长骨关节软组织疾病的影像诊断,并对人体各系统肿瘤性病变的影像诊断、特别是 MR 诊断造诣尤深,在外周神经损伤和肿瘤靶向纳米载体 MRI 示踪的研究处于国内领先水平。1990 年后主要致力于磁共振成像临床综合应用方面的系列研究,并取得一系列优异成果。多年来发表论文 100 余篇,主编或参与编写有关专著 11 本,并担任全国医学院校统编教材主编。连续 15 年主持国家级继续教育项目,主持过国家自然科学基金、卫生部、省卫生厅等多项科研课题。获得广东省政府、广东省卫生厅、国家教育委员会及广州市科委多项科技进步奖,2009 年获专利一项。

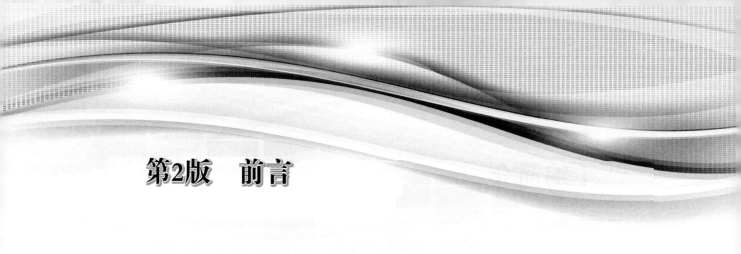

# 第2版　前言

自本书第 1 版出版以来,眨眼间十年过去了。在这期间,医学科学,特别是分子生物学、影像学、病理学和生物医学工程技术的飞速发展,人们对疾病的认识不断提高,循证医学的证据促进了一些疾病的概念及诊断标准更新,一些疾病的分类也不断进行更新。

处于这奔腾的时代,国家的基本医疗卫生制度让广大人民享有了基本医疗保障;借助计算机数字化技术的发展,影像技术不断开发应用,海量的信息,个性化医疗的需求,让广大医务人员在倍感压力的同时又为我们提供了探索人类健康事业的巨大发展空间。从影像形态学诊断到形态与功能的多模态诊断的发展,让影像学诊断逐步成为疾病诊断的"金标准",成为影像学医生们的努力方向。本书的第 1 版面世以来,得到了广大影像诊断同行们的关注与好评,也表达了他们迫切学习和掌握新概念新进展并应用于临床工作的需求。基于医学科学的迅猛发展和良好的愿望,我们进行了本书第二版的修订工作。

在第二版的修订工作中,首先是对概念更新和诊断新共识较多的病种进行修订,如第十九章风湿类关节疾病,根据 2009 年、2010 年国际风湿病联盟关于类风湿关节炎和血清学阴性脊柱关节病诊断标准的新共识对该章进行了较大修订;对第十二章和第二十二章骨与软组织肿瘤的影像诊断,根据 2013 年 WHO 软组织与骨肿瘤分类的第四版进行了知识更新;第十五章血液系统疾病骨关节改变,得益于分子生物学的发展,知识点的增加较多;由于近年骨科手术术式和人工假体的发展,对第二十三章关于人工关节置换的术前和术后影像学评估和观察要点进行了较多的修订。对于一些临床上逐渐成为常见病的骨病进行了部分更新,如第十三、十四章内分泌与代谢性骨关节病和营养障碍骨病,更新了部分内容,更强调早期诊断的重要性;针对国内人口流动性大和物流频繁的情况,在第十一章骨关节感染性疾病中,强调了低毒感染的征象,增加了布氏杆菌关节炎和骨棘球蚴病。

在长达一年的修订过程中,得到了国内著名的骨肌系统影像诊断专家孟悛非教授、屈辉教授、刘斯润教授、李绍林教授的支持和亲力亲为修订有关章节;新疆医科大学刘文亚教授撰写了布氏杆菌关节炎和骨棘球蚴病相关章节,为本书增加了新内容;我院骨科沈慧勇教授、黄东生教授和丁悦教授修订了正常骨关节形态学和骨科手术后检查与随访修改章节,从他们丰富的骨科临床实践工作中对影像学的观察要点和结合骨科技术新进展进行了详细的修订。我科的同事们十分支持并参与了本书的修订工作,特别是沈君教授和陈建宇教授,贡献了大量的时间和精力。刘琴笑技师和叶美妮秘书为本书的资料整理和编辑做了大量工作。人民卫生出版社的郝巨为老师对本次修订工作给予了很多具体的指导。正是本书各位编者深厚的学术造诣和辛勤笔耕,通力合作,才令修订工作按时完成,奉献给读者们一本适用于骨关节肌肉系统疾病影像诊断的深入学习和反映该领域新进展的专业书籍。在此,我对他们致以衷心的感谢。

时光荏苒,我在我的母校中山大学孙逸仙纪念医院从医从教工作已经 40 载了,一代伟人孙中山亲笔书写的校训"博学、审问、慎思、明辨、笃行",老师和前辈们为我们树立了精益求精地为人民健康服务的榜样,鼓励我不断求知上进,兢兢业业。我对母校充满感激之情。

本书修订的初衷是反映骨关节肌肉系统疾病影像诊断的国内外现状与新概念、新进展,在信息科学如此发达的当下,由于我的水平和精力所限,本书的错漏之处敬请同道们和读者们不吝赐教和斧正。

梁碧玲

2016 年 6 月广州

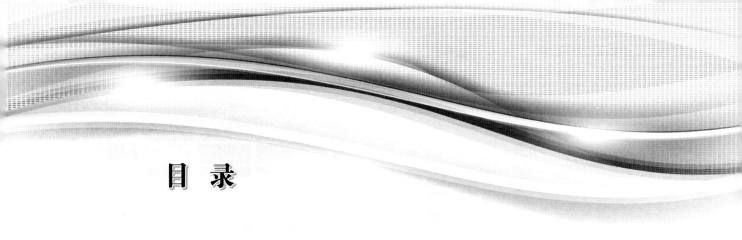

# 目　录

# 第一章
# 骨关节的发生和生长

## 第一节　骨骼系统的发生

骨骼系统除起源于中胚层体节的腹内侧生骨节（图1-1-1）外，还可来源于原位间充质。人胚第4周末，生骨节细胞分化为形态多样、散在分布的疏松组织，称为间充质或胚胎性结缔组织。间充质细胞为多能性的，在一定区域的微环境和不同分化信号的作用下，可以分化为成纤维细胞、成软骨细胞或成骨细胞等。人体骨骼的形成可归纳为两类：大多数骨骼的发生是先出现间充质细胞的增殖、聚集和分化，形成透明软骨雏形，然后经过软骨内成骨的方式，软骨被骨组织取代；另有部分骨骼的形成通过膜内成骨的方式，骨组织直接发生于间充质内。无论哪一种方式，骨的发生和形成过程中，均有骨组织的形成和骨组织的吸收两种过程，以适应人体的生长和发育的需要。骨骼系统的发生开始于胚胎早期（第4～5周），至出生后20～25岁最后完成，此后仍不断地更新和改建。

### 一、软骨的组织发生、生长、营养、老化和再生

#### （一）软骨的组织发生

软骨起源于间充质细胞。在软骨或骨形成的部位先形成前软骨（precartilage），首先出现引导细胞分化的信号，perlecan基因表达，间充质细胞增殖密集，细胞的突起缩回，细胞体变圆，此即为成软骨细胞（chondroblast）。perlecan对软骨发生是必要的，若perlecan基因不表达将发生畸形，出现不对称脊椎骨性小肢体为特征的常染色体隐性侏儒症。不久细胞分泌基质，基质中含有perlecan（一种大分子硫酸肝素蛋白多糖）、Ⅱ型胶原原纤维（type Ⅱ collagenous fibrils）、Ⅳ型胶原及软骨蛋白多糖的核心蛋白。随着基质的增加，细胞间距增大，细胞被孤立分隔，并包埋于基质的陷窝内，并进一步分化成为成熟的软骨细胞（chondrocyte）。软骨细胞产生更多的蛋白多糖，其中含强嗜碱性的硫酸软骨素。由于硫酸软骨素浓度高，胶原原纤维少，构成细胞周围染色呈强嗜碱性，此即软骨囊（cartilage capsule）。囊内的软骨细胞能进一步分裂增殖，形成同源软骨细胞群（isogenous group），因此形成典型的透明软骨（hyaline cartilage）（图1-1-2）。透明软骨见于骨架外的鼻软骨、喉软骨、气管与支气管树，骨架内的肋软骨

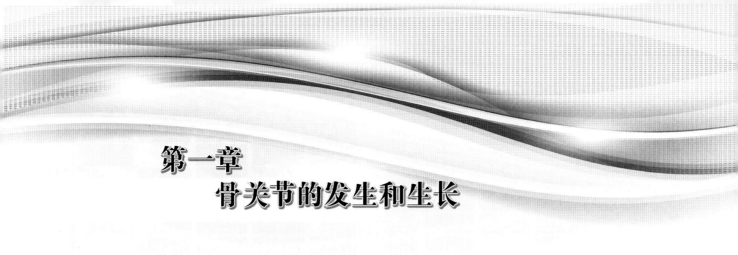

神经沟

体节

皮肌节

脊索

生骨节　背主动脉

**图 1-1-1　人胚第 4 周末横切面示意图**
（示生骨节的发生）

1

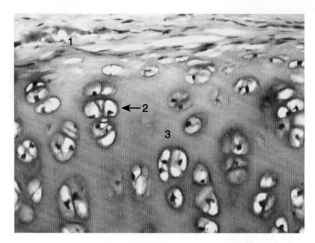

**图 1-1-2　透明软骨光镜图像（HE 染色×400）**

1. 软骨膜；2. 软骨囊；3. 同源软骨细胞群

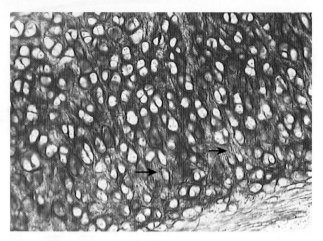

**图 1-1-4　弹性软骨光镜图像（Orcein 染色×200）**

示软骨细胞周围呈紫红色交错分布的弹性纤维

和关节软骨，以及胚胎时期形成的骨骼软骨雏形（cartilage model）。纤维软骨（fibrous cartilage）（图 1-1-3）胶原纤维排列密集，胶原纤维束之间有单独、成对或成行排列的软骨细胞；见于椎间盘、纤维环、关节盘和半月板的一部分，也见于股骨头韧带、耻骨联合以及某些肌腱和韧带附着于骨的部位；其发生是通过前软骨或透明软骨化生形成，也可以由纤维性组织化生（metaplasia）形成；椎间盘是前软骨化生而成，从透明软骨化生成纤维软骨见于暂时性下颌关节、肩锁关节以及老化的肋软骨，而由纤维性组织化生出现在膝关节半月板、喙突锁骨关节以及老化或异常的韧带及其附着处。弹性软骨（elastic cartilage）（图 1-1-4）纤维成分以弹性纤维为主，胶原原纤维较少，软骨细胞呈球形，单个或同源细胞群方式分布，以 2～4 个细胞的同源细胞群为主；弹性软骨见于耳廓、外耳道、咽鼓管、会厌以及喉的小角软骨、楔状软骨和杓状软骨的尖端；将要形成弹性软骨的

部位，间充质先分化为原始结缔组织，初期的基质中会先出现呈网状的前弹性纤维（preelastic fibers），后来才变成弹性纤维。

发生软骨组织区域周围的间充质细胞保持分散，产生胶原纤维为主，并形成毛细血管网，此处将分化为双层软骨膜（perichondrium）。软骨膜内层含有可分化成软骨细胞的骨原细胞（osteoprogenitor cells），它们多数处于静止状态，终生保持分化为软骨细胞的潜能；软骨膜外层细胞转变为成纤维细胞，分泌胶原基质。

**（二）软骨组织的生长**

软骨通常以两种方式继续生长（图 1-1-5）：①间质性生长（interstitial growth），又称软骨内生长，幼稚的软骨，软骨细胞不断分裂，分裂后的细胞暂居在

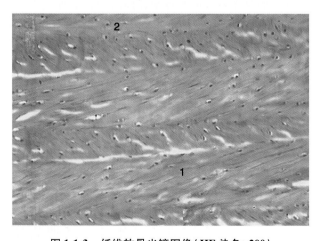

**图 1-1-3　纤维软骨光镜图像（HE 染色×200）**

1. 平行排列的胶原纤维束；2. 成行排列的软骨细胞

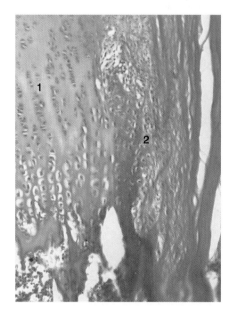

**图 1-1-5　人胎指骨骺软骨板光镜图像（HE 染色×200）**

1. 软骨内软骨细胞间质性生长；2. 软骨膜下附加性生长

同一个陷窝内,不久被薄层基质分隔开,基质逐渐变厚,进一步分隔细胞。细胞不断分裂形成同源细胞群;使软骨不断生长。②附加性生长(appositional growth),又称软骨膜下生长,发生在软骨表面与软骨膜之间,软骨膜内层的成软骨细胞分泌基质,包围细胞自身,形成浅表的软骨基质。这种过程不断进行,软骨表面不断增添新生软骨组织。附加生长主要发生在未成熟的软骨,但骨骺部的间质性生长持续时间较长。

软骨基于功能和发育的不同,可分为两型,过渡型软骨和永久型软骨。前者的软骨细胞经历细胞肥大和基质的钙化,最终退化消失,被骨组织取代。这种软骨见于胚胎性软骨或生长板(growth plate)。成纤维细胞生长因子(fibroblast growth factor,FGF)信号在软骨成熟和骨骼发生中起关键作用。相反,永久型软骨没有进一步分化,不会变肥大,终生存在于特殊部位,如关节软骨和气管的软骨环。

### (三)软骨组织的营养

软骨组织没有血管,然而其所需的营养物质和代谢产物通过软骨基质以浓度梯度扩散,但扩散范围仅限于几厘米,多数软骨细胞远离分布在软骨膜的营养血管。如果软骨细胞远离营养血管超过这个范围,其周围的软骨基质将出现钙化,软骨细胞的代谢减退,并趋于死亡。因此,在大体积的软骨组织内,血管存在于软骨通道(cartilage canal)内。胚胎时期的软骨通道,见于长骨软骨雏形的骺端、小骨和不规则骨的软骨雏形中(图1-1-6)。通道内的血管

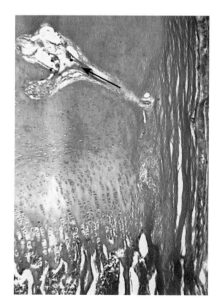

**图1-1-6　人胎指骨骺端软骨光镜图像**
示软骨通道,可见其中有血管及
血管周围疏松结缔组织

周围为富含成纤维细胞和巨噬细胞的疏松结缔组织。软骨通道除有营养作用外,还参与长骨雏形骺端次级骨化中心的形成。出生后出现的软骨通道与骨形成的开始无明确的联系,它在各种骨骼内的出现都有其独特的时间性。下颌髁软骨(mandibular condylar cartilage)的软骨通道在生后第2年形成,同年内通道消失;喉软骨和鼻软骨内的软骨通道于胎儿第7个月开始形成,直至老年仍保留;肋软骨的软骨通道于1岁时出现,至10岁时延伸到骨干中心。长期保存的软骨通道,于20岁后可出现骨髓,并保留至60岁;在发生意外性萎缩时,软骨通道的腔隙内出现黏液样物质。呼吸系统的软骨也可见软骨通道。在老年动物气管软骨的软骨通道内出现骨髓,其周围形成骨组织(图1-1-7)。

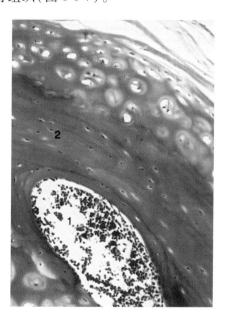

**图1-1-7　老年动物气管软骨光镜图像(HE 染色×200)**
1. 软骨内的软骨通道有骨髓组织;
2. 其周围为骨组织

### (四)软骨组织的老化和再生

软骨的生长需要充分的营养与激素的作用,一旦缺乏时,软骨细胞则产生基质小泡,进一步细胞周围的基质发生钙化。如在滑膜关节的关节软骨,为永久性透明软骨,表面没有软骨膜,从关节软骨表面至骨骺的厚度为1~7mm,根据软骨细胞的不同形态,由表至里可分为4区(图1-1-8):Ⅰ区,软骨细胞小而扁平,与表面平行,胶原原纤维呈切线分布;Ⅱ区软骨细胞较大,圆形,单个或同原群分布,胶原原纤维呈斜行排列;Ⅲ区软骨细胞大而圆,常排列成垂直柱形,其间的胶原原纤维呈放射状;Ⅳ区为钙化

区,软骨细胞大,呈现进一步退化的现象,软骨基质以钙沉积为主,与软骨下的骨板层相连;Ⅲ区非钙化区和Ⅳ区钙化区之间,有较明显的界面,形成脊或沟状互相嵌合,形似海边潮水浸渍,故称潮标(tide mark)(图1-1-8、图1-1-9)。由于胶原的更新率降低,软骨基质不断钙化,随着年龄的增长,该界面也不断发展而增宽,软骨基质不断地被骨质取代,使关节软骨逐渐变薄。

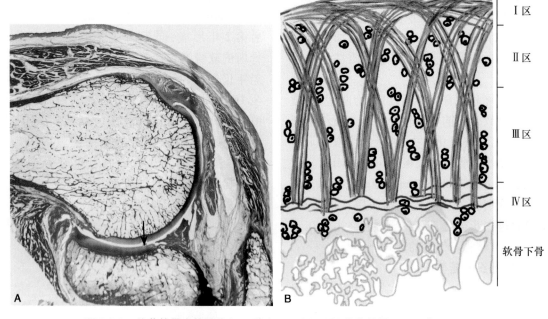

图1-1-8　关节软骨光镜图像(HE染色×200)(A)及关节软骨组织示意图(B)

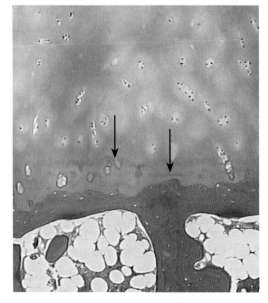

图1-1-9　老化的关节软骨光镜图像(HE染色×200)
示关节软骨变薄

老化的关节软骨钙化层的微小断裂,及其延伸至软骨下的骨板发生损伤,可以引起软骨-骨连接处的组织重建。透明软骨受损后再生较差,软骨受损处,肉芽组织增生填充,以后成为纤维组织。该组织内的细胞偶尔可变为成软骨细胞,但新形成的软骨基质不与原来的软骨组织融为一体。只有下颌髁软骨的愈合能力很强,现已用于修复实验性关节缺陷。

## 二、骨的组织发生

### (一)骨组织发生的基本过程

骨组织发生的过程,包括骨组织形成和骨组织吸收两个方面的变化。两者在骨组织发生过程中是同时存在的,且不仅限于胚胎时期,在成人骨组织仍然存在,新的骨组织一方面在形成的同时,伴随着旧的骨组织不断地被吸收和改建,以适应身体发育和变化的需要。

1. 骨组织的形成　在胚胎早期,要形成骨的部位,间充质细胞首先转化为骨原细胞(osteoprogenitor cells),然后分化为成骨细胞(osteoblast),再由成骨细胞进一步转变为骨细胞(图1-1-10)。当骨膜形成以后,骨细胞由骨膜内层的骨原细胞逐步分化形成。

骨原细胞是一种多能干细胞,胞体扁平有细小突起,胞核卵圆形,胞质呈弱嗜碱性,具有很强的分裂增殖能力。当骨原细胞定向分化为成骨细胞时,则失去分裂增殖能力。成骨细胞胞体大,有细小突起的卵圆形或矮柱状,胞核大而圆,位于细胞一侧,核仁明显,胞质丰富呈强嗜碱性,能分泌类骨质(osteoid),内含Ⅰ型胶原(蛋白)纤维,凝胶状基质中含

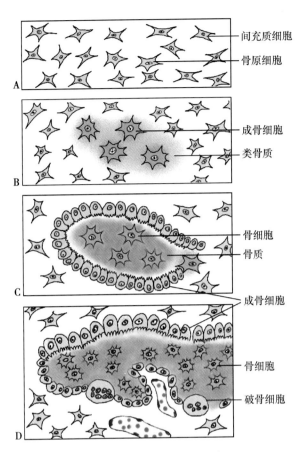

**图 1-1-10 骨组织的发生示意图**

A. 间充质细胞转化为骨原细胞；B. 骨原细胞分化为成骨细胞，并分泌类骨质；C. 类骨质钙化，骨组织形成；D. 一面骨组织形成，另一面骨组织吸收

中性和弱酸性糖胺聚糖（glycosaminoglycans），以及多种蛋白多糖，如骨钙蛋白（osteocalcin）、骨粘连蛋白（osteonectin）、骨桥蛋白（osteopontin）和纤维调节蛋白（fibromodulin），是一种硫酸角质蛋白多糖（a keratan-sulfate proteoglycan），后三者主要参与细胞与骨基质的黏合，也调节骨质的钙化，骨钙蛋白参与骨的钙化并调节骨质的吸收。成骨细胞还以出芽方式产生基质小泡，基质小泡为直径 0.1 ~ 0.2 μm 的圆形膜包小体，膜上含碱性磷酸酶、焦磷酸酶、ATP 酶，泡内含酸性磷脂和钙结合蛋白，在膜的内表面常附有小的骨盐结晶。基质小泡提供的酶和微环境，可使钙和磷酸根的浓度达到足以形成晶体。在小泡膜的内表面首先形成结晶，后扩展到基质小泡外。成骨细胞还产生另外的酶，能选择性地去除非胶原性结合蛋白，说明体内钙化进程是受调控的。在胚胎时期，甲状腺发生和分化较早，分泌甲状腺素和降钙素，前者使骨化按正常时间出现，后者能激活成骨细胞，促进其线粒体摄取钙和降低细胞外基质中的游离钙，有利于进一步钙化。

2. 骨组织的吸收 在骨发生和生长过程中，骨组织形成同时，有骨组织的吸收。参与骨组织吸收的细胞是破骨细胞。破骨细胞是多核巨细胞，直径可达 100 μm，含 2 ~ 50 个细胞核，胞质呈泡沫状，弱嗜碱性或嗜酸性；常见于骨组织表面的吸收陷窝处。面向骨质表面有许多皱褶缘，在此区释放蛋白酶、碳酸酐酶、枸橼酸和乳酸等，在酶和酸的作用下磷灰石结晶被溶解，基质蛋白被降解，同时还可产生氧自由基增强溶骨作用。在皱褶缘周围的细胞质稍隆起，其中无细胞器，只有微丝、微管及无定性基质，称为亮区，此区有吸附骨质的作用，使局部溶骨物质不扩散，有利于形成溶骨的微环境。目前认为破骨细胞是由多个单核细胞融合而成。当骨组织吸收过程完成时，这个合体细胞可相互分离成单个核细胞。

破骨细胞的溶骨作用受多种因素影响。激活其溶骨作用的有成骨细胞、巨噬细胞和淋巴细胞产生的因子。破骨细胞内 $Ca^{2+}$ 含量升高可抑制其功能活性，而细胞内 $Ca^{2+}$ 下降增强其功能活性。甲状旁腺激素和降钙素对破骨细胞有相反的调节作用。

**（二）骨组织发生的基本方式**

骨的种类不同，骨组织发生的方式也不同，主要的方式有两种：从胚胎性结缔组织膜直接骨化形成骨组织，称为膜内成骨；先从间充质形成软骨雏形，在软骨的基础上再骨化形成骨组织，称为软骨内成骨。

1. 膜内成骨（intramembranous ossification） 以颅顶骨为例，是由间充质先形成胚胎性结缔组织膜，然后在此膜内直接骨化。将要形成骨的部位，血管增生，间充质细胞增殖密集成膜状。其中某处的间充质细胞分化为骨原细胞，围绕血管的骨原细胞增生密集，并分化为成骨细胞群；成骨细胞分泌骨质的有机成分（类骨质），并被包围其中；类骨质钙化成为骨质，即形成最早的骨组织，该部位称为初级骨化中心（primary ossification center，亦称为原发骨化中心）。以此骨化中心继续向四周扩展（见图 1-1-10）。最初的骨组织是呈针状的初级骨小梁，后继续生长形成网状结构，构成初级骨松质。其外的间充质分化为骨膜。以顶骨为例，初级骨松质外面和内面的间充质，分别分化为骨外膜和骨内膜。初级骨松质不断地被破骨细胞溶解吸收，又被成骨细胞不断地改建，其内、外表面以膜下成骨的方式而形成骨密质，分别称为内板和外板，其间的骨松质构成板障。顶骨外表面以骨组织形成为主，内表面以骨组织吸收为主,使顶骨曲度逐渐变小,颅腔增大,与脑的发育相适应。

2. 软骨内成骨(endochondral ossification)间充质细胞增殖密集,分化成为杆状或不规则的透明软骨雏形,在该软骨内发生骨组织,并逐渐取代软骨组织(图1-1-11)。

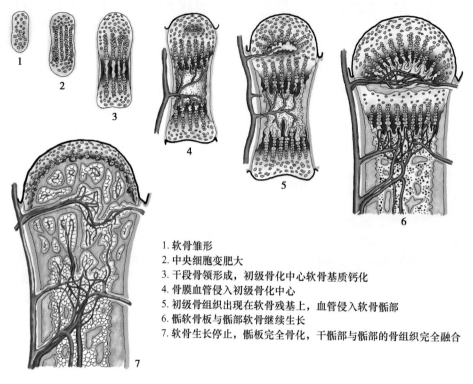

1. 软骨雏形
2. 中央细胞变肥大
3. 干段骨领形成,初级骨化中心软骨基质钙化
4. 骨膜血管侵入初级骨化中心
5. 初级骨组织出现在软骨残基上,血管侵入软骨骺部
6. 骺软骨板与骺部软骨继续生长
7. 软骨生长停止,骺板完全骨化,干骺部与骺部的骨组织完全融合

**图1-1-11 软骨内成骨示意图**

以长骨发生为例,长骨的软骨雏形中段的软骨膜下方,发生以膜内成骨的方式生成骨组织,又称软骨周骨化;在骨干段周围所形成的这一薄层骨组织,称为骨领(periosteal collar)。初时为薄壁的骨管,后逐渐增厚,并向两骨骺端延伸。原先的软骨膜成为骨外膜。同时,软骨雏形中央部位的软骨细胞受到FGF停止增殖信号的调节,软骨细胞变肥大,细胞质呈空泡状,糖原聚积,产生基质小泡。软骨基质钙化,后软骨细胞因缺乏营养而退化解体,产生大小不一的腔隙。残留的软骨基质之间的陷窝互相融合为初级腔隙。该区为软骨内首先形成骨的区域,称为初级骨化中心。

骨外膜深层的毛细血管、骨原细胞和破骨细胞构成生骨芽(osteogenic buds),穿越骨领进入初级腔隙。破骨细胞溶解钙化的软骨基质,使腔隙融合成大而不规则的相互连通的次级腔隙。腔隙内充满胚胎骨髓组织,其中有血管、间充质、成骨细胞、破骨细胞、造血组织和骨髓基质细胞等。成骨细胞依附在残留的钙化软骨基质的表面,细胞相互连接并分泌类骨质,后钙化成骨质。骨质初时呈针状或片状,后连成条索状,其中心为钙化软骨基质,表面为骨组织(初级骨组织),即为初级骨小梁。破骨细胞破坏早期形成的骨小梁,即形成初级骨髓腔。初级骨小梁很快被改建,被较成熟的骨小梁取代。上述变化过程从骨干段中央向两骺端延伸,长骨的两骺端保留软骨性的骺部。在纵切面可见到骺软骨和干段之间,呈现明显的分区现象,该区称为骺(软骨)板或生长板(epiphyseal growth plate)。

干、骺之间的骺板是长骨迅速生长的组织区。通过软骨细胞纵向的间质性生长,使长骨向两骺端生长;骺端软骨通过周围的软骨膜环附加性生长,使骺软骨扩展(图1-1-12)。

骺部和生长板可区分为软骨静止区、软骨增生区、软骨肥大区、软骨钙化区和成骨区(图1-1-12、图1-1-13)。软骨静止区的软骨细胞小,分散分布。向着骨干部的一侧细胞逐渐增大,软骨细胞呈盘状或楔形,紧密纵向排列,形成细胞柱,细胞柱之间有较多的软骨基质,此区为软骨增生区。接着软骨细胞变肥大,细胞质糖原聚集呈空泡状,即为软骨肥大区。软骨细胞进而死亡解体,细胞柱之间的软骨基质内磷灰石结晶沉积,成为软骨钙化区。由于软骨细胞死亡消失,残留的钙化软骨基质之间形成隧道,

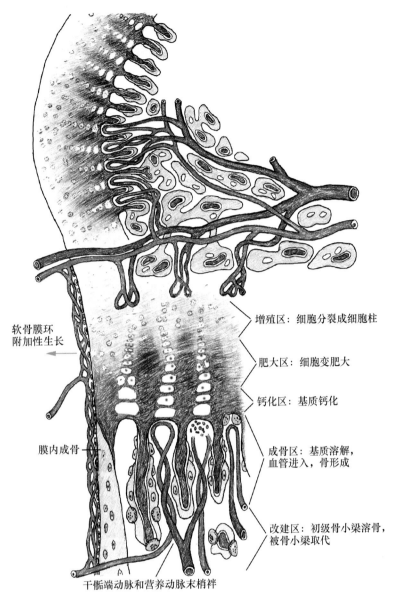

软骨膜环
附加性生长 →

增殖区：细胞分裂成细胞柱

肥大区：细胞变肥大

钙化区：基质钙化

膜内成骨

成骨区：基质溶解，
血管进入，骨形成

改建区：初级骨小梁溶骨，
被骨小梁取代

干骺端动脉和营养动脉末梢襻

**图 1-1-12　骺板结构模式图**

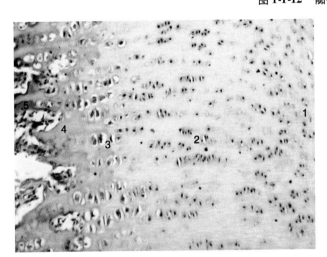

**图 1-1-13　人胎指骨骺板组织结构的光镜图像**（HE 染色×200）
1. 软骨静止区；2. 软骨增生区；3. 软骨肥大区；
4. 软骨钙化区；5. 成骨区

其中可见从邻近初级骨髓腔进入的血管、成骨细胞、破骨细胞等，在残留软骨基质周围有成骨细胞和类骨质，骨盐沉积后，骨细胞包埋于其中，即为成骨区。

新形成的骨组织不断被溶解和改建，骨干骨髓腔侧的骨组织被吸收，同时骨干外侧骨膜下成骨又不断发生并向骺部推进，因而使骨干增长增粗，骨髓腔呈横向和纵向扩大。

长骨的生长可延续数月或数年。出生前后骺骨出现一个或几个次级骨化中心（secondary ossification centers，亦称为继发骨化中心）。指（趾）骨的远端骺部及掌骨近端骺部无次级骨化中心，但有很精细的软骨通道。次级骨化中心出现时，先出现大的同源细胞群，接着软骨基质钙化，然后出现生骨芽，与生长板一样在残留的钙化软骨基质表面形成骨组织。随着骨骺的增大，软骨的周边形成放射形的软骨细胞增生区，从表面到深层为软骨细胞柱生长区、软骨细胞肥大区、软骨基质钙化区和成骨区。早期骨骺表面虽然围以生长软骨，但近干骺端侧的生长板很快成为增生活跃区，细胞柱迅速扩大，直接面向干骺板；其他部位的细胞柱则朝向骺部成骨区（见图1-1-11）。

各种长骨的次级骨化中心出现时间不同，软骨停止生长的时间也不同，随着生长板逐渐消失，干骺骨与骺部骨也逐渐融合，因此融合的时间也不同。骺部和干骺部的骨化过程从生长板四周向中央逐渐靠拢，最后融合，骨的生长即告终止。融合的过程是生长板逐渐变薄；软骨细胞停止增生，细胞柱形成短而不规则的锥形细胞群，并出现片状的软骨基质钙化和吸收，血管性间充质穿过软骨基质吸收形成的隧道，干骺部血管和骺部血管连通，这些血管周围发

生骨化过程，使骺部和干骺部的骨最终融合，即为X线片所见的骺线（epiphyseal line）。最后软骨在骺部表面保留形成关节软骨，由于与生长板的软骨细胞表达的基因不同，不发生骨化而形成典型的永久性软骨保持终生。

### （三）骨的继续生长和改建

儿童时期长骨的生长主要依靠膜性骨生长和软骨性骨生长。

膜性骨生长见于管状长骨骨干段，沿着骨干发生，从骨外膜内产生的骨组织，称为骨干段生长部（diaphysis）。同样，在干骺部的软骨板周围有环形软骨膜，其内也产生仅为一层细胞的骨组织，称为树皮骨（bone bark），这种骨生长称为周围生长部（periphysis）。在短骨如脊柱的椎弓，和扁骨如顶骨中，相当于长骨干段的骨生长，其表面也以骨外膜下骨生长的方式生长。通常从骨外膜产生的骨组织称为皮质骨（cortex of bone）（图1-1-14）。

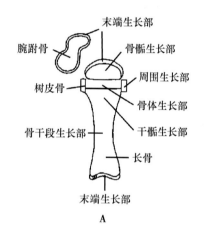

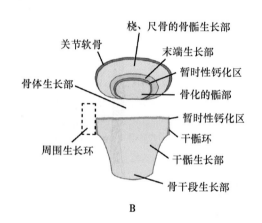

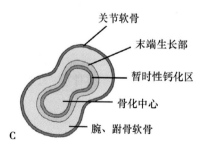

**图1-1-14 骨的生长示意图**
A. 儿童骨生长部位；B. 桡、尺骨的骨骺生长部；C. 腕、跗骨的生长部

软骨性骨生长发生在骨的许多部位，实际上该部位的骨是由生长的软骨组织，后来由骨组织取代软骨的过程，这种软骨有两种：①传统所指的长骨体生长部（physis），即位于骺部骨化中心（epiphyseal center，又称次级骨化中心）和干骺端（metaphyses）之间的软骨，这个软骨产生长骨体，逐渐形成干骺端

骨（metaphyseal bone），因此，此软骨通常称为干骺部软骨生长板（metaphyses cartilaginous growth plates），是盘状的软骨，与骨干的增长有关；②末端生长部（acrophyses）位于所有骨骼的最末端部位，包括围绕骺端的生长部，以及在骨突（apophyses）、腕骨（carpo）和跗骨（tarso）、籽骨（sesamoid）和髌骨

(patella)的生长部(图1-1-14)。在骨突和骨干之间也是盘状的生长部。上述生长部相当于长骨体生长部(骺生长板)一样,具有明显的连续性分层,即软骨静止区、软骨增生区、软骨肥大区、软骨钙化区和骨化区。末端骨生长板见于无骺部的小管状骨(non-epiphyseal end of small tubular bones)或指骨远端(图1-1-15)、骨突、腕骨与跗骨的中心、籽骨和髌骨,其末端的骨生长部不但使骨增大,且对骨的纵向生长也有作用。生后各种骨的软骨性骨生长的钙化区可在MRI见到,故称为暂时性钙化区(zone of provisional calcification,ZPC)(图1-1-16)。

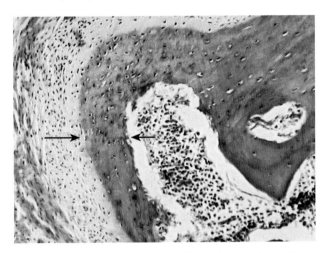

**图1-1-15 人胎指骨远端的光镜图像(HE 染色×200)**
示无骺部的较薄末端生长板(箭头所示)

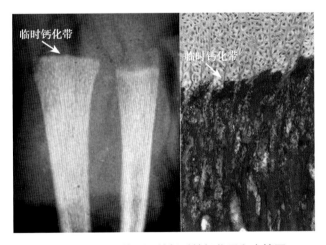

**图1-1-16 X线片所见的暂时性钙化区和光镜下暂时性钙化区(箭头所示)**

骨的不同部位生长速度的差异造成了骨外形的改变。如胫骨的生长,其骨干从圆管状变成三角形管状;同样干骺部缩腰状,是由于骨外膜侧的骨吸收,与内侧生长板扩大致软骨性骨生成扩大,两者速度的差异造成的。在骨生长时,其表层的骨吸收带和骨生成带之间的连接处,称为表面反转线,其位置

相对固定,且有长时间伴存的现象。又如,顶骨在生长过程中不断增厚扩大,骨的曲度不断变小,这是由于骨边缘处的骨原细胞不断分裂增殖,并进行造骨,以骨外膜下造骨为主;而骨的内侧面以骨分解吸收为主;造骨和骨吸收不是任何时期都以同样速度进行。

胚胎中膜内成骨和软骨内成骨的早期,都有许多通连的血管腔隙,骨细胞不规则散在分布,无骨板,基质中的胶原纤维束构成不规则的网状结构,称为编织骨(woven bone)。编织骨也存在于成人快速改建的骨和骨折愈合过程中。在生长中的较大骨,呈放射状的血管间隙中也有编织骨,此血管间隙内形成同心圆的非板层骨或板层骨,使血管通道越来越狭窄,渐成初级骨单位(primary osteon),又称初级哈弗系统(primary Haversian system)。初级骨单位形成之前没有骨组织的吸收,故在初级骨单位与其周围的编织骨之间没有黏合线;当初级骨单位生长停止,在骨外膜和骨内膜形成薄的不明显的环骨板。

在骨的生长中,次级骨单位逐渐取代初级骨单位和编织骨。在形成次级骨单位之前,初级骨单位和编织骨的血管通道先出现骨组织的吸收。首先由破骨细胞破坏骨质,形成圆柱形通道。约有9个破骨细胞一起活动形成"切割锥",每天移动50μm。成骨细胞随之在该通道的骨质吸收面上以同心圆方式形成环形骨质,每1mm²约有成骨细胞4000个形成一个"封闭锥"。由于成骨细胞在骨质吸收的腔壁上形成环形骨板层,血管通道越来越狭窄。骨吸收和骨形成反向活动的部位,先形成高度钙化的嗜碱性黏合线(cement line)。次级骨单位的形成延续终生。编织骨、初级骨单位、环骨板和次级骨单位破坏吸收过程中,残余部分形成间骨板(interstitial lamella),位于新的骨单位之间(图1-1-17)。

每个骨单位长约2mm,在1~3个月内完成吸收,形成新的骨单位也需同样的时间。松质骨也有类似次级骨单位的结构,称为骨结构单位,结构单位的厚度40~70μm,长约100μm。许多骨小梁在一侧的面积,比其另一侧的面积较大而不规则。骨小梁改建的发生,及其形态的变化受控于多种因素,一般认为与张力有关,当地心引力或其他机械力降低时,如长期卧床或空间引力为零的情况下,会出现骨吸收。同样持续受到压力时也可引起骨吸收。而持续受到张力可引起骨形成。

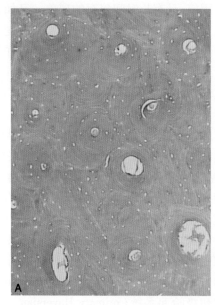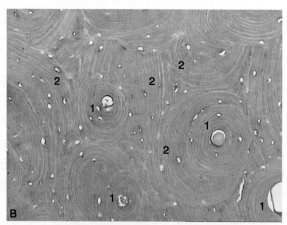

图 1-1-17　骨单位的发生,不同年龄的骨单位

# 第二节　各种骨骼的发生和生长

骨骼系统的骨骼可归纳为三种:中轴骨骼、颅骨和四肢骨。以下分别叙述。

## 一、中轴骨骼的发生

中轴骨骼包括脊柱、肋骨和胸骨;前两者均来自体节的生骨节,后者为局部间充质所形成。

### (一)脊柱的发生

脊索为胚胎早期的中轴,后由脊柱取代。脊柱主要由椎骨组成,所有椎骨均由体节的腹内侧生骨节分化而成。在人胚第 4 周,生骨节细胞向三个方向迁移:

1. 生骨节细胞向内侧迁移,包绕脊索(notochord),先形成软骨,最后骨化成椎体,被包绕的脊索退化消失。生骨节细胞迁移形成的各细胞团块之间有疏松的间充质,其内有节间动脉。每个生骨节迁移的细胞团尾侧部分排列致密,头侧部分较疏松。每个细胞团的尾侧致密部分与其下一个细胞团的头侧较疏松部分融合,形成前软骨椎体,含有节间动脉的节间组织也并入前软骨椎体。因此,两个前软骨椎体之间,即来自下一个细胞团头侧疏松的组织,将发育成椎间盘,其中的一段脊索变成髓核,其周围有环状纤维软骨包绕(图 1-2-1)。

2. 生骨节细胞向背侧迁移,包绕神经管形成椎骨的左、右椎弓,及以后的棘突和横突。

3. 生骨节细胞向腹外侧迁移的细胞形成肋突(costal process),由肋突发育成肋骨(图 1-2-2)。

椎骨的发生方式属软骨内成骨。在人胚第 6 周时,椎体才从前软骨形成软骨。人胎第 10 周后,先后出现 3 个初级骨化中心:分别位于椎体中心和左、右椎弓。出生时,每个椎骨都由 3 个骨性部分组成,三者之间靠软骨连接(图 1-2-3)。青春期开始不久,每个椎骨内出现 5 个次级骨化中心,分别位于棘突顶端、左和右横突尖端,以及椎体上下两表面各有一个环状骺(annular epiphyses)(图 1-2-4)。到 25 岁左右,所有的次级骨化中心和椎骨其他部分相互合并,骨化完成。骶椎和尾骨的联合,在青春期至 25 岁之间发生。

### (二)肋骨的发生

人胚第 6~8 周,椎骨原基所形成的肋突,先分化为前软骨性肋骨,后形成软骨性肋骨。人胎第 9 周开始出现 3 个骨化中心,位于肋骨干、肋骨结节和肋骨头。所有肋骨的远端终生为肋软骨(图 1-2-5)。发生之初椎骨与肋骨相连,当椎骨与肋骨形成之后,两者之间的直接连接变成滑液性关节连接。肋骨的腹侧端与胸骨连接。颈、腰、骶、尾的肋骨,在发生后不久即萎缩退化。但颈部部分肋骨与椎骨的横突合并,部分与椎体合并,形成颈椎的横突孔。腰部肋骨完全合并到腰椎横突。骶部肋骨与骶椎两旁的扁平骨融合为一体。尾骨的第一尾椎骨保留肋突的痕迹,其余都退化。

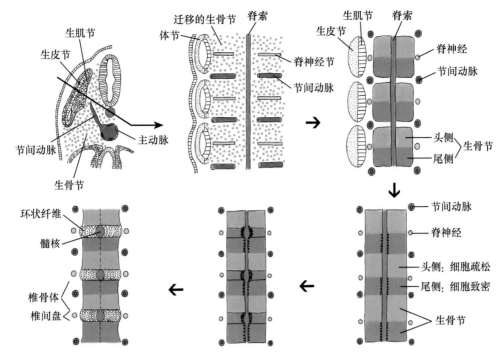

**图 1-2-1　椎骨形成的示意图**
生骨节的迁移、椎骨体和椎间盘的形成

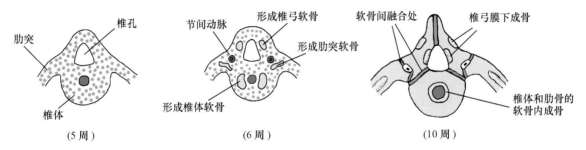

（5 周）　　　　　　　　（6 周）　　　　　　　　（10 周）

**图 1-2-2　椎骨和肋骨发生的示意图**
5 周为前软骨,6 周出现软骨,10 周出现初级骨化中心

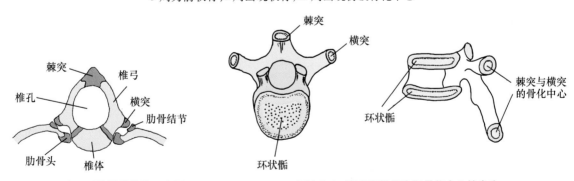

**图 1-2-3　出生时椎骨结构的示意图**　　　　　**图 1-2-4　青春期椎骨次级骨化中心的发生**

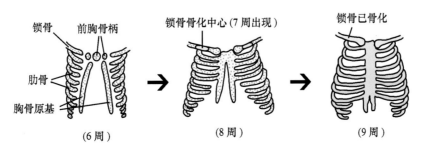

（6 周）　　　　　　　　（8 周）　　　　　　　　（9 周）

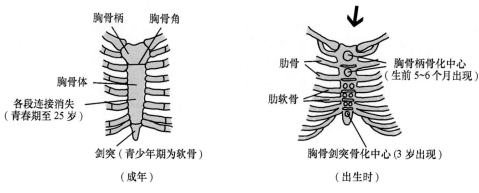

图 1-2-5　肋骨与胸骨骨化过程的示意图

**（三）胸骨的发生**

胸骨由原位的间充质细胞密集分化而成。人胚第 6 周时，先形成左、右两条纵行的间充质细胞带，称为胸骨带（sternal bands）或称胸骨原基（sternal primordium）。后从上而下彼此间在中线靠近融合。到第 9 周两条胸骨原基，全部愈合并分化为软骨，在上段约有 6 对肋软骨附于其上。胸骨原基头端出现一个细胞群，为前胸骨柄，以后骨化成为胸骨柄，并与两侧的锁骨形成关节连接。胸骨柄尾部演化为 7～8 个小段，称为胸骨段，以后成为胸骨体和胸骨剑突。胸骨体与肋骨形成关节连接。胎儿第 5 个月开始，每个胸骨段各出现一个骨化中心，但胸骨剑突 3 岁才出现骨化中心，完成骨化过程则需到青春期，从青春期到 25 岁各段连接消失（见图 1-2-5）。

## 二、颅骨的发生

颅骨是由许多块骨组合而成，同样也是以软骨性成骨和膜性成骨的方式形成。最初的软骨按种系发生均来源于脑颅（neurocranium）和咽颅［pharyn-cranium，又称内脏颅（viscerocranium）］。脑周围先形成间充质膜雏形，然后脑颅底部分化为软骨，包括鼻囊（nasal capsule）和耳囊（otic capsule，又称耳泡，otic vesicle）周围的囊状软骨，最终以软骨内成骨方式造骨；颅底及由鳃弓演变来的骨骼为软骨内成骨，而面部骨和颅顶骨则为膜内成骨。

**（一）脑颅的发生**

脑颅具有保护脑的功能，可分为软骨性脑颅和膜性脑颅。

1. 软骨性脑颅　颅底诸骨，先形成软骨，后经软骨内成骨，形成骨性颅底，其发生过程中脊索起重要作用。人胚第 7 周，脊索两旁形成左右一对软骨条，称为索旁软骨（parachordal cartilage）又称基底板

（basal plate）；该软骨与来自枕部的生骨节软骨合并，形成枕骨的基部（图 1-2-6）；后来该软骨向背侧伸展形成枕骨顶盖，环绕脊髓上端，形成枕骨大孔。同时脊索头侧也出现左右软骨条，称为颅梁软骨（trabecular cranial cartilage），其前端与鼻软骨囊相互合并形成筛板。颅梁软骨后端与索旁软骨前方的垂体区出现垂体软骨（hypophyseal cartilage）；垂体软骨前方与颅梁软骨及其后方的索旁软骨前端融合，形成顶索软骨。垂体软骨左右合并成蝶骨体。筛板与顶索软骨之间原有一个较大间隙，以后封闭消失，其前端部分形成筛骨，后端部分形成蝶鞍，与前方的眶翼软骨（ala orbitalis cartilage）、颞翼软骨（ala temporalis cartilage）融合，分别构成蝶骨小翼（lesser wing of sphenoid）和蝶骨大翼（greater wing of sphenoid）。在耳囊周围的软骨形成颞骨的岩部（petrous temporal）及乳突部（mastoid process），后又与颞翼软骨和索旁软骨合并形成颞骨（temporal bone），但乳突要到出生后才发育。

在人胎第 9～10 周，软骨性脑颅已可分为枕骨区、蝶骨区、颞骨区和筛骨区。随后各区出现骨化中心，每一中心代表一块小骨片，经愈合分别形成枕骨、蝶骨、颞骨的岩部和乳突部以及筛骨。但枕骨上部分，即枕骨鳞部，或称枕骨的顶间部（interparietal part of occipital），为膜内成骨（图 1-2-7）。

2. 膜性脑颅　顶骨和额骨以膜内成骨的方式发生。被覆在脑表面的间充质先形成间充质膜，于人胎第 9～10 周时出现多个骨化中心，分别形成顶骨、额骨、鼻骨、泪骨、犁骨、蝶骨大翼的眶部、颈部和翼突、颞骨的鳞部等（图 1-2-7，图 1-2-8）。出生时，头颅诸扁骨间有致密结缔组织膜构成的颅缝，即额缝、冠状缝、矢状缝和人字缝，形成纤维性连接；在胎儿晚期和婴儿期有 6 个较大的纤维性连接区，称为囟门（fontanelles），即为左右顶骨与额骨之间菱形的

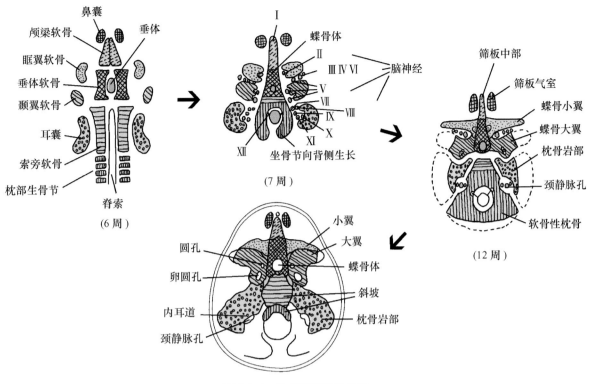

图 1-2-6 软骨性脑颅的形成

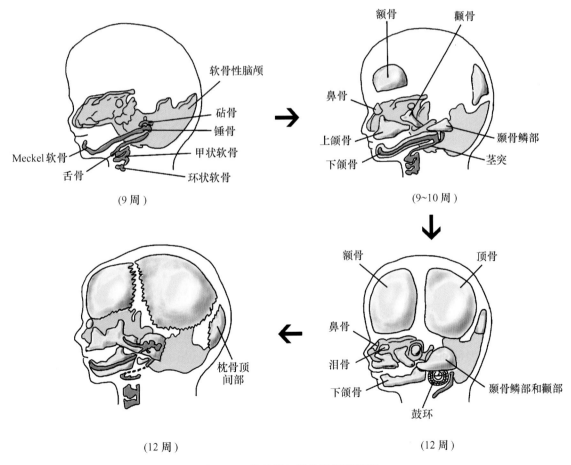

图 1-2-7 软骨性与膜性脑颅的演变

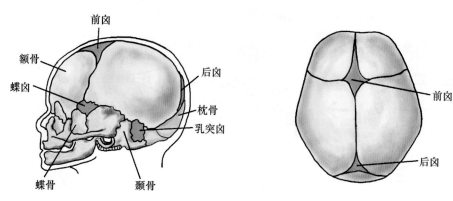

**图 1-2-8　出生时的颅骨**

前囟(anterior fontanelle)、左右顶骨与枕骨之间的三角形后囟(posterior fontanelle)、前外侧方的左右蝶囟(sphenoid fontanelles)和后外侧方的乳突囟(mastoid fontanelles)(图 1-2-8)。一般情况下,后囟和蝶囟在出生后 2 ~ 3 个月闭合,乳突囟 1 岁闭合,前囟 2 岁半才闭合。颅缝愈合时间也有差异,额骨

的两半在生后第 2 年愈合,额缝在 8 岁愈合,其他颅缝到成年时才闭合。

**(二)咽颅的发生**

咽颅来源于鳃弓的中胚层,主要演变为上颌骨、下颌骨和咽后部诸骨。它们的形成也包括软骨内成骨和膜内成骨两种方式(图 1-2-9)。

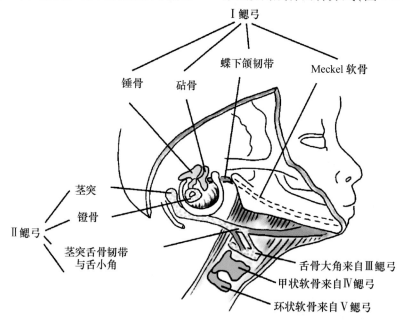

**图 1-2-9　软骨性咽颅的演化物**

1. 软骨性咽颅　第 1 对鳃弓的中胚层形成 Meckel 软骨,其背侧端于胎儿第 4 个月开始骨化形成锤骨和砧骨;然后其中部退化,腹侧端大部分消失,而软骨膜衍化为锤骨前韧带和蝶下颌韧带。第 2 对鳃弓的中胚层形成 Reichert 软骨,其背侧端骨化成镫骨和颞骨的茎突(styloid process),腹侧端骨化成舌骨小角和舌骨体上部;介于茎突与舌骨之间的软骨退化,其软骨膜衍化为茎突舌骨韧带。第 3 对鳃弓的中胚层形成的软骨,骨化成为舌骨大角和舌骨体的下部。第 4 对鳃弓的中胚层形成的软骨,成为甲状软骨的一部分。第 5、6 对鳃弓在人类不发达,其中的中胚层主

要形成喉部诸软骨,即小角状软骨、勺状软骨、环状软骨和甲状软骨的一部分。会厌软骨由第 3、4 对鳃弓衍生的鳃下隆起中的间充质发育形成。

2. 膜性咽颅　第 1 对鳃弓的上颌隆起中胚层,以膜内成骨形成上颌骨、颧骨和颞骨鳞部,部分形成为腭骨和犁骨。第 1 对鳃弓的下颌隆起中胚层,内围绕 Meckel 软骨的间充质,以膜内成骨方式形成下颌骨和下颌关节盘,但下颌骨的颏部和下颌小头属软骨内成骨。

新生儿头颅体积较大,面颅较小,是由于上、下颌发育尚差,面部骨较小,鼻窦基本上还未形成。随

着这些骨骼的发育,鼻窦和牙齿的出现,脸面随之增大。7 岁前为颅骨和面部骨迅速生长的时期。

## 三、四肢骨的发生

人胚第 4 周末,胚体腹外侧出现隆起的肢芽,上肢芽先于下肢芽,第 6 周迅速发育,第 7 周肢芽远侧段出现。肢芽发育过程中,其内的间充质细胞增殖变致密,出现了成软骨细胞,包埋在嗜碱性的基质中,逐渐呈现透明软骨的特征,该软骨即为软骨雏形。随后,以膜内成骨和软骨内成骨的方式发生骨组织(图 1-2-10)。

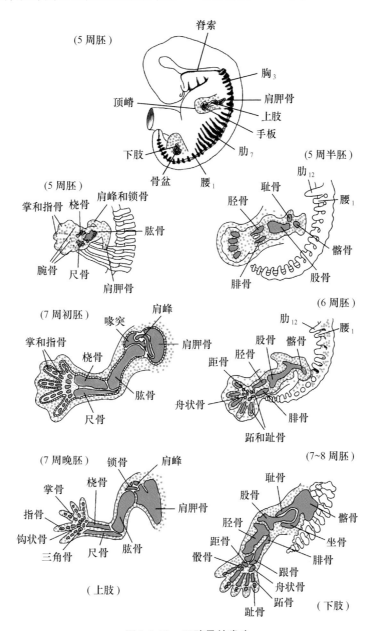

图 1-2-10　四肢骨的发生

上肢骨:上肢带骨包括锁骨和肩胛骨;以及自由上肢骨包括肱骨、桡骨、尺骨、腕骨、掌骨和指骨。下肢骨:下肢带骨即髋骨包括髂骨、坐骨和耻骨;和自由下肢骨包括股骨、胫骨、腓骨、跗骨、跖骨以及趾骨。锁骨最早出现软骨雏形,始于人胚第 7 周,两端为软骨内成骨,中部为膜内成骨(图 1-2-5)。肩胛骨的肩峰、肩胛冈以及喙突各有一个骨化中心。髂骨

骨化中心比耻骨和坐骨出现早,但均于青春期才完成骨化,并在 14 ~ 16 岁时相互愈合成为髋骨(图 1-2-11)。自由上肢骨和自由下肢骨,所发生的骨化中心的时间和数量不同。上、下肢长骨的初级骨化中心的发生始于胚胎第 7 ~ 8 周,次级骨化中心出现于胎儿第 36 周。指骨和趾骨的初级骨化中心的发生始于第 9 ~ 10 周,而其次级骨化中心生后 5 个月以

后出现。初级骨化中心和次级骨化中心的融合时间通常在 20 岁左右。软骨雏形的骨化中心的数量不同。自由上肢骨:肱骨(先后出现有 8 个),桡骨(有 3 个),尺骨(有 3 个),远侧指、中指、近侧指节骨和掌骨(各有 2 个),每个腕骨(有 1 个)。自由下肢骨:股骨(有 4 个),胫骨(有 3 个),腓骨(有 3 个),5 个跖骨(各有 2 个),远侧趾、近侧趾、中趾节骨(各有 2 个),跗骨中以跟骨(有 1 个)出现骨化最早,其次为距骨(有 1 个)、骰骨(有 1 个)均在出生前发

生,3 个楔骨(各有 1 个)和舟骨(有 1 个)的骨化均在出生后发生(图 1-2-12)。髌骨的软骨雏形形成于胚胎第 7 周,但在生后 3~6 岁才出现多个骨化中心,以后合并成一块髌骨,到青春期才完成骨化过程。胎儿上、下肢长骨的生长速度不一,一般以骨体长度比较,前臂骨和小腿骨具有相同的生长速度,远侧节段的生长速度较近侧段稍快,下肢骨较上肢骨的相当节段快。骨化中心的出现女性比男性早。

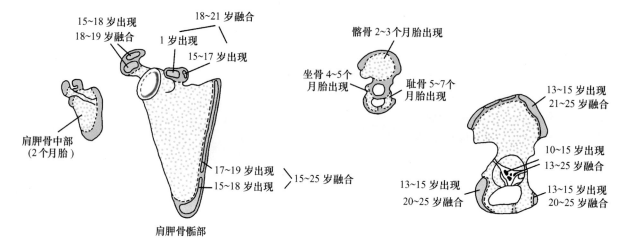

**图 1-2-11　肩带骨和盆带骨的骨化**
肩胛骨(左 2 图)与髋骨(右 2 图)的骨化,小图示初级骨化中心出现的时间,
大图示次级骨化中心出现的时间及其与初级骨化中心融合的时间

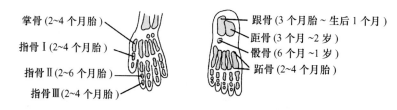

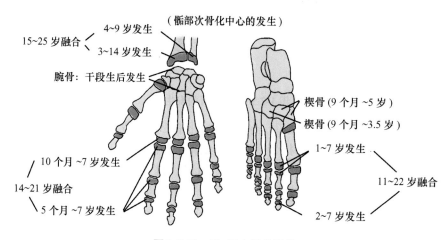

**图 1-2-12　手、足小骨的骨化**

# 第三节　关节的发生

关节是骨与骨之间彼此的连接结构。一般分为三种类型,滑膜关节、纤维连接和软骨连接。前者属活动关节,后两者属不活动关节。

## 一、滑膜关节的发生

滑膜关节(synovial joints,又称滑液性关节)如肩关节、肘关节和膝关节,由正在发育中的两块软骨雏形之间的间充质分化形成。在关节的发生中,骨形态发生蛋白(bone morphogenetic proteins,BMP)和其拮抗物(BMP antagonists:chordin and noggin)以及生长和分化因子(growth and differentiation factors,GDF)的表达起关键作用。两软骨雏形中间的间充质退化消失形成关节腔,周边的间充质分化成为关节囊和关节韧带,被覆关节囊的内表面的间充质细胞分化为间皮,形成滑膜,但软骨表面不形成间皮(图1-3-1,图1-3-2)。虽然遗传基因的表达对关节腔的形成起主要作用,但在发育后期,外在因素起重要作用。如肌肉收缩所产生的机械作用,对关节腔的形成、关节面的形状以及关节腔、关节囊和韧带等的维持都是必要的。

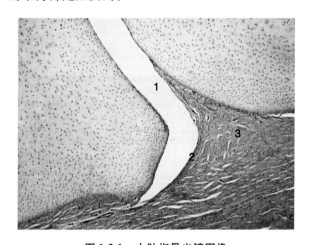

**图1-3-1　人胎指骨光镜图像**
1. 指骨间滑液关节,关节腔;2. 滑膜表面有间皮;3. 关节囊

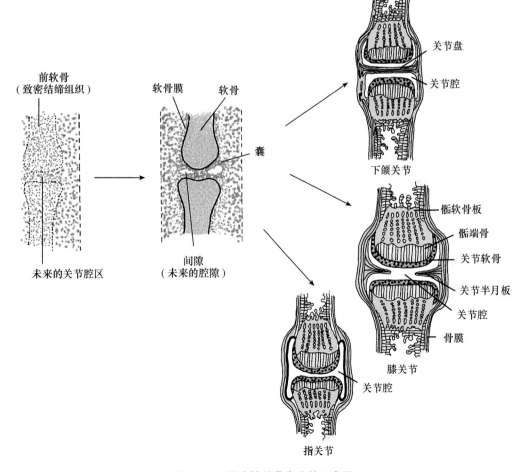

**图1-3-2　滑液性关节发生的示意图**

## 二、纤维连接的发生

纤维连接(fibrous joints,又称纤维性关节)的发

生纤维连接如骨缝(后来骨化)、棘间韧带、小腿骨间膜等,正在发育中两块骨之间的间充质分化为纤维组织而形成(图1-3-3)。

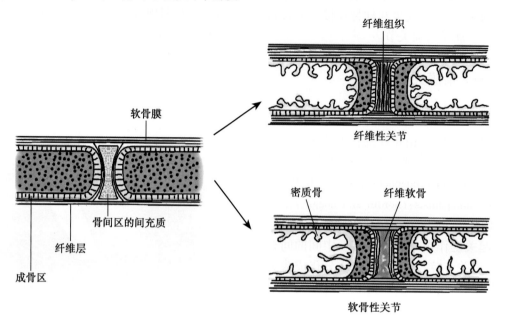

图1-3-3　纤维性关节和软骨性关节发生的示意图

## 三、软骨连接的发生

软骨连接(cartilaginous joints,又称软骨性关节)的发生软骨连接如椎体之间的椎间盘,以及耻骨之间的耻骨联合等,由正在发育中两块骨之间的间充质分化为透明软骨或纤维软骨而形成(图1-3-3)。

(陈宁欣　梁玉香)

## 参 考 文 献

1. Arikawa-Hirasawa E,Wilcox WR,Yamada Y. Dyssegmental dysplasia,Silverman-Hanmaker type:unexpected role of perlecan in cartilage development. Am J Med Genet,2001,106:254-257

2. Sahni M,Ambrosetti DC,Mansukhani A,et al. FGF signaling inhibits chondrocyte proliferation and regulates bone development through the STAT-1 pathway. Genes Dev, 1999, 13 (11):1361-1366

3. Glym A,Porter A,Marion G,et al. Bone//Sternberg SS. Histology for Pathologists. 2nd ed. Philadelphi:Lippincott-Raven Publishers Ltd,1977:85-105

4. Mori S,Harruff R,Burr DB. Microcracks in articular cartilage of human femoral heads. Arch Pathol Lab Med,1993,117:197-198

5. Girdler NM. Repair of articular defects with autologous mandibular condylar cartilage. J Bone Jt Surg, 1993, 75B:710-714

6. Gori F,Schipani E,Demay MB. Fibromodulin is expressed by both chondrocytes and osteoblasts during fetal bone development. J Cell Biochem,2001,82:46-57

7. Iwamoto M,Higuchi Y,Koyama E,et al. Transcription factor ERG variants and functional diversification of chondrocytes during limb long bone development. J Cell Biol,2000,150:27-40

8. Oestreich AE,Ahmad BS. The periphysis and its effect on the metaphysis. I. Definition and normal radiographic pattern. Skeletal Radiol,1992,21:283

9. Oestreich AE. The acrophysis:a unifying concept for enchondral bone growth and its disorder. I. Normal growth. Skeletal Radiol,2003,32:121-127

10. Jaworski ZFG. Haversian system and Haversian bone//Hall BK. Bone. Vol 4. Boca Raton:CRC Press,1992

11. Polig E,Jee WSS. A model of osteon closure in cortical bone. Calcif Tiss Int,1990,47:261-269

12. Francis West PH,Parish J,Lee K,et al. . BMP/GDF-signaling interactions during synovial joint development. Cell Tissue Res,1999,296:111-119

13. Lawrence H. Bannister,et al. Grays Anatomy. 38th ed. Churchill:Livingstone,1995

14. 刘斌,高英茂. 人体胚胎学. 北京:人民卫生出版社,1996

15. Ben Pansky. Review of Medical Embryology. Macmillan Publishing Co Inc,1985

16. 王云钊,梁碧玲. 中华影像医学:骨肌系统卷. 第 2 版. 北京:人民卫生出版社,2012

17. Laor T,Jaramillo D. MR Imaging Insights into Skeletal Maturation:What Is Normal? . Radiology,2009,250(1):28-38

18. Jaimes C,Chauvin NA,Delgado J,et al. MR Imaging of Normal Epiphyseal Development and Common Epi-physeal Disorders. Radiographics,2014,34(2)449-471

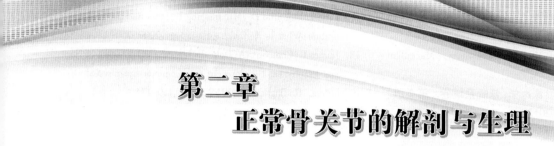

# 第二章
# 正常骨关节的解剖与生理

## 第一节　儿童骨与关节的结构

### 一、儿童骨的结构

#### （一）四肢骨的结构

四肢骨有两种类型：在臂部、手部、腿部、足部的为长管状骨；在腕部、踝部的为圆形骨。一些小而圆的籽骨则位于肌腱和关节囊内。髌骨为最大的籽骨。管状骨的大小和形状虽有不同，但他们的结构和生长却都相似。一根在生长中的管状骨包括一个干，即骨干（diaphysis）；它的两端盖有软骨，即骨骺（epiphysis），继发骨化中心即在此发生。干骺端为骨干的末端，直接与骺软骨相毗连；它是一层相当深广的区域，包括从骨骺部钙化软骨的原发带起直到骨干松质内软骨核消失的地方为止（图2-1-1）。因此骨干的松质骨（cancellous bone）内含有软骨核。干骺端（metaphysis）亦被认为是软骨与骨干的交界处，亦即骨纵向生长的所在及软骨内骨形成的完成处；干骺端的血液供应颇为丰富，是一个代谢作用高度活跃的区域，因此成为许多病理变化的好发部位，而在临床诊断方面具有重大意义。干骺端在出生后最初几个星期内相对最宽，以后逐渐变窄，生长软骨消失和骨骺与骨干相互融合之后，干骺端才完全消失。干骺端为主要的韧带和肌腱的附着处。

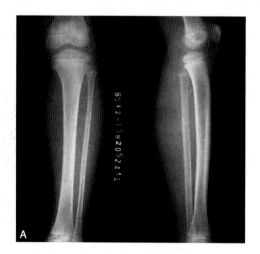
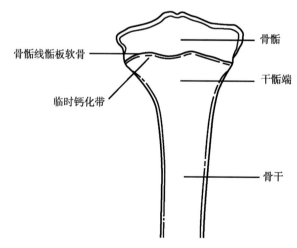

骨骺

骨骺线骺板软骨

干骺端

临时钙化带

骨干

**图 2-1-1　A. 正常儿童长骨；B. 儿童长骨解剖示意图**

骨干为一圆柱体，其周围有一致密的壁层，即皮质（cortical bone），后者包围着一个圆柱形的大空腔，即髓腔；骨干的两端充满骨松质，末端骨松质中骨髓间隙与骨髓腔直接相通。骨皮质在骨干中1/3段最厚向两端逐渐变薄。靠近骨干末端骨皮质逐渐变薄处，数目增多的骨小梁在内侧面产生，并向内突出而使骨干末端充满蜂窝状的骨松质。一层表浅的周围海绵状骨覆盖着骨皮质内面，它在骨干终端围绕中央松质处以及无中央松质的骨髓腔周围形成一个具有骨小梁的包壳。骨干的两端有横行的钙化软骨盘，即预备钙化带（zone of provisional calcification）或骨骺板（epiphyseal growth plate），在其下面为向骨干突出生长的钙化软骨网,作为骨内海绵骨沉着的基础,皮质的外面为一坚韧的结缔组织套,即骨膜(periosteum)。

　　骨骺由含量不等的海绵状软骨内骨和软骨所形成,其比例按继发骨化中心的有无与大小而定。在每一掌骨、跖骨和指、趾骨中,两个骨骺仅显示一个继发骨化中心;而在其他管状骨则每个骨骺软骨可显示一个或多个骨化中心(center of ossification)。继发骨化中心的周围是由预备钙化的边缘带组成,它和软骨骨干连接处的圆盘形横向预备钙化板相同。在生长的骨化中心的壁层并无骨质致密,亦无相当于管状骨髓腔的大的中心腔,但却弥漫的充满着类似骨干末端的海绵状骨(图2-1-2)。

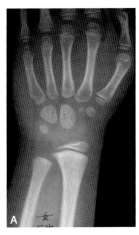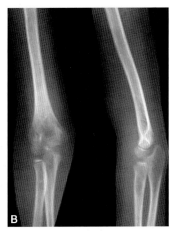

图2-1-2　儿童腕部骨(A)及儿童肘部骨(B)

　　各骨具有不同的嵴、沟和突起;但在婴儿及年幼的儿童中,这些嵴、沟和突起发育的远较成人为差。每个管状骨有一个或数个斜行的营养管穿过皮质。营养管的位置因人而异,即便是同一个人的左右二骨亦有不同。皮质和骨干厚度的增加是由于其上的骨膜成骨层沉着在皮质外面的致密骨的结果。管沟是由皮质内破骨细胞的吸收而形成的,它们变为Haversian管,髓腔的血管由此通过。靠近骨干末端,有无数细小的皮质穿孔(血管孔),容许关节血管的细小分支穿过皮质(图2-1-3)。

　　干骺端的血管是来自关节周围血管丛,侧支循环不多。Lewis指出,在生长过程中,来自骨膜干骺端动脉逐渐伸入到干骺端的表浅段。但营养动脉在供应骨髓腔中的软组织后,最后分成末支,穿入皮质和哈氏管内来自骨膜血管丛的血管吻合。骨皮质的血供也来自骨膜血管丛的无数小分支,它经Volkmann管外面进入皮质,其后经由骨管的Haversian系统而扩大分支。因此骨皮质具有双重血管供应和侧支循环;

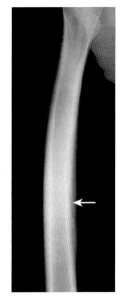

图2-1-3　儿童股骨血管沟

相反,干骺端动脉实际上只有"终动脉"。细微的有髓和无髓神经纤维,与血管一起进入骨内,并向哈氏管内伸展。神经纤维亦与干骺端的末梢毛细血管伴行,并延伸进入骨骺;这些神经纤维末梢可以直接与成骨细胞相接触。因此骨膜和骨组织对痛的刺激极为敏感。

　　**(二)骨盆的结构**

　　骨盆后有骶骨和尾骨,前有耻骨弓,侧壁为坐骨、髂骨下段及耻骨支。婴儿及儿童的骨盆甚小,且为漏斗形;其髋臼比较大而浅,闭孔相应的比较小而靠拢。幼年时,骶骨构成骨盆环的较大部分,对髂骨而言,它的位置亦较以后为高。婴儿的骶岬不如成人的显著。婴儿能直立以前,骨盆形态很少有所改变,过后骶骨逐渐在两侧髂骨之间下降,骶骨岬变得突出。在最初的二年中,骨盆生长非常迅速,过后生长缓慢,直到青春期。青春期以后的发育主要为骨骺的生长,解剖学者认为骨盆的性别特征早在胎儿期第四个月时即可辨认,在出生时已经具备。此种出生前性别特征的区别因生后最初二年内骨盆的迅速生长而消失。出生后3个月内骨盆生长最快,男性与女性的生长曲线相等。男孩骨盆较深,髂骨较阔,坐骨间隙较大;女孩骨盆坐骨间宽度、耻骨长度、坐骨切迹以及相对的入口宽度都较大。男孩骨盆较大者常伴有骨骼系统其他部分骨化中心的早期出现;男女两性有较大骨盆者,其第一乳齿都较早出现。在儿童期,男性和女性骨盆无甚区别,都为人猿(狭长)型。直到青春期以后主要的性别特征才再度出现。继发骨化中心的发生时间固定,如女孩髂骨嵴内的骨化中心往往在月经初潮后 6 个月内出现。男孩髂骨嵴的骨化开始也可能代表着类似的性成熟时间。髂骨嵴在正常骨化过程中显得毛糙乃是正常表现。

### （三）脊柱的结构

1. 颈椎　出生时整个脊柱呈稍向前凹的弧形曲线；直到婴儿能将头竖起时颈椎的正常弧度方始形成。新生儿的每个脊椎由三个骨化中心合成：椎体一个和椎弓一对。颈段椎弓的骨性融合常在四、五或六岁时完成，但儿童后期尚未融合者亦不少见。寰椎融合最迟。颈段椎弓融合过晚（隐形颈脊柱裂）并不少见，一般无临床意义。

2. 胸腰椎　椎骨和椎间盘连在一起，组成脊柱，从发育上看，椎骨与短的管状骨相似。正常人各有 12 个胸椎和 5 个腰椎。每一胸椎由位于前面的椎体和后面的椎弓组成。在椎弓上有几个附件突出：横突一对、上下关节突各一对和棘突一个。腰椎上另有一对从上关节突的顶部向后突出的小突，称为乳突状结节。

椎体的松质骨是一种纤弱稀疏的网状组织，四周以一层薄壁的圆筒状骨密质包绕。椎体的上下面与四肢管状骨的两端不同，并无真正的骨密质板予以密封，而由骨松质小梁顺着横的方向集中，构成一块含有许多小孔的骨板。这种小孔使髓腔与关节板之间能有直接的接触，液体因之能从椎体直接输入贴邻的椎间盘内，成为滋养椎间盘的通道，有时亦可成为感染由椎体侵入椎间盘的途径。椎弓及其附件都盖有一层骨密质，这层骨密质远较椎体外围的厚。

每一椎间盘包括三个部分：成对的软骨关节板，纤维环和髓核。在生长中的脊椎，这种成对的软骨关节板仅是椎体深层的软骨组织的中央表浅部分，并且是直接相连的。成人脊椎的关节板是普通的透明软骨，介于骨性椎体的上下面和纤维环之间。纤维环与四肢活动关节中的纤维囊类似，是由一组从一个椎体迂回到毗邻椎体的结缔组织所组成。椎间盘的中央，是周围由纤维环包围的一个弹性极佳的液性纤维块质，即髓核，在许多脊椎疾患中，它起着特殊的作用。

在脊椎上有许多韧带附着于椎体、椎弓和各个突出的部分，有前纵韧带、后纵韧带、棘上韧带、棘间韧带、黄韧带等将脊柱牢固的连接在一起。

脊柱的平均长度，如不包括骶椎，在出生时为 20cm；生后 2 年内，生长迅速，增至 45cm 左右。其后，生长速度就显著减低；在青春期，脊柱的长轴为 50cm。及至 22～24 岁时，达到成人的最后长度，即 60～75cm。在生长过程中，颈部和腰部的相对长度有重大变化。出生时，颈椎部为脊柱总长的 1/4，胸椎部为 1/2，腰椎部为 1/4。在成人，颈椎部减至脊柱总长度的 1/5 或 1/6，而腰椎部则增加至脊柱总长度的近 1/3。婴儿颈部在外观上较短，乃因软组织丰满之故；其实婴儿的颈部相对来说是比年龄较大时为长的。直至青春期后，脊柱的正常曲线方开始固定。出生时，脊柱自第 1 颈椎至第 5 腰椎形成一长条微向前凹的曲线。颈部曲线于生后第 1 年抬头后不久即行出现。腰部曲线于生后第 2 年初能开始站立时出现，而于童年时渐明显。

## 二、儿童关节的结构

关节（joint）包括结合关联各骨和介于其间的组织，按关节活动度分为三型：如颅缝及囟门由纤维组织把关联之骨结合在一起，其关节组织在发育期间逐渐减少，至生长成熟后即完全消失，称为不动关节（synarthrosis），如各椎体、耻骨体之间的关节联合，或仅借纤维组织形成的韧带，把关节骨结合在一起的半关节，为活动有限的永久性关节，关节骨的面上盖有软骨，并由纤维组织结合一起的联合称为少动关节；一大部分关节有关节腔，四周有滑膜包围，其中充满滑液，介于有软骨遮盖的两骨之间，有一个纤维囊将其结合，关节腔内仅有少量滑液，作为润滑之用，这是能自由活动的关节或真关节，称为活动关节（mobile joint）。关节结构由以下部分组成：

### （一）关节软骨

关节软骨由骨骺软骨衍化而成，在婴儿和儿童时期，这两种软骨彼此直接相连，随着年龄的增长，关节下面的骨骺软骨逐步骨化，至发育完全时，只剩下盖在关节面上的关节软骨，如复合关节的膝关节中，两个关节软骨（articular cartilage）之间有一块软骨盘，即半月板，其边缘与关节囊相连，关节软骨的厚薄不一，在中心重力的支持部位最厚，关节边缘部最薄，人体中的髌骨软骨面最厚。关节软骨起着缓冲外力的弹簧作用。当它受到直接外力压迫时，向两侧伸延，减少厚度，解除压力时，又恢复原状，借以保护软骨下骨质免受损伤。关节软骨无再生能力，一旦发生破坏、变性或损伤，即被纤维组织替代。

### （二）关节囊

关节囊是关节周围的一个结缔组织的关节囊（articular capsule），从骨端的骨膜上长出。关节囊分内外两层。

1. 外层　是一种厚度不等的纤维膜,与软骨膜及骨膜相连接。纤维膜上可有一个或多个局限性的增厚处,为关节囊韧带、筋膜和韧带的增厚部分常与关节囊融合为一,使关节囊更坚实。关节囊部是从近骨骺线的骨表面开始,将整个骨骺线后整个骨骺部都盖住。

2. 内层　是与关节边缘部附着得很结实的滑膜,且与关节软骨相当部分有重合,又在肌腱及韧带处附着很紧,除在关节软骨和若干关节内韧带的某些部分外,整个关节腔的游离面都有滑膜覆盖。滑膜由一层不完全的内皮样细胞形成的疏松结缔组织作为基底,有丰富血供,其上面盖一层扁平结缔组织细胞的柔弱薄膜,滑膜向关节内凸出的部分叫做滑膜皱襞或滑膜绒毛,其大小位置可随关节运动而改变,且随年龄增长而增加,滑膜发生病变时可更多。滑膜下脂肪垫位于滑膜之外,纤维关节囊内。

具有滑膜的关节接受关节周围主要动脉网多数分支的血液供应。这些血管相互吻合,形成较疏松的血管网,再分支进入关节纤维囊,这些动脉供应关节囊后又进入滑膜,在微小的组织间隙中,再反复分支形成血管丛。

关节组织内,除关节软骨外,均有淋巴管存在。

滑膜内的淋巴管丛较最内层的动脉丛离开关节腔要远一些。这些淋巴管丛汇合成较粗的淋巴管,2～3条为一组走向关节屈侧,最后引流向该处深部的淋巴结。

关节的神经包括带髓鞘的纤维,在关节纤维囊上有很多神经终止点,是关节疼痛的主要来源,而滑膜上则无神经分布。

滑膜囊为关节周围结缔组织中充满液体的间隙,位于关节活动部分间具有最大摩擦力之处,滑膜囊间隙亦衬有与滑膜相似的一层细胞膜。滑膜囊的数目不一,可以是多房性,且常相互沟通,亦可与关节腔相通。

滑液是一种蛋白质,由血浆的透析液组成,其中含有滑液细胞分泌的黏蛋白。滑液中只含有少数细胞,大部分为单核白细胞及少量中性多核白细胞,这些细胞主要起吞噬作用。滑液可润滑关节,还有营养关节软骨的作用。

血液内任何物质进入关节内时,要首先通过毛细血管壁及滑膜基质这两重屏障。电解质可以双向自由地通过;蛋白质通过则因种类不同而有差别,清蛋白的分子可能通过滑膜,但某些球蛋白则不能完全通过或完全不能通过。在正常情况下,各种凝血因子,包括纤维蛋白原及凝血酶原等均不能进入到滑膜中,但在炎性渗出液中却可能出现。

# 第二节　儿童骨与关节的特点

在生长中的骨骼,出现很多解剖上的变异,构成儿童骨与关节的特点,其与由于疾病所引起的破坏性及增生性病变很相似。X线诊断工作者必须熟悉这些变异的位置,它们的特性以及其出现和消失的年龄。掌握这些普通变异的知识远较记住疾病本身的一些X线表现来得重要和有用。我们相信文献中有很多、也许是一大部分报告所谓婴儿或少年的骨软骨炎病例,实际上是对正常变异缺少认识,而错误诊断为局部缺血性坏死;当然,其中的Perthes病是属例外。

## 一、局 部 特 点

### (一) 股骨

股骨远端骨骺的骨化中心在2～6岁时迅速增大并向两侧发展。在此迅速生长期间,其外缘与内缘通常是不规则并参差不齐的。在年龄较大的儿童,股骨髁的边缘特征地表现出不规则钙化,并往往在骨主质边缘之外,显示若干独立的骨化中心。这些不规则点,位于骨髁的背侧及尾端,在侧位及轴心位片上清晰可见,而在标准正位片上则显示不明。骨髁背侧以及其周围的独立小骨的正常边缘性粗糙曾被误认为剥离性骨软骨炎,且曾实施了不必要的外科治疗。我们研究的结果指出,当膝部在轴心位与侧位摄片检查时,约30%的健康儿童有这种明显的不规则现象。比较不明显,但相似的变化常同时发生在胫骨近端骨骺的边缘上。应当认识这种不规则表现为正常的解剖特征,而勿误认系佝偻病、创伤或感染所引起。

在儿童期末,当髁间窝变深时,股骨远端骨骺的侧位片上显示其前段较其他部分为透明。由于髁间窝在后面较前面为深,故后段较不透明;所以在侧位投照股骨时,X线需穿过四层骨壁,即两个骨髁的每一外壁及内壁。在前段,其髁间窝较浅,X线只需穿过两层骨壁,即外髁的外壁和内髁的内壁。

腘沟表现为一正常的边缘缺损,在青春期前,出现与外髁的后侧。此沟有腘肌的肌腱附着,在婴儿和幼儿期间是从来见不到的。

股骨远端骨骺的营养孔在X线片上较少受到注意,在4岁以上儿童,股骨远端骨骺在正位片上往往可以清晰见到。当在膝内或膝周围有局部疾病临床征象时,应勿误诊为破坏性病变。

12~16岁的儿童,其股骨骨干远端的后壁,是在骨骺板以上,长约3~5cm的区域,正常情况下是粗糙不平的。这种形态可能由于这段骨的若干营养血管,使骨皮质的完整性发生多处穿孔和中断所形成。不要把这种正常改变误诊为原发性赘瘤——骨源肉瘤。

股骨皮质缺损与上述的胫腓骨皮质缺损相同,在股骨远端干骺端更为多见,但是在骨骺内并未发现过皮质缺损。通常皮质缺损局限于皮质的内后壁,但有时可见于骨干的前壁与侧壁。在一根股骨内可出现两个缺损,或每一根股骨内出现一个缺损。在很少的情形下,同一儿童可在股骨、胫骨和腓骨显示多发的缺损。缺损的大小各异,有的直径仅数毫米,有的可达数厘米。

这种股骨变化在小于18个月的幼儿中从未见到,而在5、6岁后才显著,在儿童期末则消失,或在进入成年后仍可存在。在最初期,这一小缺损通常较小,且边缘不清;在此期内通常位于靠近骨干末端的部位,而延伸到原始钙化区域,与之相连或相叠。缺损由皮质来源的可能性较大。

这种缺损的进程,特别在股骨,具有很大的变化。它们大都随年龄的增长逐渐从骨干的末端移开、缩小以至消失。

股骨中的纤维骨皮质缺损(fibrous cortical defect)在正常3岁以上无症状的儿童中,X线显影率极高(图2-2-1),有人曾对若干病例做过病理切片,发现这些缺损为一团纤维组织所充实,其于骨中占有一个光滑壁所构成的空腔,空腔的外侧为骨膜所覆盖,骨膜与其下的纤维块相融合,其中有许多多核细胞和若干含脂肪的巨噬细胞。

股骨皮质缺损的大体结构方面的改变为该部为有灰白色局限性骨膜增厚,同时骨膜纤维瘤的内侧端经过缺损处向骨髓腔延伸一个短的距离。与骨膜紧接的内骨膜局限性增厚是本征的基本病变。

在股骨远端干骺端呈密度增深或减退的纵形条纹,它不如皮质缺损那样常见,它们被认为是骨松质的生理变异,并无临床意义。

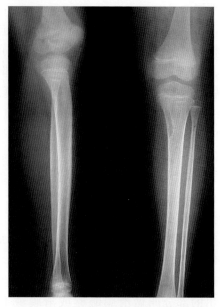

图2-2-1　股骨的纤维骨皮质缺损

（二）胫、腓骨

胫、腓骨的远端少数近踝部的健康儿童,在胫骨远端骺软骨的内踝,可见到一分离的骨化中心,在外踝也可有类似的骨化中心,但较少见。此种生理性变异应勿与骨折碎片相混淆;这些小骨可以是单侧或双侧性。胫骨骨干的外侧面有整齐的沟槽形成一个腓骨切迹与腓骨骨干相连接。有时腓骨骨干的内侧面在与胫骨相接触处呈杯状。

很多6岁以上无症状的儿童,在其胫骨远端临时钙化带的上部可见一凹陷的切迹,应勿当做骨骺板局限性的凹陷骨折。

胫、腓骨的近端,胫骨外侧壁的近端,由于胫骨骨干的轻度外转可看到胫骨前嵴向旁侧移位,勿误解为不正常的局限性皮质增厚。在骨干后面靠近上中1/3交界处的皮质缺损,此为营养管。凸出在胫骨近端骨骺前面,并挂在骨干前下方的胫骨粗隆,其结构是千变万化的,并常呈不规则的骨化;通常在突起的远端有一分离的小骨,与突起融合后,形成胫骨结节。正位片上,在骨干上突起顶端的下面和后面,常有一深切迹,表现为一密度减退的狭窄带,位于近端下方数厘米处。各个人以及同一个人的两侧的胫粗隆与结节的形状、大小和组织可有显著的不同,所以在作出骨折或胫骨幼年性骨软骨炎诊断之前,需慎重考虑。结节前软组织的局部疼痛和肿胀以及突起离骨干向前移位,是损伤的临床和X线特征。近端胫骨骨化中心的边缘通常是光滑的,但在年轻儿童中,此骨化中心的内外侧可显示典型生理性的不规则边缘。

很多健康无症状的儿童，在正位片上，其胫、腓骨与股骨处显现囊状阴影，但在侧位片上，此同一的阴影在解剖上的变化则表现为皮质的表面缺损。根据我们的经验，这种阴影从不在2岁前出现，而儿童期末则消失。在胫、腓骨的远端，类似上述的阴影较为少见。此囊状阴影可呈单房性或多房性的；通常其边缘呈硬化而界限则锐利。引起这种皮质缺损的组织变化的原因和机制尚不明了，因为不论在临床上或在解剖上尚未有深入的研究，某些活体切片证明，此种皮质缺损处为纤维组织所充填；我们有一病例，呈疼痛症状，其缺损皮质为软骨所充填。一般来说，这些皮质缺损的X线表现并无临床意义，必须审慎，勿误认此为炎症性或肿瘤性的破坏。此阴影与骨骼生长紊乱并无明白的相互关系。

有时，小的密度增加阴影可在无症状的青春期女孩的胫骨骨干中发现。这种阴影由局部皮质内层及其周围松质增厚所致。它们并不代表远端髓腔内骨松质局部的堆积。这种病变的临床意义尚不明了，它们可代表皮质的生理性硬化，亦可能为疾病活动期内临床上未曾发现局部骨皮质病变的残余。在儿童期的后半阶段，胫骨近端干骺端的内侧出现一个小骨刺，可持续存在2~4年之久，而后自行消失，并不产生临床症状。

### （三）手和腕

拇指的基底指骨和其他各指的中间指骨，可经常见到小而卵圆形的、边缘尖锐的缺损；这些缺损代表各骨干的营养孔。除了拇指骨以外，在其他各指骨的近端和远端指骨中很少见到。腕部圆骨由于营养孔所致的类似的透亮缺损阴影，切勿误为骨囊肿或破坏性病灶。在正常儿童中有一小部分（1∶1000），起第5指骨的中节与末节呈发育不全。在大部分先天性低能的患者亦显示同样的发育不全现象，此乃造成第5指弯曲的主要原因，也是此病特征之一。呆小病和软骨发育不全症患者，偶尔也有类似的发育不全现象。

在一些无临床症状的儿童中，指骨骨骺中心的密度深浅变化很大；有的很深，呈骨硬化密度，有的则很浅。不能以这些健康的骨硬化作为骨软骨炎或骨骺炎的诊断依据。Staples（1948）所报道的一些病例，现在看来这些改变似属正常健康的硬化现象，而非为骨软骨炎病变。

在很多正常儿童的第2掌骨远端骺软骨里有副骨化中心发生，有时在所有掌骨中亦有此种情况；副骨化中心可与骨干分离持续数年之久，然后再相互融合，亦有终身分离而成为一种独立小骨的。对这些异位的、额外的骨化中心用"假性骨骺"和"副骨骺"等名词是不妥的，因为这种异常是发生在骨化中心内，而骨骺软骨并无异常，更无副软骨可言。正确的名词应该称为"副骨化中心"。新生儿掌骨的皮质壁显著增厚；第1掌骨皮质内侧壁比外侧壁厚些，而第2掌骨恰好相反。出生时，第2掌骨原先是尺侧皮质骨壁较薄而桡侧较厚，在数周后变成相反，即尺侧变厚而桡侧变薄。第2掌骨外侧早期暂时性的皮质骨壁增厚现象可能由于胎儿期手的位置引起应力结果。

月骨在早期时可有两个中心，以后可以相互融合，或作为分离小骨存在，即月骨与上月骨。有时月骨与三角骨相融合，并在其融合部位形成一条假性骨折线。钩骨的钩部在儿童期的早期是看不到的，但在青春期前可以显示出，切勿把它当做分离的小骨或骨折碎片。豌豆骨是最小的腕骨，也是最迟出现，常由几个小骨灶骨化而成，它在开始出现后，可保持颗粒状达数年之久，因此作幼年豌豆骨软骨炎的诊断时必须审慎。并无局部疾患征象的健康儿童，其多角骨在发生的最早期可呈粗糙而不规则的状态。Ravelli（1955）报告一例6岁男孩，其大、小多角骨和半月骨都是双核的骨化中心；另一例6岁女孩，仅大多角骨呈双核骨化中心。

O'Rahilly曾对腕骨的变异作过深入详细的研究，读者可用他的材料作为鉴定一些罕见的融合变异、副小骨、副籽骨、二分骨，以及由机械压力所致的异常等。O'Rahilly（1957）指出某些生后出现的副小骨是在胎儿期早已形成的，因为在胚胎中相当与生后副小骨出现的部位，可找到明显的软骨小结节。

出生后最初几个月内，大部分婴儿的尺骨远端及少数桡骨骨干可见到一种环形的横截面，代替的常见的平直横截面；这些生理性的环状阴影勿误认为佝偻病性的环状阴影。在儿童期的后阶段，尺、桡骨末端在正常儿童可呈波浪形的不规则表面，而其他骨骼则仍显现为正常光滑的骨干末端。我们曾见到若干健康儿童在青春期前或青春期，骨干与骨骺骨化中心之间的软骨内显现多个小骨灶；这些骨灶可能代表与骨骺动脉相邻的软骨部分的钙化，但据作者所知，这种钙化在解剖学上并未研究过。尺骨茎突分离的骨化中心也很常见，勿把它误认为骨折碎片。

### （四）前臂

尺、桡骨骨干中1/3处的骨嵴有时凸出，形成边缘密度增深阴影而被疑为皮质增厚。由于桡骨外半侧的骨松质较薄能透过X线，故此比内半侧更为透明。尺骨近端，宽阔的网状骨松质在正常时表现为距离宽阔的网状阴影，切勿看作骨质破坏。Innaccone和Barilla(1956)发现每8个人中有一个，近尺骨近端处有一囊状缺损。每当怀疑该处骨有破坏性疾病时应记住此处可能有的正常缺损现象。相反，桡骨近端的骨松质则既厚且粗。

**（五）肘**

若干继发骨骺中心仅在观察两个投照位置的X线片后才能满意地见到。在正位投照时，鹰嘴突的中心与肱骨相重叠，不易见到。滑车中心多半呈不规则的钙化，并常由一些小骨化灶上发育起来。在对外伤病例，在排除骨骺撕裂及移位以前，需将各骨化中心的位置加以详细鉴定。在三头肌腱间偶然可发现一籽骨（肘盖骨）。尺骨的继发骨化中心经常呈粗糙形态；有些无症状的儿童，起桡骨和肘骨可以有一些较少见的副小骨——肘前骨，滑车旁骨和喙状副骨。

在肱骨的远端，将后方的鹰嘴窝和前方的喙状窝分开的骨间隔，其厚度很不一致，因此显示的阴影，其深度也深浅不一。此处呈特殊透亮时勿误认为骨的破坏。有时此骨间隔是穿孔的，或无骨间隔而有一滑车上孔，据说这种孔在原始人很为常见。髁上突为一种器官退化残存的结构，它从肱骨骨干的前内侧处突出。这种突出据说在欧洲人中约占1%，仅在极个别病例中伴有临床症状，表现为正中神经的神经痛。此突出在肱骨正位片上显影较差，但在侧位，特别是在斜位投照时可清晰见到，它在肱骨前沿之前呈鸟嘴状的外生骨疣。髁上突可以向下与肌腱带相连，后者延向内上髁和旋前圆肌异常的附着点，当此带钙化时，即出现髁上孔。

肱骨近端骨化中心移位的诊断应加审慎，由于它的正常位置是离心的，第一个骨化中心的出现，发生于骨骺的内半侧。当手臂向内旋转时，此离心性中心移至一个非真实的侧向位置上。在Erb麻痹中内旋是肱骨的典型位置，在诊断骨骺移位之前，应当考虑到这种旋转是造成骨化中心假性错位的重要意义。

肱骨骨干近端前面上的二头肌沟，随不同个体而有很大差异，在侧位片上骨干前面部分，即使在出生后第一个月时，此二头肌沟即可有相当深度，而显示为密度减低的阴影；勿将此沟误为破坏性病变。在某些斜位片上，与此沟平行的两个结节嵴互相重叠，其中一嵴的顶部形成局部皮质增厚的假象。

Cocchi曾指出，肱骨小粗隆有它自己的继发骨化中心，它在8岁时出现，在6~7岁时与肱骨头融合。当臂部外转成直角时，中心X线束对准腋窝，X线管与胸廓矢状线面平行，并向足部倾斜10°时，此肱骨近端骺软骨中的第三个骨化中心最能清晰显示。

**（六）足**

1. 趾骨和跖骨　这些小管状骨骺软骨是继发骨化中心，常由若干小骨灶发生，正常在它们出现后若干年内，都呈边缘粗糙的不规则阴影。第3、4、5趾末节趾骨骨骺的继发骨化中心可永不出现。在跖骨近端骺软骨中的副骨化中心相当常见，通常并无临床意义。如在手上一样，于呆小病最为常见。我们曾遇见一健康无临床症状的女孩，其第1跖骨骨干远端呈不规则钙化现象。青春期时，在第5趾骨的近端骺软骨可出现一阶梯状继发骨化中心，通常在若干年后与骨干融合，并完全消失；但也可作为分离的小骨（Vesalius骨），终生存在。Vesalius骨可为单侧性或双侧性，二侧的形状、大小可有很大的不同；在足部受伤的病例，勿将此骨误认为骨折碎片或幼年性骨软骨病。二跖骨在基底部相互融合，有时可在X线片上见到，而无跖骨功能不全的临床症状。一分为二的籽骨相当常见，在二份之间的裂隙勿误认为是籽骨骨折。

2. 跟骨　是一块最大的跗骨，它有若干正常的特点，X线检查时应加注意。生后最初几个月内，跟骨后缘是粗糙的；其骨突在初期常呈正常的碎裂状，并在整个生长期中呈硬化性特征。很显然，根据骨密度的不规则、边缘粗糙或硬化来作骨突疾病的X线诊断往往是不确定的，因为这些现象在健康的骨突上均可见到。遇有足跟疼痛而诊断为硬化性骨突炎，实不合理，因为正常的跟骨骨突常呈硬化现象。

偶尔跟骨体可由两个独立的中心而不是一个独立的中心骨化而成；两个骨化中心间的软骨带在融合前酷似骨折线。我们曾在正常婴儿及脂肪软骨营养不良和低能患者中见到过。跟骨侧壁滑车突顶端的继发骨化中心在足外旋和内翻45°摄片时很像碎片骨。

约10%7岁以上儿童的足部完全侧位片上能见到一假性囊肿样透亮圆形或三角阴影，此透亮阴影是由骨松质正常缺少所致。当儿童足跟有疼痛症状，同时跟骨骨突骨化中心有象牙样密度增深表现，往往错误地把它当做是骨突炎的征象，其实这些是跟骨的正常表现，在正常儿童的两侧跟骨中经常可以看到。健康女孩的跟骨骨突中心在4~6岁间开始骨化,而健康男孩则为 4~9 岁。骨突中心的边缘,特别是背面的一侧很粗糙,和骨突中心的主块常有分裂表现,在正常男女儿童都是常见的现象。

在跟骨骨突的主要中心上,可见到另一个继发骨化中心。这个骨化中心出现较晚,常在其他大多数中心出现之后,因此对推算骨龄颇为有用。女孩们很少在 10 岁前,男孩们很少在 11 岁前出现第二个骨突中心。它通常在女孩 10.5~12 岁间,男孩在 11.5~13.5 岁间出现。一旦出现之后,即与已经和跟骨体融合的主要骨突中心相融合。

3. 距骨　其仅有一个有临床意义的常见变异:一个副小骨,即三角骨,通常出现在后突出(图2-2-2)。此一分离的骨化中心以后可与距骨的主体相融合,或作为一个独立的小骨终身存在。故勿将其误认为是死骨或碎骨。

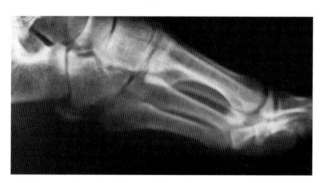

**图 2-2-2　三角骨**

4. 跗部舟骨　有若干重要而常见的变异,在临床方面颇有意义。原始骨化中心在 2 岁时出现;在此时期,舟骨的不规则钙化乃是常例。有时,此正常的不规则钙化可在无症状的儿童中持续数月或数年之久。一侧跗舟骨呈规则的钙化而另一侧呈不规则的钙化也很常见。在舟骨粗隆处常出现一分离的骨化中心,形成一个最常见的附骨副骨,即外胫骨,它可呈单侧性或双侧性。部分融合的外胫骨可误为舟骨粗隆不完全骨折。外胫骨的钙化在无症状的儿童中可呈不规则形状,这一事实说明 X 线诊断此小骨的幼年性骨软骨炎颇成问题。

5. 骰骨　骰骨的最早骨化期是在胚胎期最后一个月和生后最初几个月内,它常由多个细小骨化中心所构成,最后逐渐融合成单一骨块。这种骨化和密度的不规则无任何已知的临床意义,应勿在 X 线片上解释为足部损伤或感染的病象。

6. 三个楔骨　在 1~5 岁间开始骨化,它们间的一个或全部偶然可在无临床疾患的健康儿童的足中表现为粗糙的边缘。

7. 足部常见的副小骨　随着年龄的增长它们可与各个相应骨的主体相融合,或作为独立的小骨终生存在。应不要把它们误认为是骨折片。

有人发现一个位于跟骨之上距骨之下的大异常骨,名为跟距小骨。这可能是跟距联合不完全的一个例子。第一楔骨内侧的多数副小骨现证明是胫前肌腱中的籽骨。

8. 小豆骨　这是在腓肠肌内侧头内一个不固定的籽骨,可在青春期儿童膝部侧位片上见到。此骨在女性较男性更为普遍。正位片上,由于被股骨骨干所遮盖,不能清晰见到。侧位片上,它在膝关节后面的软组织中表现为一卵圆形钙质增深阴影。勿将小豆骨误认为关节内游离体、骨折碎片、静脉石或异物。

9. 髌骨　髌骨为位于膝关节前面四头肌肌腱内的大籽骨,在侧位片上看得最清楚。正常时,其骨化形成是有几个小骨化点发生的;儿童期间,健康的髌骨往往呈颗粒状,其边缘也可不规则。由于生理上不规则的钙化,根据颗粒状骨质疏松而作髌骨骨软骨炎症的诊断是应谨慎考虑。随着髌骨下半段颗粒状骨化中心融合后,可在其上半段发生第二个不规则的骨化中心。上下骨化中心间的 X 线透明软骨带,形成密度减低的阴影,可被误诊为骨折线。

10. 髋　股骨大、小粗隆可多发骨化中心,不规则钙化,密度不均匀,需与骨软骨炎、骨折鉴别;髋臼边缘可不规则;髂角:髂骨翼向后突出的骨性突起。

## 二、婴幼儿正常解剖变异

### (一)新生儿骨硬化症

新生儿的骨皮质内层增厚,髓腔几乎闭塞,松质骨较丰富,往往显示骨密度增高的硬化现象,这种生理性的改变于出生几个星期内及逐渐消退。

### (二)早产儿骨皮质增厚

原因不明,可能与抚摸、换尿布时偶然受伤或物理检查身体时损伤血管丰富的肢体而引起骨膜下出血和骨膜水肿,产生早产儿骨皮质增厚。

### (三)局部不规则的钙化

骨骼骨骺,即继发骨化中心和原始骨化中心在生长扩展过程中大部分密度是均匀一致的,骨化中心边缘光滑,界限清晰,但在生长的骨骺中许多骨化点都呈正常性的不规则,边缘粗糙和碎片状,如颅骨、骨盆骨、肩胛骨、上下肢的骨化中心都可有这种生长(图2-2-3)中的正常变异现象。

**（四）骨松质的局灶性硬化**

在骨干末端可见单个或多个密度增高的纵形条纹，可能代表一些松质骨的结构，也可能由于先前未发觉的局部感染或损伤的残迹所致。

**（五）干骺端临时钙化带的厚度**

干骺端临时钙化带包括了骨骺软骨细胞的成熟带、钙化带和新形成的类骨质等组织结构以及密度毗连成网状的松质骨表现为骨干末端的密度增高的横带，即使在同样年龄的健康儿童中，临时钙化带的厚度也有很大差异。骨骺板在 2 ~ 5 岁时趋向于按比例的增厚，在这个年龄中作"铅线"诊断时，应记住正常的干骺端临时钙化带是比较厚的，尤其是生长较快的一侧，如上肢是以腕部和肩部生长较快，下肢则以膝关节周围骨骼生长较优。

**（六）生长障碍线**

也称发育障碍线，其形成原因还不甚清楚，有人认为是管状骨的纵径生长暂时受到障碍所留下的痕迹；它的发生与全身营养，钙、磷代谢，急性感染性疾病有关，与儿童生后的高度有很大关系。也有人认为任何急性病，特别是肺部感染之后也可产生障碍线。在 X 线片上，生长障碍线出现于长骨的干骺部，为多数相互平行的横行致密线（图 2-2-3）。

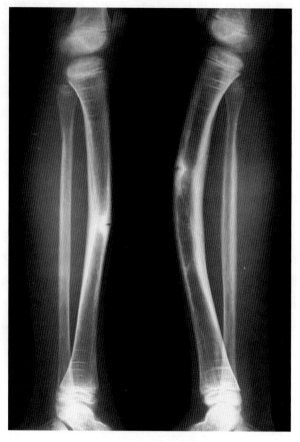

图 2-2-3　生长障碍线

# 第三节　成人骨与关节

## 一、成人骨结构

### （一）骨结构

骨是体内坚硬的器官，主要由骨组织构成。骨的表面覆盖一层骨膜，骨内藏有骨髓，有独立的血管及神经。全身的总骨数有 206 块之多。可分为颅骨、躯干骨和四肢骨三种。骨块之间借关节及韧带连接构成骨骼系统（skeleton system）。骨骼为全身坚硬的骨架，能维持体形，支撑体重；当骨骼肌收缩时，其可起杠杆作用，从而发生运动。骨内含有的骨髓，是重要的造血器官。骨也是钙、磷在体内储存的地方。

### （二）骨的种类

骨的大小不同，形态各异，概括起来可分为长骨、短骨、扁骨、不规则骨和含气骨等五种。

1. 长骨（long bone）　呈圆柱形或三棱形，多见于四肢。中部较细的部分，称为骨干，内部有空腔，称为髓腔，内含骨髓；骨的表面可见 1 ~ 2 个小孔，称为滋养孔，向内通入小管，称为滋养管，有神经及血管通

过。两端膨大的部分由儿童期的骨骺和干骺端不断生长闭合而成，其表面光滑称为关节面，与相邻的关节面构成关节。长骨是四肢骨的典型（图 2-3-1）

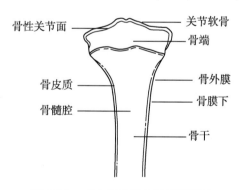

图 2-3-1　成人正常长骨解剖示意图

2. 短骨（short bone）　一般呈立方形，纵、横、高三个径大致相等，多见于结合坚固，并有一定灵活性的部分，如腕骨及跗骨等。由于它们一般承受压缩力较其他应力多，因而典型结构是具有一层薄的骨密质构成的皮质，内部支持的全是骨小梁。

3. 扁骨（flat bone）　多呈板状，长径及横径均

较大,而厚度比较小,如肋骨、肩胛骨及颅顶骨等,主要构成容纳重点器官的腔壁,起保护作用。如颅骨保护脑,胸廓保护心肺等。

4. 不规则骨(irregular bone) 形状不规则,如椎骨和颞骨等。

5. 含气骨(pneumatic bone) 骨内具有含气的空腔,如上颌骨、额骨等,发声时它能起共鸣作用,并减轻颅骨的重量。

### (三)骨的构造

骨的组织构造与其他结缔组织基本相似,也由细胞、纤维和基质三种成分组成。但骨组织的最大特点是在细胞间质内有大量的钙盐沉积,质地坚硬,构成支持人体的骨骼系统。

成年的骨组织有两种不同结构的骨质形成。表层致密而坚硬,有轻度的弹性,称为骨密质(compact bone),其厚度及抗张力的强度,随年龄的增长而减小。密质内面,骨的构造疏松,由骨小梁相互交叉成海绵状,称为骨松质(spongy bone)。骨小梁的厚薄及彼此间的距离,各骨有所不同;其排列方向,大体上与压力与张力曲线一致,相互间交错成网。不同种类的骨,松质密质的分布不同;长骨骨干主要为密质,内面只有一部分为薄层松质,有时也可完全缺如,由于密质厚,对压力及张力的抗力很强;长骨骺则相反,密质较薄,内面含有大量松质。不规则骨外包一层密质,内为松质。扁骨的密质分为内、外两层,其间夹有松质,有时松质也可缺如,两层密质便融合为一,在成年人,这两种骨质都具有板层状结构,故称为板层骨(lamellar bore)。板层骨内的胶原纤维排列规则,如在骨密质内,胶原纤维环绕血管间隙而呈同心圆排列;在骨松质内,胶原纤维与骨小梁的纵轴平等排列。许多胶原纤维穿过板间区(inter-lamellar zone)。这种排列无疑会增加骨对机械应力的抵抗。在胚胎及幼儿,以及在成人的某种病理状态,可出现为编织骨(woven bone)的结构。编织骨是由不规则未机化的胶原类型和陷窝状结构的骨组织构成,其胶原纤维粗短,呈纵横交错的不规则排列。板层骨内的胶原和矿物质结合较为紧密,编织骨内的骨细胞较圆而大,细胞数目也较板层骨多。因而,编织骨比板层骨更处于活跃状态。在生长时期长骨的干骺端由编织骨构成,通常经过再吸收,最终被板层骨替代。如果在骨骼发育成熟后,编织骨的持续存在或在成年期出现形成的编织骨,都不是正常现象。例如:骨折后新形成的骨痂内和邻近炎性反应区,肿瘤产生的新生骨中,骨膜最初形成的骨

组织中,特别在骨膜遭受异常应力的情况下,均有编织骨的形成。

1. 骨的细胞 按照骨组织的细胞形态和功能,一般可分为三种类型:骨细胞、成骨细胞和破骨细胞。这些细胞有着共同的起源,在生理功能和周围环境的影响下,遂分化成不同形态的细胞。在某种特定条件下也可彼此转化,从一种细胞变为另一种细胞。在骨的形态结构不断破坏和改建过程中,这三种细胞共同完成骨的重建。在骨的生长期或成骨期可同时出现这三种细胞,但分别存在于不同部位。

(1)骨细胞(osteocyte):骨细胞是骨组织中的主要细胞。包埋在钙化的细胞间质内骨陷窝中。骨细胞的胞体呈扁椭圆形,直径 $25\sim30\mu m$,有许多细长的突起。这些细长的突起伸进骨陷窝周围的骨小管内。骨细胞的平均寿命大约 25 年,衰老的骨细胞,其突起从骨小管中缩回。当细胞死亡,骨陷窝被细胞碎片和无机物充填。关于骨细胞的确切功能,目前尚不完全清楚,但是对维持骨的基质却起到一定的作用。在某些条件下,可以促使基质中钙盐溶解,释放钙进入血液,以维持血钙的浓度或调节血钙的平衡。

(2)成骨细胞(osteoblast):多见于生长期的骨组织中,大都聚集在新形成的骨质表面。细胞呈立方或矮柱状,直径为 $15\sim30\mu m$,排列较为规则整齐,细胞常伸出短突与相邻的细胞相连。成骨细胞能合成和分泌基质中的有机成分,如 I 型胶原蛋白、骨钙蛋白、骨粘连蛋白以及少量的蛋白多糖等。成骨细胞的碱性磷酸酶对基质的钙化过程也起重要作用。成骨细胞是已分化的而又不再分裂的细胞,经过不断地合成和分泌细胞间质中的纤维和多种蛋白后,再经过钙化,成骨细胞被包埋在其中。细胞的合成分泌活动停止,胞体变形而成为骨细胞。在一定条件下,成骨细胞本身可以出现逆分化而成为其前身的骨原细胞(osteoprogenitor cell)。骨原细胞源于骨髓,和其他结缔组织中的基质多能干细胞,在骨形成之前增殖分化为成骨细胞,骨原细胞的胞体较小,呈不规则的梭形。

(3)破骨细胞(osteoclast):是一种多核的巨大细胞。常见于骨质被吸收的凹陷面,此凹陷称为 Howship 陷窝。在 Howship 陷窝内与骨质接触面,细胞伸出刷毛样突起。近年来的实验研究证明破骨细胞是来自骨髓中的单核细胞或巨噬细胞,经过多个细胞融合而成。破骨细胞的主要功能是溶解和吸收被清除的骨质。破骨细胞的活动受内分泌激素的影响,甲状旁腺激素可促进破骨功能活动增强,新的破

骨细胞生成。降钙素可使破骨细胞体积变小，与骨质接触面脱离，处于静止状态，同时，使破骨细胞形成减慢。

2. 骨的纤维　骨纤维呈细胞间质中的主要有机成分，为胶原纤维，属于I型胶原蛋白，与其他结缔组织中的胶原纤维基本相同，但是胶原分子结构间有较强的交联，纤维间的间隙略大，这种结构使其更为牢固，更具化学惰性。骨胶原纤维包埋在含有钙盐的基质中，为其掩盖故而不显。若用弱酸或络合剂乙烯二胺四醋酸（EDTA）等溶液浸泡后，骨基质中的无机盐被溶去，骨质由坚硬而变为柔韧可屈，同时可显出骨的纤维。骨的纤维大都组成较致密的纤维束；呈规则的分层排列。每层纤维与基质共同构成板状结构，称为骨板（bone lamella）。骨细胞被夹在骨板之间，胶原的作用主要是增强骨的强度，如除去骨的胶原或使其变性，骨就会变得脆弱而易碎，胶原除了使骨具有抗张力、抗压力和抗切割力的作用外，还可使骨具有一定的弹性，有助于骨负重时防止断裂。

3. 骨的基质　骨基质是由无机成分和有机物组成。有机物主要有骨粘连蛋白、骨钙蛋白、蛋白多糖以及少量的硫酸软骨素；这些都是无定形物质，均由成骨细胞分泌而来。骨粘连蛋白可将无机物与骨胶原纤维结合一起。骨钙蛋白也附着在胶原纤维上，与钙盐沉着有关。这些无定形物质，微呈异染性，对PAS呈阳性反应。

骨基质中的无机成分通称为骨盐。骨盐占成人骨干重的65%左右，骨盐在电子显微镜下观察呈细针状结晶，长约10nm，宽约1.5~3nm，有的结晶呈叶状或薄片样。这些结晶大都沉积在胶原纤维间，结晶排列成链或聚集成团。成熟骨的骨盐主要是羟基磷灰石结晶，但含有重要的碳酸盐成分及低比例的Ca/P，并非纯净的羟基磷灰石$[Ca_{10}(PO_4)_6(OH)_2]$。还有少量的非磷灰石磷酸钙（Glimcher，1990）。组成骨盐的主要离子是钙、磷、羟基和碳酸盐，含量较少的离子为枸橼酸、镁、钠、钾、氟、氯、铁、锌、铜、铅、铝、锶、硅和硼，其中多数仅微量存在。氟离子可取代羟基，碳酸根可取代磷酸根，镭、锶和铅均可活跃地取代钙，这些阳离子具有放射性或化学毒，可危及身体健康。若骨内含有这些阳离子尤其危险，因为它们可影响骨髓造血组织，引起多种病理变化。

4. 骨的组织结构　骨是由不同排列方式的骨板所构成。将长骨的骨干的密质骨作横断面观察，骨板显出三种不同的排列方式。

表层的骨板环绕骨干排列，称为外环骨板层。

是由数层骨板组成。外表层与骨膜紧密相连。在外环骨板层中可见与骨干垂直的孔道，横向穿行于骨板层，称Volkmann管。骨外膜的小血管经由此管进入骨内。靠近骨髓腔两边有数层骨板环绕骨干排列，称为内环骨板层。此层骨板往往因骨髓腔的凹凸不平面而排列不甚整齐。骨板的最内层衬附有骨内膜，也可见有横向穿行的Volkmann管。

在内、外环骨板层之间是骨干密质骨的主要部分。由许多骨单位（osteon）所构成。骨单位呈厚壁的圆筒状，与骨干的长轴呈平行排列。中央有一条细管，称Haversian管，围绕Haversian管有5~20层的骨板呈同心圆排列，宛如层层套入的管鞘。Haversian管与周围的骨板层共同组成骨单位，又称作Haversian系统。每一骨单位的表面有一层黏合质，呈强嗜碱性，含有较多的骨盐，胶原纤维较少，在横断面的骨磨片上呈折光很强的骨单位轮廓线，称为黏合线（cementiry line），在骨单位之间充填有一些不完整的骨单位，骨板排列不甚整齐，大都缺少Haversian管，称为间骨板，是前代骨单位的遗迹。骨密质的骨板厚度一般为5~7μm，各部位骨盐分布不尽相同，在内环骨板和间骨板的含量很高，而且在各板层中分布较为一致；另外，各骨单位的骨盐沉积程度也不完全相同，即使在同一骨单位中，各板层的骨盐分布也颇不一致。新生成骨单位的骨盐沉积较少，随着骨的生长，骨盐由中央Haversian管附近逐渐向周围沉积，含量也不断增多。老的骨单位有较多的骨盐沉积。

骨松质的骨小梁也由骨板构成，但层次较薄，结构简单。一般都不显骨单位，然而，在大的骨小梁中也可见到小而不完整的骨单位，其中不见血管。在骨板层间也不见血管，骨细胞的营养依靠骨小梁表面的骨髓腔中血管供给。

**（四）骨的附属结构**

1. 骨膜　骨膜是由致密结缔组织所组成的纤维膜，包被在骨表面的称骨外膜，衬附在骨髓腔面的则称骨内膜。

（1）骨外膜：一般可分为两层：①纤维层是最外的一层薄的、致密的、排列不规则的结缔组织，其中含有一些成纤维细胞。结缔组织中含有较粗大的胶原纤维束，彼此交织成网状，有血管和神经在纤维束中穿行，沿途有一些分支经深层进入Volkmann管。有些粗大的胶质纤维束向内穿进骨质的外环层骨板，亦称贯穿通纤维。这些纤维将骨膜牢牢固定在骨面上，特别是肌与肌腱附着处。②新生层或成骨层为骨外膜的内层,主要由多功能的扁平梭形细胞组成;含较多的弹力纤维,与骨质紧密相连,并在结构上随年龄和功能活动而发生变化。在胚胎时期或幼年时期,骨骼迅速生成,内层的细胞数量较多,甚为活跃,直接参与骨的生长,在成年期骨外膜内层细胞呈稳定状态,变为梭形,当骨受损时,这些细胞又恢复造骨的能力,变为典型的成骨细胞,参与新的骨质形成。

(2)骨内膜:是一薄层含细胞的结缔组织,除衬附在骨髓腔面以外,也衬附在中央管内以及包在骨松质的骨小梁表面。骨内膜中的细胞也具有成骨和造血功能,还有形成破骨细胞的可能。成年后的骨内膜细胞呈不活跃状态,若遇有骨损伤时,可恢复造骨功能。

2. 骨髓　为柔软富有血液的组织。分布在髓腔和骨松质的腔隙中,可分为红骨髓及黄骨髓两种。胎儿和新生儿全部的髓腔及骨松质都含有红骨髓;5岁以后,长骨骨干内的红骨髓,逐渐被脂肪组织所代替而变成黄骨髓;成年后,只有长骨两端、短骨和扁骨内会有红骨髓,并保持终生。红骨髓是造血器官,能产生红细胞和白细胞,黄骨髓则不具有造血功能,但在患恶性贫血或失血过多时,黄骨髓可以转化成红骨髓,这是造血功能的代偿现象。

## 二、关 节 结 构

骨与骨之间借纤维结缔组织、软骨或骨相连,称为关节或骨连接,根据骨间的连接组织及其运动情况的不同,骨的关节可分为纤维连接和滑膜关节两种。

### (一)纤维连接

两骨之间,以少量结缔组织直接相连的,称为纤维连接(fibrous joints)。此类连接的活动范围极小或完全不能活动。根据骨间的连接组织的不同,又分为韧带连接、软骨连接与骨性结合三种。

1. 韧带连接　两骨之间借纤维结缔组织相连。结缔组织呈索状、短板状或膜状,附着于两骨的表面,有相当的韧性与坚固性。韧带连接又分为三种。①纤维性韧带连接,两骨之间由胶原纤维相连,如前臂骨间膜和茎突舌骨韧带等。②弹性韧带连接两骨之间由弹力纤维相连,如黄韧带等。③缝(suture)两骨的边缘借少量的结缔组织相连,见于颅骨。由于骨缘的形状不同,骨缝可分为下列几种:锯状缝(serrate suture):两骨边缘呈锯齿状,互相交错,如冠状缝和矢状缝等。鳞缝(squamous suture):两骨边缘

锐薄,互相重叠呈鱼鳞状,如鳞缝等。平缝(plane suture):两骨间以平直的边缘相连,如腭正中缝等。嵌合(peg-and-socket joint):骨的连接面呈深沟状,另一骨则以锐缘嵌入其中,两骨彼此呈嵌镶状,如蝶嘴嵌入犁骨翼之间。

2. 软骨连接　软骨连接(cartilaginous joints)是两骨之间以软骨组织相连,多见于幼年时期,如胸骨三部分之间的结合和蝶骨与枕骨的结合等。随着年龄的增长,软骨结合的大部分发生骨化,形成骨性结合,但也有终生不变的,如胸骨与第1肋软骨间的结合。

软骨是一种特殊分化的结缔组织,在体内起着支撑作用,由软骨细胞、软骨基质及埋藏于基质中的纤维共同组成,后二者合称为细胞间质。基质呈凝胶状,纤维的类型及含量因不同软骨而异,软骨细胞被包埋在基质的小腔内。

软骨具有一定的抗压能力和韧性,构成耳、鼻和气管等器官的支架。各关节大都有软骨构成的接触面,使表面润滑,减少摩擦。在胚胎时期软骨代替骨骼构成暂时的胚体支架。在发生过程中,大多数的四肢骨和中轴骨都经过软骨阶段。软骨本身无血管和神经的分布,所以代谢率很低。在生长时期某些长骨的骺端有繁殖旺盛的软骨细胞,借此保持骨骼的增长。

按照间质中的纤维成分,可将软骨分为透明软骨、弹性软骨和纤维软骨。透明软骨呈透明、蓝乳白色和均质状,具有韧性好及一定的弹性。肋软骨、鼻软骨、部分喉软骨、气管支气管软骨以及所有暂时性软骨和大多数关节软骨均为透明软骨,但它们的大小、形状,细胞排列及纤维和蛋白多糖的组成可随不同年龄和不同部位而有显著区别。纤维软骨是致密结缔组织与软骨间的一种过渡类型,是一种致密的白纤维组织。椎间盘是里含大量白纤维束的纤维软骨,故具有很大的张力并伴有一定弹性。含纤维束较少的纤维软骨如关节盘、关节盂和髋臼,具有韧性和弹性,可对抗压力和摩擦。弹性软骨略显黄色,不透明、具有弹性,分布于外耳、小角状软骨、会厌和杓状软骨顶部。

3. 骨性结合　骨性结合(synostosis joints)即两骨之间以骨组织相连,一般先是由韧带连接或软骨结合以后,发生骨化形成的,如缝的骨化或蝶枕软骨结合的骨化等。

### (二)滑膜关节

滑膜关节(synovial joints)其连接组织中有腔

隙。人体大部分骨的连接都属于此种类型。

1. 关节的主要结构　有关节面、关节囊和关节腔，这些结构，一般每个关节都具备。

(1) 关节面：为彼此相关节的两个关节面，多为一凸一凹，其表面覆盖一层关节软骨。关节面的周缘，带有浅沟或深沟环绕，沟内为关节囊的附着部。

(2) 关节软骨：为一薄层被覆在关节面上，多数由透明软骨构成，少数为纤维软骨。其表面光滑，深部则与关节面紧密相连。其厚薄因不同的关节和年龄不同而有差别。甚至于同一关节中其厚薄也有差异；一般平均厚度约为 1~2mm，于较大的关节中，其厚度可达 4~7mm，一般成年人者较厚，而老年人者则较薄，关节软骨使粗糙不平的关节面变为平滑，在运动时可以减少关节面的摩擦。由于软骨富有弹性，因此，运动时可减轻两关节面的振动和冲击。另外，关节软骨还使两个关节面更为适合。

(3) 关节囊：是由结缔组织构成的膜囊，附着于关节的周围，封闭关节腔。其可分为内外两层。①纤维膜：位居外层，厚而坚韧，由致密的结缔组织构成，并含有丰富的神经和血管。其浅层纤维多呈纵行排列；而深层主要为环形纤维。纤维膜的厚薄，各个关节不完全相同。即使在同一关节中，其各部也不完全一致。一般在运动范围较小或负重较大的关节中，均比较厚而紧张；相反，于运动灵活的关节，则其较薄而松弛。有的部分，纤维膜可完全缺如，仅有一层滑膜；有的则明显增厚，并形成韧带。②滑膜：薄而柔润，由疏松结缔组织构成，分别衬附于纤

维膜的内面，关节内韧带及通过关节内肌腱的表面，其周缘附着于关节软骨的边缘。滑膜表面有时形成许多小突起，称为滑膜绒毛，多见于关节囊附着部的附近。有的滑膜形成皱襞，突入关节腔内，即所谓的滑膜襞。有填补空隙和播散滑液的作用。滑膜既能分泌滑液同时也有吸收滑液的作用。

(4) 关节腔：为滑膜与关节面所围成的腔隙，其形状及大小都不一致。腔内含有少量透明的黏液，称为滑液，其内含有黏液素、蛋白、细胞、脂肪滴和酶类等。有润滑及营养关节软骨的作用。关节腔内为负压，对维持关节的稳固性有一定作用。

2. 关节的辅助结构　①滑膜襞：已如前述。②韧带：由致密的结缔组织构成，分布在关节的周围，有连接两骨及限制关节运动的作用，可分为囊韧带、囊内韧带以及囊外韧带，并分别位于关节囊的内外。③关节盘：由纤维软骨构成。一般都是圆盘状，其中部较薄，周缘略厚。关节盘位于两骨的关节面之间，其周缘与关节囊愈合。因此，它将关节腔分为上、下两部。有的关节盘呈半月形，故称为关节半月板 ( articular meniscus )，其外侧缘肥厚，内侧缘锐薄，朝向关节腔。关节盘能缓和外力对关节的冲击和振荡，并有调整关节面的作用，使关节面之间更为适合。另外，由于关节盘将关节腔分为上下两部，因而使单关节变为双关节，由此可增加关节的运动范围。④关节唇：为纤维软骨环，其底部略宽厚，附着于关节窝的周缘；而游离缘锐薄，朝向关节腔。关节唇可加深关节窝及增大关节面，使关节更加稳固。

# 第四节　成人骨关节特点以及随年龄变化的规律

## 一、骨　特　点

### (一) 骨质的化学成分和物理

骨主要由有机质和无机质组成。有机质主要是骨胶原纤维束和黏多糖蛋白等，作为骨的支架，赋予骨以弹性和韧性。无机质主要是碱性磷酸钙，使骨坚硬挺实，脱钙骨（去掉无机质）仍具原骨形状，但柔软有弹性；煅烧骨（去掉有机质）虽形状不变，但脆而易碎。两种成分比例，随年龄的增长而发生变化。幼儿有机质和无机质各占一半，故弹性较大，柔软，易发生变形，在外力作用下不易骨折或折而不断，称青枝状骨折。成年人骨的有机质和无机质比例约为 3:7，最为合适，因而骨具有很大硬度和一

定的弹性，较坚韧，其抗压力约为 $15kg/mm^2$。老年人的骨，无机质所占比例更大，脆性较大，易发生骨折。

### (二) 骨的可塑性

骨的基本形态是由先天（遗传因子）决定的，然而其形态构造的细节，则在整个生长发育过程中，受内、外环境的影响，不断发生变化。影响骨生长发育的因素有神经、内分泌、营养、疾病及其他物理、化学因素等。神经系统调节骨的营养过程。功能加强时，可促使骨质增生，骨坚韧粗壮；反之，骨质变得疏松，神经损伤后的瘫痪患者骨出现脱钙、疏松和骨质吸收，甚至出现自发性骨折。内分泌对骨的发育有很大作用，如果成年以前，垂体生长激素分泌亢进，促使骨过快过度生长可形成巨人症；若分泌不足，则

发育停滞,成为侏儒。成年人垂体生长激素分泌亢进,出现肢端肥大症。维生素 A 对成骨细胞和破骨细胞的作用进行调节、平衡,保持骨的正常生长。维生素 D 促进肠对钙、磷的吸收,缺乏时体内钙、磷减少,影响骨的钙化,在儿童期可造成佝偻病,在成年人可导致骨质软化。此外,机械因素的作用也不容忽视。加强锻炼可使骨得到正常发育。长期对骨的不正常压迫,如童工负重、儿童的不正确姿势,以及肿瘤的压迫,可引起骨的变形。骨折后,折断处有骨的形成。骨折愈合的初期,骨痂颇不规则,经过一定时间的吸收和改建,可基本恢复原有的形态结构。

### (三)骨的生物力学特性

骨质较硬,和许多工程材料一样,具有应力-应变关系。因此,骨的应力分析方式与通常工程结构材料的分析相似。干骨易碎,但湿骨易碎性相对降低。骨组织的应力-应变特征,很大程度上取决于与负荷方向有关的骨微小结构的排列。不少学者证实,骨皮质在纵向(骨单位的排列方向)比横向强度较大,硬度也较强,此外,骨标本和骨单位方向相垂直负荷易于发生骨损伤,易于发生碎裂,较小非弹性变形会产生屈服。因而,长骨在其长轴比横轴更能对抗应力。

完整骨的骨断裂特性,很大程度上取决于组成骨组织的材料特性。完整长骨由两种结构的骨组织构成(骨皮质和骨松质),骨皮质构成长骨的骨干,在骨的两端形成较薄的壳,骨松质(即小梁骨)在干骺部和骺部与皮质骨壳内面相连续,形成立体的网状骨板和骨柱。骨小梁把骨内容积分隔为互相交通的不同容积的孔,形成不同类型的孔状结构,骨组织分为骨松质和骨皮质是以骨孔为基础。骨孔与非钙化组织占据的容积成比例。骨皮质的骨孔为 5% ~ 30%,骨松质为 30% ~ 90%。

### (四)骨的退变

中年以后,骨的新生和吸收失衡,出现负平衡,负平衡明显时,骨质开始丢失。50 岁以上的人多可见骨质疏松,这种变化是指骨质变薄,骨小梁减少并变细,即骨密度减少。正常椎体松质骨的密度约为 0.22,随年龄增长而逐渐减少,70 ~ 80 岁的人,密度约减少一半。骨密度降到 0.15 时,临床上常诊断为骨质疏松。骨质疏松意味着骨数量减少,但骨的成分并无改变。骨质疏松的速度与程度在不同性别、不同骨骼及个体之间有区别,如掌骨的骨皮质,在青春发育期逐渐增长,到 40 ~ 50 岁开始变薄,50 ~ 80 岁每增加 10 岁,男性骨皮质厚度减少 5%,女性减少

7%;Opnosan 报道,40 岁以后的男人第 3 掌骨皮质的厚度为 3.2mm,60 ~ 74 岁为 2.5mm,但是肋骨到了 70 岁才有明显改变。股骨的髓腔宽度却伴随增龄而继续扩大,但男性进展慢而女性在 40 岁以后即迅速扩大,70 岁以后约 25% 的人骨内侧的骨表面可出现骨吸收阴影。原发性骨质疏松是一种与年龄有关的矿化骨质的丢失。继发性骨质疏松症可因一些疾病引起,如甲状腺功能亢进、酒精中毒等。某些女性在绝经后骨质丢失更快。

老化引起骨的生理化学改变,在 50 岁以前骨的矿物质尚有所增加,以后则减少;50 岁以后水分、钠和钾增多;钙在 50 岁以后逐渐减少,磷则终生无变动。骨有机物变化表现在黏多糖体随着老化而显著减少,胶原增多,胶原纤维增粗且排列不规则。骨中氨基酸一般随增龄而减少。

## 二、关 节 特 点

### (一)肩

肩关节包括盂肱关节、肩锁关节和胸锁关节,它的运动是整个肩肋带的活动。肩关节解剖有下列特殊性:①肱骨头有很大的半球形关节软骨面,而肩盂窝却非常小而浅,所以盂肱关节是全力活动最灵活、最广泛的关节,但又极易发生肩关节不稳症。②肩峰与肱骨头之间在结构上的狭窄腔隙为特殊性之二。肩峰下有滑囊、冈上肌腱、关节囊韧带等,可造成肩峰下软组织碰撞。特别是肩峰下骨唇、肩锁关节周围骨质增生、关节囊肥厚等,反复机械性碰撞可导致间室综合征的发生,如冈上肌腱炎、肩峰下或三角肌下急性滑囊炎,滑膜肥厚、粘连、滑膜钙化、肩袖磨损、撕裂等。从而导致碰撞与退变的恶性循环,甚至发生永久性功能障碍。③肱骨头颈骨小梁结构可判定骨质疏松的程度,并可作为年龄推断的指标。肱骨头外围骨小梁变细见于 35 ~ 40 岁;肱骨头骨小梁粗细不均、中断见于 50 ~ 55 岁;普遍变细见于 60 岁以上。盂肱关节软骨坏死,盂唇骨化,冈上肌腱退行性变、钙化、骨化及肩峰骨质增生,均随年龄增长而日益明显,故可作为法医学推断年龄的指标。

### (二)髋

髋关节由髋臼和股骨头颈组成,是人体中最牢固、最稳定、最大的球窝形持重关节,也是骨发育畸形、外伤、感染、骨坏死和肿瘤的好发部位。股骨头颈骨小梁结构有支持带和张力束,两组骨小梁按生物力学方向互相交叉。关节周围由髂股韧带、坐股

韧带、耻股韧带和轮匝韧带所固定。骨性髋臼内面覆有"马足铁"形透明软骨,容纳股骨头的1/3。髋臼周边有纤维软骨盂唇,加大髋臼的容量,可容纳股骨头的2/3。在胎儿发育期,髋臼透明软骨与盂唇纤维软骨交界处有一血管带。此血管带的内侧分化为透明软骨,骨化后形成骨性髋臼。血管带的外侧分化为纤维软骨,形成髋臼盂唇。慢性髋关节病引起的盂唇骨化与此血管带有密切关系。股骨头颈骨小梁结构在35~40岁以后逐渐吸收变少,是测定骨矿含量和骨密度的部位之一。

（三）膝

膝关节是全身第2大关节。由股骨髁、胫骨平台和髌骨组成。腓骨小头与胫骨外髁后面形成胫腓近端关节。膝关节负荷量重,运动度大。关节内外侧由坚韧的髌骨支持带和内侧、外侧副韧带所固定。肌肉和腱布满于关节四周,滑液囊多。为缓冲股骨髁在胫骨平台上的滚动和滑动,关节内夹有半月状软骨板。因此,膝部的关节软骨、韧带、肌腱退行性变及滑膜炎、滑囊炎、半月板损伤和骨折脱位最多见。也是骨肿瘤和各种关节病的好发部位。膝关节骨结构随年龄增长而发生变化。胫骨上段骨结构,对判断骨质疏松参考价值。以女性为例,40岁胫骨内外髁间的骨小梁即开始变细、减少。50岁以上胫骨上端骨小梁即明显减少。男性发生骨质疏松较迟。

（四）骶髂关节

骶骨侧块和髂骨翼膨大的内面构成骶髂关节,双侧对称。向上承受着躯干的压力,向下传递于骶股弓。骶髂关节为滑膜关节。骶骨面的关节软骨厚,髂骨面的关节软骨较薄。骶髂关节上部和关节周围有坚韧的骶髂骨间韧带连接。成人的骶髂关节清楚。关节面呈致密线样骨性关节面。幼儿和14岁以下的儿童骶髂关节面模糊,间隙明显增宽,有时关节表面凹凸不平。参差不齐,极易误诊为类风湿性骶髂关节炎。这样的征象并非真正的骨性关节面,而是骶骨和髂骨的软骨内成骨的钙化带,表面尚有软骨带未骨化。儿童骨发育期骶骨侧块表面有骺软骨和骺板,隶属于$S_1$~$S_3$。骨发育不同时期,分别出现二次骨化中心。$S_1$侧块骨骺先出现,多见于14~16岁,随后,$S_2$、$S_3$陆续出现骨骺,以保持骶骨的发育上部宽大,而下部狭小。在儿童期14岁以前,在骶骨侧块尚未出现骨骺以前,该关节面为骺软骨,因之关节间隙显得宽。骺软骨为先期钙化带,因之关节面凹凸不平而显得模糊。髂骨

面没有骺软骨,但在骨发育期亦为软骨内成骨的钙化带。这些征象都是骶骨和髂骨的正常所见,勿诊断为关节面破坏。

（五）踝和足

踝和足关节是全力持重的第3大关节,由胫骨下端关节面和内外踝组成踝穴并与距骨体构成关节。踝足部诸骨有特定的骨结构。胫腓骨远端和距骨在青年期骨小梁结构分布均匀。中年和老年后骨丧失逐渐增加,导致骨小梁减少变细。跟骨小梁分为应力和张力5组骨小梁束,是Jhamaria指数测量骨质疏松的基础解剖结构。随年龄增长张力性和应力性骨小梁逐渐减少甚至部分消失。跟骨前部骨髓窦为正常骨小梁稀少区。运动员踝足部骨小梁粗密融合,这个骨髓窦显得更加疏松。踝关节后方脂肪垫的影像结构变化,具有较高的诊断价值。正常踝关节后方脂肪垫矢状位X线、矢状面MRI均显示为正常脂肪组织。外伤后出血、关节囊破裂、关节滑膜炎、感染等脂肪垫内均出现粗大网状结构,或者受压移位,或者消失。

（六）腕

腕关节是多骨组成的关节。由尺桡远端、8块腕骨、三角纤维软骨盘和5个掌骨基底构成掌腕、中腕、桡腕关节。桡骨远端的尺骨切迹与尺骨小头的半球形关节面构成尺桡远端关节。各腕骨中心骨小梁粗疏,周围细密。这种特点对于判断多种骨疾患造成的腕骨疏松、软化或增粗、硬化有对照性诊断价值,有比较才能鉴别。骨性关节面下的骨小梁和血管最细、最多,血运丰富。急性骨萎缩,此处的骨小梁首先被吸收而形成骨性关节面下透亮线。三角纤维软骨有厚,有薄,有孔隙。软骨盘周边微血管丰富,并伸入纤维软骨附着处。软骨盘萎缩、变性、坏死、纤维化随年龄增长其发生率逐渐提高。腕关节周围均有韧带相连接,以保持腕关节的稳定性。掌背侧有多个屈伸肌腱和腱鞘,以维护手与腕灵巧的功能。此外,感染与退变都可发生韧带与腱鞘、肌腱的撕裂或劳损,造成腕关节不稳和丧失不同程度的腕关节功能活动。

（七）颞下颌关节

颞下颌关节是由颅底的下颌窝和下颌骨的髁突构成。关节囊起自下颌窝的周围,止于髁突的关节缘。关节内有1个较厚而坚韧的纤维软骨盘,将关节分为上下2腔。颞下颌关节是个前后起伏很大的"S"形滑移面。髁突在关节窝内由后向前开口活动时,富有弹性的纤维软骨盘可随之发生相应弯曲变

形。髁突顶部软骨厚,前面关节软骨薄,与软骨盘下面相对应。开口时,髁突顶着软骨盘由后向前,闭口时由前向后活动。颞下颌关节是全身活动频率最多的关节。开口、讲话、说唱、谈笑、咀嚼等,终身活动磨损。因之,极易发生下颌关节退变、软骨盘变性、坏死。

# 第五节　骨与关节的血供

## 一、骨的血供

成人有 206 块骨,按形态可分为 4 类:长骨、短骨、扁骨和不规则骨。骨的血液循环为骨组织、骨髓、骨膜、幼稚骨的骺软骨和部分关节软骨提供营养。

长骨的血供依靠多个血管的输入点,这些血管在骨内形成复杂的局部窦状毛细血管网,以后汇合成静脉经多处穿出骨表面。其中包括滋养动脉、干骺端动脉、骺动脉及骨膜动脉。滋养动脉是长骨的主要动脉,一般有一到两支,经骨干的滋养孔进入骨髓腔,此动脉在管道内无分支,进入髓腔后分为升支和降支(称为髓动脉),抵达干骺部后反复分支为较小分支,在近骨内膜处的骨髓内成螺旋形走行。在干骺端附近许多干骺小动脉和骺小动脉的末端相连接,干骺小动脉是邻近血管的直接分支,骺小动脉则来自关节周的非关节软骨表面的血管弓。骺小动脉和干骺小动脉的血供大于骨干的血供,当骨干血供遭破坏时,骺小动脉和干骺小动脉可以补充骨干的血供。骨干的髓动脉分支有:①向心性分支,形成六角形的髓内血管网,汇入腔大壁薄的中央静脉窦。②皮质分支,穿过骨内膜通道,与 Haversian 系统内的有孔毛细血管相连接。上述各动脉均有静脉伴行。近代研究强调长骨内的血流是从骨干皮质骨离心输向两端,这与早年认为从骨膜血管输向骨密质的向心血流概念不同。

大的不规则骨如肩胛骨等,接受从骨外膜来的血供,并常有大营养动脉直接进入其松质骨内,两个系统的血管常有吻合。

短骨的密质骨、松质骨和骨髓是从非关节表面的骨外膜内许多细小血管获得营养。

扁的颅骨的血供来源于骨外膜处的大量血管。大静脉弯曲走行于板障内,静脉壁很薄。

下面按局部解剖学分区分别叙述各部分骨的血供:

### (一) 上肢骨与关节的血供

1. 锁骨　锁骨的血供丰富,主要由肩胛上动脉和胸肩峰动脉发出的滋养动脉和骨膜动脉供给。肩胛上动脉发支经干中部入骨,与自两端入骨的胸肩峰动脉的分支在干内吻合成网。

2. 肩胛骨的血供主要来自肩胛动脉网。肩胛动脉网位于肩胛骨周围,由肩胛上动脉、肩胛背动脉和旋肩胛动脉的分支相互吻合而成。肩胛上动脉起自锁骨下动脉第一段的甲状颈干,斜过臂丛的前方,越肩胛横韧带,然后进入冈上窝。肩胛背动脉,即颈横动脉降支,在肩胛骨内侧缘附近下行。旋肩胛动脉为腋动脉第三段发出的肩胛下动脉分支,穿三边孔,入冈下窝。三条动脉吻合广泛,是肩部重要侧支循环途径。当腋动脉血流不通畅或完全受阻时,血液则会经此网确保上肢的血供。

3. 肱骨的血供　肱骨上端的动脉有来自旋肱前动脉的分支(前外侧动脉)。其分支经结节间沟上端或经大、小结节进入骨内后,向后内弯行,发出分支,分布于股骨头。还有旋肱后动脉的分支(后内侧动脉),分布与肱骨外科颈的内侧面。外科颈血供较佳,骨折后易于愈合。肱骨体的动脉来自肱动脉或肱深动脉的分支,其分支(主要滋养动脉)经肱骨内侧面近中点处滋养孔进入髓腔后,分为升、降支。升支大部分蜷曲上行,与副滋养动脉和骨膜动脉吻合;降支一般比升支小,立即分为许多细支下降。体上端有副滋养动脉,血供较好;而体下端一般无滋养动脉,血供较差,因此手术应妥善保护主要滋养动脉。肱骨下端动脉来自肱深动脉,尺侧上、下副动脉及桡、尺侧返动脉和骨间返动脉的分支。

4. 尺骨和桡骨的血液供应

(1) 尺骨滋养动脉:主要起自骨间前动脉、尺动脉及尺侧返动脉,少数可起自骨间总动脉及骨间后动脉。尺骨滋养动脉斜穿尺骨滋养孔入尺骨骨髓腔,分升支和降支行向尺骨的上端和下端,分支与尺骨的干骺端动脉、骺动脉及骨膜动脉的分支吻合,滋养尺骨骨髓、骨质。

(2) 桡骨滋养动脉:主要起自骨间前动脉,少数可起自骨间总动脉、尺动脉及正中神经伴行动脉。桡骨滋养动脉处穿滋养孔入桡骨髓腔后,供血方式与尺骨滋养动脉同,也分升支和降支趋于桡骨上、下端,分支与桡骨干骺端动脉、骺动脉、及桡骨骨膜动脉的分支吻合,滋养桡骨的骨髓和骨质。

(3)尺骨和桡骨干骺端动脉和骺动脉:尺骨和桡骨干骺端动脉及骺动脉主要起自肘关节周围动脉网及腕关节周围动脉网,少数可来自邻近动脉干的分支,病愈尺、桡骨滋养动脉的分支吻合,形成小动脉网,滋养尺、桡骨干骺端、骺、骺软骨等结构。

(4)尺、桡骨骨膜动脉:尺、桡骨的骨膜动脉来源较多,主要起自骨间前动脉,其余可起自骨间后动脉及邻近动脉干。尺、桡骨骨膜动脉在骨膜中形成小动脉网,滋养骨膜,并有细支进入尺、桡骨骨质,与尺、桡骨滋养动脉的分支吻合,滋养尺、桡骨密质的外侧1/3部。

5. 腕骨的血供 根据 Grettve 的研究,腕骨的血供是由围绕它的动脉吻合网而获取。这些动脉网常成丛状,管腔很细小,直径小于 1mm,在关节软骨之下呈多角形。血管是从腕骨的掌、背侧非关节面处穿入。一块腕骨通常接受两条以上的动脉,当动脉进入腕骨后,有时分为等大的分支,或一条大支和一条小支,以后分支成"叉"状。由掌、背侧动脉来的主干在骨内形成横行的直接吻合,较大血管的第一或第二分支形成吻合弓,并构成骨内血管网,血管网发出树枝样分支向周围成放射状分布于骨皮质。

6. 掌、指骨的血供主要来自于掌深弓以及掌浅弓的分支。

(1)掌浅弓:由尺动脉的末支与桡动脉的掌浅支吻合而成,以尺动脉为主。从弓的远侧发出 4 条动脉:1 条小支掌侧固有动脉,至小指尺侧;3 条支掌侧总动脉,沿蚓状肌前面达掌骨头平面,各分为两条指掌侧固有动脉,分布于 2~5 支的相对缘。

(2)掌深弓:由桡动脉终支和尺动脉掌深支吻合而成,以桡动脉为主,位于骨间掌侧筋膜深面。弓顶位于掌浅弓近侧 1~2cm 处。从弓的凸侧发出 3 条掌心动脉,沿骨间掌侧肌前面下行至掌骨头处与指掌侧总动脉末端吻合。另外,它还发出返支与穿支,分别与掌、背侧动脉网吻合。

**(二)下肢骨与关节的血供**

1. 髋骨的血供主要来自髋周动脉网 髋周动脉网是指在髋骨内外面由髂内动脉、髂外动脉和股动脉的分支吻合而成,动脉之间吻合广泛而丰富,可分为盆内和盆外两部分,盆内外之间互相沟通。盆外部分主要为"臀部十字吻合",位于臀大肌深面,股方肌和大转子附近。参与十字吻合的动脉有:旋股内侧动脉的深支,旋股外侧动脉的升支和横支,第 1 穿动脉、臀上动脉至转子窝的分支,臀下动脉的吻合支等。盆内部分动脉网位于近髋关节的盆腔侧壁处,动脉网由旋髂深动脉、髂腰动脉、闭孔动脉、腹壁下动脉、骶外侧动脉和骶正中动脉等发出的吻合支组成。

2. 股骨的血供主要有以下几个途径

(1)股骨上端的动脉:①关节囊的小动脉。旋股内侧动脉的深支绕股骨颈后方沿转子间嵴走行。股外侧动脉的升支绕股骨颈前方走行。两者均走向大转子,于大转子处吻合,并与臀上、臀下动脉的分支形成转子窝血管网。并于髋关节滑膜层反折处,分上、下、前、后 4 组走向股骨头。②股骨头韧带动脉。由闭孔动脉发出的一支髋臼支或旋股内侧动脉的分支沿股骨头韧带进入股骨头,与关节囊的小动脉有吻合。③股骨干滋养动脉的升支。该动脉仅达股骨颈基底部,与关节囊的小动脉有吻合支。

(2)股骨干的动脉:由 1~3 条滋养动脉,发自第 1、第 2 或第 3 穿动脉。由股骨粗线正中部的滋养孔进入,在骨质内向上斜行 5cm 后进入髓腔。当损伤主要的滋养动脉,而骨膜的血管又不能代偿时,骨可发生缺血性坏死。

(3)股骨下端的动脉:内侧髁来自膝降动脉的深支与膝上内侧动脉,外侧髁来自上外侧动脉,髁间窝处来自膝中动脉。这些分支经附近的血管进入骨内。

3. 髌骨的血供 由膝降动脉、膝上外侧动脉、膝上内侧动脉、膝下外侧动脉、膝下内侧动脉和胫前返动脉组成的髌网供应。膝上内侧动脉和膝上外侧动脉从髌骨上缘两侧穿出,分布于髌骨上部和股四头肌腱上。膝下内侧动脉和膝下外侧动脉出现于膝关节线附近,行于髌韧带深面,形成髌下动脉网。膝降动脉关节支分布于髌骨。

4. 胫、腓骨的血供 胫骨上端的动脉主要来自腘动脉的分支以及胫前返动脉等,这些分支相互吻合成网。胫骨体的动脉主要来自胫后动脉上端发出的一条滋养动脉,在胫骨上、中1/3 交界处的后面经滋养孔进入骨髓腔。如胫骨体骨折使滋养动脉断裂后,远骨折端缺乏血供,故骨折愈合缓慢。胫骨下端的动脉来自胫前、后动脉和腓动脉的分支。腓骨头的动脉来自膝下外侧动脉。腓骨体的滋养动脉来自腓动脉。由于腓骨滋养动脉过短,因此作带血管蒂腓骨移植时,不易吻合滋养动脉,应以吻合腓动脉为宜。外踝的动脉来自腓动脉的穿支、外踝支及其他分支。

5. 跗骨、跖骨和趾骨的血供　主要来自足背动脉以及足底内、外侧动脉。足背动脉是胫前动脉的直接延续,经长伸肌腱和趾长伸肌腱之间前行,分支有:足底深支、第1跖背动脉、弓状动脉以及副内、外侧动脉。足底内、外侧动脉与胫后动脉。其中,足底外侧动脉与足背动脉的足底深支吻合,形成足底弓。由足底弓发出4条跖足底动脉,向前又分为2支趾足底固有动脉,分布于足趾。

**（三）颅骨的血供**

脑颅骨的血供主要来自硬脑膜的动脉,另有一部分来自于颅基部四周肌肉附着处的血管。面颅骨中主要介绍上颌骨和下颌骨的血供。上颌骨的血液供应主要来自上颌动脉及其分支:上牙槽后动脉、眶下动脉、上牙槽前动脉、腭降动脉及蝶腭动脉,彼此相互吻合,血运丰富。下颌骨的血供主要来自下牙槽血管、髁突、冠突、下颌支部位的血液供应主要来自于其附着的翼外肌、颞肌、咬肌和翼内肌的营养血管。

**（四）胸骨和肋的血供**

胸骨的动脉供应是由胸廓内动脉的穿支和前纵隔支所发出的细小分支来实现,这些血管很大部分是从胸骨的前、后面进入;肋的动脉供应是靠着肋间动脉的细小分支来实现的,其中较大的分支经过肋骨内面的肋沟深处的滋养孔而穿入肋骨体,接近于肋的前、后端处可见骨内较稠密的细小襻状血管网,在肋骨体全长上的血管网是比较少的,而且具有较大的血管襻。

**（五）脊柱的血供**

供应脊柱的动脉主要来自节段性动脉。颈段来自椎动脉,胸段来自肋间后动脉,腰段来自腰动脉,骶段来自骶外侧动脉和骶正中动脉。此外,脊柱周围的一些动脉,也分支参与供血,如颈部的颈深动脉,甲状腺上动脉,腰段的髂腰动脉等。

1. 椎骨的血供　各节段动脉的后支在椎间孔处发一脊支,在进入椎间孔前分为前、中、后三支,分别分布于椎体、脊髓和被膜、椎弓和突起。前支及其分支在椎体表面形成网,供应椎体。前支的主干在椎体后分为升、降支,分别向上、下斜行,与对侧和相邻上、下分支吻合,终支进入椎体,分布于椎体的中心部。节段性动脉另发支至椎体的前外侧面,互相

吻合成网,由网发支进入椎体,分布于椎体的周围部。中支不进入椎骨,穿入神经根袖,供应硬脊膜,主干至脊髓。后支主要进入椎弓,供应椎弓、横突和棘突,与相邻的动脉吻合。

2. 椎间盘的血供　在胎儿发育的早期血管即深入椎间盘,出生后不久供应椎间盘的血管开始减少和变细,此后继续减少,至18～25岁时,实际上大部分血管均已消失,椎间盘营养的唯一来源是从椎体中松质骨经过软骨板弥散而来。Crock 和 Yoshizawa 等研究了有椎体和椎间盘的冷冻标本,发现了一细的软骨下毛细血管后静脉网,有短而垂直的分支,引流到粗而水平的收集系统,并与椎体静脉系统相交通,他们认为这对椎间盘的营养起重要作用。

## 二、关节的血供

全身骨借关节相连形成骨骼,构成坚硬的骨支架,以支持体重,保护内脏,赋予人体基本形态。关节是骨连接中的间接连接形式,又称滑膜关节,是骨连接得最高分化形式。关节的动脉很丰富,主要来自关节动脉的主要分支,他们常彼此吻合,围绕关节形成致密的动脉网。自动脉网发出分支,分布到关节囊的纤维膜和滑膜,并与邻近骨膜动脉吻合。一般滑膜的动脉要比纤维膜的动脉丰富。关节软骨没有血管（一般认为软骨完全无血管供应,这种观点虽然不完全正确,但大多数软骨细胞均远离其营养血管,这些血管主要分布在软骨周围,软骨细胞所需的营养物质及其代谢产物通过沿浓度梯度在基质中扩散来完成交换。这种交换方式使活体软骨的厚度只限于几个厘米,如软骨细胞离营养血管超过这个范围则不能生存。最近发现软骨内有一种抑制血管长入的抗血管生长因子和抗溶软骨蛋白酶的抑制素）。关节盘的动脉分布在其周缘部分。韧带的动脉通常比较丰富。

下面主要叙述一下关节的血供:

**（一）胸锁关节的血供**

胸锁关节的动脉主要来自于胸廓内动脉和肩胛上动脉的分支;肩锁关节的动脉主要来自于肩胛上动脉和胸肩峰动脉的分支。

**（二）肩关节的血供**

肩关节血供丰富、血流速度快,主要由旋肱前、后动脉供应,胸肩峰动脉和肩胛上动脉也发小支参与肩关节动脉网的构成。

### （三）肘关节的血供

动脉主要来自肘关节周围的肘关节网，此外，肱动脉和其分布到肱肌的分支也分布到肘关节的前部和外侧部。肘关节网由肱动脉、桡动脉、尺动脉的分支在肘关节前后吻合而成。肱深动脉分支中副动脉与骨间后动脉分支骨间返动脉吻合；肱深动脉终支桡侧副动脉与桡动脉分支桡侧返动脉吻合；肱动脉分支尺侧上副动脉、尺侧下副动脉后支与尺动脉的尺侧返动脉后支吻合；尺侧下副动脉前支与尺侧返动脉前支吻合。

### （四）腕关节的血液供应

主要来自腕掌、背侧的动脉网，这些动脉网的分布情况如下：

1. 掌侧动脉网　桡动脉在前臂下端，位于桡侧腕屈肌与肱桡肌之间，下行于桡骨茎突的近端。约在旋前方肌远侧缘平面，分处腕掌侧动脉向尺侧横行。同样的，尺动脉也在此平面发出腕尺侧掌动脉，相互吻合，形成腕横弓。再加上骨间前动脉的数个细小分支（终支）和后掌深弓的数个上升支（返支），相互吻合从而形成腕掌侧动脉网。

2. 背侧动脉网　桡动脉在"鼻烟窝"内时，与桡侧腕长、短伸肌腱之下，发出腕背桡侧动脉，尺动脉于尺骨小头远端、尺侧腕屈肌、腕尺侧副韧带及尺侧腕伸肌深面发出腕背尺动脉，上述两条动脉互相吻合形成腕背动脉弓（位于远侧列腕骨平面）。加之，骨间掌侧动脉的背侧终支及掌深弓在掌骨间发出的穿通支相互吻合，组成腕背动脉网。

### （五）髋关节的血供

闭孔动脉、旋股内侧动脉、旋股外侧动脉、臀上动脉和臀下动脉均发出髋臼支或关节支至髋关节。第1穿动脉发出的股骨上滋养动脉向上可达股骨颈基底部，与关节囊的小动脉有吻合，营养髋关节。右闭孔动脉发出的髋臼支进入髋关节后，沿股骨头韧带支股骨头。旋股内、外侧动脉和臀上、下动脉的分支先在大转子处吻合成动脉环，再由动脉环发出上、下、前、后4组动脉分支营养股骨头和股骨颈。由于分布于股骨头、颈的小动脉在关节囊附着于股骨颈处进入关节，因此股骨颈骨折时，如损伤了动脉环或动脉环发出的4组分支，是导致股骨头缺血性坏死的主要原因。

### （六）膝关节的血供

膝关节的血供由膝关节动脉网分支供给。膝关节动脉网由腘动脉的关节支与其他动脉的分支在膝关节周围互相吻合而成。腘动脉的关节只有膝上内侧动脉，膝上外侧动脉，膝中动脉，膝下内侧动脉和膝下外侧动脉等。膝上内侧动脉、膝上外侧动脉在股骨髁上平面发出，分别自内、外跨过股骨腘面，在内、外上髁的上方紧贴股骨绕至其前面吻合，并与膝降动脉、旋股外侧动脉的降支、股深动脉第4穿动脉吻合，形成围绕膝的动脉网。膝中动脉较小，发自膝关节平面，向前经膝关节囊后部进入关节，供应膝交叉韧带以及邻近滑膜。膝下内侧动脉、膝下外侧动脉自腘窝下部发出。膝下外侧动脉向外跨过腘肌，经哲肌与腓肠肌内侧头的前面，转而向前与腓总神经的一条关节支同经腓侧副韧带深处，至髌韧带深处与膝上内侧动脉，膝上外侧动脉以及胫前动脉发出的胫前返动脉吻合。膝下内侧动脉在胫骨内侧髁的远侧沿腘肌的近侧缘向内行，至膝内侧转而向前，经胫骨和胫侧副韧带之间至膝前部，与膝下外侧动脉、膝上内侧动脉以及胫前动脉等吻合。

### （七）踝关节的血供

踝关节动脉网可分为内踝网和外踝网，分别由以下血管组成。内踝网由胫前动脉的内踝前动脉、足背动脉的跗内侧动脉、胫后动脉的踝支和跟支以及足底内侧动脉的分支组成。外踝网由胫前动脉的外踝前动脉、足背动脉的跗外侧动脉、腓动脉的踝支和跟支以及足底外侧动脉的分支组成。

# 第六节　骨的生理生化

骨矿内环境平衡的调节主要依靠以下几个器官间功能的平衡，即皮肤、甲状腺、甲状旁腺、肝、肾、肾上腺和性腺。骨矿内环境平衡也是多因素联控的结果，其中包括维生素 $D_3$ 代谢物、甲状旁腺激素和降钙素等。这些激素亦一起调节饮食中的钙吸收、骨矿吸收和形成以及钙和磷在肾脏中的排泄和回收。因此，控制血清钙浓度是骨矿内环境平衡的关键。

## 一、维生素 D

维生素 D 是一种具有多种生理功能的类固醇激

素,可以直接调节钙平衡或通过影响各种钙调节细胞系统的分化和生成而发挥作用。维生素 D 可促进骨形成,降低骨折的危险因素。维生素 D 与骨改建的关系主要表现在维生素 D 对成骨细胞的调控。成骨细胞和破骨细胞中均存在维生素 D 受体(VDR),并且已成功从骨细胞中分离出 VDR。大多数学者认为,1,25-二羟维生素 $D_3$ 是通过分子途径介导成骨细胞功能的,包括基因途径(核内受体介导生物活性)和非基因途径(细胞膜活化介导生物活性)。在成熟的成骨细胞中 1,25-二羟维生素 $D_3$ 积蓄作用将导致靶基因转录,而靶基因转录则需要核内受体 VDR 介导。

　　活性维生素 D 代谢物是有效的促钙吸收的激素,其主要作用是增强小肠对钙磷的吸收和增强骨内的钙磷吸收。1,25-二羟维生素 $D_3$ 是维生素 D 最具活性的代谢产物。当皮肤经紫外线光照射后,7-脱氢胆固醇即可内源性转化成维生素 $D_3$(表 2-6-1)。浅肤色人种如白种人每日日晒一小时即可产生 400U 的维生素 D。而要产生同样数量的维生素,黑种人或其他深色种族的人,则需要长时间的日晒。自然植物中维生素 D 含量少,有必要在一些食物中添加维生素 D(维生素 $D_2$)。维生素 $D_2$ 和 $D_3$ 在肝脏中转化后形成 25-羟维生素 $D_3$。维生素 $D_3$ 和 25-羟维生素 $D_3$ 是属于非活性维生素。血清中 25-羟维生素 $D_3$ 水平是反映体内维生素 $D_3$ 储存量的最好指标。当甲状旁腺激素水平升高出现低钙血症或低磷血症时,肾脏近曲小管中线粒体酶就会羟化 25-羟维生素 $D_3$ 成为活性 1,25-二羟维生素 $D_3$。当出现甲状旁腺激素浓度下降、高钙血症或高磷血症时,25-羟维生素 D 就会变成无活性的代谢物 24,25-二羟维生素 D。图 2-6-1 描述了维生素的代谢通道。

表 2-6-1　维生素 D 及其代谢物

| 缩写 | 维生素 | 药物名 |
| --- | --- | --- |
|  | 原维生素 $D_3$ | 7-脱氢胆固醇 |
| $D_2$ | 维生素 $D_2$ | 麦角骨化醇 |
| $D_3$ | 维生素 $D_3$ | 胆钙化(甾)醇 |
| $25(OH)D_3$ | 25 羟基维生素 $D_3$ | 骨化二醇 |
| $1,25(OH)_2D_3$ | 1,25-二羟维生素 $D_3$ | 骨化三醇 |
| $24,25(OH)_2D_3$ | 24,25 二羟维生素 $D_3$ |  |

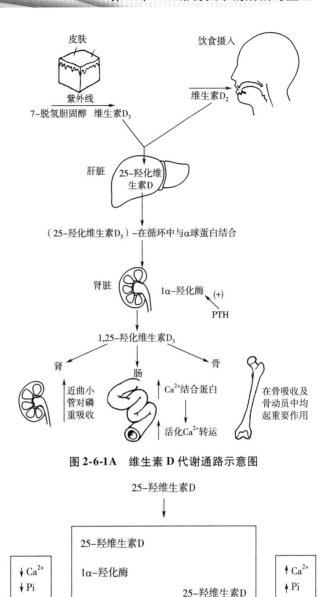

图 2-6-1A　维生素 D 代谢通路示意图

图 2-6-1B　肾小管细胞中维生素 D 的代谢示意图

## 二、钙内环境平衡与维生素 D、甲状旁腺激素和降钙素

　　生命体内细胞内环境中钙浓度梯度的保持是十分重要的。一般情况下,细胞外液中钙的浓度要比细胞中高 5 个数量级($10^5$)。细胞内一系列复杂的系统调节细胞内钙环境的平衡。人体中 99% 的钙储存在骨骼中,只有 1% 在细胞外液中循环。就是这 1% 的钙由甲状旁腺激素-维生素 D-降钙素的内分泌系统调控。其中有三类促钙吸收的激素和

其他旁分泌因子结合不仅调节细胞外液中的血清钙浓度,而且也调控钙离子由细胞外运送到细胞内。内分泌对细胞内外钙和相关的磷代谢的影响见表2-6-2及图2-6-1。

表2-6-2　调节钙和磷代谢的因素

| | 甲状旁腺激素(PTH)<br>(多肽) | 1,25(OH)$_2$D<br>(类固醇) | 降钙素<br>(多肽) |
|---|---|---|---|
| 来源 | 甲状旁腺主细胞 | 肾近端小管 | 甲状腺副滤泡 |
| 刺激合成的因素 | 血清 Ca$^{2+}$↓<br>血清 Pi↓ | PTH↑ | 血清 Ca$^{2+}$↑ |
| 抑制合成的因素 | 血清 Ca$^{2+}$↑<br>血清 1,25(OH)$_2$D↑ | PTH↓<br>血清 Ca$^{2+}$↑<br>血清 Pi↑ | 血清 Ca$^{2+}$↓ |
| 对靶器官的调节作用 | | | |
| 肠 | 无直接作用<br>通过刺激肾脏中 1,25(OH)$_2$<br>产生间接作用 | 高度刺激肠对 Ca$^{2+}$ 和 Pi 的吸收 | 小剂量抑制肠 Ca$^{2+}$吸收<br>大剂量促进肠 Ca$^{2+}$吸收 |
| 肾 | 刺激近端肾小管细胞线粒体中 1,25(OH)D-1α 羟化酶,使 25(OH)D 转化为 1,25(OH)$_2$D<br>增加过滤性 Ca$^{2+}$回收率<br>促进 Pi 经尿排泄 | 促进近端肾小管对 Ca$^{2+}$Pi 重吸收 | 抑制近端肾小管对 Ca$^{2+}$、Pi 重吸收<br>尿 Ca$^{2+}$、Pi 增加<br>血 Ca$^{2+}$、Pi 降低 |
| 骨 | 刺激破骨细胞破骨<br>刺激破骨细胞聚集 | 高度刺激破骨细胞破骨同时促进骨形成 | 抑制破骨细胞的骨吸收在人正常生理中的作用 |
| 主要调节细胞外液和血清中钙磷的浓度 | 血清 Ca$^{2+}$↑<br>血清 Pi↓ | 血清 Ca$^{2+}$↑<br>血清 Pi↑ | 血清 Ca$^{2+}$↓(瞬时性) |

## 三、营养性钙补充

钙是人体内必不可少的元素,也是机体中含量最多的无机盐。健康成人体内钙含量约为 1000 ~ 1300g。钙的摄取来自食物,钙的吸收随机体的需要而异,食物中约 20% 的钙被机体吸收,其余的或不能吸收或未被吸收随大便排除。在小肠,钙通过钙结合蛋白主动运输至十二指肠,而在空肠则主要是通过钙的被动弥散作用。正常情况下,钙是通过尿的排泄以保持对钙吸收的平衡。每天从胃肠道吸收的钙以及从尿液排出的钙平均约为 150 ~ 200mg。

从食物中摄取钙的需求量随年龄而异。在生长发育期间,对钙的需求量较大,这种需求量将一直持续到骨量峰值完成时(20 ~ 30 岁)。在此后的生活中,增加食物中钙的摄取量以弥补骨吸收所导致的钙丢失是十分必要的。因此,适宜的含钙营养对保持骨质十分重要。长期营养性缺钙会导致骨钙负平衡和骨矿的丢失。在年轻人中,15% ~ 25% 的营养钙可被消化吸收。而这一比例随年龄增大而不断降低。由于年老后肾脏内 25-羟维生素 D 转化成活性 1,25-二羟维生素 D 的效率降低,从而老年人有必要增加饮食钙而保持有足够数量的钙通过肠道进入血液。在生长发育成成年人达骨峰值阶段、妇女怀孕期,特别是哺乳期有必要进行补钙。

表2-6-3 列出了与年龄和活动水平相关的每日理想钙摄取量标准。内分泌系统的反馈调节也可防止有害的低钙血症。当血清钙离子水平降低时就会引发自体保护机制,通过提高从胃肠道对钙吸收率,从肾脏进行钙的回收和从骨中释放钙来恢复正常血钙水平。当这些调节系统出现原发疾病时,可出现慢性低钙血症或高钙血症以及诱发有临床症状的疾病。图2-6-2 列出了细胞外液正常钙浓度的主要代谢通道。

表 2-6-3　理想钙需要量

| 年龄 | 每日钙摄入量(mg/d) | 年龄 | 每日钙摄入量(mg/d) |
|---|---|---|---|
| 婴儿 | | 青年 | |
| 　出生到6个月 | 210 | 　19~30岁 | 1000 |
| 　6个月到1岁 | 270 | 成人 | |
| 儿童 | | 　31~50岁 | 1000 |
| 　1~3岁 | 500 | 　51~70岁 | 1200 |
| 　4~8岁 | 800 | 　>70岁 | 1200 |
| 　9~13岁 | 1300 | 孕妇 | |
| 少年 | | 　<18岁 | 1300 |
| 　14~18岁 | 1000 | 　19~50岁 | 1000 |

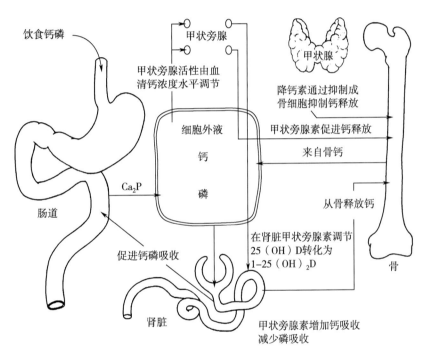

图 2-6-2　钙和磷代谢示意图

## 四、骨 的 矿 化

　　骨组织基质的矿化是一个尚未完全弄清楚的复杂而微妙的过程。简而言之,骨的矿化主要指在有机质内有秩序地沉积无机盐的过程。成骨细胞通过胞间隙钙的释放而调节钙离子在基质中的浓度。同时,成骨细胞分泌的骨钙素、骨连接素、磷酸化的黏蛋白、小蛋白多糖等大分子,决定着钙化的初始位置和速度。

　　骨组织的矿化过程可被认为分为两个不同的阶段:①在多处形成初始的矿物沉积;②大量矿物晶体在最初矿物沉积的基础上增积。在骨质全部骨矿中,只有一小部分属于初始沉积矿质,而大多数骨矿物是由初始矿晶体的增长而来。

　　矿化过程的起始需要多种因素的结合,包括沉淀离子局部浓度的增加、矿核的形成及暴露/矿化过程抑制剂的排除或调整。体内大多数矿物质是类似于自然合成的矿质,例如羟基磷灰石。沉积在骨中的初始矿物晶体的性质及它们所沉积的地方现在仍然未知。远离胶原纤维的细胞外的基质小泡,被认为是骨质钙化中的软骨或幼骨中最初矿物沉积的地方,但骨中大多数矿物都和初始骨矿与胶原纤维密切相关。

形成初始的矿物沉积要比在已经形成晶体的基础上增加离子或离子群体需要更多的能量。继发的晶体聚集成核,小的晶体从其他小晶体的表面增生所需要的能量也比形成新的初始矿物沉积要少。为防止磷灰石最初构成物的形成需要巨大的能量,从而可能首先发生不稳定的前置阶段,接着或直接转变成磷灰石,或形成磷灰石的非均匀核心。磷灰石非均匀核心是一个或多个平面提供磷灰石结晶生长的异体物质。一旦原发性聚核作用发生,电子显微镜可观察到从晶体核心到最初的固体小粒在体积上会出现一早期快速的增长,这个过程称为晶体生长。原发聚核和晶体生长这两个过程主导了骨矿繁殖。

在组织胶原中,只有Ⅰ型胶原(存在于骨、腱、皮肤中)能支持体外磷灰石沉积。现已清楚地发现,矿化的Ⅰ型胶原存在有交联,这与未被矿化的骨质在化学成分上有明显区别。这种胶原交联作用也可以矿物质在胶原内的分布。是什么影响板层骨基质原纤维的定向作用仍不清楚,但其形态结构的形成显然发生在骨基质矿化之前。

一些非胶原蛋白,如骨黏蛋白、牙质磷蛋白及骨连胶原蛋白结合物,似乎可以提高体外胶原的矿化作用。而且,一定量的蛋白脂质和酸性磷脂磷酸钙混合物也可以提高羟基磷灰石在体外实验中的沉积。细胞外的基质小泡能通过三种方式加速钙化:①离子浓度;②提供一个无矿化抑制剂的保护环境;③提供基质调节酶,这些酶可通过下列途径促进软骨钙化:a. 水解焦磷酸盐减低其浓度,焦磷酸盐有抑制钙化的作用,被水解后就为钙盐结晶沉积创造了有利条件。b. 增加局部正磷酸盐的浓度,从而促进钙化。c. 参与运输钙与磷酸盐。d. 水解三磷酸腺苷,为钙及磷酸盐的摄入提供能量。

图2-6-3显示通过核心的形成或暴露,及抑制剂的去除或调节均可提高初始的矿物沉积。体外研究发现从钙化和非钙化的软骨中提取的大分子蛋白多糖能阻止磷灰石的生长。胶原最初矿化可能与几种基质蛋白有关,但它们的确切作用仍在研究中。

当磷酸钙晶体沉积到胶原之中后,类骨质开始钙化。通过更多晶体加入,骨的刚度得到增强。尽管最初的聚核过程中有新的矿物质不断结合到类骨质中,但大多数矿物质的加入则是通过继发的聚核作用,使新的磷灰石晶体沉积在现有的羟基磷灰石的核上,在胶原上的"洞"和"孔"中增长。另外,晶体的融合也可促进磷灰石的生长。通过新的矿物

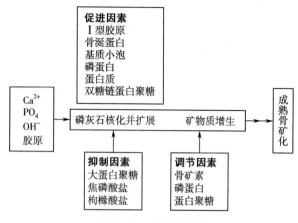

图2-6-3　生理性钙化

质连续不断地增积,骨会被完全矿化。然而,即使完全矿化成熟的骨也只含70%的矿物质,细胞则被一薄层类骨质与矿物质分隔。有些基质蛋白被认为与限制晶体生长以及阻止矿物在某些区域沉积有关。

总之,从理化角度讲,矿物在组织中不断沉积的过程是通过:①原发的或异原的成核作用;②晶体生长;③在已成形晶体基础上继发的聚集作用;④所有这些矿物晶体的聚合。伴随矿物沉积,胶原纤维中有更多数量的矿物小颗粒出现于胶原的"小洞"和"小孔"中。显微镜观察显示,三维空间中矿化是一非连续过程开始于"小洞区",接着发生在"小孔区"。同时,类骨质原纤维内分散的部位被矿化小颗粒所浸渗,形成大量的矿化点。这样,就出现了在胶原纤维内不同部位同时出现初始矿化。

（沈慧勇）

## 参 考 文 献

1. Marc Garcia-Elias, Christophe L. Mathoulin. 腕关节损伤. 柴益民,译. 上海:上海科学技术出版社,2016

2. 孟悛非. 中华临床医学影像学:骨关节与软组织分册. 北京:北京大学医学出版社,2015

3. 黄文华. 人体解剖学. 北京:人民卫生出版社,2013

4. 柏树令,应大君,丁文龙,等. 系统解剖学. 第8版. 北京:人民卫生出版社,2013

5. 贾宁阳,陈雄生. 脊柱外科影像诊断学. 北京:人民卫生出版社,2013

6. 胥少汀,葛宝丰,徐印钦. 实用骨科学. 北京:人民军医出版社,2012

7. 肖建德. 实用骨质疏松学. 北京:科学出版社,2012

8. 钟世镇. 骨科临床解剖学. 济南:山东科学技术出版

社,2010

9. 苗华,周建生. 骨科手术入路解剖学. 合肥:安徽科学技术出版社,2008

10. 王云钊,屈辉,孟悛非,等. 骨关节影像学. 第 2 版. 北京:科学出版社,2010

11. Stephen D, et al. Basic Science in Orthopedic Surgery∥ Skinner HB. Current Diagnosis & Treatment in Orthopedics. 2nd ed. McGrow-Hill Press,2000

12. Rosenberg ZS,Beltran J,Bencardino JT. MR Imaging of the Ankle and Foot. RadioGraphics,2000,20:S153-S179

13. Williams PL. 格氏解剖学. 杨琳,主译. 沈阳:辽宁教育出版社,1999

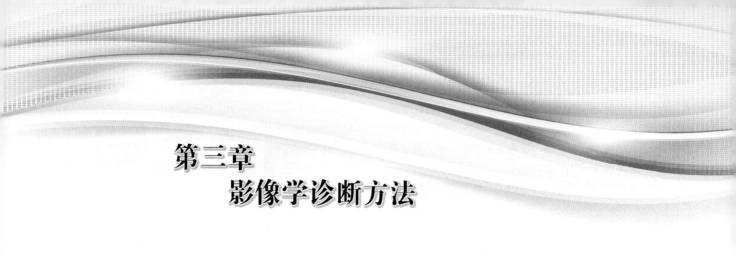

# 第三章
# 影像学诊断方法

医学影像学技术在近几十年来的迅速发展极大地丰富和完善了影像学诊断方法。不同的影像技术有各自的优势和不足，这就要求影像医学工作者指导患者通过最敏感的、经济合理的影像检查技术来有效地解决疾病的诊断问题。不同的病例所适用的检查方法及程序是不同的，但对其的选择要受医院的设备条件、影像工作者的经验、倾向以及临床科室的接受程度的影响，具体情况要具体分析，这对于肌骨系统疾病的诊断也不例外。

目前对骨骼肌肉系统的影像学检查方法的选择，一般认为X线片是首选的和基本的影像学检查，尤其是四肢创伤和内分泌代谢性骨病、一些骨肿瘤的定性诊断等；CT扫描是X线片很好的补充，特别是对重叠的解剖部位和脊柱的病变；MRI的软组织分辨力高，发现病变和确定病变范围敏感；超声检查近年发展较快，对外周血管神经病变以及关节滑膜病变有较好的无创性显示；核素检查对组织代谢改变敏感。以下将分别阐述。

## 第一节　X线检查

X线于1895年被德国科学家伦琴首先发现，并于其后不久被应用于疾病诊断。真空管内高速运行的电子流被阻挡时即可产生X线，其人工发生装置包括X线管、变压器和控制台。X线具有穿透性，而人体的组织具有密度和厚度的差异，故当X线穿过各种不同组织结构时，它被吸收的程度不同，剩余的X线也因而有差别，这样利用X线的摄影效应和荧光效应就可在胶片或荧光屏上面形成具有黑白对比和层次差异的影像。

X线图像是其穿透路径上各种结构的影像叠加在一起的总和，这可使某些结构的影像因累积而得到增强，也可使某些结构的影像因遮盖抵消而难以或不能显示。另外X线束是锥形投照，其所形成的影像具有一定程度的放大并会产生伴影，后者会减低影像的清晰度，而边缘射线部分形成的投影像由于倾斜投照的关系还会有扭曲。在分析X线图像时要考虑到这些问题以避免做出错误的诊断。

## 一、X线片

X线片在骨骼肌肉系统诊断中应用得很广泛，其对比度和清晰度均较好，而且具有较高的空间分辨力。另外，它可作为客观记录，便于随时研究或在复查时进行对照、比较。

骨组织含有大量的钙盐，密度高，与周围软组织有良好的对比，而且骨本身的皮质骨、松质骨和骨髓腔之间也有足够的对比度，故X线片可非常清晰地显示骨和关节细微的骨质结构，不仅可用来发现病变，明确病变的范围和程度，而且对很多病变能做出定性诊断。加之常规X线的设备和检查费用都较低，检查过程简便易行，它至今仍是骨关节病变的首选的、基本的影像学检查方法。一般来说，四肢骨骼的外伤、骨感染、良性肿瘤和肿瘤样病变、全身性骨疾病等X线片表现特征明确，与临床表现和实验室检查结果相符的即可确诊。然而当病变未造成骨质改变时常规X线检查往往难于发现，不少骨关节病变的X线表现比病理改变和临床表现出现晚，所以初次检查结果阴性并不能排除早期病变的存在，应作定期复查或作其他影像学检查。再有，X线片是二维图像，在这种图像上人体的各种结构互相重叠（如颅底和上胸椎）难于观察。另外，骨骼肌肉系统的各种软组织结构之间缺乏良好的天然对比，各种病变组织的密度又多与其相似，在X线下无法识别，因此常规X线检查在软组织病变的诊断中受到较大的限制。总之，要正确认识X线诊断骨骼肌肉系统疾病的能力与限度,既要充分利用 X 线检查简便、经济,空间分辨力高的优点,又要了解其二维成像、影像重叠,密度分辨力较低,不能很好区分各种软组织等不足之处,当 X 线检查不能满足诊断的要求时,应有目的地选用 CT 和(或)MRI 检查。

在观察骨骼肌肉系统 X 线片,分析病变的 X 线征象时,必须注意以下原则:

1. 要注重 X 线片的质量,质量不佳的照片影响观察甚至导致误诊。符合诊断要求的照片应当是投照部位正确,包括病变区及其邻近的全部骨和软组织并且包括至少一个邻近的关节;投照位置标准;有较好的空间分辨力和密度分辨力,既能显示细微的结构如骨小梁和细薄的骨膜反应,又能较好地显示软组织的层次。

2. 应熟悉骨和关节的正常解剖和变异,才能认识正常和鉴别异常,勿将正常结构和变异误认为病变,或将病变误认为正常。

3. 观察 X 线片要全面,即片上所包括的全部组织和器官都应观察到。如是躯干部的照片,除了观察骨和关节外,对胸腹腔脏器影也应注意观察,如在有肋骨破坏时若能发现肺部肿块或多发结节时将非常有助于诊断。为了帮助诊断,在发现骨或关节病变后加摄其他部位的 X 线片是很有必要的,如发现骨关节结核时要加摄胸片,以了解肺部有无活动性结核。全身大多数骨和关节都是左右对称的,若患侧的 X 线征象不是很明确,加照对侧同样体位的 X 线片加以比较,有助于判定患侧有无异常。

4. 要掌握基本病变的 X 线表现,在看片时认真辨认每一种基本病变的 X 线表现并明确其病理意义。有的征象非常细微,如淡薄的骨化影、骨小梁的紊乱和断裂等,须仔细观察;有些基本病变的 X 线表现类似,如骨质疏松和骨质软化,须细心辨认。

5. 骨骼肌肉系统的影像诊断必须密切结合临床。

## 二、X 线透视

X 线透视是通过 X 线的穿透和荧光作用在荧光屏上直接观察被检查的器官和组织以进行诊断的一种方法。它可以同时观察有关结构的解剖和功能情况,方法简单省时,而且价格低廉。但是透视的荧光影像不如照片清晰,对较厚的部位观察欠佳,而且不

能留下长久记录,故透视与摄片结合起来才能最大地发挥其作用。

在骨骼肌肉系统,透视可用于异物的寻找、定位;可指导临床医生进行异物摘除和创伤后的解剖结构复位等治疗工作。由于 X 线透视的辐射剂量较大,近年来超声和 CT 的广泛应用已基本取代了 X 线透视。

## 三、数字化 X 线成像

数字化 X 线成像是 20 世纪 90 年代逐渐发展起来、目前国内已基本普及的一种计算机 X 线成像方法,包括计算机 X 线成像(computed radiography,CR)和直接数字化成像(direct digital radiography),它具有存档和借阅方便、可进行图像后处理、网络图像传输和远程会诊的优势。CR 和 DR 对骨结构、关节软骨及软组织的显示优于传统的 X 线成像,可通过计算机软件进行灰阶和窗位处理,在不同的窗宽和窗位的情况下,根据诊断需求观察软组织或骨骼组织,同时还可进行放大和反相处理,为医生提供了更多和更有效的诊断信息,已取代了 X 线放大摄影和软线摄影等技术。目前在 DR 上采用的组织均衡技术,可在同一图像上同时清楚显示骨骼和不同的软组织层次,真正做到了"想看什么就看什么"的诊断需求(图 3-1-1)。

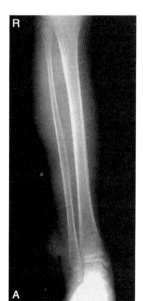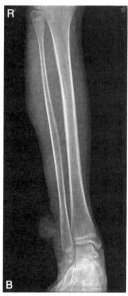

**图 3-1-1 小腿 DR 图像**

A. 小腿 DR 原始图像;B. 采用组织均衡技术处理后图像,小腿下段软组织肿块内结构和骨骼结构均显示良好

# 第二节　电子计算机断层扫描

电子计算机断层扫描（computed tomography，CT），是计算机与X线技术相结合的产物，它于1969年由Hounsfield设计成功，并于1972年公诸于世。CT显示的是断面解剖影像，其图像质量好，密度分辨率高，提高了病变的发现率和诊断的准确率，扩大了对人体的检查范围，它被公认是继1895年X线被发现以来放射诊断领域的一次里程碑式的重大突破，大大促进了医学影像学的发展。

## 一、CT的成像技术

经过多年的发展，CT技术取得了很大的进步，功能日趋完善，已从最初的每单层数分钟扫描、5～8分钟重建以及有限的图像分辨率发展到今天的大容积多层螺旋扫描、实时图像重建技术以及在轴、冠、矢状位上获得各向同性分辨率的图像，可做细腻的三维重建，模拟内镜，手术立体定向，CT血管造影等，并且除了单纯的形态学诊断还可以进行功能性检查。CT的设备主要由三个部分组成：①扫描部分，包括X线球管、探测器和扫描机架；②计算机系统；③图像显示、存储和输出系统。CT的基本工作原理是X射线围绕着人体某一部位进行扫描，其穿过人体之后，投射在随X线球管同步运动探测器上并被转变为可见光，然后再经光电、模数等转换后得到相应的数字化信息并将其输入计算机系统进行处理重建出有关的断面解剖图像。

CT图像是由一定数目按矩阵形式排列且灰度不等的像素组成的，像素的灰度反映的是扫描层面中相应体素的X线吸收系数。CT值是从组织的X线吸收系数换算来的，但它并非是固定的，它与设备的类型、所用的球管电压、电流以及人体的一些内在因素（如呼吸、血流）等都有关系。CT值应经常校正以免导致误诊。另外，人眼能分辨的灰度差别有限，仅有16个灰阶，为了能提高组织间的对比，清晰地显示有关结构，在显示CT图像时还要选用适当的窗宽、窗位。窗宽是指显示的CT值范围，在此范围内，组织按密度的大小由白到黑以16个灰阶被显示，窄窗宽中每一灰阶所对应的CT值幅度小，对比度强，可用来分辨密度较接近的组织，而宽的窗宽则相反，可用来分辨密度差别大的组织。窗位是窗宽上、下限的CT值的均数。窗位高时图像的亮度低，窗位低则图像的亮度高。一般取所要观察的组织的CT值为窗位以更好地了解其细微结构，但在实际工作中往往要兼顾几种组织来选用适当的窗位。

## 二、多层螺旋CT

多层螺旋CT（multi-slice CT，MSCT）除数据采集系统与传统的CT不同，最本质的区别是探测器数量，即把探测器的排数增加至4～320排。MSCT通过锥形线束及宽探测器技术来激发不同排数探测器，并调节层面的厚度，最薄可达0.5mm层厚。图像重建与单螺旋CT相比有明显进步，MSCT获得的大容量信息能用于各种重建和进行后处理，大大提高了时间及空间分辨力。由此可见MSCT的优点是：扫描速度快；时间分辨力和空间分辨力明显提高，有利于微细结构的显示；进行图像重建的时间缩短，图像质量提高。

MSCT由于设备上的优势和强大的图像后处理功能，其三维容积成像技术可以逼真地再现骨骼系统及其与周围结构的空间形状，立体、直观且较全面地显示骨骼系统的解剖关系。工作站强大的后处理软件功能能显示病变直观的立体形态、丰富的密度层次、清晰的细微结构以及明确的空间关系。能全面地对病变情况做出了判断和评价，并准确地进行分型，特别是在创伤患者中具有广泛的应用。采用三维容积成像重建技术，克服了CT轴位和MPR冠、矢状位方法的不足，真实、立体和全面地再现了骨折的病理解剖关系及形态学上的改变，为临床诊断、制订合理的手术方案以及术后疗效的评价提供了极大地帮助。

螺旋CT目前有三种常用的重建技术：多平面重建（multiplanar reconstruction，MPR），表面遮盖显示（shaded surface display，SSD）和容积显示（volume rendering，VR）。MPR重建技术是在横断面图像上按要求任意划线，然后沿该线将横断面上二维体积元重组，即可获得该平面的二维重建图像，包括冠状面、矢状面、任意斜面和任意曲面的图像重建，能够对病变有全面准确的认识，是骨骼系统疾病三维重建中常用方法之一，为首选的重建方法。通过调节窗宽和窗位很容易地在软组织窗和骨窗之间相互切换，除能显示骨质病变情况，还能够清晰显示病变周围软组织损害的情况,特别适用于脊柱病变。

SSD 具有清晰、直观、逼真、立体的特点,成为最受临床医生欢迎的重建技术。其根据 CT 阈值表现为"有"或"无"的概念,阈值以上的相邻像素连接而重建成图像;阈值以下的像素则不能重建而无法显示。因此 SSD 重建技术的 CT 阈值的选择是关键,阈值太高则骨质较薄处信息丢失,造成"假孔征",容易造成假象;太低则周围轮廓分辨不清,一些组织结构层次不清,干扰观察。应该根据具体情况,在清晰显示组织结构而又不形成明显的"假孔"为原则,另外采用切割技术去掉不必要的影像或分离技术保留需要观察的结构。SSD 的优点是重建图像立体感强,可逼真再现大体解剖外形,解剖关系清晰。但由于 SSD 是表面成像技术,容积资料丢失较多,其缺点是细节不够丰富,对于移位不明显的线样骨折不易显示,缺乏透明效果,无法观察骨骼内部形态和密度(图 3-2-1)。

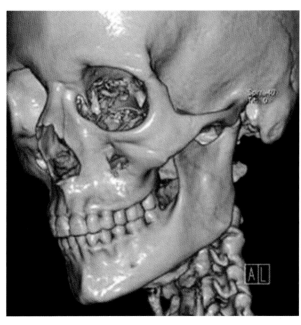

**图 3-2-1 头颅 MSCT SSD 重建**
图像逼真、立体感强,解剖结构显示清楚

VR 是将每个层面的容积资料中的所有体积元加以利用,因此,VR 获得的是真实的三维显示图像,由于其容积资料不丢失,对比度好,层次清晰,显示细节效果较好,所以在显示细小骨折方面优于 SSD,是 SSD 图像的有益补充。VR 存在一定透明度,造成重叠影像,空间立体感不如 SSD。VR 重建技术主要是通过调节 CT 值范围和选择透明度来所得满意的图像。

CT 仿真内镜是利用特殊的计算机软件功能将螺旋 CT 容积扫描所得图像数据进行处理,对腔隙部位或器官内表面具有相同像素值范围三维重建,以获得类似纤维内镜观察效果的动态表面立体图像,是一种无创伤虚拟现实的检查技术。CT 椎管仿真内镜是通过选择特定阈值消除椎管内软组织影,显示椎管内表面结构的一种成像方法。多层螺旋 CT 具有扫描速度快,层厚极薄,扫描覆盖范围大,并具有强大的图像后处理功能,使 CT 仿真内镜的处理更加简洁容易。图像细腻、立体逼真、全面,克服了传统螺旋 CT 重建图像的"锯齿"状伪影及观察范围的局限性。通过调整阈值,能立体、直观地显示椎体、附件的形态改变及骨质表面增生情况,可观察邻近韧带钙化、骨化、侧隐窝、横突孔、椎间孔的改变。CT 脊髓造影(CT myelography,CTM)的仿真内镜可直接观察脊髓、蛛网膜下腔的形态改变,脊神经根和马尾神经的走向和分布。

螺旋 CT 后处理技术的原则是:尽可能地缩小兴趣区(ROI)的范围,以提高处理速度,并能减少邻近组织的干扰;根据具体的情况选择合适重建技术;灵活运用切割功能,将影响观察视野的组织去除;在行三维重建之前,在二维图像上进行伪彩色标记,这样三维成像后有利于识别某些特殊部位,也有利于进一步行关节解体处理,这在骨骼系统中尤为重要,如骨盆三维重建中股骨头与髋臼的解体处理,非常有利于髋臼骨折内侧面的观察;适当调节 SSD 的亮度、对比度、梯度,VR 中的透明度和 MPR 中的窗宽和窗位,会使三维重建图像更加完美。总之,应该重视原始二维图像的扫描,它是三维重建最根本的保障,同时也应该合理运用 SSD、VR 以及 MPR,相互配合使用,取长补短。

原始二维图像的扫描质量直接影响到三维重建图像质量,它是三维重建图像的基础,实现图像良好三维重建的重要前提是进行各向同性扫描,是指数据采集过程中,最小体素为一立方体。影响扫描技术的最主要的三个参数是:X 线准直宽度(层厚)、螺距比、重建间隔。层厚薄,能够提高分辨率。增加螺距比,会导致分辨力的降低。但对于层厚较小的扫描,适当提高螺距比,不会明显影响分辨率,并可扩大扫描范围。重建间隔的缩小可以提高图像质量,最明显地表现在 VR 中,图像的"阶梯"感不明显。一般选用的重建间隔应相当于层厚的一半。骨骼系统的三维重建总的原则:小范围的细小结构宜采用薄层(<3mm)、小螺距,必要时增加 mA 以提高分辨率;较大范围,如长骨、脊柱、肢体等层厚可增加,但最好不要超过 5mm;亦可加大螺距,但最好不要超过 2.0。

CT 血管成像(CT angiography,CTA)是利用高浓度对比剂在不同时相通过血管时采集的图像,通过

CTA 重建而获得的动脉、静脉血管图像,可显示病变以及周围正常结构的血管情况,CT 的灌注检查还可以显示病变的血流动力学改变。

但 MSCT 骨关节检查存在辐射剂量大的问题,因此在应用 MSCT 对骨肌病变进行检查时,应掌握好适应证;同时选择适宜的病例进行低剂量 MSCT 扫描,在保证诊断图像质量的情况下,影像科医生要接受有轻微伪影的低剂量 CT 图像。

## 三、能谱 CT

多层螺旋 CT 发展迅速,近年来主要从扫描速度、探测器宽度、能谱成像、低剂量扫描等多个方面发展,能谱 CT(Spectral CT,Dual energy CT)的发展近年来越来越受到关注。

能谱 CT 基于人体同一组织对不同光子能量及不同组织对同一光子能量吸收能力的差异进行成像,即根据能量水平差异和组织特异性两个参数成像。人体各组织都有其特征性的 X 线吸收曲线,计算任意两种物质不同能量下吸收系数,即可确定该物质的一条特征性吸收曲线,并可获取其他 40~140keV 能量范围内的单能量图像,能虚拟平扫图像、进行多种基础物质的分离和定量、对病变内无机物的有效原子序数进行精确分析以及能谱曲线。能谱 CT 为疾病的早期发现、定性甚至定量诊断提供可靠依据。

根据 X 线的吸收特性可区分不同组织,也可根据实际需要选择最佳单能量图像,有效去除硬化伪影,最优化显示正常组织和病灶。能谱 CT 能将任何物质的 X 线吸收系数转化为任意 2 种基物质的吸收系数,并达到与该物质相同的衰减效应。这些基于物质的吸收系数也会随能量变化而变化。因此,根据已知能量水平的某物质吸收系数,就可评价出该物质的密度及空间分布,从而实现物质组成成分的初步分析及物质分离。

能谱 CT 在骨关节的运用包括:①物质分离:在痛风患者尿酸盐沉积的定量评价,可评估尿酸盐容量变化,有利于痛风的鉴别诊断、疗效和预后评估(图 3-2-2,图 3-2-3)。②骨关节结构的显示:MRI 由于良好的软组织分辨率,是关节及韧带结构评价的首选影像学检查方法,但是在禁忌进行 MRI 检查时,由于能谱 CT 能清晰显示肌腱、韧带等结构(图 3-2-4),结合运用 VR、MPR 等可多角度观察骨、关节结构(图 3-2-5),能较准确地反映骨关节结构的变化。③消除伪影:能谱 CT 单能量图像,能有效地去除金属植入物引起的射线硬化伪影(图 3-2-6,图 3-2-7),有利于骨关节疾病治疗后追踪复查。

单纯的尿酸盐结晶不能在 X 线上显示,因此常规 CT 不能显示病变尿酸盐晶体本身,只能通过尿酸盐晶体引起的骨关节病变的间接表现再结合临床实验室检查进行诊断,能谱 CT 特有的尿酸基图像及物质定量分析技术,可以直接显示病变内沉积的尿酸盐晶体,还能对病变内尿酸、钙等物质作出区分和定量测量。

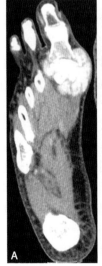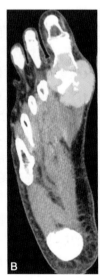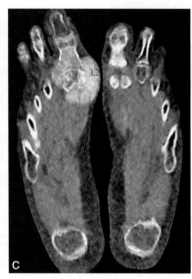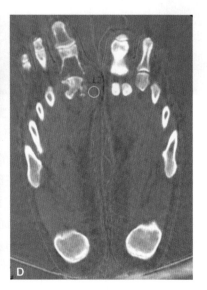

**图 3-2-2 痛风的能谱 CT 成像**

利用能谱 CT 成像,能清晰识别痛风石(A,高密度病变)并直观地在伪彩图像上显示(B),利用物质分离与定量,测量病变(C、D 图感兴趣区)的尿酸[Uric acid(Calcium)]平均浓度为(1305.26±32.21)mg/ml,钙[Calcium(Uric acid)]平均浓度为(9.73±8.18)mg/ml

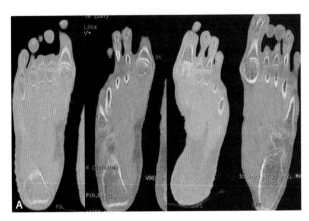
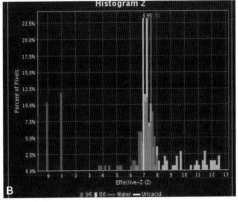

**图 3-2-3 高尿酸血症患者,能谱 CT 显示第一跖趾关节囊无痛风石形成,但尿酸结晶含量增高(A～B)**

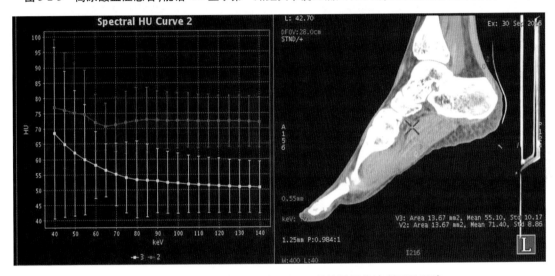

**图 3-2-4 肌腱的能谱 CT 成像,70keV 单能量图能清晰显示跟腱**

肌腱呈相对高密度,能谱曲线能反映正常的肌腱(粉色 ROI)的曲线呈由高至低走形曲线,与足底肌肉(红色 ROI)的曲线不同,通过能谱曲线的形态及数值能反映肌腱的水肿、断裂、出血的病理变化,能定量分析肌腱病变并进行随访监测

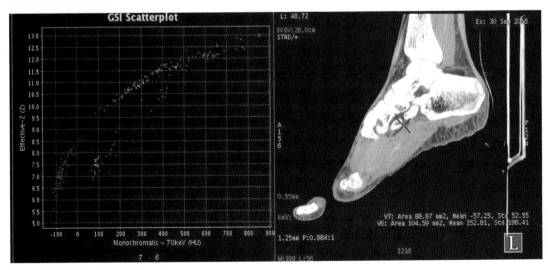

**图 3-2-5 能谱 CT 测量骨骼骨钙含量,能定量测量骨钙密度**

同上例子,能谱 CT 特有的物质分离和物质浓度定量测量技术,能对骨皮质(绿色 ROI)和骨松质(红色 ROI)的骨钙密度进行定量测量及治疗后随访检测,骨皮质钙平均浓度为(552±198)mg/ml,骨松质钙平均浓度为(-57.25±52)mg/ml

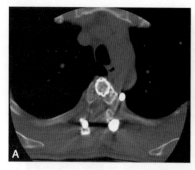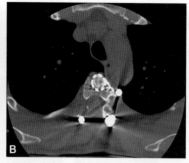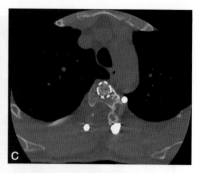

**图 3-2-6　骨科金属内固定物的能谱 CT 成像，能谱成像能减少金属内固定伪影**
A. 混合能量图，人工椎体及椎弓根钉连接棒周围伪影明显；B. 70keV 的单能量图；
C. 140keV 的单能量图，能明显减少金属植入物周围的伪影

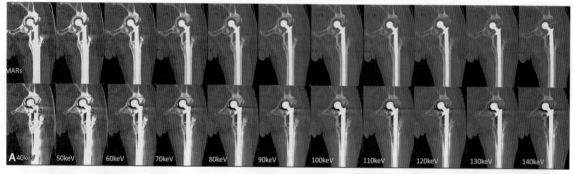

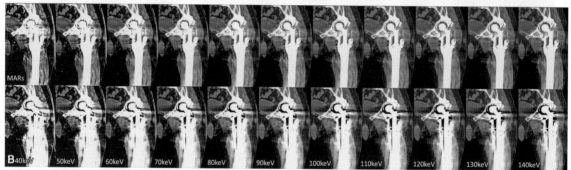

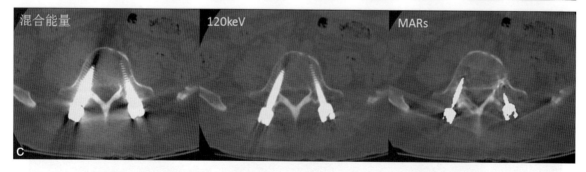

**图 3-2-7　骨科金属内固定物的能谱 CT 成像，能谱 CT 减少金属内固定伪影**
A～B 髋关节人工关节假体术后假体松动，采用能谱 CT 检查，120～140keV 单能量图能明显减少关节假体周围的射线硬化伪影，运用 MARs（metal artefact reduction software）相比未运用 MARs，MRAs 能明显减少射线硬化伪影对假体周围软组织观察的影响，但是小的内固定物（C）（如椎弓根钉等）采用 MARs 可能出现矫枉过正的情况

## 四、CT 在肌肉骨骼系统中的应用

　　CT 虽然也是基于 X 线穿透组织后的衰减来成像的，但是横断面成像，避免了各种解剖结构的重叠。其空间分辨力和密度分辨力强，能提供良好的组织对比，可以显示 X 线难以发现的淡薄骨化和钙化影以及区分不同性质的软组织。此外，碘对比剂

增强 CT 检查可进一步了解病变的血供情况,并可区别正常和病变组织,为诊断提供更多的信息。它有利于区别肿瘤和瘤周水肿,也有利于了解肿瘤内是否有囊变、坏死,而且增强后较大的血管常因密度增高而得以显示,这有助于了解病变与邻近血管的关系。动态增强扫描或灌注扫描是指注射对比剂后对某些感兴趣的层面作连续多次的扫描,通过显示病变的密度随时间的变化情况而反映局部组织的血流动力学改变,一般而言血管丰富、血液灌注量大的病变密度上升快。动态增强或灌注扫描对骨和软组织肿瘤良恶性的判定有一定的帮助。CT 的这些优点使其在肌骨系统有很大的应用价值,可用于外伤、肿瘤、感染等多种疾病的诊断以及选择活检部位并指引其进行。在解剖复杂的区域,如肩部、脊柱、骨盆、髋部等,CT 的作用尤为突出,可作为这些部位病变的首选检查方法。多数情况下,在 X 线片的基础上如要了解较小范围的骨质破坏、髓腔情况、骨内或软组织内的淡薄钙化或骨化以及软组织病变时都需要辅以 CT 检查。CT 因受费用的限制以及为减少辐射的需要,一般检查范围不如 X 线片大,骨质密度的判断不如 X 线片方便,故 MSCT 尚不能完全取代 X 线片。

在观察骨骼肌肉系统 CT 图像,分析病变的 CT 征象时,除同样应遵循观察、分析 X 线片的原则,还要注意到 CT 图像的特殊性。骨骼肌肉系统包括骨和软组织两种密度差别很大的组织,因此观察时既要用较低的窗位和较窄的窗宽(即所谓的软组织窗)来观察软组织情况,也必须用较高的窗位和较大的窗宽(即骨窗)来观察骨的情况。由于辐射剂量和费用的原因,CT 扫描的范围往往比较局限,软组织分辨力尚有待提高,因此在做诊断时需要参考 X 线片和其他的影像学资料。

螺旋 CT 重建技术主要适用于下面几个方面:

1. 颌面部病变 颌面部解剖结构比较复杂,重叠较多,单纯 X 线片所获得的重叠的二维影像已经不能满足临床诊治的需要,容易造成漏诊。MSCT 图像重建能清晰地显示外伤性病变中骨折线的走行、方向及骨片的移位程度;能清晰地显示肿瘤侵犯致骨质破坏的部位、大小、程度;能显示颌面部轻微、隐匿的畸形;能明确颞下颌关节强直的类型;颅骨纤维异常增殖症的三维图像可以全面、直观地了解病变累及的部位、范围以及病变的程度、对周围器官的影响,增强 VR 图像能同时显示血管病变和邻近骨骼结构的空间关系等。螺旋

CT 图像重建技术手段的应用对于术前明确病变范围、确定治疗方案、选择手术途径是极为重要的(图 3-2-8 ~ 图 3-2-10)。

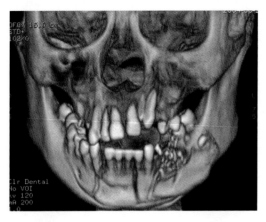

**图 3-2-8 头颅螺旋 CT SSD 重建图像**
颌面骨多发骨折,显示骨折片及其空间关系

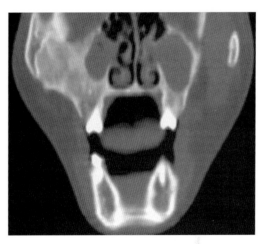

**图 3-2-9 MSCT 上颌骨骨纤维异常增殖症 MPR 重建**
右侧上颌骨可见磨砂玻璃样骨样组织

2. 脊柱病变 MSCT 图像重建技术的应用,使脊柱病变的观察更加直观、生动。通过三维重建,能诊断二维 CT 易于漏诊的横行骨折,明确整个骨折线的情况及骨块的移位程度。二维矢状重建能显示有无骨片进入椎管,骨片的大小、位置及其对脊髓的压迫均清楚。由于 $C_1 \sim C_2$、$C_6 \sim T_1$ 骨骼结构重叠太多,X 线片不容易对病变进行全面的评价,特别是在创伤患者,患者不合作,X 线片的价值更加有限,MSCT 能对该类患者的脊柱损伤进行快速的诊断,而且 MSCT 图像重建技术能立体、直观地显示骨折的类型和程度。除了外伤性病变外,MSCT 脊柱重建成像在其他疾病的诊断中也很有价值,例如肿瘤和结核、炎症及先天畸形方面都有重要诊断价值,能明确病变的范围、部位、程度及其对周围组织结构的影响(图 3-2-11 ~ 图 3-2-13)。CTA 的应用在脊柱病

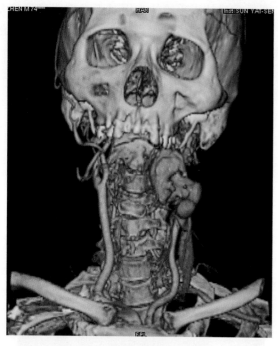

**图 3-2-10　VR 显示动静脉畸形**
左侧下颌部动静脉畸形及其相邻组织结构的立体空间关系

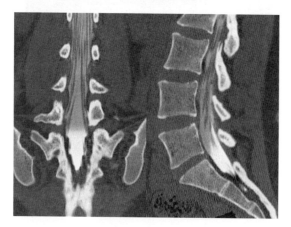

**图 3-2-11　MSCT 脊髓造影 MPR 重建**
CTM 矢状面和冠状面重建，硬膜囊和神经根显示良好

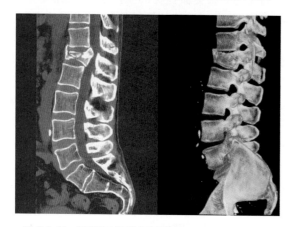

**图 3-2-12　MSCT 腰椎压缩骨折 MPR 和 VR 重建**
腰椎压缩性骨折矢状面 MPR 和 VR 重建，
显示椎体压缩和骨折片移位情况

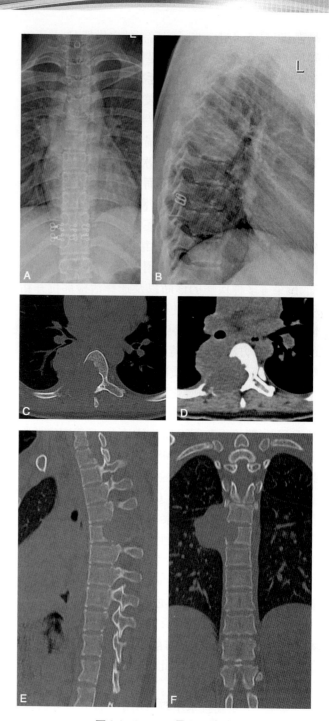

**图 3-2-13　Th6 骨巨细胞瘤**
A、B. X 线片，仅显示 Th6 右侧椎弓根破坏消失；C ~ F. 为
CT 的横轴位和矢状位、冠状位 MPR 重建，很好显示局部椎
体、椎弓和肋椎关节的破坏和软组织肿块

变的诊断中可以提供病灶周围重要的血管位置和受
影响情况，提供病灶的供血与引流血管的形态学改
变，对脊柱病变的治疗提供重要的信息。

3. 累及关节的病变　关节面完整性的修复是
骨折治疗的另一个重点，关节面碎裂或塌陷常需要
进行关节面修复手术；单纯的累及关节面而无关节
面形态破坏的骨折常选择保守治疗。关节内骨碎片

的情况是影响治疗方法选择的重要因素,少量稳定的细小骨碎片常可以采取保守的治疗方法,大量不稳定的骨碎片通常采用外科手术清除。常规 X 线片对于关节腔的显示已受到很大的限制,应用螺旋 CT 图像重建能清晰显示有无骨片进入关节腔及其大小、位置,这对于临床医生术前计划的制订有着明确的指导意义;螺旋 CT 重建技术能准确、全面评估对胫骨平台塌陷性骨折以及骨折碎片移位的程度,可以精确地测量其塌陷的程度,5mm 以上的压缩和移位是进行手术的标准,为患者是否需要手术提供了有力的证据。螺旋 CT 能显示细小的解剖结构,对于评价腕关节的隐匿性或复杂的骨折以及术后改变很有帮助。胸锁关节由于解剖结构的重叠,X 线片对于评价胸锁关节存在很大的困难,螺旋 CT 能准确诊断胸锁关节的脱位以及程度。另外,对除了外伤以外的一些关节病变,综合运用多种重建技术,使病变的显示更为清晰(图 3-2-14、图 3-2-15)。

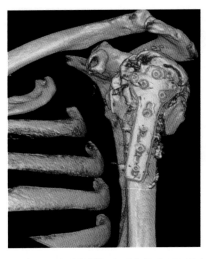

图 3-2-15 肩关节骨折内固定术后 VR 重建
显示肱骨近端骨折复位和钢板固定情况,
较少金属伪影

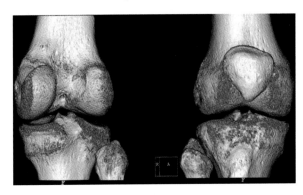

图 3-2-14 MSCT 膝关节退变 VR 重建
后前位和前后位观,显示骨性关节面情况

4. 四肢骨骼病变 二维重建的应用在观察长骨内部的细微结构上有很大价值,能为病变的诊断提供更多的信息。而且三维 CT 通过测量骨痂密度可进行骨折愈合的定量分析。扁骨病变重建出的图像与 X 线片类似,但更加直观,而且可以不同角度旋转观察,较 X 线片更为清晰。只是患者接受射线量及费用均较高,所以只在必要时使用。MSCT 图像能进行多轴旋转,多方位重建,重建图像的空间关系信息丰富,尤其对于解剖结构复杂的部位可以作为首选,例如骨盆骨折累及髋臼骨折时,行关节模拟解体处理后,能够清晰观察到髋臼内侧面的骨折改变。而且重建出来的图像与实际解剖及术中所见非常吻合,空间解剖关系一目了然。这对于术前手术计划的制订、路线的选择有着重要的意义。四肢 MSCT 血管造影(CTA)可显示四肢血管病变、了解肿瘤血供,是可取代创伤性 DSA 血管造影检查的有效方法(图 3-2-16 ~ 图 3-2-18)。

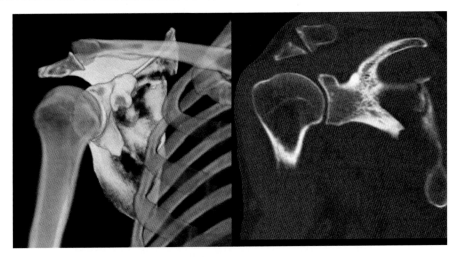

图 3-2-16 肩胛骨骨折 MPR 和 VR 重建
显示肩胛骨骨折和骨折片移位情况

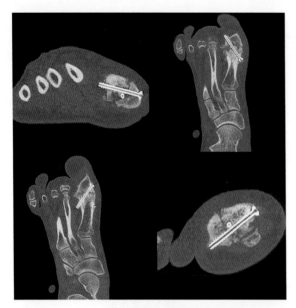

**图 3-2-17 足部趾骨骨折内固定术后 MPR 重建**
显示内固定螺钉情况,无伪影

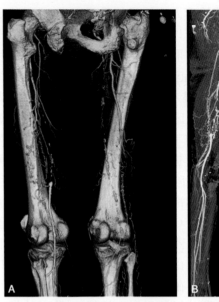

**图 3-2-18 下肢血管 CTA(A～B)**
显示股动脉中断、闭塞,周围可见侧支循环建立

## 五、CT 引导介入放射检查

骨骼和软组织病变 CT 介导下经皮活检是一种技术简便,成功率高、安全和诊断准确率较高的检查方法,CT 导向经皮穿刺活检定位准确,能够对较细小的病变进行准确定位活检;也能根据病变的形态表现选择多个不同部分进行活检,评价不同部分的病变形态,指导治疗;CT 图像能有效地分辨病灶内外各种结构,可引导选择穿刺途径和避开血管、神经及其他敏感组织器官等重要结构,减少创伤;而且检查费用较少、微创,得到患者易接受。

进行 CT 引导下介入放射检查前,应仔细阅读患者所有临床和影像学资料,评估介入性检查或治疗的安全性及必要性,根据病变选择最佳活检的病变治疗部位、体位、进针点及介入器材。一般来说,穿刺路径需综合多方面因素考虑,穿刺应选择骨壳菲薄区或破口处进入病灶,这样便于活检针直接刺入病灶,另外也要顾到路径长短和避开一些重要结构。要求穿刺准确定位在病灶的实质部分,避开坏死液化区(图 3-2-19)。

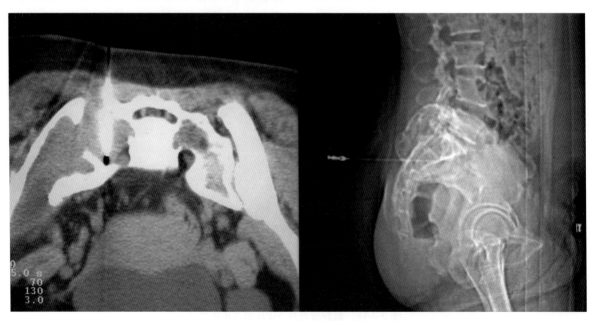

**图 3-2-19 CT 引导下活检**

## 第三节 磁共振成像

以磁共振现象为基础的医学影像学技术出现于20世纪70年代,并随之得到迅速发展。今天,磁共振成像(magnetic resonance imaging,MRI)已经成为最先进的医学影像检查工具之一,广泛应用于临床并且仍在不断向前发展,有关的新技术不断出现,其设备的功能越来越多,生成的图像也越来越清晰。

### 一、磁共振成像技术

磁共振成像是利用人体内选定的原子核(目前主要应用是氢原子核)在外加磁场及射频脉冲作用下产生共振信号,然后经计算机处理而产生图像的。磁共振成像系统主要由磁体、射频发射和接收线圈,梯度磁场线圈以及图像处理和显示系统等部分组成,磁体是其关键部件。按磁体的种类可分为永磁型、常导型和超导型三种。因为,超导型磁共振仪具有成像质量高,信息量大,成像速度较快等优点,故现已被多数医院作为首选装备。MRI原理很复杂,限于篇幅关系下面仅做一简单介绍。具有内在磁矩的原子核,如氢原子,可产生磁共振现象。如将它们置于一个很强的外磁场中,其磁矩方向部分会与外磁场方向相同,部分与其相反,当达到磁化平衡状态时,其总的磁化矢量方向与外磁场一致。另外,处于外磁场中的单个磁共振矩的方向并非完全平行于外磁场的方向,而是与其有一定的角度,并以一定的频率绕着其进动。如果再施加一个弱的激励电磁场(射频磁场),且其频率正好与原子核共振(进动)频率相同,则该原子核的总磁化矢量的方向会偏离外加主磁场的方向并且开始绕其进动,以螺旋方式倾倒。这一过程可以使邻近的探测线圈内产生电流信号。当停止射频磁场时,该信号由于弛豫的关系会随时间衰减,称为自由感应衰减。弛豫是指磁化矢量恢复到平衡状态的过程,它可以分为纵向弛豫和横向弛豫,前者指磁化矢量纵向部分的恢复,是按指数衰减从小到大的过程,用 $T_1$ 这个时间参数来描述,后者指磁化矢量横向部分的恢复,是从大到小的过程,$T_2$ 是反映这一过程的时间参数。

磁共振成像的一个重要理论基础是原子核的进动频率与磁场强度成正比。使用梯度线圈来调整磁场的强度可使原子核的进动频率沿着选定的空间轴线以线性方式变化,并由此来确定它们的位置。层面选择、频率编码和相位编码技术都是使用梯度脉冲来对所得到的磁共振信号数据进行空间编码定位以获得具体解剖位置的信息。另外,形成磁共振成像过程中采集到的信号是由不同频率的信息组合在一起形成的,需要用傅立叶变换把它们区分开来以获取不同频率所对应的空间位置的信号强度,从而得到有关的解剖图像。

磁共振影像中的信号强度决定于组织的内在特性(如质子密度、弛豫时间、流动性)以及所使用的射频脉冲和梯度脉冲的时间调配和强度(即脉冲序列)。磁共振成像技术的灵活性很高,也很复杂,要想通过磁共振检查充分反映出病变的特征,需要考虑很多因素,包括磁场的强度、所要用的线圈、患者的体位、对所要检查部位的精确定位、成像的平面、是否要同时检查身体的两侧、是否要应用对比剂、是否要应用脂肪抑制或水抑制,层厚、视野和矩阵的大小、信号采集的次数以及可用来评估病变的最佳脉冲序列(它们都有自己特定的参数)。脉冲序列的选择很复杂,因为它们有很多种类,其信号采集的时间以及所形成的图像的信噪比、空间分辨率和组织对比都有很大不同,而且其命名也因制造厂家或所用磁体的不同而各不相同。常用的脉冲序列种类有自旋回波序列、反转恢复序列和梯度回波序列等,但实际上不同机构所用的成像序列的具体设置常常有很大的差异。对于具体的患者来说,确定磁共振检查的方法时还要受有关的临床和其他影像学资料的影响,有时根据初次检查的情况还要对检查方法做出调整以对病变做出准确的诊断。

### 二、磁共振在肌肉骨骼系统中的应用

前面已提到MRI目前主要依靠的是氢原子核发射的信号而成像的。这是因为氢原子核(质子)具有最强的磁矩,而且在人体中的含量也最丰富。骨骼肌肉系统的各种组织有不同的弛豫参数和质子密度,MRI图像具有良好的天然对比,能很好地显示骨、关节和软组织的解剖形态,加之其各种方向的切面图像,能显示X线片甚至CT不能显示或显示不佳的一些组织和结构如关节软骨、关节囊内

外韧带、椎间盘和骨髓等(图 3-3-1A ~ D)。MRI 能很好分辨各种不同的软组织,在 MRI 图像上脂肪、肌肉、肌腱、神经、血管以及肿瘤组织都有不同的信号特点(表 3-3-1)。MRI 对软组织的病变较 CT 敏感,能显示 X 线片和 CT 不能显示或显示不好的一些病理变化如软组织水肿、骨髓病变、肌腱和韧带的变性等。MRI 在诊断血管疾病方面也有很高的价值,对比剂增强 MRI 检查、磁共振血管成像和灌注成像等可以提供组织血供、血流动力学和血管等方面的信息。尤其是磁共振血管成像(MRA)可以不用对比剂而显示动脉和静脉,有利于了解病变的血供和病变与血管的关系以及血管本身的病变(图 3-3-1E ~ F)。因此,MRI 在骨骼肌肉系统得到广泛的应用。

表 3-3-1　自旋回波图像上各种组织的灰度

亮(短 $T_1$ 和(或)长 $T_2$)

脂肪
骨髓和松质骨
脑和脊髓
内脏
肌肉
含液空腔
韧带和肌腱
快速血流
致密骨
空气

暗(长 $T_1$ 和(或)短 $T_2$ 和(或)很低的质子密度)

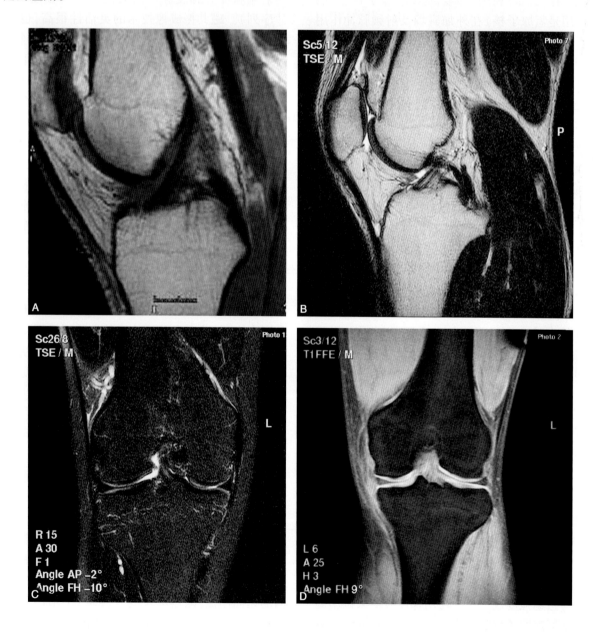

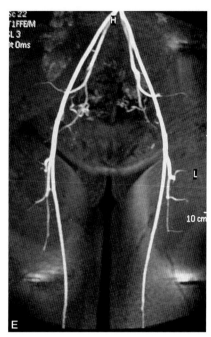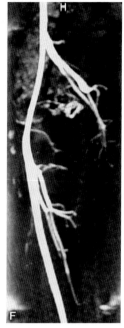

**图 3-3-1　MRI 不同序列显示膝关节正常结构**
A. T₁WI 矢状位；B. T₂WI 矢状位；C. STIR；D. Proset；E～F. 下肢动脉 MRA 正侧位像

在观察分析骨骼肌肉系统的 MRI 图像时，要善于利用 MRI 多参数成像和多平面成像的特点，获取其他影像学方法难以得到的解剖细节和组织特性的信息。首先要熟悉肌骨系统在各种成像平面上的解剖学表现以及正常组织在各种脉冲序列上的信号特点。其次还要掌握各种基本病理改变的信号特点，要能够从信号表现上推断病变的性质，如病变是囊性还是实性、其中有无骨质增生硬化、有无坏死、出血、钙化、骨化，有无纤维和脂肪的成分，病变周围有无水肿，骨髓的改变如何等。另外还可通过磁共振动态增强、血管成像等技术所提供的病灶血供情况进一步推断其性质。虽然 MRI 可提供很多有关病变的信息，在做诊断时仍然要结合临床以及 X 线片、CT 等其他影像学表现进行综合分析。MRI 在显示骨结构的细节方面尚不如 CT 清晰和明确，对软组织中的骨化和钙化的辨识能力也不及 CT。MRI 和 CT 在骨骼肌肉系统疾病诊断中的应用是一种互补的关系。另外，MRI 设备和检查费用较昂贵，费时也较多，空间分辨力也不及 X 线片；病变的信号改变与 X 线及 CT 征象一样大多缺乏特异性，在鉴别诊断上仍有一定的限制。

弥散加权成像（diffusion-weighted imaging，DWI）技术是通过采用梯度磁场自旋回波技术成像反映人体组织内水分子布朗运动的特点，近年来在骨骼肌肉系统病变诊断中应用很多，利用病变组织中水分

子运动速度的改变产生的信号与正常组织间的差别，很敏感地发现病灶以及根据 ADC 值的改变有助于判别病变组织特性，其中背景抑制体部弥散加权成像（diffusion-weighted whole body imaging with background body signal suppression，DWIBS）和体素内不相干运动（introvoxel incoherent motion，IVIM）是近年来投入临床应用的 DWI 新技术。DWIBS 是临床上广泛应用的体部弥散加权成像的技术，是在自由呼吸下，采用敏感性编码快速扫描技术、SE-EPI（平面回波成像）以及 STIR（短 TI 翻转恢复）进行薄层扫描，以获得高分辨 DWI 图像的方法。以往体部 DWI 存在两大缺陷，即信-噪比（SNR）太低和脂肪抑制不充分。DWIBS 采用 SENSE 技术，可以明显减少回波次数，使图像变形明显减轻，而且在自由呼吸下扫描时间明显延长，可进行多次激发使图像的 SNR 明显提高，这也使得薄层扫描成为可能。薄层扫描是三维重建的必要条件，因此 DWIBS 的图像又可进行 MIP 和 MPR 处理，获得高质量的三维重建图像。采用 STIR 代替以往的 SPIR 作为脂肪抑制序列，不但能够充分抑制脂肪信号，在腹部成像时还可以抑制肠道内短 T₁ 的内容物，使背景信号抑制得更为彻底。现有研究表明在 DWIBS 图像上，前列腺、睾丸、子宫内膜、卵巢、脾脏、扁桃体、淋巴结及外周神经等正常结构以及肿瘤、脓肿等病变组织可以显示，表现为高信号强度，而血管、肌肉、脂肪和大部分组织器

官均被抑制呈现为低信号强度,这使得 DWIBS 可以更敏感、清楚地显示病变。目前 DWIBS 技术已经用于体部淋巴结成像(图 3-3-2)、外周神经成像以及全身肿瘤筛查等的研究。对 DWIBS 图像及其 MPR 和 MIP 重建图像进行黑白翻转,可获得类似 PET 的效果图像,因而又被称为"类PET"和"弥散PET",

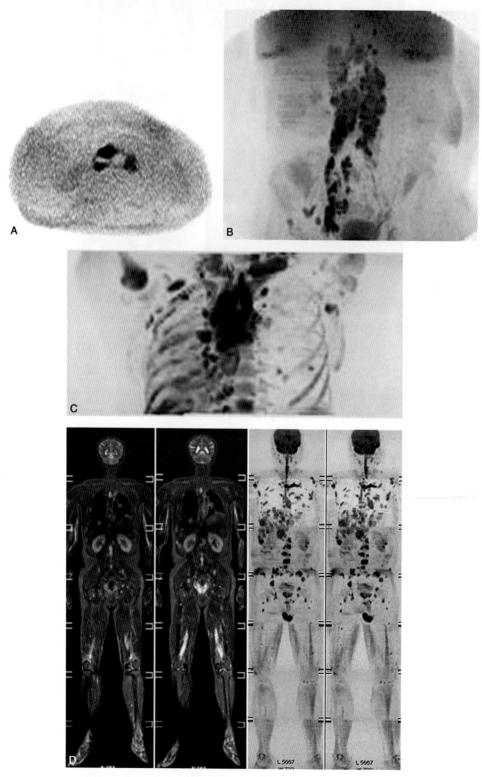

**图 3-3-2　DWIBS**

A. 腹部淋巴瘤横断面 DWIBS 黑白翻转图像,图中所示低信号肿块影为融合的淋巴结;B. 腹部淋巴瘤冠状 MIP 重建翻转图,可立体地显示肿瘤组织的分布;C. 纵隔淋巴结转移 MIP 重建翻转图;D. DWI 的全身成像及图像翻转像显示肺癌全身多处肿瘤转移的病灶分布

但 DWIBS 与 PET 相比无电离辐射,且花费明显低于 PET,有望作为全身恶性肿瘤筛查的新技术。IVIM 技术同时对分子的弥散运动(diffusion)以及毛细血管的流动灌注(perfusion)具有敏感性,IVIM DWI 可以得到校正灌注因素后的实际扩散系数,较传统 DWI 单指数运算出的 ADC 值更真实地反映组织的生物学特征。IVIM 在骨骼肌肉系统的应用尚待临床积累经验后进一步评价。

# 第四节　脉管造影

脉管造影包括动脉造影、静脉造影和淋巴管造影,虽然随着超声以及 MRI 和 CT 血管造影技术的不断发展,显示脉管形态学改变的方法丰富了,但在应用介入放射方法进行脉管造影仍是不可或缺的,而且往往是诊断的金标准。下面就分别对它们在肌肉骨骼系统中的应用给予简要的介绍。

## 一、动 脉 造 影

动脉造影的方法有传统的动脉造影和数字减影血管造影,它们各有其相应的优缺点。

### (一)传统的动脉造影

传统的动脉造影需进行动脉穿刺,但可以观察到很细微的情况,它以血管的形态、血运及血流动力学的改变为诊断依据,对肌骨系统疾病的诊断和疗效的观察都很有帮助。它可以帮助诊断四肢的动脉病变如血栓栓塞、血管畸形、动脉瘤等;它还可以帮助区分肌骨系统的良、恶性病变,可显示肿瘤的侵犯范围及大血管的受累情况以帮助对肿瘤分期,可通过显示肿瘤的血管形式帮助确定活检的部位——肿瘤恶性程度最高的部分,并可用来监测肿瘤对治疗的反应以及确定及早期复发。另外,动脉造影与 CT 相结合被认为是辅助确定肢体肿瘤的手术治疗方案的一种有效方法。一些疾病如 Paget 病和软骨瘤的恶性转化也可通过动脉造影被发现。动脉造影还可显示一些疾病如结节病和胶原病等的血供情况。

### (二)数字减影血管造影

数字减影血管造影(digital subtraction angiography,DSA)又分为静脉注射法和动脉注射法。前者由于对比剂在到达感兴趣区前被严重稀释而需注射大量较高浓度的对比剂,其空间分辨率不高,对小血管显示往往欠佳,而且由于曝光时间较长,患者的活动很容易在其图像上形成伪影。目前,此法在临床上已较少采用。动脉注射法在上述方面有明显改进,其创伤性较少,操作较简单,可经皮经动脉或静脉将导管插至需要显示血管的部位注射对比剂后进行 X 线血管成像,图像进行数字化减影后处理和存储,提高血管图像的分辨,在降低辐射剂量以及减少碘对比剂用量等保护患者措施应用时获得的较低的对比度图像经数字化后处理,DSA 图像的对比敏感性较传统的动脉造影要高。DSA 在肌肉骨骼系统中的应用主要是血管性病变和骨肌肿瘤的诊治,尤其是肿瘤术前的栓塞化疗对手术治疗有很大作用;在肌肉骨骼系统中的创伤和血管性病变的诊断和治疗中也有广泛的应用(图 3-4-1)。

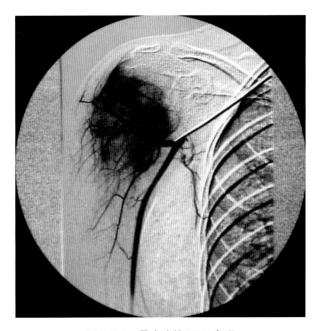

**图 3-4-1　骨肉瘤的 DSA 表现**
图示右肱骨上段骨肉瘤的肿瘤染色,并见其粗大迂曲的供血动脉及新生肿瘤血管。造影导管头位于肿瘤供血动脉开口处。通过减影去除了周围结构的影响

## 二、静 脉 造 影

四肢静脉造影可用来检查静脉阻塞的原因和部位、了解静脉曲张的范围、观察静脉瓣及交通静脉的功能,还可用来检查静脉畸形以及肿瘤等。静脉造影的方法有直接法、间接法和骨髓穿刺法。其中,直接法顾名思义是指直接向静脉内注入对比剂而使其显影的方法,它又分为直接向静脉内注射大量对比剂的方法和静脉点滴对比剂的方法。间接法是指将

对比剂注入动脉,然后经毛细血管进入静脉而使其显影的方法,此法可观察较多的静脉,但不易掌握静脉充盈显影的最佳时间,而且对比剂到达静脉时已被稀释,静脉显影较浅淡,故已很少采用,一般都用直接法。骨髓穿刺法是指经骨髓穿刺,注入对比剂使静脉显影的方法。它可用来检查肢体的周围血管的情况,其方法较简单也较安全。四肢静脉造影不同于动脉造影,对比剂有时不易进入所有深静脉,故不要轻易地对未显影或未完全显影的静脉作出静脉阻塞的诊断,而要结合其他一些间接征象(如远侧静脉的扩张,迂曲等)做出综合判断。

### 三、淋巴管造影

淋巴管造影是将对比剂注入淋巴管,从而检查淋巴系统的一种方法。对比剂可用碘水或碘油,但多用油质对比剂,因碘水容易外渗、所需注入量较大,且不易使髂盆淋巴结满意显影。淋巴管造影分为经足背造影法和经手背造影法,前者用来显示下肢、盆腔和后腹膜区的淋巴系以及乳糜池和胸导管,后者用以显示上肢、腋窝及锁骨区的淋巴系。淋巴管造影可用来检查区域性四肢水肿的病因,明确局部淋巴系的病理改变;检查性质不明的盆腔肿物、腹部肿物以及阻塞性尿路疾患的原因,确定这些病变是否与淋巴系有关;观察乳糜胸、乳糜腹患者的胸导管情况;帮助制定淋巴瘤的治疗方案,术前了解肿瘤的侵犯范围,术后确定转移的淋巴结是否已被清除及观察治疗效果。淋巴管造影可能引起的并发症有肺栓塞、局部淋巴管破裂、创口感染以及过敏反应等。

近年来随着 MRI 设备和对比剂的发展,MR 淋巴管成像技术逐渐成熟并应用于临床,方法同上但应用的是 MR 钆对比剂。

## 第五节　超声波检查

超声检查(ultrasound examination)是根据声像图特征对疾病做出诊断。超声波为一种机械波,具有反射、散射、衰减及多普勒效应等物理特性,通过各种类型的超声诊断仪,将超声发射到人体内,在传播过程中遇到不同组织或器官的分界面时,将发生反射或散射形成回声,这些携带的信息的回声信号经过接收、放大和处理后,以不同形式将图像显示于荧光屏上,即为声像图(ultrasonogram 或 echogram)。

随着超声成像技术的发展,其对肌肉骨骼系统疾病诊断的价值也越来越高。超声的优点很多:第一,超声成像是一种非侵袭性技术,也不会产生离子射线,是一种很安全的检查手段;第二,超声成像不仅可以反映静态的结构,还可以显示肌肉骨骼系统结构的动态功能运动情况,这一点是非常重要的,因为在某些病例,患者有症状,但相应的结构在外观上是正常的,只有异常的功能才反映出病变的存在;第三,超声能取得多种方位的断面图像,并可以进行双侧对比,为诊断提供多方面的信息;第四,超声价格低廉,可多次重复检查,有助于评估病情变化、治疗效果等。

超声也有它的不足,比如在其图像上,一些肌肉骨骼系统结构间的对比欠佳,难以分辨。对某些解剖部位难以探及,它不能观察骨内的情况,并且检查者的经验和技术对其准确性影响较大,是操作人员依赖性技术。

### 一、超声的设备和功能

要利用超声影像正确诊断肌肉骨骼系统疾病,必须能够在复杂的解剖区域鉴别正常和异常的结构,这要求超声的成像设备具有很高的质量,能提供高分辨率的图像。高频线阵实时探头的使用及超高近场分辨率、电子聚焦、宽带高频探头技术的发展,大大提高了超声成像评价肌肉骨骼系统能力。手腕部的细小而表浅的肌腱韧带在非常高的频率下可以被满意地辨别出来,检查四肢的肌腱一般需要 7MHz 以上的探头,而对较大或较深部位的肌肉成像则通常要用较低的频率,如 3.5~5MHz。一般不使用凸阵和弧阵探头,该类探头近场分辨率差,图像窄,特别是声束与扫查结构不垂直,容易引起各向异性伪像,影响诊断结果。

超声彩色和能量多普勒可以敏感显示低速血流,可帮助区分血管结构异常(如假性动脉瘤)和囊性病变、区分病变的囊实性。彩色多普勒还可分析异常结构内的血管分布情况,如肌腱的炎症所引起血供的增加。

另外,宽景成像可以在一幅图像上显示异常区域的整体及病灶与周围结构的关系,便于医师之间的读片与交流,弥补了线阵探头显示范围较窄(通常 <4cm)的不足。

## 二、超声检查在肌肉骨骼系统中的应用

### （一）关节病变

超声可以发现关节腔的积液、滑膜炎、骨侵蚀、软骨改变、关节内游离体等关节病变。超声在炎性关节病（类风湿关节炎、强直性脊柱炎、骨关节炎及痛风性关节炎等）中的应用已成为近年的热点，对炎性关节病的诊断超声可以提供丰富信息；例如在痛风性关节炎中，超声可清晰显示"双轨征"的特异性表现。

在类风湿关节炎中，超声主要表现为关节腔积液、滑膜炎、骨侵蚀、关节软骨破坏、腱鞘炎及肌腱破坏。超声能够清楚显示关节腔的积液，表现为关节腔内的异常无或低回声区，可移动，可压缩，无多普勒信号；滑膜炎则表现为关节腔内低回声区，不可移动，压缩性差，可出现多普勒血流信号（图3-5-1）；且能量或彩色多普勒可对滑膜炎的程度进行分级；而骨侵蚀则表现为在两个垂直切面上出现骨皮质的不连续。关节软骨的破坏超声可见软骨面不规则、变薄，严重时可见软骨回声消失。腱鞘炎表现为在两个垂直平面上观察到腱鞘内低回声或等回声增厚的组织，伴或不伴有液性暗区，可伴有多普勒信号。

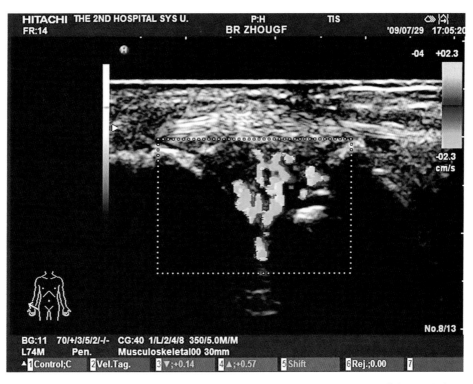

图3-5-1　RA患者腕关节滑膜炎，可见滑膜增厚，呈低回声，CDFI显示滑膜内血流丰富

对于类风湿关节炎，超声可以早期发现关节病变，有助于疾病早期诊断；超声还可以对疾病的活动度及治疗应答进行监测，进行缓解评估。此外，还可以进行超声引导下的穿刺抽液、药物注射。

超声对诊断髋关节发育不良有很重要的作用。幼儿的髋关节不稳在临床较常见，确定是否有脱位对其来说是非常重要的。超声可以显示软骨的情况，故它能较X线片更好地检查尚未骨化的股骨头与髋臼的关系。超声可以在冠状面对髋关节进行静态或动态的扫描，通过在所获得的图像中对髋关节的各部分及它们间的关系进行有关测量，可以较客观地评价髋关节发育情况。

### （二）肌腱韧带病变

超声可以检查肌腱、韧带完整性、连续性及功能情况。超声在诊断肌腱和韧带的病变上有很多优势，它简便迅速，可反复多次检查，通过扫描对侧的肢体以进行对比，并在患者主动或被动运动下实时观察，有时可以提供其他方法无法得到的信息。超声能够容易地检测到肌腱周围的积液、腱鞘组织增厚、肌腱内的回声改变、肌腱纤维组织的连续性等情况；对腱鞘积液、腱鞘炎、肌腱炎、肌腱末端病、肌腱撕裂等进行评估，也可对治疗后或术后情况进行随访观察。但是，做出正确而恰当的诊断需要坚实的解剖知识和细致的动态影像检查。

### （三）软组织肿块

超声可以清晰显示软组织肿块的形态、大小与深度、与周围组织的关系，对区分肿块的囊实性有很高的价值；通过彩色或能量多普勒可以显示病灶的供血情况及与周围血管的关系；超声也经常被用来帮助对软组织肿块进行活检以明确诊断。对囊性病变，还可在超声指引下可以进行穿刺引流或注射药物进行治疗。

### （四）肌肉的病变

超声检查可用于人体大部分肌肉组织结构的显像，对肌肉细微结构有良好分辨率；超声能够显示肌肉的损伤及其合并症、肌肉炎症、肌肉弥漫性病变、肿瘤及瘤样病变。肌肉病变往往是单侧的，并且肌肉是活动的组织，因此，单侧静态扫查不能全面评价肌肉状态。静态、主动或被动运动下进行双侧对比扫查，有时对发现病变非常重要，可以更好地观察肌肉有无撕裂及判断撕裂程度和范围。超声系列的随诊检查对于病变愈合和重复损伤的预后提供很有价值的信息。

### （五）骨病变

正常情况下，声束不能穿透致密坚硬的骨组织，超声仪不能接收到髓腔内的反射信号。当骨质由于炎症、肿瘤等原因被破坏，骨皮质连续性中断，或骨发生膨胀性改变骨皮质变薄时，声束才能穿透病变区的骨皮质，获得髓腔内结构的图像。除骨骼改变外，超声还可以显示骨骼周围继发的软组织病变。彩色多普勒显像可以显示病变区域血管分布特点及血流频谱类型，观察肿瘤与周围血管的关系。

超声也可发现骨折和骨赘，但准确性不如X线片；对轻微骨折的诊断它不如MRI。但超声有时可发现X线阴性的隐匿骨折，如肩袖损伤的患者，超声可以发现肱骨头的Hill Sachs压缩骨折。对于明显的骨折，超声检查可显示骨折的部位，还能评价合并的软组织损伤。超声还可以观察骨折后骨痂形成及检测骨折愈合情况。

超声对于尤因肉瘤等有较大的软组织肿块的骨肿瘤的诊断也有帮助，超声指引下的穿刺活检是明确诊断的最简捷的方法。

### （六）异物的定位

X线片只能显示高密度的异物。对于透射X线的异物，超声检查是有效手段。木质、玻璃异物通常表现为强回声，后方伴声影；金属异物为强回声，伴有明显的彗星尾征。在可能情况下，应最大限度地使用高分辨率探头（7.5~10MHz），超声能显示小至0.5mm×1mm的木质异物。存留时间较长的异物周围可见感染性的低回声晕包绕，有助于异物的识别。利用超声引导直接取出异物可实时监控取异物的全过程，可避免损伤血管、神经等重要器官。

### （七）胎儿期的肌肉骨骼系统疾病

超声已广泛应用于诊断胎儿期的疾病，特别是那些影响肌肉骨骼系统的疾患。它可以早期诊断畸形足（club foot）。该病可以单独发生，但与其他胎儿期异常及染色体疾病合并发生的概率也很高。对畸形足的诊断有利于对其他疾病的发现。另外超声还可以在胎儿期诊断发生于唐氏综合征的股骨异常、羊膜带病变、关节弯曲、矮小综合征等。

### （八）外周神经

随着高分辨力的高频超声探头的出现，大多数主要外周神经能够被超声清晰显示。超声能显示主要外周神经的分布、走行、粗细及其与周围组织的关系；对于各种原因所致的神经卡压综合征、外周神经来源的软组织周围、创伤性神经瘤等可用超声进行评价。超声引导下的外周神经阻滞麻醉是目前外周神经研究的热点。

总之，超声对诊断肌肉骨骼系统疾病有很高的价值，并且超声弹性成像、超声造影等新技术的发展，其在肌肉骨骼系统中的应用有很大的空间。虽然如此，超声的诊断准确性与检查者的经验和技术有很大关系，其提高有赖于与其他影像学表现、临床资料以及手术发现的结合与比较。

# 第六节　核素检查

核素（radionuclide）骨显像是利用放射性核素探测器探测被引入体内并特异性地沉积于骨骼的放射性核素所发射的放射线来形成有关骨骼结构的图像以显示其异常的。

## 一、骨扫描

目前骨扫描常用的显像剂是$^{99m}$Tc标记的亚甲基二磷酸盐（$^{99m}$Tc-MDP），其静脉注射用量一般为

$20 \sim 30$mCi($740 \sim 1110$MBq),对于超重的患者或进行 SPECT 检查时,可适当增加剂量;婴幼儿和儿童患者按 $9 \sim 11$MBq/kg 计算,儿童的最大剂量不超过成人剂量。患者在注射显像剂后 1 小时内大量饮水(约 $500 \sim 1000$ml),多排尿,尤其显像前排尿(不能自主排尿患者,建议注射显像剂前留置导尿管,备导尿),以促进肾脏排出血液内的 $^{99m}$Tc-MDP,清除其在细胞外液内的含量,减少膀胱内放射性,避免其对影像的干扰和减少性腺的放射性辐射。检查时要限制患者身体的活动以免影响影像质量。由于所用的显像剂的剂量很小,一般不会引起不良反应,已报道的副作用有瘙痒、皮疹,一般发生在注药后 $2 \sim 4$ 小时,并可伴有寒战、恶心、呕吐等。一般不需要特别治疗。骨扫描的方案有很多种,要在检查前获得足够的临床信息,根据患者的临床特点选择最有效的检查程序,如果仅进行全身扫描而没有获得临床症状相关部位的精细影像,可能达不到检查的目的。

影响骨扫描结果的因素主要包括局部血流量、骨的无机盐代谢和成骨活动情况,它们与 $^{99m}$Tc 的吸收呈正相关的关系,此外,还与局部交感神经的兴奋程度有关。在骨质疏松早期,由于骨转换增加,骨显像常表现为四肢长骨和中轴骨普遍性放射性摄取增加;如果病变引起严重的疼痛,则失用性骨质疏松可以显著地影响骨对显像剂的吸收,甚至可比成骨修复过程的影响更明显。一些技术性的因素可影响扫描图像的表现,在做分析诊断时要加以考虑,它们包括:所用放射性药物的吸收比例(如骨和软组织的比例),注射药物到成像的时间(骨与软组织的药物吸收比与注射药物到成像的时间间隔成反比),成像的技术参数(特别是准直器与患者的距离),放射性药物的氧化,药剂的外渗等。另外,如果某一区域的细胞外液增加(如腹水、胸腔积液等),则可聚集更多的显像剂,这在恶性积液时尤其明显。注射显像剂 $2 \sim 3$ 小时后的骨扫描正常图像显示大部分显影剂在骨骼,部分在泌尿系统,还有部分在软组织的细胞外液。在骨扫描图像上病变多表现为放射性浓集灶,但偶尔也有表现为放射性稀疏缺损区或"冷"区,如海绵状血管瘤。

骨扫描(包括全身骨扫描和局部骨扫描)的应用范围很广,可用来探查诊断很多骨骼系统的病变并确定其分布情况,包括骨转移瘤、原发骨肿瘤或肿瘤样病变、骨髓炎、关节炎、缺血性坏死、代谢性疾病,运动损伤、植入骨的成活力等。但骨扫描最常用于对转移瘤的检查以及对其治疗效果的监测评估,因为可以扫描全身,而且敏感性很高。有时,骨扫描表现正常,MRI 却发现有骨髓转移(有报道 MRI 检查可使胸腰椎转移瘤的检出率增加 65%),但考虑到价格和检查时间的因素,全身 MRI 检查一般是不可能的,故骨扫描仍是骨转移瘤的首选检查方法(图 3-6-1)。

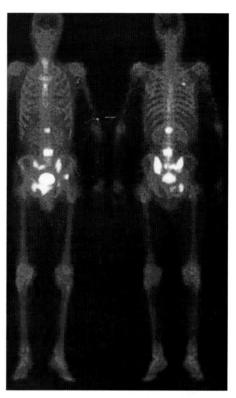

**图 3-6-1 骨转移瘤的骨扫描图像**
全身骨扫描显示肋骨、脊柱和骨盆有多个放射性浓集灶

## 二、三相骨扫描

三相骨扫描是在注射显像剂后先后在三个时相(血流相、血池相和延迟相)采集图像进行分析的方法,它可检查某一特定区域的血流,确定病变是否有高血流灌注,主要用于感染(急性骨髓炎、化脓性关节炎)、冷损伤(冻伤)、反射性交感神经营养不良的诊断。另外,它还可用于评价外伤(如应力性骨折、肌腱炎等)、原发性骨肿瘤、软组织肿瘤(确定邻近的骨是否受累)以及其他与血流异常有关的肌肉骨骼系统病变。

## 三、骨 髓 扫 描

骨髓扫描常用的显像剂是 $^{99m}$Tc-sulfur coloid,其

进入骨髓的比例仅约为 5% ~ 8%。骨髓扫描可检查单核-吞噬细胞系统的功能，并且可以很好地间接显示红骨髓分布的情况。它可以用来帮助诊断引起以下骨髓异常的疾病：骨髓量的异常（如骨髓异常增生）、骨髓的非对称性分布（如骨髓瘤和霍奇金病）、骨髓的缺血或梗死（如镰刀细胞贫血、缺血性坏死等）以及局部骨髓的改变（如转移瘤）。

## 四、单光子发射计算机体层摄影和正电子发射计算机体层摄影

单光子发射计算机体层摄影（single photon emission computed tomography，SPECT）使用体层技术，可避免结构重叠的影响，更好地显示病变的特征，虽然其分辨率相对较低，但其敏感性较常规骨扫描高出约 25% ~ 50%。SPECT 主要用来检查平面图像难以发现的病变，包括髋关节的缺血性坏死（图 3-6-2）、颞下颌关节病变、髌骨病变及其他膝关节结构的紊乱、脊柱转移瘤等。如果对临床高危人群，如有脊背部疼痛或骨扫描结果可疑的恶性肿瘤患者，进行 SPECT 检查，可增加脊柱转移瘤的检出率。

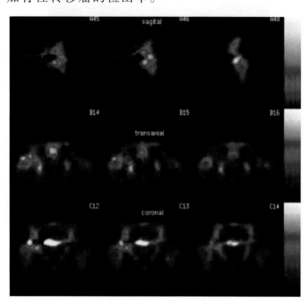

**图 3-6-2　股骨头缺血性坏死的 SPECT 图像**
右髋 SPECT 矢状、横断及冠状图像清晰显示股骨头缺血性坏死特征性的"炸面圈"征

随着计算机技术的进步，借助于计算机软件实现了 CT 图像与 SPECT 图像的融合，尤其是 SPECT/螺旋 CT 仪的临床使用实现了同机图像融合，其 CT 的空间分辨率更高、扫描速度更快的优势使其不仅实现对病变的精确解剖定位，同时还可以获得病变部位的诊断 CT 图像，实现了核医学图像与 CT 图像信息的优势互补，实现了各自单独检查都无法实现的功能，实现了首先借助骨显像高敏感性的优势来筛查病灶，然后针对性地采集病灶部位的 SPECT 和 CT 图像，既保证了 CT 扫描可以获得最有价值的诊断信息，又通过 SPECT 图像可以反映病灶的血流及矿物质代谢异常的程度和范围，有助临床获得更加全面的诊断信息，明显提高了诊断的敏感性和特异性。

正电子发射型计算机断层显像（positron emission tomography，PET）是目前唯一用解剖形态方式进行功能、代谢和受体显像的技术，它可以从分子水平上无创伤地、动态地、定量地观察药物或代谢物质进入人体的生理、生化变化，基于它可显示生物物质相应生物活动的空间分布、数量及其时间变化，故称之为生化显像或分子显像（molecular imaging），其应用使得核医学迈入分子核医学的新纪元。$^{18}$F-FDG 是当前临床 PET 检查最常用的显像剂，其生物学特性与葡萄糖相似，可被细胞摄取、磷酸化，但不能进一步代谢而滞留于细胞线粒体内。恶性肿瘤糖代谢异常增高，对 $^{18}$F-FDG 的摄取和浓聚高于正常组织数倍甚至数十倍，PET 检查时表现为局部异常浓聚（图 3-6-3）。借助生理数学模型和参数对局部放射性进行换算，可以获得局部组织葡萄糖代谢的定量功能图像，更加清晰地显示和定位葡萄糖代谢增高的肿瘤病灶。PET 对骨和软组织肿瘤的良恶性鉴别、病变部位的定位、恶性度评价、疗效判断、肿瘤复发的判断、骨转移肿瘤的探测具有较好的诊断价值。

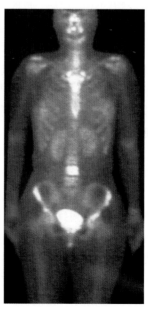

**图 3-6-3　全身 PET**
$L_4$ 椎体转移瘤，PET 显示 $L_4$ 椎体代谢活跃

PET 图像的评价主要包括定性分析和定量分析。绝大多数骨肿瘤表现为放射性核素浓聚区。肿瘤合并坏死时常表现为放射性摄取不均匀,中心区放射性低而周围放射性高。长条形 FDG 代谢增高区很可能与肌肉活动或血管有关。10 岁以内儿童的骨骺区葡萄糖代谢可增高。静脉瓣部位亦可产生放射性聚集。化疗后由于造血骨髓刺激可以使得相应部位骨髓放射性增高。定量分析主要包括瘤/本底比值(TBR)、标准摄取比值(SUV)、葡萄糖代谢率(MRGlu)等。TBR 是在横断面图像上,利用 ROI 技术计算病灶中心区与对侧肢体相应部位的放射性比值而得,Schulte 等提出 TBR>3.0 作为恶性病变的判断指标。SUV 是目前较常用的定量指标,对骨和软组织恶性病变的诊断阈值为 1.6～2.0 不等,是良恶性肿瘤鉴别、恶性程度分级及疗效检测的较为实用的指标。MRGlu 能较精确地反映肿瘤组织的糖代谢水平,从而更准确地鉴别良恶性病变和评价肿瘤的生物学行为,但目前临床研究结果颇不一致,尚未被接受为临床常用指标。

$^{18}$F-NaF 是一种有前途的骨骼 PET 显像剂,$^{18}$F-NaF 骨骼影像与$^{99m}$Tc-MDP 骨骼影像相似,但骨骼对其摄取率很高,接近 70%,6 小时内由尿液排出量约 25%,一般在注射显像剂后 1 小时即可采集图像。因骨与软组织比值很高,加之图像分辨率较高,$^{18}$F-NaF 骨骼影像更为清晰,可获得全身的立体三维图像以及横断面、矢状面和冠状面影像,对判定患者病情具有更多的优势。

SPECT 和 PET 都提供反映放射性药物分布的体层影像,后者可进行衰减校正并且定量化,而前者要做到这两点则比较困难而且通常都不很准确。另外,两者所用的放射性元素和放射性药物不同,故对二者图像的分析也不同。PET 的分辨率和敏感性都比 SPECT 高。SPECT 的扫描器相对于 PET 要小巧、简单并且价格低廉。其所用的放射性药物也较 PET 便宜并且辐射性较小。

# 第七节 关 节 造 影

## 一、X 线关节造影

关节造影(arthrography)是将造影剂注入关节腔内的检查方法,可以用来观察关节内部的结构的情况。关节造影既可用阳性造影剂(如有机碘水溶液)也可用阴性造影剂(如空气或氧气),还可两者并用——双重造影。它可以用来检查常规 X 线检查发现不了的关节韧带、肌腱、软骨和滑膜的早期变化。韧带和肌腱的撕裂或破坏、关节囊的炎症粘连、及软骨的变化都可以很容易地通过关节造影被检查出来。它还可以用于检查滑膜的病变如色素沉着绒毛结节性滑膜炎、滑膜骨软骨瘤病、滑膜囊肿以及关节内的游离体等。

关节造影最常用于髋关节、膝关节和肩关节。在髋关节,关节造影对不可复的非稳定性先天性髋关节脱位的诊断有很大价值,它可显示股骨头和髋臼窝间存在的软组织。另外也可用来评估新生儿期的脓毒性髋关节炎,检查髋关节囊的病变、关节内游离体以及圆韧带的情况等。在膝关节,关节造影可以用来诊断膝关节半月板和交叉韧带的病变,低密度的游离体有时也可在关节造影中被发现。在肩关节,关节造影可以用来检查肩袖的撕裂以及肱二头肌腱长头的病变,但这一检查可能会引起肩部明显的疼痛,并持续一两天。另外关节造影偶尔也可用于踝关节、肘关节、腕关节和颞下颌关节。

传统关节造影技术已经很少运用,现在已经基本被 CT 关节造影或 MRI 关节造影所取代,但是其关节注射方法仍然适用于现在的 CT 或 MRI 关节造影。

## 二、CT 关节造影

CT 关节造影主要通过向关节内注射含碘对比剂或气体等扩张关节,增加关节内结构的 X 线密度人工对比以更好的显示正常结构与病变,检查方法与 X 线关节造影相似,但是由于 CT 各向同性扫描的容积成像,能够进任意方向重建,能清晰显示关节结构,对软骨病变及韧带结构等异常有良好的显示,现在运用越来越多,主要运用于对 MRI 关节造影有禁忌证者,对 CT 碘对比剂过敏者,禁忌进行碘对比剂 CT 关节造影。

## 三、MR 关节造影

MR 关节造影包括直接 MR 关节造影和间接 MR 关节造影。

## （一）直接 MRI 关节造影

直接 MRI 关节造影（MRI arthrography）主要通过向关节内注射造影剂扩张关节，人为创造关节内积液的造影效果（图 3-7-1～图 3-7-3），可很好地显示关节内的正常和异常结构，能较准确地评价，关节软骨和盂唇病变、肩袖撕裂及关节术后的影像评价。目前常用的造影剂是钆的螯合物如钆喷酸葡胺（ga-dopentetate dimeglumine，马根维显）。在进行造影之前应先将原有关节内的积液抽净，并且在注射造影剂时要避免注射进空气。虽然现在国外的部分医院可在 MRI 指引下行关节穿刺，但大多数医生还是在 X 线透视指引下放置穿刺针。为证明穿刺是否成功可向关节内注射少量的碘造影剂，但最多不要超过

2ml，因为碘造影剂对 $T_1$ 和 $T_2$ 弛豫时间有影响，且剂量越多影响越大。一般认为钆喷酸葡胺用于关节造影的最适浓度为 2.5mmol/L（0.1ml 的钆喷酸葡胺加入 20ml 的生理盐水中，1∶200 的比例稀释）。注射造影剂要直到有轻微的阻滞感时为止。注射造影剂后关节要进行适度的活动。造影的照片一般要在穿刺后 45 分钟内获得，包括 2～3 个相互垂直平面的 $T_1$ 加权像，且其中至少一个平面上的图像采集应使用脂肪抑制技术以减少关节周围脂肪信号的影响，增加检查造影剂外渗的敏感性。其他的成像序列也可根据需要适当采用。另外，线圈要放置得当以防止信号丢失，避免不均匀的脂肪抑制。

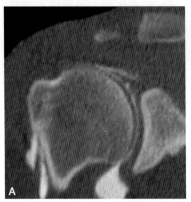
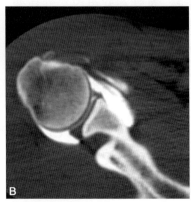

**图 3-7-1　CT 肩关节造影检查**
A. 显示上盂唇撕裂；B. 显示前下盂唇退变，关节囊撕裂

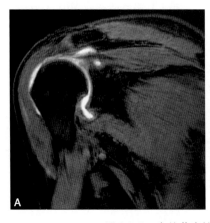
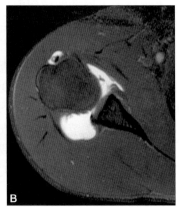

**图 3-7-2　肩关节直接 MRI 关节造影**
A. 显示冈上肌腱断裂，对比剂进入肩峰下滑囊；B. 显示前下盂唇撕裂，盂肱前下韧带撕裂

## （二）间接 MRI 关节造影

间接 MRI 关节造影（图 3-7-4）是将钆对比剂通过静脉注射，30～60 分钟后待对比剂弥散进入关节时再次进行磁共振成像，被动或主动运动关节能促进对比剂弥散进入关节内。其成像的效果取决于关节内滑液量的多少、关节滑膜的血供

及关节腔压力等，间接 MRI 关节造影是一种无创的检查方法，不需要关节穿刺，但是关节腔没有得到扩张，另外对于关节内积液较多者因关节腔压力较大，对比剂摄取会减少或延迟而导致显影不佳。

MRI 关节造影是用于检查关节疾病的一种很有

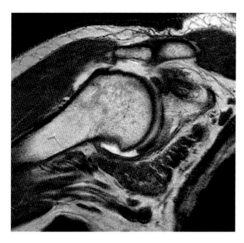

**图 3-7-3　肩关节直接 MRI 关节造影的外旋外展位扫描显示冈上肌腱断裂、回缩**

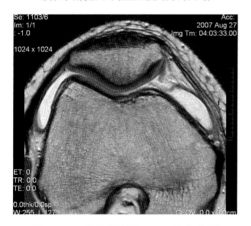

**图 3-7-4　膝关节间接 MRI 关节造影**
关节内液体因对比剂渗入呈高信号，能清晰显示关节软骨结构

效的影像技术，在诊断关节内结构的部分和全部撕裂、制定关节手术方案、评估关节手术后的情况等方面作用尤为突出。MRI 关节造影的缺点在于它是一种有创的检查，但一般这一检查所造成的创伤是很小的。另外虽然患者会受到射线的照射，但相对于常规关节造影，剂量要小很多，因为 MRI 关节造影不需要拍 X 线片。如 MRI 关节造影不能明确诊断，患者往往需要进行关节镜检查，但随着 MRI 技术的不断发展，这种情况会越来越少。

MRI 关节造影能帮助临床医生决定哪些患者需要手术治疗，哪些可进行保守治疗。这对于专业运动员来说尤为重要。通过帮助确定手术部位明确病变范围，MRI 关节造影可帮助制定手术方案。MRI 关节造影诊断关节疾病的准确率是很高的，尤其是对膝关节和肩关节，但 MRI 关节造影中有些问题还有待解决，如当肩袖撕裂发生在肌腱的滑囊侧往往难以诊断；对于一些关节腔较小的关节如腕掌关节，难以使其充分扩张，MRI 关节造影的作用也就有限。如果仅仅在腕部的一个腔隙内注射造影剂，单向的腕骨韧带撕裂可能会被漏诊。另外，其他造影剂的开发和应用也需进行。

MRI 关节造影的禁忌证：心脏起搏器植入者或机内金属植入物不适宜进行 MRI 检查者；凝血功能障碍；全身感染；对比剂过敏及幽闭恐惧者。

# 第八节　骨关节与软组织活检及治疗

骨关节与软组织的活检包括穿刺活检、切开活检、切除活检及冰冻活检。骨关节与软组织活检术是一种微创的检查技术，特别是在影像学介导下的活检术，由于有影像学的引导，能够对较细小的病变、位置较深的病变进行活检，避开重要的组织结构，大大地提高活检的成功率并减少活检的并发症，同时能在局部进行精确定位治疗。

骨关节和软组织病变活检根据活检针不同，分成细针抽吸活检和组织切割针活检。细针抽吸活检，简称针吸活检，主要用于进行细胞学诊断和获取细菌学资料。针吸活检针头小，对周围组织损伤风险小，但是由于取材少，主要用来采集细胞标本，诊断的准确率很大程度上取决于细胞学诊断医师或病理科医师

的经验。切割活检是目前运用较多的活检方法，采用的活检切割针一般具有外鞘和一个内在的切割针组成，由于取得的标本为组织条，病理诊断的成功率相对较高。骨关节和软组织病变穿刺用具的选择取决于病灶的位置、与其相重叠的骨的完整性以及对用于细胞学或组织学检查的标本的要求。大多数用于活检的穿刺针都有一个探针或套管针。18 到 23 号的薄壁穿刺针足够用于获取用于细胞学检查的标本。切割针可以获得用于组织学检查的标本。当病变已穿破骨皮质时，从病灶的骨外部分就比较容易获取标本，但如果病灶全部都位于骨内时则需穿透骨皮质取样，这要用骨钻等器械。另外，电动装置也已被用来获取溶骨性或成骨性病变的标本。

## 一、穿刺活检在肌肉骨骼系统中的应用价值

切开活检和穿刺活检都可获取骨骼系统疾病的组织标本以进行组织病理学诊断,但相对于前者,针吸活检有很多优点。其方法简单、省时、经济,有关治疗可以随即展开而不必等待切口的愈合。其对正常组织以及肿瘤组织的损伤都是很小的,可以减少肿瘤播散的可能,危险性较切开活检低,且其失败并不影响切开活检的进行。切除活检及冰冻活检一般由外科医生在手术室内进行。

在骨骼系统中穿刺活检适应证:①对恶性骨软组织病变,需要明确诊断,明确病变类型及分化程度,才能确定治疗方案,一般恶性病变进行化疗、截肢前需要有明确的病理学诊断才能进行;②用来证实转移瘤的存在。虽然单凭临床和影像学诊断有时可以比较有把握地诊断骨转移瘤,但在以下情况时需要进行组织学检查:有明显的骨转移瘤,但与疾病的临床分期不符;在有发生转移瘤危险的患者的骨扫描、CT 或MRI 检查中有无法解释的异常发现;③有转移瘤的非特征性表现,如在前列腺癌的患者发现溶骨性的病灶;④需要获得组织标本以分析肿瘤的细胞学和遗传学特征;⑤检查已接受治疗的肿瘤中是否尚有存活的组织;⑥鉴别原发和继发骨软组织肿瘤,寻找骨转移瘤的原发病灶。目前大多数的原发性骨肿瘤或瘤样病变都在治疗前接受穿刺活检。针吸活检对于诊断炎性病变包括骨髓炎也很有价值,能确定明确的炎症诊断并取得细菌学资料指导治疗。另外,对于嗜酸性肉芽肿和单纯性骨囊肿,针吸活检还可与病变内注射甲泼尼龙联合进行,也可以在影像学引导下对骨关节和软组织病变进行射频消融。

## 二、穿刺活检的方法

在骨骼系统,穿刺活检没有绝对禁忌证。一个相对禁忌证是无法治愈的出血体质。影像学介导下的活检一般采用穿刺活检术,影像介导方法包括超声成像、X 线透视(包括 DSA)、超声成像、CT 检查、MRI 检查。X 线透视能够实时成像进行定位是经济、简便、体位灵活的方法,也是骨科手术中最常用的定位方法,但是对小病变或病变解剖位置较复杂部位不能精确定位。超声成像在软组织病变的活检定位中广泛运用,无辐射损伤,简便、灵活,能实时显示病变与周围血管关系,主要是运用于软组织内病变的定位,但是对骨骼内部病变、有骨骼或气体阻挡不能显示的软组织病变,深部病变超声不能良好地显示的病变,超声引导下活检受到限制。CT 检查是最常用的骨骼软组织病变的影像学介导手段(图 3-8-1),具有良好的密度分辨率,能清晰显示细小病变及深部病变,根据病变的特点及位置能灵活选择入路,避开病变周围大血管,能清晰显示骨骼及内部情况。但是 CT 引导方法也有一些的缺陷,具有辐射损伤,对于骨髓腔内浸润病变的显示不如 MRI,但是可以根据 MRI 和 CT 的相互对照,在对应的位置进行活检。MRI 具有良好的软组织分辨率,无辐射,是优良的骨骼和软组织成像技术,也可以作为影像学介导手段,但是需要一些与 MRI 相容的设备,如检测设备及活检手术器械,这些限制了这种技术的运用,但是由于 MRI 的软组织分辨率高,能显示冷冻、射频等治疗后病变的坏死范围,直接术中无创评估。核素骨扫描可以帮助发现并定位其他影像学方法难以明确显示的多发病灶。

进行穿刺活检必须仔细考虑病变与邻近结构的解剖关系,避免损伤血管、神经和内脏器官。沿着病灶的长轴插入穿刺针可以尽可能多地获得组织标本,这在扁骨或比较薄的骨结构尤其重要,因在这些部位垂直进针容易损伤到在其下面的结构。另外,一般选择自皮肤至病灶最短的路径来进针并且要平行于 X 线束的轴线方向。在成人穿刺活检通常只需要沿穿刺路径的局部麻醉和轻度镇静,儿童则几乎都需要进行全身麻醉。

对于取材部位也有一定要求,一般在肿瘤性病变,未受累或轻微受累的皮质骨以及富含肿瘤骨或反应性新骨的区域内细胞成分都不多,诊断价值也不高。同样,对于有结晶成分形成的病变,也应从不致密的区域选取标本。

## 三、穿刺活检的并发症

在骨骼系统,穿刺活检所引起的并发症很少。穿刺过程中的疼痛是最常见的副作用,这常常是由于局麻不充分引起的。另外,在尚未被完全破坏的椎管内的操作以及穿刺引起的椎管内压的变化也可引起严重的疼痛。穿刺导致邻近结构的损伤,可引起出血、气胸、神经损害以及截瘫等,后两者属于最严重的并发症。另外穿刺脊柱结核后形成结

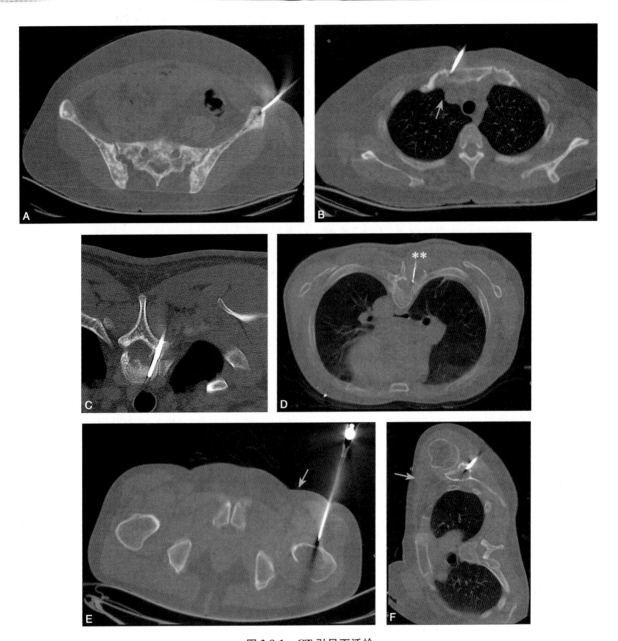

**图 3-8-1 CT 引导下活检**
图 A～F 为不同部位病变 CT 引导下活检术图像,CT 能清晰显示骨关节病变,精确定位、
指导治疗(箭头指示为大血管;＊为病变在 CT 引导下进行射频消融术)

核性窦道也有报道。肿瘤组织沿穿刺路径侵袭播散的情况很少见。

总之,骨骼系统疾病的穿刺活检是一种简单、准确、经济并且非常有价值的诊断方法。它可在门诊进行,很少引起并发症。其所获得的标本可以用来对骨骼系统病变进行组织学、电子显微镜、细胞学、免疫细胞化学、细胞遗传学或者细菌学等的分析检查。

## 第九节　骨密度测定

骨密度测定是利用仪器在体外对人体骨骼中的矿物质含量进行测量和定量分析的方法。骨质疏松会使骨的脆性增加,容易导致骨折,严重影响人们的健康和生活质量。随着对这一疾病严重性的认识越来越深刻,很多测量骨密度(BMD)的技术已被开发和应用到临床来诊断这一疾病,评估骨折的危险性。这里对它们做一简要介绍。

## 一、双能 X 线吸收测量法

在测量骨密度的方法中双能 X 线吸收测量法（dual X-ray energy absorptiometry，DXA）是应用最广泛的一种。它的优点是准确性高，扫描时间短，辐射剂量小，标度稳定。DXA 可以用来扫描脊柱和髋关节。它们被认为是骨密度测量中最重要的两个部位，因为这两处的骨折在骨质疏松患者中很常见，并可严重影响患者的生活质量，诱发其他一些疾病，甚至导致患者死亡。有学者认为脊柱最适宜进行骨密度测量，因为椎体的骨质代谢活跃，对年龄、疾病和治疗引起的变化很敏感。但脊柱骨密度测量也有它的缺点，因为脊柱的退行性变常常会导致测量值的偏差。这对 70 岁以上的患者尤为明显。另外一些学者更推崇髋部的骨密度测量，因为该处的骨折在临床上是最为重要的。在学术界内，一个逐渐得到多数人同意的看法是全股骨的骨密度测量可以作为诊断骨质疏松的金标准。在实际工作中，当使用 DXA 的方法来测量骨密度时，脊柱和髋部一般都可被用作检测部位。

DXA 需测量 2 种不同光能水平的 X 线穿透机体的情况。由于衰减系数与原子序数和光能有关，对两种不同能量水平下的穿透系数的测量可以推断出两种不同组织——骨组织和软组织在某一区域内的密度。患者接受 DXA 检查时所受到的射线辐射剂量是很小的，与人们日常受到的背景辐射差不多。DXA 的准确性受到软组织成分变化的影响。脂肪组织的衰减系数与其他组织不同。X 线穿透路径上软组织成分与邻近参照区域的不同可导致骨密度测量的错误。

## 二、定 量 CT

与 DXA 相比，定量 CT（quantitative CT，QCT）的优点是能测量三维体积内的骨密度，但其设备费用较昂贵。它常常被用于检查脊椎椎体的情况，可敏感地反映由于疾病和年龄增加所引起的椎体松质骨的变化。一般的 CT 扫描机都可进行 QCT 检查，如果检查方法正确，进行 QCT 扫描时患者所接受的射线剂量远小于常规 CT 扫描。当 QCT 检查的误差主要源于骨髓成分的差异时一般使用单一的能量设置。QCT 也可进行双能扫描，这可增加准确性，但会减少精度，并且患者受到的辐射剂量较高。

## 三、外周骨双能 X 线吸收法、外周骨定量 CT、X 线片吸收测量法

虽然用于检测脊柱和髋部骨密度的 DXA 法已被广泛普及，但因为骨质疏松是一种常见病，属于初级保健范围，而 DXA 测量方法一般只有在大医院才能进行，所以有必要发展一些相对简单的方法。用来评价外周骨骼的装置的开发也因而一直在进行。其理论依据在于骨质疏松是一种系统性的疾病，并非仅累及中轴骨，外周骨也会受累。最早的外周骨骨密度测量计是前臂的扫描器，它采用的是基于 $^{125}$I 放射性核素源的 SPA 技术（单光子吸收测量法）。随着近年来技术的进步，放射性核素源已被低能 X 线球管所取代，并且采用 DXA 的原理来进行桡骨远端和跟骨的扫描以进行骨密度测量。pDXA 系统的优点包括设备体积较小，射线剂量少而且费用较低。pQCT 系统也可有效地用于前臂的检测，它的优点是可以分辨桡骨远端的骨小梁和皮质骨并且可以测量体积密度。RA 是一种多年前开发出来的用于评估手部骨密度的技术，其优点是可以利用常规 X 线设备来进行检查，因而容易普及。其所得到的 X 线图像被传到计算机上后经特殊的软件处理可测量手指的骨密度。

虽然上述外周骨 X 线吸收测量法都有设备较轻巧，便于移动，适于初级普查的优点，但研究表明，与脊柱和髋部骨密度测量法相比，它们预测脊柱和髋部骨折的能力较低。另外，骨质疏松的治疗措施所引起的前臂骨密度测量值的变化较小，故相比起来脊柱的骨密度测量更适合于监测治疗反应。

## 四、定 量 超 声

定量超声（QUS）也是用于测量外周骨 BMD 的一种技术，主要用于跟骨、指骨、胫骨和距骨等外周骨的测量，大多数把足跟作为检查部位。这是因为跟骨在相对较平整的表面间包含有大量的骨小梁，容易进行传导性测量。超声脉冲穿过骨时被骨小梁吸收和散射因而强烈衰减，衰减程度随着频率的增加而呈线性增长。二者间关系的斜率被称为宽带超声衰减（BUA）。骨质疏松患者跟骨的骨小梁稀少，所引起的信号衰减减少，故其 BUA 降低。除了 BUA 外，多数 QUS 系统还测量超声波在足跟部的传播速度（SOS）——用声频传感器间的距离除以传播时

间。骨质疏松患者的 SOS 值减低,这是因为随着骨内矿物质的减少骨的弹性系数降低。QUS 参数 SOS 主要与跟骨松质骨骨密度有显著相关性,而 BUA 与跟骨弹性模量或骨强度之间有较强的相关性。以这两个超声参数作为基础,还可以计算出其他的超声参数,通过这些参数可以在人群中筛选出骨量较低的具有高危骨折风险的患者,用以评估其骨质状况,从而更好地指导临床治疗。

QUS 的优点是它无创伤无辐射,其设备相对较便宜,操作方便,有的还是便携式的,已经成为骨质疏松筛查的一个重要手段。但 QUS 仪器多样,且超声测量的精确性等质控因素尚不稳定,目前,QUS 诊断骨质疏松的精确性和截断值尚未达到共识。

## 五、骨密度测量值的意义

不同部位骨密度测量结果的相关性并不大,在一个部位得到的测量值并不能准确地预测其他部位的情况,而且不论选择什么样的阈值作为开始治疗的根据,测量的部位不同,被认为需要接受治疗的患者也会不同。有研究显示髋部的 BMD 测量对预测髋部的骨折是非常有效的,但是脊柱和桡骨的 BMD 测量值预测各自相应部位骨折的准确性则较低。

发生骨折和不发生骨折患者的 BMD 测量值有很大范围的重叠,任何测量 BMD 的方法都没有能区分二者的绝对值。BMD 可以预测某种人群发生骨折的危险性高于平均的危险性,但对具体的个人来讲,骨折的发生是多因素作用的结果,骨密度只是其中之一,骨密度的减低并不意味着骨折一定会发生。

(梁碧玲　钟文景　刘生　张朝晖　孟悛非)

## 参 考 文 献

1. Bourillon C,Rahmouni A,Lin C,et al. Intravoxel incoherent motion diffusion-weighted Imaging of multiple myeloma lesions:correlation with whole-body dynamic contrast agent-enhanced MR imaging. Radiology,2015,277(3):773-783

2. Herrmann K,Queiroz M,Huellner MW,et al. Diagnostic performance of FDG-PET/MRI and WB-DW-MRI in the evaluation of lymphoma:a prospective comparison to standard FDG-PET/CT. BMC Cancer,2015,15:1002

3. ParK SY,Lee IS,Park SK,et al. Comparison of three-dimen-

sional isotropic and conventional MR arthrography with respect to the diagnosis of rotator cuff and labral lesions:focus on isotropic fat-suppressed proton density and VIBE sequences. Clin Radiol,2014,69(4):173-182

4. Littooij AS,Kwee TC,Barber I,et al. Whole-body MRI for initial staging of paediatric lymphoma:prospective comparison to an FDG-PET/CT-based reference standard. Eur Radiol,2014,24(5):1153-1165

5. Baur-Melnyk A,Buhmann S C,Schoenberg S,et al. Whole-body MRI versus whole-body MDCT for staging of multiple myeloma. AJR,2008,190(4):1097-1104

6. Dietrich O,Biffar A,Reiser MF,et al. Diffusion-weighted imaging of bone marrow. Semin Musculosklet Radiol,2009,13(2):134-144

7. Takahara T,Imai Y,Yamashita T,et al. Diffusion weighted whole body imaging with background body signal suppression(DWIBS):Technical improvement using free breathing,STIR and high resolution 3D display. Radiation Medicine,2004,22(4),275-282

8. El Maghraoui A,Morjane F,Mounach A,et al. Performance of calcaneus quantitative ultrasound and dual-energy X-ray absorptiometry in the discrimination of prevalent asymptomatic osteoporotic fractures in postmenopausal women. . Rheumatol Int,2009,29(5):551-556

9. Le Bihan D. Intravoxel Incoherent Motion Perfusion MR Imaging:A Wake-Up Call. Radiology,2008,249(3):748-752

10. Wakefield RJ,Balint PV,Szkudlarek M,et al. Musculoskeletal ultrasound including definitions for ultrasonographic pathology. J Rheumatol,2005;32:2485-2487

11. 王丽远,吴远,王桂侠. 骨密度定量超声与双能 X 线检测比较. 中国老年杂志,2014,34(24):7146-7148

12. 张伟,薛鹏,尹所,等. 全身弥散加权成像诊断肿瘤骨转移的应用探讨. 中国 CT 和 MRI 杂志,2013,11(2):91-93

13. 闫明勤,王嵩,张世界,等. 全身磁共振扩散加权成像正常表现及不同背景抑制方法比较. 中国医学计算机成像杂志,2012,18(1):76-78

14. 王云钊,梁碧玲. 中华影像医学:骨肌系统卷. 第 2 版. 北京:人民卫生出版社,2012

15. 殷玉明,潘诗农. MR 关节造影的临床应用. 中华放射学杂志,2012,46(3):197-202

16. 王杰,倪朝民. 跟骨定量超声评估骨质状况的研究现状. 安徽医学,2012,33(5):624-626

17. 康厚艺,张伟国,金榕兵,等. 肿瘤 MR 全身弥散加权成像与 PET 成像初步对比. 中国医学影像技术,2010,26(4):748-751

18. 王云钊,屈辉,孟悛非,等. 骨关节影像学. 第 2 版. 北京:科学出版社,2010

19. Rosenberg ZS,Beltran J,Bencardino JT. MR imaging of the

ankle and foot. RadioGraphics,2000,20:S153-S179

20. 王金锐,刘吉斌. 肌肉骨骼系统超声影像学. 北京:科学技术文献出版社,2007

21. 郭瑞军. 肌肉骨骼系统超声学. 北京:人民卫生出版社,2008

22. 邓军,梁碧玲,等:前交叉韧带损伤的3D MRI诊断价值. 中国医学影像技术,2008,24(6):814-817

23. 宋玲玲,梁碧玲. 关节软骨MR成像技术的研究现状. 国际医学放射学杂志,2008,31(2):133-136

24. 宋玲玲,梁碧玲,沈君,等. MR T2图评价膝关节软骨的初步探讨. 中华放射学杂志,2008,42(3):231-235

25. Resnick D. Bone and Joint Imaging. 2nd ed. Philadelphia:WB Saunders Co,1996

26. 梁碧玲,高明勇,陈健宇. 臂丛神经磁共振成像检查技术改良及正常表现. 中山医科大学学报,1998,19(4):313-315

27. 宋玲玲,梁碧玲,钟镜联,等. 软骨延迟增强磁共振成像诊断膝关节软骨早期退行性变. 中国医学影像技术,2009,25(6):1078-1080

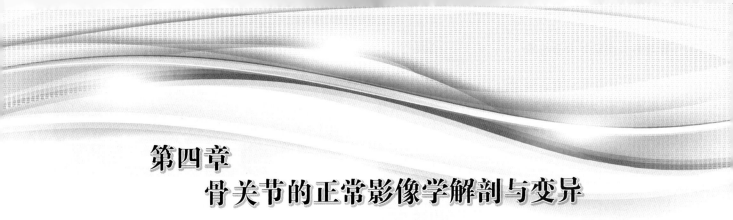

# 第四章
# 骨关节的正常影像学解剖与变异

## 第一节 骨关节正常影像表现

### 一、正常 X 线表现

#### (一) 四肢骨关节的正常 X 线表现

骨和关节的 X 线表现有其共性,现将主要组成分述如下:

1. 成人管状骨的 X 线解剖 成人管状骨可分为骨干和骨端(图4-1-1)。

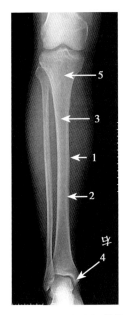

**图 4-1-1 正常成人长管状骨**
1. 骨干;2. 骨皮质;3. 骨髓腔;4. 骨端;5. 松质骨

(1)骨干:①骨膜:正常骨膜和骨周围的软组织密度相同,在 X 线片上不显影。②骨皮质:骨皮质为密质骨,密度均匀致密,在骨干中段最厚,向两端逐渐变薄。骨皮质内缘与骨松质连续,外缘光整,在肌腱韧带附着处可出现隆起或凹凸不平,如桡骨的二头肌粗隆和胫腓、尺桡骨间的骨间膜附着处的骨间

嵴。骨的滋养动脉穿过骨皮质时形成一条纤细的隧道,在 X 线片上可因投照位置不同而显示为圆形、卵圆形或细条状低密度影,勿将后者误为骨折线。较大的管状骨的滋养血管的走行方向(由骨外向骨内),在上肢均朝向肘关节,在下肢均背离膝关节。③骨松质:其影像由骨小梁构成,在 X 线片上显示为网络样骨纹理。骨小梁的排列、粗细和数量因人和部位而异;其排列方向与负重、肌肉张力及特殊功能有关。在压力作用下,一部分骨小梁排列与压力方向一致,称压力曲线;另一部分与张力方向一致,称张力曲线。在股骨近端和跟骨的 X 线片上可清楚见到这种不同方向的骨小梁。单位面积上骨小梁的数量及其粗细可因年龄、血液供应障碍、新陈代谢异常及内分泌疾病等而改变。④骨髓腔:骨内无骨小梁占据的充满红、黄骨髓的空间(包括小梁间隙)为骨髓腔。在骨干中段可几乎无骨小梁,完全为骨髓所充填,因而表现为密度较低的中空管状。

有几种情况虽非正常解剖所必见,但常可遇到,并无临床意义,不可误为病变:①致密骨岛(bone island)(图4-1-2):是一种松质骨内局限性骨质生长变异,在 2013 年 WHO 骨肿瘤分类第四版中又称为内生骨瘤,表现为一边缘清楚的圆形或卵圆形致密影,直径约数毫米,有时可见清楚的骨纹,位于正常的骨松质内,多见于腕、足和骨盆;②软骨岛:是松质骨内未能转化为骨质的遗留软骨团块,X 线表现为小圆形透光区,边界清楚且常绕以硬化环,常见于股骨头或颈部。当软骨岛钙化时,则呈圆形高密度影,与骨岛相似但无骨纹结构;③生长障碍线(图4-1-3):在相当于干骺区的部位,有时可见一或数条横行致密线,为长骨在纵径生长过程中受到一时障碍,骨小梁不能被正常地改建而留下的痕迹;④骨骺瘢痕:在

相当于儿童期骺板软骨的部位，可见一条细的致密线横贯骨干，为干骺愈合的痕迹，能在干骺愈合后数年内见到，也可终生存在。

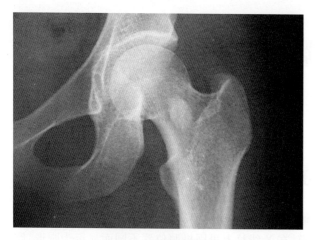

**图 4-1-2　股骨颈骨岛**
股骨颈松质骨内椭圆形致密骨岛

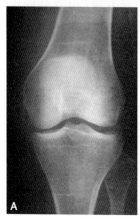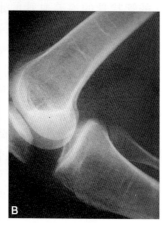

**图 4-1-3　生长障碍线（A、B）**
股骨远端和胫骨近端可见数条横行致密线

（2）骨端：成年骨两端较膨大的部分。该部骨皮质一般较菲薄且多光滑锐利，并能见到较清楚的骨小梁。

2. 关节的 X 线解剖　活动关节在 X 线片上可见关节间隙、骨性关节面、关节囊、韧带和关节内外脂肪层（图 4-1-4）。

（1）关节间隙（joint space）：为两个骨端的骨性关节面之间的透亮间隙，是关节软骨、关节盘和关节腔这些软组织密度结构的投影。当关节软骨和关节盘钙化时，可在 X 线片上显示。

（2）骨性关节面（bony articular surface）：关节骨端的表面是关节软骨，X 线所见的关节面实际上是关节软骨深层的菲薄钙化带和其下的薄层致密质，可称为骨性关节面。X 线片上表现为边缘锐利光滑的线样致密影，通常凹侧骨性关节面较凸侧厚。

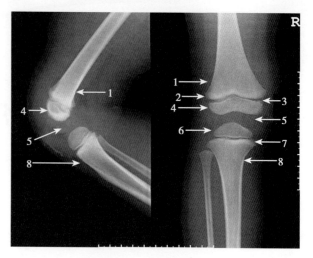

**图 4-1-4　儿童膝关节解剖**
1. 股骨远端干骺端；2. 股骨远端临时钙化带；3. 骺板；4. 骨骺；5. 关节间隙；6. 胫骨近端骨骺；7. 胫骨近端临时钙化带；8. 胫骨近端干骺端

（3）关节囊（joint capsule）：由于其密度与周围软组织相同，一般 X 线片上不能显示，有时在关节囊外脂肪层的衬托下或当关节肿胀时可见其边缘。

（4）韧带（ligament）：某些大关节，如膝、髋和踝关节周围的韧带，可在脂肪组织的对比下被显示，如髌韧带。其他关节的韧带，除非发生钙化，一般不能显示。

（5）关节内外脂肪层：关节内脂肪在关节囊内外层之间，见于大关节，如肘关节囊前后两个脂肪垫及膝关节的髌下脂肪垫。关节外脂肪层位于关节囊和周围肌肉之间，层次清楚。这些脂肪层可衬托出关节囊的轮廓。

3. 儿童骨关节的 X 线解剖特点　儿童期的骨处在发育阶段，在 X 线解剖上与成人骨有所不同（图 4-1-4）。

（1）骨骺：位于长骨骨端或某些突出部位如股骨大粗隆和肱骨大结节，除股骨远端骨骺在出生时已有骨化中心形成外，其他骨骺随着年龄的增长逐渐骨化。骨骺内的骨化中心称二次骨化中心，初期为一个或多个小点状骨化影，逐渐增大形成骨松质，其边缘由不规则渐变为光整，最后与骨干愈合。若为多个骨化中心，则先彼此融合然后再与骨干愈合。

（2）干骺端：儿童骨骨干两端增宽部称为干骺端，是骨骼生长最活跃的部位。干骺端远侧为一不规则的致密线，即先期钙化带，由骺板软骨内钙化的软骨基质和初级骨小梁所组成。在内分泌和代谢障碍时，干骺端可有明显的变化。

（3）骨骺板（epiphyseal plate）和骨骺线（epiphyseal line）：是干骺端和二次骨化中心之间的软骨的投影。儿童期显示为一较宽的透亮带，称骨骺板；随年龄增长，骨骺板逐渐变窄，以至表现为一透亮线，称为骨骺线。

（4）关节间隙：儿童骺软骨未完全骨化而较厚，因而关节间隙较成人宽。

（5）骨龄的估计：在骨的发育过程中，每一个骨的骺软骨内二次骨化中心出现时的年龄和骺与干骺端完全愈合都是依照一定的时间顺序进行的、与个体实际年龄密切相关的。这个二次骨化中心出现和愈合所代表的时序，就是骨龄（bone age）。根据正常男女各骨骨化中心的出现和骺与干骺端结合时期的差别范围可制定一个正常骨龄标准（图4-1-5），用这个标准估计骨的发育情况即骨龄判断，虽不够准确，但简便易行，为较多人采用。估计骨龄是了解被检查者实际骨发育的年龄，并与正常儿童骨龄标准相比。如果骨龄与被检查者实际年龄不符，且相差超出一定范围，常提示骨发育过快或过迟，对某些疾病的诊断有一定的价值。

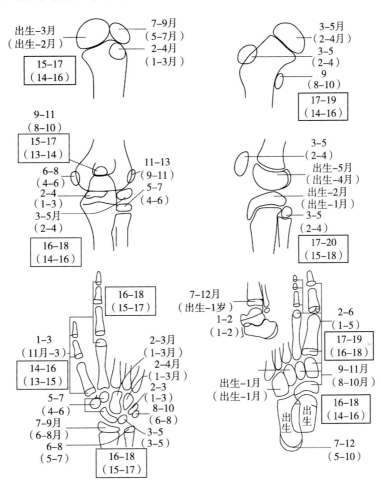

**图 4-1-5 中国人四肢骨龄标准**
方格外数字为最早出现年龄到最迟出现年龄之范围，格内数字为骨骺与
干骺完全联合年龄之正常范围，括号内数字为女性材料

在临床实际工作中，一般是选择适当的部位（如手、腕和肘部）作为估计骨龄的代表。通常在7岁以前主要观察腕部，腕骨在7岁以前平均每年出现一枚；7岁以后观察肘部。估计1周岁以内婴儿的骨龄，以选择足和膝部较为妥当，因为足和膝部的骨化中心大多出现在出生后较早期。对于1~5岁的小儿，统计左半躯体的二次骨化中心总数较为有效。此外，由于髂骨嵴的骨化中心的出现以及指骨骨骺的闭合均与女子月经初潮相近，且坐骨结节和肩峰骨化中心亦多在这个时期出现，因此判断女性儿童是否进入青春期，除应摄手部片外，还可观察骨盆及肩胛骨。

必须指出，健康儿童的骨发育速度也有个体差异，同一个体两侧肢体的骨化中心的出现亦非完全一致，但骨骺闭合的时间却绝大多数是两侧对称的。一般而言男性骨化中心出现时间和骨骺闭合时间皆晚于女性1~2岁。以上因素在分析时均应加以考虑。

4. 四肢骨关节的正常X线解剖

（1）手腕部（图4-1-6）：①指骨（phalanges of fingers）：属短管状骨，只有一个骨骺，位于基底部。末节指骨末端膨大呈簇状，为甲粗隆。指骨滋养管大多在骨干中部，走行方向背离骨骺，亦即指向远端。②掌骨（metacarpal bones）：亦属短管状骨，各有一个骨骺，除第一掌骨的骨骺位于基底部外其余的位于远端。第一掌骨最短而第二掌骨最长。骨滋养

管位于骨干中点，其走行方向也是背离骨骺，即第一掌骨的滋养管由近端起向远端，而其余四个掌骨的则相反。③腕骨（carpal bones）和腕关节（wrist）：腕骨共八块，排成远近两列，但并不在同一平面上，而是背侧面凸隆，掌侧面凹陷形成腕骨沟，各腕骨的相邻面都有关节软骨覆盖，彼此形成腕骨间关节。腕关节包括桡腕关节、腕骨间关节和腕掌关节（图4-1-6）。尺骨远端和腕骨间有一三角纤维软骨盘。除第一腕掌关节为一单独关节外，上述三个关节互相通连。

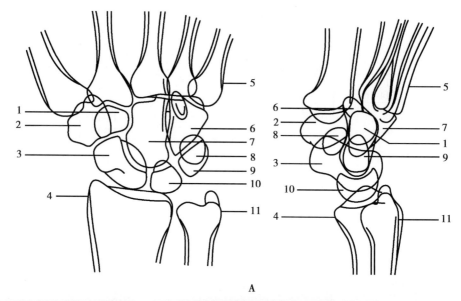

A

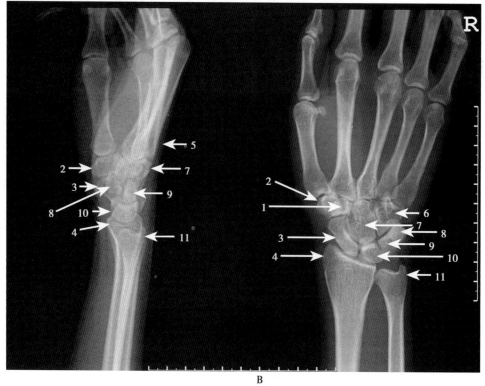

B

**图4-1-6 腕关节正、侧位像**

1. 小多角骨；2. 大多角骨；3. 舟骨；4. 桡骨；5. 掌骨；6. 钩状骨；7. 头状骨；8. 豆状骨；9. 三角骨；10. 月骨；11. 尺骨

桡骨前倾角:在腕关节侧位片上,桡骨远端关节面与桡骨长轴的垂线所形成的夹角,正常为9°~20°。

桡骨内倾角:在腕关节正位片上,桡骨远端关节面切线与桡骨纵轴垂线的夹角,正常为20°~35°。

腕骨角:在腕关节正位片上,分别作舟、月骨及三角骨、月骨近侧面的切线,两线间的夹角为腕骨角,正常均值为130°。

桡骨远端关节面尺侧缘和尺骨远端关节面可不在同一水平上,二者的间距不超过5mm。

(2)肘部:肘关节(elbow joint)由肱桡、肱尺和近端尺桡三个关节组成。X线正位片上肱桡关节间隙显示清楚,侧位片上可显示肱尺关节全部。肱骨远端前面有冠突窝、后面有鹰嘴窝,两窝前后相对,其间骨质很薄,有时甚至为一小孔,为滑车上孔;侧位片上两窝皮质靠拢形成"X"状(图4-1-7)。肘关节有两个脂肪垫分别位于冠突窝和鹰嘴窝,在正常侧位片上前者可以见到;肘关节肿胀时脂肪垫受推移使得两者都可见到。肘部二次骨化中心较多,包括有肱骨小头及滑车外侧部、滑车内侧部、内上髁和外上髁骨化中心,以及桡骨头骨化中心和鹰嘴骨化中心。

肘部各轴线关系和测量如下:

前臂外翻角:肱骨干轴线与前臂轴线相交成角,顶端向内,正常为165°~170°,小于此值为肘外翻,反之为内翻。

肱骨小头骨骺位置:应位于肱骨外上髁与桡骨近侧干骺端外缘连线之内,如靠近或越过此线,则为肱骨小头骨骺向外移位。

肱骨小头骨骺角度测量:肘关节侧位片上,肱骨轴线与肱骨小头骨骺中心线的下方夹角正常为30°~50°,如肱骨小头向前移位时此角度增大。

桡骨头测量:不论肘关节处于何种位置,桡骨纵轴延长线必须通过肱骨小头中心。

(3)肩胛部 包括锁骨、肩胛骨以及肩锁关节和肩关节。锁骨呈"S"形,锁骨体为膜内成骨,其内侧段下缘骨质凹陷,称为菱形切迹。肩胛骨体部呈倒置的三角形,脊柱缘外侧相当于冈下窝,骨质菲薄甚至见不到,易误为骨质破坏。肩锁关节(acromio-clavicular joint)由锁骨的肩峰端和肩胛骨的肩峰构成,两骨端下缘平齐,上缘锁骨端高出约1/3。肩关节(shoulder joint)由肱骨头和肩盂构成,肱骨头对向肩盂。正位片上肩盂的前缘在内侧,后缘在外侧,后者与肱骨头有部分重叠,重叠部呈双凸透镜样(图4-1-8)。

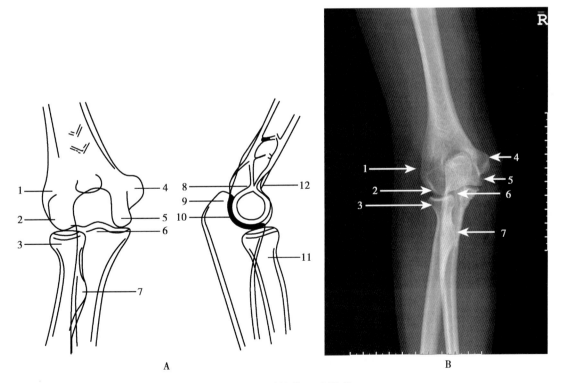

**图4-1-7 肘关节正、侧位像**
1. 外上髁;2. 肱骨小头;3. 桡骨头;4. 内上髁;5. 滑车;6. 尺骨喙状突;7. 桡骨粗隆;
8. 鹰嘴窝;9. 尺骨鹰嘴;10. 半月切迹;11. 桡骨颈;12. 喙突窝

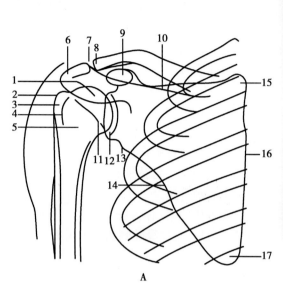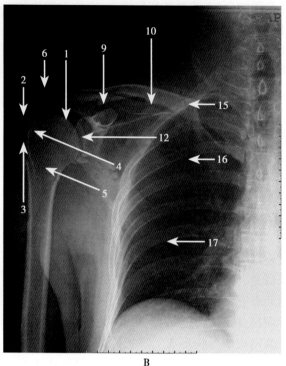

A            B

**图 4-1-8　肩关节及肩胛骨后前位像**

1. 肱骨头；2. 肱骨大结节；3. 结节间沟；4. 肱骨小结节；5. 肱骨外科颈；6. 肩峰；7. 肩锁关节；8. 锁骨肩峰端；9. 喙状突；10. 肩胛冈；11. 肱骨解剖颈；12. 肩关节；13. 盂下粗隆；14. 腋缘；15. 肩胛内上角；16. 脊柱缘；17. 肩胛下角

锁骨内端为软骨化骨,内端有一半月状骨骺,其出现和愈合均较迟。肱骨近端有肱骨头、大结节和小结节三个骨骺,在投照时若肱骨头内外旋的程度不同,骺线形状各异勿误为肱骨近端骨折。

肩部各轴线关节和测量:

肱骨颈干角:为肱骨轴线与肱骨头中心线的内侧交角,正常为 130°~140°,如角度变小或增大即为肱内翻或外翻。

肩胛曲线:肩关节轴位片上,肩胛骨外缘和肱骨颈干下缘可连为一条光滑的曲线。

(4)足踝部:

1)趾骨(phalanges of toes):属短管状骨,各骨只有一个骨骺,位于基底部。

2)跖骨(metatarsal bones):亦为短管状骨,各有一个骨骺,除第 1 跖骨骨骺位于基底部外,其余 4 个跖骨的位于远端。第 1 跖骨最粗短,第 2 跖骨最长。

3)跗骨(tarsal bones):共有 7 块,每块有多个面,其中某些面为关节面,覆有关节软骨,有些面因韧带、肌腱附着而呈粗糙状。距骨下面和跟骨构成前、后距跟关节,其间有一不规则间隙称为跗骨窦。跟骨形成足的跟部,其前内侧面有一个明显的突出部分,用来支持距骨叫载距突。跟骨与其他跗骨不

同,它在跟骨结节处有一二次骨化中心。从解剖看,足骨借关节、韧带和肌肉紧密相连,在纵、横方向都形成凸向上方的弓形,称足弓(arches of foot)。足弓可分为:内侧纵弓,其最高点在距骨头;外侧纵弓,其最高点在骰骨;横弓,最高点在中间楔骨(图 4-1-9)。

在足的正位片上,距骨纵轴延长线与第一跖骨纵轴线一致;跟骨纵轴延长线应通过第 4 跖骨纵轴。两线的夹角在 5 岁以前为 30°~50°,5 岁以后为 15°~30°。先天性畸形足、跗跖关节脱位时此种 X 线解剖关系丧失。跟骨角(Boehler 角)在足侧位片上测量:从跟骨的距跟关节后上缘画两条直线分别到跟骨前突的上缘和跟骨后上缘,两线夹角称跟骨角,正常为 25°~42°。若跟骨压缩骨折,此角变小。

4)踝关节(ankle joint):由胫腓骨下端与距骨滑车构成。踝关节的各轴线关系如下:胫骨干的中轴线与距骨的垂直轴线一致。胫骨关节面和距骨关节面平行。内、外踝关节面与胫距关节面成80°角(图4-1-10)。

(5)膝部:膝关节(knee joint)是人体最大、最复杂的关节,由股骨髁、胫骨髁、髌骨、关节内半月板、交叉韧带、侧副韧带和几个滑液囊等结构组成。胫骨上端两髁间有一峰状隆起称为髁间隆起(intercondyloid eminence),两髁前下方有胫骨粗隆(tibia tuberosity),

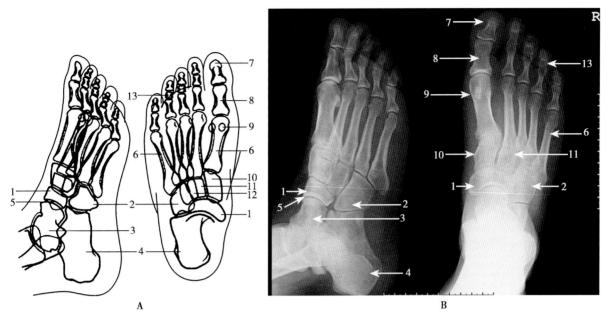

图 4-1-9　足正、斜位像

1. 舟骨；2. 骰骨；3. 距骨；4. 跟骨；5. 距舟关节；6. 跖骨；7. 第 1 趾末节趾骨；8. 第 1 趾近节趾骨；
9. 籽骨；10 ~ 12. 楔骨；13. 第 4 趾中节趾骨

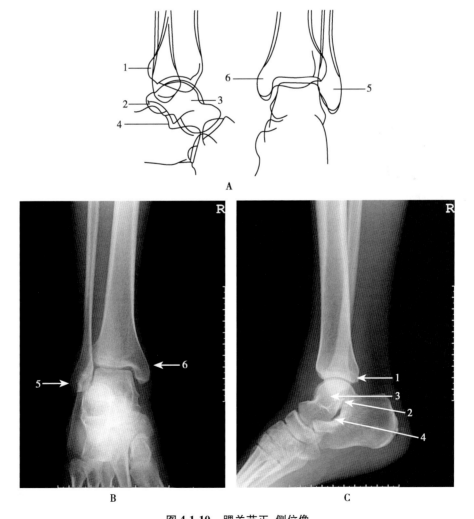

图 4-1-10　踝关节正、侧位像

1. 后踝；2. 跟距关节；3. 距骨；4. 跗骨窦；5. 外踝；6. 内踝

是髌韧带的附着处。在膝关节的侧位片上,股骨内髁比外髁大。髌骨为全身最大的籽骨,位于股四头肌腱内,其前面粗涩,后面光滑覆有关节软骨,与股骨髌骨面形成关节。股骨外髁后方常见一籽骨,为腓肠小骨,位于腓肠肌外侧头肌腱内。髌骨上方有髌上滑液囊,膝关节积液时常增大。髌骨下方有髌下脂肪垫,在侧位片上显示为髌骨下方的

低密度透亮区。半月板和交叉韧带在X线片上不显影。

膝部的各种轴线关系如下:正位片上股骨干轴线与膝关节平面在内侧形成约100°的角,股骨内外髁关节面的切线与胫骨两侧髁关节面的切线平行。在膝完全伸直的侧位片上,股骨下1/3段的轴线与胫骨干轴线相接续(图4-1-11)。

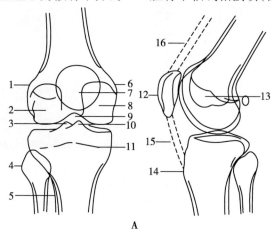

A

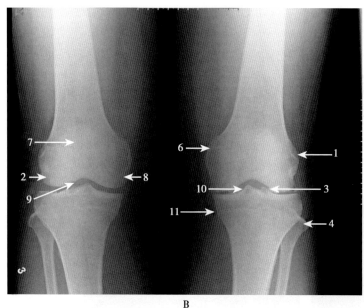

B

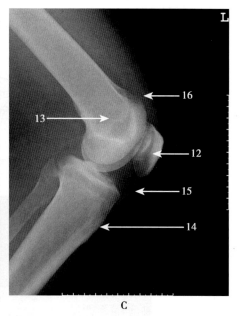

C

**图4-1-11 膝关节正侧位像**

1.股骨外上髁;2.股骨外髁;3.外侧髁间嵴;4.腓骨小头;5.胫骨骨间嵴;6.股骨内上髁;7、12.髌骨;8.股骨内髁;
9.髁间窝;10.内侧髁间嵴;11.骺线痕迹;13.股骨松质骨;14.胫骨粗隆;15.髌韧带;16.股四头肌腱

(6)髋部:髋关节(hip joint)由髋臼和股骨头构成。18岁以上的成人和2~3岁小儿的髋臼边缘光滑,其余年龄的髋臼边缘可不规则,但两侧对称。股骨头为球形,正位片上在内上方有一浅凹即股骨头凹(图4-1-12A)。股骨颈干以粗隆间嵴为界,髋关节囊前面附着于粗隆间线,后面附着于股骨颈中下1/3交界处,因此股骨颈大部分在关节囊内。

(7)成人髋关节各种轴线关系和测量:

Shenton线:髋关节正位片上,闭孔上缘和股骨颈内缘的连线正常为一光滑的曲线,髋关节脱位和股骨颈骨折时此线可不连续。

Skinne线:由股骨大粗隆顶端作股骨干轴线的垂线,正常时此线通过股骨头凹或在凹的下方。

股骨颈干角:为股骨颈轴线与股骨干轴线的内侧夹角,正常为120°~130°,大于130°为髋外翻,小

于120°为髋内翻（图4-1-12B）。

（8）儿童髋关节的轴线关系和测量：

Perkin方格：作直线通过两侧髋臼的Y形软骨，再经髋臼的外缘向该线作垂线，两直线相交构成四个象限。正常股骨头骨骺二次骨化中心位于内下象限，若

向外或向上移位均表示髋关节脱位。（图4-1-12C、D）

髋臼角：由髋臼髂骨部斜面所引的直线与两侧Y形软骨连线所成的锐角。在儿童能行走前此角小于28°，若大于此说明髋臼发育不良，可能是髋关节先天性脱位的因素（图4-1-12C、D）。

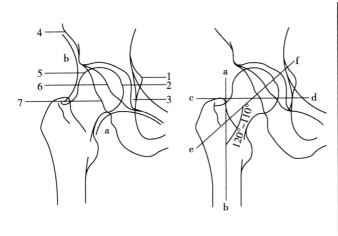

A

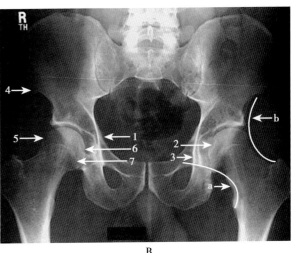

B

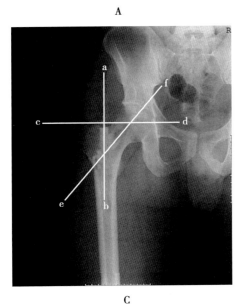

C

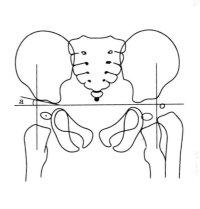

D

**图4-1-12　髋关节正位像和髋关节测量**

图A、B：1. 坐骨棘；2. 股骨头凹；3. 髋臼内缘（Koehler泪滴）；4. 髂前下棘；5. 股骨头上缘；6. 髋臼前缘；7. 髋臼后缘；a. Shenton线；b. 髂颈线；cd. Skinner线；ef. 股骨头颈中轴线

图C：ab. 股骨中轴线；ab、ef两线的内侧夹角为股骨颈干角

图D：Perkin方格和髋臼角的线图显示右侧髋关节正常，左侧髋关节脱位。a为髋臼角

### （二）躯干骨的正常X线表现

**1. 脊柱**

（1）脊柱的生长发育：脊柱为软骨内化骨。每个脊椎有三个原始骨化中心，一个形成椎体，另两个形成椎弓，出生时均已完成骨化。婴儿椎体侧位像如横卵圆形，形成椎体和左右椎板的骨化中心尚未愈合。约1岁时，两侧椎板开始在棘突处愈合形成完整的椎弓，这种愈合最初见于腰部。于4～8岁

时，椎体与椎弓愈合，开始为颈部最后为下腰部和骶部。学龄前儿童的椎体侧位像呈钝角的矩形，约在8～13岁时，椎体上下面边缘的环状骨骺内各出现一个继发骨化中心；约16岁时，在每个横突和棘突的顶端各出现一个继发骨化中心，这些骨化中心逐渐增大并于25岁左右时与其所附着的结构愈合（图4-1-13）。脊柱在婴儿时只有一个后突的弯曲，到能站立时脊柱即显示四个弯曲，近于成年人的曲度。

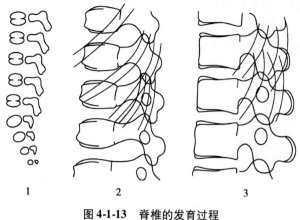

**图 4-1-13 脊椎的发育过程**
1. 新生儿;2. 6 岁;3. 14 岁

（2）脊柱的正常 X 线解剖:脊柱(vertebral column)呈纵形柱状,由椎骨连接而成。脊柱形成 4 个生理性弯曲:颈椎段前突,以 $C_4$ 明显;胸椎段后突,以 $T_7$ 明显;腰椎段前突,以 $L_4$ 明显;骶尾段则明显后突,尤以女性为甚。除 $C_1$ 外,每个脊椎分为椎体(vertebral body)和椎弓(vertebral arch)两部分。椎弓由椎弓根(pedicle)、椎弓板(lamina)、棘突(spinous process)、横突(transverse process)和关节突(articular process)组成。同侧上下两个关节突组成脊椎小关节(facet joint)。成年脊椎椎体呈短圆柱状,上下面平直。椎弓由两个椎弓根和两侧椎弓板构成,椎弓板后方联合成棘突。每侧椎弓都附有一个横突和上、下关节突。每个椎体和椎弓围成椎管,内纳脊髓。$C_1$ 无椎体,由前、后弓和两个侧块构成,侧块的上关节突与枕骨髁构成寰枕关节;前弓后面与枢椎齿突构成寰齿关节。枢椎椎体上方有一骨性突起为齿突,此为与其他脊椎骨的不同之处。

在正位 X 线片上,椎体呈长方形,从上向下依次增大,主要由松质骨构成,纵行骨小梁比横行骨小梁明显,周围为一层骨皮质,密度均匀,轮廓光滑。椎体两侧有横突影,其内侧可见椭圆形环状致密影,为椎弓根的横断面投影,称椎弓环。椎弓根的上下方为上下关节突的影像。椎弓板由椎弓根向后内方延续,并于中线联合成棘突,呈尖向上的类三角形线状密影,投影于椎体中央偏下方。椎体上下缘的致密线状影为终板(end plate),彼此平行,其间的透亮间隙为椎间隙(intervertebral space),是椎间盘(intervertebral disc)的投影。

在侧位 X 线片上,椎体也呈长方形,其上下缘与后缘成直角。椎弓居于后方。椎管在椎体的后方为纵行半透明区。椎弓板位于椎弓根和棘突之

间,棘突指向后下方。上下关节突分别起于椎弓根与椎弓板连接处之上、下方,下关节突在下一脊椎的上关节突的后方,以保持脊柱的稳定,不向前滑。同一脊椎的上下关节突之间为椎弓峡部。椎间孔(intervertebral foramen)居相邻的椎弓根、椎体、关节突和椎间盘之间,颈椎的在斜位上显示清楚,胸腰椎的在侧位 X 线片上显示清楚。侧位 X 线片上可以更好地观察椎间隙,胸椎间隙较窄,自下胸椎起,椎间隙有向下逐渐增宽的趋势,以 $L_{4/5}$ 间隙最宽,而 $L_5/S_1$ 间隙又变窄。颈椎各椎间隙自上而下亦逐渐增宽。在侧位 X 线片上椎间隙前后部并不等宽,随脊柱生理弯曲有一定的变化。老年人的椎间隙较年轻人略窄(图 4-1-14)。

在正位脊柱 X 线片上还可见一些软组织影,如胸椎旁线和腰大肌影。胸椎旁线是纵隔后部结构与含气的肺的分界面,是一条与胸椎平行的中等密度线样影,以左侧的较常见且较右侧的宽。腰大肌影起于 $T_{12}$ 下缘,两侧对称,斜向外下方,其外缘在片上易于辨认。

2. 胸骨　胸骨由胸骨柄、胸骨体和剑突三部分组成。胸骨柄上方两侧各有一关节面与锁骨形成胸锁关节。柄和体部两侧有多个肋切迹,分别与两侧第 1~10 肋软骨相连接。正位片上除柄外其他部分不能见到,故常用斜位或侧位观察。

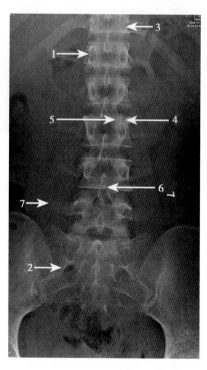

**图 4-1-14A 正常腰椎正位 X 线片**
1、3. 椎弓根;2. 骶孔;4. 上关节突;
5. 下关节突;6. 棘突;7. 横突

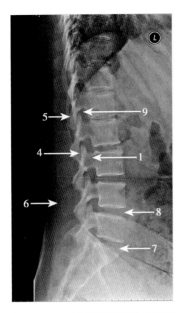

**图 4-1-14B 正常腰椎侧位 X 线片**
1. 椎弓根;4. 小关节面;5. 下关节突;6. 棘突;
7. $L_5/S_1$ 椎间隙;8. $L_{4/5}$ 椎间隙;9. 椎间孔

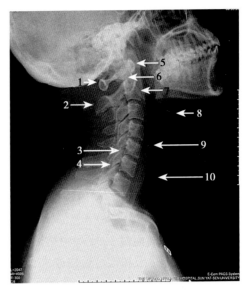

**图 4-1-14D 正常颈椎侧位**
1. $C_1$ 棘突;2. $C_2$ 棘突;3. $C_{5/6}$ 小关节;4. $C_6$ 椎板;5. $C_1$ 前弓;6. 齿状突;7. $C_2$ 椎体;8. 甲状软骨;9. 会厌软骨;10. 气管

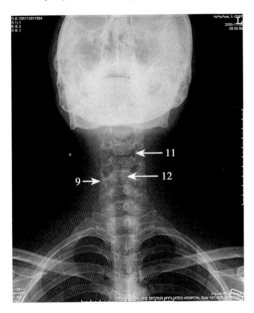

**图 4-1-14C 正常颈椎正位**
9. 甲状软骨;11. $C_{3/4}$ 椎间孔;12. $C_5$ 棘突

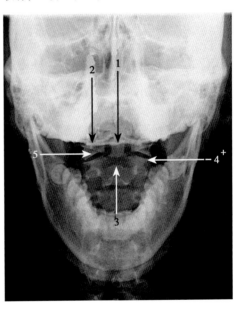

**图 4-1-14E 张口位**
1. 齿状突;2. $C_1$ 侧块;3. $C_2$ 椎体;4. $C_2$ 上关节面;5. $C_1$ 下关节面

3. 肋骨 肋骨包括头、颈、结节、体和肋软骨五个部分。肋骨起于胸椎两侧,后段呈水平走向,前段自外上斜向内下且其形态扁薄,影像不如后段清晰。第 1～10 肋前端有肋软骨与胸骨相连接,25 岁后第 1 对肋软骨首先钙化,然后其他肋软骨随年龄增长自下而上逐条钙化,表现为条状或斑片状密影,钙化前的肋软骨在 X 线片上不显影。

**（三）软组织的正常 X 线表现**

骨骼肌肉系统的软组织,包括肌肉、肌腱、韧带、关节囊、关节软骨、血管和神经等。由于各种软组织的密度差别不大,缺乏明确的天然对比,在 X 线片上无法显示各种软组织的形态和结构,观察受到较大的限制。在一帧对比度良好的 X 线片上,仅可通过较低密度的皮下、肌间和关节囊内、外脂肪组织的衬托,观察某些肌肉、肌腱和韧带的轮廓,如跟腱、髌韧带,腰大肌外缘等;此外均表现为一片中等密度的影像。对血管的观察可作血管造影,将高密度的水溶性有机碘对比剂注入血管内,使其与周围的软组织形成良好的人工对比,可显示局部血管的解剖结构。通过快速摄影或 X 线电影摄影,还可显示动脉期、静脉期等不同时相的表现,用以临床诊断。

## 二、正常 CT 表现

### (一) 躯干和四肢骨骼

在以骨窗显示的 CT 图像上,可以很好地观察骨皮质和骨小梁,前者表现为致密的线状或带状影而后者表现为细密的网状影。骨干的骨髓腔因骨髓内的脂肪成分而表现为低密度。在软组织窗上,中等密度的肌肉、肌腱和髌软骨在低密度的脂肪组织的衬托下也能清晰地显示。

在脊椎 CT 的横断面像上,在经过椎体中部的层面上可见由椎体、椎弓根和椎弓板构成椎管骨环,环的两侧有横突,后方可见棘突;椎体的断面呈后缘向

前凹的凸月形。在经过椎体上部和下部的层面上椎体断面呈后缘前凹的肾形,其后方可见椎间孔和上下关节突。黄韧带为软组织密度,附着在椎弓板和关节突的内侧,厚约 2~4mm。侧隐窝(lateral recess)呈漏斗状,其前方是椎管前缘外侧部,后方是上关节突,侧方为椎弓根内侧壁,侧隐窝的前后径不小于 5mm。硬膜囊(dural sac)居椎管中央,呈软组织密度,其与椎管壁间有数量不等的脂肪组织。硬膜囊内的脊髓和马尾神经在脊髓 CT 造影(CT myelography,CTM)图像上易于辨认。脊神经根位于硬膜囊外侧呈软组织密度,在椎管内和椎间孔内的脂肪衬托下显示清楚,进入椎间孔前脊神经根走行于侧隐窝内。在相邻椎体之间,可见椎间盘影,其密度低于椎体(图 4-1-15,图 4-1-17)。

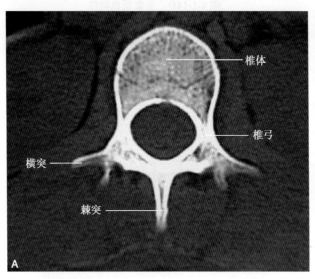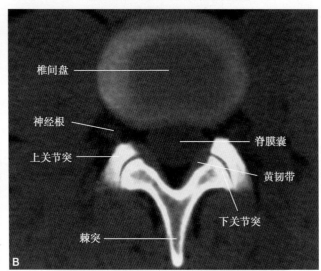

**图 4-1-15 正常脊柱 CT 平扫图像**
A. 椎体层面;B. 椎间盘层面

### (二) 关节

CT 能很好显示关节骨端和骨性关节面,后者表现为线样高密度影(图 4-1-16)。关节软骨和关节内结构常难以区分。正常关节腔内的少量液体在 CT 上也难以辨认。

### (三) 软组织

CT 不仅能显示软组织结构横断面解剖的空间关系而且可分辨脂肪、肌肉和血管等组织和器官。在 CT 图像上,躯干和四肢的最外层是线样中等密度的皮肤,其深部为厚薄不一低密度的皮下脂肪层,其内和骨的四周是中等密度的肌肉。由于肌肉之间有低密度的肌间隔存在,因此根据各肌肉的解剖位置和相互关系,不难将它们辨认。血管和神经多走行于肌间,在周围脂肪组织的衬托下呈中等密度的小

类圆形或索条影,增强扫描血管呈高密度影,显示更清楚且易于与并行的神经区别。关节囊可因囊壁内外层间或囊外的脂肪而呈现其轮廓;关节附近的肌

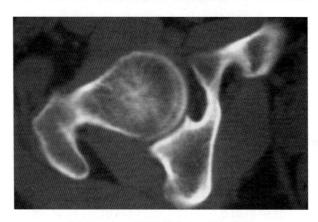

**图 4-1-16 正常髋关节 CT 平扫图像**

腱和韧带亦可为其周围的脂肪所衬托而得以显示，上述结构也均呈中等密度影。

## 三、正常 MRI 表现

### （一）躯干和四肢骨骼

骨组织中因缺乏能发生磁共振的氢原子核，在任何扫描序列的图像中骨皮质均表现为极低信号影，但在骨髓组织和骨外软组织的衬托下可清楚显示低信号骨皮质的形态和结构。在分辨率较高的 MRI 图像上，在高信号的骨髓组织的对比下可见低信号的骨小梁以及生长障碍线和骨骺瘢痕等。

在矢状面和冠状面图像上，可显示脊柱的连续解剖结构。矢状面上椎体后缘中部有短的条状凹陷，为椎基静脉所致。MRI 图像上可显示椎间盘的结构。在 $T_1WI$ 上椎间盘呈较低的信号，分不清髓核和纤维环；在 SE $T_2WI$ 上髓核呈高信号而纤维环呈低信号。在 30 岁以下的人群中，约 90% 在矢状面 $T_2WI$ 上髓核中央有一水平的线样低信号影，为纤维组织所造成，属正常表现。位于椎体前、后缘的前、后纵韧带在各种序列上均呈低信号，与低信号的椎体骨皮质和椎间盘的最外面的纤维层不能区分。MRI 并能显示椎管内软组织，包括硬膜外脂肪、硬膜囊、脑脊液和脊髓等结构。MRI 对脊柱解剖结构和病变的显示及了解病变与椎管内结构的关系优于 CT（图 4-1-17）。

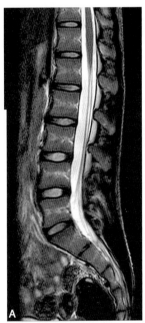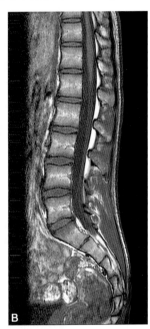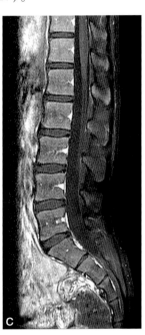
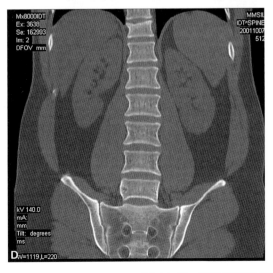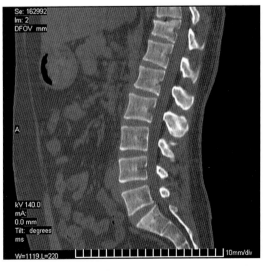

**图 4-1-17　正常腰骶椎解剖结构的 MRI/CT 矢状位**
A. $T_2W$；B. $T_1W$；C. $T_1$增强；D. CT 重建。MRI 较 CT 矢状位更很好地显示了腰骶椎的骨结构、椎间盘、椎间韧带、硬膜囊及脊髓圆锥、马尾神经

骨髓的 MRI 表现取决于其所含的脂肪和水的相对量。红骨髓含水约40%、含脂肪约40%,含蛋白约20%;黄骨髓含水约15%、含脂肪约80%,含蛋白约5%。在 SE $T_1WI$ 上红骨髓的信号强度等或稍高于肌肉,在 $T_2WI$ 上红骨髓的信号强度稍高于肌肉但低于皮下脂肪。黄骨髓的信号与皮下脂肪的类似。红骨髓向黄骨髓的转换在生后第一年就开始,在四肢骨,当骨发育成熟时,骨髓转换基本完成;中轴骨的骨髓转换速度低,其过程可持续终生。骨髓转换在四肢骨的发生遵循从外周到中心的规律,指骨先发生,最后是肱骨和股骨;具体到一个管状骨,骨髓转换首先发生在二次骨化中心,然后是骨干、远侧干骺端、最后是近侧干骺端。当因贫血或应用造血生长因子等情况而发生骨髓逆转换(即黄骨髓转换为红骨髓)时,顺序则相反。

(二)关节

MRI 能较好地显示关节的各种结构。关节软骨位于关节骨端的最外层,在 SE $T_1WI$ 和 T2WI 分别表现为一弧形中等和稍高信号影,在 PDWI 信号较高,表面光滑。关节软骨下的骨性关节面为一薄层清晰锐利的低信号影。骨性关节面下的骨髓腔在 $T_1WI$ 和 $T_2WI$ 均为高信号,在分辨率高的图像上可见其间低信号的纤细的骨小梁。关节囊的纤维层表现为光滑连续的低信号,在分辨率高的 MRI 图像上还可显示一些大关节的滑膜结构。关节囊内外韧带和关节盘在各种加权图像上均为低信号(图4-1-18A、B)。关节腔内的少量滑液在 $T_1WI$ 呈薄层低信号影,在 $T_2WI$ 表现为高信号。

(三)软组织

骨关节周围的肌肉、脂肪和纤维组织间隔在 MRI 上均可清晰显示。骨骼肌在 $T_1WI$ 呈中等偏低信号,在 $T_2WI$ 呈低信号;脂肪在 $T_1WI$ 和 $T_2WI$ 上均为高信号;纤维组织间隔和肌腱、韧带等在各种序列上均为

低信号。血管内血液流动较快时,出现流空现象,在 SE $T_1WI$ 和 $T_2WI$ 上均呈低或无信号的圆形或条状结构,常位于肌间隙内。粗大的神经呈中等信号。

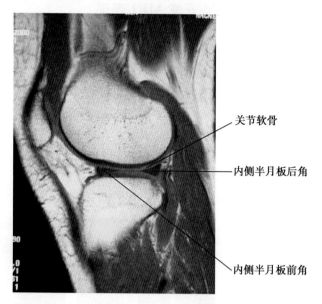

关节软骨
内侧半月板后角
内侧半月板前角

图4-1-18A 膝关节半月板及关节软骨 MRI 表现

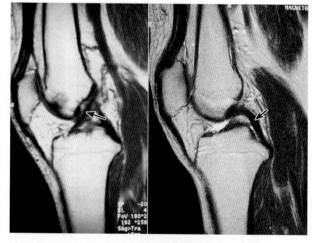

图4-1-18B 膝关节前后交叉韧带 MRI 表现
左图为膝关节矢状 $T_1WI$,箭头指示前交叉韧带,右图为膝关节矢状 $T_2WI$,箭头指示后交叉韧带

# 第二节 骨关节正常变异

X 线诊断的首要问题是识别正常和发现异常,认识骨的正常变异对诊断具有重要意义。骨在生长发育中产生的变异甚多,投照中许多部位组织和器官可能会产生重叠阴影,若不按常规投照可能会产生假象,这些均可引起诊断上的困难或误诊。熟悉各种骨发育中的形态特点、各种变异的位置和形态以及各种投照产生的重叠和假象是非常重要的。

## 一、四肢骨骼的常见解剖变异

### (一)副骨与籽骨

副骨和籽骨是四肢骨骼中最常见的变异,多见于手足部。副骨是由于某一块骨的多个骨化中心在发育过程中没有愈合,以致多出一块或几块小骨,也可由一个额外独立的骨化中心发育而来。副骨最常

见于腕骨和跗骨。籽骨是在附着于骨附近的肌腱中产生,又可因多个骨化中心不愈合而分成几块,籽骨于掌、指、跖、趾部多见。

髌骨是体内最大而且恒定的籽骨,通常为一整块,有时也可由多个小骨所组成,并可同时见于两侧。除髌骨外,手足部所见的副骨和籽骨的数目可因人而异,并有很大差别。国人以第一掌骨远端的籽骨最为常见。胫外副骨是足部常见的副骨之一,它位于舟骨结节的背内侧,紧靠舟骨,常为双侧性。其他常见的手足部副骨和籽骨的名称和部位参见图4-2-1。一般副骨和籽骨有完整的骨皮质,边缘光滑锐利,有的其内可见小梁,邻近骨的皮质完整,软组织无肿胀,局部无压痛,有较恒定的位置,借此可与撕脱骨折区别。籽骨本身也可发生病变,如骨折、脱位和炎症感染等。

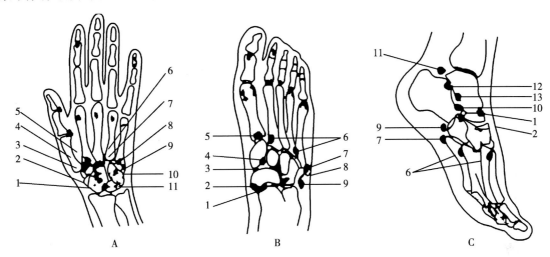

**图 4-2-1　手、足部常见籽骨和副骨**

图 A:1. 分裂舟骨;2. 桡外副骨;3. 下月骨;4. 前大多角骨;5. 第二小多角骨;6. 茎突副骨;7. 下头骨;
8. Vesalius 骨;9. 尺外副骨;10. 中央副骨;11. 上月骨
图 B、C:1. 副舟骨;2. 胫外副骨;3. 钩突副骨;4. 楔间副骨;5. 腓跖部副骨;6. 距间副骨;7. Vesalius
骨;8. 第 2 骰骨;9. 腓副骨;10. 第 2 跟骨;11. 三角副骨;12. 副距骨;13. 载距副骨

**(二)骨骺的解剖变异**

在有些区域,由于骨骺呈现多个骨化中心,且可大小不一,轮廓不甚规则,以致引起诊断上的疑问。如儿童跟骨结节骨化中心可呈分节状并较致密,颇似骨骺缺血坏死;这种多骨化中心还可见于肱骨滑车、尺骨鹰嘴、桡骨、腕部豌豆骨、月骨、舟骨、股骨大小粗隆、髌骨、胫骨结节和足骰骨等处。第 2～5 掌骨和跖骨近端可出现额外的骨化中心称副骨化中心,随年龄的增长它们可与骨干愈合,也可终生不愈合。有的骨骺在形态上发生变异,如指、趾骨骨骺可呈锥形,单指锥形骨骺一般认为属正常变异,而多指锥形骨骺常属病理性。

**(三)正常结构或投照引起的假象**

这种情况种类很多,下面只能举例说明。

1. 手及腕　甲粗隆边缘不光整,中节指骨掌面屈指肌腱附着处粗糙不平,这些不要误为异常。拇指近节、其他手指的第二节以及腕部诸骨可见类圆形的小透亮区,为骨滋养孔勿误为骨囊肿或破坏。正常新生儿的尺桡骨远端可略呈杯形,不要误为先天性佝偻病;儿童的尺桡骨远端边缘可不光滑并略呈波浪形但仍锐利。成人桡骨远端皮质薄而松质骨较多,不是局部骨质疏松。

2. 前臂和肘　桡骨结节皮质较薄,松质骨较多,若它与骨干重叠可表现为圆形透亮区颇似骨破坏。尺桡骨中 1/3 因肌肉附着而皮质增厚且边缘不整齐。尺骨近端松质骨较稀疏、呈网状。肘髌骨为尺骨鹰嘴二次骨化中心未与尺骨愈合,遗留在肱三头肌腱内的籽骨,位于肘关节后方(图4-2-2)。

3. 上臂与肩　成人肱骨大结节部皮质较薄,松质骨较多,密度较低,易误为骨破坏。成人肱二头肌沟可能较深,在侧位片上可类似骨皮质缺损;在轻度旋转位若肱骨大小结节嵴相错时,又好像骨皮质增生。肱骨髁上突位于肱骨干下段前内侧,形如钩状指向肘关节(见图4-2-2)。肩胛骨体部有时见到放射状的滋养血管沟,不要误为骨折线。锁骨中段有时见一小圆形透光区,可见于双侧,为锁骨中孔。

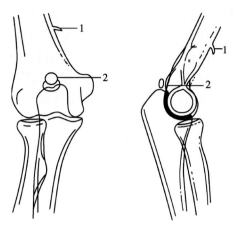

**图 4-2-2　肱骨髁上突和肘髌骨**
1. 肱骨髁上突；2. 肘髌骨

4. 足与踝　末节趾骨远端可稍肥大,边缘也可不整齐。侧位像上近节趾骨跖面肌腱附着处边缘可不整齐。第五跖骨近端外侧在骨发育期间可出现一个鳞片状骨化中心,多为双侧且可终生不愈,其与第五跖骨之间的间隙与后者的长轴平行,而该部常见的骨折线方向是与长轴垂直的。跗骨近端在 X 线片上互相重叠,其间隙甚似骨折线;两个跗骨的近端可融合,但不影响跗骨的功能。在足的侧位片上,跟骨载距突下方的骨松质中可见一个圆形或三角形的透亮区类似囊肿,大小不等,边缘可清或不清,为该部缺少松质骨所致。

5. 小腿与膝　胫腓骨和尺桡骨一样,由于骨间膜的附着而使骨皮质变得较厚和不整齐。在胫骨轻度外旋的前后位片上,胫骨前嵴重叠在外侧骨皮质上很像是皮质增厚。髌骨可出现多个骨化中心,如不愈合则可形成"二分髌骨"或"三分髌骨"。儿童在 2~6 岁时,股骨远端骨骺生长很快,内外侧边缘可能不规则,胫骨近端骨骺也可有同样的情形。儿童期股骨髁间凹深而宽,侧位片上表现为局限性透光区,不可误为骨破坏。股骨下端腘窝部边缘常粗糙而不规则,有时可稍隆起,为腓肠肌附着处和滋养血管进入骨的部位。纤维性骨皮质缺损常见于 14 岁以前的儿童,以胫腓骨近侧和股骨远侧干骺端多见,表现为碟形的骨皮质凹陷或完全缺损,边缘锐利可有硬化,可以自愈。

6. 大腿与髋　在投照不标准的股骨近段侧位片上,小粗隆可能与股骨干重叠形成三角形低密度区类似骨破坏。股骨颈偶可见圆形透亮影,可能为软骨岛。在股骨侧位片上,股骨上段后面粗糙凹凸不平处是臀大肌的附着点。髂骨翼部有时可见到放射状或 Y 形血管沟影。肠内气体影与髂骨翼重叠,

有时与骨质破坏难以区分。

四肢骨骼的变异的种类非常多,在诊断中首先要明确照片的投照体位是否标准,若难以判断是否为正常变异时,应投照对侧以资比较。

## 二、躯干骨的常见解剖变异

### (一)脊柱常见的解剖变异

1. 永存骨骺　棘突、横突和上下关节突的永存骨骺,可在上述骨突处见到分离的小骨。

椎缘骨为三角形小骨块,其一边与椎体隔有透亮带,绝大多数见于椎体前上角,偶见于前下角和后下角,有人认为是未愈的椎体环状骨骺。第 2 颈椎的齿状突和椎体之间可以是软骨结合,要与骨折鉴别。

2. 第 4、5 腰椎和第 1 骶椎椎弓常不愈合,有时可见游离棘突。

3. 椎体数目的变异,常见的是腰椎骶化和骶椎腰化。

4. 在成年以前,颈椎椎体前部可呈轻度楔形,不要误为压缩骨折。侧位片上第 12 胸椎和第 1 腰椎也可以有轻度楔形改变。

5. 在颈椎正位片上,喉声门裂的低密度影与椎体影重叠,其似椎体纵行骨折或颈椎裂。

6. 骶髂关节骶侧的继发骨化中心多于 15~16 岁出现,此时关节面可较模糊,间隙也较宽,勿误为病变。

### (二)胸骨常见的解剖变异

胸骨体可有多个骨化中心,若不愈合则可形成多种变异,如胸骨纵裂和胸骨不对称。胸骨孔通常位于胸骨体第 3~4 段之间,孔内为透明软骨。

### (三)肋骨常见的解剖变异

肋骨变异较多,前端分叉是常见的变异。其他较常见的有:肋骨骨桥,为常发生于 2~5 肋后段的骨性联合亦可形成关节;额外肋骨包括:①颈肋,多附于第 7 颈椎;②腰肋,多与第 1 腰椎相关节;③骶肋,罕见,位于骶骨的侧方。有时第 12 肋较短小,类似腰椎横突,要注意区分。

(孟悛非　张朝晖)

## 参 考 文 献

1. 徐文坚,刘吉华,肖德贵,译. 骨放射学-正常与早期病理表现的界定. 徐文坚,刘吉华,肖德贵,译. 第 5 版. 济南:

山东科学技术出版社,2005

2. 王云钊,屈辉,孟悛非,等. 骨关节影像学. 第 2 版. 北京:科学出版社,2010

3. 孟悛非. 医学影像学. 第 2 版. 北京:高等教育出版社,2012

4. 荣独山等. X 线诊断学. 第 2 版. 上海:上海科学技术出版社,2000

5. 邓军. 梁碧玲等. 前交叉韧带损伤的 3D MRI 诊断价值. 中国医学影像技术,2008,24(6):814-817

6. 宋玲玲. 梁碧玲. 关节软骨 MR 成像技术的研究现状. 国际医学放射学杂志,2008,31(2):133-136

7. Greenspan A. Bone island(enostosis):current concept-a review. Skeletal Radiol,1995,24(2):111-115

8. Schmidt GP,Schoenberg SO,Reiser MR,et al. Whole-body MR imaging of bone marrow. Eur J Radiol,2005,55(1):33-40

9. Duda SH,Laniado M,Schick F,et al. Normal bone marrow in the sacrum of young adults:differences between the sexes seen on chemical-shift MR imaging. AJR,1995,164(4):935

10. Hodler J,Berthiaume M,Schweeitzer ME. Knee joint hyaline cartilage defects:a comparative study of MR an anatomic sections. J Comput Assist Tomogr Imaging, 1992, 16(4):597

11. Modl JM,Sether LA,Haughton VM,et al. Articular cartilage:correlation of histologic zones with signal intensity at MR imaging. Radiology,1991,181(3):853

12. Resinck D,Kransdorf MJ. Bone and joint imaging. 3rd ed. Beijing:People's Military Medical Press,2007

13. Laor T,Jaramillo D. MR imaging insights into skeletal maturation:what is normal? . Radiology,2009,250(1):28-38

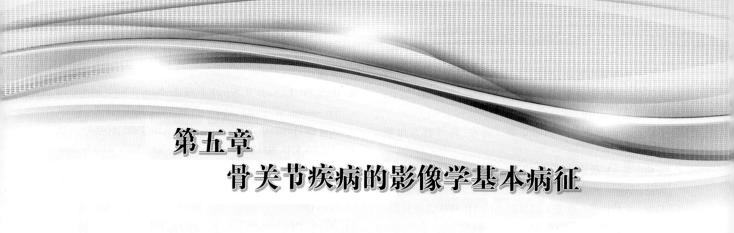

# 第五章
# 骨关节疾病的影像学基本病征

## 第一节　骨骼病变的基本影像学表现及其临床意义

### 一、异常 X 线表现

骨骼肌肉系统的异常 X 线表现是各种病变的病理改变的反映。虽然病变是多种多样的,但不同病变的病理改变大多可概括为下列一些基本病变。这些基本病变的影像学征象可在一定程度上反映出病变的性质、范围、程度以及与邻近组织器官的关系,认识和掌握这些基本病变的 X 线表现并进一步推断其病理基础,对疾病的诊断是很重要的。在实际工作中就是通过观察这些基本病变的 X 线表现,加以综合分析而作出诊断的。

#### (一)骨骼

1. 骨质疏松　骨质疏松(osteoporosis)是指单位体积内骨组织的含量减少,即骨组织的有机成分和无机成分都减少,但骨内有机成分和钙盐的比例仍正常(图 5-1-1)。骨质疏松使骨的结构脆弱,骨折的危险性增加。组织学上见骨皮质变薄、Haversian 管和 Volkmann 管扩大和骨小梁减少、变细甚至消失。

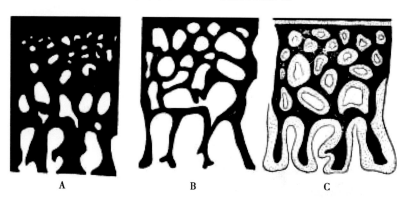

A                    B                    C

**图 5-1-1　骨质疏松和骨软化示意图**
A. 正常钙化骨质;B. 骨质疏松,骨基质和钙盐等比例地减少,致钙化骨小梁变细;C. 骨质软化,大量骨基质钙化受阻。钙化良好的骨基质 ■ 未钙化或钙化不全的骨基质 ▨

骨质疏松分全身性和局限性两类。全身性骨质疏松主要是由于成骨减少和(或)骨吸收增加,其主要原因有:①先天性疾病,如成骨不全;②内分泌紊乱,如甲状旁腺功能亢进;③医源性,如长期使用激素治疗者;④老年及绝经后骨质疏松;⑤营养性或代谢障碍性疾病,如维生素 C 缺乏症(坏血病);⑥酒精中毒;⑦原因不明,如青年特发性骨质疏松等。局限性骨质疏松多见于肢体失用、炎症、肿瘤等。

骨质疏松的 X 线表现主要是骨密度减低。在长骨可见骨小梁变细、数量减少、间隙增宽,骨皮质变薄和出现分层现象。严重者骨密度与周围软组织相仿,骨小梁几乎完全消失,骨皮质薄如细线样。有的骨质疏松可在弥漫性骨质密度减低的基础上,出现散在分布的数毫米大小的点状透光区,其边界可清楚或模糊,勿误为骨质破坏(图 5-1-2)。在脊椎,皮质变薄,横行骨小梁减少或消失,纵行骨小梁相对明显,多呈不规则纵行排列。严重时,椎体内结构消失,椎体变扁,其上下缘内凹呈双凹状,而椎间隙增宽呈双凸状,椎体常因轻微外伤而压缩呈楔状。

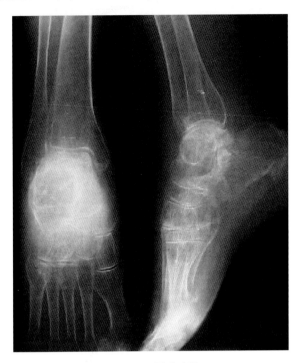

**图 5-1-2　骨质疏松**
X 线片见右胫、腓骨远段及右足诸骨骨质密度
普遍减低,骨小梁稀疏,骨皮质变薄

X 线片上出现骨质疏松征象比较迟,骨内钙盐丢失达 30%~50% 时才能显出阳性 X 线征,且不

能准确衡量骨量丢失的程度。即便如此,由于常规 X 线检查简单易行,仍不失为首选的检查手段。除以影像学表现诊断骨质疏松外,还可用一些骨矿物质定量的方法来早期诊断和定量检测骨质疏松。近年来较常用的有定量 CT 法(quantitative computed tomography,QCT),双光子吸收法(dual photon absorptiometry,DPA),双能 X 线吸收法(dual X-ray energy absorptiometry,DXA);另外,还有学者利用 MRI 和超声法来测量骨矿含量。

2. 骨质软化　骨质软化(osteomalacia)是单位体积内骨组织有机成分正常而钙化不足,因而骨内钙盐含量降低,骨质变软。组织学显示未钙化的骨样组织增多,常见骨小梁中央部分钙化而外面围一层未钙化的骨样组织(见图 5-1-1)。

在成骨的过程中,骨样组织的钙盐沉积发生障碍,即可引起骨质软化。其原因可以是:①维生素 D 缺乏,如营养不良性佝偻病;②肠道吸收功能减退,如脂肪性腹泻;③肾排泄钙磷过多,如肾病综合征;④碱性磷酸酶活动减低。骨质软化是全身性骨病,发生于生长期为佝偻病,于成人为骨质软化症。

骨质软化的 X 线表现与骨质疏松有相类似之处,如骨密度减低、骨皮质变薄和骨小梁减少、变细等,不同的是骨小梁和皮质因含大量未钙化的骨样组织而边缘模糊。由于骨质软化,承重骨骼常发生各种变形(图 5-1-3)。在儿童可见干骺端和骨骺的改变

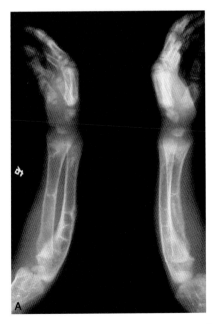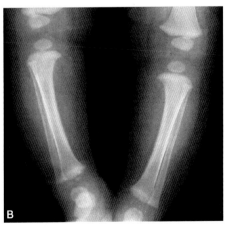

**图 5-1-3　佝偻病的骨质软化**
A. 双侧肱骨远端、双侧尺、桡骨及双手、腕诸骨骨质密度普遍减低,骨皮质变薄、骨小梁稀疏模糊,双侧尺骨弯曲变形,双侧尺、桡骨远端干骺端增宽,呈杯口状凹陷,边缘模糊,呈毛刷状,双侧桡骨远端骨骺边缘模糊,以右侧为著;B. 双侧胫腓骨及所示左股骨下端干骺端增宽,部分边缘模糊,双侧胫腓骨稍弯曲,双膝内翻

（图5-1-3）。此外,还可见假骨折线(looser zone),表现为宽约1~2mm的光滑透明线,与骨皮质垂直,边缘稍致密,好发于耻骨支、肱骨、股骨上段和胫骨等。

3. 骨质破坏　骨质破坏(bone destruction)是局部骨质为病理组织所取代而造成的骨组织的缺失。它可以由病理组织本身直接使骨组织溶解、消失,或由病理组织引起的破骨细胞生成和活动亢进所致。骨皮质和骨松质均可发生破坏。骨质破坏的X线表现是局部骨质密度减低和正常骨结构消失,如是浸润性病变引起,在早期也可表现为骨小梁稀疏。骨松质的早期破坏,可形成斑片状的骨小梁缺损。骨皮质的破坏可早期发生于Haversian管,造成Haversian管的扩大,X线上呈筛孔状,骨皮质内外表层的破坏,则呈虫蚀状。当骨质破坏进展到一定程度时,往往有骨皮质和骨松质的大片缺失(图5-1-4~图5-1-6)。

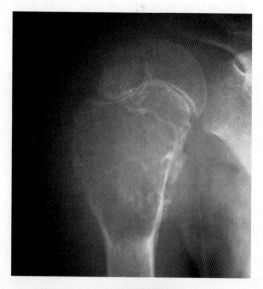

**图5-1-5　动脉瘤样骨囊肿的骨破坏**
于右肱骨上段见膨胀性囊状骨破坏区,边界清,有菲薄的骨壳包绕,内有粗细不等的分隔

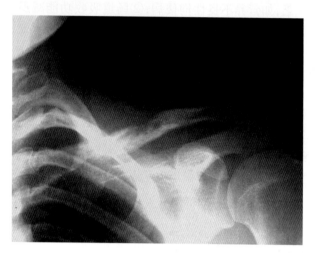

**图5-1-4　淋巴瘤的骨破坏**
于左锁骨见不规则形、低密度骨破坏区,边界不清,部分骨皮质已被穿破

骨质破坏见于炎症、肉芽肿、肿瘤或肿瘤样病变。虽不同病因造成的骨质破坏在X线表现上并无特征,但由于病变的性质、发展的快慢和邻近骨质的反应性改变等,又形成它们各自的一些特点。如在炎症的急性期或恶性肿瘤,骨质破坏常较迅速,轮廓多不规则,边界模糊,可称为溶骨性破坏(见图5-1-6)。而炎症的慢性期或良性骨肿瘤,则骨质破坏进展较缓慢,边界清楚,有时在骨破坏区边缘还可见一致密的骨质增生硬化带围绕;发展不很快的病变靠近骨皮质内表面时,一方面骨质破坏区不断向周围扩大累及骨皮质,另一方面骨外膜下新骨不断形成补充骨皮质,从而造成骨局部轮廓的膨胀,可称为膨胀性骨破坏(见图5-1-5)。

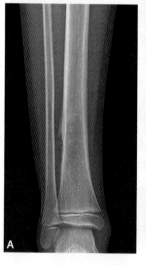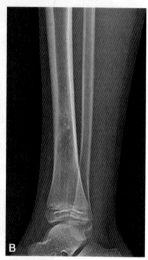

**图5-1-6　胫骨中段溶骨性骨质破坏**
右侧胫骨中段可见局限低密度骨质破坏区,边缘模糊,未见明显硬化边,腓侧可见骨膜反应

骨质破坏是骨骼疾病的重要X线征,观察破坏区的部位、数目、大小、形状、边界和邻近骨质、骨膜、软组织的反应等,进行综合分析,对病因诊断有较大的帮助。

4. 骨质增生硬化　骨质增生硬化(hyperostosis/osteosclerosis)是单位体积内骨量的增多和(或)骨的体积增大。组织学上可见骨皮质增厚、骨小梁增粗增多,是成骨活动增多或破骨活动减少或两者同时存在所致。大多是因病变影响成骨细胞活动所造成,少数是因病变本身成骨,如成骨肉瘤的肿瘤骨形成。

骨质增生硬化的X线表现是骨质密度增高,伴有或不伴有骨骼的增大变形;骨小梁增粗、增多、密集、骨皮质增厚,这些都导致受累骨密度增高,明显者甚至难于区分骨皮质与骨松质,这种 X 线征象可称之为骨质硬化,骨质硬化并不意味着骨的无机成分的比例增高。

骨质增生硬化见于多种疾病。多数是局限性骨质增生,见于慢性炎症、外伤后的修复和某些成骨性骨肿瘤,如成骨肉瘤或成骨性转移。少数为全身性骨质增生,往往因代谢性骨病、中毒或遗传性骨发育障碍所致,如肾性骨硬化、氟中毒、铅中毒、石骨症等。

在肌腱、韧带和骨间膜的附着部位,因创伤、慢性劳损或炎症修复等原因常可形成一些骨性赘生物,按其形状的不同被称为骨刺、骨桥、骨唇等,这种现象也称为骨质增生(图 5-1-7 ~ 图 5-1-11)。

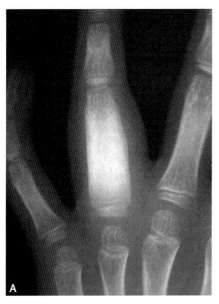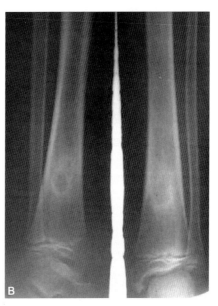

**图 5-1-7　慢性化脓性骨髓炎所致的骨质增生硬化**
A. 左手中指近节指骨增粗,骨质密度普遍增高,皮质骨和松质骨分界不清,周围软组织肿胀;
B. 胫骨远端可见一椭圆形透亮区,周围可见骨硬化边

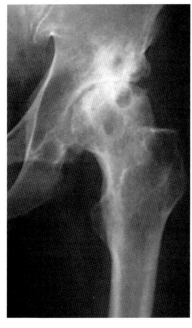

**图 5-1-8　损伤性关节炎的骨质增生硬化**
左髋关节间隙变窄,左髋臼和左股骨头密度不均匀增高,其内可见囊状低密度区,外侧缘可见唇/刺状骨赘形成

5. 骨膜新生骨　凡出现骨膜新生骨均为病理现象。骨膜新生骨(periosteal new bone)是骨膜反应(periosteal reaction)最终形式,后者是指因受到刺激,骨膜发生水肿、增厚,骨膜内层的成骨细胞增生活跃,产生不同形态的骨膜新生骨的现象。组织学上,可见骨膜水肿、增厚、内层成骨细胞增多,形成新生的骨小梁。

在 X 线片上,骨膜新生骨的早期表现为一段长短不定、与骨皮质平行的细线样致密影,它同骨皮质之间有一个很窄的透亮间隙。以后骨膜新生骨逐渐增厚,由于新生骨小梁排列的形式不同而表现各异。常见的有与骨皮质表面平行的线状、层状或花边状骨膜反应。骨膜新生骨的厚度与范围同病变发生的部位、性质和发展阶段有关。一般常发生于长骨骨干的较明显,炎症所致的较广泛而肿瘤引起的较局限。随着病变的好转与痊愈,骨膜新生骨可变得致密,逐渐与骨皮质融合,表现为骨皮质增厚。痊愈后,骨膜新生骨还可逐渐被吸收,使受累骨恢复原来

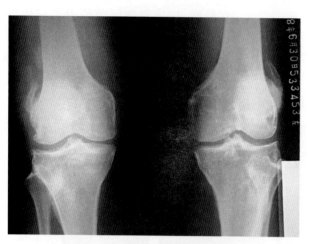
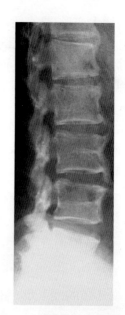

图 5-1-9　关节退变的骨质增生硬化

图 5-1-10　腰椎退变的骨刺和骨桥

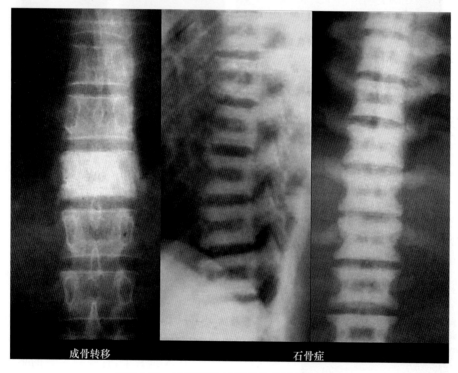

成骨转移　　　　　　　　　石骨症

图 5-1-11　成骨转移、石骨症的骨质增生硬化

的形态。如引起骨膜反应的病变进展,已形成的骨膜新生骨可重新被破坏,破坏区两端的残留骨膜新生骨呈三角形或袖口状,称为 Codman 三角(图 5-1-12,图 5-1-13)。

　　骨膜新生骨多见于炎症、肿瘤、外伤、骨膜下出血等,也可继发于其他脏器病变(如继发性肥大性骨关节病)和生长发育异常等。仅据骨膜新生骨的形态不能确定病变的性质,需结合其他表现才能作出判断。

　　6. 软骨钙化　软骨钙化(chondral calcification)

可为生理性的或病理性的。喉软骨和肋软骨均可发生生理性钙化,常呈斑片状。瘤软骨钙化是病理性的钙化,瘤软骨呈分叶状生长,小叶周围的软骨基质因邻近血管而常发生钙化,而软骨小叶中央的瘤软骨细胞因离血管较远,得不到钙盐,不能使软骨基质钙化。在 X 线片上,瘤软骨钙化典型者表现为大小不同的环形或半环形、弧形高密度影,钙化可融合成片状而呈现蜂窝状影。良性肿瘤的软骨钙化密度较高,环影多完整、清楚;恶性肿瘤

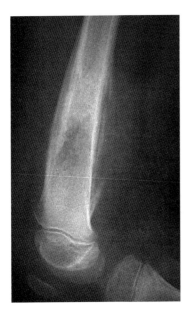

**图 5-1-12　骨肉瘤的骨膜反应**

右股骨远段见不规则形骨质破坏和增生硬化区，在其前后两侧见层状骨膜反应，于其后方见 Codman 三角和软组织肿块

的瘤软骨钙化则环影不清且多不完整，甚至只见少数点状钙化影（图 5-1-14）。

7. 骨质坏死　骨质坏死（osteonecrosis）是骨组织局部代谢的停止，坏死的骨质称为死骨（sequestrum）。形成死骨的主要原因是血液供应中断。组织学上是骨细胞死亡、消失和骨髓液化、萎缩。在坏死早期，骨小梁和骨钙质含量无任何变化，此时 X 线上也无异常表现。当血管丰富的肉芽组织包绕死骨生长时，则出现破骨细胞对死骨的吸收和成骨细胞的新骨生成，这一过程延续时间很长。

死骨的 X 线表现是骨质局限性密度增高，其原因一是死骨骨小梁表面有新骨形成，骨小梁增粗，或者坏死的骨质被压缩，这是绝对密度增高；二是死骨周围骨质被吸收密度降低而死骨本身密度不变，或在肉芽组织、脓液的包绕衬托下死骨显示为相对高密度（图 5-1-15、图 5-1-16）。骨质坏死多见于化脓性骨髓炎、骨结核、骨缺血坏死和外伤骨折后，恶性肿瘤内的残留骨也有时为死骨。

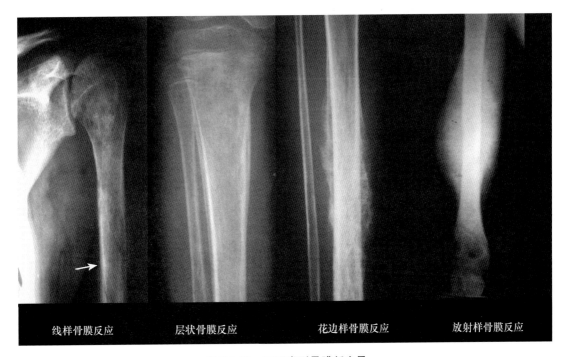

| 线样骨膜反应 | 层状骨膜反应 | 花边样骨膜反应 | 放射样骨膜反应 |

**图 5-1-13　不同类型骨膜新生骨**

8. 骨内矿物质沉积　铅、磷、铋等进入体内后，大部分沉积于骨内。在生长期主要沉积于生长较快干骺端，X 线表现为干骺端多条横行的相互平行厚薄不一的致密带；于成年则一般不易显示。

氟进入人体过多可激起成骨活跃，使骨量增多；亦可引起破骨活动增加，骨样组织增多，发生骨质疏松或软化。氟摄入过多引起的骨质结构变化以躯干骨明显，有的 X 线表现为骨密度减低，小梁稀疏，皮

质变薄；有的表现为骨小梁粗糙、紊乱，骨密度增高（图 5-1-17）。

9. 骨骼变形　骨骼变形（bone deformity）多与骨骼的大小改变并存，可累及一骨、多骨或全身骨骼。局部病变和全身性疾病均可引起，如骨的先天性发育异常、创伤、炎症以及代谢性、营养性、遗传性、地方流行性和肿瘤性病变均可导致骨骼变形。局部骨骼增大可见于血供增加和发育畸形等病变，

95

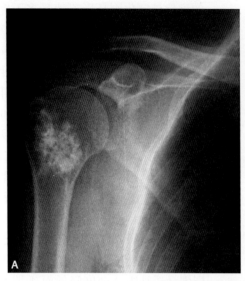
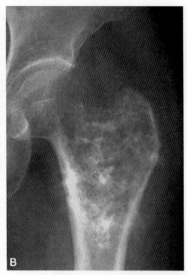

**图 5-1-14  软骨瘤和软骨肉瘤的不同钙化**

A. 软骨瘤钙化,肿瘤内可见环形、半环形或弧形钙化;B. 软骨肉瘤钙化,左股骨上段见不规则
骨质破坏以及斑片状、云絮状和小环形、弧形钙化,局部还可见软组织肿块

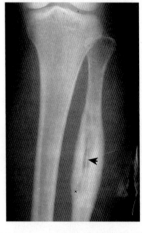

**图 5-1-15  慢性化脓性骨髓炎的死骨**

于左腓骨中段见异常高低密度混杂区,其中心
为相对高密度的条状死骨(箭头所指)

如软组织和骨血管瘤、巨肢症和骨纤维异常增殖症等(图 5-1-18)。全身性骨骼短小可见于内分泌障碍,如垂体性侏儒等。骨骺和骺软骨板的损伤可使肢体缩短。骨肿瘤可导致骨局部膨大凸出。脊椎的先天畸形如半椎体、蝴蝶椎可引起脊柱侧凸、后凸。骨软化症和成骨不全可引起全身骨骼变形。

**(二)软组织**

1. 软组织肿胀　局部软组织肿胀(soft tissue swelling)时其密度可略高于邻近正常软组织,皮下脂肪层内可出现网状结构影,皮下组织与肌肉之间境界不清,肌间隔模糊、软组织层次不清(图 5-1-19)。软组织肿胀可因炎症、水肿、出血或邻近骨的急性化脓性骨髓炎、肿瘤等而引起。

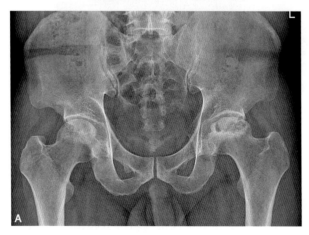

**图 5-1-16A  左侧股骨头缺血坏死**

左侧股骨头变扁,关节面下可见不规则骨质密度减低区,
周围可见不规则环形骨质密度增高区。

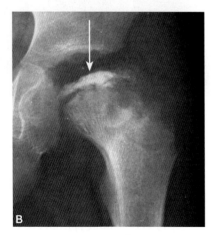

**图 5-1-16B  儿童股骨头骺坏死**

左侧头骺变扁、密度增高,股骨颈短粗

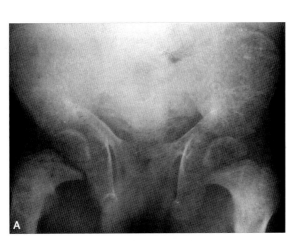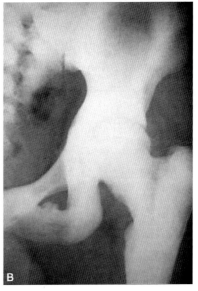

**图 5-1-17　矿物沉积（氟骨症）**
A. 双侧髂骨、股骨上段、骨小梁粗糙、紊乱，骨密度增高，同时伴有骨质软化，骨盆变形；
B. 骨盆和股骨上段因矿物质沉积，呈骨质硬化改变

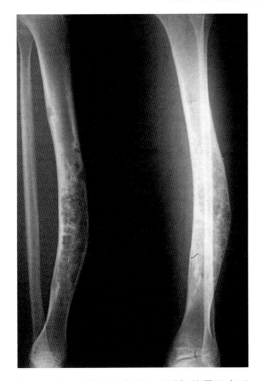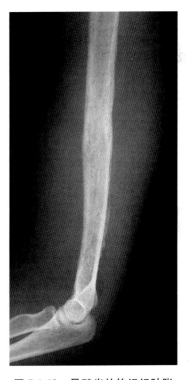

**图 5-1-18　骨纤维异常增殖症引起的骨干变形**

**图 5-1-19　骨髓炎的软组织肿胀**
左肱骨中远段变形、密度不均，后方见骨膜反应，
周围软组织密度增高，层次不清

2. 软组织肿块　软组织肿块（soft tissue mass）可因软组织的良恶性肿瘤和瘤样病变引起，也见于骨恶性肿瘤突破骨皮质侵入软组织内以及某些炎症性的包块。一般而言，良性者境界清楚，而恶性的常边缘模糊（图 5-1-20）。邻近软组织可受压移位，邻近骨表面可见压迹或骨皮质受侵蚀。不同组织来源的肿瘤的密度无明显差别，难以据此作出鉴别，唯含脂肪组织的肿瘤因其密度较一般软组织低、软骨类肿瘤可出现环形钙化影以及骨化性肌炎内可出现较成熟的骨组织影而具有一定的特征性。

3. 软组织内钙化和骨化　软组织内的出血、退变、坏死、肿瘤、结核、寄生虫感染和血管病变均

97

可导致软组织中发生钙化。钙化可发生于肌肉、肌腱、关节囊、血管、淋巴结等处，X线表现多为不定型无结构的斑片状高密度影；软骨组织的钙化多表现为环形、半环形/弧形或点状高密度影（图5-1-21~

图5-1-24）。软组织中的骨化影可见于骨化性肌炎和来自骨膜和软组织内的骨肉瘤，前者X线表现常为片状，并可见成熟骨的结构，即可见骨小梁甚至骨皮质；后者多表现为云絮状或针状。

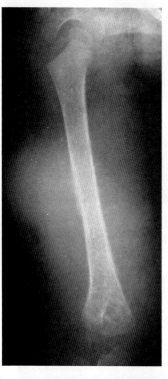

**图5-1-20　Ewing肉瘤的软组织肿块**
右股骨中远段见筛孔状骨破坏，部分区域骨皮质毛糙模糊，其周围见巨大软组织肿块

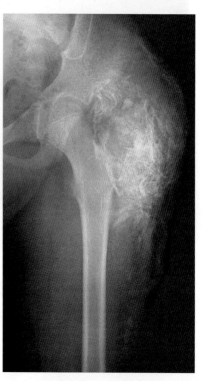

**图5-1-21　骨化性肌炎**
左股骨中上段外侧的软组织内见大片状的高密度影，部分可见成熟骨结构。左股骨骨质未见明显异常

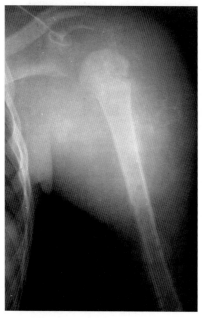

**图5-1-22　成骨肉瘤的肿瘤骨**
左肱骨上段周围见巨大软组织肿块，其内可见云絮状肿瘤骨

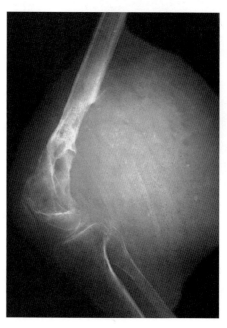

**图5-1-23　软骨肉瘤的瘤软骨钙化**
股骨下段骨质破坏，周围（主要在后方）见巨大软组织肿块，其内见斑点状和弧形钙化

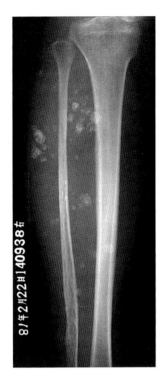

**图5-1-24　软组织血管瘤内静脉石**

4. 软组织内气体　正常软组织内并无气体存在，外伤或手术时气体可进入软组织内，产生不同形态的很低密度影。产气菌感染时，软组织间隙内也可见气体影。

5. 肌肉萎缩　先天性骨疾病可引起全身肌肉发育不良，神经系统的疾病和肢体运动长期受限可导致肌肉萎缩。X线表现为肢体变细、肌肉较正常的薄、小。

## 二、异常CT表现

### （一）骨骼

骨骼系统基本病变CT表现的病理基础和临床意义与其X线表现相同，但由于CT是人体的断面图像以及其明显优于X线的密度分辨力，X线片上所能观察的病变在CT上均能观察到，而且更为敏感和细致。

1. 骨质疏松和骨质软化　两者的CT表现和征象评价与X线片基本相同。

2. 骨质破坏　CT易于区分松质骨和皮质骨的破坏。松质骨的破坏早期表现为局部的骨小梁稀疏，此时难与骨质疏松区别。但骨质疏松的小梁稀疏区内含骨髓组织，其CT值常为负值，而骨小梁破坏区因被病理组织取代，其CT值常在软组织的CT值范围内。以后发展为斑片状甚至

大片松质骨缺损。皮质骨的破坏表现为骨皮质内出现小透亮区，此为扩大的Haversian管，或表现为骨皮质内外表面的不规则虫蚀样改变；骨皮质可因内外面的侵蚀破坏而变薄，或者出现范围不等的全层骨皮质缺损。CT可清楚显示扁骨和不规则骨骨质破坏的形态及其内部骨嵴或分隔（图5-1-25）。

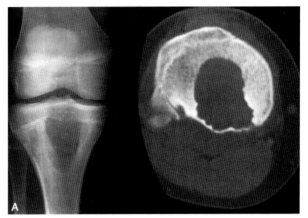
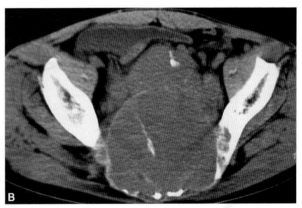

**图5-1-25　CT松质骨骨质破坏（A）和骶骨囊状膨胀性骨破坏（B）**

3. 骨质增生硬化　骨质增生硬化的CT表现与其X线片的表现相似。

4. 骨膜新生骨　骨膜新生骨的CT基本表现与X线表现相同，但有其特殊性。CT能显示X线片不易显示的扁平骨如肩胛骨和髂骨的骨膜新生骨（图5-1-26），Codman三角表现为在连续层面上骨膜新生骨在骨皮质破坏区突然消失。因为CT的空间分辨力不足，常不能显示多层状骨膜新生骨；有时也不能显示骨膜新生骨与骨皮质之间的透亮间隙，此时骨膜新生骨和原来的皮质可混在一起而类似于骨皮质增厚。

5. 软骨钙化　由于避免了组织的重叠，CT能较X线片更好地显示瘤软骨钙化的特征，后者典型时同样表现为环形或半环形/弧形高密度影，有时可融

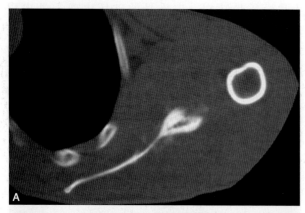

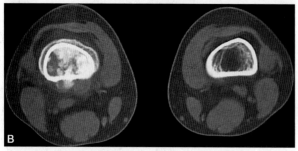

**图 5-1-26　CT 上肩胛骨骨肉瘤和股骨骨肉瘤的骨膜新生骨**
CT 横断扫描图上见左肩胛骨(A)和股骨(B)密度升高,
局部见瘤骨、软组织肿块和骨膜新生骨

合成片而呈蜂窝状。对分化较低的软骨肿瘤的少数小点状钙化,CT 也常能发现(图 5-1-27)。

6. 骨质坏死　其 CT 表现与 X 线所见相似,但 CT 能更好地显示死骨与邻近骨质的分离和被病理组织或脓液包绕。

**(二)软组织**

对软组织病变的观察 CT 明显优于 X 线,X 线所不能显示或显示不清的一些病变在 CT 上可得以清晰显示。水肿表现为局部肌肉肿胀,肌间隙模糊,密度正常或略低;邻近的皮下脂肪层密度增高并可出现网状影。血肿表现为边界清楚或不清楚的高密度区。软组织肿块在 CT 上易于观察,肿块的密度可均匀或不均匀,边缘可光整或不规则,肿块的边界常能清楚显示(图 5-1-28)。软组织或软组织肿块的坏死表现为无明显强化的低密度区,单发或多发,并可因出血或坏死组织碎屑的沉积而出现液-液平面,其上层为液体呈水样密度,下层为沉积的坏死组织或血细胞而呈较高密度。脂肪瘤因其密度与脂肪组织相似而易于诊断,肿瘤或病变内含的脂肪成分也可通过测量其 CT 值而得以确认。

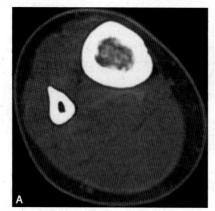
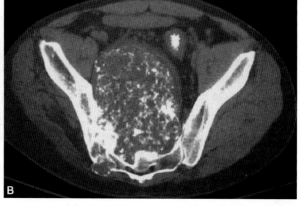

**图 5-1-27　股骨内生软骨瘤的环形软骨钙化(A)及骨盆软骨肉瘤的弧形、半环形、环形和斑点状钙化(B)**

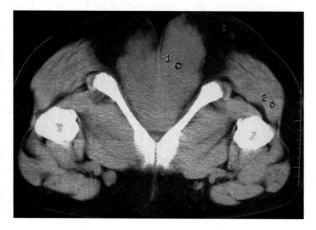

**图 5-1-28　CT 显示软组织肿块**

# 三、异常 MRI 表现

**(一)骨骼**

骨骼系统基本病变 MRI 表现与其 X 线表现的病理基础和临床意义是一致的,但由于成像原理与常规 X 线和 CT 不同,因此在征象的具体表现上有的有所不同。

1. 骨质疏松和骨质软化　老年性骨质疏松由于松质骨内小梁变细和数量减少以及黄骨髓增多,导致骨髓在 $T_1WI$ 和 $T_2WI$ 上信号增高;骨皮质的疏松表现为皮质变薄及皮质内出现较高信号区,代表

Haversian 管扩张和黄骨髓侵入。炎症、肿瘤和骨折等周围的骨质疏松区因局部充血、水肿而表现为边界清楚或模糊的 $T_1WI$ 低信号、$T_2WI$ 高信号影。对骨质软化的 MRI 表现尚未见详细报告。

2. 骨质破坏　松质骨的破坏为松质骨为病理性组织所取代，由于骨小梁间隙的骨髓组织常为 $T_1W$ 高信号，松质骨的破坏常表现为高信号的骨髓为较低信号或混杂信号所代替。骨皮质的破坏表现为骨皮质的内外面因受病变的侵蚀而变薄或呈虫蚀状的缺损，也可表现为较大范围的皮质骨正常低信号被病理组织的不均匀稍高信号所替代（图 5-1-29）。骨破坏区周围的骨髓可因水肿而表现为模糊的长 $T_1$ 长 $T_2$ 异常信号。在长骨的纵切面上和脊椎的矢状面图像上较易发现恶性骨肿瘤的跳跃病灶和骨转移瘤。

3. 骨质增生硬化　增生硬化的骨质本身在 $T_1WI$ 和 $T_2WI$ 上均呈低信号影，增生的骨小梁间骨髓组织相对较少，与正常骨松质相比呈现较低的信号（图 5-1-30）。在某些骨赘内因有髓腔形成或脂肪沉积而在 $T_1WI$ 和 $T_2WI$ 上其内部出现高信号影。

4. 骨膜增生　MRI 对骨膜增生的显示要早于 CT 和 X 线片。骨膜受刺激初期，在矿物质沉积之前，先有骨膜内层细胞增生、肥大，骨膜增厚，在 $T_1$ 上呈中等信号而在 $T_2WI$ 上呈高信号的连续线样

影。有明显的矿物质沉积后，在各序列上一般呈低信号（图 5-1-31），但由于增生的骨膜内常含有一定量的蛋白质、水和细胞成分，也可在 $T_1WI$ 和 $T_2WI$ 上表现为中等信号。和 CT 一样，由于 MRI 的空间分辨力不足，其显示骨膜增生的形态的精细程度不如 X 线片。

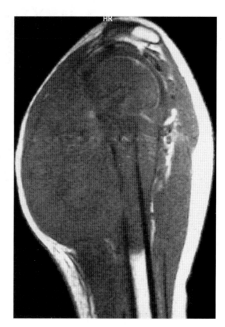

**图 5-1-29　骨肉瘤的骨质破坏的 MRI**
于 MR $T_1WI$ 上见肱骨上段骨髓为低信号组织所取代，局部骨皮质有大范围的缺损，周围见巨大的软组织肿块

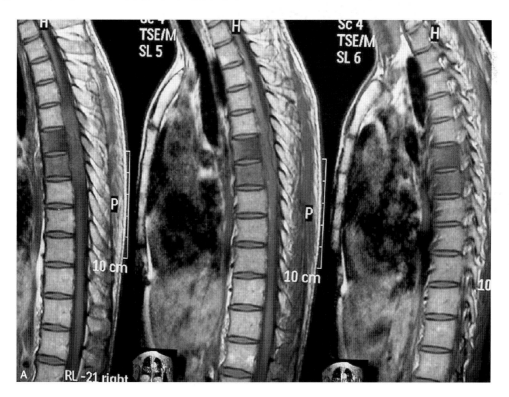

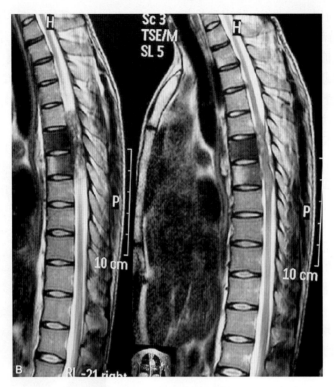

**图5-1-30 骨增生硬化 MRI**
第6、7胸椎成骨转移，$T_1WI(A)$和$T_2WI(B)$均呈低信号。
同水平段脊髓受侵犯

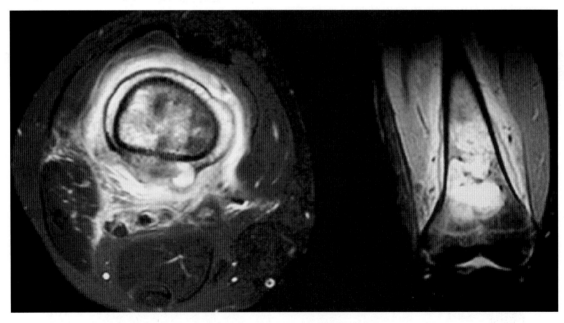

**图5-1-31 骨膜反应 MRI**

5. 骨质坏死 MRI 显示骨质坏死较 X 线片和 CT 早，在骨形态和密度尚无变化之前就可表现出骨髓信号的改变。其基本 MRI 表现为在 $T_1WI$ 上病变部位信号均匀或不均匀减低，病灶形态多不规则；$T_2WI$ 上病灶信号不均，与肌肉相比呈中到高信号强度。坏死区的外围在 $T_1WI$ 和 $T_2WI$ 上均有一低信号带，为纤维组织及新生骨质硬化带所致。坏死区出现纤维化和骨质硬化等改变时，在 $T_1WI$ 和 $T_2WI$ 均呈低信号（图5-1-32）。

（二）软组织

软组织病变的基本 MRI 表现较 CT 丰富而明显。除形态改变外，软组织充血、水肿表现为 $T_1WI$

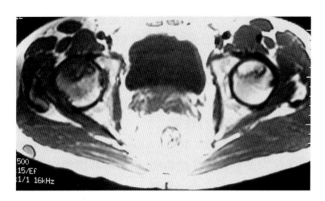

**图 5-1-32 股骨头缺血性坏死的 MRI**
MR $T_1WI$ 上在左侧股骨头前部见一类似新月形的混杂信号区,其后方有一圈低信号带围绕;右侧股骨头变形,其前部有一以低信号为主的不规则混杂信号区

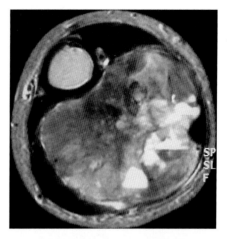

**图 5-1-33 MRI 上骨肉瘤软组织肿块内的液-液平面**
MR $T_2WI$ 上见腓骨骨质破坏,局部形成一巨大的软组织肿块,其内信号不均,于其外侧部见多个液-液平面

低信号,而在 $T_2WI$ 上表现为高信号。典型的血肿在 $T_1WI$ 可见高信号成分,且在脂肪抑制 $T_1WI$ 信号不减低,在 $T_2WI$ 表现多样。大多数肿瘤在 $T_1WI$ 上表现为低信号而在 $T_2WI$ 上多表现为程度不同的高信号。由于肿瘤的 MRI 信号常与肌肉和脂肪不同,MRI 能更清楚地显示软组织肿瘤和骨肿瘤的软组织肿块的边界,而在 CT 上如肿瘤与邻近肌肉相贴或侵入肌肉内则往往难于确认肿块的真正边界。肿瘤和软组织中的坏死和囊变区在 $T_1WI$ 上为低信号而在 $T_2WI$ 上呈高信号,增强扫描无明显强化。在 MR 图像上液-液平面的显示得比 CT 更加清楚,$T_1WI$ 中下部常呈较高信号而上部呈低信号,而在 $T_2WI$ 中上部信号往往明显增高(图 5-1-33)。脂肪成分因其在 $T_1WI$ 和 $T_2WI$ 上均为高信号而易于识别,必要时可采用脂肪压制序列来证实。正常的肌腱和韧带在各种序列均为低信号影,当出现退行性改变或外伤性撕裂时在 $T_1WI$ 和 $T_2WI$ 上均呈现相对较高的信号而易于识别(图 5-1-34)。

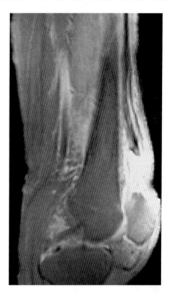

**图 5-1-34 股四头肌腱断裂的 MRI**
MR $T_2WI$ 上见左侧股四头肌腱断裂,于左股骨下段前方、髌骨上方见高信号影

# 第二节 关节病变的基本影像学表现及其临床意义

## 一、关节病变的基本 X 线表现

### (一)关节肿胀

关节肿胀(swelling of joint)常由于关节积液或关节囊及其周围软组织充血、水肿、出血和炎症所致。其 X 线表现是周围软组织影膨隆,脂肪垫和肌肉间脂肪层移位变形或模糊消失,整个关节区密度增高;大量关节积液可见关节间隙增宽(图 5-2-1),也可参见化脓性关节炎或其他关节病变。关节肿胀常见于炎症、外伤和出血性疾病。

### (二)关节破坏

关节破坏(destruction of joint)是关节软骨及其下方的骨质为病理组织所侵犯、代替所致,常见于各种炎症、肿瘤等疾病(图 5-2-2)。关节破坏的 X 线表现是当破坏只累及关节软骨时,仅见关节间隙狭窄;当累及关节面骨质时,则出现相应的骨破坏和缺损(图 5-2-3)。关节间隙狭窄和骨质破坏的程度各病例有所不同,严重时可引起关节半脱位和变形。

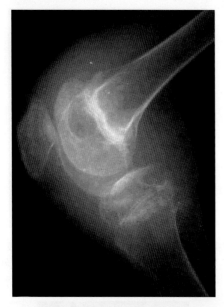

**图 5-2-1　膝关节滑膜结核导致关节积液和关节囊肿胀**
膝关节 X 线片侧位可见膝关节区密度增高，周围软
组织膨隆，脂肪间隙模糊；膝关节组成骨骨质疏松

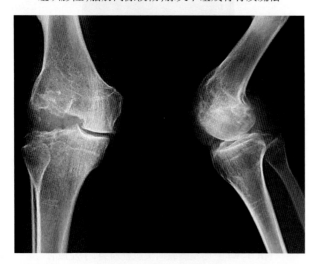

**图 5-2-2　色素沉着绒毛结节滑膜炎所致的关节破坏**

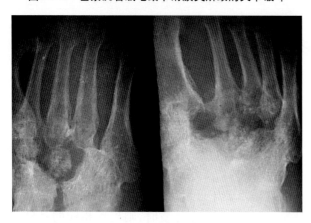

**图 5-2-3　关节结核所致的关节破坏**

关节破坏是诊断关节疾病的重要依据，破坏的
部位和进程因疾病而异。急性化脓性关节炎时骨

破坏多开始于关节持重面，进展迅速，破坏范围可
十分广泛。关节滑膜结核时骨破坏常开始于关节
的边缘，呈虫蚀状，进展缓慢。类风湿关节炎到晚
期才引起关节破坏，也是从边缘开始，多呈小囊状
骨破坏。

**（三）关节退行性变**

关节退行性变（degeneration of joint）的基本病
理变化为关节软骨变性坏死，逐渐被纤维组织取代，
引起不同程度的关节间隙狭窄。随着病变进展，可
累及软骨下的骨质，导致骨性关节面骨质增生硬化，
关节面凹凸不平，并于关节边缘形成骨赘，骨端变形
增大，关节囊肥厚、韧带骨化。关节退行性变多见于
老年人，以承受体重的脊柱、髋、膝关节为明显，是老
年人生理性组织退行性变的表现；也可以由慢性创
伤和长期关节负担过度引起，如见于运动员和搬运
工人；还常继发于其他关节病变导致的关节软骨和
骨质的破坏，如关节骨端骨折的骨折线波及关节面
而使关节软骨受损和化脓性关节炎。

关节退行性变的早期 X 线表现主要是骨性关节
面模糊、中断和部分消失。中晚期表现是关节间隙
狭窄，骨性关节面增厚、不光滑，关节面下骨质增生
致密并可出现囊变区，关节面边缘骨赘形成，但一般
不发生明显的骨质破坏亦无骨质疏松（图 5-2-4、图
5-2-5）。

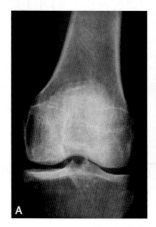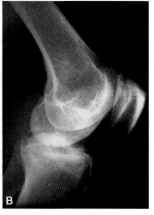

**图 5-2-4　膝关节退变**
膝关节股骨内外髁、胫骨平台和髁间隆突可见
骨质增生，骨性关节面硬化

**（四）关节强直**

关节强直（ankylosis of joint）可分为骨性和纤维
性两种。

骨性强直是关节明显破坏后，关节骨端由骨
组织所连接。X 线表现为关节间隙明显变窄或消
失，并有骨小梁通过关节连接两侧骨端。多见于化

部位,如先天性髋脱位(图5-2-8);外伤性脱位有明显的外伤史,可伴或不伴骨折(图5-2-9);继发于关节和邻近组织的疾病的脱位为病理性脱位,像化脓性、结核性和类风湿关节炎均可引起关节脱位。

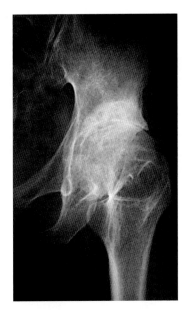

**图5-2-5　髋关节退变**
关节间隙狭窄,骨性关节面中断、不规则,骨性关节面下囊变

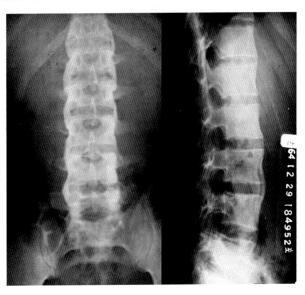

**图5-2-7　关节骨性强直**
强直性脊柱炎导致腰椎骨性强直,呈"竹节椎"改变

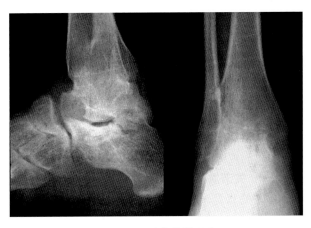

**图5-2-6　关节骨性强直**
踝关节关节间隙消失,胫距关节可见骨小梁通过

脓性关节炎愈合后(图5-2-6)。强直性脊柱炎椎旁韧带骨化形成"竹节椎"也属于骨性强直的范畴(图5-2-7)。

纤维性强直也是关节破坏的后果。虽关节活动消失,但X线片上仍可见狭窄的关节间隙,且无骨小梁贯穿,常见于关节结核。纤维性强直的诊断要结合临床,不能仅靠X线确诊。

**(五)关节脱位**

构成关节的两个骨端的正常相对位置的改变或距离增宽称为关节脱位(dislocation of joint)。关节组成骨完全脱开为全脱位;部分脱开者为半脱位,X线表现为相对的关节面尚有部分对在一起。

关节脱位从病因上可分为先天性、外伤性和病理性三种。先天性者常见于婴幼儿,有一定的好发

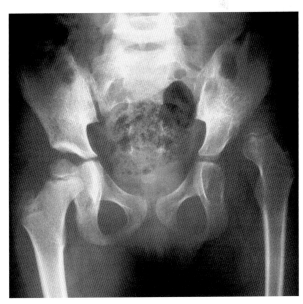

**图5-2-8　先天性髋脱位**
X线片见左髋臼变浅,左股骨头向外上方移位,左侧髋臼角增大,沈通线不连续

## 二、关节病变的基本CT表现

关节基本病变的CT表现的病理基础和临床意义与其X线表现的相同,但关节基本病变的CT表现形式和内容与X线所见有所不同。

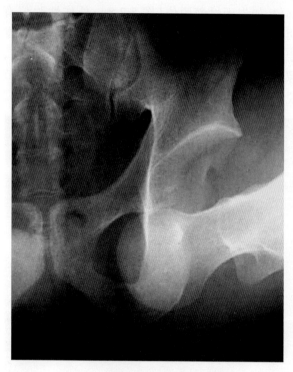

图 5-2-9　髋关节外伤性关节脱位

**（一）关节肿胀**

CT 可直接显示软组织密度的关节囊肿胀和（或）增厚；关节腔积液 X 线一般不能显示，而 CT 上可见关节腔内均匀的水样密度影，如合并出血或积脓其密度可较高。

关节附近的滑液囊积液在 CT 上也可见到，表现为关节邻近的囊状水样密度影。

**（二）关节破坏**

关节破坏包括关节软骨破坏和骨质破坏。目前 CT 尚不能显示关节软骨，但软骨破坏导致的关节间隙狭窄却易于显示，特别是与健侧对比时。CT 可以清晰地显示关节软骨下的骨质破坏，即使是细微的改变也可以发现。

**（三）关节退行性变**

关节退行性变的各种 X 线征象如骨性关节面中断、消失、关节间隙变窄、软骨下骨质囊变和关节面边缘骨赘形成等在 CT 上均可很好地显示。椎间小关节的退行性变 X 线片上往往显示不佳，而在 CT 上能很好地显示（图 5-2-10）。

**（四）关节强直**

关节骨性强直在 CT 上亦表现为关节间隙消失并有骨小梁连接两侧骨端，须对各个层面做仔细地观察才能对关节强直情况作出全面的评价。

**（五）关节脱位**

CT 图像避免了组织的重叠，易于显示一些 X 线片难于发现或显示不佳的关节脱位，如胸锁关节脱位和骶髂关节脱位。

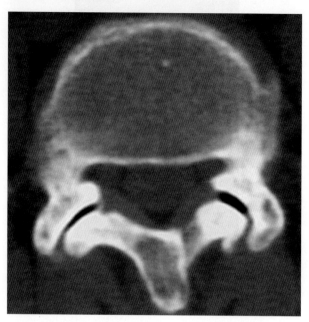

图 5-2-10　椎间小关节退行性变的 CT 表现

CT 横断面平扫见椎间小关节面增生硬化，部分边缘变尖或有骨赘形成，关节间隙变窄（右侧明显），并且其内有少量气体积聚

### 三、关节病变的基本 MRI 表现

MRI 能较 CT 更好地显示关节的各种基本病变。

**（一）关节肿胀**

除见关节囊增厚外，在 $T_2WI$ 上可见关节囊尤其是滑膜层的稍高信号；关节周围软组织肿胀多呈 $T_1WI$ 低信号、$T_2WI$ 高信号。MRI 对关节积液很敏感，一般积液 $T_1WI$ 低信号、$T_2WI$ 高信号，合并出血时 $T_1WI$ 和 $T_2WI$ 均为高信号（图 5-2-11）。关节周围的软组织肿胀也多呈 $T_1WI$ 低信号、$T_2WI$ 高信号。

**（二）关节软骨的破坏**

早期可见关节软骨表面毛糙、凹凸不平、表层缺损致局部软骨变薄，严重时可见关节软骨不连续、呈碎片状或者大部分破坏消失。关节骨质破坏时低信号的骨性关节面中断不连续（图 5-2-12、图 5-2-13）。

**（三）关节退行性变**

除关节软骨的改变和关节间隙变窄外，还可见骨性关节面中断或局部增厚，关节面下的骨质增生在 $T_1WI$ 和 $T_2WI$ 上均为低信号。骨赘的表面为低信号的骨质，其内可见高信号的骨髓。关节面下的

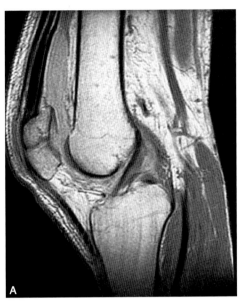
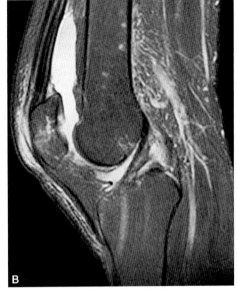

**图 5-2-11　关节 MRI 基本病变-关节积血**
髌骨骨折后关节积血,$T_1WI$(A)呈稍高信号,$T_2WI$ 呈高信号(B)

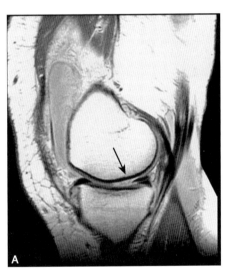

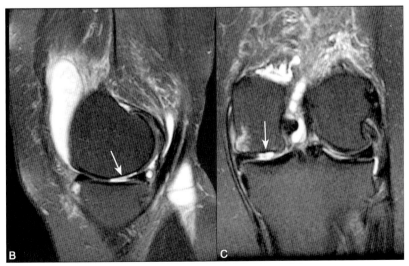

**图 5-2-12　关节 MRI 基本病变-关节软骨缺损**
股骨外侧髁关节软骨缺损,被高信号液体充填(箭头),髌上囊积液在 $T_2WI$ 呈高信号

囊变区呈 $T_1WI$ 低信号、$T_2WI$ 高信号,大小不等,边缘清晰(图5-2-14)。

**(四)关节强直**

骨性强直时,关节软骨和关节腔消失,骨髓信号和骨小梁贯穿于关节骨端。纤维性强直时关节腔仍可存在但关节骨端有破坏,骨端间可有高、低混杂的异常信号。

**(五)关节脱位**

MRI不但可显示关节脱位,还可以直观地显示关节脱位的合并损伤如关节内积血、积液、囊内外韧带和肌腱撕裂以及关节周围的软组织损伤(图5-2-15、图5-2-16)。对解剖结构复杂部位的关节脱位的显示MRI有其独到之处,如矢状面成像可清楚显示寰枢关节的脱位和对颈髓的压迫。

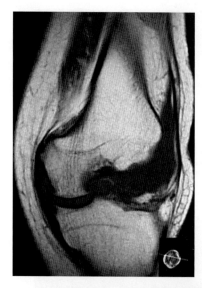

**图 5-2-13 关节破坏-色素沉着绒毛结节滑膜炎**
$T_1WI$ 示膝关节外侧髁骨质破坏,被低信号组织取代

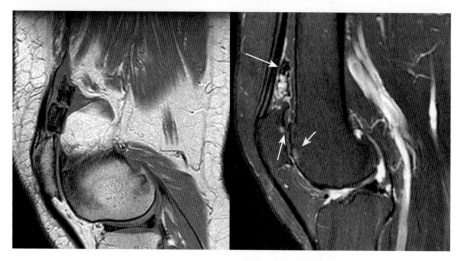

**图 5-2-14 关节 MRI 基本病变-退行性变**
髌上囊积液,其内可见低信号骨性游离体(长箭),髌股关节面下可见高信号囊变(短箭)

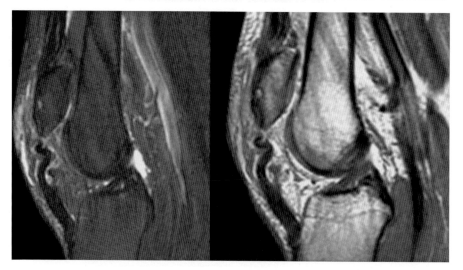

**图 5-2-15 关节 MRI 基本病变-关节脱位(伴韧带完全撕裂)**
低信号的髌韧带连续性中断,局部软组织肿胀,髌骨向上移位

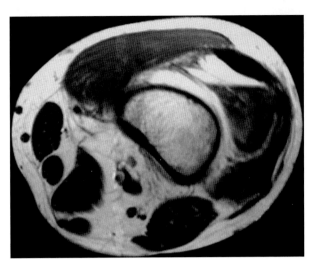

**图 5-2-16　MRI 上膝关节内的液-脂平面**
MR $T_1WI$ 显示在股骨远端前方的髌上囊内见
一液脂平面,上方高信号的为脂肪

（孟悛非　张朝晖）

# 参 考 文 献

1. 王云钊,屈辉,孟悛非等. 骨关节影像学. 第 2 版. 北京:科学出版社,2010
2. 江浩. 骨与关节 MRI. 第 2 版. 上海:上海科学技术出版社,2011
3. 荣独山,等. X 线诊断学. 第 2 版. 上海:上海科学技术出版社,2000
4. 金征宇. 医学影像学. 北京:人民卫生出版社,2006
5. 徐爱德,徐文坚,刘吉华主编. 骨关节 CT 和 MRI 诊断学. 济南:山东科学技术出版社,2002
6. 孟悛非. 医学影像学. 第 2 版. 北京:高等教育出版社,2012
7. 王振常. 医学影像学. 北京:人民卫生出版社,2012
8. 冯晓源. 医学影像学放射诊断全集-基础篇. 北京:中华医学电子音像出版社,2013
9. Berquist TH. MRI of the Musculoskeletal System. 3rd ed. Philadelphia:lippiocott-Raven,1997:773-925
10. Manaster BJ,Andrews CL,Petersilge CA,et al. Expert Differential Diagnosis:Musculoskeletal. Amirsys,2009. Part II
11. Cohen E,Kressl H,Frank T,et al. Hyaline cartilage-origin bone and soft tissue neoplasm:MR appearance and histologic correlation. Radiology,1998,167(2):477-481
12. Ehara S,Some M,Tamakawa Y,et al. Fluid-fluid levels in cavernous hemangioma of soft-tissue. Skeletal Radiol,1994,23(2):107
13. Kroon HM,Bloem JL,Holscheer HC. MR imaging of edema accompanying benign and malignant bone tumors. Skeletal Radiology,1994(4),23:261
14. Mirowitz SA,Apicella P,Reinus WR,et al. MR imaging of bon marrow lesions:relative conspicuousness on T1-weighted, fat-suppressed T2-weighted and STIR images. AJR,1994,162:215
15. Monson N,Haughton VM,Modl IM. Normal and degenerating articular cartilage:in vitro correlation of MR imaging and histologic findings. J Magn. Reson. Imaging,1992,2(1):41
16. Sweet DE,Madewell JE. Pathogenesis of osteonecrosis//Resnick D,Niwayama G. Diagnosis of Bone an Joint Disorders. Philadelphia:WB Sanders,1988:3188-3237

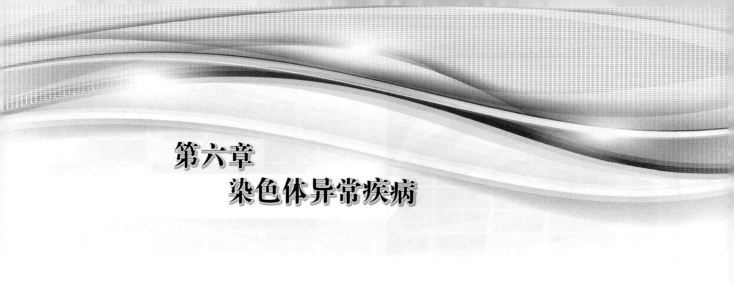

# 第六章
# 染色体异常疾病

## 第一节　人体染色体及其畸变

一个新的个体是由受精卵经过复杂的发育过程形成的。受精卵含有个体发育所需的全部信息。染色体(chromosome)是细胞核的重要组成部分,是遗传因子—基因(gene)的载体,是遗传的物质基础。基因是决定每一种遗传性状的独立遗传功能单位。生物体中各个遗传性状都有其相应的基因。遗传物质(基因)发生突变或基因的载体(染色体)发生畸变都可以影响个体的发育,导致出生缺陷。另外,遗传因素还可以和环境因素相互作用导致出生缺陷。遗传基因在发育、分化过程中发挥作用,决定各种遗传性状。人类的一切性状都受遗传的控制。遗传是指遗传物质或遗传信息从亲代传递给子代的过程。

人类的遗传物质是 DNA 分子,是由许多脱氧核苷酸构成的聚合物。基因是 DNA 分子上的功能区段,由一定的核苷酸按特定的顺序排列而成。脱氧核苷酸又由磷酸、脱氧核糖和碱基所构成。

染色体往往受自然界各种因素的影响而发生变化,这种变化可以具有遗传性,即称为遗传变异。遗传变异分为两类,即基因突变(gene mutation)和染色体畸变(chromosome aberration)。基因突变是基因化学基础的变化,是 DNA 分子中碱基的顺序、数量和比例的改变引起的。在显微镜下是看不到的,只能用遗传学的调查统计方法进行研究。染色体畸变是染色体数目、形态和结构的改变,可以用细胞学检查方法检查出来。

### 一、染色体的数目和形态

组织(血液、骨髓、皮肤和羊水等)培养时,在细胞分裂时期才能看到染色体。体细胞有丝分裂的中期和性细胞分裂的后期,染色体显示得最清楚。此时 DNA 分子已经完成复制,每条染色体含有两个 DNA 分子,每个 DNA 分子形成一个染色单体,但两个染色单体尚未完全分开,两个染色单体互称为姊妹染色单体。

人体染色体的数目是相当恒定的。人体细胞的正常核型中,每个细胞核有 46 条染色体,其中 22 对为常染色体(autosome),两条为性染色体(sex chromosome)。女性的性染色体是一对同型的 XX 染色体,男性的是两条非同型的 XY 染色体。

染色体在显微镜下是深色的棒状体,有两条臂,两臂之间有个浅色的狭窄区,叫做着丝粒(初缢痕或叫主缢痕),是纺锤丝的附着处。着丝粒把染色体分成两部分,长的部分称为长臂(q),短的部分称为短臂(p)。根据着丝粒位置的不同,将核分裂中期或后期的染色体分为中部着丝粒染色体、亚中部着丝粒染色体和近端着丝粒染色体三种类型。有的染色体除初缢痕外,还有副缢痕。在第 13、14、15、21 和 22 号染色体短臂末端,副缢痕使染色体的短臂端分离出来的染色质小块叫做随体,它和染色体的短臂间有染色质细丝相连。

染色体经过一定程序处理并用特定染料染色后,在普通光学显微镜下或荧光显微镜下,可显示出不同深浅颜色的横纹或不同强度的荧光节段,这样的横纹或荧光节段称为染色体带。根据染色体带可以进一步将任一条染色体的短臂或长臂划分为几个区,每个区中可包括若干带。对每条染色体以长臂(q)或短臂(p)、区、带和亚带命名,例如 1 p32 表示 1 号染色体短臂的第 3 区第 2 条带。各号染色体上的带的数目、分布、大小和着色强度等特征各不相同,其带的特征称为带型。依据带型特点可以识别任何一条染色体,也可查明一条染色体上某个区段中发生的微小结构异常。

## 二、有丝分裂和减数分裂

人体体细胞的分裂叫做有丝分裂(mitosis)。生殖细胞的分裂叫做减数分裂(meiosis)。

### (一)细胞有丝分裂

体细胞的生活周期分为间期和分裂期(M 期)。间期又分为 $G_1$ 期、S 期(DNA 合成期)和 $G_2$ 期(图 6-1-1)。细胞核内的每条染色单体在 S 期都复制成和它本身相似的一条。分裂期又分为前期、中期、后期和末期。在中期,染色体于细胞核的正中央排列成一个面,称为中期板或赤道板,此时最易观察染色体。由于纺锤丝的牵引作用,使每条染色单体分开,移向两极。末期结束时,就形成了两个完全分离的子细胞。经过有丝分裂,使复制后的染色体均等地分配到子细胞中去,每个子细胞的染色体仍旧是 46 条。

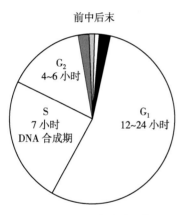

图 6-1-1 细胞分裂周期

### (二)减数分裂

人到了成熟时期,睾丸内的初级精母细胞和卵巢内的初级卵母细胞经过减数分裂形成精子和卵子。减数分裂是生殖细胞特有的一种有丝分裂方式,是生殖细胞在成熟时期进行的一次减数分裂。它包括两次分裂,即减数第一次分裂和减数第二次分裂。两次分裂间隔时间短,染色体不能复制,所以两个初级精母细胞或初级卵母细胞经过两次分裂产生了四个配子,每个配子中的染色体总数减少了一半(23 条染色体),因而称为减数分裂。精母细胞中原有 44 条常染色体和两条性染色体 XY,卵母细胞内原有 44 条常染色体和两条性染色体 XX,经过正常的减数分裂,一个初级精母细胞形成两个次级精母细胞,最后形成四个精细胞,再经过形态上的改变就成为精子;一个初级卵母细胞则形成一个次级卵母细胞和一个极体,最后形成一个卵细胞和三个极体。一个精子含 22 条常染色体和一条 X 或 Y 性染色体。一个成熟的卵含 22 条常染色体和一条 X 性染色体。一个受精卵则含有 46 条染色体;44 条常染色体加两条 X 性染色体就产生一个女孩;44 条常染色体加一条 X 和一条 Y 性染色体则产生一个男孩。

## 三、人体染色体组型

在中期染色体标本中,选择形态清晰、分布均匀的视野,用显微镜拍照、剪开和配对,再按染色体的大小和着丝粒的位置顺序排列和分组,构成人体染色体核型或组型。丹佛分类法(1960 年)将 22 对常染色体按大小顺序排列,编为 1～22 号,并分成 A～G 七个组。X 性染色体与 6 号常染色体相似,就分在 C 组,Y 性染色体最小,就分在 G 组(图 6-1-2)。

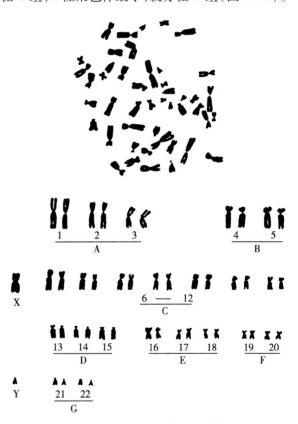

图 6-1-2 正常人体细胞染色体组型

## 四、染色体畸变

染色体的大小、形状和数目在正常情况下是保持恒定的,但由于某些原因也可以使其发生变化。染色体形态、结构和数目上的变化称为染色体畸变。人体染色体畸变多发生在受精前,也可发生在受精后的初期卵裂时期。

染色体畸变是指染色体数目的增减或结构的改变,所以又可分为染色体数目异常和结构畸变两大类。

### (一)染色体数目异常

在人体细胞核中,全部染色体称为一个染色体组。成熟的生殖细胞(配子)所含的染色体组叫做单倍体(以 n 表示),而体细胞中一般具有两个同源的染色体组,叫做二倍体(2n)。单倍体的染色体在形态和大小上是各不相同的,而二倍体的染色体是成对的。以二倍体为标准,染色体出现单条、多条或成倍性的增减都属于染色体数目异常。

1. 整倍性畸变　整倍性畸变染色体数目以整倍性改变,常见的有三倍体和四倍体两种。

2. 非整倍性畸变　非整倍性畸变指比二倍体多或少一条或几条染色体的个体,常见的有单体型、三体型和四体型,是人类中最常见的一类染色体异常。

### (二)染色体结构畸变

染色体结构畸变即一条或几条染色体发生了结构上的改变。

1. 缺失　染色体缺少了一个片段,分为末端缺失和中间缺失两种。

2. 倒位　染色体的某一部分发生两次断裂,其中间片段位置颠倒180°后重新连接,称为倒位。

3. 重复　在同一条染色体上,某一节段连续含有两份或两份以上,称为重复。

4. 易位　从某条染色体上断下的片段连接到另一条染色体上,称为易位。

5. 插入　在涉及一条或两条染色体的断裂重接中,一条染色体臂内所产生的一个片段,插入到同一染色体的同一臂或另一臂的断裂处或另一条染色体的断裂处并重新连接,称作插入。

6. 末端重排　来自两条染色体并带有着丝粒的断片其断端与断端相连接,这种重排称为末端重排。

7. 等臂染色体　具有等同的两臂的染色体,其两个臂是由姊妹染色单体的长臂或短臂所组成。

8. 环形染色体　染色体两臂远侧段各发生一次断裂,重接而形成环。

9. 双着丝粒染色体　带有两个具有正常功能着丝粒的染色体叫做双着丝粒染色体。

10. 染色体脆性部位　指在特殊培养条件下,呈非随机性且经常发生断裂或裂隙的染色体部位。

### (三)嵌合体和异源嵌合体

一个由两种或多种具不同核型的细胞系所组成的个体,如果其不同核型的细胞起源于同一个合子者叫嵌合体,起源于一个以上合子者叫异源嵌合体。

### (四)人类染色体和染色体畸变的描述

按国际上统一制定的人类细胞遗传学命名(ISCN),对人类染色体核型和染色体畸变进行描述。按照 ISCN 的规定,在核型描述中记录的第一个项目是包括性染色体在内的染色体总数,继之写上逗号,性染色体构成紧接其后。如有染色体畸变,则采用特定符号写于性染色体后面。

1. 正常人核型的描述

46,XX　正常女性

46,XY　正常男性

2. 染色体数目异常的描述

45,XX,−20　表示 45 条染色体,性染色体为XX,缺少一条 20 号染色体。

47,XY,+21　表示 47 条染色体,性染色体为XY,21 号染色体多了一条。

46,XX/46,XY　表示两个细胞系的染色体嵌合体。

3. 染色体结构异常的描述　分为简式和繁式两种描述系统,简式仅描述出发生了结构改变的类型和断点的部位,繁式则需采用特定符号将发生了结构改变的染色体予以详细描述。

46,XY,del(5p14) 表示男性核型,其中一条 5号染色体的 p14 处发生断裂,远端部分缺失。

46,XY,del(5)(qter→p14:) 上述核型的繁式描述,有缺失的 5 号染色体由长臂末端一直到短臂 1区 4 带所构成。

46,XX,t(2;5)(p12;q31) 女性核型,其中 2 号和 5 号染色体发生了相互易位,断点分别位于 2p12和 5q31。

46,XY,fra(X)(q27.3) 男性核型,其 X 染色体长臂 2 区 7 带第 3 亚带为脆性部位。

## 五、遗传方式和遗传病

遗传病的遗传方式主要有两大类,即单基因遗传和多基因遗传。

### (一)单基因遗传

单基因遗传是指某种性状的遗传主要受一对等位基因的控制。位于同源染色体同一位点上的基因,称为等位基因。依照等位基因所在的染色体的基因性质不同,单基因遗传又可分为常染色体遗传和性连锁遗传。根据致病基因是显性还是隐性的,其遗传方式又可分为显性遗传病、隐性遗传病和伴性遗传病三大类。

1. 常染色体显性遗传　一种性状或遗传病的基因位于常染色体上,这种基因的性质是显性的,其遗传方式就叫做常染色体显性遗传。完全显性的常染色体遗传病其杂合体可以像纯合体一样形成典型的患者。此类遗传病或异常性状已达3711种(1992年),如常见的手足部畸形、成骨不全等。

2. 常染色体隐性遗传　一种性状或遗传病的基因位于常染色体上,这种基因的作用是隐性的,这种性状或遗传病的遗传方式就叫做常染色体隐性遗传。隐性遗传病的特点是在纯合状态时才出现相应的表型—遗传病。在杂合状态(Aa)时,由于有显性基因A的存在,基因a的作用不能表现,所以杂合体并不发病,外观上与正常人近似,但是却可将致病基因传于后代,这样的个体叫做致病基因携带者,简称为携带者。此类遗传病或异常性状已达1631种(1992年),如白化病等。

3. X连锁隐性遗传　一些遗传性状或遗传病的基因位于X染色体上,Y染色体上由于缺少相应的同源节段,因而没有相应的等位基因,所以这些基因只能随X染色体传递。如果这种基因的性质是隐性的,其遗传方式就叫做X连锁隐性遗传,在这种遗传方式中,女性可以是纯合的正常人(XAXA),也可以是杂合的携带者(XAXa),也可以是纯合的患者(XaXa)。男性由于只有一条X染色体,所以只能有等位基因中的一个(XA或Xa)又称为半合子。因此男性只要有一个X连锁隐性致病基因(XaY),就会发病,如红色绿色盲。由于X染色体在亲子代间的传递特点,临床上所见到的X连锁隐性遗传病男性患者,其致病基因都是从携带者母亲传来的。而男性患者与正常女性婚配后,致病基因只能随X染色体传给女儿,不能传给儿子,所以子代中男性都是正常人,女性都是携带者。这种男性的致病基因只能从母亲传来,将来只传给其女儿的特殊传送方式叫做交叉遗传。目前已知X连锁隐性遗传病或异常性状有360种(1992年)。

4. X连锁显性遗传　一些遗传性状或遗传病的基因位于X染色体上,这种基因的性质是显性的,这种遗传方式就叫X连锁显性遗传。在这种遗传方式中,女性的两条X染色体中任何一条具有这个显性基因都将引起发病;男性只有一条X染色体,或具有这个显性基因而发病,或具有其相对的隐性基因而表型正常。女性患者多为杂合发病,与正常男性结婚后所育子女中各有1/2将是发病患者;男性患者与正常女性婚配后,子代中女儿都将是该病患者,儿子都将是正常人,例如抗维生素D佝偻病。

5. Y连锁遗传　一种遗传性状或遗传病的基因位于Y染色体上,X染色体上缺少相应的等位基因,因此这些基因将随Y染色体而传递,由父传给子,子再传给孙。女性既不会出现相应的遗传性状或遗传病,也不传递有关基因。这种遗传方式叫做Y连锁遗传或限男性遗传。Y连锁遗传病或性状极少。迄今报道仅10种,如视网膜色素变性。

上述X连锁隐性遗传、X连锁显性遗传和Y连锁遗传统称为伴性遗传。由于Y连锁遗传的性状或疾病极少,一般的伴性遗传多指X连锁遗传。

### (二)多基因遗传

多基因遗传病是指由两对以上基因所控制并受环境因素所影响的遗传性疾病。多基因遗传病的种类较单基因遗传病为少。一些常见的多基因遗传病有先天性畸形如唇腭裂、无脑和脊柱裂、先天性心脏病等。

# 第二节　性染色体畸变综合征

不分离发生于性染色体,使成熟的卵或精子的性染色体数目发生异常。性染色体数目异常的卵或精子与正常的精子或卵结合,则发生性异常。

双亲之一的生殖细胞的性染色体在减数分裂过程中发生了不分离,因而产生了异常配子:精子可能含有XY性染色体或0个性染色体;卵子可能含有XX性染色体或0个性染色体。这种含有异常数目性染色体的配子与正常配子结合的受精卵,将会发育成Klinefelter综合征、Turner综合征、超雌(superfemale)和真两性畸形等性发育异常。

## 一、Klinefelter 综合征

### (一)概述

Klinefelter综合征又称原发性小睾丸症、先天性睾丸发育不全症或先天性生精不能症,1942年Klinefelter首先报道,1959年Jacob和Strong发现其染色体组型为47,XXY(80%)或48,XXXY或49,XXXXY,也有的形成XY/XXY或XXY/XXXY嵌合体,发生的原因可能是减数分裂中卵子性染色体

的不分离。发病率在男性新生儿中达到 1‰~2‰。

**（二）遗传方式**

性染色体异常,多数为新发生的染色体病。

**（三）临床表现**

发病年龄为青春期,患者的表现型为男性。患者身材较高、瘦长,下半身长于上半身,体毛稀少、大多无须,喉结不明显,多呈女性乳房,睾丸小、细精管发育不全,无精子。阴茎正常或较小。性格及体态女性化。有些患者智力发育不全(约 1/4)。X 染色体越多,智力低下的发病率及严重程度越高,男性化障碍越明显。

**（四）实验室检查**

可见雌激素增多,尿中促性腺激素升高,17 酮固醇降低。颊黏膜性染色质检查为阳性。

**（五）X 线表现**

此综合征无特征性表现。①较严重型骨骼发育迟缓、成熟较晚,骨骺出现晚且小,与骨干联合晚,因而患者身材高大,但骨骼纤细,有巨人症的特征;②尺桡骨联合或脱位,肘内翻;③膝内翻,也可以出现髋外翻;④第 4 掌骨发育短小,掌骨征阳性,双侧第 2 掌骨出现副骨骺;⑤胸骨增厚或异常分节;⑥脊柱侧凸和驼背;⑦额窦不发育,蝶鞍小或呈桥状。

## 二、Turner 综合征

**（一）概述**

Turner 综合征又称先天性卵巢发育不全综合征,1938 年 Turner 首先报道,1959 年 Ford 证实本病为性染色体畸变。染色体组型为 45,X0,有些病例为 X0/XY、X0/XX、X0/XXY 或 XXX/XX/X0 嵌合体,即缺少一个性染色体。发病率在女性新生儿中达到 0.2‰~0.4‰。

**（二）遗传方式**

性染色体异常,多数为新发生的染色体病。

**（三）临床表现**

绝大多数典型核型患儿常于孕期自然流产,嵌合体者易成活。本病出生后即可出现,表现型为女性。主要表现为身材矮小、原发性闭经、外阴幼稚型、生殖器及乳房发育不全和阴毛稀少或无阴毛(图 6-2-1A)。常出现的先天性畸形有蹼颈、后发线低、耳突出、下颌小、上颌窄、眼距宽、鼻梁低、盾状胸、肘外翻、指甲过凸、皮肤有色素痣。有的患者有先天性主动脉狭窄或肾脏发育异常。智力轻度发育不全。

**（四）实验室检查**

颊黏膜性染色质绝大多数为阴性,尿中促性腺激素升高,血中雌激素低下。

**（五）X 线表现**

①骨骺发育迟缓,与骨干联合晚;②掌骨征阳性:第 4 掌骨短,第 4、5 掌骨头的切线穿过第 3 掌骨头,即称掌骨征阳性(图 6-2-1B、C)。2/3 的病例掌骨征阳性。但正常人或其他类型的骨发育异常的患者中,掌骨征也可为阳性;③腕征阳性:近列腕骨角(通过舟状骨和月状骨近侧缘的切线与通过三角骨和月状骨近侧缘的切线的交角)缩小为腕征阳性。正常腕骨角平均值约为 131.5°。本征的腕骨角小于 117°;④指骨优势:即第 4 指骨远、近节长度之和超过第 4 掌骨 3mm 以上;⑤肘外翻:肱骨滑车关节面向桡侧倾斜,前臂提携角加大(图 6-2-1F);⑥胫骨内髁关节面变平而下陷,此征阳性者可达 80%;⑦脊柱发育不良、侧弯、后突,类似骨软骨病,伴有舒茂氏结节(图 6-2-1E);⑧小骨盆入口呈男性型,耻骨弓角小,骶坐切迹缩小(图 6-2-1D);⑨颅底凹陷:基底角大于 140°,蝶鞍较小,呈桥状。

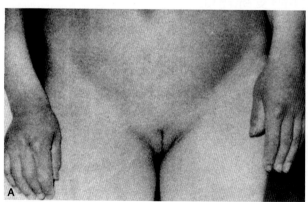

A

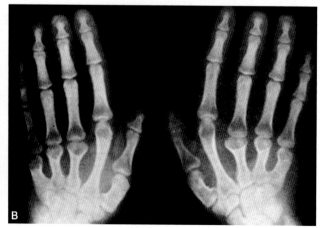

B

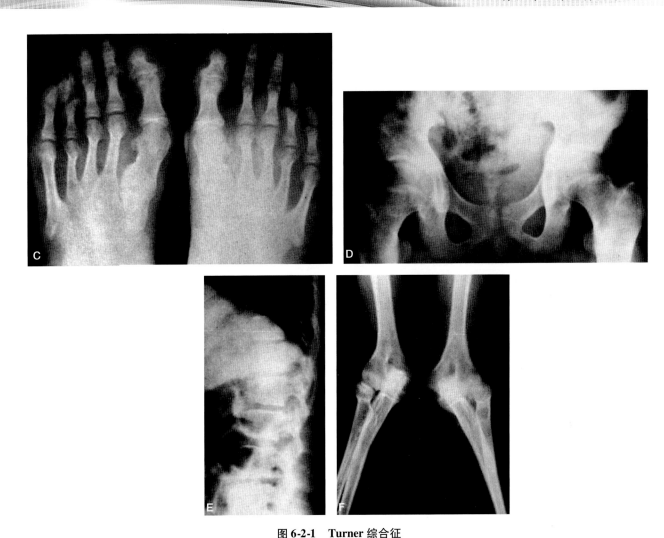

**图 6-2-1　Turner 综合征**

身材矮小,智力低下,幼稚型外阴(A),子宫如杏核大小。双手、双足 Bell E 型短指、趾,掌骨征阳性(B、C),
双侧髋臼向内凹陷(D),腰椎椎体前缘变窄,上下角变圆钝(E),双侧肘外翻(F)

## 三、Noonan 综合征

### (一) 概述

Noonan 综合征又称假性 Turner 综合征、男性 Turner 综合征,1963 年 Noonan 首次发现,是一种遗传性疾病,属常染色体显性遗传,核型分析正常,为 46XY 或 46XX,因其临床表现与 Turner 综合征相似,在此章中讲述此病为的是和 Turner 综合征鉴别。

### (二) 临床特征

Noonan 综合征可具有与 Turner 综合征相似的体征。男女均可患病,身高正常或稍低,性腺不发育或发育正常,齿列咬合不正,下颌骨发育不全,胸骨畸形。智力低下和眼距增宽常见,而在 Turner 综合征则罕见。蹼颈、肘提携角加大在两征均常见。两征均可出现先天性心脏病:但 Noonan 综合征的心脏病变常发生在右心,如肺动脉狭窄和动脉导管未闭;而 Turner 综合征的心脏病变常发生在左心,如主动脉狭窄。

### (三) X 线表现

(1) 胸骨异常最常见,胸骨短、伴头侧端前凸和尾侧端内凹,呈漏斗胸或鸡胸;

(2) 心脏扩大继发于肺动脉狭窄或房间隔缺损;

(3) 牙咬合不良和下颌发育不良常见;

(4) 颅骨的表现有双顶孔、小头畸形和双颞部突出等;

(5) 脊柱有侧突或后突;

(6) 少数患者有骨质疏松、肘外翻和骨龄延迟;

(7) 泌尿系发育异常的发生率也很高。

# 第三节　常染色体畸变综合征

常染色体不分离现象发生在减数分裂时,则引起三体性综合征。最常见的常染色体畸变综合征是三染色体综合征,其中又以 21 三体、18 三体和 13 三体较常见。

## 一、唐氏综合征

### (一)概述

唐氏综合征(Down syndrome)又称 21 三体综合征、先天愚型和伸舌痴呆。1846 年 Segnin 首先报道,1866 年 Down 再次报道并对其临床特征进行了详细描述,1959 年由 Le June 证实其染色体异常为 21 三体。染色体组型为 47,XX 或 47,XY(95%),比正常人多一条染色体。这条额外的染色体相当于 21 号。21 号染色体由一对变成三条,所以叫做 21 三体综合征。发病率约为 1∶1500。孕妇年龄是影响发病率的重要因素,随着年龄的增加,娩出患儿的风险逐渐增加。

### (二)临床表现

男性多于女性。典型表现包括特殊面容、精神和运动迟缓、肌张力低下、骨骼畸形、性发育落后等。颅面部改变为短小头型,枕部扁平。眼距宽,双眼外眦上斜,眼球突出,鼻梁低,口半开,唇厚,腭弓高,舌形较长且常伸出口外,流涎多,常有舌裂。牙齿萌出延迟、常有错位。上颌发育不全,硬腭裂。耳朵小,位置低。颈短,两侧常有蹼。四肢较短、关节松弛,肌肉张力低。双手肥而宽、手掌常有横贯掌纹、小指末节内弯,形成内斜指。有些患者有腹直肌分离、脐疝和隐睾。50% 以上的患者有先天性心脏病,以室间隔缺损最常见。患者易合并白血病。患者发育迟缓,智力发育不全,语言障碍也较明显。

### (三)实验室检查

过氧化物歧化酶(SOD)活性增高 50%,白细胞碱性磷酸酶增加,G-6-PD 活性增加。高尿酸血症,粒细胞分叶过少,血红蛋白 F 及 A2 增高,血清免疫球蛋白 G 减低。

### (四)X 线表现

(1)骨盆:髂骨翼伸展向外张,髋臼扁平,坐骨支变尖,髋臼指数(髋臼角与髂骨角之和)小于 68°。

(2)小指发育不良:小指的中节指骨短小,呈三角形,末节指骨内翻,形成内斜指。

(3)颅骨:头颅为短头型,颅缝闭合晚,鼻骨、鼻窦发育不良,多数患儿的眼眶距离增宽。

(4)脊椎:在侧位上,椎体前缘变直或内凹,椎体呈方形,侧位腰椎指数(第 2 腰椎水平径线与垂直径线之比)缩小,两岁以下患儿的侧位腰椎指数往往在 1.0 以下(正常值为 1.28)。

(5)肋骨发育不全,每侧常少一条肋骨。

(6)股骨头骨骺小且出现延迟。

(7)胸骨柄可出现多个骨化中心。

(8)常并发先天性心脏病、肠道畸形。

(9)颅脑 CT 可见基底核区点状钙化、侧裂及额顶区蛛网膜下腔增宽,小脑发育不良。

## 二、18 三体综合征

### (一)概述

此征又称三染色体 E 综合征,1960 年由 Edward 首次报道。染色体组型为 47,XX 或 47,XY(80%),约 10% 为嵌合体型。额外的染色体按其形状和大小当时认为属于 17 号,后来其他学者相继证明为 18 号,因此而得名。发病率在新生儿中占 1∶3500 ~ 1∶8000,据文献报道有地域和季节差异。

### (二)临床表现

病儿女性多于男性,约 3∶1 ~ 4∶1。体格发育缺陷、精神和运动发育迟缓及多发畸形为特点。生长缓慢,个子矮,体重小,不长胖,反应迟钝,智力发育不全,多数患儿早死,平均存活 71 天,多在生后 90 天内夭折,个别病儿超过儿童期。头颈部的先天性畸形有头小而长、枕部突出、眼距宽、眼裂小、眼睑下垂、鼻梁窄、鼻孔上翘、低耳位、蹼颈、硬腭裂、硬腭窄、唇裂、下颌小和嘴小。绝大多数病儿有先天性心脏病,多数为室间隔缺损。胸骨短小。肌张力高,四肢关节屈曲。双手中指、环指紧扣掌心,示指、小指压在中指、环指之上,示指、中指常有并指或多指畸形。趾背伸,足跖突出,使足底呈摇篮状。1/3 男童有隐睾,女童 1/10 有阴蒂和阴唇发育异常,还可见到肛门闭锁。肾脏常发育异常,以马蹄肾多见。有些病儿有先天性肝外肝管闭锁、脐疝和麦克氏憩室等异常。

### (三)X 线表现

(1)拇指及第 1 掌骨短小,中、环、小指尺侧偏斜,可合并并指屈曲畸形。

（2）颅骨穹隆菲薄,枕骨突出,上下颌发育不良、下颌小。

（3）锁骨发育不全或缺如。

（4）肋骨纤细而尖,胸骨发育不良、骨化中心减少或胸骨分节异常。

（5）骨盆小,髂骨翼向前转,恰与21三体的髂骨翼的形状相反,后者髂骨翼向外张。髂骨角和髋臼角无改变。

（6）距骨垂直（即垂直距骨）及仰趾内翻。

## 三、13三体综合征

### （一）概述

13三体综合征又称三染色体D综合征。1657年Bartholin首先描述此病,1966年Patau发现其病因,故又称Patau综合征。染色体组型为47,XX或47,XY。额外的染色体属于D组的13～15号。发病率为1:4000～1:25 000。

### （二）临床表现

本征无性别差异,常比其他三体综合征有更严重的畸形外貌,智力发育不全,不能健康生长,小发作的窒息性呼吸,生长缓慢,早期死亡。病儿有多发性先天性畸形,如颅小、前额后倾、耳聋、眼小或无眼,低耳位或伴有畸形、小下颌、唇裂和腭裂。肌张力高。双手手指屈曲,第3、4指紧扣掌心,第2、5指压在其上方。足呈摇篮状,常伴有多趾畸形。大多数病儿（88%）有先天性心脏病,以室间隔缺损较常见,旋转性心血管畸形具有特征性。30%～60%有泌尿系肾脏、输尿管的发育异常,以马蹄肾较常见。隐睾、双角子宫。

### （三）X线表现

（1）颅骨穹隆骨化不良、中线组织裂或缺如,两眼眶距离过近,下颌骨小。

（2）手有多指并指、畸形与17～18三染色体表现相似。

（3）第1肋骨发育不全或缺如,两侧第12肋骨缺如。

（4）6个或7个腰椎。

（5）骨盆小,髋臼角比正常小,但髂骨角正常。

（6）足部畸形有垂直距骨（摇篮足）和多趾畸形。

（7）先天性心脏病,室间隔缺损、动脉导管未闭合并转位畸形。

（8）多囊肾、无脾、子宫畸形等。

## 四、猫叫综合征

### （一）概述猫叫综合征

也叫5p部分单体综合征,是由于一条五号染色体长臂缺失所致,基因位于5p14或5p15片段,由于多数婴儿哭喊声细微如猫叫故得名。1963年Lejeune首先报道,发病率1:50 000。

### （二）临床表现

患儿的体征有生长缓慢、智力低下、体重低、小头畸形、满月脸、小下颌、低位耳、眼距宽、斜睑裂、内眦赘皮、斜视、腭裂、高腭弓、腭垂分叉和皮纹异常。喉镜检查可正常或喉和会厌小,吸气时声门呈菱形,发声时后联合有裂隙。最显著的特征为婴儿期有微弱、悲哀的、咪咪似猫叫的哭声,此种哭声呼气时发生,而吸气时不出现,但部分年长儿及成人患者仍可出现奇特的哭声。患儿动作发育明显落后,有痉挛性步态,有语言障碍。约20%～50%病儿有先天性心脏病。

### （三）X线表现

缺乏特征性:①小头症,颅骨小、下颌小,眼距增宽;②骨盆狭小,髋关节脱位,髂骨角增大,而髋臼角正常;③脊柱侧凸或后突改变;④少数病儿出现胼胝体发生不全和马蹄足;⑤长管状骨细长、骨质疏松继发于肌肉张力低下;⑥肋骨缺少或发生融合;⑦手有并指、中掌骨短等。凹足或弯足畸形。

（王 溱）

## 参 考 文 献

1. 曹来宾. 骨与关节X线诊断学. 济南:山东科技出版社,1981

2. 杜传书,刘祖洞. 医学遗传学. 北京:人民卫生出版社,1992:107-205

3. Lewandowski RC and Yunis JJ. New chromosomal syndromes. Am J Dis Child,1975,129:515

4. 王经纶,高锦生. 病残儿疾病学. 北京:中国人口出版社,1998:166-182

5. Resnick D,Niwayama G. Diagnosis of Bone and Joint Disorders. Philadelphia:Saunders Company,1981

6. 王云钊. 中华影像医学:骨肌系统卷. 北京:人民卫生出版社,2002

7. 荣独山. X线诊断学. 上海:上海科学技术出版社,2000

8. Kaste SC, Pratt C. Radiographic findings in 13 q-syndroma. Pediatr Radiol,1993,23:545-549

9. 王溱. X 线诊断学. 石家庄:河北教育出版社,1988

10. J. J. 诺拉、F. C. 佛雷泽. 医学遗传学. 罗见龙,等译. 北京:人民卫生出版社,1987

11. 魏书珍,张秋业. 儿童生长发育性疾病. 北京:人民卫生出版社,1996

12. 吴义忠,陈犇,梁立华,等. 小儿 21 三体综合征的脑部 CT 表现. 临床放射学杂志. 1999(3):174-175

13. 付立杰,严云,张红恩. 畸胎学. 上海:上海科学技术出版社,1996

14. Ohsawa T, Furuse M, Kikuchi Y, et al. Roentgenographic manifestation of klienfelter syndroma. AJR, 1971, 112:78-81

15. Roberts GM, Stareg N, Harper P, et al. Radiology of the pelvis and hips in adults with Down's syndrome. Chin Radiol,1980,31:475

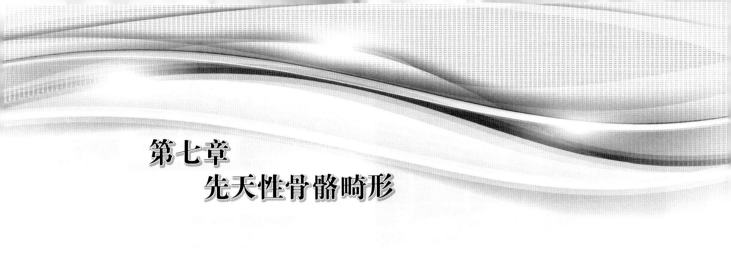

# 第七章
# 先天性骨骼畸形

先天性骨骼畸形是指出生时骨骼在外形上和（或）功能上的缺陷。新生儿先天性骨关节畸形的发病率平均约 2%～3%。

人类胚胎发育取决于内部遗传因素、机体内部各部分相互作用和环境条件的影响。环境的变化可影响肢体的发育，亦可引起基因突变，从而产生一种新的遗传特性。

目前已知人类先天性骨骼畸形约 10% 是由单基因遗传病和染色体病产生，10% 是由环境因素引起的，其余 80% 则可能由遗传和环境相互作用所致。引起先天性畸形的外环境因素称作致畸因子。诱发先天性畸形的致畸因子很多，包括生物因素（病毒、弓形虫和梅毒螺旋体等）、物理因素（各种放射线）、化学因素（如反应停、甲氨蝶呤、奎宁、巴比妥类、四环素、孕激素及某些避孕药物）、环境化学物（包括杀虫药、工业粉尘及有机汞等）和某些机械因素。

胚胎发育大致分为三期：①胚层前期或分化前期；②胚胎期；③胎儿时期。分化前期是对致畸因子不敏感的时期。胚胎期是细胞分化剧烈的时期，对致畸因子最敏感，特别是 15～60 天属高度敏感时期，胚胎极易受干扰。致畸因子作用于此期可以产生各种先天畸形。胎儿时期因各组织器官已基本定型，对致畸因子的敏感性迅速降低。

骨关节先天畸形可归纳为：未形成或形成不全、过形成，错分节、分节不全并骨性联合、过分节、不规则分节，假关节及骨骺异常弯曲或变形。

## 第一节 上 肢 畸 形

### 一、锁骨发育不全

锁骨发育不全（clavical dysostosis）是一次骨化中心骨化障碍所致，发生于一侧或双侧锁骨，为完全性或部分性锁骨缺损，以部分性缺损较多见。常见的是外侧 1/3，或中段缺损。患者颈长，肩窄且塌陷，锁骨窝不明显，肩部活动范围加大。如为双侧者，则两肩可在胸前相互靠拢。锁骨发育不全合并颅骨病变则称做锁-颅骨发育异常（cleidocranial dysplasia）（见图 8-4-1、图 8-4-2）。该综合征以颅缝闭合延迟及锁骨形成不全为特征。

### 二、先天性肩胛骨及肩关节畸形

#### （一）肩胛骨畸形
肩胛骨先天性畸形有小肩胛骨、菱形肩胛骨、肩胛骨下角分叉和肩胛盂发育不良等。肩胛骨畸形可合并其他骨骼发育畸形。

#### （二）肩胛骨高位症
先天性肩胛骨高位症（congenital high scapula）又称 Sprengel 畸形，为一种罕见的先天畸形。在胎儿发育过程中，肩胛骨形成于颈部，后逐渐下降至正常位置，如下降发生障碍，即形成肩胛骨高位症。女性多见。单侧者比双侧者多见，双侧者仅占 10%。患侧肩胛骨不仅位置高，而且短小，脊椎缘靠近脊柱，常借助纤维带、软骨或骨桥与颈椎相连，有的则与变形的脊椎形成假关节（图 7-1-1、图 7-1-2）。大多数患侧合并颈胸椎骨发育不全。

#### （三）先天性肩内翻畸形
先天性肩内翻是因肱骨干颈角缩小而形成的畸形。正常人的肱骨干颈角（肱骨颈轴线与肱骨干轴线的交角）约为 130°～140°。肩内翻时，除干颈角缩小外（有时小于 100°），肱骨大结节上升，有时合并肱

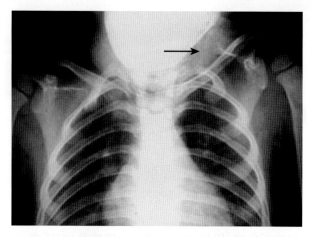

**图 7-1-1　左高位肩胛骨呈菱形**

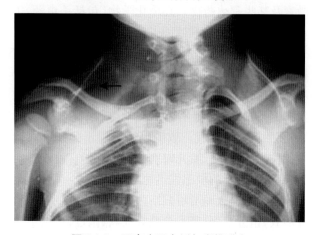

**图 7-1-2　双高肩胛右侧与脊椎联合**

骨外科颈发育不良。

### （四）翼状肩胛骨

翼状肩胛骨（winged scapula）见于圆形背或漏斗状胸的人。引起翼状肩胛的因素很多，概括有骨性、肌性、关节性和神经性四种。由于大小菱形肌萎缩，致使肩胛骨不能紧贴胸壁而高高翘起，双臂上举90°时，双侧肩胛骨明显向外撇（图7-1-3）。

## 三、先天性肢体骨骼缺损

### （一）无肢畸形

无肢畸形（amelia），即上肢（包括手、尺桡骨、肱骨）或下肢（包括足、胫腓骨、股骨）完全缺损。

### （二）半肢畸形和部分半肢畸形

属末端横向缺损。尺桡骨和手，或胫腓骨和足完全缺损叫做半肢畸形（hemimelia）；尺桡骨远段和手或胫腓骨远段和足缺损则叫做部分半肢畸形（partial hemimelia）。

### （三）桡骨缺损

桡骨缺损（radial defect）属轴旁半肢畸形，是肢体长骨缺损中最常见的一种，可以完全缺损或仅远段缺损。也可合并第1、2掌、指骨缺损，此时则称为桡侧轴旁半肢畸形。由于桡骨缺损，致使手明显向桡侧偏斜，故又称做"偏手"畸形（图7-1-4）。

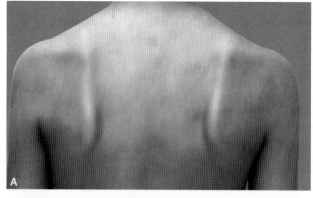

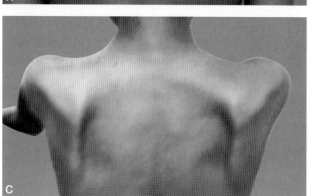

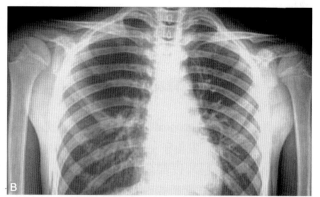

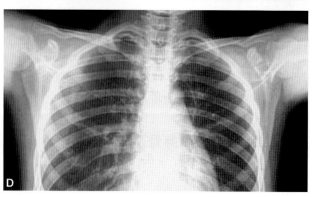

**图 7-1-3　翼状肩胛骨**

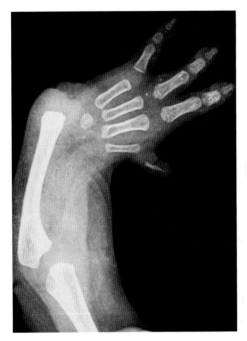

图 7-1-4　偏手

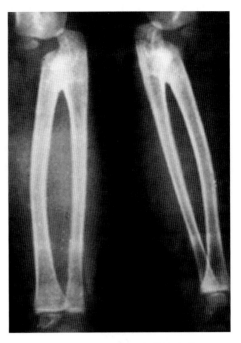

图 7-1-5　上尺桡关节骨性连合

## 四、先天性肘关节畸形

### （一）肘外翻和肘内翻

正常人上肢伸直，前臂呈外旋位时，前臂略向外倾斜。此时，前臂与上臂轴线的夹角即生理性外翻角，男性为 170°，女性为 165°。生理性外翻角小于此值即叫肘外翻。前臂向内倾斜者即称肘内翻。先天性肘外翻多见，它可以单独出现，也可为先天性综合征的一个征象，如 Turner 综合征（性染色体畸变）和骨甲发育不全等先天性综合征均可出现肘外翻畸形。

### （二）先天性桡骨头脱位

先天性桡骨头脱位是一种少见的畸形。桡骨头可向前方、后方或侧方脱位，以前、后脱位较多见。在正位照片上，侧方脱位可见桡骨头向外脱出，尺桡关节间隙加大。在侧位片上，前、后方脱位，可见桡骨头向前或向后脱位，此时，通过桡骨长轴的中线不能穿过肱骨小头骨骺。先天性桡骨头脱位可以单独存在，也可合并其他发育异常。

### （三）先天性上尺桡骨融合

先天性尺、桡骨融合是尺、桡骨近端的骨性联合，男性多见，一般为双侧性的。因尺、桡骨近端有骨性联合，所以前臂丧失了旋转功能。X 线片上，尺骨与桡骨近端有骨性联合，长可达 4~8cm（图 7-1-5）。

## 五、先天性前臂骨畸形

### （一）双尺骨畸形

肱骨远侧干骺端宽大，略呈三角形，其尖角的下端有一骨骺。缺乏桡骨，两条前臂骨均为尺骨。两骨近端均为尺骨近端形状，共用一个肱骨小头骨骺，故又称"镜影"畸形（图 7-1-6）。手为多指畸形，手指骨、掌骨及腕骨多达 7、8 套，但缺乏拇指，故称不全双手畸形。

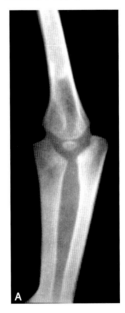
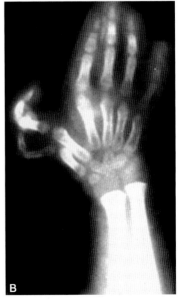

图 7-1-6　双尺骨畸形

## （二）Madelung 畸形

马德隆畸形是由于桡骨远端内侧发育异常引起的前臂和腕部的畸形，1/3 病例有遗传性，多发生于 6～13 岁的女孩，双侧对称发病者约占 75%。主要临床表现有尺骨远端背侧脱位，肘及腕关节活动受限。

X 线表现：桡骨短而弯，尺骨相对地增长；桡骨

远端骨骺呈三角形变形，尖端指向内侧，内侧有缺损；桡骨远端关节面的内倾角（正常值 27 度）加大；尺骨向远端和背侧突出；桡骨远端关节面与向远端突出的尺骨远端形成 V 形切迹，腕骨角变小，近列腕骨排列成楔形，月状骨位于尖端，陷入上述的 V 形切迹内（图 7-1-7）。

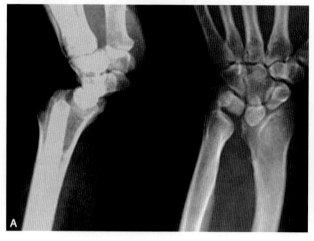
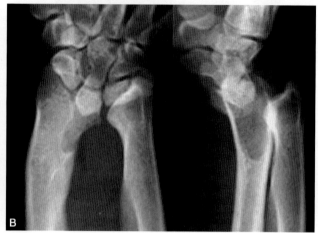

图 7-1-7　马德隆畸形

双侧马德隆氏畸形合并肢中段短肢型侏儒症，即称作软骨骨生成障碍（dyschondrosteosis），又称 Lere-Weill 综合征。

# 六、先天性腕畸形

## （一）腕骨畸形

先天性腕骨畸形可以单独出现或与其他先天性综合征联合出现，有以下几种表现：

1. 形状及结构异常　腕骨的结构、形状和出现时间的异常见于黏多糖病和骨骺发育异常。舟状骨尺侧切迹常表示舟状骨与胚胎性中央骨（副骨）的联合。舟骨桡侧切迹的出现率为 32%。这种切迹有皮质边缘。舟状骨外形异常见于 Holt-Oram 综合征。大多角骨延长见于 Holt-Oram 综合征。小多角骨有时变形呈逗点状，与第二掌骨近端假性骨骺有关，见于耳、腭、指综合征。头骨桡侧有时出现切迹。头骨外形异常（头骨大，呈横位）见于 Holt-Oram 综合征及耳、腭、指综合征。

2. 多发骨化中心　舟骨、月骨常出现多发骨化中心，特别是见于甲状腺功能减退症。大多角骨也可以出现多数骨化中心。

3. 二分舟骨和二分月骨　二分舟骨多为两侧性，或对侧舟骨腰部有切迹。两块舟骨的关节间隙有一层软骨或只有光滑的象牙质骨，边缘光滑，有皮

质边缘。舟骨陈旧性骨折则边缘模糊不清。舟状骨还可出现三分舟骨。二分月骨见于一些先天性综合征，特别是耳、腭、指综合征。

4. 发育不全或缺损　舟状骨缺损常合并桡侧发生不全（第 1 掌、指骨及桡骨缺损），同时也合并大多角骨和小多角骨缺损。

5. 腕骨联合畸形　最常见的是头钩骨联合（图 7-1-8）和舟月骨联合。

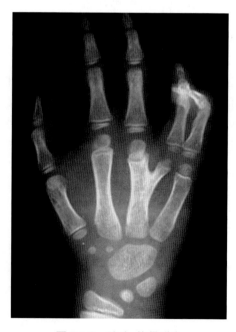

图 7-1-8　腕头、钩骨联合

6. 腕角的改变 通过舟、月骨近侧缘和三角骨、月骨近侧缘的两条切线的交角即腕角,正常值为131.5°。腕角减小见于马德隆畸形、软骨骨生成障碍(dyschondrosteosis)、Turner 综合征、黏多糖病 1 型和黏多糖病 Ⅳ 型。腕角增大见于关节挛缩(arthrogryposis),扭曲性发育异常(diastrophic dysplasia)、骨骺发育异常(epiphyseal dysplasia)、耳、腭、指综合征、脊椎骨骺发育异常和唐氏综合征等疾病。

### (二) Holt-Oram 综合征

本综合征的特点是上肢发育异常合并先天性心脏病。上肢畸形往往是双侧性的,但不一定对称。手部的表现是:①舟状骨发育异常;②中央骨(副骨);③舟月骨联合,大小多角骨联合,舟骨与中央骨联合;④拇指三节指骨畸形;⑤拇指缺损;⑥短肢畸形;⑦小指内斜指畸形。其他改变有:①肩胛骨外旋;②锁骨短而弯;③锁骨喙突明显,与肩胛骨喙突形成喙锁关节;④肱骨内上髁向内后方突出;⑤有时伴肱骨头发育异常;⑥桡骨头畸形。

### (三) 耳、腭、指综合征

该综合征的特点是耳聋、腭裂和指发育异常。大多数男性有正中腭裂,而大多数女性患者无腭裂。此征手部的 X 线表现是:①拇指小,末节指骨宽而短;②锥形骨骺;③第二掌骨近端假性骨骺;④掌、指骨塑形不良;⑤头状骨横位;⑥小多角骨呈逗点形;⑦月骨双骨化中心;⑧大多角骨与舟状骨联合等。

## 七、先天性手畸形

先天性手畸形包括短指畸形、长指畸形、多指畸形、并指畸形、指节融合畸形、弯指畸形、倾斜指畸形和巨指畸形等。

### (一) 短指(趾)畸形

短指(趾)畸形(brachydactyly)为较常见的手(足)畸形。由于指骨短或缺如,或掌骨短,致使手指(或足趾)变短。短指畸形分为 A～E 五型及若干亚型,可单独出现或与其他先天性综合征联合出现。

A 型:中位指骨发育不全,又分三个亚型:

A1 型:全部中位指骨短或缺损,可与末节指骨联合,拇指近位指骨短(图 7-1-9)。

A2 型:示指中位指骨短,呈三角形。示指向桡侧倾斜(图 7-1-10)。

A3 型:最常见的短指畸形,小指中位指骨短,呈三角形或菱形,远位指骨向桡侧倾斜(图 7-1-11)。

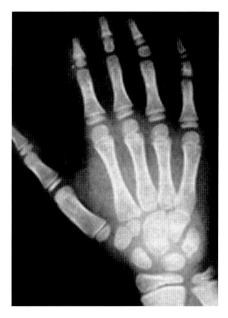

图 7-1-9 A1 型短指

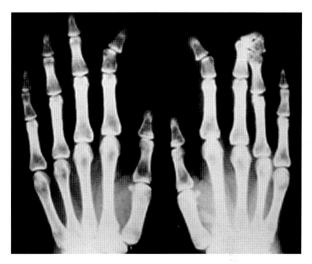

图 7-1-10 Bell A2 短指,左手第 3、4 指并指

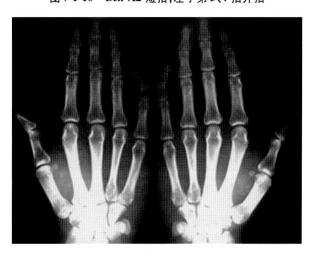

图 7-1-11 双侧 Bell A3 短指

B 型:特点是中位指骨短或发育不全;远位指骨发育不全或缺损;拇指正常或畸形。有些病例拇指

远位指骨变扁平,远端分叉,并有双甲。此型是短指畸形中的最严重型。

C 型:较复杂,可侵犯一指或数指,主要侵犯第2~3指,中、近位指骨短,而末节指骨正常。小指中位指骨短,远端向桡侧倾斜。第1掌骨短(图7-1-12)。

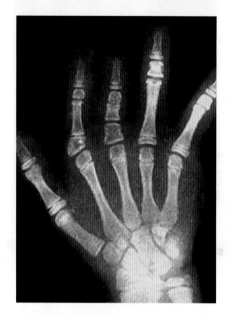

**图 7-1-12　Bell C 短指**

D 型:相当常见,其特点是拇指末节指骨短而宽(图7-1-13)。

E 型:第四掌骨短,有时合并第三和第五掌骨短(图7-1-13)。

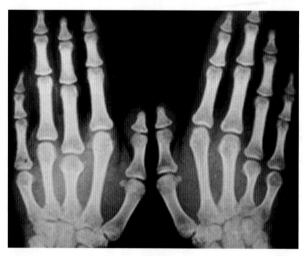

**图 7-1-13　双侧 Bell D、E 短指**

**(二) 长指畸形**

又称手指过长或多节手指,是一种少见的手部先天性畸形(图7-1-14),可发生于单侧或为双侧对称畸形。多节手指最常见于拇指,常为三节拇指(图7-1-15)。四节指骨手指见于其他手指。多余的指

节可以是结构正常的指骨,也可以是发育异常的三角形指骨。三角形指骨可导致拇指或手指出现成角畸形。三角形指骨的一侧皮质缺损,其外形好似希腊字母"δ",因此又称为 delta 畸形。三角指骨可发生于任何指骨,也可并发于其他手畸形,如裂手畸形和并指畸形等。

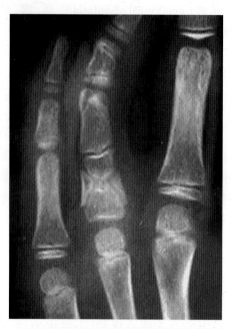

**图 7-1-14　长指(四节指骨)**

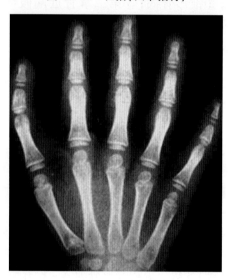

**图 7-1-15　三节拇指**

**(三) 多指(趾)畸形**

多指(趾)畸形是常见的先天畸形(图7-1-16)。多指在桡侧者称做轴前多指畸形(preaxial polydactyly)(图7-1-17),位于尺侧者则称做轴后多指畸形(postaxial polydactyly)(图7-1-18)。不全双手为极罕见的先天性畸形。双拇畸形(thumb duplication)即桡侧多指畸形,是较为常见的手部畸形。

Wassel 将双拇畸形分为 Ⅰ ~ Ⅶ型：Ⅰ型是末节指骨分叉；Ⅱ型是末节指骨完全分开；Ⅲ型是双末节指骨合并近位指骨分叉；Ⅳ型是双近位指骨，双远位指骨独立地或共用一个骨骺与正常掌骨构成掌指关节；Ⅴ型是叉形掌骨；Ⅵ型是掌骨完全分开，形成完全分开的第一指；Ⅶ型是三节拇指或一个正常拇指合并三节拇指。

**（四）并指畸形**

并指畸形（syndactyly）是很常见的先天性畸形，可以只侵犯软组织（皮肤性并指畸形）或同时侵犯骨质（图 7-1-19 ~ 图 7-1-21）。并指只发生在指的近段称做部分并指畸形；波及全指者称做完全性并指畸形。并指畸形大多数为常染色体显性遗传。

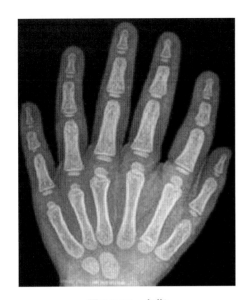

图 7-1-16　多指

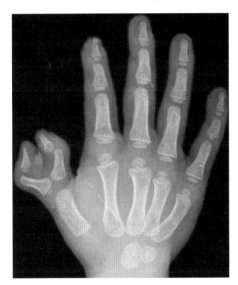

图 7-1-17　轴前多指

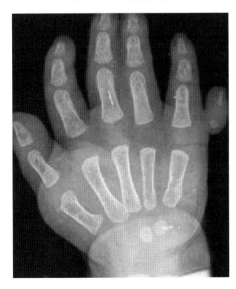

图 7-1-18　轴后多指

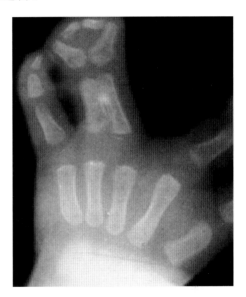

图 7-1-19　并指

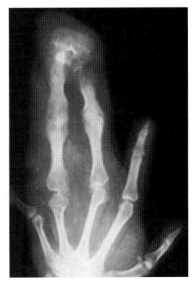

图 7-1-20　巨指并指

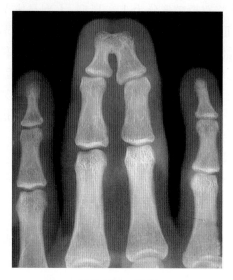

图 7-1-21　并指

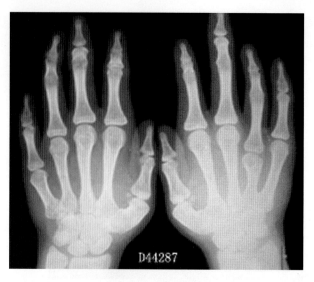

图 7-1-22　指节联合

（五）指（趾）骨节联合畸形

　　指（趾）骨节联合畸形（symphalangism）是在一个指（趾）内,指（趾）骨间发生骨性联合（图 7-1-22）,可以单独发生,也可与其他先天性畸形联合出现。

　　多发联合综合征（multiple synostosis syndrome）是一种非常罕见的先天畸形,除指（趾）间关节出现骨性联合外,肘关节（肱桡关节、肱尺关节或全肘关节）、跗间关节、腕间关节均可出现骨性联合,还可伴有第一掌（跖）骨短和隆起的骨桥。新生儿隆起骨桥的出现有助于对此征的早期诊断。此征有家族史,为常染色体隐性遗传或显性遗传。我们遇到一个家族三代七人同患此征（图 7-1-23）。

（六）弯指畸形

　　弯指畸形（camptodactyly）是一指或多指持久性弯曲畸形,属常染色体显性遗传,最初只累及手指的软组织,而后累及其下的骨骼。患指近位指间关节呈固定屈曲状态。X 线上,弯指末节屈曲。弯指畸形常侵犯小指,应注意与小指倾斜指区别,后者中位指骨短或呈三角形,致使末节指骨向桡侧倾斜而不是弯曲。弯指畸形也可以是许多综合征的一种征象,如先天性多发关节挛缩、Freeman-Sheldon 综合征等。

　　先天性多发关节挛缩（congenital multiple arthrogryposis）是一种少见的畸形,出生后即出现多数关节挛缩畸形（图 7-1-24）,是由于神经、肌肉、皮肤等

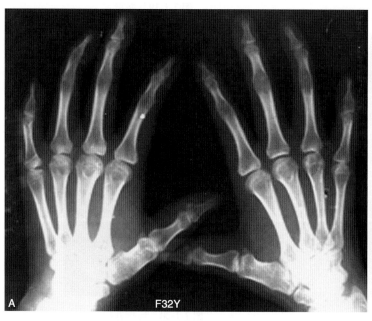

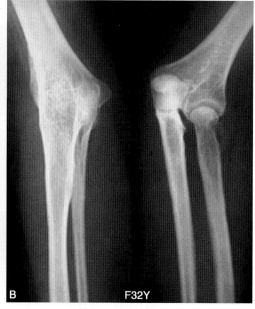

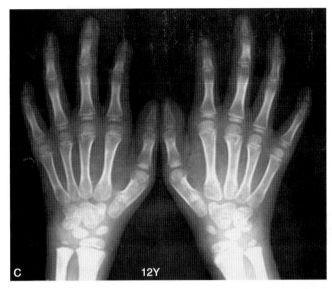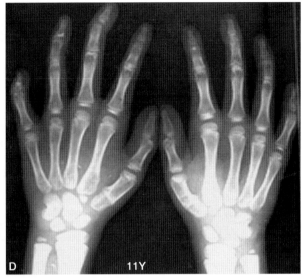

图7-1-23 多发联合综合征

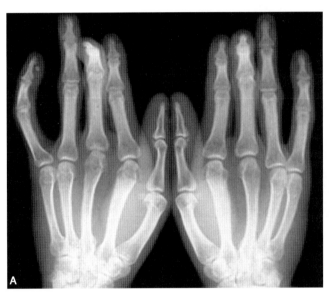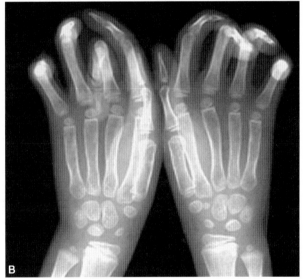

图7-1-24 先天性多发关节挛缩
A. 家族性多发弯指(父);B. 家族性多发弯指(子)

软组织挛缩所致。手部关节挛缩是全身多发关节挛缩的一部分。

　　Freeman-Sheldon综合征(1938年)又称作"吹口哨面容"综合征,属常染色体显性遗传。Jacquemain(1966)发现一个家族中四代七人患此病。Sauk et. al(1974)发现此病的面部肌肉无论在肌电图上还是在组织学上都出现异常。患者面部不能活动,并有眼睑下垂、斜视、长人中、小嘴和酒窝颊。手指细长并向尺侧偏斜,呈"风车扇"状。骨骼有不同的改变,如马蹄足、脊柱侧凸。我院遇到一例,其面部表现特殊,八字眉,口小似吹口哨面容。双手指常弯曲。双足极度外旋。X线片显示骨骼普遍性骨质疏

松,腰椎体扁平,双侧髋臼扁平,双侧胫骨前弓,双侧扁平足(图7-1-25)。

　　(七)倾斜指畸形

　　倾斜指畸形(clinodactyly)手指向尺侧或桡侧倾斜(图7-1-26),倾斜15°为诊断界限。大多数病例伴有BellA型短指畸形。三角形指骨也可导致指骨倾斜(图7-1-27)。

　　(八)Kirner畸形

　　是由于小指末节指骨干骺端向掌侧屈曲形成的畸形,常合并不同程度的骨骺分离(图7-1-28),大部分为双侧性的,可单独出现或与其他先天性畸形联合出现。

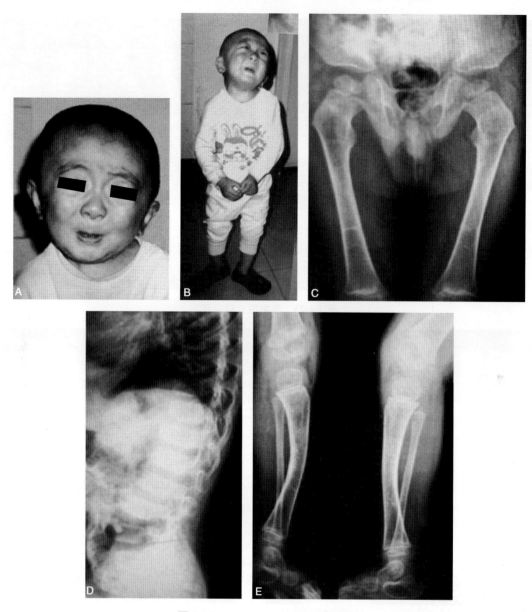

图 7-1-25　Freeman-Sheldon 综合征

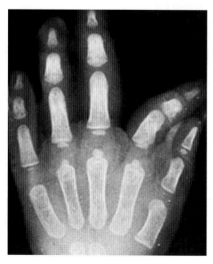

图 7-1-26　倾斜指畸形

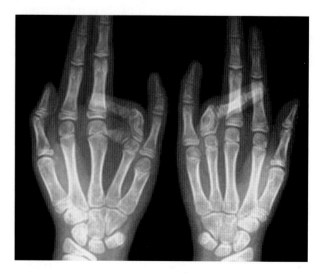

图 7-1-27　倾斜指畸形

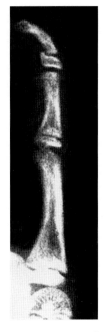

图 7-1-28 Kirner 畸形

**（九）巨指（趾）畸形**

巨指（趾）畸形（macrodactyly）是一指或数指的结构成分均增大，包括骨节、软组织和皮肤（图 7-1-29），掌骨不受累，或变化比较轻微。病变为单侧性或双侧性的。病因不明，可合并淋巴血管瘤、血管瘤或脂肪瘤。受累的巨大指骨可继发骨膜增厚，以远位指骨的改变较明显。

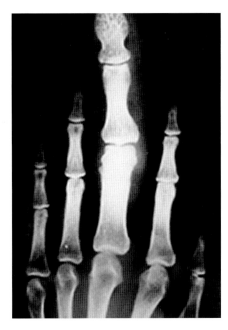

图 7-1-29 巨指畸形

**（十）无指骨节畸形**

无指骨节畸形（aphalangia）全指骨缺损。掌骨正常（图 7-1-30）。

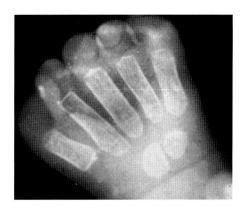

图 7-1-30 无指骨节畸形

**（十一）无指畸形**

掌、指骨完全缺损（图 7-1-31），又名拳击手（mitten hand）。

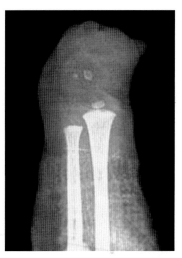

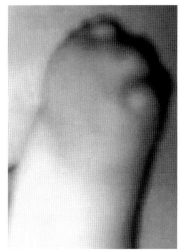

图 7-1-31 无指畸形

**（十二）无手畸形**

指骨、掌骨和腕骨全缺损。

**（十三）裂手畸形**

中间三指或其中一指缺损即形成裂手畸形。手的中央出现一个大的 V 形缺损,两侧各残留一个或几个指。向两侧分开的手指,形如龙虾的大钳子,又称虾钳手(lobster claw)(图 7-1-32 ~ 图 7-1-35)。分裂的手可直达腕关节。裂手同时可合并多指、并指。

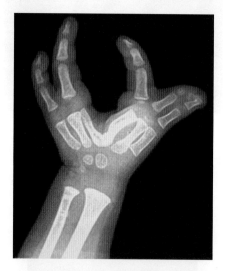

图 7-1-32　裂手畸形

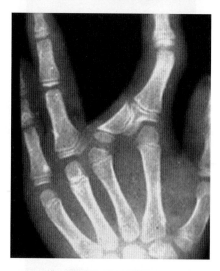

图 7-1-33　裂手

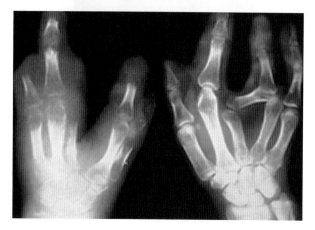

图 7-1-34　双侧裂手

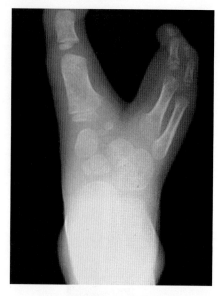

图 7-1-35　裂足畸形(虾钳足)

## 八、产前肢体环形沟及截指(肢)

产前肢体环形沟及截指(肢)又称先天性缩窄带、Streeter 带、羊膜带、绞窄性皮沟及宫内截指(肢),是发生于肢体或手指软组织的环形缩窄带,使皮肤形成环形凹陷,最常见于手指,常为多发性的。X 线片上可见软组织呈环形凹陷。缩窄带远端的软组织有水肿,也可有大量脂肪。缩窄带附近的骨干,轻者皮质出现压迹,重者则骨干变细。缩窄带远端的指骨常骨化不全或完全不骨化,故又称先天性截指(图 7-1-36)。

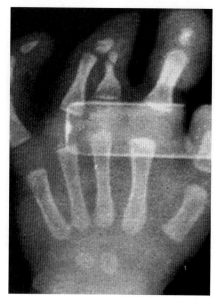

图 7-1-36　Streeter 带

# 第二节 下 肢 畸 形

## 一、先天性髋关节脱位

### （一）概述

先天性髋关节脱位的病因及发病机制尚不明确。大多数患儿为女性，男女发病率之比为 1:5～1:10。单侧者多见，约占 75%。脱位前期无症状。全脱位的患儿症状较明显。单侧者有跛行。双侧者走路时左、右摇摆，如鸭子步态。体检发现患肢短缩，患侧臀部皱襞加深、加多，会阴部加宽、股三角凹陷，Trendelenburg 征阳性。牵拉小腿时，股骨头如"打气筒样"上、下移动。

### （二）X 线表现

1. 髋臼 髋臼浅，髋臼角加大。髋臼角正常值为 30°～12°。随年龄增长髋臼角逐渐变小：周岁小儿为 23°，两岁小儿为 20°，以后每增加一岁，髋臼角减小 1°，到十岁时为 10°（即成年人的髋臼角）。髋臼发育不良者可达 50°～60°。

2. 股骨头 股骨头骨骺出现晚于健侧，外形小且不规则。股骨头脱位时容易辨认，股骨头向外上方移位，脱出髋臼以外（图 7-2-1、图 7-2-2）。股骨头半脱位时，X 线上表现不明显，应做 X 线测量（图 7-2-3）。测量所见：①股骨头向外上方移位，位于 Perkin 方格的外上象限；②上弧线（Calvé 线）和下弧线（Shenton 线）不连接；③高度小于 5mm；④距离大于 20mm。

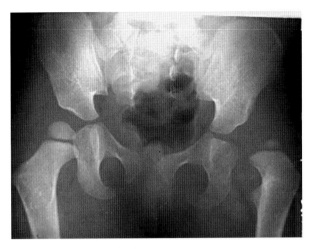

图 7-2-1 左侧先天性髋脱位

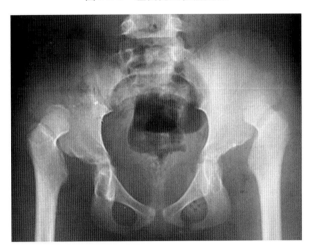

图 7-2-2 双侧先天性髋脱位

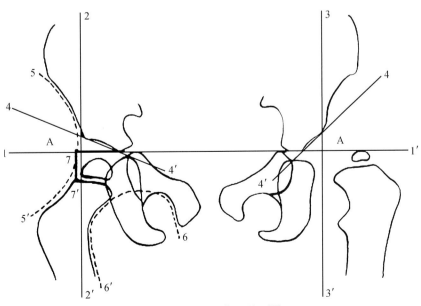

图 7-2-3 髋关节 X 线测量

3. 股骨颈　短缩，股骨颈前倾角加大。此角在侧位上测量，小儿正常值约 25°～35°成人缩小为 15°左右。

4. 股骨　发育细小。

5. 骨盆　患侧坐耻骨支和髂骨翼发育均小。

6. CT 扫描可获得明确诊断。

## 二、先天性髋内翻

### （一）概述

先天性髋内翻（congenital coxa vara）为少见病，女孩发病率较男孩高。双侧发病者约占 30%。患儿多在 2 岁左右开始走路时出现症状。主要症状为无痛性跛行。体检发现患侧大粗隆向上移位，Trendelenburg 征常为阳性，腰椎前弯显著，髋关节活动受限和患肢缩短。

### （二）X 线表现

1. 股骨颈干角缩小，可小于 90°（正常均值 127°），骨骺角增大（正常值为 20°～35°），而 Shenton 线连续。

2. 股骨头向下移位。

3. 股骨大粗隆向上移位。

4. 股骨颈的骺软骨板增厚，周围骨质密度不均匀性增高。

5. 股骨颈短，股骨颈干骺端的下缘出现三角形游离骨块（图 7-2-4、图 7-2-5），为特征性 X 线表现。

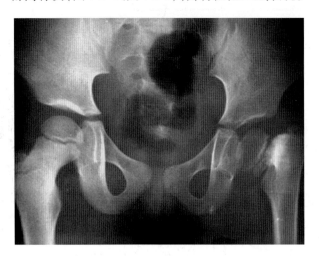

图 7-2-4　左侧先天性髋内翻

## 三、股骨头骨骺滑脱

股骨头骨骺滑脱少见，常为单侧病变，也可双侧同时发病。早期 X 线表现为股骨颈骺软骨板增厚、

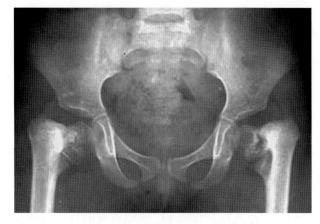

图 7-2-5　双侧先天性髋内翻

不规则，股骨颈干骺端骨质稀疏。当出现骨骺滑脱时，骨骺向下、后方移位。严重的病例骨骺的骨骺面位于股骨颈的后、下面。X 线检查时，必须投照前后位和侧位方能获得正确诊断。CT 扫描可以明确滑脱程度。MRI 对发现早期病变有助，在滑脱前期即可发现骺软骨板附近骨髓水肿。

## 四、下肢先天性肢体骨骼缺损

下肢的肢体骨骼缺损也分为短肢畸形和轴旁半肢畸形：

### （一）短肢畸形

短肢畸形（phocomelia）属间位横向缺损，分为完全性短肢畸形、近位短肢畸形和远位短肢畸形。完全性短肢畸形是股骨和胫腓骨全部缺损，足与躯干连接；近位短肢畸形是股骨缺损，胫腓骨与躯干连接（图 7-2-6、图 7-2-7）；远位短肢畸形是胫腓骨

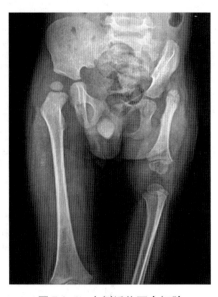

图 7-2-6　左侧近位不全短肢

缺损,足直接与股骨连接。下肢短肢畸形由于下肢短小,形如海豹的腿(图7-2-8),故又称"海豹肢"畸形[3]。

### (二)轴旁半肢畸形

小腿有胫骨和腓骨两条长骨,其中任何一骨的

缺损即称为间位轴旁半肢畸形,或称为腓骨缺损(图7-2-9)和胫骨缺损。腓骨缺损较多见。腓骨缺损合并腓侧趾、跖骨缺损则称为腓侧轴旁半肢畸形(图7-2-10、图7-2-11)。胫腓骨远段缺损称为半肢畸形属末端横向缺损(图7-2-12)。

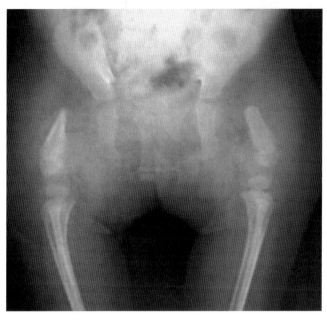

图7-2-7 双侧不全近位短肢

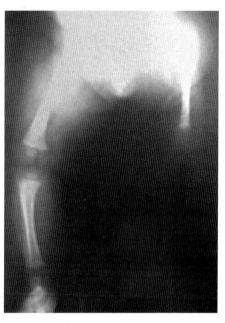

图7-2-8 远位短肢

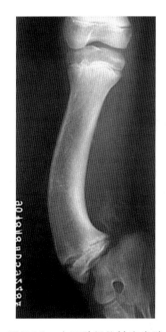

图7-2-9 左下肢间位轴旁半肢

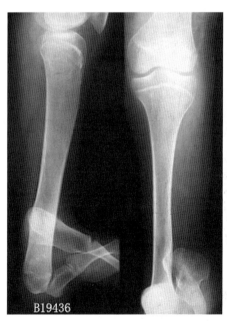

图7-2-10 腓侧完全性轴旁半肢畸形

## 五、先天性膝关节畸形

### (一)膝外翻和膝内翻

正常人胫骨长轴略向外倾斜,与股骨长轴形成

一个外开角,正常值为170°～179°,女性的略小。外开角小于170°者为膝外翻(genu valgum),大于180°者为膝内翻(genu varum)。膝外翻比膝内翻多见。膝外翻又称碰膝和"X"形腿,可由于股骨外髁发育不良所致;膝内翻又称弓形腿和"O"形腿,是由于胫

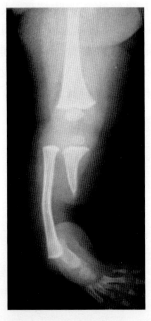

图 7-2-11　腓侧不全轴旁半肢畸形

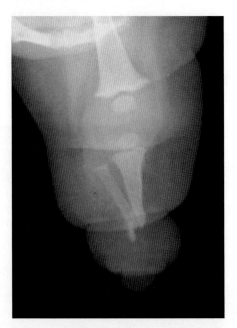

图 7-2-12　左下肢不全半肢（末端横向缺损）

骨近端骨骺内侧或胫侧干骺端内侧发育不良所致，常见于软骨发育不全和骨骺发育异常。膝外翻和膝内翻可继发于佝偻病。

小儿在发育过程中，可出现膝外翻和膝内翻：在两岁以前表现为膝内翻；2～12岁间又表现为膝外翻。这种现象属正常现象，在发育过程中能自行修正。因此，诊断小儿膝内翻或膝外翻时应特别慎重。

**（二）髌骨发育不良和脱位**

先天性髌骨缺损和脱位（congenital defect and dislocation of paella）有遗传性，常合并先天性髋脱位或畸形足。X线片显示无髌骨或髌骨小，向外侧脱位，股骨外髁常发育不良。

临床检查发现髌骨脱位体征时应投照膝关节轴位像（图7-2-13、图7-2-14），它能明确显示髌骨脱位。髌骨脱位可以单独存在，也可为全身病变的一种表现，如髌甲肘骨发育不全。

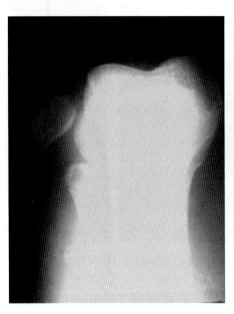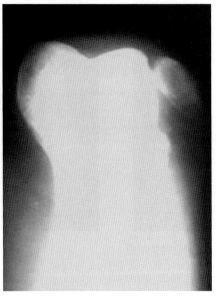

图 7-2-13　双髌骨脱位（轴位）

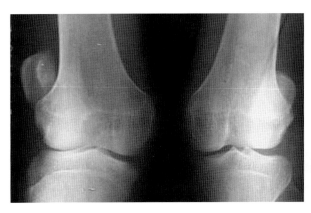
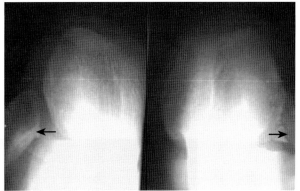

图 7-2-14　双髌骨脱位

## 六、先天性胫骨假关节

先天性胫骨假关节（pseudoarthrosis of tibia）也称先天性胫骨不连，病因不明，女性居多。假关节多发生在胫骨中和下 1/3 交界处。胫骨断端变尖，有硬化，形成假关节（图 7-2-15）。腓骨正常或同时出现假关节。

## 七、先天性胫骨弯曲

先天性胫骨弯曲（congenital bowing of tibia）又称胫、腓骨骨干弓状骨质增厚和 Weismann-Netter 综合征。病因不明。其特点是先天性、无痛性、双侧非进行性小腿弯曲。大多数病例胫、腓骨骨干中段对称性向前凸（也有向内凸、向后和向外凸者），后侧皮质增厚（图 7-2-16）。弯曲多发生在胫骨中下 1/3

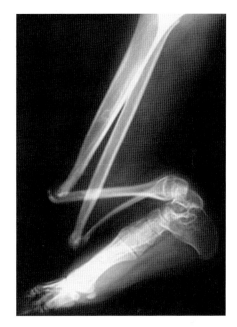

图 7-2-15　右胫腓骨假关节

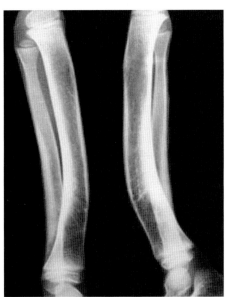
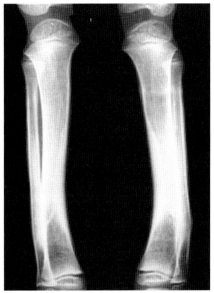

图 7-2-16　双侧先天性胫骨弯曲

处。根据临床表现将该病分为三种类型：Ⅰ型，胫骨向前弯曲伴腓骨缺如，主要体征是肢体不等长；Ⅱ型，胫骨向前弯曲，同时髓腔硬化、变窄或闭塞。其周围为增厚的纤维组织。一旦骨折，断端多变尖，常合并神经纤维瘤；Ⅲ型，胫骨向前弯曲，弯曲部位可见囊变，囊内充满发育不良的纤维组织。

## 八、先天性胫腓骨联合

先天性胫腓骨联合常发生于胫腓骨远端，也可发生在近端，两骨间有骨性联合（图7-2-17）。这种畸形有遗传性。

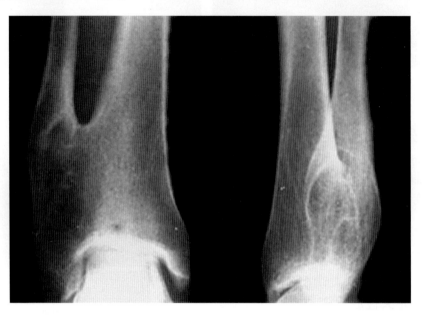

图 7-2-17　胫腓骨联合

## 九、先天性踝关节畸形

先天性踝关节畸形是由于胫、腓骨在发育过程中交叉换位所致：胫骨由近端向远端逐渐变细，不与距骨形成踝关节，而在内侧形成异常的内踝；腓骨由近端向远端逐渐变粗，不形成外踝，反与距骨形成异常的踝关节（图7-2-18）。这种畸形罕见，文献上尚无报道。

## 十、先天性巨肢症

先天性巨肢畸形可发生于单一肢体或发生于一侧肢体。单个肢体肥大称为先天性巨肢症（congenital macromelia）；一侧肢体较对侧增大称为偏身肥大（hemihypertrophy）。偏身肥大病因不明，以右侧多见，分完全性和局限性两型：完全性肥大累及一侧所有器官，包括成对器官的一侧增大；局限性肥大又分为经典偏身肥大、面形肥大（累及头面或其他任何一部分）和交叉性肥大（累及一侧上肢和另一侧下肢）。肥大的肢体不但累及骨骼，还累及肌肉、神经、血管、脂肪、韧带和皮肤等成分，表现为其中一种或多种组织的体积异常增大。X线片显示肢骨增长、加粗，环肢骨软组织均明显肥大、丰满，骨纹理表现正常（图7-2-19）。偏身肥大与色素痣、皮下肿瘤、颅骨异常及巨指（趾）症并存，则称为 Proteus 综合征。

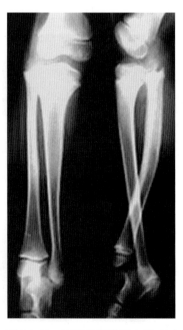

图 7-2-18　踝关节胫腓骨交叉畸形

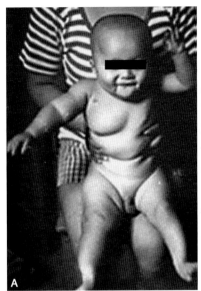
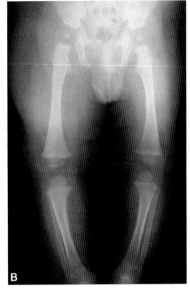
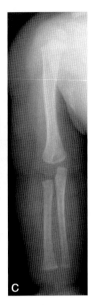

图 7-2-19 偏身肥大

## 十一、不全双下肢畸形

不全双下肢畸形是一种很罕见的畸形，肢体外形增粗。在 X 线片上，软组织内可见不完全的肢体骨骼（图 7-2-20）。

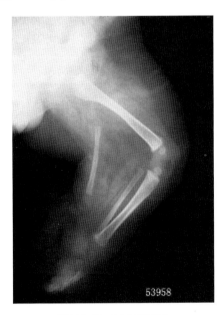

图 7-2-20 不全双下肢

## 十二、先天性足部畸形

### （一）马蹄内翻足

先天性足部畸形（talipes equinovarus）以马蹄内翻足最多见，约占 90%。发病原因不明。病变可发

生于一侧或双侧，两者发病率近似。

X 线表现为距骨扁而宽，近端关节面呈切迹状。通过距骨中轴线（正位观）的延长线远离第一跖骨（正常情况下通过距骨中轴线的延长线穿过第一跖骨）。跟骨短而宽，有内翻及上移位，几乎与胫骨后缘接触（图 7-2-21）。舟骨呈楔状。前足内翻并呈马蹄形。足弓凹陷，跗骨相互靠拢。第五跖骨肥大，第一跖骨萎缩（图 7-2-22）。

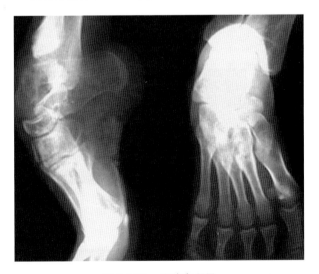

图 7-2-21 马蹄内翻足

### （二）弓形足

弓形足（talipes cavus）又称空凹足，足弓凹陷呈弓形，内弓（正常值 113°～130°）和外弓（130°～150°）均缩小，舟状骨呈楔形（尖端向下），跟距骨的外形及位置均正常。由于跗骨向跖侧倾斜，形成跗跖关节半脱位，跖骨上仰（图 7-2-23）。

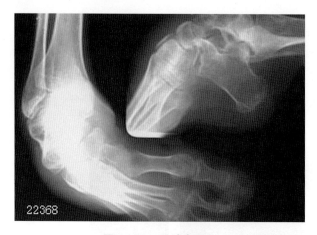

图 7-2-22 马蹄内翻足

### （三）扁平足

扁平足（flat foot）属于软性扁平足，持重时足弓变平，非持重状态时足无畸形。

X 线表现为距骨头向下移位。舟状骨、楔骨及骰骨均向下移位，距、舟关节形成增生性骨关节病。足外弓变平，内弓下压，有时呈负弓。跟骨变平，并向外翻。侧位上，距骨长轴与跟骨长轴夹角（正常 25°～50°）加大，距骨中轴线与第一跖骨中轴线不成一条直线，而形成向上的开角（图 7-2-24）。

### （四）先天性垂直距骨

先天性垂直距骨（congenital vertical talus）又称舟形足或摇篮足，是少见的足部先天性畸形，属于僵硬型扁平足。主要临床表现是足底突出，前足和足跟翘起，使足底呈舟状。

X 线表现：侧位照片上，距骨长轴呈垂直状态，几乎与胫骨长轴平行。距骨腰部窄呈沙时计状。距、舟关节脱位。舟骨直接与距骨体接触。第一跖骨远端抬高，形成背屈和第 1 跖趾关节僵硬。前足外展。跟骨呈外翻状态，前端变尖，形似鸟嘴。晚期舟状骨呈楔状变形，楔形尖指向足底（图 7-2-25、图 7-2-26）。

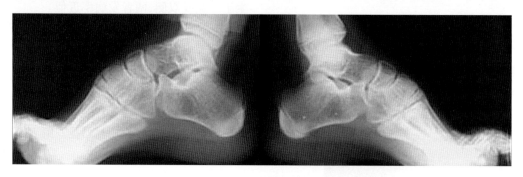

图 7-2-23 双侧高弓仰趾足

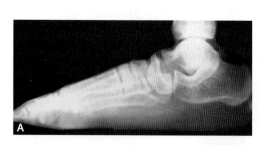
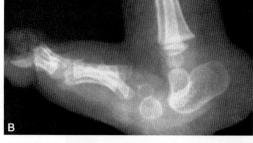

图 7-2-24 双侧扁平足

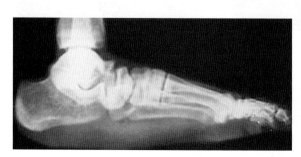

图 7-2-25 垂直距骨（一）

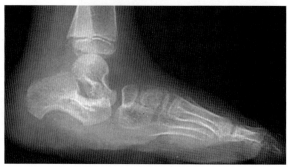

图 7-2-26 垂直距骨（二）

### （五）跟骨距骨桥

是一种先天性畸形,因运动障碍而就医。内踝下方可摸到硬性肿块。距跟关节活动受限。跟骨距骨桥分为两型:

1. 完整的跟骨距骨桥　骨桥间没有间隙。侧位像上,骨桥呈长舌状骨块自后上向前下斜形,将距骨内侧结节和跟骨载距突连接在一起,骨块边缘致密。正位像上,骨块向胫侧凸出(图7-2-27A、B)。

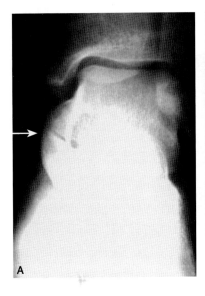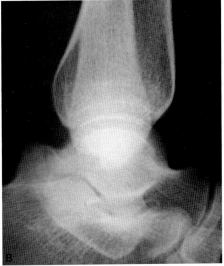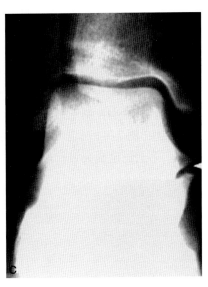

图7-2-27　右侧跟距关节增生

2. 不完整的跟骨距骨桥　骨桥的中间由软骨或纤维组织连接,或形成关节。不完整骨桥有很多变异。侧位X线片上,跟骨和距骨的异常骨块间有很细的一条裂缝,骨的边缘略致密;正位片上,跟骨、距骨内侧面向胫侧突出,两者间有裂隙或形成关节(图7-2-27C)。

### （六）趾外翻

第1~2跖骨头间距离加大。趾近位趾骨与第1跖骨中轴线交角加大(正常10°~12°)。第1趾向腓侧倾斜,第1跖趾关节半脱位且合并创伤性骨关节病。常合并第2跖骨干增大(图7-2-28)。

### （七）"驼鸟足"畸形

"驼鸟足"畸形("ostrich foot" deformity)是罕见的骨缺损畸形,是由于足的中央三趾缺损,只保留胫侧和腓侧各一趾,与跟骨形成三个支点支撑体重,形如驼鸟的足,故称"驼鸟足"畸形(图7-2-29)。此种畸形为显性遗传,可为单侧性或双侧性病变。

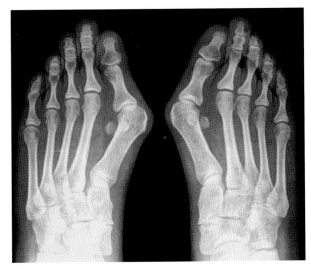

图7-2-28　双侧趾外翻

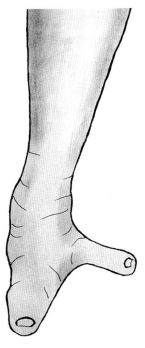

图7-2-29　驼鸟足

139

# 第三节 躯干畸形

## 一、胸廓畸形

肋骨前端分叉构成叉状肋,是常见的肋骨解剖变异,一般不影响胸廓外形。两条肋骨后段间有骨桥形成构成工形肋,也是解剖变异,不影响胸廓外形。颈肋是发生在第七颈椎的多余肋骨可为单侧性或双侧性(图7-3-1),也可与第1肋骨联合或形成假关节。第七颈椎横突过长也是一种颈肋(图7-3-2)。

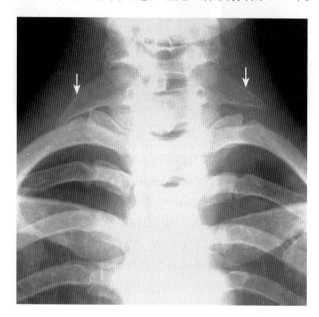

图7-3-1 颈₇横突过长

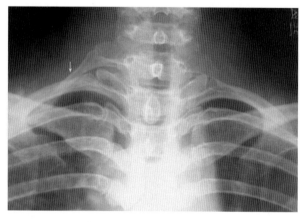

图7-3-2 右侧颈肋

先天性胸廓畸形主要由肋(肋骨)、椎(脊椎)骨发育不全所致:肋骨发育不全有并肋、多肋、缺肋和肋骨间分离过宽等畸形;脊椎骨发育不全则有脊柱侧凸、半椎体等畸形(图7-3-3、图7-3-4)。肩

胛骨高位症合并脊椎骨发育不全可引起胸廓畸形。先天性一侧肺不发育或发育不全可导致患侧胸廓塌陷。

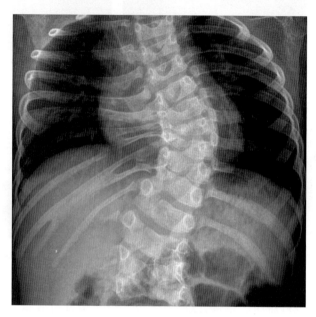

图7-3-3 右侧肋椎骨发育不全

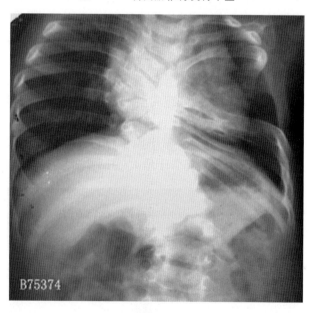

图7-3-4 左侧肋椎骨发育不全

## 二、脊柱畸形

### (一)椎体联合

先天性椎体联合又称阻滞椎,是由于发育过程中脊椎分节不良所致,最常见于腰椎和颈椎,少见于

胸椎。椎体联合发生在两个或两个以上的椎体,只侵犯椎体或椎体与椎弓同时受累。完全性椎体联合椎间盘消失,椎体完全联合。部分性联合只见椎体前缘发生骨性联合,而后半部未完全骨性联合,仍残留部分椎间盘的痕迹,或只残留椎体缘的白线(椎体上下缘的皮质)。联合的椎体高径不变或稍增加(见于颈椎),前后径稍变短。骨性联合的椎体间,相当于椎间盘的部位,在侧位像上表现为前缘凹陷,在正位像上则显示两侧凹陷,形如黄蜂腰状(图 7-3-5 ~ 图 7-3-7)。

枕骨和寰椎间分节不完全则形成寰枕联合。寰枕联合可为完全性的或部分性的,有时只侵犯后弓,有些则侵犯前弓或侧块,在前后位断层照片上或 CT 扫描显示最佳(图 7-3-8 ~ 图 7-3-11)。严重的畸形系因寰椎发育不良所致,可使齿状突向上移位而导致神经症状。

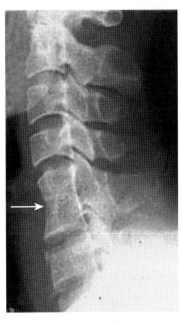

图 7-3-5　C₅、C₆椎体联合

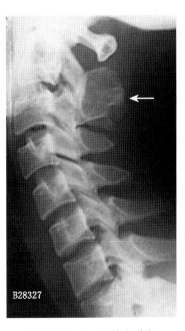

图 7-3-6　C₂、C₃棘突联合

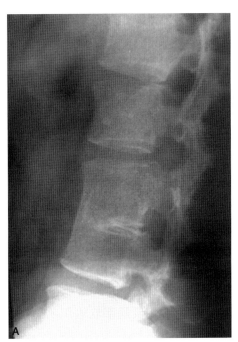

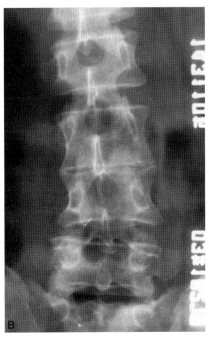

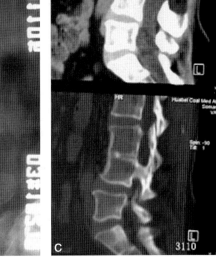

图 7-3-7　L₃/₄分节不良

Klipple-Feil 综合征是颈椎分节不良的复杂类型,其特点是短颈、低发线和头部活动受限,有时合并高位肩胛骨和蹼颈或翼状颈皮。根据 X 线表现,Feid 氏将其分为三种类型。①颈椎完全融合并向下延伸至第 1 胸椎;②两个椎体联合;③除颈椎联合外,再侵犯胸椎或腰椎。大多数患者都是复合性病变:如椎体或椎弓部分联合、缺椎体、多数椎体不对称或半椎体等(图 7-3-12)。Klipple-Feil 综合征并发耳聋、眼外直肌麻痹或双眼球凹陷即称为颈眼听综合征(cervico-oculo-acoustic syndrome)。合并翼状颈皮、眼睑下垂、高弓腭裂及弯指畸形时则称作 Nilson 综合征。

### (二)脊椎裂

脊椎裂(spina bifida)一般指的是椎弓裂,是由脊椎后弓不联合所致,包括棘突正中裂、椎板裂、椎弓根裂和椎弓峡部裂。椎弓裂以腰骶部最常见,其次是颈部。

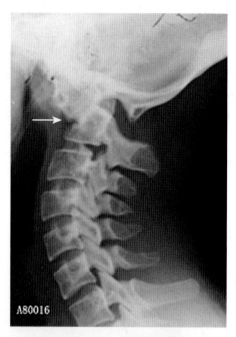

图 7-3-8　寰枕联合及寰枢脱位

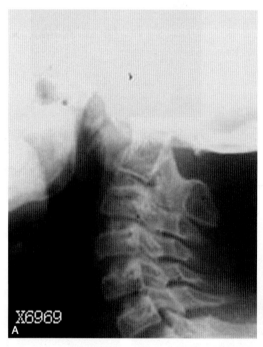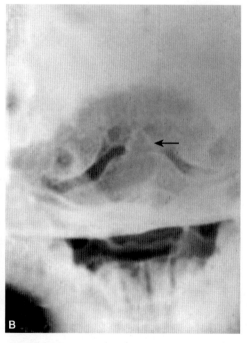

图 7-3-9　寰枕联合齿状突发育不良

视椎管内容物有无突出,脊椎裂分为隐性脊椎裂和显性脊椎裂两类。隐性脊椎裂最常见,椎板缺损较小,缺口由软骨或纤维组织填补,一般无临床症状,有时也引起弓形足、爪形足、马蹄内翻足和遗尿症。在正位 X 残片上,显示椎弓中央有裂隙(图 7-3-13、图 7-3-14),无棘突或伴棘突畸形;有时在裂隙内可见发育较小的棘突,呈游离状态,此时就称作漂浮棘突(图 7-3-15)。在侧位 X 线片上,可观察椎弓根裂和峡部裂。显性脊椎裂因合并脊髓膜膨出,在正位 X 线片上,除可见明显的椎弓裂外,还可见到椎弓根距增宽及局部软组织阴影(图 7-3-16 ~ 图 7-3-18)。

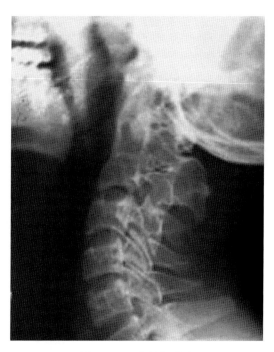

图 7-3-10 寰枕枢联合

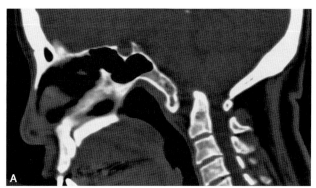 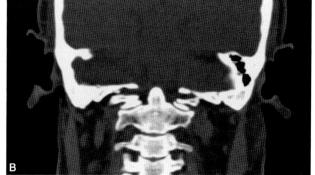

图 7-3-11 寰枕联合（CT 重建）

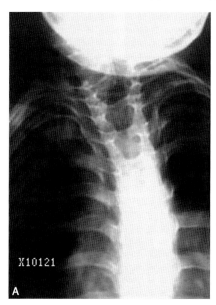 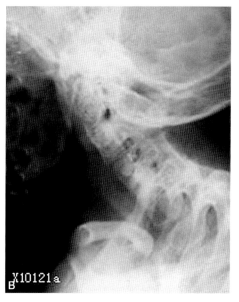

图 7-3-12 Klipple feil 综合征

143

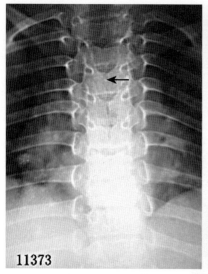

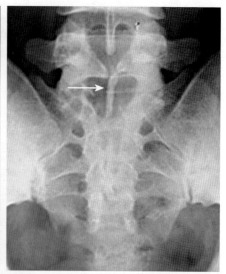

图 7-3-13　胸椎椎弓裂　　　　　　图 7-3-14　全骶椎裂　　　　　　图 7-3-15　椎弓裂、漂浮棘突

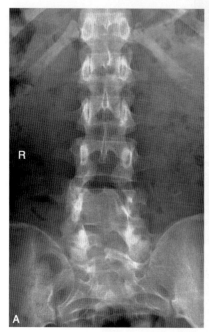

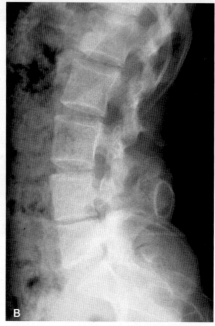

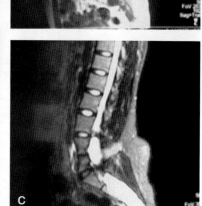

图 7-3-16　脊髓膜膨出

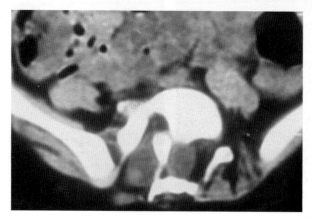

图 7-3-17　脊椎裂并发纵行骨栓

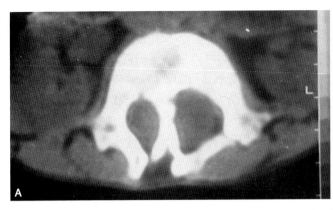
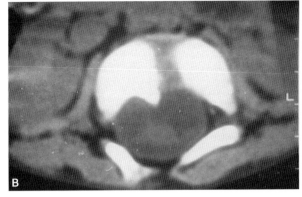

图7-3-18　脊椎裂并发纵行骨栓

（三）半椎体及椎体裂

胎生时期,椎体和椎弓分别由两个软骨化中心组成,如果成对的椎体软骨化中心有一个发育不全,则形成半椎体,在正位照片上呈楔形（图7-3-19）。半椎体可累及一个或数个椎体,常引起不同程度的脊柱侧凸。椎体内有胎生时期的脊索管残存,则椎体中央出现较大范围的缺损,两半个椎体不能联合,因而造成椎体矢状裂。在正位照片上,椎体中央很细,或者由两个不相连的楔形骨块组成,形似蝴蝶的两翼,故称蝴蝶椎（图7-3-20）。

（四）移行椎（transitional vertebra）

正常人脊柱由33个脊椎组成:颈椎7个、胸椎12个、腰椎5个、骶椎5个、尾椎4个。脊柱有5个移行带:即枕颈带、颈胸带、胸腰带、腰骶带和骶尾带。在移行带有椎体变异就叫做移行椎（图7-3-21）。移行

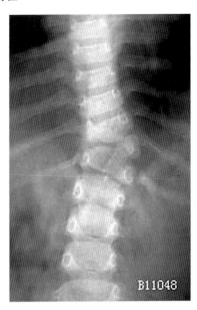

图7-3-19　$T_{11}$半椎体

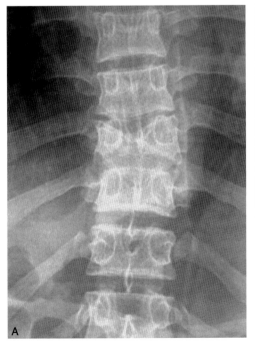
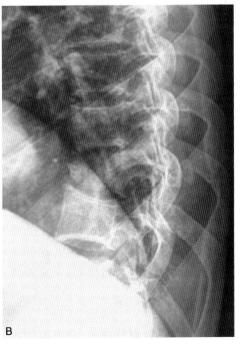

图7-3-20　蝴蝶椎

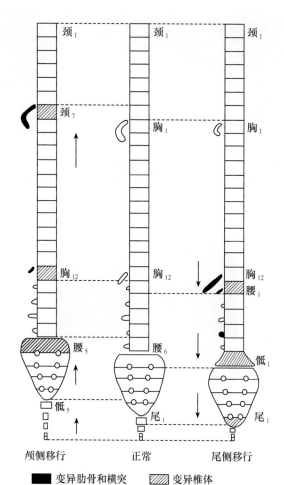

图 7-3-21 移行椎示意

■ 变异肋骨和横突　▨ 变异椎体

椎分颅侧移行和尾侧移行两型。人体脊柱正常者仅占 40% ,颅侧移行占 26% ,尾侧移行占 34% 。

颅侧移行的特点是:①颈肋和第 7 颈椎横突过长;②第 12 肋骨短(1~7cm)或完全缺如;③第 4 腰椎横突短;④第 5 腰椎骶化;⑤骶椎趋向尾椎化(有的表现不明显)。

尾侧移行的特点是:①第 7 颈椎横突短;②第 12 肋骨长(14~18cm);③第 1 腰椎有肋骨(腰肋);④第 4 腰椎横突长;⑤第 1 骶椎腰化;⑥第 1 尾椎骶化。

正常人的第 4 腰椎横突比第 3、5 腰椎横突短而窄,而且第 4 腰椎横突比移行部的脊椎变化较小。第 4 腰椎横突较小者,在正常脊柱中占 80% 以上,在颅侧移行椎中占 70% 以上,在尾侧移行椎中占 60% 以上。所以在鉴别究竟是哪一移行椎时,常常首先辨认哪个是第 4 腰椎。

### (五)脊柱侧凸

脊柱侧凸有原发性和继发性两种,前者原因不明,后者继发于先天性脊椎畸形(如半椎体、椎体联

合、肋骨缺如和并肋等)、脊髓灰质炎和胸廓病变等。

原发性脊柱侧凸多见于女性,一般在 6~7 岁发病,1~2 年内即可产生严重的畸形。侧弯畸形常伴有脊柱扭转畸形,导致胸廓畸形和驼背。

脊柱侧凸多发生在胸椎上部,其次为胸腰段。侧弯一般呈 S 形,在中间有一个大的原发性侧弯(主弯曲),上、下端各有一个代偿性小弯(图 7-3-22~图7-3-24)。

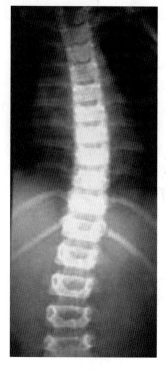

图 7-3-22　脊柱轻度侧凸

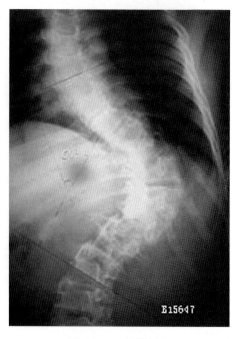

图 7-3-23　脊柱侧凸

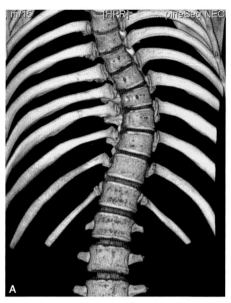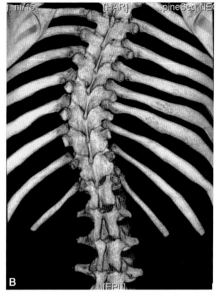

图 7-3-24　A～B 脊柱侧凸 CT 三维重建

常用的脊柱侧凸角度测量法有两种：①Lippman-Cobb 法：在前后位照片上，沿原发侧凸的上端椎体的上缘和下端椎体的下缘各划一条直线，两线的交角或垂直于上述二线的两条垂直线的交角即侧凸角度。这种方法适于测量侧凸角大于 50°者；②Ferguson 法：原发侧凸两端的椎体中心点和侧凸顶点椎体中心点之连线的交角（图 7-3-25）。此法适于测量小平 50°的侧凸角。

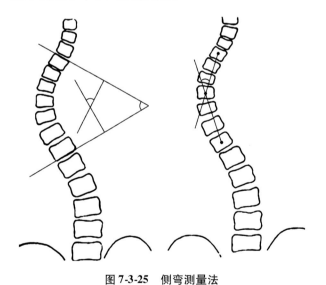

图 7-3-25　侧弯测量法

（六）脊椎滑脱

脊椎滑脱（spondylolisthesis）是真性脊椎滑脱，它必须具备峡部缺损（或不连）和椎体向前滑动两要素；只有椎弓峡部缺损而没有椎体向前滑动者称为滑脱前征或椎弓峡部不连（spondylolysis）；由于椎间小关节病变或椎间盘病变只引起椎体向前移动，而无峡

部缺损者则称为"假性脊椎滑脱"（图 7-3-26）。畸形性脊柱炎所引起的脊椎间后滑动则称为后移位（posterior displacement）。代偿功能障碍性脊柱侧凸可引起脊椎侧方移位。

脊椎滑脱的病因尚未明确，有先天性及外伤性两种说法。主张先天性者居多数，椎弓峡部可能存在先天性的发育缺陷或潜在的薄弱区，创伤可诱发峡部缺损的出现。

此病多发生于 20～40 岁的成年人，男性与女性的比例为 2∶1。绝大多数发生于第五腰椎（90%），多发者占 15%。峡部缺损可为单侧性或为双侧性的。主要临床症状为下腰部疼痛，并向髋部或下肢放射。

X 线表现：

1. 前后位　椎弓峡部不连（缺损）在椎弓根影像的下方有时可显示出由内上斜向外下方的斜形透亮裂隙，边缘不整。

2. 侧位　在此位置上最便于观察椎弓峡部缺损和椎体滑脱的程度。椎弓峡部缺损位于椎弓的上、下关节突之间，为自后上斜向前下方的裂隙样骨质缺损（图 7-3-27A），边缘可有硬化。有滑脱时，裂隙两边的骨质有分离和错位。测量脊椎滑脱程度的方法很多，以 Meyerding 的测量方法较简单而适用。麦尔丁将第 1 骶椎上缘由后向前纵分为四等份，根据第五腰椎椎体后下缘在骶椎上缘的位置，将脊椎滑脱分为四度：例如第五腰椎椎体后下缘位于第一等份内为 I 度滑脱，位于第二等份内的为 II 度滑脱，依此类推。

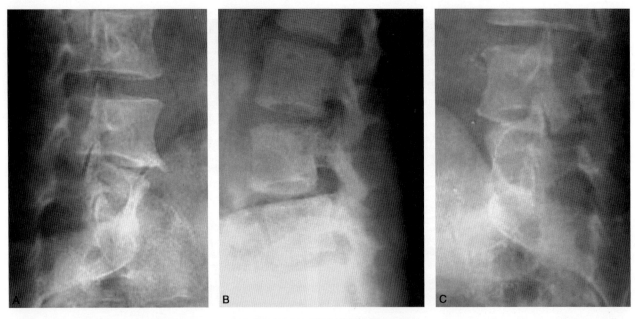

图 7-3-26 假性脊椎滑脱

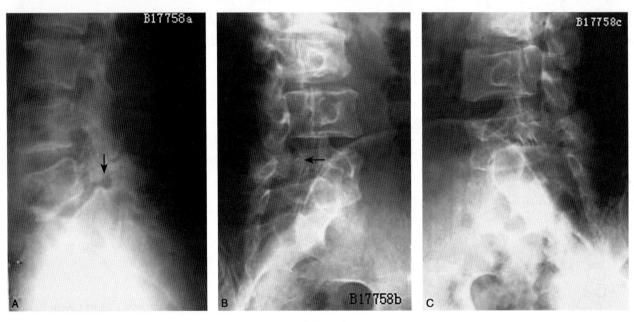

图 7-3-27 脊柱滑脱(A ~ C)

3. 斜位 虽然在侧位 X 线片上大部分能显示出峡部的裂隙样缺损,但不能鉴别是一侧或还是双侧。左、右后斜位 X 线片能清晰地显示出峡部裂隙。在斜位 X 线片上,正常椎弓及附件的投影形似"猎狗":被检测横突的投影似"猎狗"的头和嘴部;椎弓根的轴位投影似一只"狗眼";上关节突的投影似"狗耳朵";上、下关节突之间的峡部似"狗的颈部";椎弓为"狗的体部";同侧和对侧的下关节突似"狗的前后腿";对侧的横突为"狗的尾巴"。当峡部出现椎弓裂时,"猎狗"的颈部(即峡部)可见一纵行的带状透亮裂隙(见图 7-3-27)。

4. CT 扫描能清晰地显示峡部不连(图 7-3-28)。

## 三、骨盆畸形

### (一)先天性耻骨联合分离

是先天性膀胱外翻的并发症。膀胱外壁及其相应的腹壁部分的先天性缺损。因此,膀胱后壁疝出。大多数患者在十岁以前都死于逆行感染,少数可活到成年。骨盆 X 线片上可见耻骨联合明显增宽(图 7-3-29);双侧骶髂关节加宽。幸存的成年患者的骶髂关节可出现增生性骨关节病(图 7-3-30)。

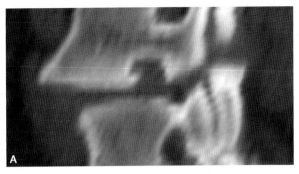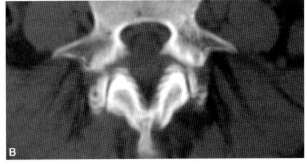

图 7-3-28　A ~ B 脊椎滑脱（CT 二维重建）

### （二）Otto 骨盆

又称髋臼向内突出症，为两侧髋臼对称地变深并向骨盆内突出。病因不明。有家族性发病倾向，故考虑为先天性发育异常。多见于女性，常起病于青春期。骨盆正位片上，髋臼显著加深，将局部骨盆壁推向盆腔内而致髋臼向内突出，髋臼的边缘密度增高。股骨头也深深地陷入髋臼内，因负重而变得扁平，并有斑点状骨质硬化。髋关节间隙变窄，但并不消失。关节缘常有骨刺形成。骨盆和股骨显示骨质疏松。

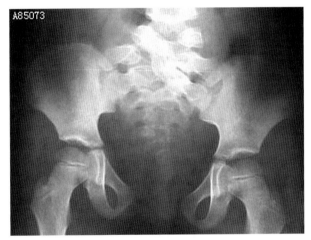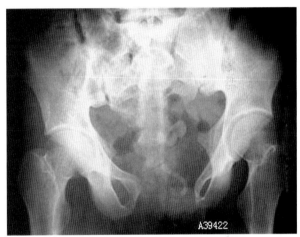

图 7-3-29　先天性耻骨联合分离（膀胱外翻）
并骶骨畸形

图 7-3-30　先天性耻骨联合分离（膀胱外翻）
继发骶髂关节创伤性骨关节病

## 第四节　颅骨发育畸形

### 一、狭　颅　症

狭颅症（craniostenosis）是先天性颅缝过早骨化，导致颅缝早期封合。病因不明，有家族性，且可伴有其他畸形，如并指畸形、多指畸形、胆管闭锁和先天性心脏病等。不同颅缝的封合，而发生不同的头颅变形。颅缝早期封合，使颅腔变小，阻碍脑的发育。因而可引起颅内压力升高。因不同颅缝的封合可产生以下几种颅骨畸形：

#### （一）舟状头畸形

舟状头畸形（scaphocephaly）是矢状缝、顶颞缝和蝶枕缝过早封合所致。头颅宽径生长受限，长径生长显著，因此，头颅长而窄（图 7-4-1）。患者多无症状。

#### （二）尖头畸形

尖头畸形（acrocephaly）较常见，是冠状缝过早封合，而顶枕缝多不封合。额部高而直（图 7-4-2），眼、下颌及鼻明显突出，视神经孔变小。患者症状明显，如视力减退或丧失、偏头痛、听力减退和鼻窦病变等。尖头畸形常合并指（趾）畸形，如尖头并指和尖头多指畸形。

#### （三）偏头畸形

偏头畸形（plagiocephaly）是由于一侧过早封合，

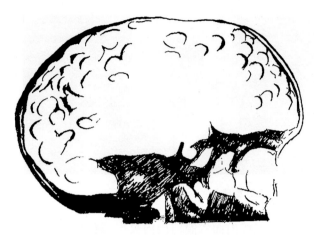

图 7-4-1 峡颅症(舟状头畸形)

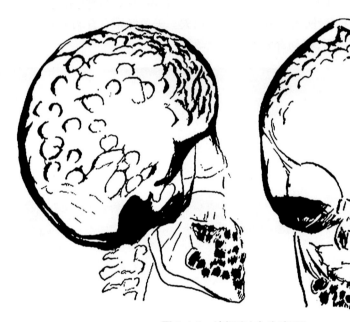

图 7-4-2 峡颅症(尖头畸形)

但另一例则不封合所致。头颅不对称。

**(四) 小头畸形**

小头畸形(microcephaly)是指所有颅缝均过早封合,致使脑发育受到阻碍,智力发育受限。X 线片上,除头颅小以外,还可见显著的颅内压升高征。脑小畸形则无此征。

**(五) 三角头畸形**

三角头畸形(trigonocephaly)的头颅呈三角形,可能由于额骨两半过早封合或额骨隆突与颅前窝底骨化中心的过迟发育所致。前额部变窄,中央出现嵴,使头呈三角形。患者可出现脑前部萎缩。

## 二、颅底凹陷症

颅底凹陷(basilar invagination)是枕大孔周围的骨质,包括枕骨基底部、枕骨髁、鳞部和枕骨斜坡均上升、陷入颅腔中,寰椎与枢椎也随着向上突入。枕骨大孔变窄。颅底凹陷多数属先天性发育异常,也可继发于颅底软化症:如畸形性骨炎、成骨不全和佝偻病等。先天性颅底凹陷可并发寰枕融合畸形、齿状突发育不良、颈椎融合和颈椎脊椎裂等。

颅底凹陷的患者多数于成年后发病,表现为颈短、后发际低,头颈痛、活动受限。严重的患者可出现小脑、延髓、颈髓的压迫症状,如共济失调、眼球震颤,也可出现四肢运动和感觉障碍。

X 线头颅侧位片上,枕骨大孔变形,前后径变窄;枕骨斜坡上升、变平;寰、枢椎上升;岩骨升高,两侧可不对称;寰枢融合或齿状突发育不良或缺损;齿状突顶端位于 Chamberlain 线(硬腭后端与枕大孔后唇间连线)的上方 3mm 以上;基底角加大(正常范围109°～145°,平均 132°,小儿较大)。

## 三、颅骨陷窝症

颅骨陷窝症(craniolacunia)是婴儿颅骨骨质弥漫性松质变,可发生于生前。原因不明,可能是代谢障碍后,继发的膜性化骨发育上的迟缓。常并存脑积水、脑膜膨出、脑膜脑膨出或脊椎裂。颅骨内板陷窝区不与脑回相对应,因而不是颅压升高所致。骨壁薄如羊皮,在某些区域可无钙盐沉着。显微镜下:陷窝由骨样组织、成骨细胞和退行性变的骨细胞组成。陷窝周围的骨嵴为板层骨结构。临床表现无特点。诊断依靠影像学检查。

X 线表现为颅壁上有弥漫的蜂窝状或泡沫状密度减低区,外周环绕以密度较高的线状骨嵴。陷窝为圆形或卵圆形,大小不等,其直径可由数毫米到数厘米。陷窝排列无一定规律,多靠近矢状缝、冠状缝和人字缝。陷窝可局限于顶骨,也可较广泛地累及顶额骨。颞枕骨多不明显。蝶鞍的大小及形态正常。面骨不受侵犯。

## 四、脑膜或脑膜脑膨出

颅裂(cranium bifidum)为先天性颅骨缺损,多发生于头颅矢状线上的后囟和眉间囟,如颅内容物经过颅裂突出于颅外,即形成脑膜膨出(meningocele)或脑膜脑膨出(meningoencephalocele)。疝囊包括硬脑膜和蛛网膜。脑膜膨出与蛛网膜下腔相通,内含脑脊液。脑膜脑膨出则包含脑质,有时有部分脑室。脑膜或脑膜脑膨出有时出生时不明显,生后数月逐渐增大,局部可触及骨缺损。患儿哭闹或咳嗽时疝囊增大。只有骨缺损而无疝囊者为隐性颅裂。

X 线表现为隐性颅裂为边缘清晰、光滑的长圆形或卵圆形骨质缺损,一般不大。脑膜膨出或脑膜脑膨出为密度均匀的软组织肿物与颅骨相连,相连处颅骨局部有骨缺损,边缘光滑、清楚,骨缘可向外翘起,缺损呈圆形、卵圆或梭形,大小不定。枕部膨出较大,有时大于患儿的头。眉间膨出可起于盲孔:骨管向前下行,开口于额骨鼻突或鼻骨下方,边缘骨翘起,前颅凹中部下陷,鸡冠缺如,两侧眶间距增加,为额鼻膨出的表现;若骨管起于盲孔一侧,开口于上颌鼻突、鼻骨和鼻软骨间,则患侧眶窝变窄,为鼻筛膨出。脑膜膨出做 CT 检查时,可见囊内充以脑脊液密度的液体。脑膜脑膨出的囊中则为软组织密度影(脑组织),周围有脑脊液密度影环绕,膨出附近的脑质常萎缩,脑室与蛛网膜下腔均可扩大、变形和向患侧移位。

## 五、茎 突 过 长

茎突(hypertrophy of Styloid process)位于茎乳孔前方,为颞骨的一部分。茎突舌骨韧带连接于舌骨小角至茎突尖之间,可发生部分或全部骨化。茎突尖位于颈内、外动脉之间。舌咽神经行至茎突根部内侧,呈圆柱状。茎突长短不一,正常值平均为

2.5~3cm,可发生变异。茎突过长、过粗或过度向内倾斜,可压迫神经和(或)血管。

临床表现:病史长短、轻重不一,起病缓慢,常有扁桃体区、舌根区疼痛及异物感,可放射至耳部或颈部,吞咽及转头时加重。扁桃体区可扪到坚硬索条状或囊袋状突起,与茎突走行一致。一般为单侧。

正、侧位 X 线片可显示一侧茎突过长或过粗、偏斜和弯曲(图 7-4-3)。少数可有茎突、舌骨韧带化骨。

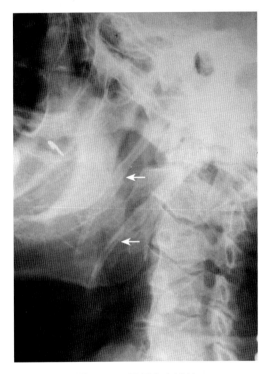

图 7-4-3 双侧茎突过长

## 六、小下颌畸形

小下颌畸形(micrognathia)是一种少见的口、面部先天性畸形,合并口裂畸形的比较罕见。小下颌先天性畸形是由于胚胎时期双侧下颌隆起不发育,或下颌隆起融合后发育不良所致,与遗传有关。染色体畸变引起的第 4、5、18 号染色体短臂部分缺失或第 13 号染色体的长臂部分缺失均可导致小下颌畸形。小下颌畸形可单独存在,也可与一些畸形综合征并存,如 Turner 综合征、Edwards 三染色体综合体(E 组第 18 三体)、Treacher-Collins 综合征(下颌、面骨发育不全综合征)、Hallermann-Streiff 综合征(头、面、下颌及眼畸形综合征)、Robin 综合征、小下颌侏儒和脑、肋、下颌综合征(cerebro-costo-mandibular syndrome)等。

X线片显示颅、面部发育不对称,下颌小,并向后缩,骨质结构正常。上颌相对前突(图 7-4-4)。河北医科大学附属第三医院遇见一例,患儿呈满月脸,下颌明显小,并向后缩,上颌相对前突,口裂较大,腭垂发育过长,与舌根相连。心肺未见异常。

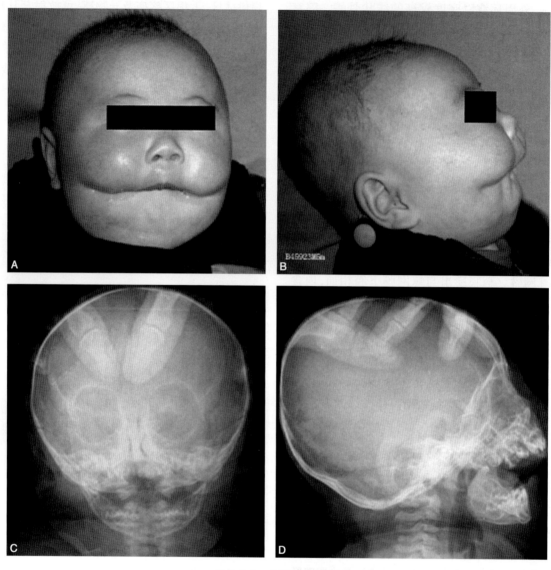

图 7-4-4 小下颌骨畸形

(王 溙)

# 参 考 文 献

1. McIntyre JD,Brooks A,Benson MK. Humeroradial synostosis and the multiple synostosis syndrome:case report. J Pediatr Orthop B,2003,12(3):192-196

2. Sauk,JJ,Delaney JR,Reaume C,et al. Electromyography of oral-facial muaculature in craniocarpotarsal dysplasia (Freman-Sheldon syndrome). Clinical Genetics,1974,6:132-138

3. 高静,王凤珍,张娇雷,等. 海豹肢一例. 临床放射学杂志,2003,22(5):365-366

4. Heyman CH,Herndon CM. Congenital posterior angulation of tibia. J. Bone and Jt Surg,1949,31:571-580

5. Stricker S. Musculoskeletral manifestations of Proteus syndrome:report of two cases with literature review. J Pediatr Orthop,1992,12:667-4-674

6. Defraia E,Marinelli A,Alarashi M. Case report:orofacial characteristics of Hallermann-Streiff syndrome. Eur J Paediatr Dent,2003,4(3):155-158

7. 熊革,罗永湘. 翼状肩胛症 5 例手术治疗报告. 中华骨科杂志,1998,18(8):508-509

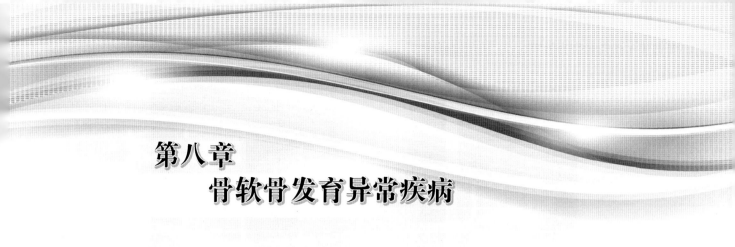

# 第八章
# 骨软骨发育异常疾病

骨软骨发育异常（osteochondrodysplasia）是体质性骨病中最复杂的一组。新的体质性骨病国际分类法（2001年）将骨软骨发育异常分为33组共包括240余种疾病。此类疾病大多数侵犯全身骨骼，包括骨骺、骺软骨板、干骺端、骨干、脊椎和骨盆骨，严重者可导致侏儒症。由于并非均称地侵犯全身骨骼，侵犯脊柱骨比较明显者使脊柱缩短，称作短躯干型侏儒症；侵犯四肢骨较明显者称作短肢型侏儒症。又由于病变侵犯肢体的部位不同，又可分为肢根性（rhizomelic）、肢中段（mesomelic）和肢端性（acromelic）短肢。有些病变只侵及肢体的某局部；有些病变可合并眼、耳、鼻、硬腭、面部、心、肾、皮肤及性器官发育异常。

## 第一节　骨骺发育异常

### 一、多发性骨骺发育异常

#### （一）概述与临床

多发性骨骺发育异常（multiple epiphyseal dysplasia）由 Ribbing（1937）首次报道。Fairbank（1947）将该病正式命名为多发性骨骺发育异常，故又称 Fairbank 病和 Ribbing 病。此病罕见，系常染色体显性遗传和隐性遗传（AD&AR），基因位点 19p13.1。

病儿的主要特征为身材矮小，四肢短，伴关节畸形和疼痛，常于2～3岁发病，行走不稳，呈鸭子步态。手足短粗，可伴有扁平足。患儿头大，面部小。智力正常。

#### （二）X 线表现

患儿2岁即可出现典型表现：

1. 骨龄晚，骨骺出现晚，联合时间延迟。

2. 长骨骨骺小而且骨化不规则，呈斑点状、扁平状或节裂（图8-1-1）。骨骺密度不均匀地增高。病变最明显的部位是髋、膝、踝和腕关节。干骺端增宽，临时钙化带密度高而不规则。长骨骨干外形正常。

3. 晚期，发育不良的骨骺与干骺端联合后形成关节畸形。关节间隙增宽。髋臼变平。股骨颈短粗。有的病儿可合并髋内外翻、膝内外翻和踝关节外翻等畸形。晚期继发退行性骨关节病。

4. 腕骨、跗骨发育不全。指（趾）骨短粗。

5. 脊椎一般表现正常，有的可出现脊柱轻度侧弯和胸腰段椎体终板轻度不规则。

6. 颅底短，蝶鞍小而扁。

### 二、半肢骨骺发育异常

#### （一）概述与临床

半肢骨骺发育异常（hemimelica epiphyseal dysplasia）是一种少见的骨骺发育异常，首先由 Mouchet 和 Belot（1926）报道，称做"跗骨巨大症"（tarsomegaly）。Fairbank（1956）将其命名为半肢骨骺发育异常，以区别于多发性骨骺发育异常和点状骨骺发育异常。

本病常发生于2～14岁的儿童，偶见于成年人。男性多见，约为女性的三倍。好发部位是下肢的内侧，上肢罕见。患者的表现为关节无痛性肿大、局部畸形、跛行和活动受限等。病程较长、年龄较大的患者，因合并创伤性骨关节病，可出现疼痛。少数患者可出现肌肉萎缩和肢体不等长。

#### （二）X 线表现

主要的 X 线表现是单一肢体的一个或数个骨骺呈偏心性增大。病变常发生在下肢骨的内侧，其中以距骨的发病率最高，其次为股骨远端和胫骨近端

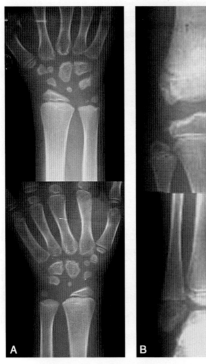

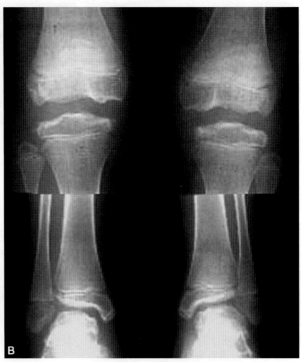

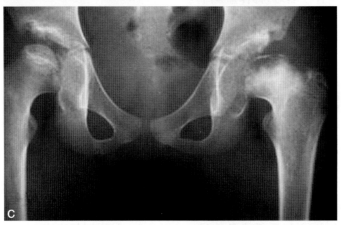

图 8-1-1　多发骨骺发育异常

骨骺的内侧,有时累及足舟骨和第一楔状骨。病变
早期,增大的骨骺表现为一些散在的斑点状和不定
型的骨化。以后,散在的骨化块逐渐融合成均匀的
结节状和分叶状肿块(图 8-1-2、图 8-1-3),从而引起
骨骺的一侧异常增大,并使关节面倾斜,从而导致关
节的内翻或外翻畸形。少数病例可合并干骺端发育
异常。异常增大的骨块还可压迫邻近骨骼,使其发
生移位、变形和压迫性骨缺损。病程长而又未进行
治疗的病例还可合并创伤性骨关节病。

## 三、点状软骨发育异常

### (一) 概述与临床

点状软骨发育异常( chondrodysplasia punctata)

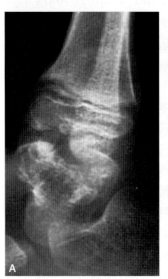

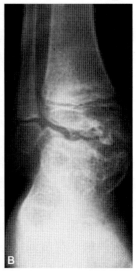

图 8-1-2　半肢骨骺发育异常

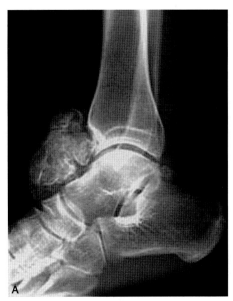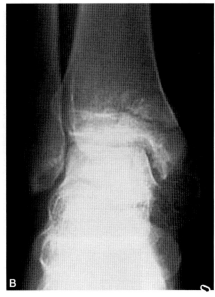

图 8-1-3　半肢骨骺发育异常

又称点状钙化性软骨发育异常和点状骨骺病,首先由
Conradi(1914)报道。当时认为,此病系软骨发育不全
的一种变异。骨骼病变、皮肤病变、先天性白内障和
先天性心脏病是此病的四大特点。2/3 的病例有非对
称性根性短肢。先天性白内障的发生率约为本病的
30%。皮肤病变包括皮肤增厚、鱼鳞癣、角化过度、红
皮症和皮肤脱落等。先天性心脏病包括房间隔缺损、
室间隔缺损、动脉导管未闭或其他复杂缺陷。遗传方
式为 X 伴性显性遗传(XLD),基因位点 Xp11. 23-
11. 22;或 X 伴性隐性遗传(XLR),基因位点 Xp22. 3。

**(二) X 线表现**

四肢的大骨骺增大,轮廓不规则。骨骺为簇状
钙化点,或不规则的块状钙化。新生儿骨骺呈簇状
钙化点,到 3、4 岁时,点状钙化有逐渐融合的趋势。
除长骨骨骺呈点状钙化外,手、足、脊椎、骨盆骨、髂
骨附近和关节周围组织也可出现点状钙化。股骨和
肱骨短粗为非对称性的。

# 四、软骨外胚层发育异常

**(一) 概述与临床**

软骨外胚层发育异常(chondroectodermal dyspla-
sia)又称 Ellis-van Creveld 综合征,是软骨和外胚层
联合发育异常。主要特征为牙齿、指甲发育异常、多
指畸形、膝外翻和先天性心脏病。遗传方式为常染
色体隐性遗传。基因位点 4p16。

手足多指(趾)畸形、指(趾)甲发育不良和先天
性心脏病为出生时即可辨认的特征。患儿为轻度短

肢型侏儒,以中远段明显。手小,指短粗。双手足均
出现轴后多指(趾)。指甲小而不规则,常凹陷呈勺
状。1/3 患儿在生后一个月内牙齿过早萌出,但牙
齿生长得慢,小而不规则,牙间隙加宽(图 8-1-4)。
严重者牙齿完全缺如。有时出现上唇龈系带或龈唇
沟消失。有时出现上唇裂(兔唇)。大约 2/3 病儿患
有先天性心脏病,以房间隔缺损最常见。1/4 的病
儿出现性器官异常,包括尿道上裂、尿道下裂、外生
殖器官发育不良和隐睾。生长期儿童出现严重的膝
外翻。胸廓正常或略狭窄。头、脊柱和智力正常。
存活的患儿身高可达 1. 35m,比软骨发育不全患儿
身材略高。

**(二) X 线表现**

长骨短而粗,以小腿骨和前臂骨明显,属肢中段
短肢。由于尺骨短而导致桡骨头脱位。尺骨近端和
桡骨远端增粗。双手出现对称性轴后(尺侧)多指。
全手中位指骨短而粗,干骺端凹陷伴锥形骨骺。远位
指骨变细而尖。远列腕骨可出现第 5 腕骨,与第 5 或
第 6 掌骨相关节。生长期的最大特点是头、钩腕骨联
合。足的短骨改变与手骨相似,但程度较轻,约有 1/4
的病儿出现轴后多趾。婴儿的骨盆小,髂骨呈小方
形。髋臼顶呈水平状,内侧略外凸,内、外缘出现骨
刺。许多婴儿股骨头骨骺早期骨化。生长期儿童,胫
骨近端骨骺发育不良,仅见骨骺内侧骨化,而外侧部
分出现得晚,结果导致胫骨外侧平台成角,关节面内
侧斜面短而外侧斜面长。成熟后,胫骨外侧关节面平
台出现深的压迹(图 8-1-5),导致严重的膝外翻。胸
廓正常或略狭窄。肋骨短而平。头颅、脊柱正常。

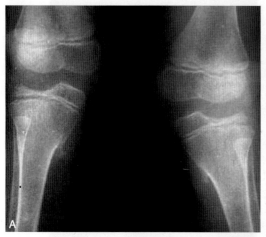
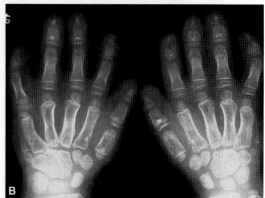
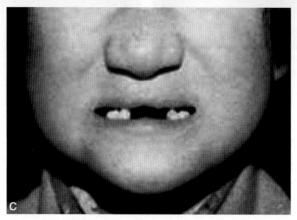

图 8-1-4　软骨外胚层发育异常

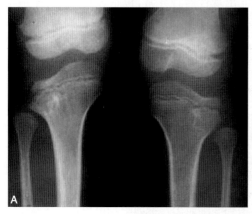
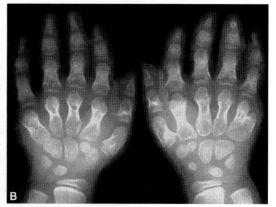
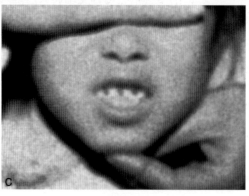

图 8-1-5　软骨外胚层发育异常

### 五、发、鼻、指发育异常

#### （一）概述与临床

发鼻指发育异常（tricho-rhino-phalangeal dysplasia），是一种少见的软骨和外胚层并存的发育异常，属常染色体显性遗传（AD），基因位点8q24.11-q24.13。主要表现为毛发稀少、鼻和手发育异常。

患者毛发稀少、干涩而无光泽，生长缓慢（图8-1-6）。鼻根部宽而平坦，鼻骨过长，两侧鼻翼较小，致使鼻尖呈梨形，两侧鼻孔朝向侧前方。双手（足）短小，近位指间关节粗大而弯曲畸形。此外，还可合并其他发育异常，如髋关节和颅面骨发育异常，以及脊柱侧凸和多发性外生骨疣。患者身材略矮，智力一般正常，偶有精神迟钝表现。

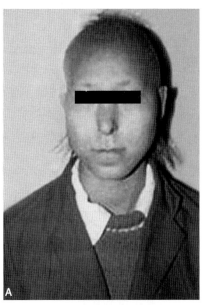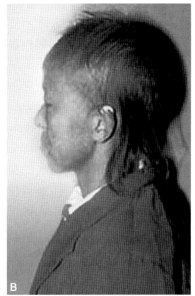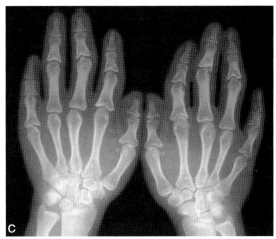

图 8-1-6　发、鼻、指发育异常

#### （二）X线表现

手（足）短小。中位指骨较短，合并锥形骨骺。干骺早期联合，致使中位指骨变短，其基底部呈杯口状或横S形凹陷（见图8-1-6C）。因此，导致手指偏斜。股骨骨骺骨化迟缓且不规则，可发展为扁平髋或巨大髋，导致股骨头呈蕈状，并继发退行性骨关节病。股骨干颈角变小，形成髋内翻畸形。髋关节的改变可为双侧的或为单侧性的。其他长骨骨骺骨化晚且发育的小。

### 六、脊椎骨骺发育异常

脊椎骨骺发育异常（spondylo-epiphyseal dysplasia）分先天性和晚发性两型：

#### （一）先天性脊椎骨骺发育异常

先天性脊椎骨骺发育异常（spondylo-epiphyseal

dysplasia congenita,SEDC)首先由 Spranger 和 Wied-mann(1966)报道,系常染色体显性遗传病(AD),基因位点 12q13. 1-q13. 3。

病儿身材短小,四肢发育正常。有些病例可合并鸡胸、膝关节内、外翻、马蹄内翻足和腭裂。50%的病例有视网膜脱离和近视。

X 线改变限于脊椎和髋关节。椎体后缘高度缩小,在侧位像上,椎体可呈扁平形、楔状或轻度卵圆形,边缘不整。齿状突发育不良。长骨骨骺出现晚,骨化不规则。儿童期,股骨头骺出现晚,边缘不规则,呈扁平状或有节裂。股骨颈发育不良,伴髋内翻和髋臼扁平。

### (二)晚发性脊椎骨骺发育异常

晚发性脊椎骨骺发育异常(spondylo-epiphyseal dysplasia tarda,SEDT)长期以来被认为是 Morquio 病,直到 1957 年 Maroteaux 等人才将此病从 Morquio 病中分离出来,确立为一种独立的疾病。此病的遗传方式为 X 伴性遗传或常染色体显性遗传,基因位点 Xp22. 2-p22. 1。晚发性脊椎骨骺发育异常男性多见,常在 5～10 岁开始出现生长迟缓,青春期后更为明显,表现为躯干短,胸骨突出,颈短。患者可有腰、背和四肢大关节疼痛,活动受限。头部和四肢长度正常。智力正常。生化检查无异常。

晚发性脊椎骨骺发育异常 X 线表现为脊椎普遍性扁平椎,椎体前后径增加,椎间隙变窄。椎体(侧位观)中、后部凸出,而前部凹陷,使椎体似平放的"古花瓶"状(图 8-1-7)。髂骨翼和骶骨发育小,坐耻骨相对较长。股骨头骺发育不良是最常见的征

象,头骺扁平或节裂。髋臼外上缘发育不良,髋臼浅,关节面不整,常合并创伤性骨关节病。股骨远端两髁平坦,髁间窝变浅(图 8-1-7),关节面失去其自然弧度。胫骨髁间隆起变钝甚至消失。足距骨滑车变平(图 8-1-8)。有些病例,椎间盘和骶髂关节出现真空征;椎体上、下缘中后部驼峰样隆起部硬化并融合;近列腕骨发育不良,并拥挤、移位。

## 七、脊椎干骺端发育异常

### (一)概述与临床

脊椎干骺端发育异常(spondylometaphyseal dysplasia)又称脊椎干骺端骨发育不全(spondylometaphyseal dysostosis),由 Kozlowski(1967)首次报道。他将伴有扁平椎的 Schmid 型干骺端软骨发育异常命名为脊椎干骺端发育异常。此病为常染色体显性遗传。主要临床特点是短躯干型侏儒症。患儿在两岁左右出现生长缓慢,身材矮小。躯干短,步态蹒跚。髋关节活动轻度受限。部分患儿出现脊柱侧凸伴有进行性驼背和胸骨突出。有的关节出现畸形。智力正常。

### (二)X 线表现

扁平椎和长骨干骺端软骨骨化异常:①普遍性扁平椎:椎体高度缩小,前后径和宽径加大。侧位上,椎体呈椭圆形或前缘呈舌状前伸(图 8-1-9A、图 8-1-10A)。前后位上,椎弓根间距增宽,以胸椎较为明显。椎体终板不规则,有时伴有程度不同的脊柱侧凸和后突畸形;②长骨干骺端骨化异常:干骺端增

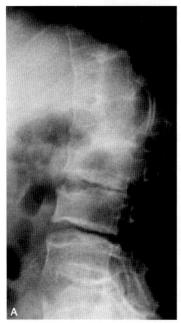

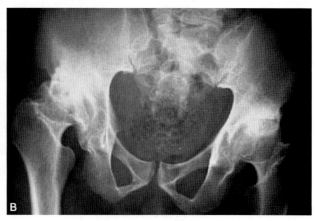

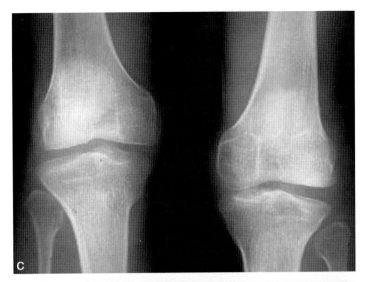

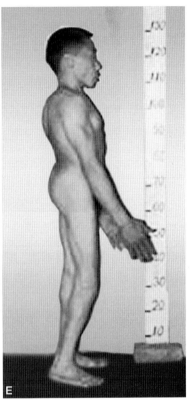

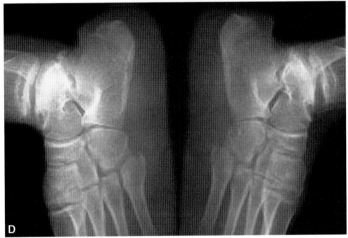

图 8-1-7 脊椎骨骺发育异常

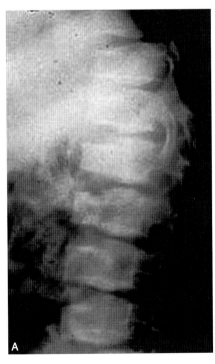

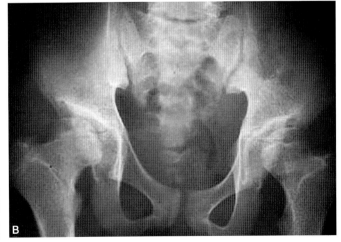

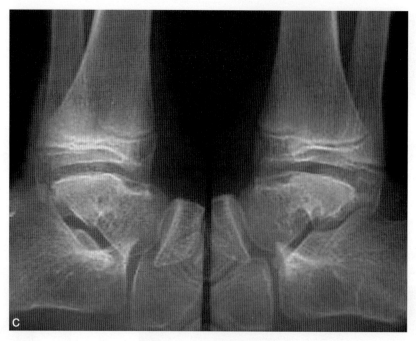

**图 8-1-8　脊椎骨骺发育异常**

宽而不规则。临时钙化带模糊不清,其下方骨化不均匀,有横带状硬化,以股骨颈表现为最(图 8-1-9B);③骨骺的改变:长骨骨骺一般无明显变化,少数可出现骨骺轻度变小或变扁;④骨盆的改变:髂骨翼短而不规则。髋臼变平(图 8-1-9B)。坐骨切迹窄。股骨颈短而宽,干颈角小,出现髋内翻畸形;⑤骨和跗骨骨化延迟,发育小而轮廓不整。手足短骨增粗,有时出现锥形骨骺。

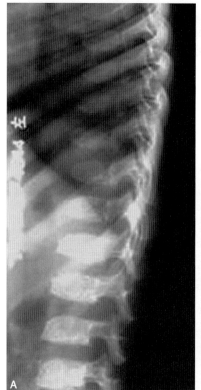

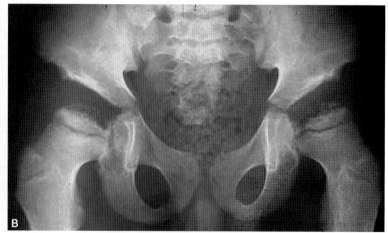

**图 8-1-9　脊椎干骺端发育异常**

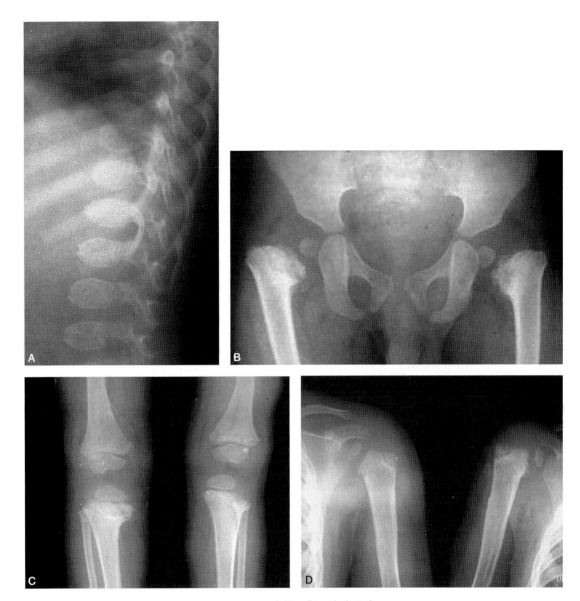

图 8-1-10　脊椎干骺端发育异常

# 第二节　骺板及干骺端发育异常

## 一、软骨发生不全

### （一）概述与临床

Parenti（1936）将软骨发生不全从软骨发育不全中分离出来，命名为骨发生不全（anosteogenesis）。Fraccaro（1951）将其命名为软骨发生不全（achondrogenesis）。这种发育异常的主要临床表现是头大（水肿头），四肢极短，属于严重的短肢型侏儒症，身长在 25~35cm 之间。此病属致死型，生后当日即死亡。IB 型的遗传方式为 AR，基因位点 5q32-q33；Ⅱ型的遗传方式为 AD，基因位点 12q13.1-q13.3。

### （二）X 线表现

腰骶椎和坐耻骨骨化不良，严重型腰、骶椎均不显影。下腰椎椎弓根间距不缩小。四肢长骨极短，干骺端增宽，有时有严重的骨化不良。手足短骨短小，呈方形或不显影。

## 二、软骨发育不全

### （一）概述与临床

软骨发育不全（achondroplasia）是骨软骨发育异常中发病率最高而且是被发现最早的一种古老的疾病，早在 1878 年就由 Parrot 正式命名为软骨发育不

161

全。但长期以来,人们将其他类型的侏儒症均称做软骨发育不全。目前,作者们已将点状软骨发育异常(Conradi,1914)、扭曲性发育异常(Lamy & maroteaux,1960)、变形性发育异常(Maroteaux,1966)和假性软骨发育不全(Maroteaux,1959)等骨软骨发育异常,从软骨发育不全中分离出来。遗传方式为常染色体显性遗传(AD),基因位点4p16.3。

患儿四肢短小,属短肢型侏儒症,出生即可辨认。身长中等度短小,平均47cm。四肢短小,以上臂和大腿更为明显,属对称性根性短肢。上臂和大腿的皮肤相对地增长,形如套袖(图8-2-1)。第3、4指常自然分开,形如三股叉,故称三叉手畸形。头面部有明显的特点:头大呈舟状,额部前凸,鼻梁低,面部较正常人小。儿童晚期和成年人身材矮小显得更为突出:身高平均约120cm,坐高较正常人小,但不甚明显。脊柱的胸腰段后凸,下腰椎前凸,臀部又向后凸。因此,在侧位上观察,躯干形成一条特殊的曲线。性功能正常。

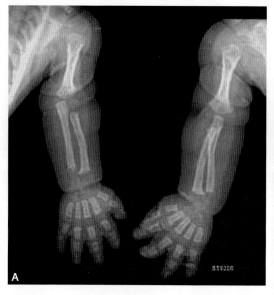
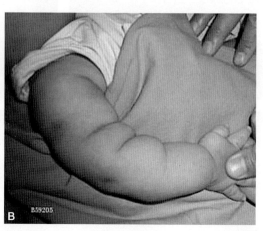

图8-2-1　软骨发育不全(婴儿)

**(二) X 线表现**

1. 新生儿时期　四肢长骨短粗,干骺端增宽、倾斜。干骺端与长骨长轴形成的外开角为锐角(图8-2-2A),以股骨远侧干骺端最明显。四肢长骨中以肱骨和股骨短得更为明显,且为对称性。骨盆短,骶坐切迹小。髂骨翼小,呈方形。髋臼顶呈水平状,其中央部分稍向下凸,并有内刺形成。下腰椎椎弓根间距缩小(正常人的腰椎椎弓根间距由上到下逐渐增宽)为本病独特的表现。脊柱的侧位 X 线片上,椎体高度略大。颅骨穹隆的前后径大,额骨前凸。因颅底软骨发育不良而导致颅底短。鼻梁低平。手呈三叉状。中、近位指骨短粗。

2. 生长期儿童　除上述表现外,长骨干增粗,干骺端增宽,使长骨呈哑铃形。肱骨的三角肌粗隆变得明显。股骨远侧干骺端和胫骨的干骺端凹陷,形成"V"形切迹;骨骺小,其生长板面呈楔形,陷入"V"形切迹中。股骨颈短,干颈角加大,形成髋外翻。下腰椎椎弓根间距小仍是关键性的 X 线征象。椎体在侧位 X 线片上略呈方形

(图8-2-3)。

3. 青年和成年期　除具有上述之特点外,长骨干短粗更明显。股骨颈短,大小转子异常扩大。股骨远端的髁间窝加深。胫骨近端髁间隆起向下凹陷(图8-2-4)。骨盆前后径变小,髋臼向后上方移位。腓骨较胫骨长,因而导致距骨内翻。椎体高度较大,在侧位 X 线片上呈方形。胸腰段个别椎体呈楔状变形。

## 三、假性软骨发育不全

**(一) 概述与临床**

假性软骨发育不全(pseudoachondroplasia)是相当常见的短肢型侏儒症,长期以来与软骨发育不全混淆。1959 年才由 Maroteaux 和 Lamy 将其从典型的软骨发育不全和脊椎、骨骺发育异常中分离出来。Maroteaux 认为,假性软骨发育不全是最具有代表性的骨骺干骺端发育异常。遗传方式 AD,基因位点19p12-13.1。

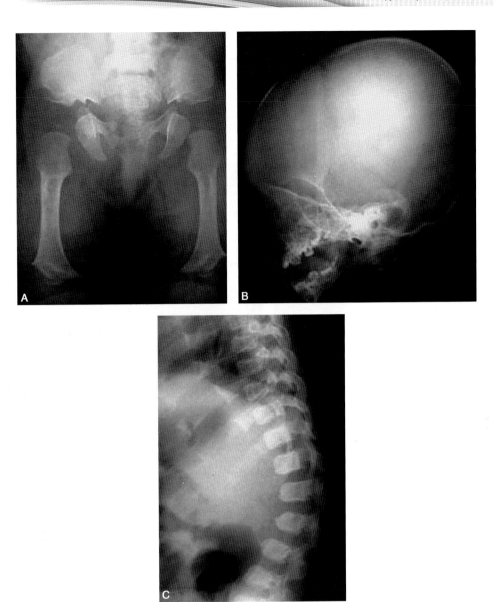

图 8-2-2 软骨发育不全(幼儿)

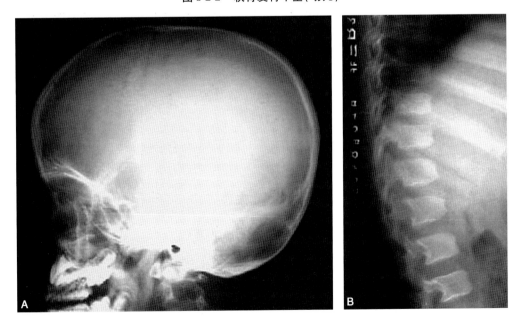

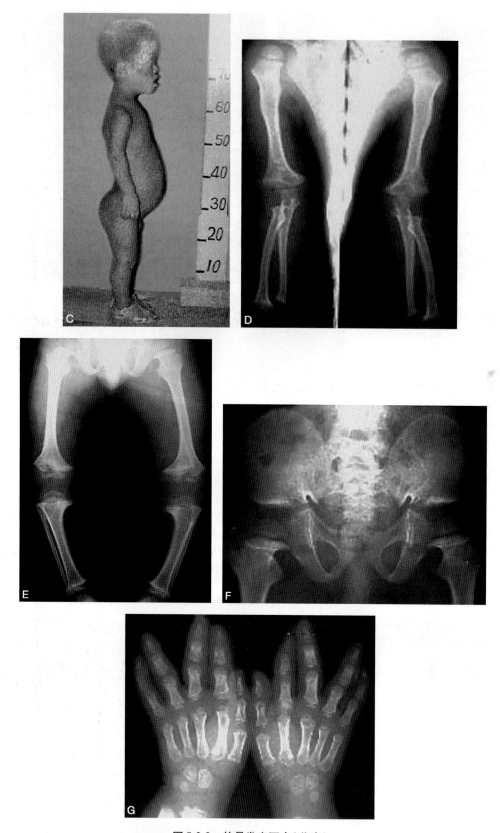

图 8-2-3　软骨发育不全（儿童）

出生时，患儿头面部正常，无三叉手畸形，短肢表现不明显。2 岁左右生长缓慢，出现根性短肢或肢中段短肢。腰椎略向前凸。手和足短得明显。手呈茶托状。指甲短。头和面部正常。会走路迟。肌肉无力，步态蹒跚。韧带松弛，使关节形成不完全过伸。下肢畸形明显。有的患儿出现膝内翻和（或）

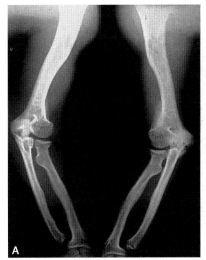
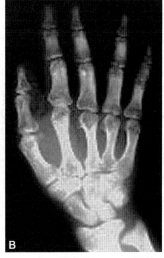
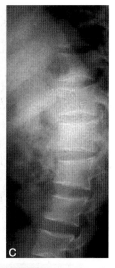
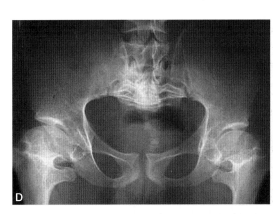
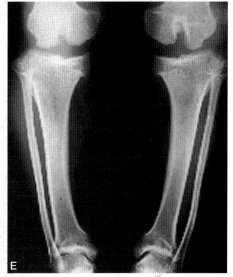

图 8-2-4 软骨发育不全 (成人)

膝外翻。膝内翻一侧的髋关节呈外展状而膝外翻一侧的髋关节呈内收状,因而形成所谓"吹风"状畸形("windswept" deformity)。肘关节伸屈受限。腕和指关节活动过度。智力正常。

**(二) X 线表现**

因婴幼儿的骨骼只有骨骺和干骺端的轻微的改变而常被忽略。当病变可辨认时,以肢中段短肢占优势,有的患儿前臂骨短缩较明显。长骨大骨骺边缘不规则,出现得晚且小,晚期扩大,边缘不规则呈"爆米花"状(图 8-2-5B)。干骺端增宽,向外扩张,两侧形成侧刺,尤以股骨远端更为明显。侧刺背向关节,呈"挽袖样"外观。骺线不规则,中央凸,与侧刺之间出现凹陷,使干骺端呈"山"字形(图 8-2-5A)。有时股骨远侧干骺端也出现轻度"V"形凹陷,三角形骨骺陷入其中。而其他长骨干骺端多不呈"V"形凹陷。由于骨骺和干骺端的异常生长而

导致膝内翻,甚至膝反屈。手的掌、指骨和足的跖趾骨短而粗。骨盆的改变不明显,髂骨翼无扩张。髋臼顶平或倾斜。婴幼儿时期,椎体在侧位 X 线片上呈卵圆形,以腰段明显。椎体高度正常,但前后径加大,前缘呈中心舌状突出。前后位 X 线片上,下腰椎椎弓根间距不缩小。生长期儿童,上述椎体椭圆形改变消失,最后只残留轻度楔状变形,椎体高度增加,接近正常(图 8-2-5D ～ E)。颅骨及面骨正常。

## 四、软骨发育低下

**(一) 概述与临床**

软骨发育低下(hypochondroplasia)是一种遗传性疾病,遗传方式 AD,基因位点 4p16.3。其临床表现和 X 线表现与软骨发育不全很相似,曾有人认为是轻型的软骨发育不全,但它是另一种病。患者身

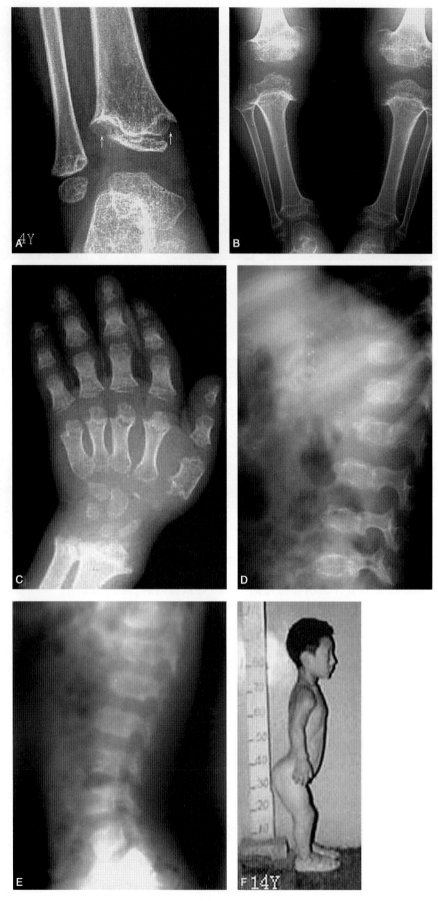

图 8-2-5　假性软骨发育不全

材矮小,长躯干短肢体,属短肢性侏儒。肢体虽短,但长骨的比例正常。头部正常,无额部突出,可与软骨发育不全区别。腰部前突。智力低下常见。

### （二）X 线表现

颅骨正常,无额部前突。肢体短小,但长骨比例正常,而软骨发育不全则为肢根性短肢。长骨干骺端略呈喇叭形,股骨远侧干骺端出现轻度"V"形切迹。手骨短,但形状正常。骨盆小,骶骨常向前突。骶坐切迹小,但不及软骨发育不全明显。

## 五、致死性发育异常

### （一）概述与临床

致死性发育异常（thanatophoric dysplasia）也属致死型,生后只能存活数小时或数日。病儿头大、胸廓狭窄,四肢极短,属短肢型侏儒。身长约 40cm。面部的异常表现是前额突出、鼻根低平和眼球轻微突出。个别病儿头颅正面观呈三叶草形。病儿生后有青紫及呼吸急促,很快就因呼吸困难而死亡。遗传方式 AD,基因位点 4p16.3。

### （二）X 线表现

头颅的特点是头大、颅底短。颅骨在前后位片上有时呈三叶草状。胸廓狭窄。肋骨极短,前端扩张。椎体极扁,椎间隙加大。椎弓根不压扁,表现正常,因此在前后位照片上,椎体呈"H"或"U"形。这点是本病的特征性表现。下腰椎椎弓根间距缩小。骨盆发育不良:髂骨翼呈方形,骶坐切迹狭窄,髋臼角缩小,髋臼顶呈水平状。长骨干短粗,干骺端增宽,以股骨和肱骨干骺端增宽最明显,而且远端变弯,其形状像电话机受话器,这也是本病特征性改变之一。手足短骨短而粗,略呈方形。

## 六、扭曲性发育异常

### （一）概述与临床

Lamy 和 Maroteaux（1960 年）将扭曲性发育异常（diastrophic dysplasia）从软骨发育不全中分离出来。因躯干、四肢有明显畸变而得此名。这种发育畸形的主要临床特点是四肢短小、马蹄内翻足、关节活动受限、挂钩指（hitchhike thumb）、腭裂、下颌发育不良、外耳囊肿和继发性脊柱侧凸。挂钩指是由于双手拇指对称性内收畸形所致。此病在出生后一个月末,十分有规律地出现外耳囊肿,以后导致耳翼卷心菜状畸形。遗传方式 AR,基因位点 5q32-q33。

### （二）X 线表现

出生时,长骨短粗,干骺端增宽,并向外张。股骨远端和胫骨近端骨骺早熟,并有不规则表现。第一掌骨呈卵圆形是本病关键性的特点,虽然并不是每个患者都出现。桡骨头可出现半脱位。椎体在侧位照片上呈枪弹形。下颌骨发育不良。生长期儿童股骨近端增宽,股骨颈短。股骨头骺不出现。股骨远侧干骺端出现"V"形切迹。有几个椎体呈扁平形或楔状变形。第五腰椎椎弓根间距轻度缩小。脊柱继发侧弯。颅骨正常。

## 七、变形性发育异常

### （一）概述与临床

Maroteaux（1966）将变形性发育异常（metatropic dysplasia）从软骨发育不全中分离出来。患此病的婴儿在出生时四肢极短,但躯干正常。到生长期则出现进行性压迫性脊柱后凸、侧弯,患儿由原来的短肢型侏儒变成短躯干型侏儒。由于其体形发生显著的变化,因此命名为变形性发育异常。

患儿脊柱长度正常。四肢短小。关节粗大呈球形,尤以膝关节明显。关节活动受限。颅面部正常。骶椎末端出现 1~3cm 长的"尾"。儿童时期出现进行性脊柱后凸侧弯。

### （二）X 线表现

四肢长骨短,干骺端明显增宽,临时钙化带下方较致密。手足短骨短而粗,两端较致密,形如空竹状。股骨近端增宽,呈戟状（halle-barde）。髂骨翼丰满,髋臼顶呈水平状,其外缘常出现切迹。椎体明显变扁,椎间隙增宽。儿童时期出现继发性侧弯、后凸。

## 八、窒息性胸廓发育异常

### （一）概述与临床

窒息性胸廓发育异常（asphyxiating thoracic dysplasia）又称婴儿胸廓发育障碍（infantile thoracic dystrophy）、胸廓骨盆指发育障碍（thoracic-pelvic-phalangeal dystrophy）和 Jeune 综合征（1954 年）,属常染色体隐性遗传。

患儿胸部变长,呈柱状。胸廓上、中部变窄,下部由于腹部内脏挤压而扩张。呼吸时,胸廓活动减低。病儿常因呼吸道感染而导致死亡。一般存活 6~18 个月。随着年龄的增长胸廓可达到正常大小。存活的病儿常常由于进行性肾衰和高血压导致尿毒症,常在五岁前死亡。肾活检显示间质性纤维化、肾小管萎缩和肾小球周围纤维化。

**（二）X 线表现**

婴儿的胸廓骨盆发育异常应高度怀疑此病。锁骨变平,位于第一肋骨的上方。上部肋骨短而平,下部肋骨斜行。胸廓呈圆柱状,下部的肋骨因受腹部脏器的挤压而向外扩张,形如罩钟。受胸廓狭窄的影响,双侧肺野缩小。髂骨上部短而外张。坐、耻骨短。随年龄的增长,骨盆的改变可变为正常。椎弓根间距正常。股骨近端骨骺可早期骨化。手部的改变有短指畸形(多为远位指骨短)和近位指骨锥形骨骺,有时出现多指。

## 九、干骺端软骨发育异常

干骺端软骨发育异常(metaphyseal chondrodysplasia)又称干骺端骨发育障碍(metaphyseal dysostosis)和干骺端发育异常(metaphyseal dysplasia),是一组选择性地侵犯长骨干骺端软骨的遗传性疾病,首先由 Jansen(1934)报道。骨骺和脊椎相对正常。根据不同的临床表现,分为多种类型:

**（一）Schmid 型**

1. 概述与临床　是干骺端软骨发育异常中最常见的一型,属常染色体显性遗传(AD),基因位点 6q21-q22.3。

主要临床表现为身材轻度或中度矮小和关节畸形。患儿出生时表现正常,2 岁左右出现下肢弯曲,走路不稳。身高较同龄儿童矮小。四肢短粗,关节粗大。髋关节外展轻度受限。膝关节可出现内、外翻畸形。脊柱和颅面部正常。

2. X 线表现　软骨发育异常主要发生在股骨和肱骨近侧干骺端、胫骨两侧干骺端、腓骨和尺桡骨远侧干端。骨骺软骨板增厚,干骺端临时钙化带不规则,呈锯齿状,有时倾斜或呈杯口状。临时钙化带附近骨质结构异常,有不规则透亮区。干骺端受侵厚度约在 0.5cm 以内(图 8-2-6 ~ 图 8-2-8)。下肢病变较上肢的明显,其中又以髋和膝关节的干骺端和生长板的改变最明显。股骨颈短,常导致髋外翻。膝部病变则常引起膝内翻或膝外翻。四肢骨干短而粗,骨骺正常。骨骺软骨板闭合后,干骺端骨质结构异常现象消失。但是骨端粗大,骨干短粗或留有弯曲畸形。关节出现退行性变较早。

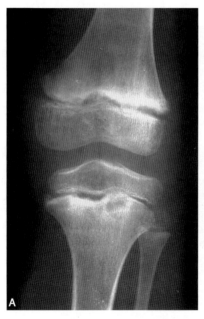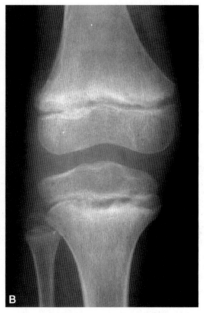

**图 8-2-6　干骺端软骨发育异常(Schmid 型)(一)**

**（二）Jansen 型**

1. 概述与临床　是干骺端软骨发育异常中最严重的类型,但罕见,属常染色体显性遗传(AD),基因位点 3p22-p21.1。此型为严重的短肢型侏儒。出生时身长正常。儿童早期,身材矮小变的明显。许多长骨变弯,骨端粗大,关节活动受限。前额突出。

下颌小。智力正常或发育迟缓。有时出现耳聋。有的患者血清钙增高,血清碱性磷酸酶活性轻度增高。

2. X 线表现　此型的病灶普遍地发生于长骨的干骺端,范围相当广泛。各种年龄的 X 线表现不同,以中期儿童表现最明显。新生儿即有明显的 X 线表现:干骺端增宽,呈杯口状变形;长骨的生长板

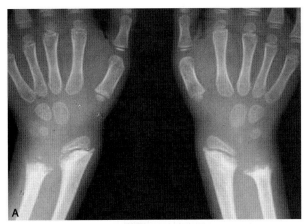
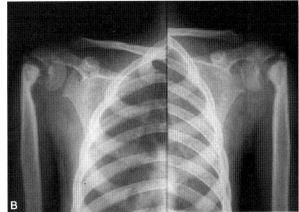
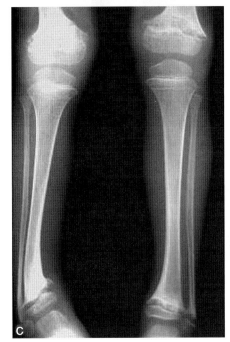
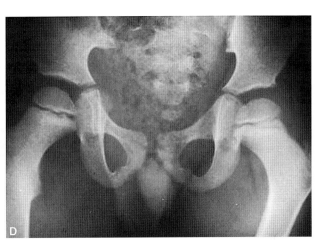

图 8-2-7　干骺端软骨发育异常（Schmid 型）（二）

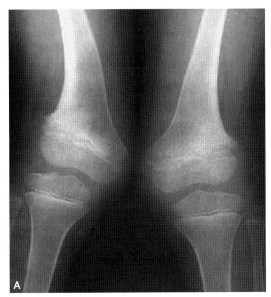
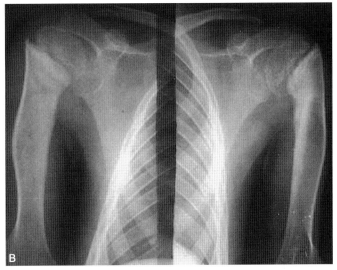

图 8-2-8　干骺端软骨发育异常（Schmid 型）（三）

增宽,临时钙化带不规则,其下方出现弥漫性透亮区
(图8-2-9);正常骨皮质边缘消失,并有广泛的骨膜
下骨吸收。儿童期,骨骺表现正常,骨骺软骨生长板
仍有些增宽、邻近的干骺端扩张、不规则和节裂,这
种改变表示未骨化软骨的不规则透亮区向骨干侧伸
延。骨干短而粗,并有弯曲变形。成年,骨端仍保留
隆起样增宽,但分布不对称。干骺端部位可永存透
亮区。偶尔出现颅骨增厚。

### (三) Mckusick 型

1. 概述与临床　由短肢、侏儒、头发和体毛稀

少而脆及缺乏色素等主要体征组成,也可合并肠道
吸收紊乱、巨结肠、小肠异位、免疫缺陷和造血系
统紊乱,属常染色体隐性遗传(AR),基因位
点9p13。

此型又称软骨-毛发发育不全。患者身材中等
度矮小。手、足小,指(趾)节短粗。指甲短而宽。
指间关节松弛,因而出现手指过伸。小腿轻度弯曲。
踝关节可出现内翻或外翻畸形。智力正常。指甲的
改变和头发细软和稀疏提示外胚层发育不良。某些
家族患者的血清球蛋白异常。

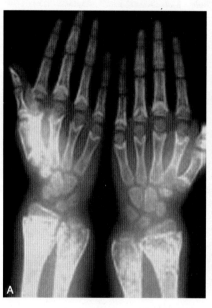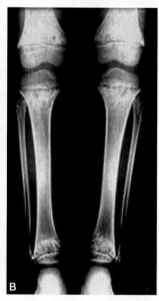

**图 8-2-9　干骺端软骨发育异常(Jansen 型)**

2. X线表现　四肢骨短。干骺端增宽,边缘不
规则,沿整个宽度都可出现囊状改变。骨骺生长板轻
度增宽。股骨远侧干骺端中心凹陷,呈杯口状或扇贝
样改变。手指骨短,以中位指骨最明显。远位指骨短
罕见,但由于基底部宽而呈三角形。肋骨略增宽,前
端呈杯口状。椎体有增高的趋势。颅骨正常。

### (四) Schwachman 型

1. 概述与临床　罕见,又称 Schwachman-
Diamond 综合征,属常染色体隐性遗传(AR)。主要
症状是身材矮小,胰腺功能不全和血中性粒细胞减
少。由于胰腺功能不全,婴儿长期腹泻,因而导致生
长迟滞。经CT证实,胰腺功能不全系胰腺脂肪变性
所致。血中性粒细胞减少为持续性的或为周期性
的,并可合并血小板减少和贫血。

2. X线表现　长骨干骺端增宽而不规则,以
股骨近侧干骺端表现得最明显。骨骺的生长板
侧变为楔形,插入干骺端出现的三角形缺损区
内。晚期,骨盆骨可出现大而平的髋臼,也可出

现髋外翻畸形。由于骨骺滑脱又可导致髋内翻
畸形。其他长骨干骺端的改变非常轻微。肋骨
的胸骨端短而宽。脊椎终板轻度不规则,伴前缘
轻度楔形变。

## 十、肢中段发育异常

肢中段发育异常(mesomelic dysplasia)是一组
选择性地侵犯四肢中段(前臂骨和(或)小腿骨)的
骨软骨发育异常,也称作肢中段侏儒症。它有许多
类型:

### (一) Langer 型(1967 年)

是尺骨、腓骨和下颌骨发育不良型。其特点是
严重的短肢,选择性地侵犯前臂和小腿,以前臂尤为
明显。尺桡骨极短,伴桡骨弯曲变形(图 8-2-10)。
腓骨可完全缺如。手和足的短骨一般不受累。下颌
骨发育不良(小下颌)不经常出现。遗传方式 AR,
基因位点 Xpter-p22. 32。

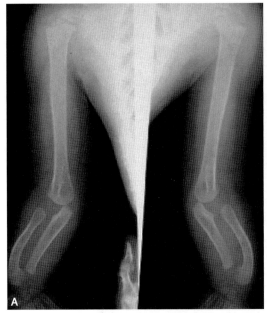
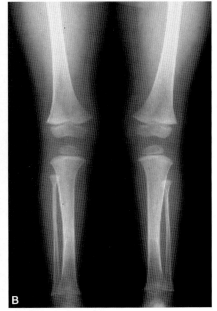
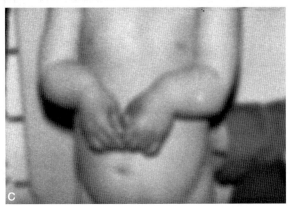

图 8-2-10 肢中段发育异常(Langer 型)

（二）Nievergelt 型(1944 年)

属常染色体显性遗传(AD)，特点是双侧胫腓骨极短，两骨中段呈疣状向外侧凸，使腓骨呈三角形。此型也可侵犯前臂骨，出现桡骨头半脱位和上尺桡关节联合，也可合并短指畸形、弯指畸形和腕、跗骨联合。

（三）Robinow 综合征(1969 年)

属常染色体显性或隐性遗传，隐性型的基因位点是 9q22。其特点是肢中段短合并严重的脊椎分节紊乱，还可合并眼距宽、鼻子短、面部平坦和外生殖器小等征象。

（四）Reinhardt-Pfeiffer 型(1967 年)

属常染色体显性遗传。特点是前臂和小腿骨短而弯，伴有程度不同的腕骨和跗骨联合。

（五）Werner 型(1915 年)

罕见，属常染色体显性遗传。其特点是胫骨发育极差。胫骨短而粗，呈块状（图 8-2-11、图 8-2-12）。胫腓近侧关节脱位。对称性多指、趾畸形和拇指缺如（图 8-2-11B）。

（六）软骨骨生成障碍

由 Léri 和 Weill(1929)首先报道，是一种罕见的肢中段骨发育异常。遗传方式 AD，基因位点 Xpter-p22.32。其特点是前臂极度发育不良，桡骨变弯，尺骨短，桡腕关节的改变似 Madelung 畸形。其他长骨中可见胫腓骨变短，胫骨内侧塑形不良和出现外生骨疣。肱骨头呈轻度斧样畸形。严重的病例还出现长骨增粗、髋外翻和肘外翻，双侧掌骨、跖骨变短，远位趾骨可出现锥形骨骺。颅骨、脊柱、骨盆正常。

# 十一、肢端骨发育不全

（一）概述与临床

肢端骨发育不全又称肢端骨发育障碍或周围性骨发育障碍(acrodysostosis or peripheral dysostosis)、

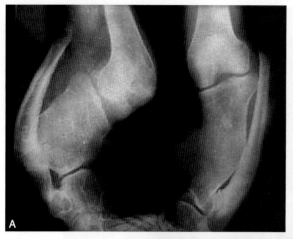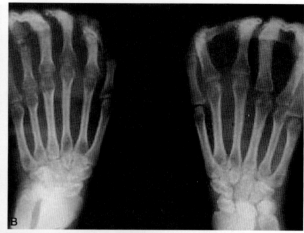

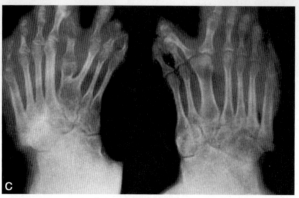

图 8-2-11　肢中段发育异常（Werner 型）（一）

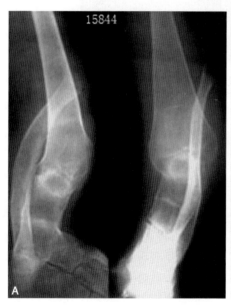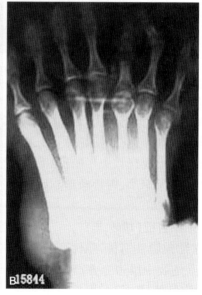

图 8-2-12　肢中段发育异常（Werner 型）（二）

肢端骨发育异常伴面部改变（acrodysplasia with faci-al changes），肢端、面、骨发育不全（acro-facialis dys-ostosis），属散发性常染色体显性遗传，非常罕见。

　　此病的特点是手、足短伴面部特征，身材矮小而肥胖和智力发育迟缓。手指、足趾短粗，呈茶托状，小腿和前臂短，并可伴臀部后翘。面部特征为面部发育不均匀，比例失调，鼻梁宽而低，鼻子短而上翘，也可为鼻嵴低下，上颌发育低下，下齿弓突出常呈张口状，眼距增宽。

　　（二）X 线表现

　　手、足短骨短而粗，掌指骨骨骺常不出现，指骨基底出现"V"形切迹，可有锥形骨骺陷入"V"形切迹中(图 8-2-13,图 8-2-14),以第 1 跖骨基底表现最明显,指骨骨骺和干骺端联合后,指骨仍短而粗,指骨基底向内凹陷,常有骨骺过早闭合。病变可侵犯股骨和胫骨干骺端,出现塑形缺陷,胫骨近端可出现外生骨疣,尺、桡骨和胫、腓骨变短。椎体小、椎弓根短,椎间隙较正常为窄。头颅呈短头型,颅盖骨和颅底增厚硬化,下颌角异常大。髋臼轻度发育不良,髋臼顶较平直,可出现早期的退行性改变。

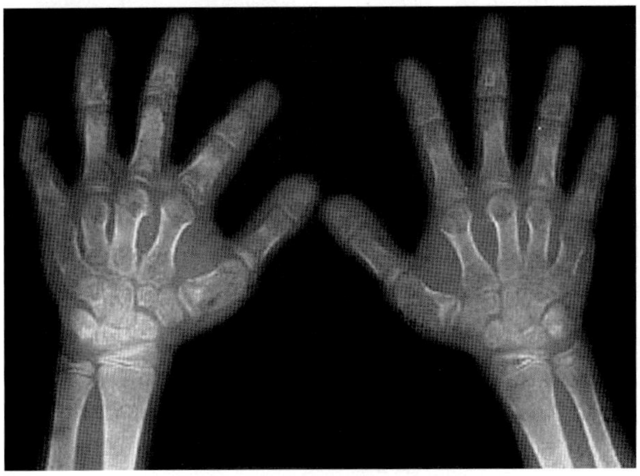

图 8-2-13　肢端发育异常(一)

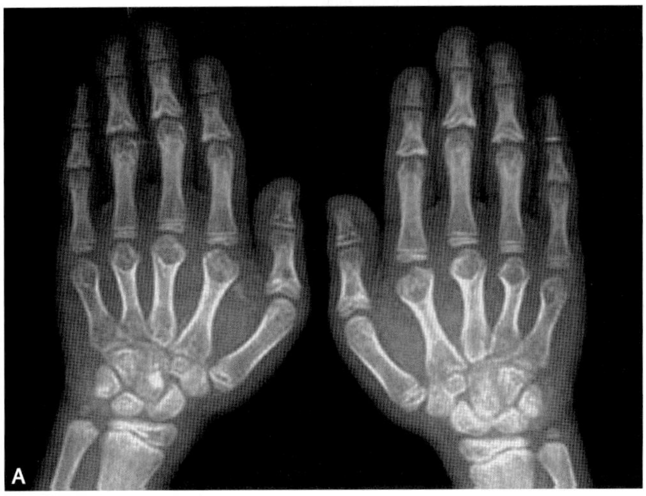

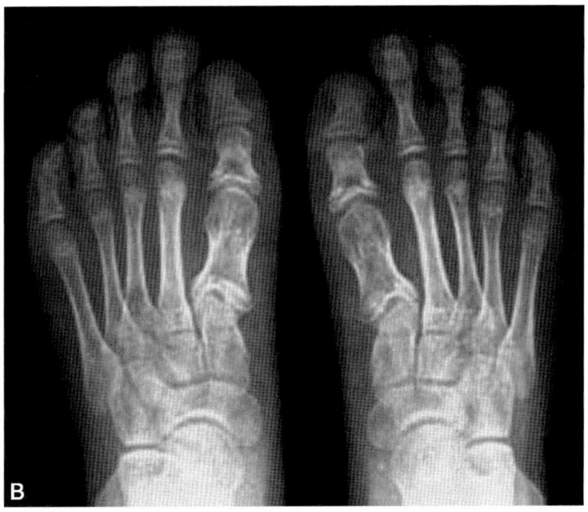

图 8-2-14　肢端发育异常(二)

## 十二、干骺端发育异常

### (一) 概述与临床

干骺端发育异常(metaphyseal dysplasia)又称 Pyle(1931)病、Pyle 发育异常(Pyle dysplasia)、家族性干骺端发育异常(familial metaphyseal dysplsia)和干骺端骨发育异常(metaphyseal osteodysplasia)。此病是一种罕见的干骺端塑形缺陷,属常染色体隐性遗传或显性遗传。由于干骺端缺乏正常吸收,因而导致干骺端扩张。患者有轻度四肢畸形。关节疼痛,活动受限,甚至发生骨折。有的患者合并轻度膝外翻、扁平足和小腿过长。触诊可发现干骺端增粗。组织学检查发现干骺端破骨细胞数量减少。

### (二) X 线表现

长骨干骺端缺乏塑形使其呈"啤酒瓶"状。干骺端区扩张,骨皮质菲薄,松质骨密度减低(图 8-2-15),有时出现横线。干骺端扩张的范围可占长骨的 1/3,甚至 1/2。骨干中段略变细,皮质增厚,髓腔略变小。塑形缺陷可伴有骨干轻度弯曲。病变最常发生的部位是股骨远端和胫骨近端,其次为前臂骨和肋骨。指骨和锁骨也可发生同样的病变。坐耻骨的病变表现为坐耻骨扩张。椎体变扁可并发双凹变形。如合并颅骨病变,则额骨、枕骨和颅底骨增厚,密度增加,下颌角加大,鼻窦和乳突缺乏气化。此时则称作颅骨干骺端发育异常(craniometaphyseal dysplasia)。

## 十三、内生软骨瘤病

### (一) 概述与临床

内生软骨瘤病(enchondromatosis)又称软骨发育异常(dyschondroplasia)、Ollier 病、多发性内生软骨瘤(multiple enchondromatosis)等,是一种先天性软骨发育异常。由于软骨不能正常地进行软骨内骨化而于干骺端或骨干形成不能钙化的柱状或圆形软骨团,因而引起患肢短缩或畸形。另外,本病若合并软组织海绵状血管瘤,则称为 Maffucci 综合征。

本病好发于儿童。患儿常在 2 岁左右,因小腿短、跛行或手指、足趾肿胀畸形而就医。由于病变的

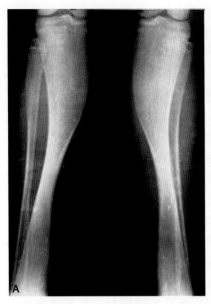
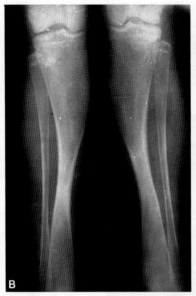
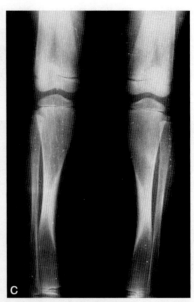

图 8-2-15　干骺端发育异常

大小和分布的范围差异悬殊,故表现很不一致,但很少出现疼痛和病理骨折。体检发现四肢长骨干骺端肿胀、肢体短粗及关节畸形。手足有多发性有弹性的球形肿物,以及脊柱侧凸和骨盆倾斜。合并软组织血管瘤时,常在手足或其他部位出现多发的软性肿物,少数表面呈蓝色,用手压迫肿物缩小或消失。成年后,软骨瘤生长缓慢或停止生长。有 5% 可恶变为软骨肉瘤。合并血管瘤则恶变率可增至 20%。

（二）X 线表现

干骺端增宽,皮质变薄,骨骺附近的皮质出现缺损。干骺端内可见与骨干长轴平行的柱状或囊状密度减低区为未钙化的软骨（图 8-2-16、图 8-2-17）,中

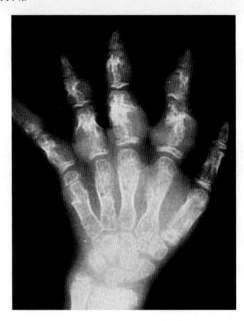

图 8-2-17　内生软骨瘤病

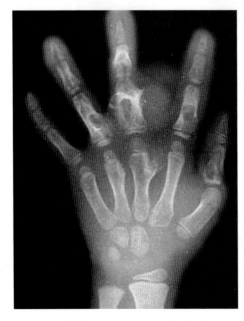

图 8-2-16　内生软骨瘤病

间有骨性间隔及斑片状钙化。四肢长骨干骺端的病变常使骨干变形、变短和变弯,且长短不一。至成年,长骨干骺端塑形不良,干骺端与骨干间形成肩状改变,使干骺端呈酒瓶状,其内骨化不良。手足短骨常出现多发的球形膨胀的软骨瘤。瘤壳菲薄,其内有斑点状或磨砂玻璃样钙化（图 8-2-18,图 8-2-19）。有的作者认为手部短骨的软骨瘤不发生在干骺端。其实不然,我们遇到一例手部多发性内生软骨瘤,随访了 9 年:最初发生在指骨干骺端的软骨柱样改变,9 年后,病变发展成鸡蛋大小的球形软骨瘤。说明指骨的球形软骨瘤是由干骺端软骨柱病变发展而来。内生软骨瘤病并发血管瘤即称 Maffucci 综合征（图 8-2-19）。

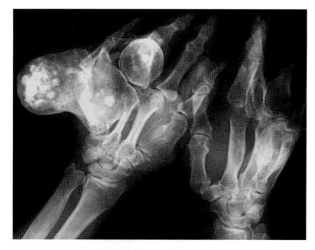

图 8-2-18　内生软骨瘤病

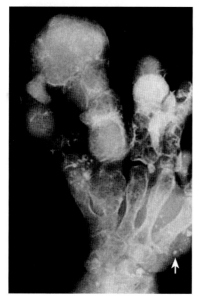

图 8-2-19　**Maffucci** 综合征

### 十四、多发软骨性外生骨疣

#### （一）概述与临床

多发软骨性外生骨疣（multiple cartilaginous exostoses）又称遗传性多发性外生骨疣（hereditary multiple exostoses）、骨干续连症（diaphyseal aclasis）、多发性骨软骨瘤（multiple osteochondromas）和遗传性骨软骨瘤病（hereditary osteochondromatosis）等，是一种原因不明的骨发育异常，而并非真性骨肿瘤，但少数肿瘤可恶变。一般患者无症状，因而患者就诊的年龄范围较大。当瘤体扩大或压迫周围组织或器官时，可出现相应的症状和骨质改变。遗传方式 AD，基因位点 8q23-q24.1；11p12-p11；19p。

#### （二）X 线表现

本病好发于四肢长骨的干骺端，尤多见于膝关

节诸组成骨，且为双侧对称性的。随着年龄的增长，肿瘤可向骨干方向退缩。骨疣可分为带蒂和宽基底两型：带蒂型有较长的蒂，顶部扩大呈球形或菜花状，其顶部伴有无一定结构的钙化；宽基底骨疣的基底较宽广，瘤体皮质与母骨皮质相延续，其顶部也有不规则钙化软骨（图 8-2-20）。胫骨下端的骨疣常发生在腓侧，因而压迫腓骨变形和移位。骨疣恶变表现为病变生长加快，并出现不规则的骨质破坏和软组织肿物。

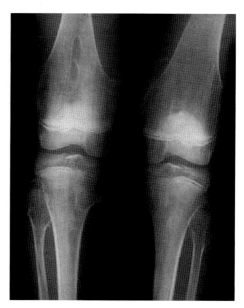

图 8-2-20　多发软骨性外生骨疣

### 十五、石　骨　症

#### （一）概述与临床

石骨症（osteopetrosis）又称 Albers-Schonberg 病（1904 年）、全身性（泛发性）骨硬化症（osteopetrosis generalisata）、大理石骨（marble bones）、全身性脆性骨硬化（osteosclerosis fragilis generalisata）和粉笔样骨等，是一种罕见的泛发性骨质硬化症。本病分为婴儿型和晚发型两型：婴儿型为常染色体隐性遗传病，基因位点为 16q13 和 11q13.4-13.5；晚发型为常染色体显性遗传，其中Ⅰ型的基因位点为 1p21，Ⅱ型的基因位点是 16p13.3。2/3 患者的双亲有血缘关系。

先天性石骨症病势急剧，常因严重贫血和感染反复地发作而死亡。由于骨髓发生硬化而导致贫血。主要症状表现为面色苍白、发热、肝脾和全身淋巴结肿大。晚发型石骨症病变进展缓慢，症状也较轻，常因轻微外力导致骨折而就诊。有些患者因症状不明显，偶然在胸部透视时才被发现。

**（二）X 线表现**

全身骨骼（包括骨骺）普遍性密度增高，但是非均匀性的。四肢长骨皮质和髓腔的界限消失。长骨干骺端有轻度塑形不良。干骺端的密度并非十分均匀，在致密的干骺端区域内可出现数条横行的或纵行的更致密的线条。指（趾）骨两端可出现两个锥形致密区，即所谓"骨中骨"（图 8-2-21）。锥形的尖端指向骨干中段。婴儿的长骨骺软骨板临时钙化带增厚，且不规则。临时钙化带的骨干侧出现带状透亮区。髂骨翼也出现不均匀的骨硬化，硬化带与髂骨嵴平行。各硬化带间有密度较低的骨质隔开，因而形成多层平行排列的弧形致密带。椎体的密度也不一致，椎体上、下端的骨质明显硬化，而中央区密度较低，使椎体呈"夹心蛋糕"样（图 8-2-22、图 8-2-23）。

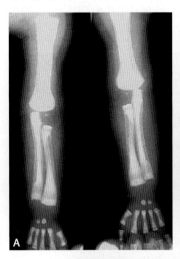
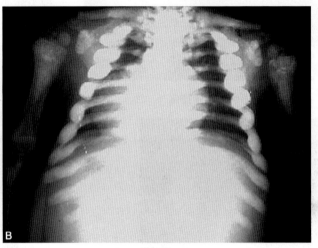
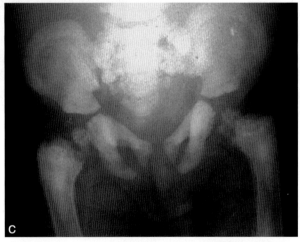

图 8-2-21　石骨症（幼儿）

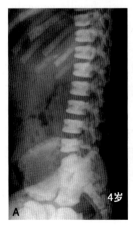
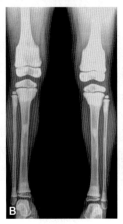
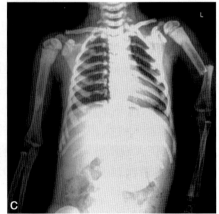

图 8-2-22　石骨症（儿童）

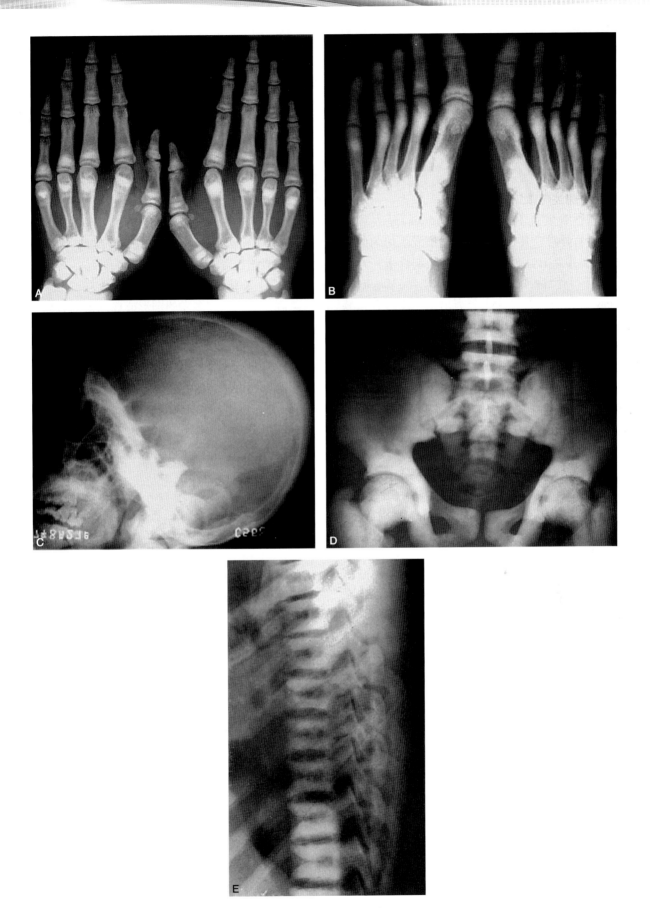

图 8-2-23　石骨症(成人)

椎间隙一般不受影响。颅骨普遍性密度增高,板障消失,以颅底硬化尤为明显。垂体窝通常相当小。蝶鞍的前、后床突增厚,呈杵状。颅底诸孔因骨硬化而变小。乳突的气房常不发育。额骨与鼻骨也可增厚,密度增高。上颌骨可受累而下颌骨硬化则不明显。

## 十六、致密性骨发育不全

### (一)概述与临床

致密性骨发育不全(pycnodysostosis)是一种罕见的骨发育异常。其特点是全身骨骼发生均匀的致密性硬化,并伴有其他生长缺陷。长期以来。人们将此病与石骨症相混淆。直至1962年,Maroteaux和Lamy将此病从石骨症中分离出来。此病有家族史。遗传方式为常染色体隐性遗传(AR),基因位点1q21。男性的发病率约为女性的两倍以上。患者常因生长缺陷和头部的异常改变而就医。患者身材矮小。由于下颌骨发育不全及下颌角消失,而使颅面发育不相称。颜面狭小而头颅硕大,枕额部突出。前囟不闭,颅缝增宽。眼球突出伴蓝色巩膜。鼻根部凹陷。指甲宽而凹陷,形如勺状。患者易发生骨折。

### (二)X线表现

全身骨骼的密度普遍地均匀增高,失去正常骨纹理。干骺端出现轻度塑形缺陷,但无横行致密带。颅底增厚。颅骨穹隆轻度硬化。前囟不闭并扩大。颅缝增宽,以顶枕缝最明显。鼻窦发育不良或未气化。下颌骨发育不全,下颌角消失,使下颌骨体部与升支形成一条直线。长管状骨的密度普遍地增高,皮质增厚,髓腔狭窄但仍存在,有多发性自发骨折的倾向。骨折线都为横形的,而骨折愈合仍正常。短管状骨有特征性改变,除骨质均匀性硬化外,末节指(趾)骨细小,变尖或远端部分缺如(图8-2-24)。中位指(趾)骨短而粗。椎体均匀性密度增高,中央部分无相对低密度带。脊柱常出现分节异常。锁骨肩峰端发育不全。髋关节有髋外翻和髋臼浅等改变。

本病应与石骨症鉴别。全身骨骼均匀一致性硬化,末节指骨部分缺如,前囟不闭,颅缝增宽和下颌角消失等特征可与石骨症区别。

## 十七、骨斑点病

### (一)概述与临床

骨斑点病(osteopoikilosis)又称弥漫性致密性骨病、局限性骨质增生、家族性弥漫性骨硬化症和点状

骨,是一种罕见的骨发育异常。有人认为此种表现是一种解剖变异。大多数患者没有临床症状。病因不明。有家族史,属常染色体显性遗传。从胎儿到69岁以下的年龄段均有报道。男性的发病率比女性高。显微镜检查发现斑点状骨硬化是由许多排列规则的不同厚度的骨小梁组成,与骨皮质和骨骺软骨无关。病灶无炎症、坏死、病理骨折和恶变。

本病一般无临床症状,常因其他疾病做X线检查时偶然发现。血钙、血磷和碱性磷酸酶值正常。患者有时合并指和腭裂等先天畸形。有的患者还并发硬皮病、丘状皮肤纤维化、皮肤纤维瘤、糖尿病和额骨内板增生等。

### (二)X线表现

在松质骨内有多发的圆形或椭圆形的骨致密灶(图8-2-25),直径约1~2mm,边缘光滑锐利。这种斑点状病灶呈对称性分布,主要分布于手和足的短管状骨、腕骨、跗骨以及长骨干骺端的松质骨内,也侵犯骨盆和肩胛骨,较少发生于脊柱、肋骨、锁骨、胸骨和髌骨,颅骨和长骨的骨干则更少见。手骨的病变较密集,为小圆形的。长骨干骺端的病变较稀疏,除圆形病灶外,还有长条形骨硬化,宽约1~2mm,长可达1.5cm。

## 十八、骨条纹病

### (一)概述与临床

骨条纹病(osteopathia striata)是一种罕见的先天性骨发育异常。主要特征为双侧长骨松质骨内对称性地出现纵行条状骨质密度增高,以长骨干骺端表现尤为明显。病因不明。Voorhoeve认为本病可能与软骨发育障碍和骨斑点病有关。此病有明显的遗传性,男性发病率高,约占3/4。发病年龄多数在儿童时期。

患者无明显症状,有时全身大关节(髋、膝、肩)可反复出现轻微疼痛和关节肿胀,偶尔有步态异常和肢体活动不灵活的表现。

### (二)X线表现

全身骨骼,除颅骨和锁骨外,均有不同程度的致密条纹出现。典型的表现在长骨干骺端内出现平行于骨干的致密条纹影。条纹致密影厚度不一,边缘清晰,能伸延至骨干或骨骺。条纹之间的骨质较疏松(图8-2-26)。这种表现以股骨远端和胫骨近端最明显。有的骨骺也有致密的斑点状影。皮质一般不被波及。骨皮质的厚度与密度均正常。髂骨翼部的

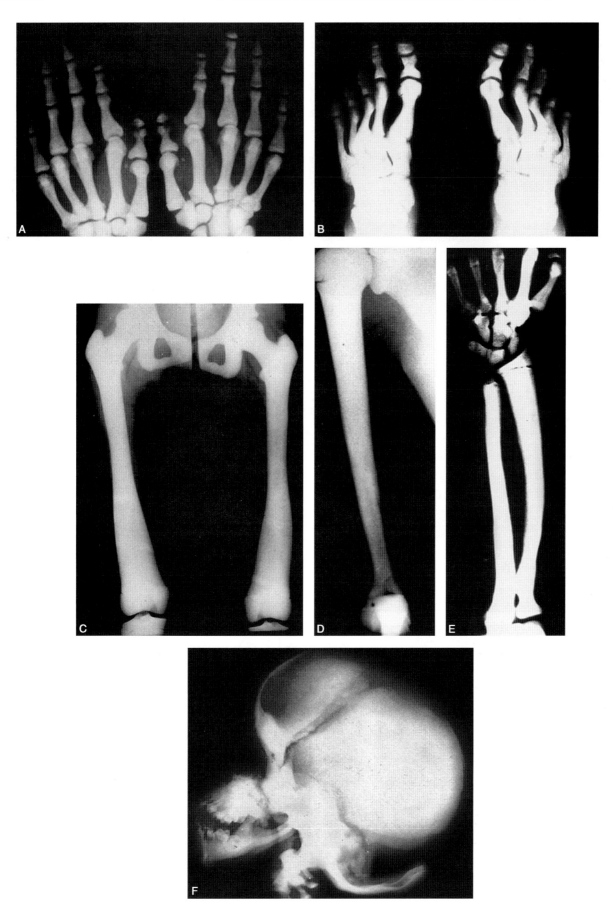

图 8-2-24　致密性骨发育异常

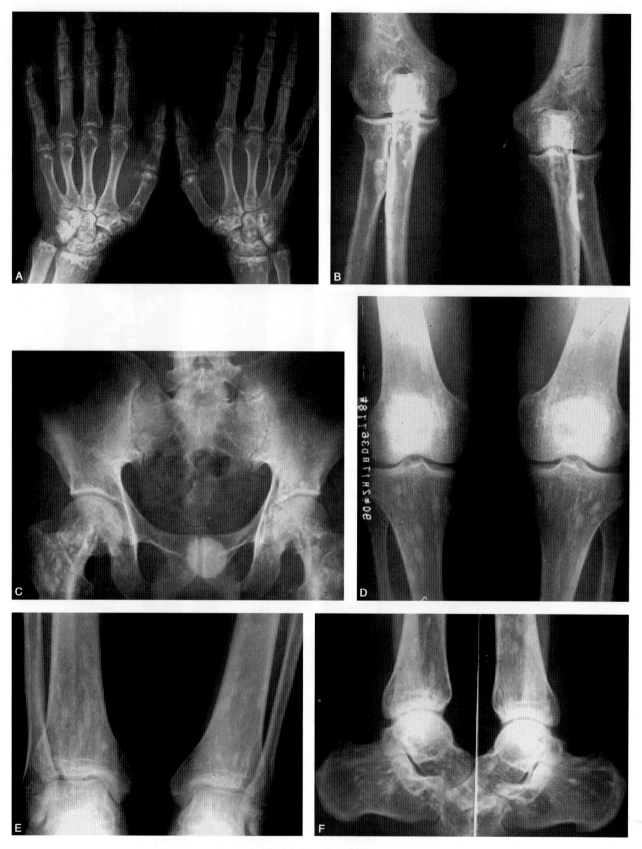

图 8-2-25　骨斑点病

条纹状致密影常呈扇形分布。椎体的条纹状致
密影为粗的纵行条纹状硬化。跟骨和髌骨也有

致密条纹状改变。有的病例的颅底骨有增厚和
硬化现象。

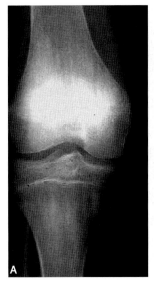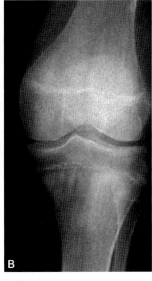

图 8-2-26　骨条纹病

## 十九、骨蜡泪样病

### （一）概述与临床

骨蜡泪样病（candle guttering like disease of bone）是一种罕见的局限性骨质硬化性疾病，因骨外硬化灶向外突出形如蜡泪而得名。此病首先由 Léri 和 Johanny（1922）以肢骨纹状肥大（melorheostosis）的病名报道，故又称 Léri-Johanny 综合征。Putti 发现病变多发生在一侧肢体，故又称其为单肢型象牙样骨质增生症（osteosi eburnizzant monomelica）。此病为遗传性疾病，遗传方式为显性遗传。

男性比女性多见。发病年龄由 5～54 岁不等，3/4 的患者在 36 岁以下。因病变早期并无症状，故患者多为成年人。1/3 的患者因局部疼痛而就诊。关节周围的病变可导致关节畸形和活动受限。

镜下，病变由钙化和骨增生样变、部分不成熟骨组织及骨小梁间纤维化组成。

### （二）X 线表现

病变发生于长骨骨干和干骺端的骨内和骨皮质外。骨内的病变为沿长骨长轴走行的不规则条索状骨硬化，边缘不规则。骨干的病变多靠近骨皮质内侧。骨外的病变为骨皮质外不规则性骨硬化，表面高低不平，好似蜡烛油由上向下流注的形状，故称为骨蜡泪样病。病变也侵犯腕骨，为骨内斑点状硬化，或为越过腕骨的索条状硬化。病变常侵犯单侧肢体，双侧者少见。病变的分布有特征性，多数病变沿四肢神经和大血管的走行分布。如上肢病变侵犯肩胛骨腋窝缘和肩胛盂，然后沿肱骨大小结节间下降。

至肱骨髁，病变可分两路下降：桡侧病变沿肱骨外髁下行，累及桡骨和第 1、2 掌骨和指骨，而肱骨内髁、尺骨及尺侧其余掌指骨正常（图 8-2-27）；与此相反，尺侧病变仅累及肱骨内髁、尺骨及第 3、4、5 掌指骨。以桡侧病变较多见。有的病例合并骨斑点病和骨旁软组织骨化。外髁和桡骨头内有斑点状硬化，有些硬化骨质突出到骨皮质外。右桡骨变弯，髓腔内和两端松质骨内有不规则索条状骨硬化，骨皮质硬化、增厚，使髓腔变窄。骨皮质外的骨硬化使外缘呈波浪形（图 8-2-28）。

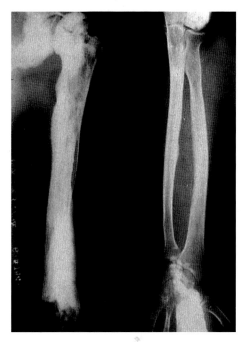

图 8-2-27　骨蜡泪样病（一）

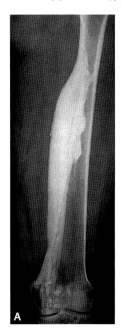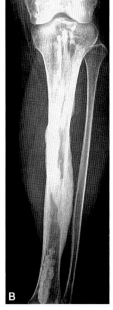

图 8-2-28　骨蜡泪样病（二）

## 二十、低磷酸酶血症

### (一)概述与临床

低磷酸酶症(hypophosphatasia)又称 Rathburn 综合征(1948),是一种遗传性代谢病,属常染色体隐性遗传,也有显性遗传的报道。基因位点 1p36.1-p34。它有三大特点:即骨钙化异常、碱性磷酸酶活性减低和尿内磷酰基氨乙醇(phosphorylethanolamine)升高。

患者的年龄有相当大的差异,由新生儿到生长期儿童不等,少数病例见于成人。新生儿表现为膜性头颅、四肢短小、呼吸困难和青紫,生后数小时内死于呼吸困难或颅内出血。存活 6 个月以内的婴幼儿有明显的临床症状。患儿头大,颅缝增宽,前囟突出,中等侏儒和膝外翻。儿童时期症状会逐渐减轻,其主要症状为步态异常、膝外翻和残留畸形。成年患者则症状轻微或无症状,骨质脆弱易骨折,血清碱性磷酸酶减低是唯一的特点。

生化检查:血清碱性磷酸酶低,血清钙升高,血清磷正常,有时升高。尿中出现磷酰基氨乙醇。

组织学表现:膜化骨和软骨化骨均有明显的骨化异常。生长软骨的结构高度异常:靠近骨骺端的静止和增生软骨细胞表现正常,但靠近干骺端的软骨机化异常;临时钙化带紊乱;干骺端只有少许钙化区,骨样组织过度增生,保留有无钙化的软骨岛;膜化骨同样出现大量的未钙化或少钙化的骨样组织。

### (二)X 线表现

婴幼儿时期,颅骨穹隆骨化极差,除很小的骨化中心外,大部分颅骨穹隆不能骨化,颅缝极宽;颅底骨、面骨、骨盆和肩胛骨骨化极差,只见骨化的小岛;肋骨细而小,不能完全骨化;椎体和附件骨化不良,椎体高度明显减小,薄如纸片;长骨干骺端缺乏钙化,在钙化和无钙化的交界处,钙化不规则呈条状或点状。干骺端向骨干侧凹陷呈杯口状;长骨骨干出现成角骨折,伴大量骨痂形成;肋软骨部膨大似佝偻病的串珠肋;严重的病例,长骨干只出现一些小的骨化中心。儿童时期,畸形足和膝外翻为主要表现。颅骨穹隆出现钙化,颅缝可早闭合。因此,在两岁左右可出现狭颅症。干骺端的表现与婴幼儿时期相似,但较轻微。临时钙化带变得明显,干骺端和骨骺化中心出现骨化。中心干骺端仍保留未骨化区。成年期,长骨变得脆弱,很多骨改变是残留的。肋软骨端扩大。长骨缺乏重建,股骨呈锥形烧瓶状。低磷酸酶血症的临床和线 X 表现与佝偻病很相似,生化检查可帮助鉴别。

# 第三节　骨干发育异常

## 一、成　骨　不　全

成骨不全(osteogenesis imperfecta)又称脆骨病(fragilitas ossium)和骨膜发育异常(periosteal dysplasia),是一种全身性结缔组织病,累及骨骼、内耳、巩膜、皮肤、韧带、肌腱和筋膜等组织和器官,属常染色体隐性或显性遗传,其基因位点分别为 17q 和 7q22.1。在组织学上,由于成骨细胞活力减低或缺乏成骨细胞而造成骨质形成障碍,从而导致骨质脆弱而易发生骨折。但骺软骨的生长发育并无严重的紊乱。一般将成骨不全分为先天性和晚发性两型。多发骨折、蓝色巩膜和耳硬化为成骨不全三联征,即 Hoeve 三联征。

### (一)先天型成骨不全

1. 概述与临床　先天型成骨不全又称 Vrolik 病,多数为粗骨型。产前检查时,胎儿发育小,触诊摸不到胎头。出生时,胎儿头大而软,前额突出。四肢短粗而弯曲。手足一般不受累。严重者不能存活。

2. X 线表现　颅骨穹隆骨化不良,颅缝增宽,常有许多缝间骨,以顶枕区最为多见,以后可导致"镶嵌"表现。严重的病例,整个颅骨穹隆都由一块块相距较远的菲薄骨板组成。四肢长骨有多发骨折和广泛的骨痂形成,致使四肢长骨变得短粗而弯曲,故又称此种表现为粗骨型(图 8-3-1)。有的长骨骨皮质很薄,骨轮廓呈波浪形。松质骨密度很低,骨小梁结构不清。椎体呈扁平或楔状变形,骨质密度减低。肋骨和骨盆骨也有骨折和各种畸形。

### (二)晚发型成骨不全

1. 概述与临床　晚发型成骨不全又称 Lobstein 病,一般为细骨型。大多数儿童在开始走路后出现生长缺陷、四肢畸形和反复自发骨折。病儿的典型表现是身材矮小、腿弯曲、股骨向外侧弓、躯干短、胸骨前突和颅骨顶间径增大。虽然 Hoeve 三联征是本病的特征性表现,但蓝色巩膜的出现率不到50%,而耳硬化则更少见。

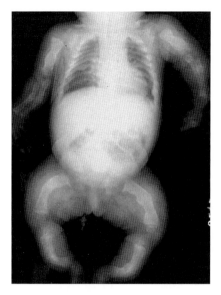

图8-3-1 成骨不全(粗骨型)

2. X线表现 四肢长骨表现为细骨型(图8-3-2)。四肢长骨纤细,且弯曲变形。骨质密度极低,皮质菲薄,可见多发骨折(见图8-3-1)。骨痂形成正常。股骨和胫腓骨表现得最明显,上肢骨表现较轻微。胫骨向前弓,形成腰刀状。椎体密度减低,变扁,呈双凹变形。个别椎体呈楔状变形是由压缩骨折所致。颅骨前后径加大,穹隆变薄。人字缝附近可见多数缝间骨,呈"镶嵌"表现。1/3的病例可出现颅底凹陷。

## 二、骨干发育异常

### (一)概述与临床

骨干发育异常(diaphyseal dysplasia)是一种累及长骨骨干的对称性硬化性发育异常,首先由Cockayne

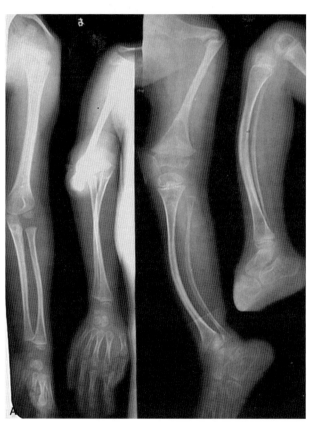
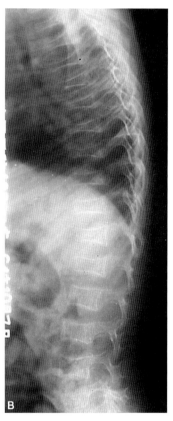
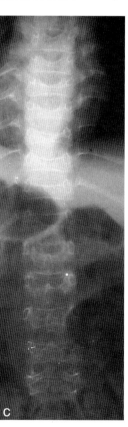

图8-3-2 成骨不全(细骨型)

(1920)报道,接着由Camurati(1922)和Engelmann(1929)报道,故又称做Camurati-Engelmann病或Engelmann病。Neuhauser(1948)将此病命名为进行性骨干发育异常(progressive diaphyseal dysplasia)。此病为常染色体显性遗传,基因位点19q13.1-13.3。病变除累及四肢长骨外,还侵犯颅骨和锁骨,但侵犯脊柱、掌骨、跖骨、肋骨和髂骨者少见。

发病年龄由3个月～57岁,多见于4～10岁。幼儿学会走路晚,步态蹒跚,肌力低,易疲劳,不愿意或不能跑。大部分患儿到10岁以后渐变为正常。智力正常。约有1/3病例受累肢体出现轻微疼痛,无其他不适感。患者四肢较长,常伴有肌萎缩和营养不良。少数患者有头疼症状。血清碱性磷酸酶和血红细胞沉降率升高。

**（二）X线表现**

婴幼儿四肢各长骨骨干的骨皮质不均匀增厚，骨干变粗，髓腔变窄（图8-3-3、图8-3-4）。骨骺不受累。儿童生长期，病变进展较快。至成年，骨皮质明显增厚且变均匀，并向两侧干骺端扩展，但不累及骨端（图8-3-5）。少数病例增厚的皮质松变，类似畸形性骨炎，但程度较轻，无骨的弯曲变形。颅骨穹隆和颅底骨常受累，致使颅骨穹隆增厚。侵犯下颌骨、肋骨、掌跖骨、脊柱和髂骨者罕见。成年后，病变趋于稳定，进展缓慢。有的病例伴有下颌骨增宽、膨大和双侧锁骨中近段膨大变形，骨皮质及骨膜增厚。板障消失。颅缝不受累，表现为密度低的线条状影。颅底骨和下颌骨硬化。掌骨皮质的增厚和长骨的表现相似，不侵犯骨端，以第2、3掌骨硬化较显著。锁骨的改变与四肢长骨的改变相似，但硬化发生较晚而且较轻微。

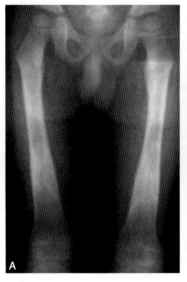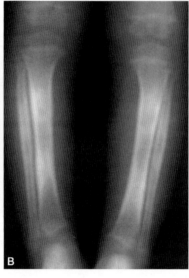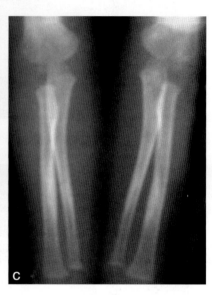

**图8-3-3　骨干发育异常（儿子，5岁）**

# 三、高磷酸酶症

**（一）概述与临床**

高磷酸酶症（hyperphosphatasia）又称慢性特发性高磷酸酶症（chronic idiopathic hyperphosphatasia）、juvenile Paget's disease 和家族性骨扩张症（familile osteoectasia），是一种罕见的常染色体隐性遗传性骨病。基因位点 8q24 其特点是血清碱性磷酸酶显著升高、头颅增大、长骨增粗、变弯。

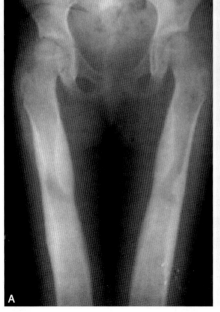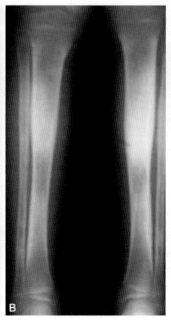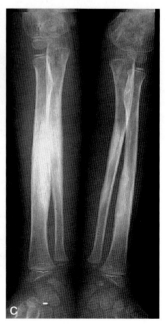

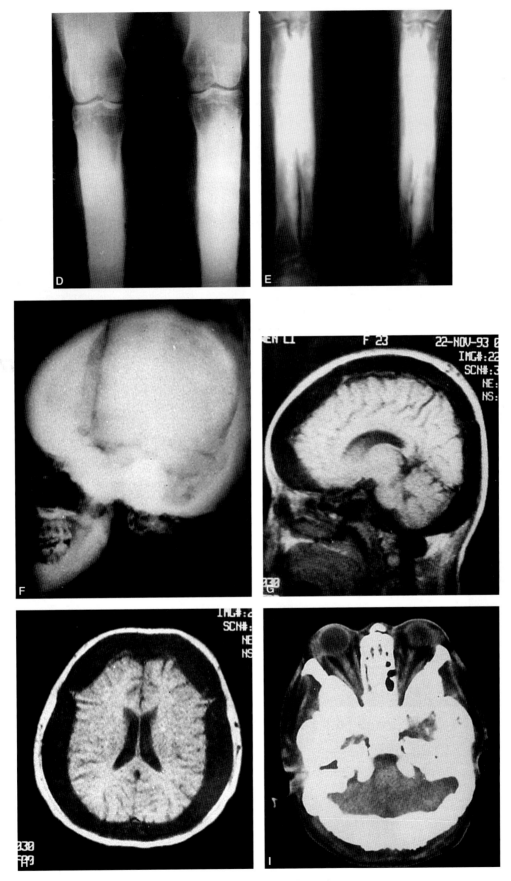

图 8-3-4　骨干发育异常(女儿)
A~C. 8 岁;D~I. 23 岁

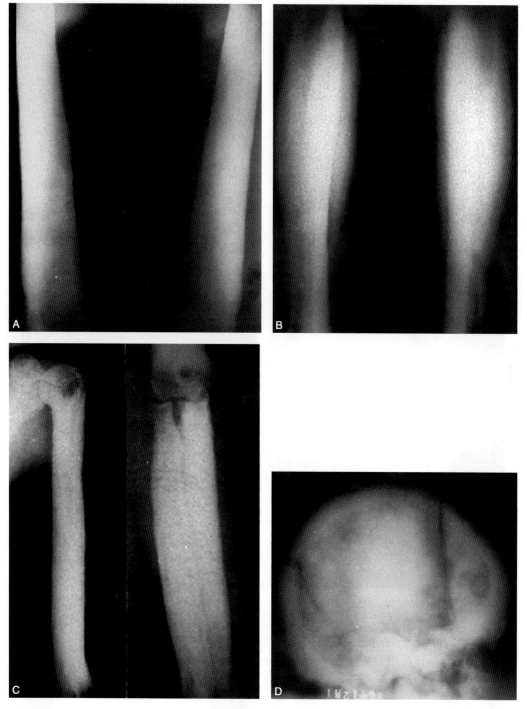

图 8-3-5　骨干发育异常（父亲、儿子、女儿三人患同病）

婴儿出生时正常，1～2 岁后出现进行性长骨畸形。四肢长骨增粗、变弯。手、足相对正常。脊柱变短。胸骨突出。头颅增大，触诊可触及肿物。身材矮小。智力正常。听力、视力减退。有时出现高血压。血清碱性磷酸酶明显升高，可高出正常值的 4～10 倍。

（二）X 线表现

最明显的改变是四肢长骨和颅骨。四肢长骨增粗，形如柱状。由于骨皮质区非常活跃的骨转化，使骨皮质表现为"双层皮质"或多层结构。骨质有不规则的硬化和低密度区，即"假囊肿"。骨干常变弯。颅骨穹隆明显增厚。板障加宽，其中含有致密的骨岛，形似"棉花球"。内板正常，外板模糊不清。手的短骨也增粗，呈柱状。脊柱、肋骨、肩胛骨和骨盆均有骨质疏松、骨纹理异常和边界不清等表现。椎体高度减小或压缩，常伴有侧弯和侧弯后突畸形。髋臼有时出现内突畸形。

高磷酸酶症的 X 线表现与派杰氏病相似，但后者很少发生在 20 岁以前，活检有典型的"镶嵌结构"。

## 四、骨内膜骨增生症

### （一）概述与临床

骨内膜骨增生症（endosteal hyperostosis），又称 van Buchem（1955）病和家族性泛发性皮质增生症（hyperostosis corticalis generalisata familiaris），分为数型：van buchem 型系常染色体隐性遗传疾病，遗传基因位于 17 号染色体，基因位点 17q12-q21；Worth 型为罕见的常染色体显性遗传型。

临床和 X 线上，van Buchem 病和 worth 病稍有不同，后者较轻。两者的病理改变均为骨内膜成熟的板状新生骨形成，髓腔狭窄。病儿多在 10 岁左右

发病，下颌和额部增大、变形，锁骨增宽。由于脑神经孔变小，常出现面神经麻痹和耳聋。少数患者出现视力障碍。鼻梁增宽和鼻塞多见于 van Buchem 病，而腭隆凸（torus palatinus）则常见于 worth 病。化验室检查一般无异常，仅 van Buchem 病偶有血碱性磷酸酶升高。

### （二）X 线表现

病变广泛累及颅底骨、颅骨穹隆、下颌骨、肋骨、四肢长骨和骨盆骨。受累长骨骨内膜有新生骨形成，髓腔狭窄或消失（图 8-3-6）。骨干外径不加大，不累及骨骺。下颌骨骨质增生、变宽。颅骨穹隆内外板增厚硬化，板障消失。极少数病例鼻窦发育不全。晚期，肋骨和锁骨也硬化。脊椎的棘突增生硬化，椎体硬化轻微。骨盆骨，特别是髋臼也出现轻微硬化。van Buchem 病还可形成骨膜疣（periosteal excescences），而 worth 病尚无此报道。

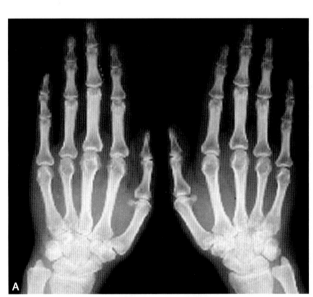

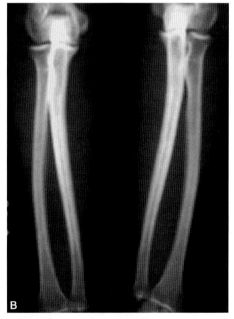

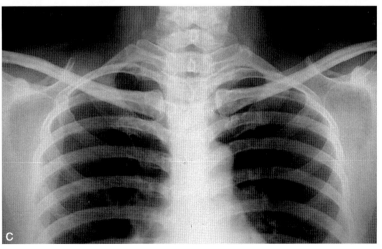

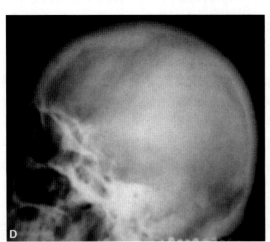

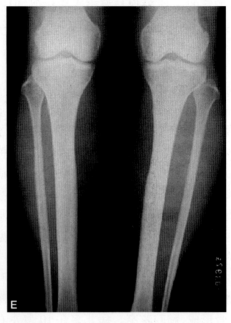

图 8-3-6　骨内膜骨增生症

## 五、厚皮骨膜病

### （一）概述与临床

厚皮骨膜病（pachydermoperiostosis）又称骨皮肤（osteodermatopathia）和 Touraine-Solente-Gole 综合征，为常染色体显性遗传。

发病年龄在 3~38 岁之间，多数在青春期发病。病变进展缓慢，十年左右趋于稳定。小腿和前臂的皮肤呈粒状增厚。手和足的远端表现为明显的杵状指（趾）。头皮和面部皮肤粗糙伴有松垂的皱褶，特别在头皮呈脑回状，且常伴有皮脂溢出，即溢脂症

（seborrhea）。一般无自觉症状，少数患者有关节炎和神经肌肉症状。完全型的综合征是由厚皮、骨膜炎和脑回状头皮组成，不完全型不侵犯头皮。

### （二）X 线表现

主要表现为长骨皮质增厚和硬化，骨髓腔变窄，骨干增粗（图 8-3-7）；尺桡骨和胫腓骨有明显的骨膜反应；手（足）近位和中位指（趾）骨皮质增厚和硬化，而远位指（趾）的软组织有明显增厚，但骨不受累。而 Guger（1978）等报告的四例有不同程度的肢端骨质溶解。我们发现的两例均有颅骨穹隆菲薄，颅缝宽广和颅骨骨化不良等表现。骨化不良的颅骨周围有多数骨岛（图 8-3-8）。

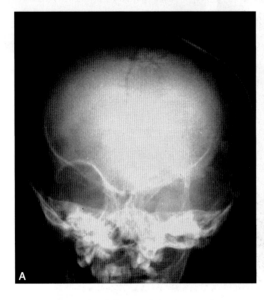

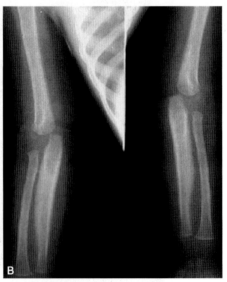

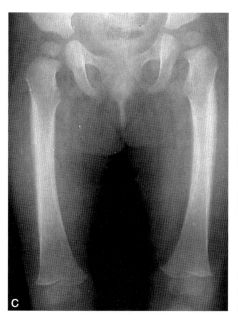
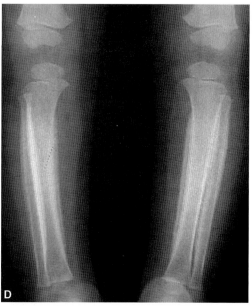

图 8-3-7　厚皮骨膜病（一）

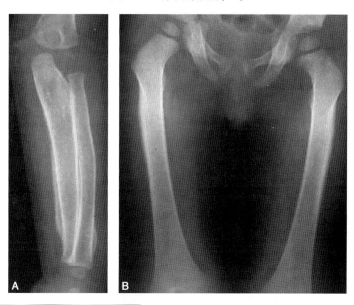

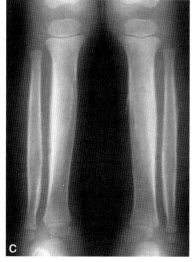
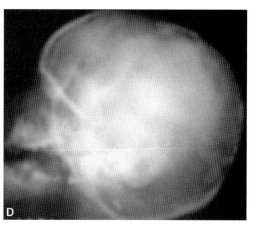

图 8-3-8　厚皮骨膜病（二）

## 六、弯肢发育异常

### (一) 概述与临床

弯肢发育异常（campomelic dysplasia）又称弯肢侏儒症和弯肢综合征，是一种半致死性骨软骨发育异常，除累及骨骼外，还累及中枢神经系统、肾脏、心脏和生殖器官等多系统。遗传方式属散发性常染色体显性遗传，极为罕见，发病率为 0.05/万 ~ 0.09/万。其特点为骨骼异常和 XY 性颠倒。病因为 17 号常染色体长臂（17q24.3-q25.1）内 SOX9 基因的突变。SOX9 基因是一种转录因子，参与软骨发生和性确定，是软骨分化和睾丸发育的关键性调节器。其病变基础是 SOX9 依赖的 DNA 二聚作用丢失。人类 SOX9 基因突变损害了 DNA 链接或缩短了 C-终末转移活性，在器官发育时妨碍了激活靶基因的能力。

本病临床特点除累及骨骼造成侏儒和畸形外，还累及中枢、肾脏和心脏等全身多种器官。出生后即发现长管状骨短而弯，多数位于下肢，小腿骨弯曲成弓状，多向后成角，并可见髋脱位、肘脱位及足畸形等肢体改变；长骨弯曲附近的皮肤出现凹陷（"酒窝征"）；颅骨横径大、眼距宽、下颌小、腭裂、短颈、低耳；个别病例有先天性心脏病；另一个重要特征是核型和表现型不一致，如正常 XY 核型，但为女性表型。在男性和女性均可出现生殖器缺损、真两性畸形。其中 2/3 核型男性呈现男女性颠倒。

### (二) X 线表现

胫骨、股骨呈弓状，尤以胫骨明显（图8-3-9），

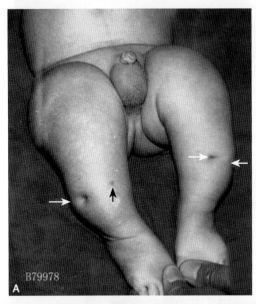
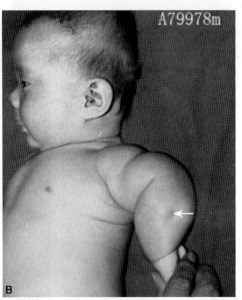
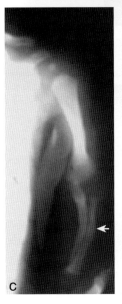
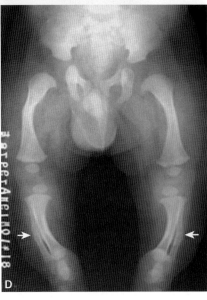
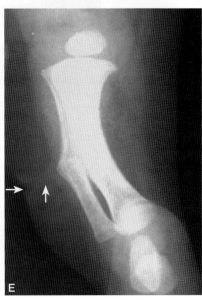

**图 8-3-9　弯肢发育异常**

一般为前凸和侧凸,侵犯胫骨的下 1/3,侵犯股骨的中段或稍上方。腓骨发育不良。胫骨近端、股骨远端骨骺及跟骨继发骨化中心骨化不全或缺如。有的肱骨和尺桡骨也变弯曲,但上肢表现明显较下肢轻;肩胛骨体发育不良,下角呈双峰;颅骨横径大。面骨发育不良,下颌骨小;胸腔变窄,肋骨变细,椎体楔形变,多数脊椎骨化中心出现晚;骶骨翼、髂骨翼狭小,骨盆狭窄,髋关节脱位和足畸形等;肢体弯曲周围的皮肤出现凹陷的"酒窝征"(图 8-3-9)。酒窝征底与弯肢凸出部间有致密的纤维索条相连(图 8-3-9E),成因不明。

## 七、Marfan 病

### (一) 概述与临床

Marfan 病(1896)又称蜘蛛指(arachnodactyly),是常染色体显性遗传结缔组织病,基因位点 15q21.1,发病率约为 2/万 ~3/万。

主要的临床特点是管状骨细长、晶状体脱位和先天性心脏病。长管状骨细长,致使身体下段比上段长。患儿身高高于同龄正常儿童平均身高。成人身材高大,但不及巨人症。手、足短管状骨细长改变更明显,其形状似蜘蛛的脚,故又名蜘蛛指(趾)。足趾表现的最明显。约半数患者患有单侧或双侧晶状体脱位。其他眼部病变有眼压升高、视网膜脱离和斜视等。约 1/3 患者患有先天性心脏病,常见的有房间隔缺损、主动脉扩张、主动脉瘤和二尖瓣异常。肌肉发育不良、韧带松弛,导致扁平足、反膝、关节活动过度,甚至出现髋、膝关节脱位和脊柱后突侧弯畸形。有的患者并发腹股沟疝。头为长头型。面部细而长。下颌轻度前突。腭弓高。胸廓狭窄似漏斗状。有的患者面部表现特殊,嘴小而常张开。

### (二) X 线表现

四肢长骨过长、过细,但皮质厚度正常。干骺端和骨骺正常。有的患者骨龄轻度超前。有时干骺端呈条纹状表现。足趾特别长。椎体的高度特别的高,而前后径缩小,前后缘向内凹,使椎体呈竹节状。生长期,椎体可出现楔状变形。头颅为长头型,颅底较长,颅骨穹隆厚度正常。面部结构狭窄。下颌前突。有的患者出现肘关节、膝关节和手指关节挛缩。

# 第四节　其　他

## 一、颅锁骨发育异常

### (一) 概述与临床

颅锁骨发育异常(craniocleidal dysplasia)又称 Schenthaurer 综合征、骨牙形成障碍等,是一种少见的先天性骨发育畸形。病变主要累及颅骨的膜化骨和锁骨发育不全或缺如,属常染色体显性遗传(AD),基因位点 6p21。

患儿头面部比例失常,颅骨相对增大,主要为横径增大。囟门和颅缝闭合晚。前额及顶骨均膨隆。眼距增宽。鼻梁低。腭弓高。乳牙发育迟缓,恒牙发育不规则。患者颈长。上胸部狭窄,且塌陷。锁骨上窝不明显。双肩距缩小。肩胛骨小。两肩下垂。肩部活动范围较大,两肩可明显地向中线移位,甚至可在胸前相互靠拢。患者多因锁骨异常或牙齿畸形而就诊。无智力减退,对生活劳动无明显影响。有家族史。

### (二) X 线表现

1. 颅骨　颅骨穹隆骨化迟缓或骨化不全。额骨、顶骨、枕骨突出,面骨小,使颅骨呈短头型。颅骨穹隆变薄。颅缝增宽,囟门增大(图 8-4-1),内有多块缝间骨。颅缝和囟门闭合晚,额缝可持久存在(图 8-4-2)。鼻窦发育不良或完全不气化。乳突气化不良。乳牙发育迟缓。恒牙萌出甚少且排列不规则,并有早期腐蚀现象。有的病例出现局限性颅骨缺损和局限性脑萎缩。

2. 锁骨　锁骨部分或完全性缺损(见图 8-4-1、图 8-4-2),可发生于一侧或双侧。最常见的骨缺损发生在肩峰端。如缺损发生在骨干中段则可形成假关节。单侧受累多见于右侧。双侧受累也以右侧显著。

3. 其他骨骼　中线骨骼发育欠缺,如耻骨联合骨化不全、椎弓缺损、腭裂和下颌骨中部缺损等。此外,还可见到髋外翻、膝内翻和指趾骨发育短小等改变。

## 二、甲骨发育不全

### (一) 概述与临床

甲骨发育不全(osteo-onychodysostosis)又称 Fong 病、甲髌综合征(nail patella syndrome)、髌、甲、

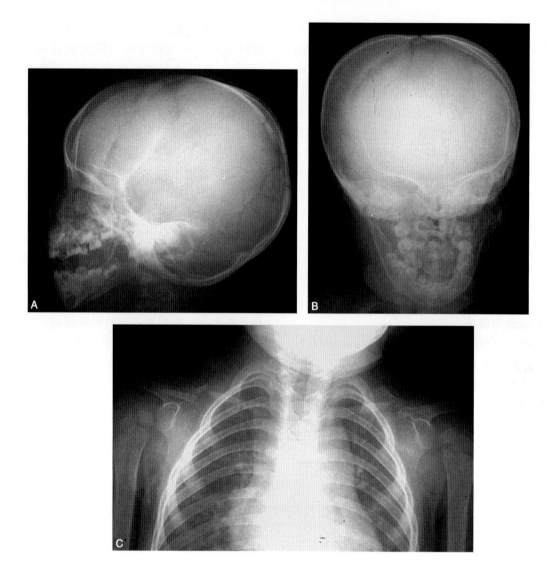

图 8-4-1　颅骨、锁骨发育异常(儿童)

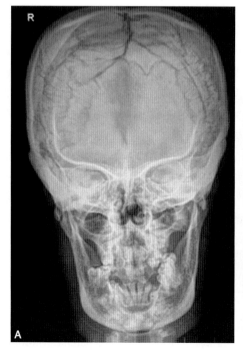

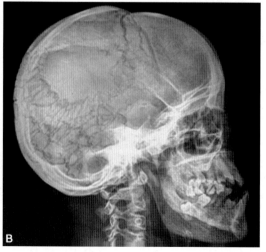

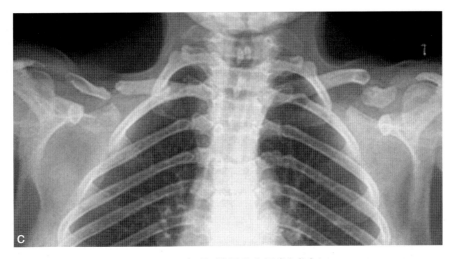

图 8-4-2　颅骨、锁骨发育异常(成人)

肘发育异常和遗传性甲骨发育异常(Hereditary ony-cho-osteodysplasia),属常染色体显性遗传(AD),基因位点 9q34.1。本病为四联畸形,即甲、髌、肘发育异常和髂骨角(80% 的病例出现髂骨角)。患者的指甲萎缩,角化不全,有的出现纵裂甚至指甲缺如。有的指甲凹陷呈勺状。髌骨小,伴脱位。膝关节有疼痛症状,有的出现膝外翻,但活动不受限。肘关节旋后、旋前或背伸受限。

### (二) X 线表现

髌骨发育不良伴脱位或髌骨缺如。桡骨头和肱骨外髁发育不良,伴桡骨头外后方脱位。髂骨角为角状骨性突起,位于髂骨的背面,骶髂关节的外侧,髂骨角的尖端指向外侧(图 8-4-3、图 8-4-4)。

## 三、Larsen 综合征

### (一) 概述与临床

Larsen综合征(1950年)是一种罕见的体质性

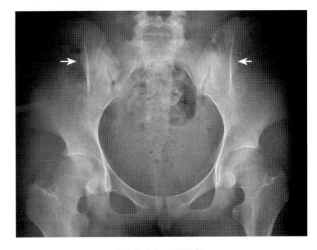

图 8-4-3　髂骨角

骨病。遗传方式为染色体显性遗传,基因位点 3p21.1-p14.1。主要的临床特点是多发性先天性关节脱位、面部特殊表现和手足发育异常。患儿有多发性关节松弛。脱位见于大关节,如髋关节和膝关节,也可发生肘关节脱位。严重者出现步态不稳、脊

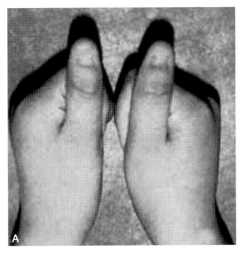

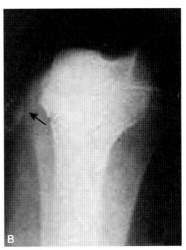

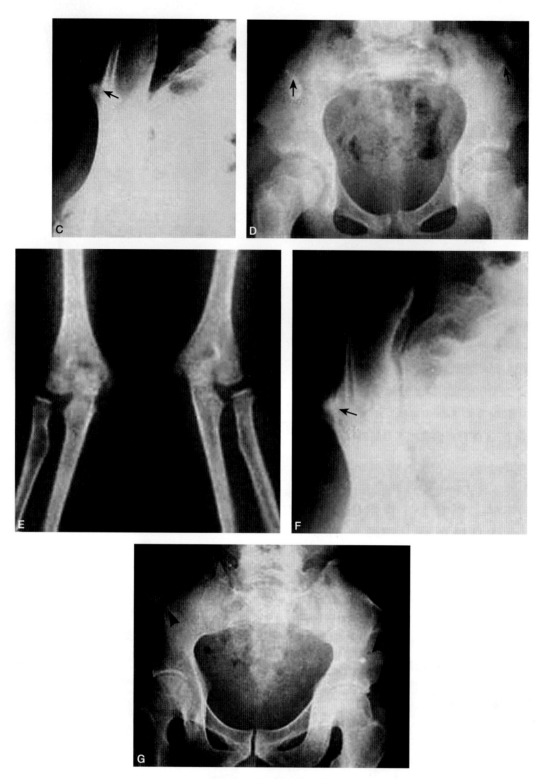

图 8-4-4 甲骨发育不全

柱畸形和脊髓压迫症状。前额突出、宽眼距、低鼻梁使面部扁平。其他改变有腭裂、腭垂裂。智力正常。染色体核型正常。患者可只有多发性关节脱位而无扁平脸和腭裂。

**（二）X 线表现**

出生时即可发现双髋、双膝脱位（图 8-4-5）。

掌指骨短粗呈圆柱状，尤其是远位指骨。掌指骨可出现脱钙。有些病例偶尔出现腕骨发育异常。双足根骨外翻。跟骨出现双骨化中心，也可出现多余的跗骨。有的距骨较短。有些病例合并颈胸段脊椎分节不良和马蹄内翻足。

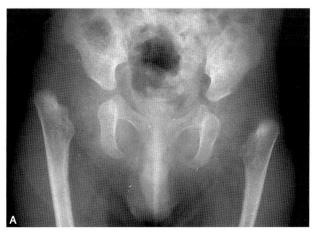
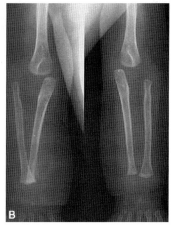

图 8-4-5　Larsen 综合征

## 四、骨溶解症

骨溶解症（osteolysis）是一组慢性、进行性骨质被破坏、吸收的疾病。按发病部位分为肢端骨溶解症（acro-osteolysis）和大块性骨溶解症（massive osteolysis）两大类。肢端骨溶解症又分为特发性和继发性两类。

### （一）特发性肢端骨溶解症

特发性肢端骨溶解症（idiopathic acro-osteolysis）是一组不常见的遗传性疾病，发病部位的骨质自发性地被破坏、吸收，直到部分骨质和全部骨质消失。病变最常见于指（趾）骨末端和腕（跗）部。病因尚不明，可能为遗传性血管异常。按病变发生的解剖部位，特发性肢端骨溶解症又分为指（趾）骨型、腕

（跗）骨型和多中心性骨溶解症三型。

1. 指（趾）节型（phalangeal type）　是一种常染色体显性遗传性疾病，也有隐性遗传的病例报道。大多数病变发生在儿童。病儿手指短伴轻度杵状指，常有疼痛、肿胀和感觉异常。炎性过程静止后，出现骨溶解、萎缩和畸形。个别人出现关节活动过度，指甲不受累。

X 线片可见病指末端软组织呈杵状增粗，末节指骨的丛部及部分骨质，甚至全部指骨被溶解、吸收，只残留末节指骨少量基底骨质（图 8-4-6）。远位指间关节可完整保留。末节指骨吸收可发生于单指或多指，也可对称地发生于双手。

2. 腕（跗）骨型（carpotarsal type）　系常染色体显性遗传，也有隐性遗传的报道。病变部位最初表现为急性关节炎的症状，有的可并发肾病和高血压。

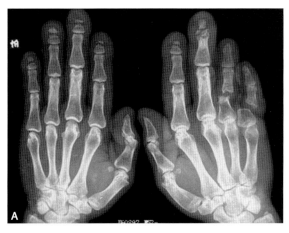
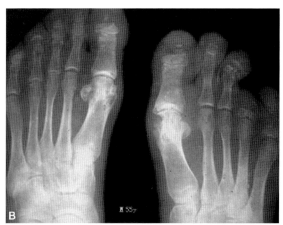

图 8-4-6　特发性肢端骨溶解症

X 线表现为儿童时期即可出现腕、跗骨进行性骨溶解、吸收，腕间关节明显缩小。至成年病变可静止，残留畸形。尺、桡骨远端靠近掌骨，掌骨近端变

薄、削尖，形如削尖的铅笔。桡骨远端变得菲薄，剩余骨质无脱骨现象。有的病例并发骨质疏松、额部突出、内翻足、小下颌和脊柱侧凸。

Hajdu-Cheney综合征除指端骨溶解外,还并发普遍性骨质疏松、身材矮小、长头、颅底凹陷、颈椎失稳、额窦不气化、视力、听力减退、牙齿发育不良、低位耳、下颌支发育不良、关节松弛和颅骨缝间骨等。个别病例出现血酸性磷酸酶升高。X线片显示肢端骨溶解、颅底角加大呈水平状、颅底凹陷、宽开口的蝶鞍;CT扫描显示双侧视神经鞘增粗(积水);血管造影显示基底动脉呈水平状走行;MRI显示脑干伸长并向上升和颈段脊髓空洞症。

3. 多中心骨溶解症(multicentric osteolysis) 除末节指(趾)骨和腕(跗)骨骨溶解外,还并发其他部位的骨溶解。

**(二)继发性肢端骨溶解症**

继发性肢端骨溶解症(secondary acro-osteolysis)是由其他病因引起的肢端骨溶解病变,它包括:硬皮病(sclerodermia)(图8-4-7、图8-4-8)、大疱性表皮松解症(epidermolysis bullosa)(图8-4-9);结缔组织病变有类风湿关节炎、系统性红斑狼疮(图8-4-10);神经血管性病变(图8-4-11、图8-4-12)有糖尿病、麻风病(图8-4-13)、冻伤(图8-4-14)、Raynand病,以及致密性骨发育不全和聚氯乙烯中毒等。

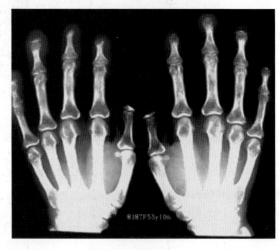

图8-4-7 硬皮症(一)

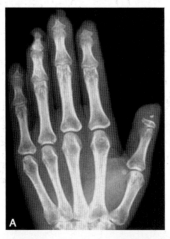
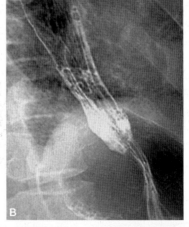

图8-4-8 硬皮症(二)

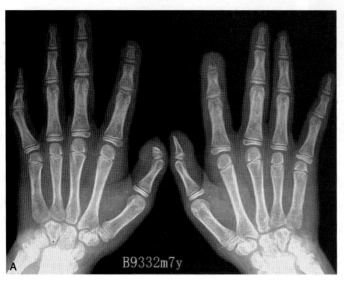
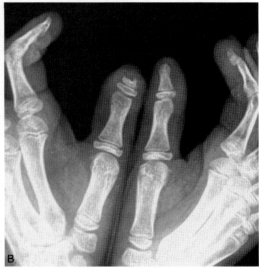

图8-4-9 大疱性表皮松解症(肢端骨溶解)

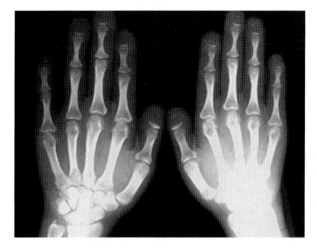

图 8-4-10 系统性红斑狼疮

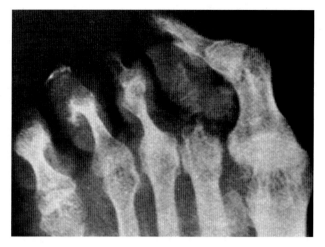

图 8-4-11 神经损伤性肢端骨溶解症

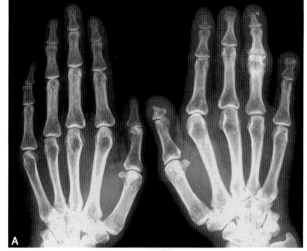

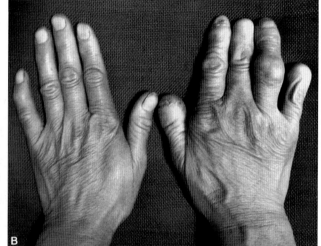

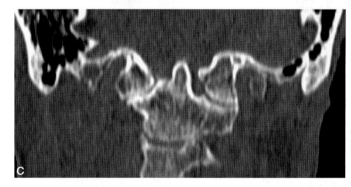

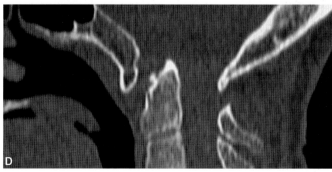

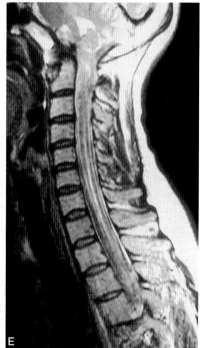

图 8-4-12 神经性肢端骨溶解症

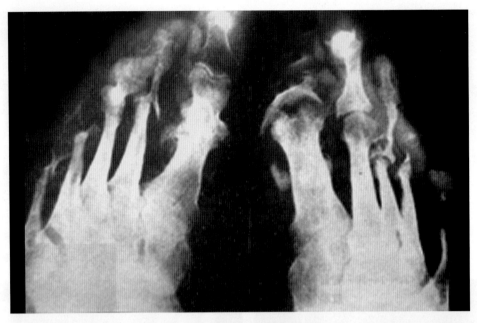

图 8-4-13　麻风病所致肢端骨溶解症

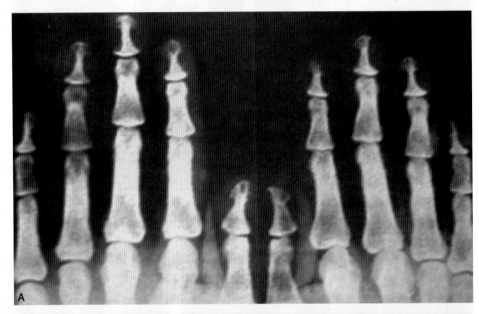

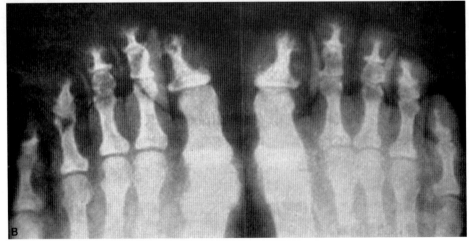

图 8-4-14　冻伤(肢端骨溶解)

## （三）大块性骨溶解症

大块性骨溶解症（massive osteolysis）又称 Gorham-Stout 综合征和鬼怪骨病（vanishing bone disease），是一种慢性、进行性、大量的骨溶解病变。临床症状与病骨溶解的程度不符，虽有大量骨溶解，但症状轻微，有轻微疼痛或无疼痛。病因尚不完全明确。近年来影像学和组织学研究骨溶解症是由薄壁淋巴管增生所致。侵犯纵隔常并发乳糜胸，也可并发乳糜性心脏压塞。

（王　溱）

## 参 考 文 献

1. Hall CM. International nosology and classification of constitutional disorders of bone. Am J medgenetics,2002,113:65-77

2. Percin EF,Percin S,Koptagel E,Demirel H. A case with Pyle type metaphyseal dysplasia:clinical,radiological and histological evaluation. Genet Couns,2003,14(4):387-393

3. Greenberg CR,Evans JA,McKendry-Smith S,et al. Infantile hypophosphatasia: localization within chromosome region 1p36. 1-34 and prenatal diagnosis using linked DNA markers. Am J Hum Genet,1990,46(2):286-292

4. Cundy T,Hegde M,Naot D,et al. A mutation in the gene TNFRSF11B encoding osteoprotegerin causes an idiopathic hyperphosphatasia phenotype. Hum Mol Genet,2002,11(18):2119-2127

5. Pazzaglia UE,Beluffi G. Radiology and histopathology of the bent limbs in campomelic dysplasia:implications in the aetiology of the disease and review of theories. Pediatr Radiol,1987,17(1):50-55

6. Mansour S,Hall CM,Pembrey ME,et al. A clinical and genetic study of campomelic dysplasia. J Med Genet,1995,32(6):415-420

7. Sock E,Pagon RA,Keymolen K,et al. Loss of DNA-dependent dimerization of the transcription factor SOX9 as a cause for campomelic dysplasia. Hum Mol Genet,2003,12(12):1439-1447

8. Grimes SJ,Acheson LS,Matthews AL,et al. Clinical consult:Marfan syndrome. Prim Care,2004,31(3):739-742

9. Nunziata V,di Giovanni G,Ballanti P,et al. High turnover osteoporosis in acro-osteolysis(Hajdu-Cheney syndrome). J Endocrinol Invest,1990,13(3):251-255

10. Kawamura J,Miki Y,Yamazaki S,et al. Hajdu-Cheney syndrome:MR imaging. Neuroradiology,1991,33(5):441-442

11. Herscovici D Jr,Bowen JR,Scott CI Jr. Cervical instability as an unusual manifestation of Hajdu-Cheney syndrome of acroosteolysis. Clin Orthop,1990,255:111-116

12. Golnik KC,Kersten RC. Optic nerve head swelling in the Hajdu-Cheney syndrome. J Neuroophthalmol,1998,18(1):60-65

13. Kawamura J,Matsubayashi K,Ogawa M. Hajdu-Cheney syndrome. Report of a non-familial case. Neuroradiology,1981,21(5):295-301

14. Faure A,David A,Moussally F,et al. Hajdu-Cheney syndrome and syringomyelia. Case report. J Neurosurg,2002,97(6):1441-1446

15. Tanimoto A,Tamaki N,Nagashima T,et al. Syringomyelia associated with Hajdu-Cheney syndrome:case report. Neurosurgery,1996,39(2):400-403

16. Maroteaux P,Faure C,Fessard C,Rigault P. Bone Diseases of Children. Philadelphia:JB Lippincott,1979

17. Beighton P,Emery A. Inherited disorders of the skeleton. Edinburgh:Churchill Livingstone,1978

18. 王云钊. 中华影像医学:骨肌系统卷. 北京:人民卫生出版社,2002

19. Fujiu K,Kanno R,Suzuki H,et al. Chylothorax associated with massive osteolysis(Gorham's syndrome). Ann Thorac Surg,2002,73(6):1956-1957

20. Chavanis N,Chaffanjon P,Frey G,et al. Chylothorax complicating Gorham's disease. Ann Thorac Surg,2001,72(3):937-939

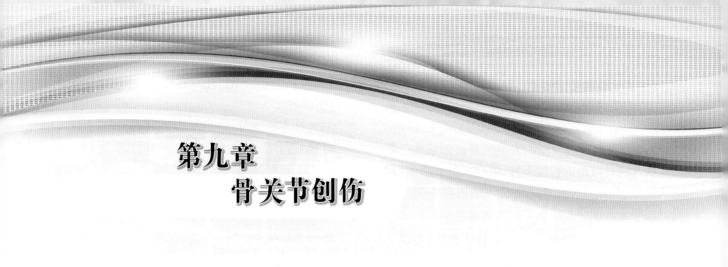

# 第九章
# 骨关节创伤

在日常生活中由于意外事故或灾难性事故所引起的急性骨、关节创伤是非常常见的。包括了骨折、关节脱位、软组织挫裂伤。可造成人体的运动障碍和功能丧失,邻近脏器的损伤,甚至危及生命。影像学检查,尤其X线检查是诊断骨关节创伤的主要方法,而且可确定损伤的性质、程度和有无合并症存在。

## 第一节　骨折与脱位

### 一、骨　　折

#### （一）骨折的定义

骨折(fracture)指机体受到外来的直接或间接暴力,骨或软骨的连续性和完整性的完全或不完全的中断。

#### （二）骨折的分类

骨折根据损伤机制与骨质情况分为创伤性骨折、应力性骨折和病理性骨折三大类型:

1. 创伤性骨折　指直接或间接暴力引起正常骨结构的骨折(图9-1-1),最多见。

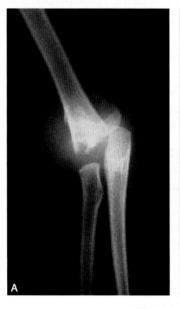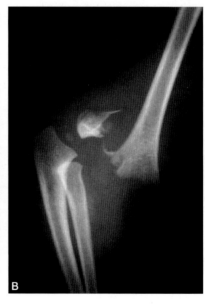

**图 9-1-1　创伤性骨折**
肱骨髁上完全性横行闭合性骨折,断端分离、向背侧移位

（1）根据骨折线中断的情况:分为完全骨折和不完全骨折。前者骨折线贯穿骨骼全径;后者骨折线不贯穿骨骼全径,尚有一部分骨组织保持连续性,如青枝骨折。

（2）根据骨折线的形状和走行:可分为横行、纵行、斜行、螺旋、嵌入、T形、陷凹、粉碎性、压缩性等类型的骨折。上述骨折根据骨折整复后是否再易发生移位可分为稳定骨折,如横行骨折、嵌入骨折和压缩骨折;不稳定骨折,如斜形骨折、螺旋骨折和粉碎骨折。

（3）根据骨折端是否与外界相通:分为开放性骨折和闭合性骨折。

（4）根据骨折发生的时间:分为新鲜骨折与陈旧骨折。前者为新发生的骨折和尚未充分地纤维连接,还可能进行闭合性复位者,2～3周以内的骨折。

后者为伤后3周以上的骨折。

2. 应力性骨折　指在长期应力作用下而发生的慢性不完全性骨折(图9-1-2),有骨膜反应和骨皮质增厚,骨折线有时在X线片上不能显示。好发于胫腓骨和跖趾骨、骶骨、足舟骨等。常见于战士、运动员、舞蹈演员和杂技演员等。

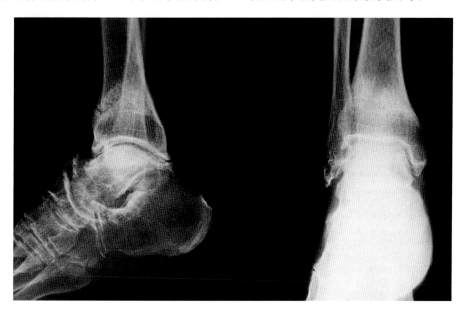

**图9-1-2　应力性骨折**
胫骨远端骨折,局部骨膜反应

3. 病理性骨折　指在骨病的基础上发生的骨折(图9-1-3),常因轻微外伤而造成,或没有任何外力而发生的自发性骨折。最常见原因为骨的原发性或转移性肿瘤,特别是溶骨性的原发或转移性骨肿瘤。

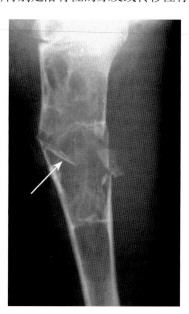

**图9-1-3　病理性骨折**
股骨干骺端骨囊肿合并病
理骨折,可见骨折碎片

其次为骨质疏松、内分泌紊乱和骨的发育障碍。亦可见于骨感染以及全身性遗传、营养代谢障碍等。影像学检查除显示骨折外,可见发现局部骨病变。

另外,我们应注意以下几种特殊类型的骨折:

1. 劈裂骨折　也称裂纹骨折,指骨折线发生在关节面附近,骨折线呈线状,骨折片无移位。主要见于桡骨头、腕关节等部位(图9-1-4)。

2. 隐性骨折　也称微骨折或骨挫伤,指只有髓腔内骨小梁的断裂和出血水肿,而没有骨皮质的中断。在X线片上常表现为正常。在MRI上能很好地显示此类骨折,骨折线在$T_1WI$上为低信号,$T_2WI$上为高信号(图9-1-5)。

3. 撕脱骨折　指在肌腱、关节囊等附着的部位,由于肌腱、关节韧带的牵拉而发生的小的碎骨片的撕脱移位。如肱骨大小结节、肱骨髁的撕脱骨折(图9-1-6)。

4. 连枷骨折　指在同一肢体出现多处骨折。

**（三）骨折的临床表现**

患者常有明确的外伤史或导致骨折的诱因。骨折而无明显错位者,只表现为局部疼痛、压痛、肿胀及功能障碍;重者可引起以成角旋转、肢体缩短或异

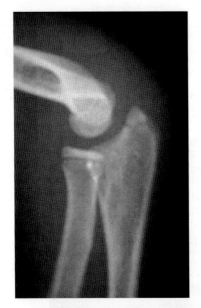

**图 9-1-4　劈裂骨折**
尺骨鹰嘴关节面裂纹

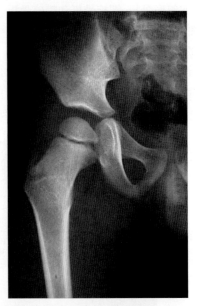

**图 9-1-6　撕脱骨折**
股骨大转子撕脱并向上移位

骨折线,X 线表现为锐利的线状透亮影。细微和不全的骨折有时看不到明显的骨折线而表现为骨皮质皱褶、成角、凹陷、裂痕,松质骨小梁中断、折屈和镶嵌。儿童青枝骨折常见于四肢长骨的骨干,表现为骨皮质的皱褶、凹陷或隆起而不见骨折线。

X 线可以观察骨折的移位、成角情况。移位指断端间部分对位,可描述为向前、后、内、外移位或几个位置的联合,描述时应以近段为参照,描述远段的移位情况。移位的距离为远端相对于近端错开的距离,可用测量数值或比值数表示。骨折断端的移位有以下几种情况:横向移位、断端嵌入、重叠移位、分离移位、成角、旋转移位。成角指骨折两端骨长轴相互成角,描述时应为远段相对于近段的成角,排列的关系通常用内翻和外翻来描述。旋转指骨折断端两段的异常旋转情况,主要通过该骨两端的解剖标志来衡量,例如在评价股骨的旋转时,可通过股骨两端的解剖标志来定,即股骨颈前倾角的测量。

骨折的间接征象包括关节积液和脂肪线的移位(图 9-1-7)。在 X 线片上如出现骨折线则可直接诊断。如没有明显的骨折线出现,但出现受伤邻近部位软组织脂肪线的移位和关节内血脂平面的出现,则可提示可能存在细微骨折,应进行 CT 检查。

2. CT　CT 主要用来显示 X 线片较难显示的部位和关节内骨折,如脊柱、骨盆、肩、髋、膝、踝、颌面、颅底等部位,并能发现 X 线片难以显示的骨折碎片和软组织出血、水肿。通过 CT 检查不仅可以发现是否有骨折,而且还能显示骨折的类型和对骨折分离

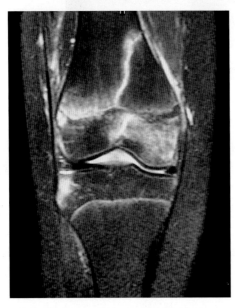

**图 9-1-5　隐性骨折**
股骨下端骨挫伤,MRI $T_2WI$ 显示骨松质内
斑片状高信号影,而骨皮质完整

常弯曲、成角等局部畸形;骨干完全性骨折,在没有关节的部位出现异常活动;体检时,活动伤体可闻及或触知骨摩擦音。严重创伤可合并广泛的软组织撕裂、内脏损伤、大血管出血或外伤性休克。

**(四) 外伤后影像学方法的选择及影像学表现**

1. X 线片　X 线片是骨创伤最基本的影像学检查方法,可以对大部分的骨折和脱位做出明确诊断,还能明确了解骨折的类型和性质,除外病理性骨折。并且能对复位后的骨折情况进行评价和对以后随诊过程中并发症的产生进行评价。骨折的直接征象是

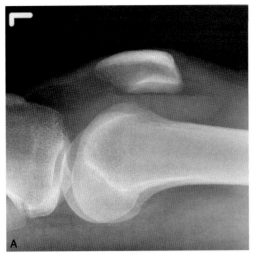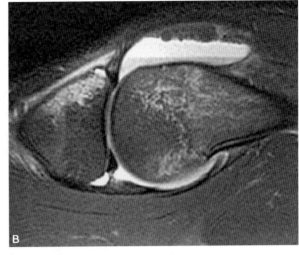

**图 9-1-7　骨折间接征象**
膝关节腔内积液和髌上囊、髌下囊脂肪线移位

移位以及旋转的程度进行准确测量。在脊柱骨折还能观察骨折片压迫椎管内的情况，以及相邻椎间盘的损伤情况，明确是单纯压缩骨折还是爆裂骨折。通过 CT 检查后对采集数据进行二维和三维重建，可对骨折进行多方位的观察和更直观的显示，使对骨折进行全面了解以便进行正确的定位和手术计划。

3. MRI　MRI 对于骨皮质和骨痂以及骨折线的显示不如 X 线片和 CT，但是对于急性骨折后骨折端的出血、髓腔内的水肿和血肿以及软组织的损伤显示效果较好。当外伤后引起骨小梁断裂和骨髓水肿、出血，在 X 线片和 CT 经常没有异常表现。骨挫伤区在 MRI 显示为 $T_1WI$ 模糊不清的低信号区，在 $T_2WI$ 显示为高信号区。MRI 还能发现 X 线和 CT 不能显示的损伤，如关节软骨损伤，髌板损伤，关节盂唇、韧带、肌肉、神经血管损伤以及隐性骨折。骨关节外伤常伴有软组织的损伤，包括关节囊和韧带的撕裂，关节软骨损伤，肌肉损伤以及骨间筋膜损伤等。X 线和 CT 不能直接显示，只能通过关节间隙的变化等间接征象来推测，而 MRI 能准确地显示这些病变，而且有很高的准确性。最常见的如膝关节前、后交叉韧带的损伤和半月板的损伤等。

4. 核素显像　骨折后，在骨折处可出现浓聚，但无特异性，只作为排除性诊断。

5. DSA　新鲜骨折时，一般不作动脉造影。当需了解断骨血供情况时（如断肢再植后）或怀疑有大的血管损伤出现并发症时，应做血管造影，明确诊断和进行治疗。骨折并发大血管损伤常见的有外伤性动脉瘤和动静脉瘘。

**（五）骨折的鉴别诊断**

发生于四肢骨的骨折可有各种各样的表现，如

有明确的外伤史，局部有明显的压痛。当有骨摩擦音及功能障碍时，而且 X 线显示骨折线清晰时，诊断非常容易。但有时需与骨骼的正常解剖及正常变异鉴别，骨折线模糊的轻微骨折亦造成诊断困难。

1. 骨折应与下列正常结构鉴别

（1）营养血管沟：长管状骨的血管沟常在骨干中 1/3 以斜行方向进入骨内，呈贯穿于皮质一侧的细条状透亮影，一般只显示于某一投照方位。血管沟的透亮影不如骨折线锐利（图 9-1-8）。

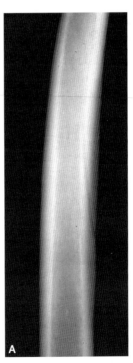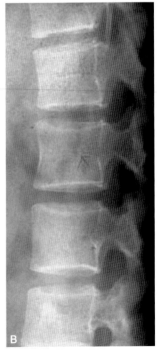

**图 9-1-8　骨营养血管沟**
A. 长管状骨的营养血管沟，斜行进入骨内；
B. 椎体营养血管沟，呈与椎体平行的透亮线

（2）骨骺和籽骨：正常骨骺线一般不会被误认为骨折线。副骨骺（为骨骺异位或产生的额外副骨化中心）和永存骨骺（为终生不闭合的骨骺）如不注意易误认为陈旧骨折。籽骨呈圆形、卵圆形，周围为一层骨皮质中心为骨松质，主要见于指（趾）骨，一般不易误诊，但不规则形籽骨可误诊为陈旧骨折。副骨与籽骨表现基本相似（图9-1-9）。

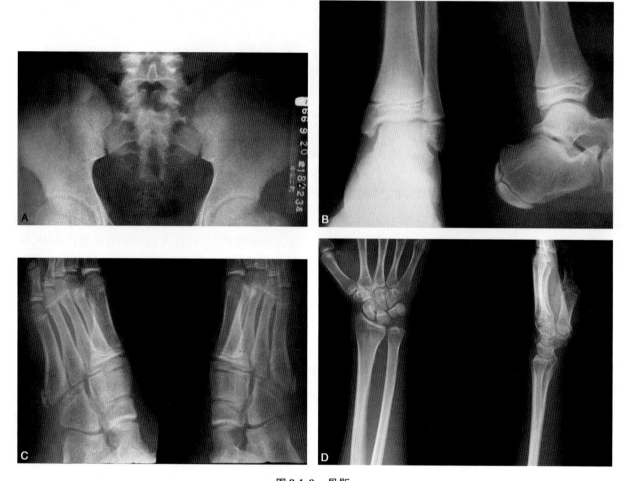

**图9-1-9　骨骺**

A. 髂骨骨骺；B. 跟骨骨骺；C. 第5跖骨骨骺；D. 尺骨茎突骨骺未愈合，勿误为撕脱骨折

（3）颅缝及缝间骨：颅缝为锯齿状，常有硬化边缘，位置固定且两侧颅缝对称，都可与骨折相鉴别。缝间骨常见于人字缝的沿线，其边缘也呈锯齿状并且常为多个。

2. 先天异常　例如先天性胫骨假关节、二分籽骨、二分髌骨、二分舟骨等。

（1）先天性胫骨假关节：是一种病因尚不清楚的一种骨不连接的特殊类型的疾病。于胫骨中下1/3交界处有假关节存在，假关节两端呈锥形，中间骨质吸收与消失，骨皮质变薄，腓骨有时出现同样表现。主要与病理骨折相鉴别，骨折处骨质不连接，骨端髓腔封闭而且变细、有硬化，周围无骨痂形成。

（2）二分舟骨、二分月骨、二分籽骨及二分髌

骨可见相应的骨中有一透亮线状影，边缘光整，在骨松质周围有一层完整的骨皮质。而骨折骨小梁中断，断端裂缝锐利，骨折碎片的轮廓不光整，无皮质线。

## 二、关节脱位和软组织损伤

### （一）关节脱位

关节脱位又称脱臼，是肢体受到外力过度牵引或暴力打击，造成关节间韧带或关节囊破裂、损伤，使关节面正常对应关系丧失，并不能自行回复到正常状态。可同时伴有骨折。大多发生在活动范围大，关节囊和周围韧带不坚韧，结构不稳定的关节。在大关节中以肘关节最常见，其次为肩关节

和髋关节,膝关节少见。关节脱位最常见于青壮年。

1. 分类 关节脱位按原因可分为外伤性脱位、病理性脱位、先天性脱位和麻痹性脱位。按脱位程度分为半脱位和全脱位,但两者间并无明确界限。按远侧骨端的移位方向,可分为前脱位、后脱位、侧方脱位和中央脱位。按脱位时间和发生次数可分为急性、陈旧性(为脱位3周以上而未复位者)和习惯性脱位(一个关节多次脱位)等。按脱位是否有伤口与外界相通可分为闭合性脱位和开放性脱位。

外伤性关节脱位均有关节囊的撕裂,常伴有关节软骨的损伤,关节周围韧带和肌腱的撕裂或撕脱。关节面的对应关系脱离,关节的两侧骨端可冲破关节囊而位于囊外。猛烈的外伤性脱位常伴有大块骨折或撕脱骨折,关节端的粉碎骨折,也容易合并有关节脱位。关节外伤性脱位,关节腔内常有多少不等

的出血,表现为关节囊明显肿胀和关节脂肪垫推移。关节脱位如果不能及时复位,血肿机化后则复位困难,影响关节的功能。

Charcot关节、关节结核或关节其他疾患时,可能合并病理性关节脱位。

2. X线表现 关节脱位X线表现为正常关节解剖关系的丧失。成人大关节脱位,特别是完全性脱位,征象明确,诊断并不困难,但仍需拍片来了解脱位情况和有无骨折,这对复位非常重要。而轻微半脱位的诊断较难,一般需要质量较好的正、侧位片观察,或者特殊位摄片,或者与健侧对比进行诊断,或CT和MRI检查进行诊断。脱位经复位治疗后,应进行X线复查,判断治疗效果。

（二）软组织损伤

关节周围软组织损伤包括关节囊、韧带和肌腱等的损伤。MRI对显示软组织的损伤有很高的准确性。

# 第二节 骨折的愈合

## 一、骨折的愈合过程

骨折愈合(fracture union)是一个连续的过程,是一面清除破坏,一面新生修复的过程。新生修复的过程是由膜内骨化与软骨内骨化共同完成。骨折愈合的过程是由暂时性紧急连接到永久性的坚固连接的过程。其基本过程是先形成肉芽组织,在肉芽组织上产生新骨,依靠骨痂使骨折断端连接并

固定。可分为血肿机化演进期,原始骨痂形成期,骨痂改造塑形期三个时期。以下以骨干骨折为例,来具体说明(图9-2-1)。

（一）血肿机化演进期

骨折后,断端之间、髓腔内、骨膜下和周围软组织内出血,形成血肿。血肿于伤后6~8小时即开始凝结成含有网状纤维的凝血块。此时,X线片可见骨折线变得模糊不清。断端间、髓腔内的凝血块,和损伤坏死的软组织引起局部无菌性炎症反应。骨折

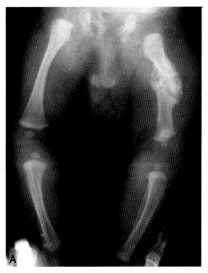
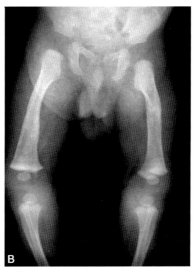
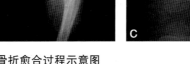

图9-2-1 骨折愈合过程示意图

端由于损伤和局部血液供应断绝,有数毫米长的骨质发生坏死,形成死骨。进而,破骨细胞和单核巨噬细胞系统使死骨溶解吸收。

骨折2~3天后,血肿周围有新生的毛细血管侵入,血肿开始机化,形成肉芽组织,逐渐填充并桥接骨折的断端。继而发生纤维化形成纤维性骨痂(fibrous callus),或称暂时性骨痂(provisional callus)。纤维性骨痂主要分布在骨折断端的髓腔内(腔内骨痂)和断端间(环状骨痂)。断端坏死骨亦经爬行替代作用而"复活"。骨折血肿机化,由肉芽组织转化为纤维组织的过程约需2~3周方能初步完成。机化的骨折血肿中含有软骨成分和钙化成分。在骨折约1周后,软骨组织由长入的肉芽组织和纤维组织进一步化生而来,而纤维性骨痂则开始逐渐转变为软骨。作用是将离断的骨折端连接起来,以保持骨折早期的相对稳定性,促使骨折达到完全愈合。软骨再分化为骨样组织,即形成骨样骨痂。但当骨痂内有过多的软骨成分则会延缓骨折的愈合时间。骨折断端的连接主要依靠软骨内成骨。占据血肿部位的骨痂为桥梁骨痂。

骨折后24小时内,邻近骨折部的骨外膜即出现反应,深层的成骨细胞活跃增生。约1周后,在增厚的骨外膜中出现与骨干平行的片状密实骨样组织,最后成骨细胞大量活动而形成骨组织,即外骨痂(external callus)。因外骨痂由骨外膜的成骨细胞形成,未进入或通过血肿,所以只能沿血肿外围向骨折线推进。稍晚,骨内膜亦产生相同反应,也形成骨样组织,经骨化形成骨痂,称为内骨痂(internal callus)。此种骨膜内成骨是由间叶组织直接分化成骨,而不经过软骨阶段。

纤维性骨痂和骨样骨痂在X线上不能显影,X线片可见骨干骨折四周包围有梭形骨痂阴影,骨折线仍隐约可见。

**(二)原始骨痂形成期**

桥梁骨痂的两端与骨折断端的坏死骨相连,周围与内外骨痂相连。而内外骨痂与皮质骨的内外缘紧密相连。在此基础上,骨痂不断加强,成骨细胞大量活动,在骨样骨痂上有矿物质沉积,骨样组织逐渐钙化而形成骨组织,即成为较坚实的骨性骨痂,使骨折进一步固定。骨性骨痂为骨小梁纵横交错的、排列不规则的网织骨(woven bone)。

当桥梁骨痂与内外骨痂完全融合并完全骨化,并能抗拒由肌肉收缩而引起的各种应力时,骨折即达到临床愈合(一般在骨折3周左右)。至此骨折

断端间可完全由原始骨痂连接,骨折已初步愈合。只有骨性骨痂才能在X线上显示。随着桥梁骨痂骨化,与内外骨痂融合,骨折线逐渐变得模糊不清。内外骨痂表现为骨折断端皮质旁光滑整齐的骨膜反应。桥梁骨痂表现为骨折断端旁或顶部的不均匀钙化。

**(三)骨痂改造塑形期**

骨折临床愈合后,开始进入塑形期。骨痂的范围和密度加大,生长于骨折断端和骨髓腔内,使骨折连接坚实,骨折线消失而成为骨性愈合。X线片上已不能分清骨痂与皮质骨的界限,骨折线完全消失。此后,就在很长的一段时间内,机体为适应负重和活动的需要,骨骼进行再建,使承重部骨小梁致密,不承重的骨痂被吸收,不成熟的网织骨逐渐变为成熟的板层骨(lamellar bone)。骨痂不足处,如弯曲、变形,则经骨膜生骨而补足,使断骨恢复正常形态,但如变形严重则不能恢复。最后,骨折痕迹在组织学上和放射学上完全或接近完全消失,皮质骨和髓腔的正常关系重新恢复,骨的强度变为正常。由骨性愈合到达骨折痕迹消失的期间,称为塑形期。这一时期需较长时间才能完成,成人约需2~4年,儿童则在2年以内。

在放射学上应区分活动骨痂与静态骨痂。活动骨痂呈云雾状,边界模糊,骨折断端还没有连接。静态骨痂连贯,边界清晰。

# 二、骨折愈合不良

**(一)影响骨折愈合的因素**

1. 年龄 儿童生长活跃,骨折愈合较成人快。例如同样是股骨干骨折,新生儿一般3~4周即坚固愈合,成人则需3个月左右。

2. 健康情况 患者的一般情况不佳,如营养不良、糖尿病、钙磷代谢紊乱、恶性肿瘤等疾病时,均可使骨折延迟愈合。

3. 局部因素

(1)局部的血液供应情况:此因素对骨折愈合甚为重要。长骨的两端为松质骨,血液循环好,骨折愈合较骨干快,如肱骨外科颈骨折。一些由于解剖原因,血液供应不佳的部位,骨折愈合较差。如腕舟骨、距骨、股骨颈和胫骨下1/3处骨折常因局部血供差而导致愈合缓慢,甚至不愈合。骨折的类型也与血液供应有关,嵌入骨折、斜形骨折、螺旋形骨折因断端接触面积大,愈合较横行、粉碎性骨

折快。

（2）骨折断端的状态：骨折断端对位不好或断端间有软组织嵌入等都会使愈合延缓甚至不能愈合。若骨组织损伤过重，骨膜破坏过多时，骨的再生也较困难。

（3）骨折断端的固定：断端活动不仅可引起出血及软组织损伤，而且常常只形成纤维性骨痂而难有新骨形成。为促进骨折愈合，良好的复位及固定是必需的。但长期固定会引起骨及肌肉的失用性萎缩，也会影响骨折愈合。

（4）感染：开放性骨折常合并化脓性感染，会延缓骨折愈合。

**（二）骨折不愈合及延迟愈合**

骨折延迟愈合是指骨折在正常愈合所需时间（一般为 4 个月），仍未完全愈合。X 线表现为骨折线增宽透亮，断端边缘模糊，但无硬化现象，骨痂形成少。经适当处理后有愈合可能，但骨折愈合过程明显延长。

骨折不愈合是指骨折后 8 个月后骨折两端未能达到骨性连接，断端间仍有异常活动。X 线上无成桥骨痂形成，断端骨折面见有致密硬化层，骨髓腔封闭，断端间距离增大，甚至有假关节形成。

骨折延迟愈合是临床诊断而不是放射学诊断，骨折不愈合则是放射学诊断。

**（三）骨折合并症**

除了评价骨折的愈合情况外，还应对骨折的并发症进行评价。

1. 骨萎缩　见于陈旧性骨折的远端及其相邻诸骨。可能与局部血液循环和神经营养障碍有关。X 线表现为骨质明显稀疏和斑点状骨质吸收，骨皮质变薄（图 9-2-2）。

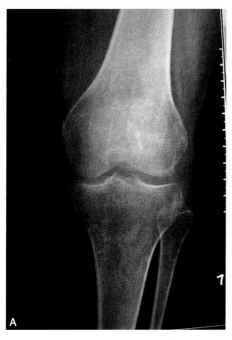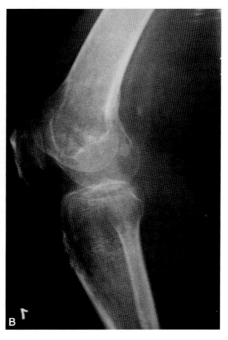

**图 9-2-2　创伤后骨萎缩**

膝关节外伤后骨质疏松

2. 感染　常见于开放性骨折。局部骨质破坏，新生成骨痂亦受破坏，不能良好骨化，可导致不愈合或假关节形成。X 线片上显示不规则骨质破坏、增生、硬化、骨膜反应，甚至出现死骨。开放性骨折的随访过程中，必须仔细地评价气性坏疽和骨髓炎。

3. 无菌性坏死　一些骨折（如股骨头下骨折、股骨髁关节内骨折、腕关节和肱骨近端骨折等）易累及营养血管，出现血供障碍，导致相应骨折部位无菌性坏死。在 X 线片上，最早期的表现为骨的相对性密度增高，随后出现软骨下骨折和正常形态的改变。

4. 创伤性骨关节病　当骨折断端累及邻近关节面或关节内骨折，引起关节内出血，形成关节内粘连和机械障碍；或因损伤关节软骨引起关节表面不光滑，关节软骨和软骨下骨质受力发生改变，进一步破坏关节软骨和软骨下骨质，形成创伤性骨关节病。

X线表现为关节骨端骨质密度加大,关节边缘有骨刺形成,关节面可能不平滑,关节间隙可能变窄(图9-2-3)。

5. 畸形愈合 骨折后复位不佳、牵引不够,可导致畸形愈合,常见为肢体短缩及成角畸形。骨骺损伤,若复位不良或骨骺板损伤导致骨骺线过早联合,则影响生长发育,引起肢体畸形或短缩(图9-2-4)。

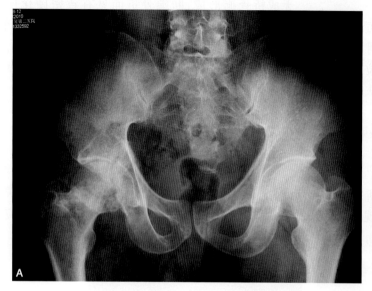
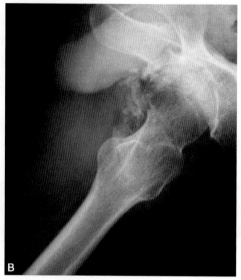

**图9-2-3 创伤性骨关节病**
右髋关节创伤后关节面骨质增生,骨赘形成,关节间隙变窄

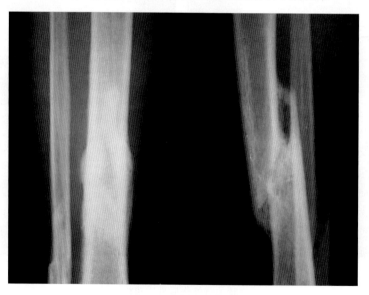

**图9-2-4 骨折畸形愈合**
胫骨骨折畸形愈合,断端向后移位

# 第三节 骨折后改变

## 一、失用性骨质疏松

失用性骨质疏松形成的原因尚不明确。一般认为是因为骨折后固定不动或少动减少了骨的负重和应力刺激,以致成骨活动减低,新骨形成不足,而破骨活动照常进行,造成骨质疏松。也有人认为在骨折失用或固定情况下,骨对甲状旁腺素的敏感性增高,引起破骨活动增加而导致骨质疏松。

## 二、Sudeck 病

Sudeck 病，即神经营养不良性骨病。Sudeck 病的特征是，其疼痛程度与临床检查所见不成比例。多发性触痛点从一个部位移到另一部位，游动不定，并有皮肤湿度或颜色的变化。

## 三、骨化性肌炎

骨化性肌炎为骨折后骨膜被撕裂移位，其下血肿形成，机化成肉芽组织，然后骨化形成。并非为肌肉创伤形成骨质。以肘部最多见。尤其当肘部损伤后活动过早或被动活动，血肿扩散，形成广泛的骨膜下血肿，最终导致关节僵硬。关节脱位后若复位延迟，创伤严重，也可发生。X 线片上相当于肌肉位置显示骨化影（图 9-3-1）。

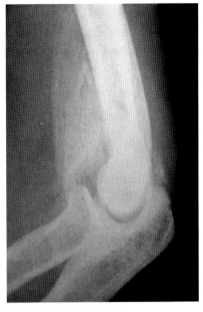

**图 9-3-1　骨化肌炎**
肱骨下段骨折后，肌肉软组织内高密度影

# 第四节　上肢骨折

## 一、肩胛骨骨折

肩胛骨为三角形的扁骨，内侧缘和上缘为菲薄的骨质，但外侧缘较厚实，并为大群的肌肉所包绕，故骨折机会不多，约占所有骨折的 1%。

多由直接创伤引起。90% 为混合损伤，如肋骨骨折，胸部损伤，肱骨和锁骨骨折等。

肩胛骨骨折根据骨折发生的解剖部位可分为喙突骨折，肩峰骨折，肩胛盂骨折，肩胛颈部骨折和肩胛体骨折。肩胛体骨折是肩胛骨骨折的常见类型，

多为粉碎性骨折。肩胛骨由于有多个肌肉和韧带包绕，故骨折后移位较不明显。有错位的骨折线为低密度 X 线透亮影，有嵌插者为 X 线致密影，须仔细观察肩胛骨缘的骨皮质有无断裂或阶梯样改变。当 X 线片显示不佳时，应做 CT 检查，以防漏诊。

当骨折累及关节盂时，应注意区分关节内和关节外骨折。另外喙突、肩峰和大结节易发生撕脱骨折。当肩胛颈骨折合并锁骨骨折或喙锁脱位时，称为不稳定肩胛，应特别注意。当怀疑有关节盂唇和肩袖损伤时，应行 MRI 检查，以清楚显示这些病变（图 9-4-1）。

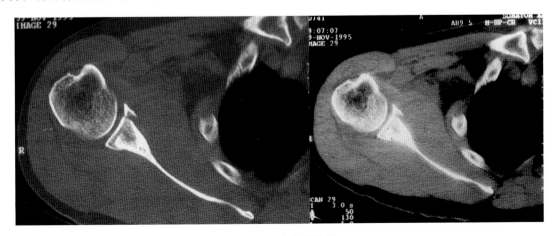

**图 9-4-1　肩胛骨骨折**
CT 示肩胛骨关节盂骨折

在骨骺未愈合前,不要将肩胛角、喙突和肩峰处骨骺误为碎骨片。肩胛骨的血管沟亦容易误为骨折线,该血管沟起于肩胛冈之下并与之平行,走行于肩胛盂附近。

引起肩胛骨骨折的多为猛烈的暴力,在肩胛骨骨折的同时,多伴有多发肋骨骨折和(或)血气胸。因此,胸部 X 线片或透视也是必需的。

## 二、锁骨骨折

锁骨骨折占所有骨折的 5% ~ 15%。锁骨呈横 S 形,内 2/3 段向前凸出,外 1/3 段向后凸出。内端与胸骨柄构成胸锁关节,外端与肩峰构成肩锁关节,横架于胸骨和肩峰之间,是肩部与躯干唯一的联系支架。锁骨抵制着任何由肩部向胸部作用的力量,故易发生骨折。

锁骨骨折的典型临床特点为患者头偏向患侧,以缓解胸锁乳突肌的牵拉作用,同时健侧手托住患侧前臂和肘部,以减轻患肢的疼痛。锁骨骨折局部畸形,肿胀压痛明显。儿童多为青枝骨折,畸形不明显,但活动患肢并压迫锁骨时疼痛明显。

锁骨骨折好发于锁骨中段。内侧断端因受胸锁乳突肌的牵拉向上,通过斜方肌牵拉向后移位;外侧断端受上肢的重力作用向下,通过附着于肱骨和肩胛骨的胸肌和背阔肌的牵拉向内侧移位。断端间则形成凸向上的成角、错位、缩短畸形。断端间可有呈直立状的游离骨片存在,有可能导致锁骨下血管和神经的损伤和压迫。骨折发生在锁骨外侧段时可伴肩锁关节脱位。儿童多为青枝骨折,畸形不明显,只表现为轻微成角(图9-4-2)。

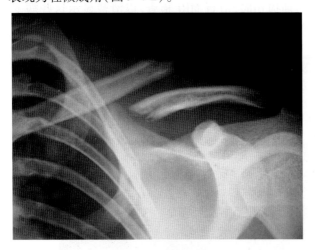

**图 9-4-2  锁骨骨折**
锁骨中外 1/3 段完全性骨折,远侧断端向下、向内移位,伴有肩锁关节脱位

若锁骨骨折后出现患侧上肢瘫痪或运动功能障碍,可作 MRI 检查臂丛神经(包括椎管内和椎管外段)损伤的情况。

## 三、肱 骨 骨 折

### (一)肱骨外科颈骨折

肱骨外科颈骨折是发生于解剖颈下约 2 ~ 3cm,肱骨近端大结节下部与胸大肌止点上部之间的骨折。该部位为肱骨干皮质骨与肱骨头松质骨交接处,最易发生骨折,故名外科颈骨折,任何年龄都可以发生。多见于成人,尤以骨质疏松者好发生。常由直接暴力碰撞肩部所致。或跌倒时肘部着地或肘伸直位时手掌撑地,外力传导至肱骨外科颈所致。患肩疼痛、肿胀,肱骨大结节下部多有较大的血肿,局部压痛明显,但仍保持肩部外观。

可分为无移位骨折、外展骨折、内收骨折和粉碎性骨折四型,常合并大结节撕脱骨折,有时亦可合并肩关节半脱位。

1. 无移位骨折  可分为裂缝骨折和嵌插骨折,前者是直接暴力所致,后者是间接暴力由手掌向上传递所致(图9-4-3A)。

2. 外展性骨折  为间接暴力所致,跌倒时手掌着地,暴力自下向上传递。骨折近端呈内收位,肱骨大结节与肩峰的间隙增宽,肱骨头旋转;远端呈外展位,外侧皮质插入近端髓腔或向内上移位(见图9-4-3B)。

3. 内收型骨折  较少见,骨折近端呈外展位,肱骨大结节与肩峰的间隙变小,肱骨头旋转;远端位于肱骨头的外侧。

4. 粉碎性骨折  多见于骨质疏松的患者,常合并肱骨大结节或小结节的骨折、肱骨头粉碎性骨折。

儿童的肱骨外科颈骨折表现为两种类型:一为肱骨上段骨骺分离;另一为肱骨外科颈青枝骨折。诊断要注意骨骺分离错位的程度以及成角的方向。

老年人的肱骨外科颈骨折多为嵌插骨折,移位多不明显。

### (二)肱骨干骨折

肱骨外科颈以下至肱骨髁上为肱骨干,骨折发病率占全身骨折 3% ~ 5%,多发于 30 岁以下成年人。骨折常好发于肱骨干下 1/3。肱骨干下 1/3 段骨皮质逐渐变薄,是皮质与松质骨移行区域,该区有一生理性后弯。肱骨上下端均有肌肉附着,而肱

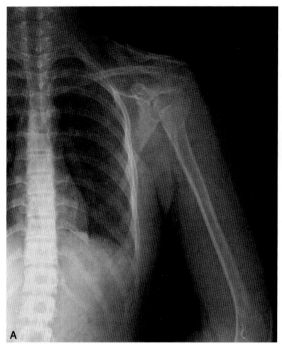
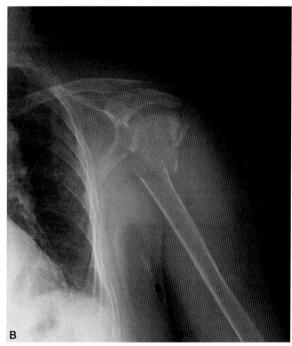

**图 9-4-3　肱骨外科颈骨折**
A. 肱骨外科颈嵌插骨折,断端近端嵌插入远端髓腔;B. 股骨外科颈外展型骨折,远端呈外展位,
外侧皮质插入近端髓腔或向内上移位

骨干下 1/3 处缺乏肌肉保护,故而该处易发生骨折。肱骨干中段后方有桡神经沟,其内桡神经紧贴骨面行走。肱骨中下段骨折容易合并桡神经损伤,出现腕下垂、拇指不能外展、掌指关节不能自主伸直等。

肱骨干骨折大多是完全性的,其形态因致伤暴力不同而各异。直接暴力打击可造成横断骨折或粉碎骨折,间接暴力所致者多为斜形骨折、螺旋形骨折或蝶形骨折。肱骨干不同部位有不同的肌肉附着,骨折移位的方向也有不同。肱骨上段的骨折,近端受胸大肌和背阔肌的牵拉向前、内侧移位,远端受三角肌的牵拉向上、外移位;肱骨中段骨折则相反,近端受三角肌和喙肱肌的牵拉向外、前方移位,远端受肱二头肌、肱三头肌的收缩向上移位,造成骨折断端重叠错位(图 9-4-4)。

**(三)肱骨髁上骨折**

肱骨远端髁上部扁而宽,后有鹰嘴窝,前有喙突窝,两者之间仅有一层菲薄的骨质,在解剖上是薄弱部位,易发生骨折。尤易发生于 10 岁以下的小儿,约占 67%,其次为老年人。外伤后肘部肿胀、疼痛、肘关节活动障碍,髁上部有明显压痛,甚至有异常活动和骨摩擦音。肘关节的等腰三角形解剖关系仍然存在。

根据受伤姿势不同,肱骨髁上骨折分为伸直型和屈曲型两类。

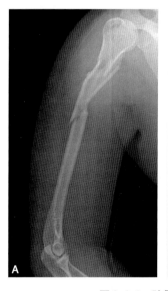
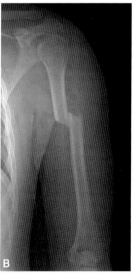

**图 9-4-4　肱骨干骨折**
A. 肱骨中上段分段性骨折,骨折段旋转成角;
B. 肱骨中段横行骨折,骨折端短缩畸形

1. **伸直型**　多见于儿童。骨折线位于肱骨下段鹰嘴窝水平或其上方,骨折线的方向为前下至后上,骨折向前成角,远端向后移位。少数髁上骨折为粉碎性,骨折线波及肱骨远端而形成髁间骨折。伸直型骨折近端向前方或侧方移位,可压迫或挫伤肱动脉、正中神经、桡神经。血管损伤后或并发前臂肌肉缺血性痉挛,导致"爪形手"畸形(图 9-4-5A)。

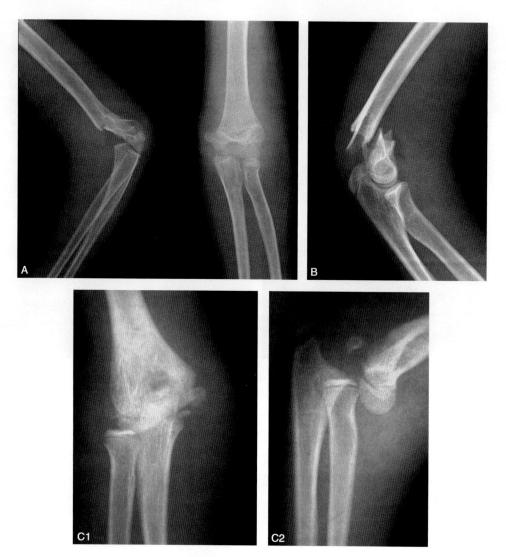

**图 9-4-5 肱骨髁上骨折**

A. 肱骨髁上伸直型骨折,肱骨髁上骨皮质不连续,断端向前成角;B. 肱骨髁上屈曲型骨折,肱骨髁上骨皮质
不连续,断端向后成角,断端远端向前移位;C. 婴幼儿肱骨远端全骺分离

2. 屈曲型 多见于老年人。骨折线可为横断,骨折向后成角,远端向前上方移位或无明显移位(见图 9-4-5B),肱骨髁上骨折经常有旋转移位。

在正常肘关节侧位像上,肱骨下端前面之透亮脂肪垫应与肱骨紧密相邻。当肘部受伤,关节内积液或出血时,关节囊膨胀,推移前方脂肪垫,使之变窄并且远离肱骨下端,称为脂肪垫征阳性。正常肘关节的后脂肪垫因被三角肌压入鹰嘴窝内,在正常肘关节侧位像上并不显影。若因关节内积液、膨胀,后脂肪垫显影,亦称为脂肪垫征阳性。当出现阳性脂肪垫征,则提示有骨折可能。而当骨折合并关节囊破裂时,关节液外溢,进入周围组织内,则不会出现阳性脂肪垫征。

婴幼儿的肱骨远端全骺分离(因分离的骨骺包括了肱骨内上髁、外上髁和滑车等骨骺,故称为全

骺),创伤机制和临床症状类似髁上骨折,只是骨折发生的部位略低而已,是一种很少见的创伤。由于婴幼儿的骨骺大部分尚未骨化,X 线仅能显示骨骺分离的骨折线通过肱骨远端干骺端时撕下的很小很薄的骨折片,勿误为少量撕脱性骨折。婴幼儿的肱骨远端全骺分离是肱骨干与肱骨远端骨骺的对位对线关系发生异常,而肱骨远端骨骺与尺桡骨近端的关系仍保持正常,故临床检查肘后三角的正常解剖关系存在(见图 9-4-19C)。

**(四)肱骨髁部骨折**

肱骨髁部骨折为关节内骨折,包括肱骨下端骨骺分离、外髁骨折、内髁骨折、内上髁骨折、肱骨小头骨折、髁间骨折等。外髁骨折多发生于 6 ~ 10 岁小儿;内上髁骨折多见于小儿及青少年;髁间骨折则多见于成人。

1. 肱骨内上髁骨折　肱骨内上髁为前臂屈肌腱附着处之一。发生骨折时,常伴前臂屈肌腱和尺侧副韧带的损伤,也可发生桡侧副韧带损伤或肘部其他部位的骨折。常由跌倒时前臂屈肌腱的猛烈收缩牵拉或肘部受外翻应力作用而引起。无论发生于

什么年龄的肱骨内上髁骨折或骨骺分离,一般都有不同程度的分离和向下移位,并可发生旋转移位。如合并尺侧副韧带撕裂,内侧关节囊裂开或肘关节半脱位时,骨折片可夹在关节间隙内,须仔细辨别(图9-4-6)。内上髁骨折易损伤尺神经。

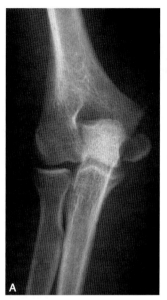
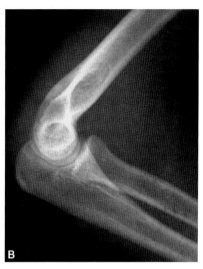

图9-4-6　肱骨内上髁骨折,断端分离

5岁以下的小儿,肱骨内上髁骨骺尚未骨化。如临床症状明显,X线片发现肘内侧软组织肿胀,应考虑肱骨内上髁骨骺分离可能。

5-7岁以上儿童肱骨内上髁骨骺已经骨化。肱骨内上髁骨骺分离的X线表现为点状骨骺与肱骨远端分离较远,并可向下移位,局部软组织肿胀。若骨折线贯穿骨骺或干骺端,X线表现为带有干骺端骨折片的骨骺或骨骺骨折块。

成人的肱骨内上髁骨折,损伤程度差异很大。可为整个内上髁骨折,亦可仅为少量骨片撕脱。

2. 肱骨外髁骨折　肱骨外髁骨折或骨骺分离较多见。好发于儿童。是由间接的复合外力所造成,在肘关节伸直同时前臂旋后的姿势摔倒而致伤,其中以自下而上的外力起主要作用。患侧肘关节的外侧肿胀、压痛,屈伸活动和前臂旋转障碍。触诊肘关节外侧可摸到骨折块。

此型骨折的骨折线都通过骨骺,易发生后遗畸形。远侧骨折端常包括外上髁或肱骨小头骨骺、部分滑车骨骺和小部分干骺端骨骺。儿童的肱骨外髁骨骺骨折X线上可见肱骨外髁骨骺或骨骺的骨折部分与肱骨远端分离明显,远侧骨折端因由腕肌牵拉有不同程度的旋转移位,并往往连同从干骺端撕脱的小骨片一起向外有反转移位。有的翻转后夹于近

侧骨折端与桡骨头之间。部分患者合并有尺骨鹰嘴骨折。

3. 肱骨内髁骨折　肱骨内髁的骨折或骨骺分离少见。滑车连同内髁向后内方移位,引起肱桡关节脱位。

4. 肱骨髁间骨折　多见于成人。易损伤肱动脉和正中神经。髁间骨折时肘部肿胀明显,肘关节呈半伸直位,不敢屈伸活动。分为伸直型和屈曲型。伸直型骨折之近端骨折端向前移位,肱骨下端裂成两部分向后并向侧方移位。屈曲型骨折之近端骨折端向背侧移位,远侧骨折端裂成两块向侧向前移位。

## 四、前　臂　骨　折

前臂骨折包括尺桡骨双骨折、桡骨干单骨折、尺骨干单骨折、Monteggia 骨折、Galeazzi 骨折、儿童前臂青枝骨折等。桡骨干单骨折较少见,因有尺骨支持,骨折端重叠,移位较少,主要发生旋转移位。尺骨干单骨折则极为少见,因有桡骨支持移位不明显,除非合并下尺桡关节脱位。尺桡两骨之间有骨间膜连接。两骨均有旋前肌和旋后肌附着,使前臂产生旋转功能。尺桡骨骨折后,除骨折断端移位、缩短、成角外,骨折上下段还因旋前肌和旋后肌各自的收

缩,而发生旋转移位。X线诊断除需明确骨折部位和类型,还必须根据尺桡骨的解剖标志,判断上下段各自旋转的方向和角度。

### (一)前臂双骨折

为前臂骨折中多见的一种。前臂双骨折以幼儿和青少年多见,发生在30岁之前者,占全部的87.7%。常发生在骨干之中1/3,下1/3次之,发生在上1/3者最少见。多为直接暴力致伤,两骨多在同一平面发生骨折,可呈横断、粉碎或多节骨折,可合并严重的软组织损伤。

尺桡骨骨折后断端间可发生重叠、旋转、成角及侧方四种移位。移位方式除与暴力大小、方向等因素相关,还与骨折部位有密切关系。

桡骨上1/2骨折,骨折线在旋前圆肌止点以上,骨折近段受肱二头肌及旋后肌牵拉呈屈曲、旋后位,远段受旋前圆肌及旋前方肌牵拉而旋后。

桡骨下1/2骨折,骨折线在旋前圆肌止点以下,骨折近段因旋后肌和旋前圆肌的牵拉力相抵消而处于中立位,远段受旋前方肌牵拉而旋前。

在前臂侧位片上,观察旋前方肌和屈指伸肌之间的脂肪层位置的改变,有助于判断尺桡骨远端骨折。该脂肪层位于尺桡骨远侧1/6处的掌侧,为一线状脂肪透亮影,呈略向前凸的曲线,左右两侧对称。当尺骨或桡骨远端骨折,血液进入旋前方肌内,或由于脂肪层出血、水肿而造成脂肪层的移位及扩张,使其边缘变得模糊或消失。此征象有助于发现轻微骨折(图9-4-7)。

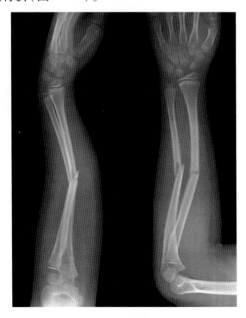

**图 9-4-7　前臂双骨折**
尺桡骨双骨折,并向掌侧成角,尺骨有旋转

### (二)Monteggia 骨折

Monteggia 骨折是指尺骨上段骨折合并桡骨头脱位,现已将尺骨骨折合并尺桡上关节脱位也归入Monteggia 骨折。多见于儿童,成人也可发生。临床出现患侧肘关节和前臂肿胀,肘关节活动受限。尺骨骨折移位明显者,局部成角畸形,可扪及骨擦音。有时可合并桡、尺神经或血管损伤。根据尺骨骨折部位、移位方向和桡骨头脱位特点,分为伸展型、屈曲型和内收型(图9-4-8)。

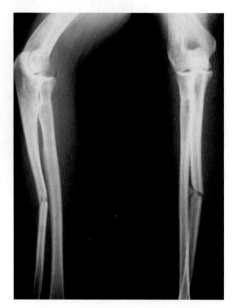

**图 9-4-8　伸展型 Monteggia 骨折**
尺骨中段粉碎骨折,断端轻度向掌侧成角,
上尺桡关节脱位,桡骨头向前脱位

1. 伸展型　由于前臂旋前位跌倒的间接暴力,或外力直接打击尺骨背侧所致。尺骨上中1/3骨折,向掌侧成角,伴有桡骨头向前脱位。多见于儿童。

2. 屈曲型　由于跌倒时肘关节屈曲、前臂旋前、手掌着地所致。尺骨中段骨折,向背侧成角,伴有桡骨头向后脱位。主要发生于成人。

3. 内收型　为肘内侧受直接外力,或伸肘、前臂旋前状态跌倒时,引起尺骨喙突纵行骨折。尺骨干骺端横断纵裂,向桡侧成角,桡骨头向桡侧脱位。常发生于幼儿。

在临床和X线检查上常常容易忽略桡骨头脱位。若前臂的一骨骨折伴有成角或重叠,则必定还合并着一个桡尺关节的脱位或半脱位。X线片应包括肱骨下段至腕部。正常时在正侧位片上,沿桡骨长轴的延长线通过肱骨小头的中心,侧位片上肱骨小头与桡骨头相对应。借此可衡量有无桡骨头脱位。

### （三）Galeazzi 骨折

Galeazzi 骨折是指桡骨下段约在腕关节上方 8cm 处骨折合并尺桡下关节脱位。较为少见。大多为前臂极度旋前，手掌触地跌倒所致。外力通过腕关节沿桡骨方向传导，造成三角软骨盘、尺侧副韧带撕裂而发生尺桡下关节脱位，并桡骨干骨折。

桡骨骨折线多为横行或斜行，同时并有尺桡下关节脱位。桡骨远段由旋前圆肌牵拉向尺侧和背侧移位。因尺桡下关节脱位，可发生尺骨茎突撕脱骨折。重者还伴有腕部舟骨和月骨的骨折。

儿童的盖氏骨折，多为发生于桡骨下段的青枝骨折，合并尺骨下端骨骺分离。

## 五、腕部及手部骨折

### （一）Colles 骨折

Colles 骨折是指发生在桡骨远端距关节面约 2～3cm 处的横断骨折，是腕部最常见的创伤。成年人和老年人多见。

多为间接暴力致伤，为当腕关节处于背伸位，跌倒时手掌着地所致桡骨远段骨折。临床患侧腕背部肿胀、疼痛，活动受限。典型的柯雷骨折腕部出现“银叉”样畸形。

X 线诊断要点：桡骨远端距关节面 2～3cm 处横断骨折或粉碎性骨折，骨折线可波及关节面；骨折远端向背侧桡侧移位，背侧骨皮质嵌插，亦可有游离性骨折片存在；骨折向掌侧成角，导致桡骨远端关节面的掌侧倾斜角消失，甚至关节面向后倾斜；桡尺下关节分离脱位，由于下尺桡韧带和三角软骨盘的撕裂所致，常伴尺骨茎突撕脱骨折，腕背部软组织肿胀、血肿形成（图 9-4-9）。

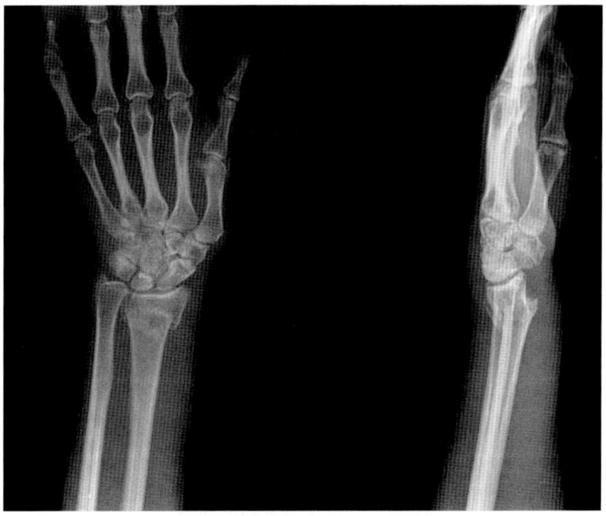

**图 9-4-9 Colles 骨折**

桡骨远端骨皮质不连续、断裂交错，断端向背侧移位，呈“银叉状”畸形，合并下尺桡关节脱位

儿童由于骨骺尚未闭合，可表现为桡骨远端骨骺分离或骨骺骨折，也可表现为桡骨远端干骺端的横断骨折。骨折成角方向相同。

如桡骨远端所受暴力与柯雷骨折相反，远侧断端向掌侧移位，向背侧成角，则称为 Smith 骨折。有时可出现拇指伸展功能受限。

### （二）腕骨骨折

易发生于舟骨和豆状骨，其他腕骨的骨折较少见。

1. 舟骨骨折　舟骨与桡骨及其他四个腕骨相关节，共有五个关节面，因而被骨膜覆盖面积很少，骨折后不易见到骨膜性骨痂。舟骨大部分为松质骨，骨皮质较薄，细小的骨折线容易被漏诊。

多为间接暴力致伤。手掌着地跌倒时，暴力冲击舟骨结节，而身体重力传导至舟骨近端，由此产生剪式应力造成舟骨骨折。患侧腕部桡侧肿胀，局部压痛。腕关节向桡侧偏斜时疼痛明显。

按骨折发生的部位分为舟骨中段骨折、近段骨折和结节部骨折。以中段及结节部骨折多见。舟骨中段为舟骨最窄部位，此部骨折最常见。发生于中段的骨折应与先天性二分舟骨相鉴别。

怀疑舟骨骨折时，应拍舟骨位。当骨折线错位不明显时，须注意以下可提示诊断的征象：舟骨结节的皮质断裂；舟骨结节部或头舟关节间隙内的小游离骨折片；舟骨一侧或双侧关节面骨皮质出现中断或有垂直于关节面的细小裂隙、皱褶、台阶样改变。有时舟骨骨折只有骨小梁断裂而无错位，受伤当时 X 线片可能没有任何骨折征象。两周后的复查照片上，常因骨折后骨吸收和局部发生骨质疏松，而易于发现骨折线。舟骨位 CT 扫描可清楚显示骨折线，当中段骨折时，可出现“鞠躬”征（图 9-4-10）。

舟骨骨折部位对于治疗及预后有密切关系。舟骨营养血管由其背面沿血管沟从结节部和外侧中部进入，斜行穿出，故结节部血供最好，中段次之，近段则常常几无血供。发生于舟骨近段和中段的骨折，因为血供不好，容易继发缺血性坏死，应定时复查，以便及时处理。

在正位像上，舟骨外侧面软组织内有一三角形或线样透亮影，为舟骨旁脂肪垫的投影。此脂肪垫位于桡侧副韧带、拇指外展长肌肌腱及拇指内收伸肌肌腱黏液囊之间，正常时显示率约为 96%。当舟

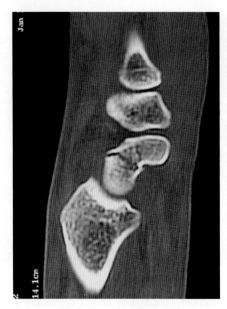

**图9-4-10　舟骨骨折**
CT重建图像显示腕舟骨中段
骨折,呈"鞠躬"征改变

骨、桡骨茎突或第1掌骨近侧骨折时,此脂肪垫影将移位或消失。

2. 月骨骨折　较常见,可分为撕脱骨折、裂隙骨折和粉碎骨折三型。撕脱骨折为桡月韧带牵拉所致月骨后角骨折。裂隙骨折见于月骨中部。粉碎骨折少见(图9-4-11)。

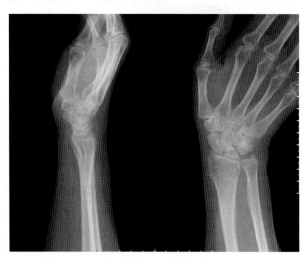

**图9-4-11　月骨骨折**
月骨后角撕脱骨折,于腕部背侧可见月骨骨折小碎骨片

月骨的正常变异(如上月骨、下月骨和中心骨)及先天异常(如二分月骨)易误诊为骨折碎片或骨折线,须仔细鉴别。

3. 三角骨及豆骨骨折　三角骨骨折以背部骨折碎片多见,在侧位像上易于显示。骨折后可能合并三角骨或其他腕骨的囊状变性。三角骨也有二分

三角骨的先天变异,须留意。

豆骨在正位像上与三角骨重叠,在侧位像上则清晰地显示于三角骨的前方。怀疑豆骨骨折,须仔细观察侧位像(图9-4-12)。

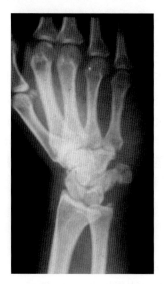

**图9-4-12　豆状骨骨折**
腕部斜位片,显示豆状骨中部透亮骨折线

## (三)掌指骨骨折

掌指骨骨折发生率高,单发或多发,可见各种骨折类型,可向各方位错位和(或)成角。

第1掌骨基底部骨折或基底部骨折合并掌腕关节脱位,即Bennett骨折(图9-4-13),较多见。多由传达暴力或握拳打击所致。因第1掌腕关节是鞍形关节,要注意半脱位情况,以免漏诊。其他掌骨的基底部骨折较少见,多为掌骨干或掌骨颈骨折。

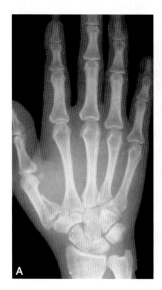
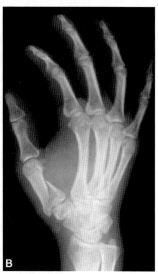

**图9-4-13　Bennett骨折**
正位(A)和斜位(B)片示第一掌骨基底部斜行骨折

指骨因处于较易于接受外伤作用的位置,骨折较为多见。各指骨受累机会无明显差别,但以中、远节指骨受累机会较多。近节指骨骨折时,常受背侧伸肌的牵拉而形成向掌侧成角畸形。

# 第五节　下肢骨折

## 一、股骨骨折

### (一)股骨颈骨折

股骨颈骨折是指股骨头下至股骨颈基底部之间的骨折,是髋关节创伤中最常见的类型。为老年人常发生的骨折之一,50岁以上老年人占74%,以女性居多,可能与绝经后骨质疏松有关。

常因外力自上而下作用于股骨大转子,躯干的重力经骨盆传递至股骨头,两种剪力作用于股骨颈产生成角和旋转的应力而导致骨折,并引起嵌插、旋转和错位。股骨颈骨折可发生在股骨头下、中央部或基底部。前两者属于关节内骨折,后者属于关节外骨折。移位大的关节囊内骨折,容易发生骨折不愈合或股骨头缺血坏死。而囊外骨折血供较好,发生合并症的机会较少。

按股骨颈骨折部的形态分为嵌入型和错位型。两型骨折的骨折线可表现为致密线和(或)透亮线。致密骨折线表示骨折断端间骨小梁有重叠嵌插,透亮骨折线则提示骨折断端分离。

嵌入型又称外展型骨折,占股骨颈骨折10%,比较稳定,无明显错位。股骨颈可见模糊的致密骨折线,局部骨小梁中断,局部骨皮质出现小的成角或凹陷。此型骨折外旋畸形不明显。

错位型骨折较常见,又称为内收型骨折。两断端间出现旋转和错位。股骨头向后倾斜骨折端向前成角,股骨干外旋向上错位,骨折线分离明显(图9-5-1)。

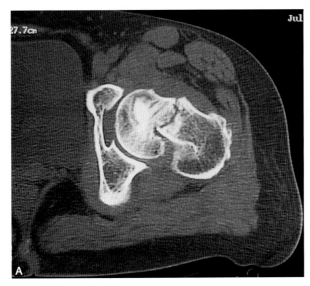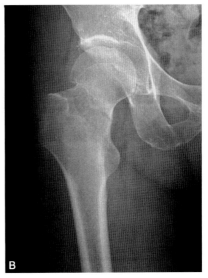

**图9-5-1　内收型股骨颈骨折**

CT扫描(A)示股骨颈骨皮质不连续,并可见斜行线状透亮影,X线(B)股骨干纵轴的垂直线所成的夹角大于50°

### (二)股骨转子间骨折

股骨转子间骨折指股骨颈基底部至小转子水平之间的骨折,属于关节囊外骨折。多发生于老年人,发生于60岁以上者占80%,与骨质疏松有关。可由于转子部受到内翻或向前成角的复合应力引起,直接撞击大转子也可引起不同类型的骨折。

骨折线的形态多数自大转子斜行向下至小转子,为稳定型;少数骨折线自小转子向外下方到大转子以下,为不稳定型。有时骨折线难以分辨走向,呈粉碎骨折,其稳定性亦差(图9-5-2)。

临床实践表明,凡外伤后髋内翻越严重,骨折越不稳定,反之,原始髋内翻越轻或无内翻者,骨折越趋稳定。因此,骨折的稳定性似与骨折走向无关。

### (三)股骨干骨折

股骨干骨折指股骨小转子以下2~5cm至股骨髁上2~5cm的股骨骨折。多见于小儿和青壮年,10岁以下的小儿约占全部股骨干骨折的43%。多由强

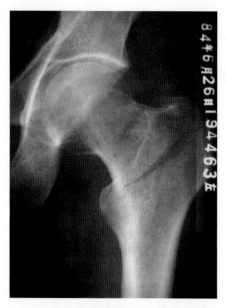

**图9-5-2　股骨转子间骨折**
股骨大小转子间可见斜行透亮骨折线,断端移位不明显

大的直接或间接外力造成。骨折发生的部位以股骨干中1/3处为最多,可能因该处最易受外力作用,且股骨干正常的向前弯曲也以中1/3处最大。

骨折的移位情况因骨折部位不同而异:股骨上1/3骨折,骨折近端受髂腰肌作用而向前移位、成角,并受臀肌和其他外旋肌群的牵拉而屈曲、外展、外旋;远端受内收肌牵拉而向上、向外、向后移位。股骨中1/3骨折,断端除可重叠外,远端受内收肌牵拉而向外成角畸形。股骨下1/3骨折,骨折近端处于中立位,远端受腓肠肌牵拉而向后屈曲移位(图9-5-3)。

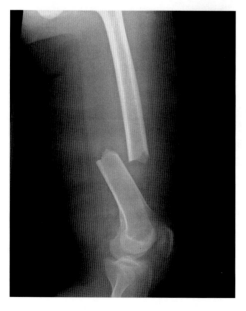

**图9-5-3　股骨干骨折**
股骨中下段横行骨折,骨折远段
旋转、成角、错位、短缩

### (四)股骨远端骨折

股骨远端骨折包括股骨下段髁上骨折、股骨下段髁间骨折、股骨内髁或外髁骨折。

股骨下端髁上骨折是指骨折线通过股骨下端两髁部或稍高于两髁部的骨折。易发生于小儿。屈曲性外力所致的骨折,骨折线由后上斜向前下,或为横行,远端向后屈曲移位。伸展性外力所致的骨折,骨折线由前上斜向后下,或为横行,远端向前屈曲移位。

股骨下端髁间骨折,是在垂直的直接或间接暴力作用下产生股骨髁间纵行或劈裂骨折。X线片上于股骨髁间可见透亮骨折线,分离明显,严重者股骨干可插入两髁间,使内、外髁分离,形成T形或Y形骨折。损伤较重者,骨折断端分离明显,膝关节内常有大量积血。

股骨内髁或外髁的单独骨折较少见。外力使膝部外翻时,可发生外髁骨折;相反,则可发生内髁骨折。骨折线都由髁间凹斜向上方。骨折断端常无明显移位(图9-5-4)。

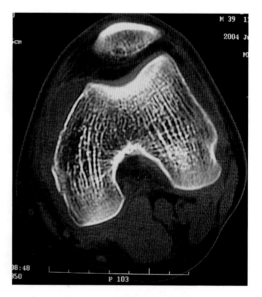

**图9-5-4　股骨干远端骨折**
CT示股骨内侧髁可见撕脱的条状小骨片,
膝关节腔内积液

## 二、髌 骨 骨 折

髌骨是位于强大的股四头肌腱内的籽骨,其作用是加强伸膝运动。因髌骨骨化中心需至3~5岁才出现,故在10岁以前很少发生髌骨骨折,而多见于20~40岁者。直接外力所致的骨折常为粉碎型。由于股四头肌突然强烈收缩的间接暴力致使髌骨与

股骨髁直接碰撞引起的骨折多为横行骨折。

髌骨骨折在 X 线侧位和轴位照片上可清晰显示,于髌骨内可见横断或星形透亮的骨折线。由于

股四头肌腱和髌腱的牵拉,骨折块分离明显,骨折上段向上移位,下段则无移位。若股四头肌腱没有完全断裂,骨折移位较少见(图 9-5-5)。

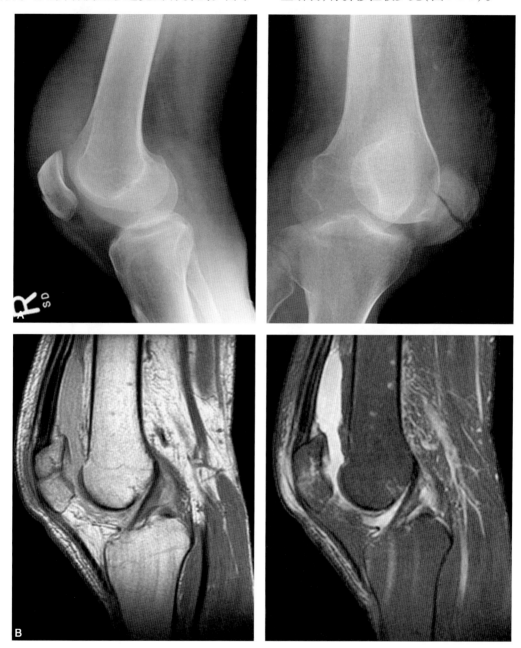

**图 9-5-5　髌骨骨折**
A. 侧位照片示髌骨中部骨皮质交错,斜位则显示横行骨折线;
B. MRI 显示髌骨中部骨折及骨质挫伤,髌上囊积液

### 三、胫腓骨骨折

#### (一) 胫骨近端平台骨折

胫骨近端平台骨折多为膝外翻应力和(或)垂直重力构成的复合暴力所致。外翻应力致伤是暴力直接撞击膝关节外侧,膝部过度外翻,膝内侧副

韧带断裂,继而发生胫骨平台外侧骨折。单纯的内翻应力引起骨折较少见。胫骨受外力作用,可产生胫骨近端平台的单侧、双侧骨折或倒 T 形、Y 形骨折。

胫骨近端平台骨折,骨折线可为横行、倒 T 形或倒 Y 形,亦可表现为多条透亮与致密交错的骨折线,多有明显压缩、嵌插、变形(图 9-5-6)。

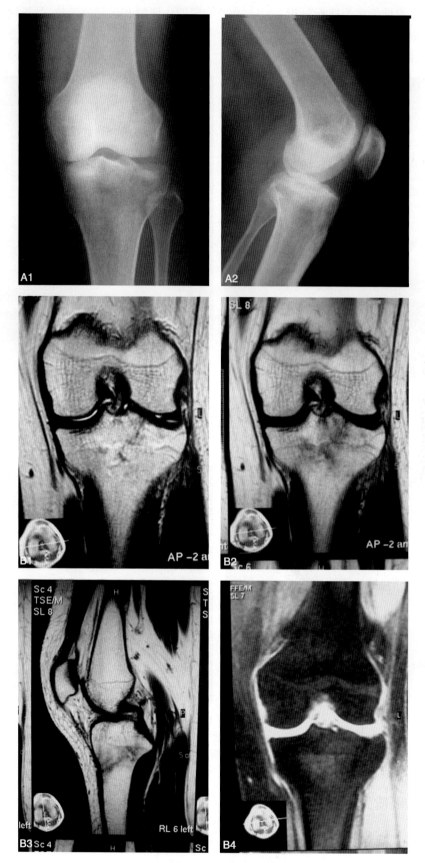

**图9-5-6　胫骨平台骨折**

A. X线示胫骨外侧平台可见纵行线样透亮影,膝关节外侧间隙增宽;B. MRI T$_1$WI 显示胫骨外侧
平台见斑片状高信号影,为骨挫伤水肿,亦可见纵行低信号影,T$_2$WI 压脂则显示更清晰

## （二）胫腓骨骨干骨折

胫腓骨骨干骨折有以下特点：胫骨内侧紧贴皮下，直接外伤常引起开放性骨折，并易合并感染；胫骨营养血管在骨干后上方，胫骨下 1/3 无肌肉附着，而该处骨折最多见，并因骨折部供血不足，常发生骨折延迟愈合或不愈合；腓骨承重少，周围有较多肌肉附着，骨折较少，一般较易愈合。

胫骨骨折线可为横行、斜行、螺旋形或为粉碎骨折，儿童骨折则常为青枝骨折。胫骨下 1/3 骨折或内踝骨折时，应注意是否合并胫腓关节脱位、骨折线是否波及关节面。因为合并这两种情况而未得到及时治疗时，很可能造成踝关节不稳或并发创伤性关节炎。

腓骨骨折以腓骨下 1/3 好发，常常与胫骨同时发生骨折。两者骨折线可在同一平面，或腓骨位置略高，断端间常有重叠或短缩（图 9-5-7）。

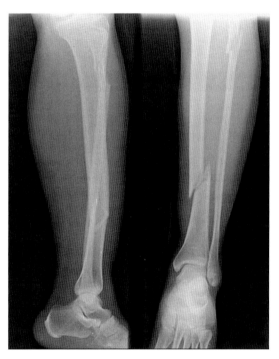

**图 9-5-7　胫腓骨双骨折**
胫骨下 1/3 及腓骨上 1/3 示骨皮质不连续，
远端向内上方轻度移位

## （三）Pott 骨折及三踝骨折

当踝部受外展性外伤，内侧副韧带撕脱，可造成踝部内侧的损伤。但内侧副韧带较坚韧，不易撕裂，故常造成 Pott 骨折，即胫骨内踝和腓骨下 1/3 同时发生骨折。若同时合并胫骨后踝的骨折，则称为三踝骨折。此两型骨折皆为关节内骨折。

骨折也能同时合并踝关节脱位或胫腓关节分离。合并踝关节脱位者，距骨滑车向后、向外移位。

X 线正位片上，胫骨的中轴线不能平分距骨关节面；侧位像上，胫骨的中轴线不能通过距骨滑车的最高点（图 9-5-8）。

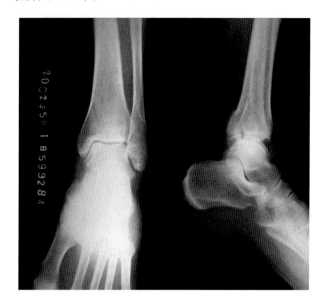

**图 9-5-8　Pott 骨折和三踝骨折**
胫骨远端内踝及后踝骨折，
骨折线波及关节面

## 四、跗骨骨折

跗骨骨折多发生于跟骨，距骨次之。跗骨的骨化中心至 4 岁以后才能全部出现，20 岁以前还处于生长阶段，没有联合，故年龄越小，跗骨骨折的机会就越少。

### （一）跟骨骨折

多为高处坠落伤足部落地所致。跟骨骨折易发生于跟骨体部，常为粉碎性。

跟骨骨折可分为损及跟距关节和不损及跟距关节两类。前一大类较重，最常见的合并症为足弓塌陷，距下关节创伤性骨关节病。

按骨折线累及部位不同，跟骨骨折可分为以下三种：

1. 跟骨单纯骨折　此种骨折的骨折线不累及关节面。常为跟骨结节或载距突骨折。跟骨结节的水平位骨折，X 线侧位像上易于显示，并且骨折断端有不同程度移位。而跟骨结节的纵行骨折侧位像上易于漏诊，在轴位像上可清楚显示骨折线，一般移位不明显。距骨骨折较少见，轴位显示较好（图 9-5-9A）。

2. 跟骨骨折累及关节面　跟骨前缘撕脱性骨折可累及跟骰关节，移位常不明显。跟骨体部骨折可累及距下关节，骨折线常由外后上方走向内前下方。

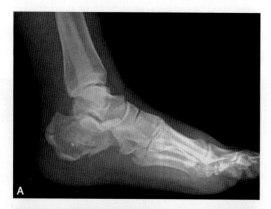

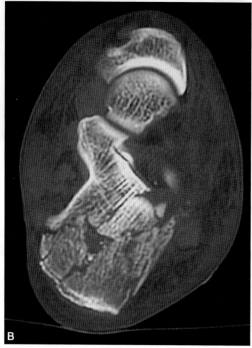

**图 9-5-9** 单纯跟骨粉碎性骨折,载距突未
受累(A);CT 示跟骨骨折,骨皮质不连续,
并可见线状透亮影,累及距下关节(B)

侧位像上,跟骨体后半及跟骨结节向上移位,跟结节
角(正常为 22°~35°)变小。轴位像上,骨折线由内
后方斜向外前方,跟骨轴位角加大。

3. 跟骨关节面骨折　表现为跟骨外侧关节面
塌陷骨折或为关节面塌陷粉碎骨折。后者常见且损
伤严重。跟骨外侧关节面塌陷骨折于轴位像上显示
骨折断端分离,跟骨轴位角加大;侧位像上,跟骨后
半骨折端向上移位,跟结节角变小。关节面塌陷粉
碎骨折的轴位像也显示骨折断端分离、跟骨轴位角
加大,跟骨前部也可能骨折。侧位像上,距下关节面
中心凹陷、粉碎,跟结节上升(见图 9-5-9B)。

**(二)距骨骨折**

距骨骨折较少见。常因由高处坠下时,距骨受
到胫骨下端及跟骨的挤压而发生。骨折线多位于距

骨颈部附近,为压缩、塌陷或粉碎骨折,重者骨折块
分离并向后脱位。此型骨折常影响距骨上下关节
面,引起关节损伤(图 9-5-10)。

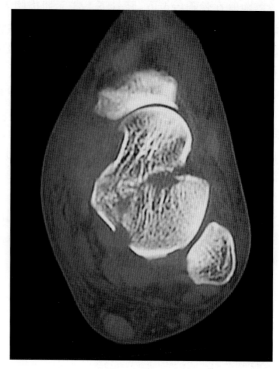

**图 9-5-10　距骨骨折**
CT 示距骨中部骨折,断端移位

距骨的营养血管来自胫前动脉的分支。胫前动
脉分为数支进入距舟韧带内,该韧带由距骨颈部背
侧面伸向舟骨背面的边缘部,有 2~4 条营养血管经
距骨颈的内上面进入骨内。距骨体内则无血管进
入。当距骨颈部骨折时,常常切断了营养血管,易导
致骨折愈合不良及骨缺血坏死。

## 五、跖趾骨骨折

### (一)跖骨骨折

跖骨骨折是最常见的足部骨折,常由直接暴力打
击所致。第 5 跖骨骨折较多见,约占全部的 1/4,以基
底部骨折最多、体部次之、颈部最少。若发生于儿童
则应与正常骨骺相区别。此时,必须加照健侧足部以
对比,确定有无病变。其他跖骨骨折则多见于体部或
颈部。单纯一个跖骨骨折较少,同时发生数骨骨折者
多。骨折形态可呈横行、斜行或粉碎(图 9-5-11)。

### (二)趾骨骨折

趾骨骨折以第 1 和第 5 趾为好发部位。远侧趾骨
较近侧趾骨骨折机会大。可为横行、斜行、纵行骨折,粉
碎性骨折也较常见。不要将籽骨误为骨折碎片。

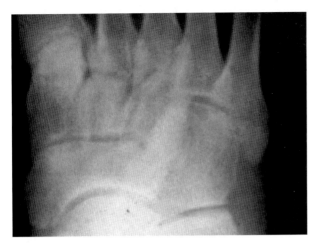

**图 9-5-11 跖骨骨折**
第 5 跖骨基底部横行骨折

# 六、骨 盆 骨 折

骨盆是由骶尾骨、髂骨、耻骨和坐骨,通过双侧骶髂关节、耻骨联合以及韧带连接成的坚强的闭合性骨环状结构。骨盆是连接躯干和下肢间的桥梁。躯干的重力必须通过骨盆,才能达到下肢;下肢的运动必须通过骨盆,才能改变躯干的位置。

从力学结构上分析,骨盆由后部的两个负重弓和前部的联结弓构成。后部的股骶弓和坐骶弓的作用是支持和传递体重。股骶弓从骶骨经髂骨到髋臼,站立位时将体重从脊柱传递到股骨头。坐骶弓由骶骨经髂骨后部和坐骨上支到坐骨结节,在坐位时支撑体重。前部的联结弓,由耻骨上支与股骶弓联结,由耻骨下支与坐骶弓联结,主要是防止后部的承重弓向两侧分开,起到稳定作用。正是这些解剖结构,使骨盆能完成保护盆腔脏器、支持体重和维持稳健行走的重要生理功能。骨盆前部的联结弓包括耻骨上、下支,较为脆弱,易发生骨折。骨盆的创伤,除了骨性结构和力学结构的破坏外,往往伴有盆腔脏器的损伤,如膀胱、尿道、直肠和大血管。

骨盆骨折常为直接外力和间接外力的复合性暴力致伤,常见于交通意外。来自前后方的间接暴力挤压,先是前部联结弓的耻骨支发生骨折,继而后部的骶髂骨骨折或分离。来自侧方的暴力挤压,髋臼被挤向中央,耻骨和骶髂骨易发生骨折。由高处坠落时足部或臀部着地,外力经股骨头传到髋臼中央薄弱处,发生髋关节中心性脱位和耻坐骨、髂骨的骨折。直接暴力打击,常引起局部骨折。局部肌肉猛烈收缩亦可引起撕脱性骨折。

骨盆环的损伤临床表现为局部疼痛,可有皮下瘀斑,重者骨盆变形。患者多不能行走、坐立。骨盆挤压试验和骨盆分离试验可加重疼痛。骨盆骨折常发生严重的合并症,易危及生命。

骨盆骨折根据骨折的范围,分为骨盆环骨折和骨盆边缘骨折。骨盆环骨折又分为骨盆环单处和两处以上骨折。值得强调的是,骨盆环的创伤通常都是两处以上的损伤,应仔细观察骨折、脱位的征象,尤其是骶髂关节分离和耻骨联合分离的征象。

## (一)骨盆边缘骨折

骨盆边缘骨折为骨折并未贯穿骨盆环,仅为骨盆边缘的部分性骨折,包括髂前上棘、髂前下棘和坐骨结节处的撕脱骨折或骨骺分离。多因骨盆或下肢肌肉猛烈收缩所致,仅有局部症状,无内脏损伤。

1. 髂前上棘、髂前下棘的撕脱骨折 好发于青少年。X 线片可见患侧髂前上棘或髂前下棘局部骨皮质变薄、稍模糊不规整,其前外方可见受缝匠肌牵拉移位的骨折片或分离的骨骺(图 9-5-12)。

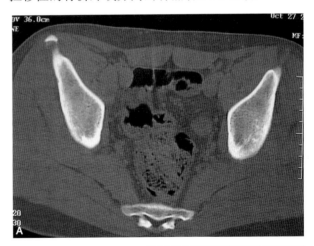

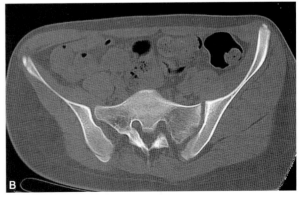

**图 9-5-12 髂前上棘骨折,右侧髂前上棘向前下撕脱移位(A);髂骨的正常骨骺,勿误为骨折(B)**

2. 髂骨翼骨折　由于髂骨翼较薄,其骨折线表现多样。骨折有分离者可见透亮骨折线;骨折重叠嵌入者可见致密的骨折线;骨折片旋转时可见双层的致密骨折线;当骨折线为斜行时,骨折线不明显,只表现为模糊的透亮带影。髂骨翼骨折严重者易合并腹部脏器的挫伤。

3. 骶尾骨骨折　在 X 线正位片上可见骶骨两侧骨皮质出现皱褶或阶梯状成角,骶骨体内有与之相连的骨折线。侧位片可见骶骨前缘骨皮质局部凹陷成角,偶可见骨折线。骶尾骨的新鲜骨折,其前缘可出现梭形的软组织肿胀和血肿,直肠反射性充气。尾骨受伤后易发生脱位和钩状变形,表现为骶尾关节间隙增宽和分离,尾骨向前移位。骶尾骨骨折在无明显移位时,由于盆腔内容物等的重叠容易漏诊,应做冠状或轴位 CT 扫描,可清楚显示骨折线(图 9-5-13)。

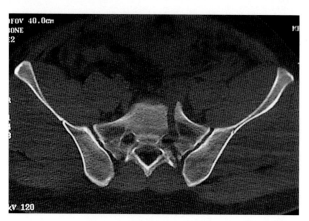

**图 9-5-13　骶尾骨骨折,骶骨纵行骨折**

**（二）骨盆环骨折**

骨折线贯穿骨盆环状结构,使骨盆环中断。可分为单发骨折和多发骨折,以后者多见。骨盆单发骨折骨盆环仅有一处骨折,骨折端常无明显移位,仍保持骨盆环形态。骨盆环发生两处或两处以上的骨折,骨折端常有明显移位,骨盆明显变形。骨盆多发骨折易合并盆腔内脏器的损伤,故诊断骨盆骨折时,还要注意观察有无盆腔内软组织肿块以及膀胱影像移位,以确定是否存在腹膜后血肿。

1. 前部联结弓的骨折　即耻坐骨骨折。耻坐骨位于骨盆前方,较薄弱,无论哪个方向的暴力,几乎都可引起耻坐骨的骨折。

耻骨上下支骨折,局部可见骨折线,易发生骨折移位和重叠缩短,造成骨盆入口变小。耻骨体的骨折,是髋臼骨折的一部分。骨折线纵行向下达坐骨闭孔内缘。常出现在对侧耻坐骨上下支骨折的情况下。X 线片可发现分离明显的骨折线。若分离不明显,骨折线只能在 CT 检查时发现(图 9-5-14)。

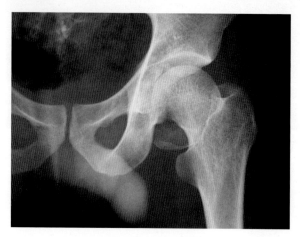

**图 9-5-14　髋臼骨折**
髋臼缘骨质连续性中断,可见不规则透亮线,于股骨头下方可见骨折碎片

耻骨联合分离常与耻坐骨骨折同时发生,是骨盆的严重损伤。X 线片可见耻骨联合间隙增宽、宽窄不一或有上下错位。耻骨联合间为坚韧的韧带和纤维软骨连接,耻骨联合分离时易发生撕脱性骨折。

2. 后部股骶弓和坐骶弓的骨折　骶髂关节分离和(或)脱位,常与前部联结弓的骨折、髂骨骨折并存,为骨盆严重损伤。X 线表现为单侧或双侧骶髂关节间隙增宽,或表现为上宽下窄,甚至可能发生上下错位的严重情况。关节间隙内可夹有小撕脱骨片。骨盆明显变形。

坐骨体和坐骨上支的骨折,骨折线多为纵行,可波及髋臼,引起髋臼的粉碎性骨折。错位严重可导致髋臼向骨盆内陷,发生股骨头中心性脱位。髋臼骨折需了解骨折波及的范围。嵌插骨折易漏诊,需双侧对比。CT 能较好地显示骨折片的移位和累及范围,以及关节内是否有软组织和骨片嵌插,并能了解周围软组织情况。当关节脱位时,CT 检查有助于了解髋臼损伤情况以及关节内是否有导致不能手法复位的嵌插物,为临床制定治疗计划提供参考。MRI 能较好地显示髋臼盂唇的损伤情况。

（屈辉　程克斌　刘霞）

# 第六节　脊 柱 损 伤

脊柱是人体的支柱,参与胸腔、腹腔和骨盆的组成。主要功能是承重、减震、保护脊髓和神经。脊柱骨折较常见,若合并脊髓损伤,可导致严重后果。

## 一、脊柱、脊髓影像学检查方法

评估脊柱损伤的影像学检查方法包括:X线片、体层摄影,脊髓造影、脊髓造影后CT(CTM)、MRI、超声等,每一种检查方法在脊柱损伤的诊断中均有独特性。

### (一) 普通X线

普通X线片是脊柱损伤早期的最重要的影像学检查方法,主要观察脊柱骨折和脱位情况。X线摄片具有简单、易行和快速等优点,且可在不搬动急性脊髓损伤患者的情况下在床边拍摄。X线片空间分辨率高,骨结构成像清晰,目前在世界范围内仍是脊柱脊髓损伤早期的首选影像学检查方法。临床上绝大多数脊柱创伤的骨折、关节脱位和半脱位都可通过普通X线的适当体位的投照而发现。常规投照位置有前后位、侧位和左、右斜位等。对于怀疑有脊柱脊髓损伤患者应该在尽可能少搬动患者的情况下进行X线片,尽量避免由于搬动患者而造成损伤加重。高质量的照片是诊断的最基本条件,如果一次照片不能满足诊断的需要,应调整相应的投照条件、胶片位置、球管中心以及投照角度重复拍摄,直至满意为止。

近年来,数字化影像设备(CR、DR)发展很快,已越来越多的运用于临床,CR、DR与普通X线对比,其优势包括:成像时间的缩短、可调节的窗宽、窗位及脊柱两端更易显影、废片率低、可进行光盘存储和因特网的远程会诊等优势。而数字化影像的缺点包括:相对低的空间分辨率(虽然这个缺点尚不足以限制数字化技术被广泛应用的因素),高昂的设备成本。相信随着越来越多的放射科采用数字成像,采用数字化影像(CR、DR)评价脊柱损伤将会越来越多的运用于临床。

### (二) 体层摄影

体层摄影和CT均广泛应用于脊柱的骨折与错位。大量的证据显示,两种成像技术均能探测到X线片所不易发现的骨折。在CT出现之前,体层摄影已被广泛及长期使用。许多作者均曾评价过体层摄影在脊髓外伤的骨性成分的评估中所起的作用,尤其是颅颈关节区域,单纯性体层摄影与C形臂血管造影术相结合已被用于齿状突显影,主要是那些不能充分张口来摄取颈椎张口位以观察齿状突的患者中,对确诊骨折的患者中,有报道称,体层摄影可以发现在透视中漏诊的骨折。

当X线片显示模棱两可或仅提示异常但不确定时,体层摄影就很有帮助,在这种情况下,25%～65%的患者可发现有骨折,拍摄体层摄影的侧位片需要患者处于侧卧体姿,此时要格外小心地保持脊柱的对线与对位。几乎所有的体层摄影设备都配有倾斜床允许患者处于直立或仰卧位。但这在多数情况下是不可取的,尤其是CT被广泛应用以后。如今,对于脊柱损伤的评估,体层摄影已很大程度上被CT所取代。

### (三) 脊髓造影

脊髓造影是一种有创伤性的检查,利用穿刺针向蛛网膜下腔内注入阳性造影剂使蛛网膜下腔和脊髓显影,从而了解脊髓受压和蛛网膜下腔的通畅情况,现在采用的造影剂多为等渗非离子水溶性造影剂,其毒副作用小,很少产生过敏反应并且显影效果好。因而,脊髓造影仍然可作为了解脊髓病变的一种有效、安全的影像学检查方法,尤其对目前没有MRI设备的医院,脊髓造影仍然是了解椎管内病变的一种有效的检查方法(图9-6-1)。

### (四) CT

CT在脊柱脊髓损伤中应用很广泛,横断面成像是诊断椎骨骨折的主要手段,它可显示X线片不易显示的细微骨折和小关节脱位,并能够很好地显示骨性椎管的情况,可为评价脊髓受压情况提供重要影像学信息。20世纪90年代发展起来的多排螺旋CT,不但具有扫描时间短(亚毫秒)、重建图像快、多方位、多平面三维重建等技术,而且CT扫描对理解脊柱复杂解剖部位,发现细微病变均有较大的意义。甚至弯曲的冠状面重建亦可通过严格按照脊柱弯曲度改进的软件而得到。单纯轴位扫描很容易漏诊与CT断层面平行的骨折,例如,发生在齿突基部和胸腰水平的创伤,在横断位扫描中不能显示横断水平的骨折线,但在高质量的冠状、矢状和3D的重建图像中显示良好。

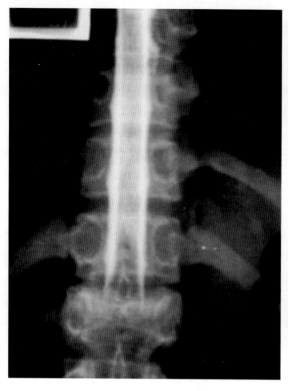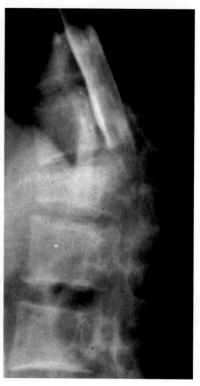

**图 9-6-1 屈曲脊柱骨折**
脊髓造影显示造影剂充盈蛛网膜下腔,于骨折椎体上缘水平截断

1.5mm 以下层厚的 CT 扫描,可以减少骨折的漏诊率,并可容纳更复杂得多平面重建。对病变的了解及损伤部的 CT 表现并紧密联系 X 线表现,可以提高横向骨折的诊断率,这类骨折特异性地表现并紧密联系 X 线表现为低密度中的宽带,而不是一条窄窄的亮线。而这种窄窄的亮线则是垂直方向上骨折的典型表现。类似的低密度宽带也可出现在明显脊柱后凸,脊柱前凸。脊柱侧凸的患者中这种脊柱畸形所致的"伪骨折"往往是人为造成的,多出现在厚层扫描中,由两个相邻的椎体及插入其中的椎间盘构成。

与单层 CT 的脊柱常规检查相比,多排螺旋 CT 可显著地减少扫描时间,由于层面之间的位移被减少到最小,连续成像技术使平面重建成为可能,并减少了伪影的出现。多排螺旋 CT 床面与患者同步移动,可同时获得容积参数,显著地缩短了脊柱的扫描时间,使快速准确地评估脊柱病变成为可能,螺旋扫描技术可对患者进行快速、连续多部位成像,并支持多平面及三维成像。

相比较 X 线成像而言,CT 在诊断椎体骨折上有较高的敏感性,尤其在涉及椎体后部骨折方面。Acheson 及其同事们视 CT 为金标准,认为 X 线诊断颈部骨折的准确性只有 42%,CT 发现的颈椎骨折的能力明显高于 X 线片,但不可否认仍然有一些隐性骨折在 CT 上仍无法显示。McAfee 及其同事们分析了 CT 在胸腰椎损伤中的应用,他们认为与 X 线检查相比,CT 的优势在于显示椎体后部骨折及关节面的对线是否优良。Acheson 及其合作者选取 160 例受伤患者作为研究对象,用 CT 检测出其中的 49 名患者有颈椎骨折,在这些骨折中仅有 47% X 线检查阳性,而 CT 诊断为颈椎骨折的病例中仅有一例被 X 线片诊断为"异常",即隐性骨折。Nunez 等用螺旋 CT 评价 800 位疑诊颈椎损伤的颈椎患者。其中 68 处骨折的 46 例患者中,只有 43% 的病变可以在 X 线检查中发现。另一报道描述了 88 例颈椎损伤的患者中,32 例 X 线片检查阳性,36 例阴性,在阴性的病例中有 10 例患者在临床上有明显的椎体不稳表现,其中 6 例已出现了神经体征。

这些数据并不能证明 CT 诊断骨折的准确性是 100%,尽管临床研究已证明 CT 对脊椎病变有高特异性,但 Pech 及其合作者重新评估了 CT 对颈椎骨折的敏感性。他们选取了受到创伤的尸体作为研究对象。所有的粉碎性颈椎骨折,包括移位的椎管内骨碎片,都被发现了。如果不应用 1.5mm 薄层扫描及矢状面重组,CT 仍旧会对脊椎附件和高位的颈椎骨折出现漏诊,尤其是水平位的骨折。

**（五）CT 脊髓造影或脊髓造影后 CT**

CT 与 MRI 出现以来，脊髓造影已不再常规使用。但在复杂的脊柱损伤的 CT 增强扫描中，对比剂仍在使用，传统的脊柱造影需要患者配合医生转动体位来控制造影剂在椎管里的流动，而对急性损伤的患者，这可能是致命的危险。俯卧位似乎比侧卧位及仰卧位更易导致椎骨脱位。CT 扫描前注入水溶性非离子型鞘内对比剂已较常见，特别对神经系统损伤患者的术前评估更有价值。当 MRI 成像更普及时，脊髓 X 线摄影术和 CT 增强对比扫描的运用将逐步减少。

当鞘束被软组织压迫时，CT 增强对比扫描就显得特别有用。例如椎间盘或血肿，或怀疑硬脊膜撕裂。一般来说，鞘内注射增强是通过 $C_1 \sim C_2$ 穿刺，以减少搬动患者所带来的潜在损伤，普通 CT 作增强扫描的优点在于：①脊髓更好的显影。②提高软组织损伤压迫脊髓的诊断率，例如椎间盘突出或硬膜外血肿。③脊髓神经根的硬膜撕裂的诊断。CT 增强对比较之传统断层扫描和脊髓 X 线成像在胸椎骨折损伤的神经定位方面有优越性。脊髓压迫可以在脊髓 X 线摄影中成像，但在 CT 增强对比扫描中更易显示。在严重压迫的情况下，髓内创伤的诊断是非常困难的。硬膜外不同程度的压迫可导致脊髓不同程度的破裂。当造影剂充盈脊髓腔时，严重的脊髓损伤可出现脊髓缺损的显影。硬膜撕裂可导致对比剂渗至脊髓腔外。尽管撕裂的硬膜可自愈，但识别硬膜撕裂也是很重要的，因为撕裂可以导致多种后遗症，如脑膜炎、神经根内陷、脑脊膜突出或延迟损伤。CT 增强对比扫描在全脊髓损伤患者诊断中的作用仍存在争议。

**（六）磁共振成像**

MRI 评价脊柱、脊髓疾病已经得到广泛应用，近年来对急性脊柱脊髓创伤患者的评估也越来越受重视。以往，由于多发性损伤的患者尤其是脊柱创伤的患者往往需要连接一系列生命监护和支持系统，而这些系统在邻近 MRI 强大的磁场中会被严重干扰（如传统控制通气设备的机械转换器和微处理器），因此 MRI 在这类患者的检查中受到严格限制，绝对禁用。同样的，静脉留置用于控制给药剂量的电子微泵也不适合 MRI 检查。传统的颈牵引环状网状金属及颅钉也不适合 MRI，要想安全进行 MRI 检查，必须替换或改进这些牵引装置。

20 世纪 90 年代中期以来，数种与 MRI 相适应的短期、长期装置已经上市。Clayman 和他的同事评价了 9 种和 MRI 相容的非亚铁颈牵引支架和矫治器。他们发现可导电的矫治器易产生涡电流导致影像失真。由塑料连接的铝或石墨碳复合材料所得的影像最好。带有磁性内固定器例如不锈钢固定线圈的患者由于磁性人造物的存在成像十分困难。应用不引起排斥反应的钛线圈固定器所得图像不会失真。脊柱贯穿性火器伤的患者在行 MRI 检查前必须对残留发射物的位置和磁性进行仔细评估。尽管被非磁性子弹所伤的患者能进行安全成像，但必须对子弹的类型有所了解以预测其运动偏移的危险性。火器伤患者脊髓的成像价值可能是有限的，即使子弹是非磁性的。先前关于火器伤及脊髓的研究发现：脊髓外科表现和神经预后二者并无关联，那些脊髓完全横断的病例除外。MRI 在评估脊柱非子弹贯穿伤患者病情方面有很大价值。这种技术能显示贯穿路径，脊髓的损伤，硬膜外血肿和创伤后假性脑膜反应。金属碎屑或沿弹道形成的气泡可能产生伪影妨碍了评估软组织损伤的能力。尽管创伤患者成像有困难，但在评估脊柱伤方面 MR 明显优于其他成像方法，特别在神经症状与骨外伤不一致时。MRI 显示脊柱较长节段和多个关节盘的能力显著优于 CT 扫描。也许 MRI 最大的优点在于所有脊椎和椎旁软组织之间极优的对比与分辨。在引入 MRI 之前，椎旁肌肉软组织、椎间盘、韧带、脊髓和神经根的情况很难通过非侵入性检查方法来评估。MRI 血管造影可用来进行非侵入性评估颈部钝伤或穿透伤之后颈部大血管的情况。

对于识别区分骨和软组织损伤 $T_1WI$ 和 $T_2WI$ 都是必要的。评价脊髓损伤时，矢状位和轴位成像都要应用。斜位可应用于评估不平行于三个常规矩形平面的解剖结构，比如神经孔和神经根。表面线圈用于获得高分辨率图像。尽管已证明经静脉对比增强扫描在颈部神经根撕脱伤的评估中有一定的价值，但仍不常规用于脊柱外伤。与骨折伴随的骨髓改变在反转恢复序列最为明显，但确切骨折平面在 $T_1WI$ 得到最好显示。完整骨皮质和脊柱结构的改变在 $T_1WI$ 和质子密度加权 MRI 序列能充分显示。椎体骨折易于检出，尽管更多的骨折和大量骨碎片和它们的原始位置在 CT 扫描同样可发现，特别在粉碎性骨折时。MRI 不能显示 CT 所示的脊椎后部骨折，特别是颈部。MRI 只能显示 CT 扫描发现的后部骨折中 25% ～66%。

$T_2WI$ 自转回波成像是评价脊髓和椎旁软组织病变所必需的。韧带的完整在预防损伤引起的脊椎不稳和排列不齐中起着关键作用。韧带和椎旁软组织形态和信号强度改变有助于鉴别韧带损伤。正常的前纵韧带、后纵韧带、环状纤维在所有的扫描序列中都呈线带状低信号。黄韧带和棘间韧带不能很好区分，均为中等信号强度。棘上韧带在中线矢状层面显示为覆于脊椎序列顶端的清晰的带状低信号区。韧带撕裂伤在 $T_2WI$ 矢状位最好显示，部分是由于周围存在血肿和水肿。脂肪抑制 $T_2WI$ 在诊断韧带损伤方面比常规 $T_2WI$ 敏感，因为椎旁脂肪在此序列不再呈高信号。韧带撕裂可通过韧带失连续或相关软组织血肿直接观察，也可通过间接征象比如脊柱后凸和排列不齐进行诊断。棘上韧带常在骨间中线位置破裂。前纵韧带和后纵韧带在椎间盘边缘的破裂最易探及，因为韧带在此处与环状纤维最外层融合。脊柱侧凸和倾斜妨碍了韧带情况的评价。MRI 对韧带评估的敏感性和特异性是难以定论的，因为并非所有受伤患者都有外科创伤定位。在一项对 37 名脊髓损伤患者的研究中，所有患者都有相应的外科定位，结果提示 MRI 的敏感性为 90%，特异性 100%。

创伤性硬膜外血肿的存在和大小可被 MRI 较易检出。外伤引起巨大的硬膜外血肿不常见，但小到中等的硬膜外血肿较为常见。即使微小的创伤也能导致脊髓腔内压力骤升，从而引起硬膜外静脉丛的破裂。Bohlman 强调了巨大血肿和发生于强直性脊柱炎及弥漫性先天性骨质肥大引起的脊椎融合患者的脊柱外伤两者之间的关系。硬膜外腔容纳有疏松组织和无瓣膜的静脉丛以及来自椎体，脊髓，髓外椎旁静脉丛分支的吻合支。若低信号团块很容易与硬膜外脂肪区分则说明硬膜外血肿发生急速而明显。在此阶段，硬膜外血肿与椎间盘疝或突出极为相像，尽管它在 $T_2WI$ 比正常信号高。与椎间盘突出不同的是，硬膜外血肿往往位于后方，往往超出一个椎间隙。血肿往往形成肿块但其信号趋向于脂肪信号强度，边缘可模糊不清。亚急性血肿 $T_1$ 缩短机制往往由于高铁血红蛋白的存在。随着时间推移，含有铁离子的血红蛋白氧化为高铁血红蛋白，它含有铁离子及强磁性物质。

据报道，脊髓外伤患者中有 3% ~ 9% 患者有外伤性椎间盘突出。其主要特征是急性中心或前缘脊髓综合征。真正的发病率可能更高，因为在 MRI 出现以前，椎间盘突出的检测是很困难的。应用 MRI 后，目前报道不稳定颈椎外伤患者有 33% ~ 48% 发生急性椎间盘突出。该病的 50% 发生在受伤节段或高于低于该节段。外伤性椎间盘突出最多发生于颈椎尤其是下段颈椎。发生于胸腰椎的外伤性椎间盘突出往往少于颈椎。脊柱创伤附近存在的血肿水肿和骨碎片使得利用传统的放射技术和 CT 往往难以显示椎间盘突出。Bohlman 的报道中所有 26 名外伤性椎间盘突出患者最初都是在行椎板切除术或椎体骨折半脱位前路融合术时被发现而诊断的。术前 MRI 报告为外伤性椎间盘突出的 16 名患者中无一例经普通 X 线片或 CT 扫描诊出。MRI 在诊断和评估外伤所致椎间盘突出的位置方面显然比 CT 更为精确。受创伤的椎间盘在 $T_2WI$ 上显示最为清晰，信号较正常椎间盘高。相邻骨赘和椎管狭窄的存在则提示为慢性椎间盘突出。骨赘通常易于与椎间盘区分，特别是在应用梯度回波技术之后。在正常、轻微和严重脊髓损伤患者，突出的椎间盘频率相似。

## 二、脊柱骨折

脊柱骨折好发在脊柱活动范围较多的区域，如颈椎上段（寰枢椎）和下段，胸腰椎交界部（$T_{11}$、$T_{12}$，$L_1$）。大多为强烈的间接暴力所致，如高处坠落或自下而上的冲击伤等。老年人骨质疏松，轻微外伤也可产生压缩性骨折，值得注意。任何类型的骨折均可合并脊椎脱位、韧带断裂，并可引起脊髓或神经的压迫。

根据脊柱创伤的机制，将脊柱创伤分为屈曲型损伤、后伸型损伤和侧弯型损伤。其中屈曲型损伤最多见，约占 90% 以上，主要发生胸腰椎交界部。还可依据受伤节段将脊柱创伤分为颈椎、胸椎、腰椎和骶尾椎损伤，其中颈、胸段损伤多伴脊髓神经的损伤。脊椎骨折常发生于椎体部，椎体与附件发生骨折的比例为 4.77:1。

受伤后对脊柱的稳定程度的判断，及了解有无进一步发生脊柱骨折移位和脊髓神经损伤的可能性，对指导临床治疗十分重要。Denis 将脊柱纵分为前、中、后"三柱"。前柱由前纵韧带、椎体和椎间盘的前 2/3 构成；中柱由椎体和椎间盘的后 1/3 及后纵韧带构成；后柱由脊柱附件、黄韧带、椎间关节囊和后韧带集合体等构成。中柱是脊柱稳定的解剖学基础，由此将脊柱的不稳定型损伤分为 3 度：Ⅰ度为机械性不稳定，前柱和后柱或中柱和后柱的损伤均可引起，椎体压缩程度较严重，可能发生或加重后凸畸形；Ⅱ度为神经不稳定，中柱损伤，可能发展为继发性椎管狭窄、神经损伤；Ⅲ度包括以上两种情况，三柱均受损伤,病情有加重趋势。

脊柱创伤临床表现为损伤段脊椎局部疼痛,不能坐立和翻身。由于受伤局部肌肉痉挛,出现保护性姿势。如出现骨折平面以下截瘫,肢体感觉和(或)运动障碍,应注意脊髓损伤的可能。最好行MRI检查,利于明确脊髓神经受伤的情况。

### (一)屈曲型脊柱创伤

由于强大的暴力使脊柱向前过度屈曲而致伤。主要损伤是椎体的压缩性骨折,后韧带集合体受到牵拉发生断裂或撕裂。

椎体的压缩性骨折易发生在脊柱活动度较大的部位,如 $C_5 \sim C_7$,$T_{12} \sim L_1$ 等处。于 X 线片上显示椎体受压变形呈楔形,前缘压缩明显。椎体前缘和两侧缘骨皮质中断、成角、嵌入或皱褶,椎体内出现骨小梁断裂、嵌插形成的致密骨折线。有时受伤椎体前缘可见到小的碎骨片。椎体压缩性骨折可单椎或连续性多椎体发生。压缩明显者脊柱后凸畸形,和(或)合并滑脱时常伴有脊髓神经的损伤。椎体压缩大于50%的骨折需经 CT 检查排除爆裂骨折(图9-6-2)。

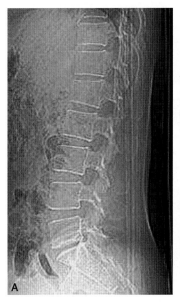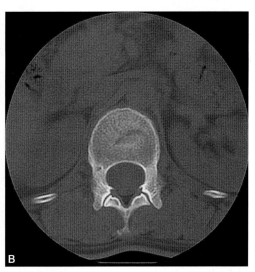

**图 9-6-2 椎体压缩性骨折**
X 线片示 $L_1$ 椎体轻度变扁,CT 示椎体中间可见线状透亮影,边缘锐利

后韧带集合体的损伤表现为脊柱后方的肌肉韧带的损伤和脊柱附件骨折。常见为棘间和棘上韧带的撕裂。X 线片上仅可见到棘突间距离增宽,或伴有棘突的撕脱性骨折片。

MRI 具有良好组织分辨力,能直接显示韧带和肌肉软组织挫裂伤和局部血肿。

### (二)后伸型脊柱损伤

为暴力使脊柱过度后伸而致伤。由于前纵韧带和椎间盘受到强力牵拉发生撕脱和断裂,椎体的前上、下角出现撕脱性骨折,椎体后方的附件由于相互碰撞产生骨折,椎小关节可出现交锁现象。由于脊柱的前柱和后柱都受到损伤,易形成不稳定型脊柱创伤,并发脊髓神经损伤。强大暴力甚至会造成椎体的纵行劈裂或粉碎性骨折(图9-6-3)。

### (三)爆裂骨折

爆裂骨折占所有脊柱骨折的 14%,是由沿身体纵轴作用的暴力使椎间盘被压入椎体终板,进入松质骨内而致伤。椎体由中央"爆炸"样裂开,将骨折片推向四方,伴有椎体后缘骨折,且有骨折片突入椎管内,椎弓根之间的距离增宽。常合并后方椎板的纵行骨折,前方椎体裂开越大,椎板骨折就越明显。有时仅有椎板骨折,要 CT 扫描才能发现。

爆裂型骨折又可分成五种:同时有上、下终板损伤,伴有椎体后缘骨折片突入椎管,压迫脊髓,产生神经系统症状;椎体上半部骨折,椎体后方压缩,有骨折片旋转进入椎管内,此型最多见;下方椎体终板损伤;爆裂型合并有旋转骨折,除有爆裂型骨折特征外,还可见旋转棘突偏歪一侧;爆裂型骨折合并侧方压缩骨折,骨折线斜行过椎体,椎弓根距离增宽,椎体两侧高度不一,常伴有多发横突骨折。此型最不稳定。

爆裂型骨折的主要 X 线表现为:椎弓根间距增宽,椎体后部压缩,高度变小,及椎体横径增宽。几乎所有爆裂型骨折都具有神经系统症状(图9-6-4)。

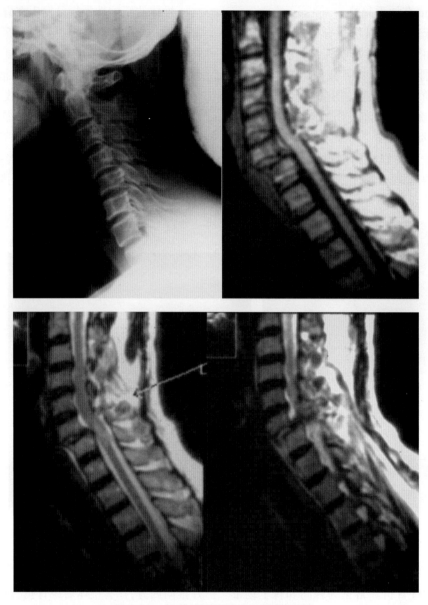

**图 9-6-3　颈椎后伸型骨折并颈髓挫裂伤**
MRI 上脊髓内可见条片状长 $T_1$ 长 $T_2$ 信号影

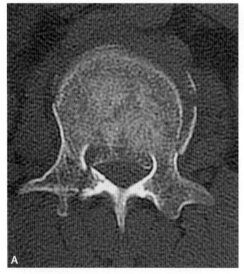

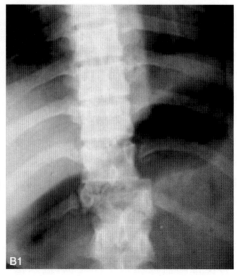

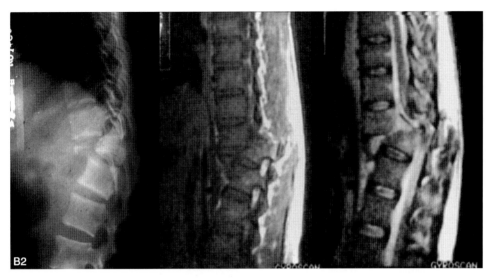

图 9-6-4　CT 示椎体爆裂骨折,椎体及左侧椎板多发骨折,并可见椎体后缘骨质突入椎管内压迫脊髓(A);
X 线片示 T$_{12}$椎体明显压缩,椎体横径增宽,椎弓根距离增宽,MRI 示椎体后缘骨折块突入椎管(B)

### (四) 安全带骨折

安全带骨折,也称 Chance 骨折,多见于车祸,占全部脊柱骨折的 5%。以安全带为支点上部躯干前屈,后柱与中柱受到牵张力而断裂,致棘间韧带或棘突水平横断;并可延伸至椎板、椎弓根、椎体水平的骨折。

X 线表现为骨折线横行经过棘突、椎板、椎弓与椎体,后部张开;或仅有棘上、棘间与黄韧带断裂,关节突分离,椎间盘后部破裂;或骨折与韧带断裂同时存在。CT 扫描需行矢状位重建,以显示骨折的范围(图 9-6-5)。

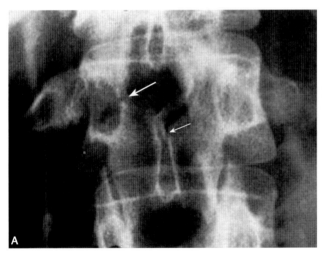
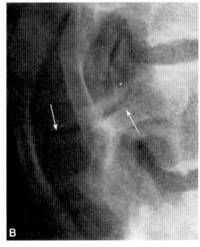

图 9-6-5　Chance 骨折
正位示棘突骨皮质连续性中断,侧位示椎突横行骨折线并延及右侧椎弓

### (五) 骨折-脱位

占全部脊柱骨折的 16%,其中 75% 可引起神经受损。受伤机制为屈曲加旋转和剪力,三柱都有损伤。X线片上,主要显示椎体脱位、关节突交锁,常伴骨折(图 9-6-6)。CT 对显示关节突的位置很有价值。矢状面重建能显示椎体脱位及椎管狭窄的程度。

### (六) 寰枢椎骨折

1. 寰椎骨折　寰椎为一坚硬的骨环,因为在解剖上处于被保护的位置,很少发生骨折。寰椎骨

折仅占全部颈椎骨折的 2% ~13%,占全部脊椎骨折的 1.3%。

致伤机制有:①由于肌肉收缩作用,使头及脊椎固定,而出现寰椎受压;②脊柱后凸的杠杆作用;③齿状突对前弓的压迫。

寰椎骨折常并发于颈椎或颅骨的其他损伤,尤易合并于齿状突骨折、枢椎椎体或椎弓骨折。寰椎骨折最常见者为一侧或两侧后弓骨折,骨折线邻近或跨越椎动脉沟。其次为 Jefferson 崩裂骨折,暴力

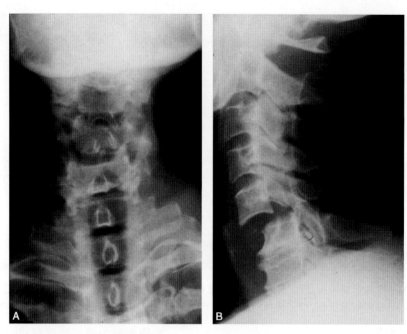

**图 9-6-6   C₆前上角撕脱骨折,C₅及其以上椎体向前移位,椎小关节交锁**

通过枕骨直达寰椎侧块,侧块向两侧分裂,两侧前弓及后弓的最弱点骨折,寰椎断裂为四块。CT 扫描显示最佳。

2. 齿状突骨折   齿状突骨折是常见的高位颈椎损伤,约占颈椎损伤的 7% ~ 14%。损伤的机制主要是剪式应力和撕脱应力的综合作用。Anderson 将齿状突骨折分为三类:1 型骨折罕见,表现为齿状突尖部的斜形骨折。2 型骨折是三型中最常见的骨折,表现为齿状突基底部的骨折。3 型骨折是通过椎体的骨折(图 9-6-7)。

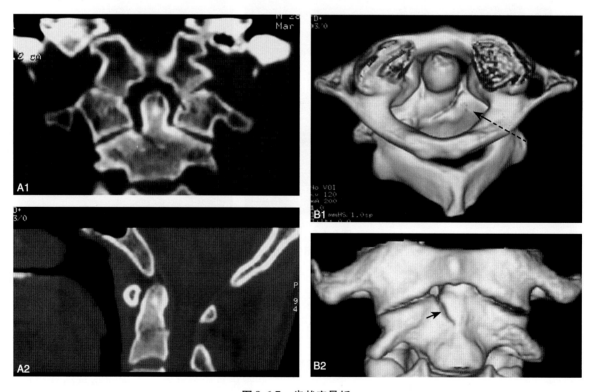

**图 9-6-7   齿状突骨折**
A. CT 示齿状突基底部骨折;B. CT 重建图可见齿状突基底部骨折线

(梁碧玲　高立　陈建宇)

## 三、脊髓损伤

造成脊髓损伤的原因主要有外伤性和非外伤性，外伤性脊髓损伤通常伴有脊柱的骨折、脱位及软组织损伤，脊柱的功能同时受损；非外伤性的脊髓损伤包括炎症性、肿瘤性、血管性和放射性损伤等。外伤性脊髓损伤在绝大多数情况下，可根据临床体征和常规 X 线片作出快捷、初步的定位诊断，而 CT 及 MRI 能够为临床提供更为全面而详细的影像学信息，这无疑对脊髓损伤的定性、定位和损伤的评价起到了很重要的作用。本章着重讨论由外伤引起的脊柱脊髓损伤的影像学检查，而非外伤因素所引起的脊髓损伤则不在本章的讨论范畴。

### （一）脊髓创伤影像学表现

美国脊髓损伤年概率超过 40/100 万，多数年龄在 20～30 岁之间的年轻人，其中男性为女性两倍以上，1970—1977 年致死率为 11.2%。1980 年用于治疗脊髓损伤患者平均费用估计达 250 000 元/人，其中多为车祸与摔伤，约 1/3 外伤致脊髓受损导致完全性四肢瘫或截瘫的患者。不成比例的四肢瘫的高发生率常发生于体育运动损伤之后。不论采取何种治疗方法。完全性脊髓损伤的患者再次行走的概率始终在 2%～3% 之下。据估计这小部分人的大多数代表着脊髓可震荡伤患者的 2%～4%。脊髓损伤在颈椎外伤患者中的发生情况很难估计，因为许多颈椎轻微伤往往不会引起重视，因此只有一些十分关切自身健康的患者才能进入研究，这势必过高估计脊髓损伤的发生率。Riggins 和 Krans 调查统计北加利福尼亚 18 个县得出结论，颈椎外伤患者中脊髓损伤的发生率约为 14%，这在椎体骨折后移位的患者中发生率最高。

1. 损伤分期

（1）脊髓创伤急性期：急性脊髓创伤常伴随不可逆性脊柱结构破坏，如撕裂伤、横断伤或严重挫伤，也可由内在的可逆性损伤如震荡或轻微挫伤引起，还可以由外来的可逆损伤如脊髓受压引起。脊髓震荡伤（脊髓休克）产生短暂性神经缺陷，却不能发现脊髓本身形态或微观结构的改变。最初神经损伤症状可能十分严重，可被认为是神经化学或神经内分泌水平的改变而造成，一般可在 24～48 小时之内恢复。颈髓经常最易受累，可能与先前颈椎存在的损伤所致的椎管狭窄或运动度过大有关。

脊髓挫伤是脊髓内在的损伤，具有由坏死、血肿和水肿所致的整体和（或）微观结构的改变。它能引起可逆性或通常不可逆的神经缺陷。早期的挫伤只是少数小的中央血肿，之后逐渐扩大并通过周围水肿互相融合。如果只是轻微的挫伤，则在放射影像和临床表现上很难相鉴别。即使是在理想的成像技术条件下，微小的点状血肿也可能很难发现。已有大量治疗方法用于临床以期患者功能更快更完全的恢复。这些方法包括甾类化合物应用、脊髓冷却法、纤溶、脊髓切开术及神经化学恢复，Torre 文章中有详细论述。一般说来，用于脊髓挫伤的各种治疗方法只取得了极微小的成效。

脊髓撕裂伤和横断伤是由神经索的失连续性引起的不可逆性损伤。脊髓十分坚韧很少被撕裂或是断开，即便是在大量骨折错位的情况下。若在受伤几天之后做检查，则很难区分横断伤和严重挫伤。严重挫伤之后脊髓发生降解而自溶，典型的这种变化发生于伤后 24～48 小时，与完全性脊髓破裂表现相似。与横断伤不同的是，挫伤的患者具有潜在的神经恢复能力。

外科减压术对各种类型的脊髓内在损伤是无益的。减压术用于脊髓压迫导致神经缺陷或患者有此倾向时。对正常脊髓的压迫常导致可逆性神经损伤。由于压迫所致脊髓水肿可能进展，但脊髓内无坏死或血肿，且水肿预后良好，临床和影像学表现上都有较快的恢复。

（2）脊髓创伤慢性期：先前条件较稳定的患者在急性损伤后长时间内也可发展为神经功能缺陷。这种新的功能缺陷的发展或先前损伤难以解释的病程需要合理的进一步的研究和干预。创伤后脊髓病就是用于描述脊髓伤后迟发的一系列强直状态和运动、感觉功能失调临床综合征的专业术语，也可有剧痛和自主神经功能的失调。约 2% 的脊髓创伤后的患者可发展为此种综合征。这种综合征可能继发于脊髓病理条件的改变。在引进 MRI 之前，创伤后脊髓病被认为是两种明显病理改变的结果即非囊性脊髓软化和创伤后脊髓空洞症，也被认为是创伤性囊性脊髓病和创伤后脊髓囊肿的结果。这些损伤的发病机制可能是囊肿发展导致局部脊髓出血和损伤，此种综合征也可来自于非出血的脊髓创伤。非出血创伤病程中酶的释放或肾上腺素增多引起血管痉挛及局部缺血导致组织中心的脊髓软化。小囊腔的膨胀过程可导致胶质组织产生脑脊液或脑脊液经过扩大的 Virchow-Robin 间隙进入囊腔。因为只有创伤后脊髓囊肿适合引流术，为选择合适病例，术前区分脊髓空洞和脊髓病是必要的。

现在意识到创伤后脊髓病的发展可能与脊髓压迫及包括脊髓更广泛的病理条件相关。慢性损伤能引起一系列脊髓的内源性损害,如萎缩、脊髓空洞症、脊髓病、蛛网膜囊肿和粘连,机械性因素引起的外源性脊髓压迫如排列不齐和后移的骨折片或椎间盘。Yamashita 和他的同事评估了 14 名远端脊髓伤后有新症状的患者;在这些病例中,脊髓空洞症在 MRI 上最常被发现。Silberstein 和他的同事描述了 94 名先前脊髓伤后有新症状患者的 MRI 表现。选择标准包括不断加重的脊髓病和神经缺陷、疼痛、多汗或逐渐加重的肌肉痉挛。症状的出现通常在原始创伤后平均 114 个月。MRI 通常表现为萎缩(43%)和瘘管(41%)。发现的其他损害有脊髓压迫(24%)和脊髓软化(26%)。相反有些患者有完全正常的 MRI 表现(18%)。在脊髓压迫和萎缩或软化之间有较强联系;脊髓压迫和脊髓空洞症之间存在相反关系。

创伤后脊髓空洞症是神经系统症状恶化的主要原因。因为通过引流囊腔的液体空洞能被成功治疗,正确的诊断十分重要。在对比增强 CT 和 MRI 出现之前,这种病难以诊断。约 0.9% ~ 20% 的脊髓损伤患者可出现脊髓空洞症。在伤后数十年以后,患者有疼痛、运动、感觉功能的丧失或脑干累及。

脊髓造影术可显示蛛网膜炎和受伤节段的粘连以及脊髓病灶的大小。脊髓囊肿的诊断不应基于局部脊髓的扩大,因为许多有囊肿的脊髓大小可正常。常见的有囊肿的正常大小的脊髓或萎缩的脊髓位于脊髓背侧或在受伤节段以上,大于一个半的脊髓直径,虽然大小随位置变化。脊髓空洞平均长约 6cm,虽然这种损害可小至 0.5cm 或占满整个髓腔。正常脊髓直径的改变或不同部位的脊髓萎缩有助于脊髓空洞的诊断。50% 以上有瘘管的患者有随位置变化的脊髓大小改变;仰卧位时脊髓的缩小是最有特征性的改变。脊髓大小的位置改变在对比增强 CT 上比常规脊髓造影更易于显示。

(3)脊髓损伤 MRI 表现:MRI 是脊髓创伤最有效的检查手段,它不仅可以直接显示脊髓创伤的形态学改变,而且可以通过观察脊髓内部的信号改变和周围组织结构损伤的情况来判断脊髓损伤的程度和预后,对临床制订治疗方案、推测预后具有重要的指导意义。

2. 急性脊髓创伤的 MRI 脊髓创伤急性期(24小时内)MRI 表现可概括为脊髓水肿、脊髓出血、脊髓挫伤、脊髓横断和脊髓受压。

(1)脊髓水肿:发生在创伤的早期,可独立发生也可和其他的损伤共同存在,单纯的脊髓水肿是可逆性的,表现为脊髓轻度的增粗,信号均匀,在 $T_1WI$ 为等信号或稍低信号,在 $T_2WI$ 为高信号,邻近的椎骨、韧带和软组织也可发现异常信号改变。

(2)出血:包括脊髓内出血和脊髓硬膜外血肿、硬膜下出血和蛛网膜下腔出血等。脊髓内出血是不可逆损伤,其信号改变随时间变化较大,急性期(24小时内),髓内出血灶在 $T_1WI$ 呈中等信号或不均匀信号,$T_2WI$ 呈中央低信号出血灶,外围水肿为高信号。3 ~ 5 天血肿在 $T_1WI$ 信号逐渐升高,$T_2WI$ 信号仍较低,5 ~ 8 天血肿在 $T_1WI$ 和 $T_2WI$ 均为高信号。脊髓硬膜外血肿、硬膜下出血和蛛网膜下腔出血,在 MRI 上表现为椎管内脊髓外的软组织增厚影,$T_1WI$ 呈不均匀低信号,$T_2WI$ 为高信号,脊髓受压移位。

(3)脊髓挫伤:脊髓挫伤是脊髓局灶性出血伴脊髓的水肿,在 $T_1WI$ 小的出血灶可呈高信号,邻近水肿为等低信号,$T_2WI$ 损伤区域为混杂高信号,脊髓的挫伤是不可逆的损伤(图 9-6-8)。

(4)脊髓受压:脊髓受压通常是由于脊柱的骨结构发生骨折和脱位,使椎管变形、狭窄所造成,多见于椎体的爆裂性骨折、过屈过伸性损伤、旋转性创伤和单纯的压缩性骨折等,这些创伤往往伴有严重的肌腱和韧带损伤。

(5)脊髓横断:脊髓横断表现为脊髓和硬膜囊连续性中断,在矢状面显示清楚,完全性横断可伴有脊髓的回缩,两断端出现较宽的间隙。MRI 检查 $T_2WI$ 较 $T_1WI$ 敏感,可清楚显示横断的脊髓,尤其是在 $T_2WI$,脑脊液呈高信号,而脊髓呈中等信号,两断端间充满高信号的脑脊液。不完全性脊髓横断,在 $T_2WI$ 呈高信号盲端。

许多研究表明,从震荡的可逆性损伤到继发于挫伤的不可逆性损害在 MRI 上有不同表现。Kulkarni 和他的同事们描述了 MRI 上三种形态和信号强度的改变并且把这三种类型和神经功能恢复的可能性联系在一起。预后最差的是 1 型,此种类型表现为脊髓出血引起 T1 加权序列脊髓信号的不一致。此型在受伤后数小时内可继续发展且预后不良,在多数病例中 Frank 分级或创伤运动指数均未见改善。在 72 小时内发生的急性损伤,血肿区在 $T_2WI$ 上表现为低于正常脊髓的信号强度,可能是由于细胞间脱氧血红蛋白磁化引起的序列连续性的中断。信号强度的改变在 T2 加强旋转回波序列显示优

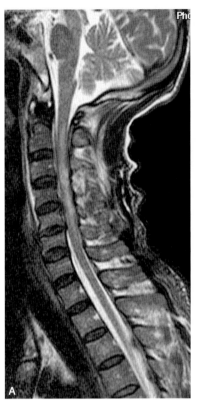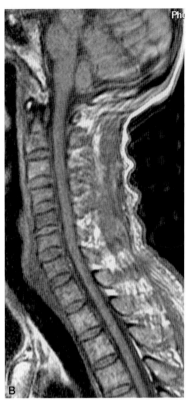

**图 9-6-8　脊髓挫裂伤**
MRI 显示 $C_2 \sim C_5$ 水平颈髓内可见条片状及斑片状长 $T_1$ 长 $T_2$ 信号影，损伤段颈髓轻度肿胀

于梯度回波序列。这些低信号区用大视野扫描可能很难检出。脊髓血肿发生后 3 ~ 7 天获取的 $T_2WI$ 表现为创伤中央区残留的低信号区，由于细胞外高铁血红素蛋白的存在，其周边有一薄层高信号区。经过一段时间（一般报道为 8 天），血肿变的更明显，在 $T_1WI$ 上表现为高信号强度。Flander 和同事们对 78 名急性颈椎损伤患者进行研究，结果表明髓内血肿的存在往往提示完全性损伤，91% 的完全性神经缺陷患者都有髓内血肿。Silberstein 和同事们研究发现所有脊髓横切和血肿的患者同时有完全性运动麻痹且预后不佳。

据 Kulkarni 及助手们的研究，第二种类型最为常见，33 个患者中 18 名具有此种改变。这种类型考虑为由脊髓水肿引起，预后较好，所有患者神经功能状态都可不断恢复。尽管脊髓可能有灶状扩大，但 $T_1WI$ 上仍表现为正常信号特征。在急性期，水肿区 $T_2WI$ 上表现为比正常脊髓组织高的信号强度。这个高信号区呈线形或梭形，考虑可能由于水肿区的近端和远端环绕着血肿或坏死区所致。动物模型演示的轻微挫伤两端也出现类似的线形高信号强度区。创伤发生后 4 个小时即可显示出脊髓水肿，在 72 小时达高峰，之后渐渐消散，通常可持续数天。

这种时间发展过程在实验动物损伤模型上与脊髓病理变化相一致。小的点状血肿损伤后 30 分钟可显示；伤后 4 个小时 40% 的脊髓中央灰质和邻近白质可出现广泛凝固性坏死。病理所示严重震荡伤后最大的水肿发生于伤后 2 ~ 3 天。

第三种类型在 Kulkarni 和同事们研究病例中只出现 2 次；它包括脊髓的扩大和 $T_1WI$ 上正常信号强度。$T_2WI$ 急性期表现为中央低信号区周围一层厚的高信号区。这一型是具有 MRI 混合特征的中间类型，预后也居中间水平。近来更多的研究使用高视野成像系统，对小量脊髓血肿显示更为敏感。这些研究表明这种血肿水肿混合型十分常见，特别是在急性创伤患者。

Schaefer 和他的同事研究了 78 个患者，他们把急性颈髓创伤的 MRI 表现与入院神经系统检查结果联系在一起。与严重神经缺陷相联系的特征包括髓内血肿和超过一个脊柱节段的脊髓水肿。结果显示正常脊髓或小范围的脑挫伤为轻度损伤。所有有神经功能失调的患者 MRI 上均显示脊髓异常，没有患者是 MRI 异常而神经功能正常的。Yamashita 和他的合作者发现脊髓压迫程度，不仅仅是脊髓的信号强度，而且能最准确的估计其临床预后。他们使用中等磁场,该磁场对探测脱氧血红蛋白产生的信号不如其他敏感。最近,Flanders 和他的同事们报道脊髓血肿 MRI 表现与伤后运动功能的难以恢复相联系。在没有血肿的患者中,他们发现脊髓水肿的长度和位置对于预测脊髓可能的预后是有用的,比单纯临床检查预见率更高。

3. 脊髓创伤慢性期 脊髓创伤慢性期改变也称创伤后脊髓病,可出现在急性创伤手术治疗或保守治疗后,创伤的脊髓病按发病率高低依次为:创伤性椎管狭窄、脊髓软化、创伤后脊髓空洞症、创伤性脊膜囊肿、脊髓萎缩和瘘管形成等。

(1)创伤后椎管狭窄:脊柱创伤经手术矫形或保守治疗后,都可发生椎管狭窄,主要原因是创伤性的骨质增生、椎间盘破裂、韧带断裂致椎体不稳、瘢痕的粘连和增生等,这些继发性的改变可压迫脊髓和神经根引发神经功能障碍。MRI 可清楚显示狭窄的部位和受压的脊髓和神经根,在 $T_1WI$ 和 $T_2WI$ 均可发现椎管和蛛网膜下腔的不均匀信号。

(2)脊髓软化和空洞:脊髓软化多是创伤后出血或血肿造成,脊髓软化在创伤后 48 小时后即可开始。脊髓软化灶是由于脊髓内出血、水肿引起的炎症性反应和肉芽组织对创伤组织的清除所致,可能同时伴有胶质细胞的增生和吞噬细胞功能的增强使脊髓脂质崩解、软化和液化,并被吞噬细胞吞噬和转移,最终病灶形成创伤性的脊髓软化和空洞形成。非出血创伤病程中酶的释放或肾上腺素增多引起血管痉挛及局部缺血导致组织中心的脊髓软化。小囊腔的膨胀过程可导致胶质组织产生脑脊液或脑脊液经过扩大的 Virchow-Robin 间隙进入囊腔也可能是脊髓软化和空洞形成的原因。MRI 可显示这种病理改变,脊髓软化灶在 $T_1WI$ 表现为低信号,$T_2WI$ 为高信号,增强扫描无强化。脊髓空洞在 $T_1WI$ 和 $T_2WI$,信号趋向于水样信号,等同于脑脊液信号,而边缘更加清晰(图 9-6-9)。脊髓软化和空洞是神经系统症状恶化的主要原因。空洞引流是治疗上重要手段,因而正确的诊断和定位十分重要。在增强 CT 和 MRI 出现之前,这种病变诊断困难,大约 9% ~ 20% 的脊髓损伤患者可出现脊髓空洞症。

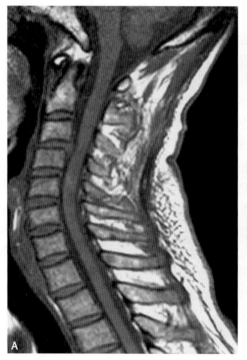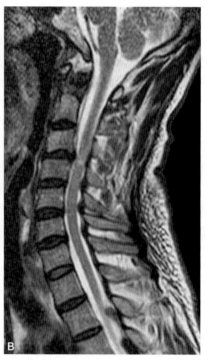

**图 9-6-9　脊髓软化**
MRI 示 $C_{3/4}$ 水平颈髓内条状长 $T_1$ 长 $T_2$ 信号,边缘清晰

脊髓造影检查可显示蛛网膜炎和受伤节段的粘连以及脊髓病灶的大小。脊髓空洞的诊断不应基于局部脊髓的扩大,因为许多有囊肿的脊髓大小可正常。常见的有囊肿的正常大小的脊髓或萎缩的脊髓位于脊髓背侧或在受伤节段以上,大于一个半的脊髓直径,虽然大小随位置变化。脊髓空洞平均长约 6cm,虽然这种损害可小至 0.5cm 或占满整个髓腔。正常脊髓直径的改变或

不同部位的脊髓萎缩有助于脊髓空洞的诊断。50%以上有瘘管的患者有随位置变化的脊髓大小改变；仰卧位时脊髓的缩小是最有特征性的改变。脊髓大小的位置改变在对比增强CT上比常规脊髓造影更易于显示。

脊髓造影后立即扫描的对比增强CT相对不敏感，除非空洞较大引起局部脊髓异常。Seibert等注意到延迟CT扫描在脊髓空洞诊断上的价值，在鞘内注射水溶性非离子型造影剂3~6小时后行CT检查，脊髓空洞可显影。后来的作者也注意到脊髓软化和创伤后的瘘管在增强后的延迟CT扫描都可显示。延迟增强CT主要的缺点是有创、耗时、且通常需要住院观察。

（3）创伤性蛛网膜囊肿：创伤性蛛网膜囊肿是由于脊柱创伤引起脊膜的撕裂脑脊液外漏积聚造成，可对脊髓造成压迫性改变，囊肿在$T_1WI$呈低信号，在$T_2WI$呈脑脊液样高信号，边界清楚，呈单囊或多囊状改变（图9-6-10）。

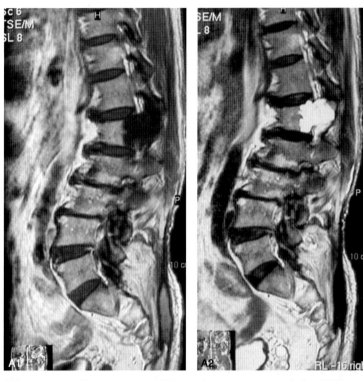
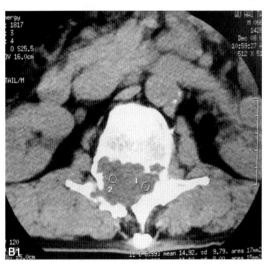
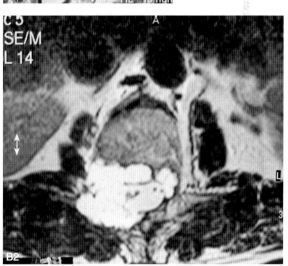

**图9-6-10　创伤性蛛网膜囊肿**

A. MRI $T_1WI$、$T_2WI$矢状位像显示胸腰椎以$L_1$为中心后突，$L_1$水平椎管内可见不规则形长$T_1$长$T_2$囊样信号影，边缘清晰，$L_1$~$L_4$椎体变扁，其内可见斑片状高信号影，$L_{2/3}$、$L_{3/4}$椎间隙变窄；B. 横断位CT及MRI像显示椎管扩大并为囊样密度/信号影占据

（4）脊髓瘘管形成：脊髓内软化灶形成空洞与相邻的蛛网膜下腔相通，在 $T_2WI$ 上可显示高信号的脑脊液连接于蛛网膜下腔与髓内空洞。

（5）脊髓萎缩：脊柱脊髓创伤后脊髓萎缩发生率很高，其部位可在创伤节段的上方或下方，表现为脊髓变细，相对硬膜囊增宽。

（陈建宇　高立　梁碧玲）

# 第七节　胸 部 外 伤

## 一、肋 骨 骨 折

肋骨骨折的发病率占全身骨折中的第六位。易发生于 30～40 岁者，因小儿及青年的肋骨富于弹性，故发生骨折的机会较少。单纯肋骨骨折通过直接钝力所致，其他见于病理性骨折（肿瘤，转移，代谢性疾病等）。肋骨骨折的严重性与胸腔内容物的并发损伤密切相关。以第 5～9 肋骨为好发部位，尤以第 8 肋骨的骨折机会较多。第 1、2 肋骨处在被锁骨保护的位置，不易发生骨折；第 11、12 肋为浮肋，其远端游离，向各个方向均有较大的活动范围，亦不易发生骨折。肋骨骨折以腋部及背部好发。在正位片上，可能因肋骨影像相互重叠或因骨折部距离胶片较远，而难以显示骨折线。故疑有肋骨骨折，在正位照片上未能发现骨折线时，应照斜位、患侧贴近胶片的前后位或后前位照片。尤其是腋中线附近的肋骨骨折线不易显示于正位像，而于斜位像上显示。

肋骨骨折可以是完全骨折，也可是不完全骨折，可以对位良好，也可明显移位。肋骨骨折同时，可能损伤邻近的肺或胸膜，常发生合并症，如气胸、液气胸、胸腔积液、肺出血或皮下气肿、纵隔气肿。

## 二、胸 骨 骨 折

胸骨骨折为全身骨折中最少见者，且往往与其他骨折并存，单独发生者极少。外伤原因以车祸为主。对此类患者除应注意骨折的一般表现外，还应留意有无胸部并发病，如气胸、胸腔积液、纵隔积气。胸骨骨折时，宜投照胸骨侧位及斜位像。CT 扫描能清楚显示骨折情况，还能发现并发症。CT 可显示斜行的骨折线和移位，当骨折线呈横行时，CT 扫描角度应与胸骨成角（图 9-7-1）。

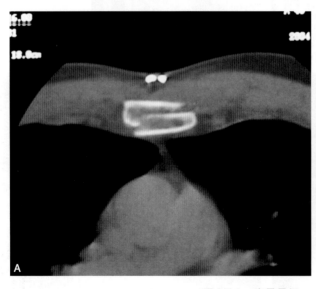
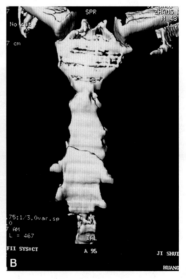

**图 9-7-1　胸骨骨折**
A. CT 示胸骨中部斜形骨折线，未见明显移位；B. 为 CT 三维重建图像

## 三、胸廓内损伤

胸部外伤后，CT 应列为常规检查，因为 X 线片不能发现或不能充分显示下列胸部创伤解剖变化。

### （一）气胸、血气胸

气胸、血气胸由肋骨骨折刺破肺或肺撕裂或肺血管及肋间动脉断裂造成，仰卧位 X 线片不能显示较少的气胸和血气胸,CT 则能清楚显示胸腔内积气和少量的积液。由于损伤时间的不同,积液表现为不同的CT 值;在早期出血 CT 值大于 50Hu,随后密度逐渐减低,最后形成 CT 值 10HU 左右的水样密度(图9-7-2)。

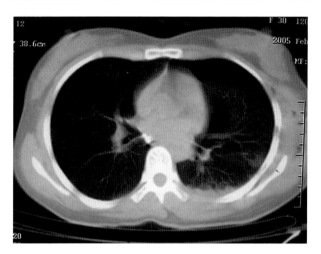

图 9-7-2　CT 显示左肺挫伤并液气胸

**(二)肺损伤**

肺损伤包括肺挫伤,撕裂伤,肺萎陷等,肺萎陷表现为肺组织向纵隔和肺门收缩,肺纹理聚拢,还可出现肺容积减少或叶间积液和萎陷区的出血。肺挫伤指受伤处的肺组织由于血管通透性发生改变,迅速出现肺间质水肿或肺泡出血。较轻时 X 片不能显示,CT 可较早发现,病变集中于受伤的肺外围,无肺节段分布规律。随诊观察可迅速吸收或大片融合,在实变的肺组织中显示出透亮的支气管腔。靠近肺组织外围的撕裂伤一般形成血气胸,发生在深部的裂口,在肺组织弹性回缩后形成囊腔-假囊肿,其内可含有气体、血液或气血液平。CT 可清楚显示(图9-7-3)。

**(三)气管、支气管损伤**

肺挫裂伤或穿通伤贯通伤可引起大气管、支气管断裂,造成萎陷的肺组织向膈面陷落,CT 较难发现断裂的气管支气管。

**(四)心脏损伤**

胸部钝伤或贯通伤可造成心包出血或积液,CT扫描显示心包内环绕心肌的液带,或显示心包内的

气液平面。当损伤严重时可造成心脏压塞,当场死亡。心脏锐器伤轻者可自行闭合,导致心脏压塞,无大出血。CT 可观察贯通伤的径路。

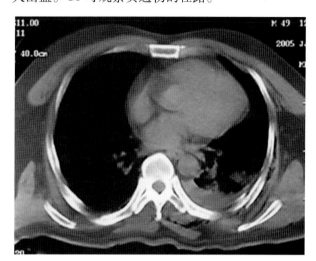

图 9-7-3　左侧肋骨骨折,皮下气肿,
左侧胸腔积液,左肺损伤

**(五)胸内大血管损伤**

车祸猛烈挤压或高处坠落的挫裂伤,肋骨或锁骨骨折可刺破胸内大血管。胸主动脉的撕裂好发于起始部,大血管如无名动脉、锁骨下动脉等的撕裂亦好发于主动脉的分支起始部。破裂的大血管周围形成大血肿,产生特定部位的压迫症状,如声音嘶哑、吞咽困难、脉搏减弱等。CT 平扫不易显示破裂部位,但可见纵隔增宽主动脉弓周围血肿,胸腔内血性液体及气管、支气管移位。CT 增强能显示裂口。动脉造影是血管损伤的最佳检查方法,可发现大血管破裂的裂口及范围。

**(六)食管损伤**

服用碘水食管造影可显示破裂口的部位和蔓延的范围。

**(七)外伤性膈疝**

好发于左侧膈肌。X 线片示左膈升高,膈面模糊不清,左肺受压,或左侧胸腔内见到胃泡或充气结肠。CT 平扫和重建能清楚显示。

(屈辉　程克斌　刘霞)

# 第八节　颅面骨骨折

## 一、颅骨骨折

颅骨骨折多为暴力直接打击所致,为暴力作用

于头部产生反作用力的结果。颅骨骨折常合并脑组织和血管的损伤。由于脑组织挫裂伤、水肿,血管损伤出血血肿,都可引起颅内压增高,常见症状除一般骨折引起的症状外,还有头痛、呕吐、昏迷

及神经功能障碍等。颅底骨折的患者,常可见到血液或脑脊液自鼻腔、口腔或外耳道溢出。对颅骨外伤的预后判断,应更多地注意其合并症情况。实际上头颅外伤中应以如何及时正确处理脑损伤为主要矛盾,颅骨骨折本身并无太大意义。因为颅骨的膜内成骨能力很差,颅骨骨折的愈合很慢,甚至可不愈合。线样骨折常与伤后6个月至1年才愈合。裂隙骨折后,常显示部分性骨痂形成及部分纤维性愈合。

颅骨骨折的分类:按是否与外界相通分为闭合性和开放性;按骨折形态可分为线形骨折、凹陷骨折、粉碎骨折和穿通骨折;按部位又分为颅盖骨骨折和颅底骨折。

线形骨折是最常见的头颅骨折,几乎均为颅骨全层骨折,表现为锐利而清晰的线形。观察骨折时应注意与正常颅缝和血管压迹影相鉴别。还应注意骨折线是否通过血管压迹影,如通过脑膜中动脉、静脉窦、板障静脉、导静脉和蛛网膜压迹影,有可能撕破血管导致出血形成血肿;骨折线是否通过鼻窦或中耳乳突,若通过则可能出现脑脊液外漏或合并颅内感染;骨折线是否通过脑神经和血管出入颅的孔道,通过者可能出现脑神经和血管损伤(图9-8-1)。

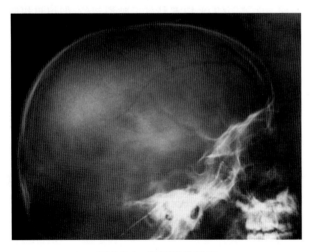

**图9-8-1  颅骨线性骨折**
额顶部可见线形透亮骨折线,并越过冠状缝

凹陷骨折大多发生于颅盖骨,为颅骨全层向内陷。小儿头颅的凹陷骨折,可无锐利的骨折线,表现为乒乓球内陷样改变。凹陷骨折在切线位最能显示凹陷深度。凹陷深度超过1cm者,常需手术复位以减轻对脑组织压迫(图9-8-2)。

粉碎骨折常见于颅盖骨,少数见于颅前窝的眶顶和颅后窝的枕骨鳞部,多为猛烈的直接暴力击伤

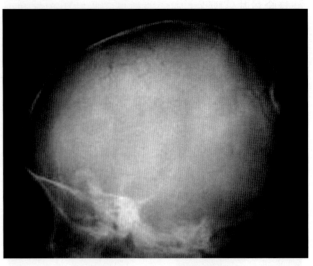

**图9-8-2  颅骨凹陷性骨折**
顶部骨质连续性中断,骨质向内凹陷

所致。可伴有凹陷骨折,多数骨折碎片彼此交错,碎骨片可游离嵌入颅内。

穿通骨折多见于战伤,由金属异物穿破颅骨,颅骨缺损,金属异物和骨碎片穿破硬脑膜进入颅内。

颅缝分离与骨折的意义相同,以人字缝最多见,特别多见于儿童。颅缝的宽窄,不同的人可以不同。但若超过2mm的上限,一般即被诊断为颅缝分离。另一标准是两侧颅缝宽度不等。

颅骨骨折的间接征象主要是气窦积液和颅内积气。颅底骨折常累及含气的鼻窦或乳突气房,血液或脑脊液可以进入其内。可以根据气窦积液的部位来推测骨折的部位。颅内积气包括硬膜外积气、硬膜下积气、蛛网膜下腔积气、脑室内积气、脑组织内积气。

CT与X线片相比,提高了对颅底骨折的检出率。CT扫描可以更细致的观察骨折情况并发现明显的血肿,而且比X线片更易区分骨折和颅缝。

## 二、面 骨 骨 折

面骨骨折易发生在颜面部较突出的部位,如下颌骨、鼻骨及上颌骨、颧弓等。

### (一) 下颌骨骨折

下颌骨位置较突出,表面被覆软组织较少,易发生骨折。下颌骨骨折好发于下颌角与第3磨牙间的部位以及犬牙和颏部之间的部位,常可伴有牙齿的折断或脱落,也可伴颞下颌关节脱位。

X线检查多摄取下颌骨正、侧位,必要时加拍

口腔全景片或咬合片。一侧下颌角或犬牙区骨折,可为纵行或斜行骨折,常并发对侧髁突颈部或升支骨折。直接作用于颏部的暴力,可发生两侧髁突骨折。骨碎片和移位方向,因骨折部位不同而异,下颌骨升支骨折,碎片因升颌肌群牵拉而向上移位;髁突骨折碎片多向前或前内方移位;喙突骨折骨碎片多向上移位;牙槽骨折常合并牙齿折断和脱落(图9-8-3)。

骨折愈合不良或伴有颞下颌关节脱位时,可以引起颞下颌关节运动障碍的后遗症。

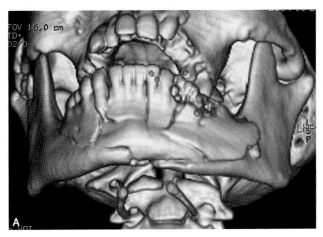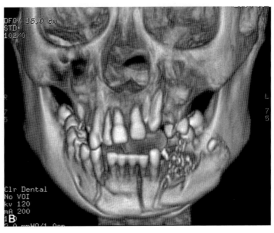

**图9-8-3 下颌骨骨折**
CT重建图像显示下颌骨颏部骨折,可见不规则形骨折线

### (二)鼻骨骨折

鼻骨的解剖结构较简单。成人鼻骨呈弯曲凸面,甚薄,左右对称,接近额鼻缝处最厚。鼻骨上端借额鼻缝与额骨相邻,鼻骨两侧借鼻上颌缝与上颌骨相邻。少数人,鼻骨存在多个骨化中心,而出现纵行或横行愈合,不可误为骨折线。

大多数鼻骨骨折发生在鼻骨最薄的中下部,多为前方的直接暴力引起。骨折线常为不规则横行或凹陷骨折。骨折断端可向侧方移位或下陷。如果骨折线累及筛骨垂直板,则可能合并脑脊液鼻漏。若骨折线累及前组筛窦或额窦,则可能合并颜面部软组织间质性气肿(图9-8-4)。

### (三)颧骨骨折

颧骨呈三角形,以骨缝与邻近骨相连接。颧骨的前部构成面骨的前外部,易受外力损伤;和额骨颧突组成眶外缘;和颞骨颧突构成颧弓;和上颌骨形成眶下缘。颧骨骨折时常伴有与邻近诸骨连接部的骨折。颧弓骨折应投照颏顶位及华氏位照片。颧弓呈半弧形结构,骨折时常显示三条骨折线,即三线骨折。两块游离骨折片常内陷。而颧骨体较厚,不易骨折(图9-8-5)。

### (四)上颌骨骨折

上颌骨是由一个体和四个突(额突、颧突、牙槽突及腭突)组成。Le Fort很早根据试验将上颌骨骨折分为三型,Ⅰ型上颌骨横行骨折,相当于上颌骨下方的薄弱线,骨折线自牙槽突基底部与上颌结节的上方,水平向后与齿弓相平行,可累及翼状突;Ⅱ型上颌骨锥形骨折,相当于上颌骨中部呈锥形的薄弱处,骨折线通过鼻骨、两侧上颌骨的额突,斜行向下,经泪骨和上颌骨眶下缘,达颧突的下方,亦可影响蝶骨翼状突;Ⅲ型上颌骨上方与颅骨分离,骨折经亦通过鼻骨,两侧颌骨的额突骨折或骨缝分离骨折向外累及颧骨上方,形成颅骨分离(图9-8-6)。

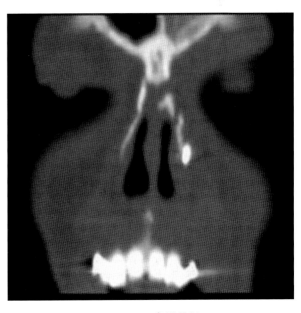

**图9-8-4 鼻骨骨折**
左侧鼻骨中下部骨折,断端轻度向内移位

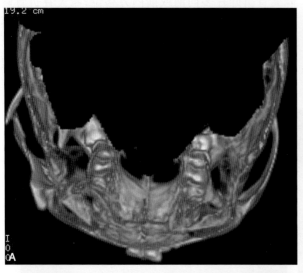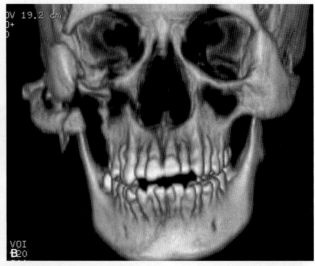

**图 9-8-5　颧骨骨折**
CT 重建图像显示右侧颧骨骨折,断端交错,向外成角

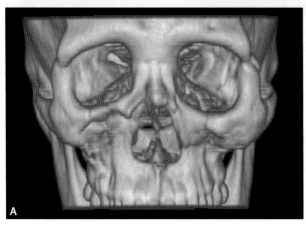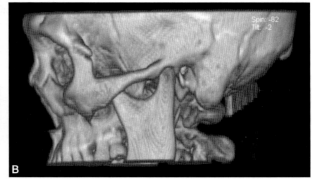

**图 9-8-6　上颌骨骨折**
CT 容积重建图像显示左侧上颌窦外上壁骨折

上颌骨骨折当伴有上颌窦损伤时,可见上颌窦腔透亮度减低,水平位投照可见气液平面。上颌窦壁骨折还可引起黏膜下出血或血肿,X 线片上可显示上颌窦黏膜增厚或呈弧形软组织影。

**(五) 眼眶骨折**

眼眶由颅面部六块骨骼即额骨、泪骨、蝶骨、筛骨、颧骨和上颌骨组成。外伤引起眼眶骨折大致分为四类,即眶底骨折、眶内壁骨折、眶顶和眶外壁骨折、视神经孔骨折。严重的外伤可以出现两种以上的混合骨折。常用的 X 线投照体位有头颅侧位、眼眶正位、顶颏位(华氏位)和视神经孔位等。CT 能清晰显示骨折、急性眼眶出血、气肿、异物和骨折碎片。

1. 眶底骨折　为眼眶骨折最常见者。当眼部受外力打击时,眶底壁在眼球后方呈向上斜面,此处骨壁最薄,承受外力最大,最易发生骨折。由于眼眶壁骨折及韧带破坏,而眼球下移。临床症状表现为眼睑肿胀、结膜下出血,还可能出现复视。受伤初期的复视,可能暂时消失,随后又出现。是因为受伤后下移的眼球,由于眶内出血,而位置上升,复视暂时消失。其后,出血停止及被吸收,眼球双下降至骨折区,再一次出现复视。当三叉神经眶下支受损伤时,可出现颊部麻木感。球后出血可导致眼球突出。上颌窦损伤,气体外溢可能造成眼睑气肿。

X 线显示眶底骨折,常有不同程度下陷,有时还可见以碎骨片下陷至上颌窦内。骨折早期可见下睑、眶内有积气影。上颌窦常因外伤出血或眶内软组织疝入而致密模糊。骨折后期,软组织水肿消退,积血被吸收,上颌窦可恢复透亮。

2. 眶内壁骨折 常常合并眶底骨折,因筛窦受直接外力作用而发生。单纯眶内壁骨折不引起眼球移位。由于筛骨骨壁很薄,如无移位很难发现其骨折线。X 线和 CT 片上可显示筛窦变混浊或筛窦被压缩征象。

3. 眶顶及眶外壁骨折 上颌骨部骨折常延及眶顶和眶外壁,单独的局部骨折很少见。X 线检查很难发现此部位的骨折线。

4. 视神经孔骨折 眶尖骨折常累及视神经孔,临床表现为眶尖综合征。受伤当时或伤后不久患眼出现部分性或完全性失明,可能是由于出血或骨折对视神经的压迫及视神经缺血而发生。视神经孔位能显示骨折线通过视神经孔,或见视神经孔变形(图 9-8-7)。

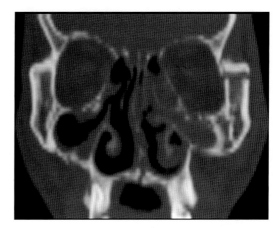

**图 9-8-7 眼眶骨折**
CT 重建图像显示左侧眼眶外侧壁骨折

（梁碧玲 高立 陈建宇）

# 第九节 关 节 脱 位

## （一）肩关节脱位

肩关节脱位常见于青壮年人和老年人,儿童很少发生。同样的外力,儿童易发生肱骨头骨骺分离或肱骨外科颈青枝骨折。肩关节脱位大多为传递暴力所致,肱骨头冲破肩关节囊壁,形成脱位。临床表现有肩关节疼痛、活动障碍和方肩。

前脱位最多见,后脱位少见,上脱位和下脱位非常少见。其中前脱位时肱骨头常向内下方移位,位于肩胛盂的下方,称为盂下脱位。向上内移位明显时,肱骨头可位于喙突下或锁骨下,分别称为喙突下或锁骨下脱位。肩关节脱位常伴有肱骨大结节撕脱骨折和肱骨外科颈骨折和关节盂纤维软骨的损伤。当肩关节前脱位伴有大结节背侧的肱骨头塌陷骨折时,称为 Hill-Sach 损伤;当伴有关节盂下缘的损伤时称为 Bankart 损伤;当肩关节后脱位,常合并伴有前肱骨头塌陷骨折时,称为反 Hill-Sach 损伤。当肩关节正侧位不能很好显示这些病变时,应进行 Y 形投照、中轴投照和“西点”投照,如果仍不能清楚显示,则应做 CT 检查(图 9-9-1)。薄层 CT(3mm)可清楚显示这些病变。肩关节后脱位正位片易漏诊,需拍侧位片来观察。肩关节脱位根据临床和 X 线诊断不难,但应注意其伴发损伤。

## （二）肩锁关节脱位

肩锁关节由于有肩锁韧带连接,并有喙锁韧带加强,故脱位较少见,多为韧带损伤。当肩锁关节脱位时,X 线上表现为肩锁关节分离(正常 0.3~0.8cm),

喙锁间距增大,诊断时应与健侧对比(图 9-9-2)。肩锁关节脱位经保守治疗后,可遗留关节半脱位和脱位畸形、退行性关节炎、肩锁关节僵直,肩关节活动受限等后遗症。

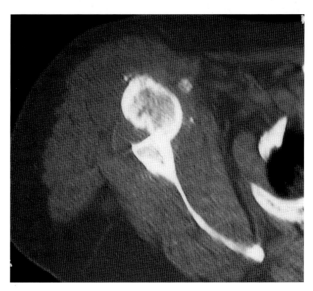

**图 9-9-1 肩关节脱位,Hill-Sach 损伤**
肩关节前脱位伴有大结节背侧的肱骨头塌陷骨折

## （三）胸锁关节脱位

较少见。根据受力机制的不同,可分为前脱位和后脱位。当脱位时,多伴有胸锁韧带和肋锁韧带的损伤。后脱位严重时可压迫纵隔内的气管和血管,引起严重的症状。X 线片对胸锁关节脱位显示欠佳(图 9-9-3)。CT 可清楚显示脱位的方向和程度。

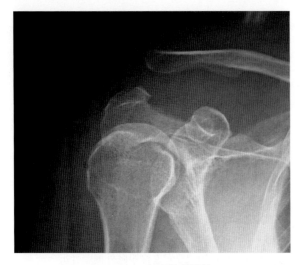

**图 9-9-2　肩锁关节脱位**
右侧肩峰与锁骨间距增大,喙锁间距增大

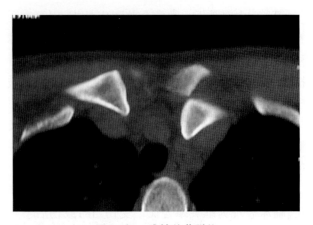

**图 9-9-3　胸锁关节脱位**
左侧锁骨胸骨端向后脱位,压迫纵隔,但大血管未见变形

### (四) 肘关节脱位

肘关节脱位较常见,以青少年较多,因关节囊韧带损伤严重,常伴有骨折。有时可伴血管或神经损伤。预后合并症较多。

多因肘关节过伸引起,常为后脱位。外伤后肘部疼痛明显,肘后部饱满,尺骨鹰嘴向后突出,正常肘部三角解剖关系消失。

X 线表现为尺、桡骨向肱骨下端的后上方移位,常伴有尺骨鹰嘴窝或肱骨下端骨折。少数可为侧方脱位,尺、桡骨向外侧移位(图 9-9-4)。肘关节脱位时,常并发骨折,关节囊及韧带损伤严重,还可并发血管和神经损伤。

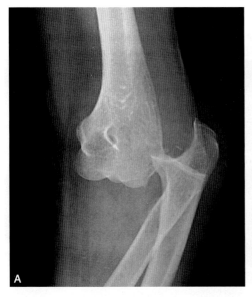
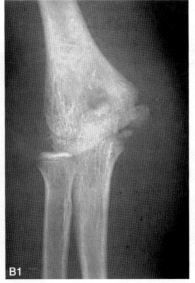
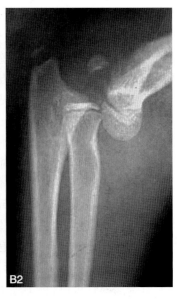

**图 9-9-4　肘关节脱位**
A. 肘关节后脱位,尺、桡骨向肱骨下端的后上方移位,关节内可见小的碎骨片;B. 肘关节向侧方脱位,
尺、桡骨向后外侧移位,伴肱骨内侧髁撕脱骨折

### (五) 腕关节脱位

腕关节的运动功能,以腕骨间的活动范围最大。腕骨是以头、月骨为中心进行运动的。头骨的球形关节面与月骨的凹形关节面构成球窝关节,头月关节的头部是腕部环转活动的枢纽。腕关节脱位亦是以头月关节为中心的。腕骨脱位分为月骨脱位、月骨周围脱位和腕间关节前脱位。

临床表现为患侧桡骨远端隆起并有明显压痛,正中神经分布区有麻木感,手指呈半屈位,腕关节活动功能丧失。腕间关节脱位常伴有严重的软组织撕裂伤。

X 线表现:月骨脱位表现为正位片上月骨发生旋转,由正常时的类四方形变为三角形,并与头骨重叠。头月关节和桡月关节间隙均可消失。侧位则可显示其特征性表现,即月骨向掌侧脱位,月骨凹形关节面向前(图9-9-5),而舟骨、头骨和桡骨之间的关系不变。月骨周围脱位,实际上是头月关节脱位,月骨原位不动,与桡骨保持正常对位关系,而其他的腕骨都伴随头骨同时脱位(图9-9-6)。腕间关节前脱位,较少见。是以头月关节为中心的近排和远排腕骨脱位。近排的舟、月、三角骨仍位于桡骨远端的关节窝内。正位片可见腕关节缩短,侧位可见远排腕骨向前脱位(图9-9-7)。

### (六)髋关节脱位

髋关节脱位为严重的创伤,如车祸或高处坠落等所致。多伴有其他脏器的损伤。根据脱位后股骨头与髋臼的相对位置,分为髋关节后脱位、前脱位和中心性脱位,以前者多见。

1. 髋关节后脱位 正位片见股骨头向后上方移位,并略向外,与髋臼的上部重叠,股骨呈内收内旋状态,大粗隆突出,小粗隆消失。有时合并股骨头骨折或髋臼后缘骨折(图9-9-8)。

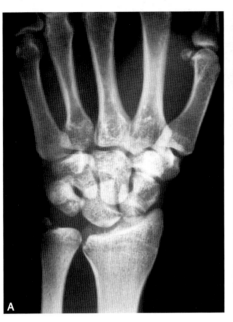
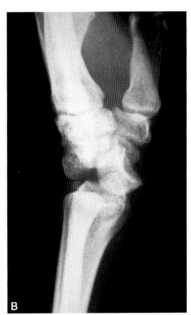

**图 9-9-5 月骨脱位**

月骨脱位,正位片示月骨呈方形,与头状骨重叠,侧位片示月骨向前移位,
凹面旋转向掌侧,头状骨与桡骨关系正常

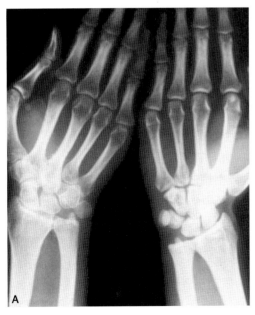
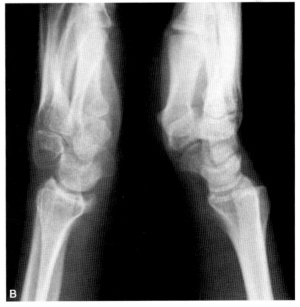

**图 9-9-6 月骨周围脱位**

左侧头月关节脱位,月骨原位不动,与桡骨保持正常对位关系,而其他的腕骨都伴随头骨同时脱位

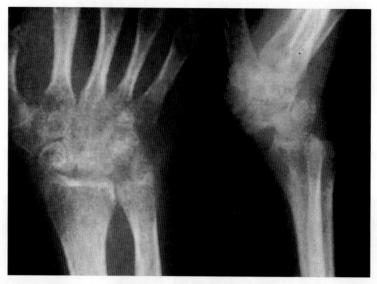

**图 9-9-7　腕间关节脱位**
近排的舟、月、三角骨仍位于桡骨远端的关节窝内。正位片可见
腕关节缩短,侧位可见远排腕骨向前脱位

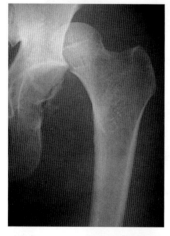

**图 9-9-8　髋关节脱位**
左髋关节完全性脱位,髋臼空虚,股骨向
外上方移位,并左侧髋臼粉碎性骨折,髋
臼缘可见不规则骨折线及碎骨片

2. 髋关节前脱位　正位片见股骨头下移在髋臼下方,与坐骨结节重叠,股骨呈外展状态。本型较少见。

3. 中心型髋关节脱位　股骨头因暴力突入骨盆腔内,常伴髋臼底粉碎骨折。Shenton 线中断现象并不明显。有时合并骶髂关节和耻骨联合分离或耻骨支骨折。

**(七) 膝关节脱位**

非常少见。需要受强大的暴力方可造成膝关节脱位。按脱位方向可分为向前、向后、向内及旋转脱位,一般以远侧胫骨上端移位的方向为准。脱位时,必定合并侧副韧带、交叉韧带断裂及关节囊撕伤。外伤性或病理性脱位都是半脱位。有时合并胫骨结

节或股骨髁骨折。髌骨亦可因暴力作用而脱位。髌骨脱位可向内、向外或向下脱位,严重者可使髌骨旋转。半月板的脱位只能依靠关节造影和 MRI 检查来确定(图 9-9-9)。

**(八) 踝关节脱位**

踝关节外伤性脱位常伴有骨折。脱位后由于踝关节结构改变及关节周围韧带撕裂,出现不同程度的异常活动及相应 X 线改变,表现为距骨离开它与胫骨及腓骨的正常位置。距骨向后方移位者最常见。

脱位合并骨折及韧带断裂时,其 X 线表现多样。当骨间韧带(该韧带由关节向上,约延及至三横指宽的范围)撕裂时,可能同时发生胫腓关节分离,表现为胫腓关节间隙增宽。大多数 Pott 骨折及三踝骨折都合并不同程度踝关节脱位。

踝部单纯韧带撕裂也可造成关节间隙变化。内侧韧带撕裂时,内侧关节间隙增宽;外侧关节间隙增宽,则提示外侧韧带撕裂(图 9-9-10)。

**(九) 寰枢椎损伤**

寰枢椎之间有三个关节,均为滑膜关节:一个是寰椎前结节后缘与齿突之间形成的寰齿关节;另两个为寰椎双侧下关节突与枢椎上关节突形成的椎间关节。常见的损伤包括寰枢关节脱位、寰椎骨折和齿突骨折等。这些损伤易使颈髓受压而引起严重并发症,搬动患者和摄片时要格外注意。

旋转性寰枢关节半脱位,较常见于儿童。上呼吸道感染、喉部手术、微小的创伤、先天畸形、强直性脊柱炎和类风湿关节炎等均可导致半脱位,其预后

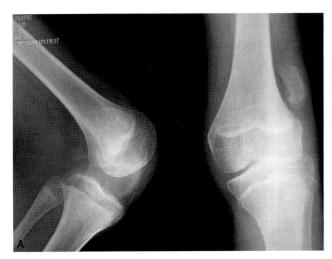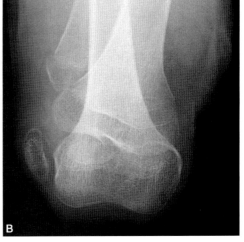

图 9-9-9　髌骨脱位

A. 髌骨向外上方旋转脱位,髌骨无骨折;B. 轴位照片

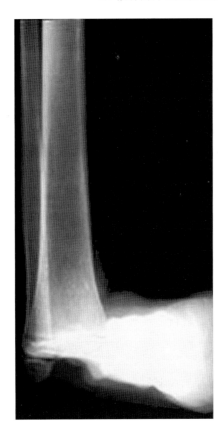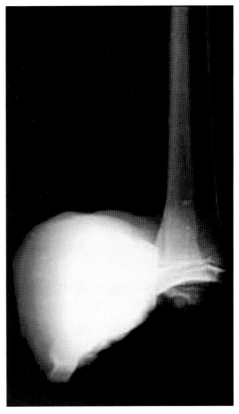

图 9-9-10　踝关节完全性脱位

良好。创伤性旋转性寰枢关节脱位:为暴力所致,比半脱位少见,但严重,可造成局部椎管狭窄而压迫颈髓。寰枢椎间关节脱位,不管是单侧还是双侧均可导致严重的寰椎横韧带的撕裂。上述两种情况影像学表现相似。X 线片较难显示旋转性脱位,当正位片或侧位片上寰枢椎排列异常时应怀疑到本病,旋转性脱位在侧位 X 线片上,表现为寰椎后结节与枢椎齿突前缘的距离超过 3mm 以上(图 9-9-11);或张口位寰枢椎的骨突关节间距两侧不对称,主要表现为"媚眼征",表现为一侧关节间隙消失,一侧关节间隙存在,如同睁一只眼闭一只眼,这是由于 $C_{1/2}$ 关节一侧错开而另一侧位置正常造成。薄层 CT 横断面扫描并矢状面和冠状面重建,可以精确显示寰枢椎的相互关系,是诊断本病的最佳方法。寰椎前结节后缘与枢椎齿状突前缘的距离成人大于 2mm、儿童大于 4mm 则说明有横韧带的撕裂(图 9-9-11)。

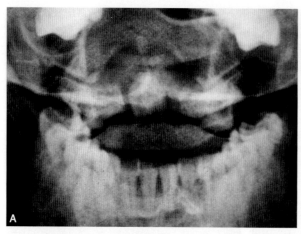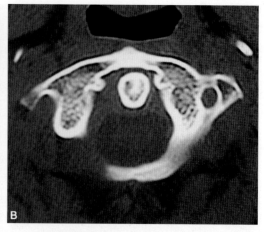

**图 9-9-11**

A. 寰枢关节半脱位,张口位照片示齿突与寰椎侧块间的距离不等宽,为半脱位;B. 为 CT 轴位像

(梁碧玲　高立　陈建宇)

# 第十节　软组织损伤

骨关节外伤常伴有软组织的损伤,包括关节囊和韧带的撕裂、关节软骨损伤、肌肉损伤以及骨间筋膜损伤等。MRI 能准确地显示这些病变,X 线和 CT 不能显示,下面以膝关节损伤为例介绍几种常见的软组织损伤。

## 一、膝关节韧带损伤

### (一) 交叉韧带损伤

1. 前交叉韧带损伤　前交叉韧带是位于膝关节内滑膜外、外周有滑膜包被的纤维结构,起于股骨外侧髁内侧面,呈扇形斜向前下方行于髁间隆起和

横韧带之间,止于胫骨髁间隆起的前方,与外侧半月板的前中部相连,由前内束和后外束组成,呈向外旋转排列(图 9-10-1)。前交叉韧带主要限制胫骨前移,前交叉韧带损伤在膝关节创伤中最常见。当急性损伤时患者有突然剧烈的疼痛和功能障碍,有时可听到"砰"的响声并出现膝关节肿胀。关节肿胀主要由关节积液、积血所致。前交叉韧带撕裂的临床检查包括:前抽屉试验、Lachman 试验、轴移试验、关节动度计测量。这些检查对评价前交叉韧带不稳定可提供重要依据,但在膝关节急性创伤时,患者由于疼痛、肌肉痉挛等原因使检查难以进行,则需在麻醉后进行。

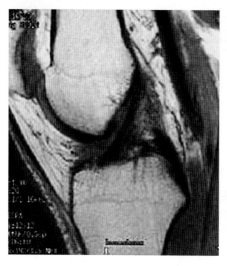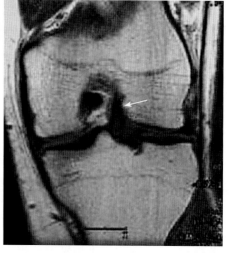

**图 9-10-1　正常前交叉韧带**

显示前交叉韧带的股骨和胫骨端的附着点

前交叉韧带在 MRI 矢状位表现为从股骨到胫骨的黑色带状影。前缘较直,与髁间隆起平行或有一稍微增大的倾斜角。其宽度约为 3～4mm,其前缘比后缘信号低,因为在胫骨止点处纤维束间可有信号较高的脂肪和滑液。损伤时,表现为在 $T_2WI$ 和抑脂像上韧带内出现局限性或弥漫性的高信号,韧带可不连续(图 9-10-2)。另外,前交叉韧带损伤时,常伴有胫骨前移,骨髓腔内骨挫伤,内侧副韧带和内侧半月板损伤,以及后交叉韧带的形态发生改变等。

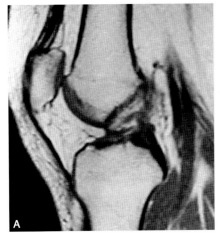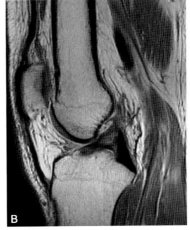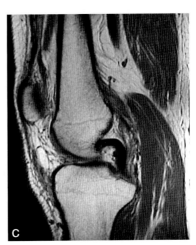

图 9-10-2 前叉韧带损伤

A. 前交叉韧带断裂,矢状位 $T_2WI$ 示前交叉韧带中断,信号增高;B. 前交叉韧带慢性损伤,前交叉韧带萎缩,信号增高;C. 前交叉韧带断裂的间接征象,后交叉韧带呈弓状

2. 后交叉韧带损伤 后交叉韧带较粗,沿正中矢状面走行,在矢状面 MRI 图像上容易辨认。该韧带在膝关节进行屈、伸、内旋动作时起固定作用。正常典型的后交叉韧带表现为凸面向上的弧形结构(图 9-10-3)。后交叉韧带撕裂有 MRI 表现与前交叉韧带相似。后交叉韧带形态改变可作为前交叉韧带断裂的继发征象,有助于后者的诊断。当后交叉韧带形似"问号",临床检查"抽屉"征阳性时,常提示前交叉韧带撕裂(图 9-10-4)。

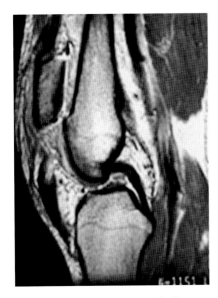

图 9-10-3 正常后交叉韧带

## (二)侧副韧带损伤

常规 MRI 检查即可清晰显示内、外侧副韧带,对于某些病例则需行冠状面和轴面扫描,以进一步显示内、外侧副韧带的轻微损伤。

内侧副韧带损伤 内侧副韧带牢固附着于关节囊、内侧半月板中部及邻近关节面的股骨和胫骨,是平衡外旋和前部外力作用的稳定结构,较外侧副韧带更易损伤。当膝关节屈曲时,使膝关节外翻的作用力常可造成内侧副韧带损伤。关节囊及邻近半月板的联合损伤也较常见。外侧副韧带损伤机会较少,常与后交叉韧带撕裂合并存在。

MRI 表现为 $T_2WI$ 上软组织内或正常低信号的韧带内出现高信号。不完全撕裂时关节间隙正常,韧带走行无改变。韧带完全撕裂则表现为撕裂部位信号升高和韧带连续性中断,且常有断端回缩(图 9-10-5)。

常见的内、外侧副韧带损伤的继发征象包括:关节间隙增宽、积液、半月板撕裂、交叉韧带撕裂和骨挫伤等。

## 二、半月板损伤

半月板是位于胫骨平台和股骨内外髁关节软骨之间的半月状纤维软骨盘,覆盖胫骨平台的 60%～

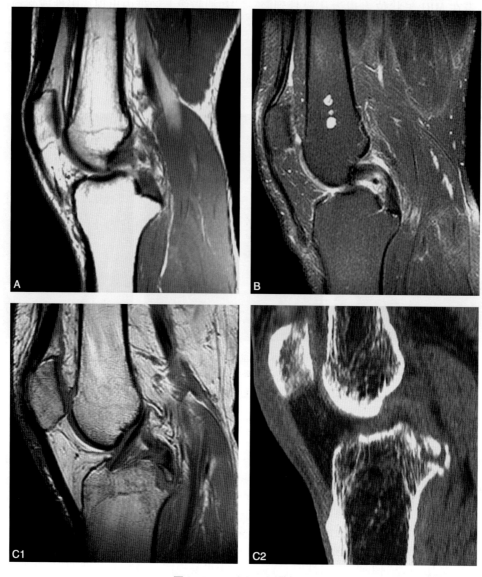

**图 9-10-4  后交叉韧带损伤**
A. 后交叉韧带断裂;B. 后交叉韧带部分损伤,损伤处信号增高;
C. 后交叉韧带胫骨附着处断裂,CT 重建图像可见撕脱骨碎片

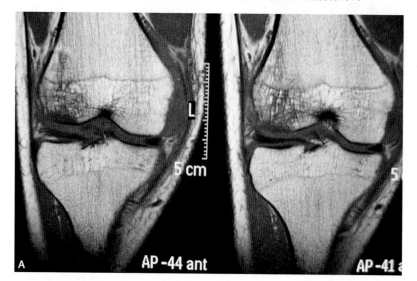

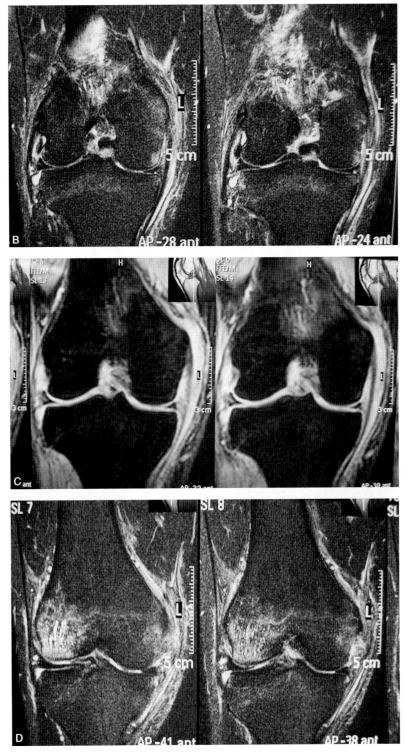

**图 9-10-5　内侧副韧带损伤**
内侧副韧带肿胀、增粗,呈长 $T_1$ 长 $T_2$ 改变

80%,外缘肥厚与关节囊相连,内缘薄而锐利游离于关节腔,上下面光滑,纵切面呈锐角三角形。内侧半月板较大呈"C"形,其纵切面三角形大小从后角向前角逐渐变小,外缘与关节囊及胫侧副韧带紧密相连;外侧半月板较小呈"O"形,前后角及体部宽度和厚度基本相等,外缘除前角和后角远端与关节囊紧

密相连外,体部和后角大部分与关节囊间隔以肌腱和腱鞘。半月板的功能主要为增加关节稳定性、减少关节摩擦力和传导本体感受。半月板撕裂有纵行、横行、水平、周边部和复合撕裂。其位置可分为前角、后角和体部。半月板主要由纤维软骨组成,在所有 MRI 序列中均呈均匀低信号强度。

半月板撕裂的 MRI 诊断标准有两点:半月板内异常信号与半月板的关节面相连;半月板的形态异常。但应该明确当半月板退变时也表现为半月板内出现高信号,多为线状,不与关节囊相连。而且不同的序列对半月板损伤的诊断的准确性也不同,一般认为在 $T_1WI$ 上和质子(PDWI)像上准确性高。而梯度回波序列的敏感性高但特异性较低,$T_2WI$ 和抑脂序列特异性高而敏感性较低(图 9-10-6)。

半月板撕裂的分级:Ⅰ级,半月板病变呈不与半月板关节面相接触的球形高信号;Ⅱ级,病变呈线性高信号,但位于半月板内,未达半月板关节面;Ⅲ级撕裂,显示半月板内高信号延伸至关节面。

## 三、外伤性关节软骨损伤

在关节内损伤时,多有关节软骨的损伤,关节软骨损伤可单独发生,也可伴有骨折和骨软骨骨折。如髌骨的骨软骨撕脱骨折和股骨内外髁的软骨损伤。

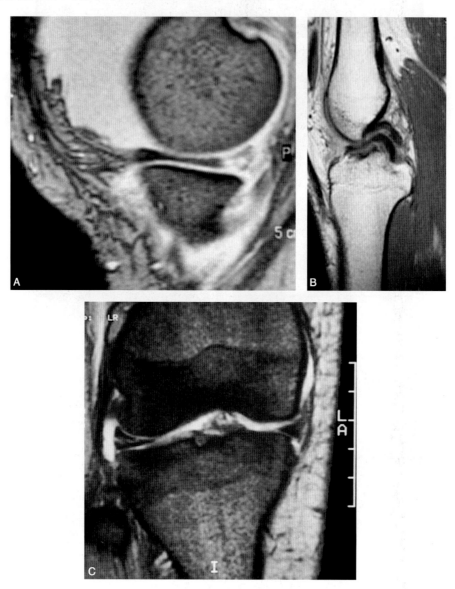

**图 9-10-6 半月板损伤**

A. 矢状位梯度回波像示内侧半月板后角内可见高信号,与关节囊相连;B. 半月板柄桶状撕裂典型双 PCL 征,于正常 PCL 前方可见撕裂半月板之低信号影;C. 半月板水平撕裂,半月板不连续并可见横行高信号

(屈辉 程克斌 刘霞)

# 第十一节　儿童创伤性骨折

儿童骨关节创伤由于儿童骨骼的特点,其创伤类型有别于成年人。儿童骨骼含有机成分和水分多,矿物质少;松质骨多而密质骨少;骨骼纤细和骨质的多孔特性,与成年人相比富于韧性而刚度差;骨膜厚,而骺板的强度低于骨质,甚至比韧带还弱;负荷稍大或持续时间长容易出现疲劳性变形。这些都是儿童骨骼的解剖和生物力学特点。儿童骨关节创伤还与骨骼正处在发育阶段有密切关系。儿童创伤在临床上的特点有:致伤暴力较轻,对伤情表达力差,骨折诊断比成人复杂(软骨、骨骺),骨折愈合力强、速度快、具有高度塑形能力,但创伤愈合易发生局部骨骼过度生长,还可能出现进行性畸形。

儿童创伤特有的骨折类型包括:青枝骨折、创伤性骨弯曲、隆突骨折、骨骺创伤。骨骺与干骺端由骺软骨板分隔,为较薄弱部位。骨骺损伤根据损伤发生部位,分为骨骺分离、骨骺骨折和骺软骨板损伤等。骨折一旦累及骺板损伤,则必然发生骨骼畸形或骺早闭。

环绕软骨板的软骨膜环是 Ranvier 沟与外纤维层组成的复合体。Ranvier 沟是一楔形密集细胞带,内含丰富的未分化间充质细胞与血管纤维组织,位于细胞增殖层水平,与骺板生发层的储备细胞来源有密切关系,是软骨环膜的核心结构。此细胞带是骺板周缘软骨贴附生长的源泉,是骺端繁衍成骨细胞所在,可影响骺板的生长发育。

骨骺创伤的临床和影像学分型有多种,临床上应用的有:Poland(1898 年)的四型;Salter-Harris(1963 年)的五型,他们的分类是主要依据 X 线表现,虽然是一种比较完全和实用的方法,但某些骨骺和骺板损伤以及复杂的联合损伤不容易用它来分类,此外,干骺端、骨干、骨膜、Ranvier 区和骨骺软骨环膜等组织的损伤也未包括在此分类中,因而 Rang 在此基础上增加了软骨环膜损伤,即六型;Ogden(1981 年)设计了一种包括范围极为广泛的分类方案,对简单的分类又增加了许多亚型,更好地解释了少数发生局部骨骺过早融合和骨桥形成的原因。但此分类法过于繁杂,临床医师掌握起来有一定困难,在临床实践的应用上基本是以 Salter-Harris 的分类为主,以下详细介绍(图 9-11-1)。

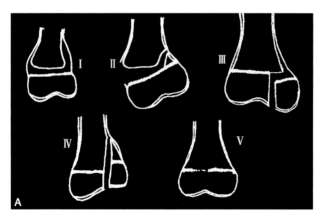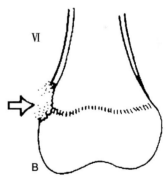

**图 9-11-1　骨骺损伤分型(线图)**

儿童骨骺创伤的 Salter-Harris(包括 Rang 增加的第六型)分类:

Ⅰ型:骺分离(separation of the epiphysis),骨折线通过骺板软骨的薄弱区即成熟层的肥大区和钙化区,生长带留在骨骺一侧,骺分离而无骨折。此型骨折易漏诊,X 线不易显示,尤其是髋关节骺滑脱,常需要拍水平侧位片诊断;另外,双侧对比检查是很好的诊断方法。骨骺出现以前发生的骺分离更难诊断,常常数日以后,出现骨膜新生骨时才发现有损伤,提示骨折,但需与骨髓炎鉴别。骺板骨折出现骨骺分离和骺与骨干成角时 X 线不难诊断。表现为骺板间隙增大或骺板成角变形。此型骨折多发于婴幼儿期,预后良好(图 9-11-2)。

Ⅱ型:骨骺分离性骨折(fracture-separation of the epiphysis),与Ⅰ型相似,10 岁以上青少年多见。骨折线通过骺板的薄弱区再向干骺端延伸引起干骺端的小撕脱骨折片,对侧的骨膜断裂,即骺分离加干骺端骨折。因软骨 X 线不显影,X 线片仅能见到干骺

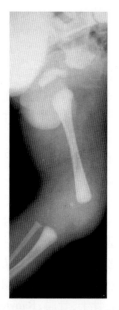

图 9-11-2　新生儿股骨远端骺分离（Ⅰ型）

端三角形或薄层骨折片，骨折片大小不等，骨折常与骨骺一起移位，移位程度不等，此时不能单纯诊断为骨干干骺端骨折，实际上是骺和干骺端一起与骨干分离。移位不明显者易漏诊，若骨骺不显影，也造成诊断上的困难（图 9-11-3 ~ 图 9-11-5），此型最常见。

Ⅲ型：部分骨骺骨折（fracture of part of the epiph-

ysis），属关节内骨折损伤，不常见。骨折线从关节面开始，穿过骨骺和（或）骺软骨，然后穿过骺板全层，延伸至干骺端（图 9-11-6）。先后穿过骺板的静止、分裂、柱状到肥大和钙化区，最后在该区骨骺分离。此型因其累及的软骨不显影，故诊断困难，尤其无移位者诊断更为困难。骨化中心出现者骨折线显而易见，部分骨骺可移位。骨骺移位整复良好者愈后好，否则关节面不整，可出现创伤性关节病变。MRI 有助于单纯软骨骨折的诊断。

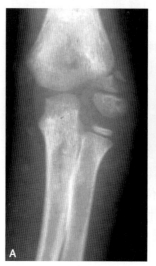
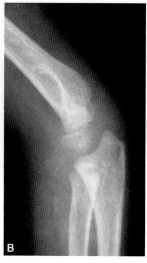

图 9-11-3　肘关节骨骺骨折（Ⅱ型）

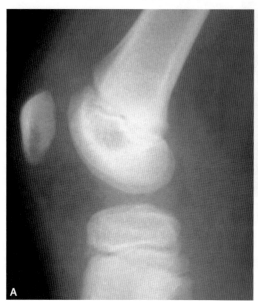
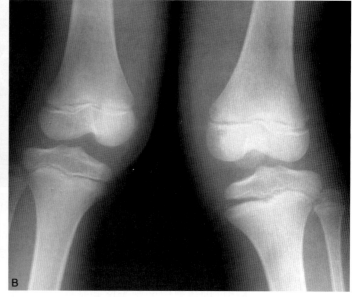

图 9-11-4　膝关节骨骺骨折（Ⅱ型）

Ⅳ型：骨骺与骺板骨折（fracture of the epiphyses and epiphyseal plate），属关节内骨折损伤。骨折线从关节面开始，穿过骨骺和（或）骺软骨，然后穿过骺板全层，延伸至干骺端。先后穿过骺板的静止、分裂、柱状到肥大和钙化区，即关节内骨折加骺板和干骺端骨折，将骨骺干骺端一分为二。X 线可见干骺端和骨骺的骨折片，骨折片分离并向外移位。因其损伤生发层软骨细胞，常引起成角畸形和生长停止（图 9-11-7）。

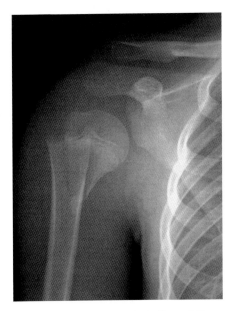

**图9-11-5 肩关节骺板损伤（Ⅱ型）**

Ⅴ型：骺板挤压损伤（crushing of the epiphyseal plate），非常罕见，仅占1%。常为垂直压迫损伤，膝关节和踝关节常见。是由于强大的垂直挤压暴力，使骺板部分或全部的软骨细胞压缩而严重破坏，相当于骺板软骨的压缩骨折。由于软骨细胞严重破坏或骺板的营养血管广泛损伤，均可导致骺板早闭，骨生长畸形，此型损伤虽少见，但是预后不好。Ⅴ型骨折由于损伤没有移位，X线很难诊断。凡小儿肢体坠落性损伤或涉及骨骺附近的损伤，而X线无明显异常，但是疼痛或肿胀持续一段时间，即应警惕有骺板挤压伤的可能。

Ⅵ型：骺板边缘的Ranvier区损伤。此种骨折可在骺板的一端形成骨桥，而另一端继续生长，导致骨生长不均匀，形成骨干弯曲畸形。

在上述各种儿童骨关节创伤分类并非都是单独存在，在前四型中也可能同时合并Ⅴ或Ⅵ型损伤，因此对每一型损伤预后的估计都不可绝对化。

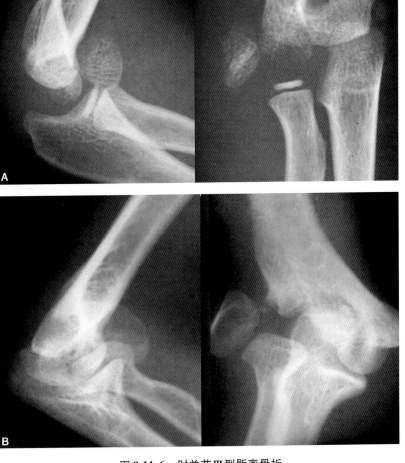

**图9-11-6 肘关节Ⅲ型骺离骨折**
肱骨小头骨骺和内髁骨骺骺离骨折并翻转（A），追踪复查创伤后
肱骨远端遗留"钩形"缺损畸形（B）

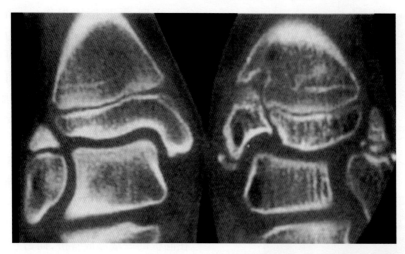

图 9-11-7　骺板骨折(Ⅳ型)，CT 重建冠状位图像显示骨折线贯穿骨骺和干骺端

儿童骨关节创伤的特点是青枝骨折和骨骺损伤。儿童骨骼富含有机质和水分，柔韧性较好，故易发生青枝骨折。儿童骨关节创伤还与骨骼正处在发育阶段有密切关系。骨骺与干骺端由骺软骨板分隔，为较薄弱部位。骨骺损伤根据损伤发生部位，分为骨骺分离、骨骺骨折和骺软骨板损伤等。骨折一旦累及骺板损伤，则必然发生骺早闭。

无论哪一型骨折，在骨折同时往往伴有邻近软组织的损伤，包括神经、血管、韧带、肌腱和内脏器官的挫伤和断裂。在评价骨折时，除了要注意骨折的解剖，包括骨折线形状、有无关节损伤和错位，骨折对软组织的损伤和周围软组织对骨折的影响也不容忽视。软组织的损伤可导致严重合并症和后遗症的发生。

儿童的创伤性骨折总体上分为两大类，一类骨折只涉及骨干与干骺端，另一类涉及生长板及骨骺。儿童青枝骨折大多数损伤较轻微，只有骨的折裂和骨髓损伤，骨膜组织可以保持完整或轻微撕裂。骨骺和软骨板的损伤是儿童期常见的骨骼创伤，有时诊断比较困难，临床上容易漏诊和误诊，主要原因是骨骺部的软骨在 X 线上不显影。儿童期骺软骨的损伤还会发生不同程度的骨发育畸形。

（屈辉　程克斌　刘霞）

# 第十二节　臂丛神经损伤

## 一、概　　述

臂丛神经是个结构复杂的组织，呈多维多平面状态，由第 5~8 颈神经前支和第 1 胸神经前支的大部分组成。在椎动脉的后方，臂丛神经后根形成卵圆形的神经节结构。在神经节的外侧，前后根相互融合，组成单一神经根。神经根穿出相应椎间孔，经斜角肌间隙走行于锁骨下动脉后上方，在下颈区向前、下、外约45°呈扇形展开。在第一肋上缘、斜角肌外缘进入锁骨上窝之前形成上、中、下三干，第5、6颈神经前支形成上干，第 7 颈神经前支单独形成中干，第 8 颈神经和胸 1 神经的前支形成下干。臂丛神经干与锁骨下动脉伴行，穿行于锁骨上窝，在锁骨中部水平，每条神经干分别分出前、后股，共 6 股，行至腋窝时由上、中干的前股合成外侧束，下干前股自成内侧束，三干后股汇合成后束。三束分别从内、外、后三面包围腋动脉。

临床上为了治疗的方便，将神经节之前的硬膜囊内神经根称为臂丛神经节前部分，神经节之后的椎管以外者称为臂丛节后部分临床上将神经节之前的硬膜囊内神经根称为臂丛神经节前部分，神经节之后椎管以外者称为臂丛节后部分。臂丛神经损伤可分为节前神经损伤和节后神经损伤，前者是神经根的损伤，是不可修复的，而后者可经局部修复而恢复。

臂丛神经损伤的最常见原因是车祸伤或强力牵拉，其次是产伤。当手臂和头同时受到相反方向的牵引力作用时，最易发生臂丛神经根损伤撕脱，常常合并锁骨骨折、锁骨下血管损伤、腋血管损伤、肩关节脱位、肋骨骨折、血胸等。

## 二、临床表现

臂丛神经损伤有明确外伤史，表现为不同程度的上肢运动和感觉功能障碍和（或）肌肉萎缩。严重损伤可致肢体瘫痪。

### 三、影像检查方法

脊髓造影术曾是诊断臂丛神经根撕脱必不可少的方法。近十多年来，CT 脊髓造影术（CT myelography，CTM）、MRI 及 3D MRI 脊髓造影（MR myelography，MRM）都用于诊断臂丛神经损伤。臂丛神经损伤以 MRI（包括 MRM）显示最佳，MRI 不仅能显示外周神经损伤后神经的连续性中断或 $T_2$ 信号增高，而且能显示失神经肌肉的异常改变，从而成为首选的影像诊断方法。在 MR 图像上，可以清晰显示臂丛神经的 3 个干，但 6 个股和 3 个束难以辨别（图 9-12-1）。

近年来弥散加权成像是 MRI 较新的成像技术研究的热点。最近有学者应用弥散加权成像与 STIR、EPI 技术结合，即背景信号抑制体部弥散加权成像（diffusion weighted whole body imaging with background body signal suppression，DWIBS），应用于外周神经，获得较高信噪比的图像。该技术能够对背景脂肪和血管信号充分抑制，使臂丛神经显示为稍高信号，神经节呈明显高信号，形成类似 PET 图像的效果。并能够清晰显示臂丛节后神经的大体走行，对臂丛神经干显示尤为清晰、直观。应用该成像技术能够准确评价臂丛神经病变，特别对创伤性病变较为敏感。

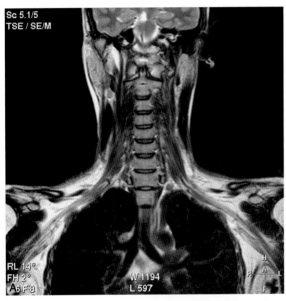
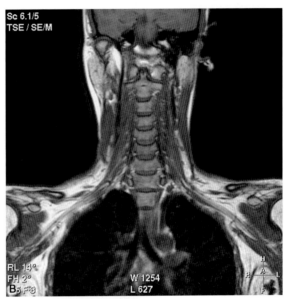
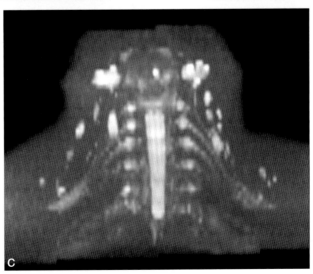

**图 9-12-1　正常臂丛神经 MRI 表现**
A. $T_2WI$；B. $T_1WI$；C. DWIBS 冠状位重建图像

## 四、影像学表现

### （一）臂丛节前神经损伤

1. 直接征象　神经根断裂或瘢痕形成。

2. 间接征象　创伤性脊膜囊肿、椎管内脑脊液积聚、脊髓变形或移位。

早期文献认为创伤性脊膜囊肿是臂丛神经根损伤的主要 MR 表现，虽然两者的相关性较好，但约有 20% 创伤性脊膜囊肿不伴有神经根损伤，同样某些神经根损伤并不伴有脊膜囊肿。因此观察神经根是否存在或完整非常重要。

创伤性脊膜囊肿，是位于椎间孔或经过椎间孔到达臂丛神经行程区的含脑脊液的囊状病变，表现为哑铃形、宽带形、圆形或类圆形，$T_1WI$ 呈低信号，$T_2WI$ 呈高信号（图 9-12-2）。

椎管内脑脊液积聚，为局限于椎管内的囊状病变，呈三角形、类圆形或长囊状。

脊髓移位征的出现率并不高，但它是神经根损伤有价值的间接征象。

### （二）臂丛节后神经损伤

臂丛节后神经损伤分为四型：

1. 正常神经表现型　神经的连续性存在，MR 表现基本正常，神经束边缘清晰或稍模糊。

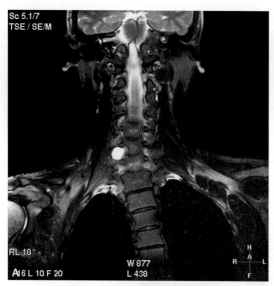
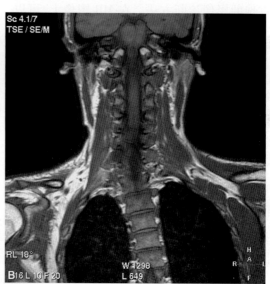
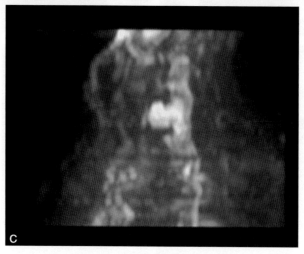

**图 9-12-2　臂丛神经根损伤**

$C_7$ 右侧神经根撕脱，创伤性脊膜囊肿形成，呈哑铃状长 $T_1$ 长 $T_2$ 信号影，远端神经回缩，脊髓稍向对侧移位

2. 神经变性型　由于神经水肿，脱髓鞘和黏液变性，组织的含水量增加，表现为神经的连续性存在，$T_2WI$ 上神经增粗呈高信号，而 $T_1WI$ 上呈等或低信号（见图 9-10-6）。

3. 神经瘢痕型　为损伤的神经不完全断裂导致局部出血、机化、包裹，最后神经纤维化，神经结构被破坏。MR 表现为损伤神经在 $T_1WI$ 上稍高信号，$T_2WI$ 上呈等或稍低信号，但神经的连续性存在，中斜角肌信号不均。

4. 神经消失型 为神经完全性断裂后向远端回缩，局部神经结构消失由瘢痕组织取代。MR 表现为神经的连续性中断，神经结构消失，局部由信号不均匀瘢痕组织取代。中斜角肌信号明显不均，边缘不清晰。

以上四型中正常型和变性型神经功能有可能自然恢复，可行非手术治疗观察。瘢痕型和消失型由于神经组织被瘢痕紧固，纤维化，或神经完全断裂，神经功能不可能自然恢复，须通过手术解除神经周围的瘢痕组织或神经移植等方法以恢复神经功能（图 9-12-3）。

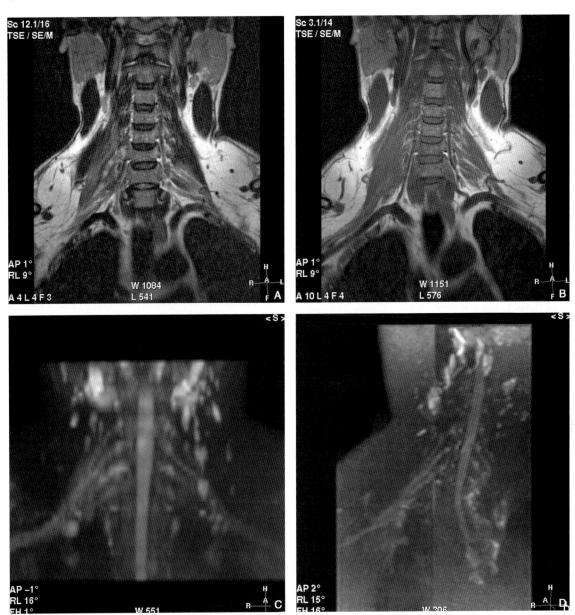

**图 9-12-3 臂丛节后神经损伤**
右侧臂丛神经中干及下干损伤，神经结构尚完整，神经干明显增粗，信号不均匀，$T_1W$ 呈低信号，
$T_2W$ 呈等、高混杂信号，DWIBS 多角度重建图像显示增粗的神经干信号明显增高

（梁碧玲 高明勇 高立 陈建宇）

# 参 考 文 献

1. Lee JH, Yoon YC, Jee S. Diagnostic performance of indirect MR arthrography for the diagnosis of rotator cuff tears at 3.0T. Acta Radiol, 2015, 56 (6):720-726

2. Camilo Jaimes, Nancy A. Chauvin, Jorge Delgado, et al. MR Imaging of Normal Epiphyseal Development and Common Epiphyseal Disorders. Radiographics, 2014, 34(2)449-471

3. ParK SY, Lee IS, Park SK, Cheon SJ, Ahn JH, Song JW. Comparison of three-dimensional isotropic and conventional MR arthrography with respect to the diagnosis of rotator cuff and labral lesions: focus on isotropic fat-suppressed proton density and VIBE sequences. Clin Radiol, 2014, 69 (4): 173-182

4. Stoppino LP, Ciuffreda P, Rossi M, et al. Lesions of the rotator cuff footprint: diagnostic performance of MR arthrography compared with arthroscopy. Musculoskelet Surg, 2013, 97(2):197-202

5. Marinelli NL, Haughton VM, Anderson PA. T2 relaxation times correlated with stage of lumbar intervertebral disk degeneration and patient age. AJNR Am J Neuroradiol, 2010, 31 (7):1278-82

6. Robinson G, Ho Y, Finlay K, et al. Normal anatomy and common labral lesions at MR arthrography of the shoulder. Clin Radiol, 2006, 61(10):805-821

7. Takahara T, Imai Y, Yamashita T, et al. Diffusion weighted whole body imaging with background body signal suppression (DWIBS): technical improvement using free breathing, STIR and high resolution 3D display. Radiation Medicine, 2004, 22 (4):275-282

8. Resnick D, Niwayama G. Diagnosis of Bone and Joint Disorders. 4nd ed. Philadelphia: WB Saunders Co, 2002: 2625-2934

9. Rosenberg ZS, Beltran J, Bencardino JT. MR Imaging of the Ankle and Foot. Radio Graphics, 2000, 20:S153-S179

10. 冯晓源. 医学影像学放射诊断全集-基础篇. 北京:中华医学电子音像出版社, 2013

11. 王云钊, 屈辉, 孟悛非, 等. 骨关节影像学. 第2版. 北京:科学出版社, 2010

12. 田春艳, 郑卓肇. 肩袖全层撕裂:肩关节 MRI 评价. 临床放射学杂志, 2010, 29(11):1508-1511

13. 高明勇, 梁碧玲, 许扬滨, 等. 臂丛神经根损伤的 MR 诊断及其应用价值. 中华创伤杂志, 1999, 15(2):151-152

14. 李新春. 臂丛病变的 MRI 诊断. 国外医学:临床放射学分册, 2003, 26(3):178-181

15. 蔡兆熙, 陈建宇, 蒋新华, 等. 轴向负荷对腰椎间盘 MR 扩散特点的影响. 中华放射学杂志, 2010, 44(8): 837-840

16. 周翠屏, 沈君, 成丽娜, 等. 兔坐骨神经牵拉伤的磁化传递成像与病理对比. 中国医学影像技术, 2012, 28(6): 1055-1059

17. 陈建宇. MRI 表观弥散系数与腰椎间盘退变分级的相关性. 中国医学影像技术, 2011, 27(6):1264-1267

18. 陈建宇, 刘庆余, 沈君, 等. 臂丛神经损伤的 MRI 诊断. 中华放射学杂志, 2007, 41(6):563-568

19. 耿明宾, 王光彬, 刘玉波, 等.3.0T MRI 在臂丛神经疾病诊断中的价值. 中国中西医结合影像学杂志, 2010, 8(6) 489-492, 514

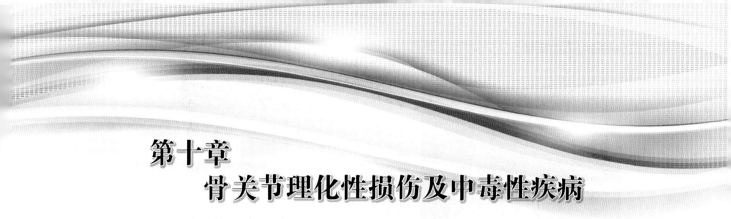

# 第十章
# 骨关节理化性损伤及中毒性疾病

骨关节理化性损伤病因多种多样,所引起的疾病也不相同。本篇重点描述有骨骼系统改变的物理化学因素所致的疾患。在诊断步骤上除依据X线表现外,还应了解患者的职业史、接触史和生活、工作、起居条件等。

## 第一节　物理性损伤

### 一、烧　伤

烧伤引起的骨关节改变,多发生在重度烧伤患者,当烧伤较深,影响到骨膜、骨骺、关节及相应的神经血管时才发生。轻度的烧伤一般不引起骨关节损害。烧伤若较重,肢体的韧带、肌腱可发生挛缩,以致关节活动受限。如烧伤十分严重,当时就可导致骨坏死,甚至发生炭化。烧伤后,因烧伤部位感染、充血、神经营养不良、失用性萎缩、肉芽及瘢痕组织所致血液循环障碍以及烧伤后血管内血液凝固形成血栓、骨膜灼伤导致骨营养障碍,发生晚发性骨坏死。主要病变为:骨质疏松、骨坏死、异位骨化、关节旁钙化、关节破坏及强直。

骨质疏松为烧伤后最早出现的骨关节改变,约在烧伤后20天开始出现,主要发生在烧伤的部位。手指烧伤时,每个指间关节面下方都可见严重的脱钙,末节指骨末端可出现局限性骨缺损,但并不存在死骨片。

骨坏死于胫骨前缘、内外踝及颅骨等处最易发生。表现为该处骨质密度相对增高,骨皮质和骨小梁结构模糊或消失,骨结构塌陷而体积缩小,甚至死骨与正常骨组织分离脱落。骨坏死若继发感染,可见化脓性骨髓炎、化脓性关节炎及化脓性肌炎的X线征象。

异位骨化与烧伤面积大小无关,但三度烧伤较表面烧伤发生异位骨化者多。异位骨化不一定出现在严重烧伤的部位,有时甚至出现在未被直接烧伤的关节周围或骨间膜部。大约在烧伤2~3个月后,可出现异位骨化。

关节旁钙化约在烧伤后半年出现,最常见于肘关节周围,其次为肩关节、髋关节和股骨粗隆处。钙化逐渐增多,分布于关节囊周围,可累及肌腱和韧带,显示为线状或孤立的钙化影,并不与骨骼相连。

关节破坏及强直亦多发生在重度烧伤者。最严重烧伤后可因形成完全性骨桥,而关节丧失活动能力。烧伤后,若合并感染,则关节结构紊乱,可能引起病理性脱位或强直(图10-1-1,图10-1-2)。

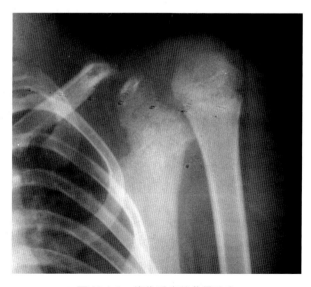

**图10-1-1　烧伤后肩关节骨改变**
锁骨外侧段、肩关节盂和肱骨头骨质破坏
和缺损、骨纹结构模糊,软组织肿胀

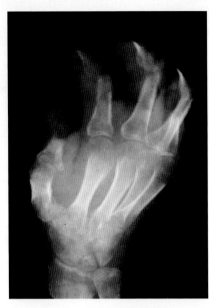

**图 10-1-2　烧伤后手骨改变**
手部软组织肿胀变形,腕骨和指骨骨质
增生和骨质疏松同时存在,远端指间关
节脱位和半脱位

## 二、电击伤

电击伤引起的骨、关节损伤与电源和电流通过人体的途径有关,以高电压、强电流者较为严重,交流电较直流电严重。当高压电流通过人体时,由于肌肉痉挛可能出现骨折、脱位及韧带或肌腱拉伤。高压电流通过部位的皮肤、肌肉、神经、血管将出现不同程度的烧伤。经过一段时间后,将出现骨、关节的损伤。骨、关节的损伤可以是受伤当时因肌肉强烈收缩或摔倒所致的创伤,也可是热损伤或神经营养障碍等因素所致的晚期表现。

电击伤当时的骨骼X线改变,与一般外伤性骨折或脱位无异,亦可无异常发现。躯干肌肉的强烈收缩可引起脊椎压缩性骨折。电击伤所致的骨组织烧灼坏死不同于一般烧伤,可发生于电击伤时电流通过人体的各部,即可远离触电部位。表现为骨密度增高、骨结构模糊、塌陷,也可见大块骨组织缺损。

电击伤后骨关节的晚期X线改变是多种因素造成的。热作用、机械损伤、软组织损伤、血管损伤、神经损伤、感染及失用性萎缩都能影响X线表现。血管性损伤伴严重的血运障碍时,可导致晚期的骨缺血性坏死。电击伤所致的骨坏死与其他原因所致的缺血性坏死的X线表现相同。表现为骨密度增高、骨结构模糊、消失,骨骼体积缩小,也可见死骨片脱

落。骨坏死继发感染,则可见一般化脓性骨髓炎和关节炎征象。

电击伤后,在远离电流通路或于受电击肢体显示斑点状骨脱钙,并有骨皮质变薄,髓腔增宽,以及于干骺部出现分散的透亮区。有些晚期电击伤可显示陈旧的骨膜下出血、钙化,还有的显示末端指(趾)骨溶骨现象。末梢神经损伤引起感觉迟钝或消失,而导致骨营养障碍,可出现类似Charcot关节的改变。常见于合并严重软组织损伤者。严重的软组织损伤可导致关节挛缩畸形、关节活动受限,甚至半脱位。

## 三、冻　伤

冻伤易发生在人体末梢部位,如手、足的指(趾)端,耳廓等部位。冻伤当时即出现严重的软组织损伤,软组织肿胀。于冻伤一周后,因冻伤的直接作用或继发的血管性改变出现软骨变化,而骨骼变化则在数月甚至数年后才被注意。骨骼变化的病理基础是因冻伤中断了血液供给以及软骨细胞死亡。

冻伤后出现软组织肿胀将于数日至1周内消退。而间质内积气者,皆预示预后不良,往往须截肢。

冻伤后6个月内将出现间断性骨骼改变,常于4~10周内患肢出现中到重度脱钙。软组织损伤严重的部位,骨脱钙也最明显。

冻伤后6个月至数年将出现骨关节的晚期变化。常于骨端,尤其是末节指(趾)骨出现小的密度增高区,被认为是骨梗死的表现。或于关节面下骨部出现边界清楚的穿凿状透亮区,关节边缘部骨刺形成或为跨越关节的骨性融合。

## 四、放射性骨损伤

电离辐射包括人工射线及来源于放射性物质的射线,对于骨骼具有相当高的损害能力。为了治疗目的,尤其是对恶性肿瘤进行大剂量放射线治疗时,就可能引起放射性骨损伤。骨骼内的软组织,尤其Haversian管和Volkmann管内的终末血管对放射能非常敏感,经放射线照射后,可发生充血和闭塞性脉管炎。因骨骼内含有大量钙质,在同一时间、同一照射条件下,骨骼较其周围组织要多吸收30%~40%的放射剂量。关于时间剂量因素,短时间内大剂量照射较多次分割照射损伤更重;但长时间照射,如沉

积于骨内的放射性物质所引起的,亦可造成骨的不可逆改变。

骨骼的放射性损伤可以分为三类:放射对骨骼生长发育的影响;放射产生的骨炎症改变,包括放射性骨炎和骨坏死;由放射引起的骨骼恶性肿瘤。

### (一)放射对骨骼生长发育的影响

经放射治疗后,生长骨的成长将受到抑制,以对6 岁以下的儿童及青春发育期少年影响更大。骨骼吸收射线后成骨作用停滞,剂量较高时也可破坏生长中的骺板软骨以及骨膜中的成骨组织。在组织学上,骨骼显示退行性变并伴有原始软骨细胞减少,软骨层排列紊乱并出现异常钙化区。长骨向纵向、横向成长皆有障碍,长度变短,骨干变细,皮质变薄,易发生骨折。X 线检查时骨骼形态颇似成骨不全的表现。

### (二)放射性骨炎和骨坏死

骨骼内的成骨细胞经电离辐射作用后,首先发生功能障碍。分裂期的细胞可以停止分裂,或分裂后的细胞不正常,或分裂中的细胞发生死亡分解。血管内皮细胞也易发生影响,后期血管纤维化。尤其是中央管及穿通管内的终末血管。

如放射剂量较小,仅表现为暂时性骨骼生长停滞。完全恢复后,骨骼可继续生长。而大剂量照射则在细胞受到破坏作用后发生炎症反应。初期骨组织内细胞肿胀,血管充血,钙化基质减少。以后则骨细胞减少或局部消失,血管发生闭塞性脉管炎。严重者有死骨形成。死骨吸收缓慢,周围可有部分骨质修复代偿,也可部分由纤维组织代替成为不规则结构。有时形成病理骨折,修复极为缓慢。由于血供减少,组织抵抗力减低,易发生感染。软骨组织也可发生坏死。骨骼发生炎性改变或骨坏死的同时常伴有软组织损伤。

1. 股骨及骨盆的放射性损伤 常发生于子宫颈癌放射治疗后的患者。最常见的放射性骨损伤为股骨头坏死及股骨颈骨折。股骨头及颈部血供很大部分来自关节囊及圆韧带的血管。射线作用能影响这些血管的供血情况,容易形成无菌坏死及骨折(图10-1-3)。

早期 X 线片上可见到股骨干上部、股骨头和股骨颈骨小梁密度加重并夹杂一些透亮区。骨折的表现不一致,往往在轻微外伤后即发生髋部、骨盆或骶骨的骨折。一般见不到骨膜反应。股骨头发生无菌坏死,显示骨质密度增高及变形和并发创伤性关节炎。

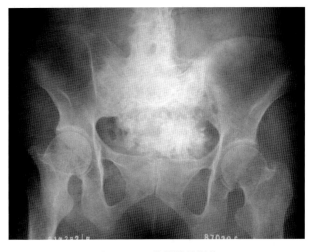

**图 10-1-3 放射性骨损伤**

骶骨和下腰椎骨质密度增高、模糊,提示放射性骨坏死。骶髂关节骨性强直,盆腔软组织钙化

2. 颅骨 颅骨的放射性骨损伤多见于中耳癌及鼻咽癌的患者经大量放射治疗后。在蝶骨岩部及颅底部分发生放射性骨炎及骨坏死。X 线片上表现为骨质不规则破坏及缺损,涉及颅内外板,并可有部分骨质密度增高区。死骨可为小片碎屑状,也可呈较大片状。骨质破坏区边缘不规则,邻近骨骼有骨质疏松表现,或少量反应性骨质增生。

3. 面骨 在面骨中较易发生放射性损伤的为下颌骨,多见于放射治疗各种口腔癌肿时。颌骨上有牙齿存在,口腔内常有多种细菌繁殖,极易并发感染。为了预防,在放射治疗前应将病牙拔除,放射治疗后应尽量避免拔牙。下颌骨仅由下牙槽动脉及骨膜的血管得到营养,且下颌骨致密质较多,覆盖的软组织较少,所以下颌骨被照射后易受到损伤。X 线表现为照射范围内骨质疏松,出现不规则骨质破坏,呈斑片状骨质缺损,或髓腔内虫蚀样改变。同时可伴有骨质增生,皮质增厚而髓腔减小。合并感染时破坏加重,骨质增生显著,并形成片状死骨,可发生病理性骨折。邻近皮肤和黏膜可形成溃疡或瘘管与骨骼病变相通。其愈合异常缓慢,甚至经久不愈。

4. 胸骨 胸骨改变易发生乳癌接受放射治疗患者。轻度改变为骨质疏松及不规则小梁形成,局部骨质破坏后缺损及部分增生性硬化改变。中度损伤为涉及胸骨一段以上的坏死及局部凹陷。严重者则整个胸骨节段或更多邻近组织完全坏死与胸部畸形。

5. 肋骨 常发生于对肺癌或乳癌患者大量放射治疗后,病变常涉及多根肋骨。X 线表现与转移瘤或单纯骨折不易区别,但病变仅发生在照射区。

骨折后断端吸收成为硬化的尖端，也可出现少量骨痂而愈合，但放射性骨炎和骨折的恢复都相当缓慢。

6. 脊椎 见于对纵隔或腹膜后肿瘤照射后。多个椎体出现骨质疏松及缺损，多见于终板部。重者椎体变形，高度减少。如为不对称性照射，可影响一侧骨骼生长，造成侧弯畸形。

### （三）放射引起的骨肿瘤

放射可诱发肿瘤，特别是骨骼系统的肿瘤，已为临床病例及动物实验所证实。肿瘤的发生似乎与放射的种类无关。在肿瘤发生前动物中可见到骨质增生硬化的改变。发生肿瘤后，肿瘤的邻近区域内仍可有放射性骨炎的表现。

要确诊放射产生的肿瘤，必须符合以下四个条件：①发生病变的区域原属正常；②病变产生在照射范围以内；③至少在照射结束后有一个相当长的无症状时间，通常为4年或4年以上；④发生的肿瘤在组织学上和原来的病变，即照射前的病变不同。

放射引起的骨肿瘤可为良性或恶性。良性骨肿瘤中最多见的为骨软骨瘤即外生骨疣，多发生于长骨。恶性肿瘤大多为骨肉瘤，其次为纤维肉瘤。可来自骨膜，也可发生于髓腔内。少数为软骨肉瘤，以及其他较罕见的肿瘤，如组织细胞瘤等。病理上常见到有较多的骨组织和肿瘤的骨样组织，或部分区域内有未分化的梭形细胞及巨细胞，以及各种形态或畸形的成纤维细胞。在50%的病例中，肿瘤邻近区域内有放射性骨炎的病理改变。

放射引起的骨肿瘤，与原发的同类骨肿瘤的X线表现基本相同。须注意与放射性骨炎和骨坏死鉴别。

# 第二节 化学性损伤

## 一、氟 中 毒

### （一）概述与临床资料

氟是人体内重要的微量元素之一，氟化物与人体生命活动及牙齿、骨骼组织代谢密切相关。国内、外学者报道长期过量摄入氟化物可引起氟中毒。1932年，丹麦Moller和Gudjonsson首先提出氟中毒（fluorosis）一词，之后又有较多学者发现此症有较强的地域性，与饮水中氟含量密切相关，故命名其为地方性氟中毒（endemic fluorosis），一旦患者出现骨骼损害及神经系统病变，则称之为氟骨症（skeletal fluorosis）。氟中毒也可发生在工矿区，如生产铝、制造磷肥和大量使用氟氢酸的工厂。工人或厂矿周围居民长期吸入大量含氟粉尘或蒸气引起慢性氟中毒，即工业性氟中毒。轻者只于牙齿的牙釉质有氟斑点出现，即氟斑牙，重者出现骨骼改变，即氟骨症。

在我国，氟骨症流行的地区分布相当广泛，无论城市或乡村、山地或平原、沿海或内地，都有氟骨症流行的报道。另外，随着社会工业化的迅速发展，环境污染有成了氟骨症流行的病因之一。因此，对于本症及其流行应予以高度重视。

### （二）病理生理

长期过量氟摄入，氟化物可与钙结合形成不溶解的氟化钙沉着于全身，尤其是骨组织内。氟化物刺激了机体成骨细胞的活性，增加了骨基质的形成，而实际机体对钙摄入相对不足，造成缺钙，同时加重缺钙产生骨质疏松和（或）骨软化。体内钙平衡的失调又可继发性引起甲状旁腺功能亢进，导致一系列骨组织的病理改变。除了氟化物外还有其他协调因素，如营养因素、钙代谢的平衡、氟化物摄入的剂量及持续时间等，均对氟骨症的发生起一定作用。

慢性氟中毒在不同的病理情况下可表现为不同的病理改变：骨质硬化、骨质疏松、骨软化和继发性甲状旁腺功能亢进性骨病变。骨质硬化使红骨髓造血组织受挤压。骨表面有广泛骨膜赘生和韧带骨化。

### （三）X线表现

氟骨症的X线表现为向心性的骨硬化，以躯干骨为主向四肢远端递减。地方性氟中毒很少有明显骨骼改变。年龄较小者，骨质疏松为早期X线表现。按病情演变的过程，可将X线表现分为以下三个时期：

一期：脊椎及骨盆骨的骨小梁变粗糙、模糊。

二期：粗糙的骨小梁交叉成网眼状，有时相互融合呈弥漫性无结构象。躯干骨受累最早，程度也最重。长骨近端较远端的变化明显。骨硬化由近端向远端渐次减弱，与正常骨间无明显界限。骨盆骨密度普遍增高，骨纹粗糙，以髂骨和骶骨为著。同样骨盆密度增高，与石骨症髂骨呈现无深浅交替的同心环现象不同，氟骨症髂骨为网眼状征象。颅骨及手、足诸骨在晚期才显轻度骨硬化。

骨骼边缘不平滑,以肋骨、骨盆及脊椎为著。末梢骨很少受累。受累骨硬而脆,可能发生骨折。骨硬化不因离开中毒区而减轻或消失。患病后多年随访,骨硬化常无任何改变。

韧带及肌腱附着钙化也是氟中毒的特征性表现,常随骨硬化的增强而加重。在躯干骨和四肢骨均可看到一些韧带附着处有骨刺样增生,呈边缘毛糙的"玫瑰刺状",胫腓骨间和尺桡骨间之骨间膜钙化亦较常见。

三期:躯干骨失去纤维结构,变为白垩状。皮质与髓腔界限消失。长管状骨因骨膜下新骨生成而增厚,密度增高,因骨内性皮质增厚而髓腔变窄。在关节周围韧带、肌腱附着及骨间膜处可发生钙化。

脊椎骨常有骨刺形成。肋骨的针状骨刺可突出于肋间隙。还可能出现跟骨骨刺。颅骨显示增厚。

氟骨症患者还往往伴有下肢骨骼肌损害,出现肌肉萎缩,主要是因为神经受压所产生的失用性萎缩和营养障碍,另外氟中毒对肌肉也会带来损害,肌电图检查可发现异常。

氟骨症的临床分度:

Ⅰ度:只有临床症状而无明显体征的氟骨症患者。

Ⅱ度:有骨关节疼痛、功能障碍等典型临床表现,但能参加一些劳动者。

Ⅲ度:丧失劳动能力的氟骨症患者。

# 二、铅中毒

随着现代工业和交通事业的迅猛发展,铅中毒污染已成为日益突出的问题。其中儿童铅中毒的危害远远大于成人铅中毒。儿童铅中毒可影响儿童的智能、心理、行为发育和体格生长。

## (一)铅中毒的病因

1. 环境污染　铅矿开采(铅矿或其他含铅金属矿)、冶炼、铅白、铅丹和密陀僧及其他化合物的生产,油漆工业,蓄电池生产业,陶瓷器生产,印刷业,橡胶工业,机械制造业,以及使用铅化合物的镀锡、镀锌及焊接工业等均可造成铅的污染。

2. 含铅汽油的废气污染。

3. 铅作业工人对家庭环境的污染。

4. 含铅化合物的化妆品和玩具。

5. 其他　如含铅食品(爆米花、皮蛋等),燃煤,被动吸烟等。

## (二)铅中毒机制

铅是具有神经毒性的重金属元素,主要损害神经、消化、造血器官和肾器官,对内分泌和生殖系统的影响明显。进入体内的铅对神经系统有较强的亲和力,而且儿童的吸收量比成年人高几倍,儿童有1/3的铅贮留在体内,其中75%贮存在骨骼中,并可向血液和软组织中移动,故危害远较成人严重。

## (三)临床表现和实验室检查

铅中毒一般都是慢性中毒,急性中毒很少见。慢性铅中毒发展缓慢,症状多种多样,以腹痛、无力易倦、关节痛、头晕、食欲缺乏、便秘为最多。其中以腹痛最为严重。腹痛即铅绞痛。发病可持续数小时至两周,一般大便后疼痛即消失。铅中毒的特殊表现有:

1. 铅色和铅线　皮肤呈特殊的灰白污黄色或青紫色,即铅色。齿龈边缘呈灰蓝色即铅线,最常见于门齿龈缘,它是硫化铅黑色颗粒的反应。有时唇、舌、颊腭等处黏膜也有灰紫色的斑点。

2. 尿化验　有血红蛋白尿和铅尿,尿中出现大量卟啉(0.1mg/L以上),故也称卟啉尿,是铅中毒的早期症状。尿中排出的铅超过正常限度(一昼夜尿液含铅量超过0.05mg即为异常)

3. 血化验　儿童血铅水平大于0.005mol/L则诊断为铅中毒。

4. 发铅测定　把10μg/g作为儿童发铅的正常值上限。

## (四)影像学表现

X线可以观察铅绞痛时的胃肠道改变,也能显示铅中毒的骨骼改变,CT能显示铅中毒脑病的脑改变。

1. 胃肠道改变　主要为胃痉挛和结肠功能性改变。胃高度紧张呈牛角形,蠕动强烈,但因幽门痉挛钡剂难以排入十二指肠。结肠袋深,钡剂滞留。

2. 铅中毒脑病的CT表现　双侧基底核区,丘脑和大脑皮质脑沟深处,小脑皮质,部分中脑及脑桥可见密度增高影,密度较均匀,CT值约为54HU。

3. 骨骼改变　进入体内的铅几乎都沉淀于骨骼生长最迅速的骨骺和干骺部,故铅中毒的骨骼改变主要发生于儿童长骨两端,文献报道铅含量比骨干部高4倍。

典型X线是长骨干骺端(先期钙化带)呈密度增高、边缘规则的线状或带状影,即为铅线(图10-2-1,图10-2-2)。此为铅中毒的特殊表现,以腕关节、肘关节、踝关节、膝关节为最多见,髋和肩较少见。有时在椎体骨骺区显示有致密的铅线影。

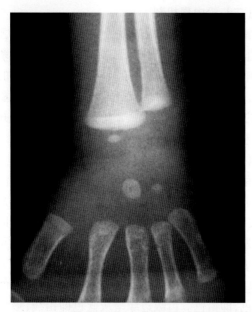

**图 10-2-1　儿童铅中毒**
尺、桡骨远端干骺端(先期钙化带)呈密度增高、
边缘规则的线状或带状影,即为铅线

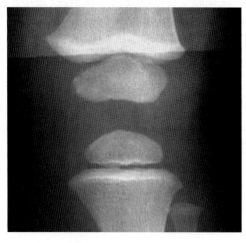

**图 10-2-2　儿童铅中毒**
股骨远端干骺端密度增高的条带状铅线

随着骨骼的发育生长,铅线可逐渐移向骨干。若铅系分期间断地进入机体,则铅线在骨干上可排列成相互平行的条状影,形似梯状。铅线影密度高,均匀一致,于正常骨干界限明显,其宽度与致密度和中毒的期限及铅吸收量成正比,并与骨生长速度有关,即生长愈快铅线愈宽。铅线还可见于骨骺的周围,可形成环状致密影。不管骨改变如何广泛或严重,铅中毒都不会发生骨膜反应。

成人铅中毒的骨改变主要表现于颅骨。颅骨内外板密度显著增高,在冠状缝、人字缝和颞鳞缝处,均可见宽1cm的镶边状致密带。四肢长管骨干骺处亦可见铅线,骨小梁致密,对比度高。

铅中毒根据进入人体的途径分为两类。一类铅

经呼吸道进入人体,见于长期接触铅及其他含铅化合物的工人。另一类铅自消化道进入人体,如长期使用含铅化妆品或含铅玩具,以及使用含铅扑粉或儿童爽身粉等亦可致病。即使在相同的发生铅中毒的环境中,小儿尤其是 4 岁以下的小儿较成人的发病率显著增高,其中毒反应也较重。

无论由呼吸道或消化道进入人体内的铅,所引起的中毒症状都是相同的。临床症状以消化系统和神经系统症状为主。可出现食欲缺乏、呕吐、便秘及腹部绞痛。

## 三、磷 中 毒

磷进入体内可引起急性或慢性磷中毒。急性磷中毒主要损害胃肠道和肝脏;慢性磷中毒则可累及骨骼,主要为颌骨坏死和营养障碍。皮肤直接接触亦可引起全身症状。

急性磷中毒见于误服黄磷或不慎吸入黄磷蒸气及有机磷杀虫剂等情况。慢性磷中毒则多见于磷矿、火柴、磷染料和制药等工人,园艺和烟火、爆竹制造业也有发生。

慢性磷中毒病变以骨骼系统为主,骨组织增生可形成多层致密骨,最初为钙盐沉着,继而钙盐被吸收发生骨萎缩,骨质疏松而脆弱。由于吸入的磷雾溶解于唾液内而较易侵袭齿质和邻近骨膜,并因口腔内微生物的作用,可引起上下颌骨化脓性感染或坏死。

临床最先表现为牙龈疼痛、流涎,以后可发生齿龈化脓,牙齿脱落和上下颌骨进行性坏死。严重者骨坏死可波及眼眶部,甚至引起化脓性脑膜炎。患者全身虚弱、营养不良和贫血。

X 线表现:慢性磷中毒主要表现于生长期的长骨,表现为干骺端出现密度增高的粗线带即磷带。磷带由一束横的增厚的骨小梁所组成。在骨盆和跗骨可出现磷环,表现为多层的硬化环,颇似年轮。

磷线多见于用含磷鱼肝油治疗小儿肺结核或佝偻病的患儿,磷线的出现并不代表其骨骼生长迟缓。

上下颌骨发病时,主要表现为骨质疏松,并有虫蚀样外观。若发生骨髓炎坏死,则显示为大小不等的骨破坏区,与正常骨无明显界限,其内可见有砂粒状小死骨。

## 四、铋 中 毒

铋的毒性和危害性不大,急性铋中毒未见报道。

铋中毒多见于接受铋剂治疗患者,多由长期超量使用而致。幼儿铋中毒多由患有梅毒的孕妇在进行铋剂治疗时,一部分铋剂可经胎盘进入胎儿血液循环,再转入骨骼而致病,其 X 线出现铋线。铋对生长期骨骼的影响与铅相同,因此铋线与铅线在 X 线影像上是相同的。

幼儿时期的铋线与某些类型的骨梅毒干骺炎有时较为相似,不过梅毒性干骺炎多呈骨质破坏,以骨骺内侧破坏最为明显,范围也较大。病史和血清学改变有助于二者的鉴别。

## 五、镉　中　毒

镉中毒的诊断主要依靠长期密切的接触史,以肾损害为主的临床表现,和尿镉测定作出慢性镉中毒的诊断。当尿镉超过 $5\mu mol/L$ 肌酐时,在排除肾外因素后,如尿 β2M 和(或)RBP 明显升高时,则诊断为镉中毒。

金属镉本身无毒,镉化物则毒性很大。正常人镉自胃肠道吸收,职业性接触者则主要经呼吸道吸入镉尘或其烟雾。镉在人体内主要存在于肾和肝中,其次为肺、胰、甲状腺等处。毛发中镉浓度较高。但血镉浓度很低。镉在体内主要以金属硫蛋白存在。

急性镉中毒多见于吸入高浓度的镉烟雾和蒸汽和误食镉的化合物(4 ~ 10 小时后),首先出现口干,有金属甜味、流涕。随后出现明显的呼吸困难,青紫,胸痛,咳嗽,咳出粉红色泡沫痰和血痰,全身症状有发冷发热,肌肉酸痛,疲乏无力等。

慢性镉中毒是由于长期(5 ~ 8 年)接触低浓度的镉化物,主要病变是肺水肿和肾脏损害。早期表现为神经衰弱症状。另外,门齿和犬齿可出现黄染,齿颈部釉质有黄色镉环。还有缓慢进行的肺气肿,表现为进行性呼吸困难和心悸,以及周身骨骼疼痛和腰痛等。

X 线表现:慢性镉中毒主要引起支气管炎,肺炎和肺水肿,引起的骨骼系统改变主要为骨质疏松或骨质软化。有时可见骨萎缩、病理性骨折和骨骼变形,后者多见于骨盆、肋骨、胸椎和腰椎。因此骨的弯曲和骨质改变是慢性镉中毒最具特征的表现之一。

## 六、氯乙烯中毒

氯乙烯中毒的诊断主要依靠长期氯乙烯接触史,肝脾肿大,在排除传染性肝炎的基础上进行确诊。氯乙烯中毒临床表现复杂,且无特异性,轻重不等。经呼吸道吸入者起病急,最初表现为头痛头晕,恶心呕吐,胸闷乏力等,经皮肤接触者均出现皮疹,为猩红热样斑疹或斑丘疹、瘙痒,以暴露部位为重。长期吸入氯乙烯气体,能引起肢端溶骨改变和中枢神经系统以及心肝肾的中毒症状。其发病机制认为系物理和化学作用的联合作用,以及个体对氯乙烯的特异性反应所致。

早期 X 线表现为指骨末节顶端表现骨质吸收,随后指骨边缘出现半月状缺损,重者仅指指骨基底部残存,有时还会累及关节,显示关节不整。此种溶骨性病变亦见于趾骨或骶髂关节。患者早期脱离接触氯乙烯,大部分可于 1 ~ 2 年内逐渐恢复健康,但指骨较前变短变宽。

(屈辉　程克斌　刘霞)

## 参　考　文　献

1. 王云钊. 骨放射诊断学. 北京:北京医科大学中国协和医科大学联合出版社,1994
2. 李景学,孙鼎元. 骨与关节 X 线诊断学. 北京:人民卫生出版社,1982
3. 荣独山. X 线诊断学. 第 2 版. 上海:上海科学技术出版社,2000
4. 曹来宾. 骨与关节 X 线诊断学. 济南:山东科学技术出版社,1981
5. Resnick D,Niwayama G. Diagnosis of Bone and Joint Disorders. 4nd ed. Philadelphia:WB Saunders Co,2002

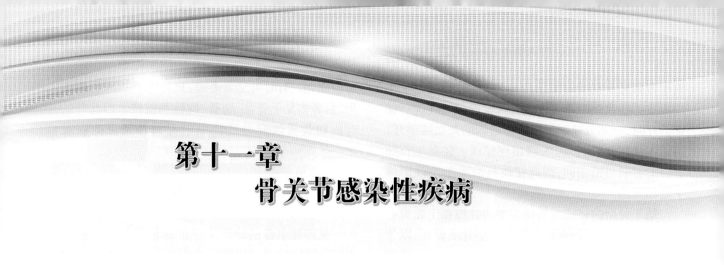

# 第十一章
# 骨关节感染性疾病

## 第一节　化脓性炎症

化脓性骨关节炎症主要是化脓性病原菌引起的骨关节的感染,有血源性和外源性两种主要的感染途径。血源性是化脓菌血行播散感染骨、关节,常见的有急、慢性化脓性骨髓炎、化脓性关节炎、局限性骨脓肿(Brodie 脓肿)。外源性主要是软组织感染,直接侵犯骨与关节。化脓性骨关节炎症的病原菌以金黄色葡萄球菌最为常见,其次为溶血性链球菌、大肠埃希菌等。化脓性骨关节感染,特别是急性化脓性骨髓炎、化脓性关节炎等,临床发病急,可引起全身中毒症状,必须及早诊断与治疗,否则可导致严重后果,甚至残疾。

### 一、急性化脓性骨髓炎

#### (一) 概述与临床资料

急性化脓性骨髓炎(acute pyogenic osteomyelitis)为血源性感染。大多发生于 10 岁以下儿童或婴幼儿,男孩多见于女孩,急性化脓性骨髓炎好发于长骨干骺端,以下肢多见,好发于胫骨远近端、股骨远端、肱骨近端等,偶亦累及短管状骨、扁骨及不规则骨。急性化脓性骨髓炎起病通常较急,患儿常有其他部位感染史,出现高热、寒战、腹泻、呕吐等全身症状,受累肢体有明显的局部症状,如红肿、发热、胀痛、软组织肿胀、活动受限等。实验室检查,白细胞计数增高,中性粒细胞左移,血培养可为阳性,测定 α1-酸性糖蛋白及 C-反应蛋白有助于诊断化脓性感染,此两项指标升高提示感染的存在。但近年来由于抗生素的滥用和环境污染,患者的临床症状以及实验室数据改变多不典型,影像学诊断就显得尤为重要。

#### (二) 病理

急性化脓性骨髓炎大多发生在长骨干骺端,长骨干骺端的营养动脉最后分支呈袢状转回,注入窦状的静脉系统,此处血流缓慢,细菌容易停留而发生血源性感染。早期炎症引起血管通透性增加,炎性细胞渗出。炎性细胞的渗出与浸润使骨内压力增高,静脉回流与外周淋巴回流受阻,骨的正常代谢障碍而发生骨质疏松和软组织肿胀,以后蛋白溶解酶溶解细胞及其代谢物与液化的坏死组织形成脓液,脓液破坏骨小梁造成骨质破坏并形成脓肿。化脓性病灶可以破坏骨皮质在骨膜下蔓延,结果掀起骨膜,使骨膜受刺激产生骨膜新生骨。此时广泛的病变使骨内、外的供血遭受破坏,使大块的骨皮质血供障碍或中断,因而形成大块状死骨。持续的感染刺激骨膜新生骨的产生,可形成骨包壳。如骨膜下的脓肿穿破骨膜则在软组织内形成脓肿,并可穿破皮肤而形成瘘管。

儿童时期的骺板对化脓性感染有一定的阻挡作用,限制炎症向关节方向蔓延,而主要向骨干方向骨髓内蔓延。成人的急性化脓性骨髓炎,由于骨骺已愈合则相对容易发生化脓性关节炎。

在炎症的过程中,各种炎症介质如氧自由基、前列腺素、白细胞三烯等起重要的介导作用,炎症介质与血管活性物质还导致血液循环障碍,参与导致骨髓炎的发生与发展。

急性化脓性骨髓炎可因年龄而表现有所异,婴幼儿、儿童急性化脓性骨髓炎发病急,全身中毒症状重,骨破坏广泛,容易造成大块死骨形成,可造成骨生长障碍、甚至残疾等。而成人的骨髓炎大多发病缓慢,症状相对轻微,多数只有局部症状与体征,无明显的全身中毒症状,骨质破坏亦较局限。急性骨髓炎这种因年龄不同而表现不同,主要是由于骨发育过程中,骨髓组织和骨内血运解剖结构不同而决定的。婴幼儿时期骨内血运保持胎儿时期的特点,骨髓内静脉较粗大而小静脉少,静脉窦少而宽阔,骨内一旦发生感染很快扩散至全骨,常引起脓毒血症,故临床发病急、症状重,骨质破坏广泛,极易形成大块死骨。而成人的骨髓主要是含脂肪的黄骨髓,无数静脉窦穿行于脂肪细胞之间,骨内血源性感染容易局限,不易扩散,故临床发病缓慢,症状轻微,骨破坏局限,同时由于骨膜纤维层与骨皮质连接紧密(由于骨膜纤维层内的贝氏纤维嵌入皮质)不易发生骨膜分离,而不易发生骨膜下脓肿,故而很少形成大块死骨。

### (三)影像学表现

急性骨髓炎的影像学表现与病变时期及病理改变相关。由于其早期病理改变主要在骨髓内,X线片对骨髓内病变的观察有一定的限度,而临床对急性化脓性骨髓炎的早期处理又十分重要,故急性化脓性骨髓炎的影像学检查除 X 线检查,应注意应用 MRI、CT 观察骨髓内的早期改变,及早为临床提供早期诊断与治疗的信息。虽然临床骨科对急性化脓性骨髓炎的早期定义较为明确(发病 3~4 天),但在发病 10 天以内,骨膜下脓肿虽已形成或破裂,骨内血运已部分破坏,但尚未形成大块死骨,预后尚较好,故可认为发病 10 天之内为早期。

1. X 线片　最早改变是软组织肿胀,征象包括:①皮下脂肪层因水肿而增厚,密度增高呈粗大网格状改变;②肌肉间脂肪间隙模糊、消失或移位;③脓肿局部软组织密度增高。同时可见轻微的骨质疏松及骨膜反应,此时应及时行 MRI、CT 检查以明确骨髓炎的存在或行抽脓穿刺造影,明确诊断及时治疗。

约发病两周左右,由于骨髓腔内已形成脓肿,破坏骨质,可在干骺端的松质骨内出现小斑点状、虫蚀状骨质密度减低区,并可见有与骨皮质平行之薄层骨膜反应,骨膜反应与骨皮质之间可见有一透亮线。以后骨质破坏逐渐扩大融合,形成斑片状骨质密度减低区,其边缘模糊不清。同时可以破坏骨皮质,并向骨干方向蔓延,严重者可在破坏区内见骨密度更高的小死骨,或因骨内血供障碍及骨膜掀起而形成的大块死骨,骨膜反应更加明显,可呈葱皮样或花边样,甚至形成骨包壳,包绕死骨及病骨,同时可伴病理骨折发生(图 11-1-1 ~ 图 11-1-5)。

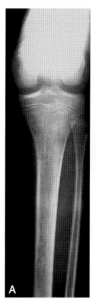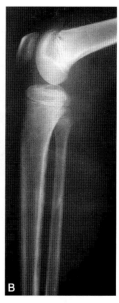

**图 11-1-1　急性化脓性骨髓炎**
右胫骨上端干骺端及上段骨干小斑片状
骨质破坏,局部软组织肿胀

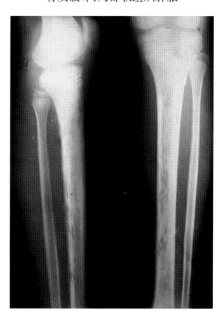

**图 11-1-2　急性化脓性骨髓炎**
左胫骨上干骺端小斑片状骨质破坏及
骨质疏松,局部软组织肿胀

2. 抽脓造影检查　抽脓造影检查可以达到两个目的,既可明确诊断又可起治疗作用,故在化脓性骨髓炎的早期,X 线片不能明确诊断,又不便行 CT、MRI 检查时,可行此检查。具体方法是根据 X 线片,对局部皮下网状结构、密度增高、肌间脂肪移位,临床局部压痛,有波动的部位进行穿刺,尽量抽出脓液,再注入等量或少于脓液量的水溶性对比剂(可与抗生素混合应用),摄取病骨的正侧位片,以显示骨内外病变(脓肿)。①骨膜下脓肿,注入的对比剂紧

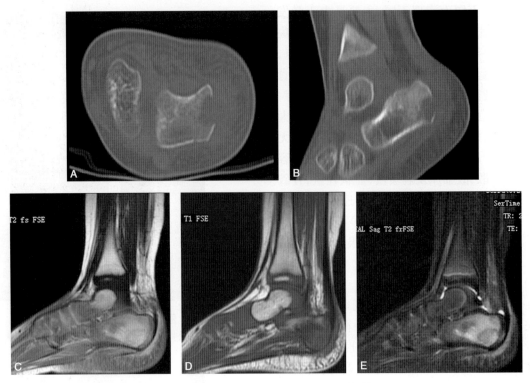

**图 11-1-3　急性骨髓炎**

A、B. CT 示跟骨后份虫蚀状骨质破坏,软组织肿胀边界不清;C~E. MRI T$_2$WI、T$_1$WI 及增强扫描,MRI 示跟骨骨髓内大范围边缘模糊的 T$_2$WI 高信号、T$_1$WI 低信号,增强后明显强化,局部软组织肿胀,皮下脂肪内可见粗条网状模糊的异常信号影,增强后强化

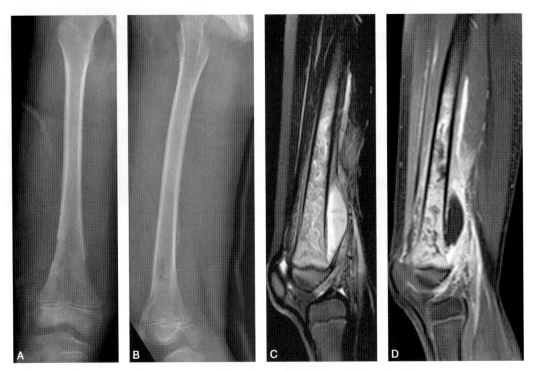

**图 11-1-4　股骨急性化脓性骨髓炎**

A、B. 股骨远端干骺端可见骨密度减低和骨皮质筛孔状骨质破坏,股骨中段层状骨膜反应破坏中断呈 Codmen 三角改变,局部软组织肿胀,层次模糊;B. MRI T$_2$WI 矢状面,和 C. 增强矢状位可见股骨中下段骨髓腔出现大片不均匀信号,T$_2$WI 骨髓高信号病灶增强后明显不均匀强化,股骨背侧见紧贴骨皮质的半弧形 T$_2$WI 高信号、增强后无强化的骨膜下脓肿,周围软组织亦见水肿改变

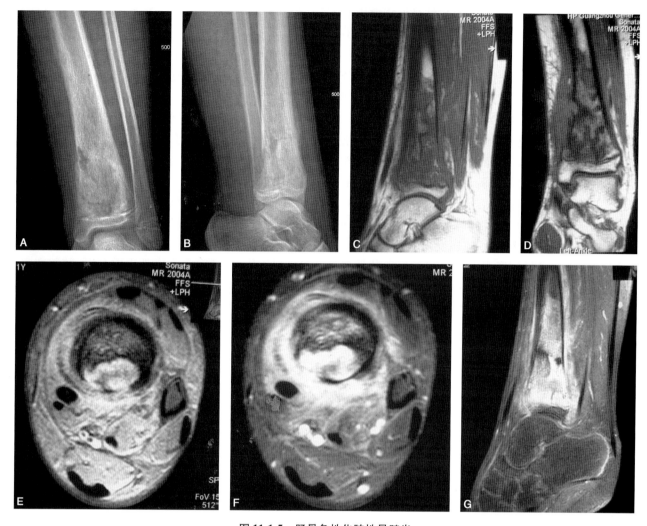

**图 11-1-5 胫骨急性化脓性骨髓炎**

A、B. X线片正侧位示胫骨下段骨质破坏、骨膜反应和软组织肿胀。C~G. MRI T₁WI 髓腔内骨髓信号不均匀,可见斑片状低信号,T₂WI 横断位可见高信号脓肿和外围低信号的骨膜反应,低信号的骨皮质破坏,不连续。增强扫描周围软组织和脓肿壁可见强化,骨膜反应不强化。

贴骨干骨皮质,与骨皮质无间隙,早期的骨膜下脓肿,对比剂局限包绕骨干,边缘光滑稍膨隆。而当脓肿广泛蔓延,骨膜下脓肿破裂,则对比剂向周围软组织和肌间隙内扩散,其外缘不规则,分布不规则。对比剂亦可进入骨内,说明骨膜下脓肿由骨内经 Volkmann 管及 Haversian 管蔓延而来;②软组织脓肿,注入脓腔的对比剂显示的脓腔不规则,与骨皮质有一较宽的透亮间隙。

在抽脓造影时应注意几个问题:①CT、MRI 或其他检查发现脓腔大,积脓多而抽脓少不能及时引流时,应再抽或更换穿刺部位;②不宜用多于抽出脓液的对比剂,以免造成脓肿扩散;③抽脓造影后应继续引流或手术切开引流治疗。

3. CT 化脓性骨髓炎 CT 检查在于显示骨内脓腔、小死骨,在显示软组织改变及窦道方面有优势,对确定穿刺部位引流方面亦优于 X 线片。化脓性骨髓炎早期 CT 表现为局部软组织肿胀,肌间隙不清,肌间脂肪模糊,皮下脂肪层密度增高,甚至有时可见软组织感染所致的小气泡影。随着脓肿形成而出现小的骨质破坏和死骨形成,表现为松质骨、皮质骨内小的低密区,脓肿为类圆形低密区,增强扫描可见脓肿壁明显强化而脓肿腔内则不强化,脓肿周围骨质可有轻度骨质增生,表现为局部密度增高。死骨表现为密度增高的小斑块影或长条状块影,周围可见有低密度的脓液。骨膜增生则表现为骨皮质外不规则高密影。软组织脓肿为肿胀的软组织内类圆形或不规则形低密影,增强后亦呈环形强化。瘘管表现为软组织内管状低密影,从骨皮质的破坏处直抵皮肤外,增强后瘘管壁可有强化。

4. MRI 由于 MRI 具有良好的软组织分辨率

及多平面、多参数成像等优点,尤其是对骨髓内病变的显示是 X 线片及 CT 无法比拟的,化脓性骨髓炎早期在 CT、X 线片尚没有明确改变时,即正常骨髓组织被炎性渗出所替代时,MRI 即可显示,表现为骨髓水肿,呈斑片状长 $T_1$、$T_2$ 信号,特别是在 $T_2WI$ 抑脂和 STIR 序列上表现更为明确呈斑片状高信号影。软组织内水肿亦表现为软组织内边缘模糊斑片状长 $T_1$、$T_2$ 信号,同样在 $T_2WI$ 抑脂序列或 STIR 序列表现更为明确。以后骨内外脓肿形成,多表现为类圆形长 $T_1$、$T_2$ 信号而 DWI 为高信号,脓肿壁为等 $T_1$ 长 $T_2$ 信号,增强后环形强化。骨质破坏表现为低信号的骨小梁,骨皮质为等高信号的病变所替代,死骨在 $T_2WI$ 表现为高信号病变内的小块状或长条状低信号影。骨膜增生在 $T_2WI$ 抑脂序列中为条、片状或其他形态低信号,而骨膜增厚、水肿则为紧贴骨皮质长条状高信号(见图 11-1-3 ~ 图 11-1-5)。

5. **核素扫描** 核素扫描可见脓肿周围核素摄取增高,浓集,而脓肿中心为无摄取的暗区。

**（四）鉴别诊断**

典型的急性化脓性骨髓炎的临床、影像学诊断都不难,主要是早期诊断及早治疗,但由于抗生素的广泛应用,发病率明显减少,同时亦由于抗生素的应用,有不少的急性化脓性骨髓炎的临床与影像学表现均不典型而容易误诊,个别甚至误为骨肉瘤。但骨肉瘤的主要影像学改变为骨质破坏、肿块及瘤骨。此时应注意应用现代影像学 CT、MRI、核素等检查,如 MRI 平扫加增强可以鉴别骨髓腔内脓肿还是肿瘤。

**（五）随访**

急性化脓性骨髓炎在发病 10 天之内,病灶局限于软组织和骨内,尚未见明确骨质破坏前,经穿刺抽脓或手术切开引流,预后较好。骨质破坏只局限于脓肿局部,但如果已发生骨膜下脓肿或有骨膜下的脓肿破裂及骨膜掀起与破裂,则该处必将发生骨坏死。

急性化脓性骨髓炎经治疗后,脓肿引流,炎症局部吸收,骨质增生,骨膜增生修复,局部骨密度增高,骨皮质增厚,骨髓腔变窄,以后逐步塑形修复或遗留下局部骨质增生、骨皮质增厚等修复后改变,但如果治疗不及时或不恰当可转为慢性骨髓炎。

## 二、慢性化脓性骨髓炎

**（一）概述与临床资料**

慢性化脓性骨髓炎(chronic pyogenic osteomyeli-tis)多数由于急性化脓性骨髓炎延误治疗或治疗不彻底、引流不畅,骨内遗留感染病灶、死骨或脓肿所致。慢性化脓性骨髓炎时骨内病灶暂时处于相对稳定状态,故全身症状轻微或仅有局部肿痛,或有瘘管形成,久治不愈。亦可全身局部无明显症状,骨内病灶长期隐匿,一旦身体抵抗力低下,炎症仍可发展,引起急性发作,甚至可以数年,数十年反复多次发作。

**（二）病理**

慢性化脓性骨髓炎由于骨内感染,死骨或脓肿长期存在,刺激病灶周围大量结缔组织增生,新生血管、骨质增生及骨膜反应,大量的新生骨组织、骨小梁排列紊乱,骨膜反应造成骨皮质增厚,髓腔变窄,骨骼变形。

**（三）影像学表现**

1. **X 线片** 慢性化脓性骨髓炎的 X 线片征象主要有骨质增生硬化、死骨、骨膜反应(骨包壳形成)、软组织改变、骨质破坏和骨质疏松。

(1)骨质硬化:骨质增生硬化是骨髓炎修复反应,表现为均匀或不均匀的密度增高的骨化影,无正常骨结构,骨皮质增厚,髓腔变窄,闭塞。如经治疗病变好转经改造可逐渐重新出现骨纹理,骨质硬化逐渐吸收,髓腔再通而接近正常,骨髓炎也就彻底痊愈了。但有的慢性化脓性骨髓炎治疗后病灶逐渐缩小,当病变急性发作,在骨质增生硬化区又出现骨质破坏区,这种增生破坏不停止,相互混淆,互相重叠,使 X 线征象较为复杂。

(2)死骨:死骨为低密的骨质破坏区内高密影,呈小块状或长条状,边缘清,其四周为低密的骨质破坏,由于慢性化脓性骨髓炎大量骨质的骨膜增生,有时需加高千伏才能发现小的死骨存在。

(3)骨膜增生:慢性化脓性骨髓炎增生,多呈层状或花边状,边缘清,密度高,部分与骨皮质融合,致使骨皮质局部增厚,如病变重新蔓延活动,则在增厚的骨皮质下重新出现新生骨膜反应。

(4)骨包壳:婴幼儿和儿童时期炎症在骨内、髓腔内广泛扩散,骨膜下脓肿广泛剥离骨膜,造成大块死骨,残存的骨膜增生就形成骨包壳,骨包壳血运丰富且塑形能力强,在骨髓炎愈合修复过程中可以变坚实或形成一个新骨干(图 11-1-6)。

(5)软组织改变:慢性化脓性骨髓炎软组织以增生修复为主,局部脓肿机化,形成局限性软组织肿块,其边缘清楚,皮下网状脂肪组织改变亦局限,如果随诊过程中软组织肿块逐渐变小,边缘更清,说明

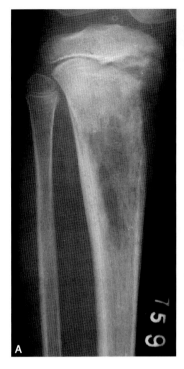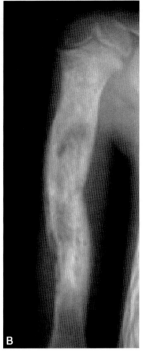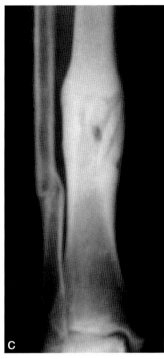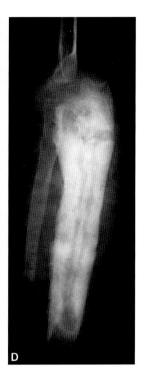

**图 11-1-6　慢性骨髓炎**

A. 胫骨上段骨质破坏,破坏区周围见大量骨质增生,周围软组织肿胀;B. 肱骨慢性骨髓炎致骨骼变形,骨破坏区内见有长条状死骨;C. 胫骨中下段骨折后导致慢性骨髓炎,可见死骨;D. 骨包壳:尺骨骨髓炎愈合修复过程中形成一个骨包壳

炎症脓肿局限,但如果瘘管形成,长期流脓则局部软组织肿胀,并可见皮肤凹陷,瘘管造影可见对比剂进入脓肿腔或骨内。慢性化脓性骨髓炎急性发作局部软组织则以渗出反应为主,表现为局部肿胀,皮下网状结构及肌间脂肪模糊,移位等与急性化脓性骨髓炎软组织改变相似。

(6)骨质破坏:慢性化脓性骨髓炎的骨质破坏表现为局部密度减低,边缘清,但由于骨质破坏区周围有大量骨质增生,骨质破坏可被大量高密度的骨质增生所掩盖,故需要加照高千伏片以显示骨破坏之低密度缺损区,慢性化脓性骨髓炎急性发作则原较清楚骨质破坏区边缘变模糊,周围软组织炎性反应明显。

(7)骨质疏松:慢性化脓性骨髓炎由于病骨远端血供障碍,骨髓及骨组织坏死可造成病骨远端骨质疏松,另外由于失用,可造成病骨的骨质疏松

2. CT　由于大量骨质增生,CT 可以发现小的脓腔与死骨的存在,表现为骨内类圆形低密区,周围有密度增高的骨质硬化区。小脓肿增强后可见有环形强化,死骨表现为密度高的小块状或大块长条形,

周围可见低密度骨质破坏或脓液,慢性化脓性骨髓炎急性发作时软组织可出现类似急性骨髓炎的软组织肿胀与脓肿形成(图 11-1-7)。

3. MRI　骨质增生硬化在 MRI 的各个序列上基本表现为低信号,而骨髓内及软组织内变性渗出病变为长 $T_1$、$T_2$ 信号,脓肿腔内的脓液为更长 $T_1$、$T_2$ 信号而 DWI 为高信号。慢性化脓性骨髓炎 MRI 检查可以更清晰显示病变的范围及鉴别急、慢性骨髓炎、急性化脓性骨髓炎正常骨髓、软组织与病变的界限不清,骨质增生不明显,而慢性化脓性骨髓炎正常骨髓、软组织与病变的界限清晰,骨质增生明显,骨皮质增厚。慢性化脓性骨内小脓肿同样表现为类圆形长 $T_1$、$T_2$ 信号,增强后壁为环形强化,死骨在 $T_2WI$ 表现为高信号病变内的小块状或长条状低信号(图 11-1-8)。瘘管改变如急性化脓性骨髓炎,慢性化脓性骨髓炎急性发作软组织内肿胀并脓肿形成,$T_2WI$ 抑脂序列及增强扫描可以明确。

4. 核素扫描　慢性化脓性骨髓炎的核素扫描类似于急性化脓性骨髓炎,但脓肿周围的放射性浓集随修复过程而逐渐减弱。

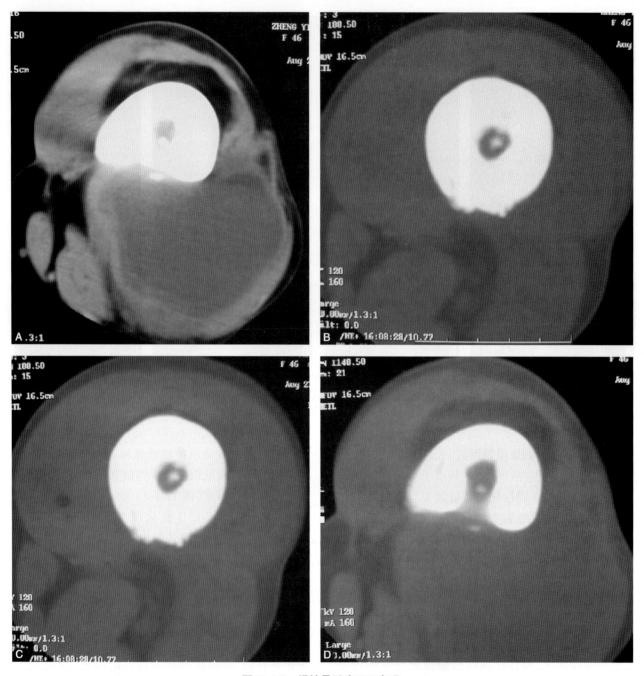

**图 11-1-7 慢性骨髓炎 CT 表现**
A ~ B. 骨髓腔内可见小死骨,周围软组织内可见一个含有大量脓液的脓肿;C ~ D. 骨髓内小类
圆形低密度区,周围增高的骨质硬化区,并见小死骨形成

**(四)鉴别诊断**

典型的慢性化脓性骨髓炎以骨质增生为主,伴有骨质破坏及死骨存在,CT、MRI 可以证实有小脓腔存在,诊断不难,但 X 线片应注意不典型的慢性化脓性骨髓炎,由于没有明确的骨质破坏及死骨存在,容易误为不典型的骨肉瘤,此时应注意进一步检查,证实骨内小脓肿存在,而骨肉瘤则为软组织肿块伴瘤骨形成,肿块且有不均匀强化,而不是小脓肿的环形强化,另外慢性化脓性骨髓炎还应与骨结核鉴别,

特别是骨干的骨结核,必要时可行穿刺活检以明确诊断。

**(五)随访**

慢性化脓性骨髓炎的随访主要观察治疗效果与明确急性发作,如病灶周围骨质增生硬化,病灶缩小,以后增生硬化逐渐吸收,骨塑形修复表现病变逐渐愈合,如骨质增生硬化处重新出现骨质破坏,边缘模糊,软组织肿胀,骨膜增生则表示病变又活动或急性发作(图 11-1-9)。

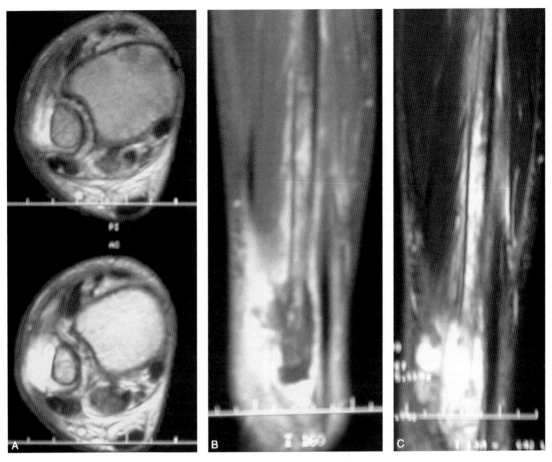

**图 11-1-8 慢性骨髓炎 MRI 表现**

软组织内渗出病变为长 $T_1$ 长 $T_2$ 信号(A、B);增强扫描轻度强化;慢性化脓性骨内病变同样
表现为长 $T_1$ 长 $T_2$ 信号,增强后呈斑片状强化及骨膜的增厚、水肿及增生(C)

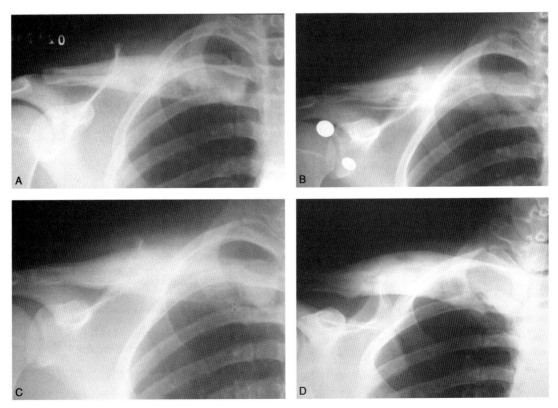

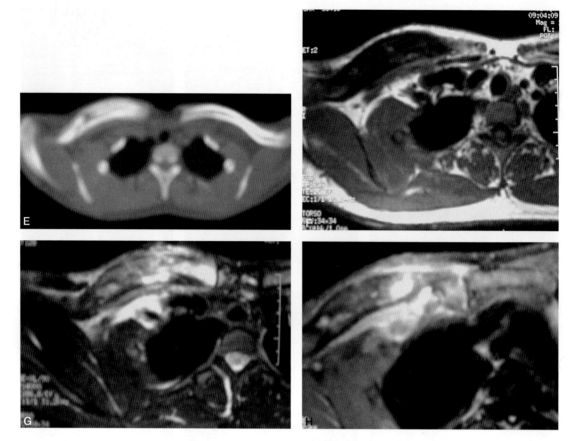

**图 11-1-9　右锁骨慢性骨髓炎急性发作**

A. 右锁骨慢性骨髓炎,骨干增粗,骨髓腔变窄;B. 急性发作早期,出现骨膜增生及骨质破坏,周围软组织肿胀;C. 骨膜增生及骨质破坏较前减轻;D. 修复期骨质破坏消失,骨干较前更为增粗,骨髓腔闭塞;E. CT 表现右锁骨骨干增粗,骨髓腔变窄;F ~ H. MRI 表现右锁骨干增粗,骨髓腔内见小片状 $T_1WI$ 低信号 $T_2WI$ 高信号影,周围软组织水肿,$T_2WI$ 呈片状高信号影

## 三、慢性硬化性骨髓炎

### （一）概述与临床资料

有的慢性骨髓炎既不是急性化脓性骨髓炎转变而来,亦无全身症状,但由于骨内炎性病变长期存在,虽然没有死骨存在亦无窦道形成,但病变骨广泛骨质增生硬化且久治不愈,称之为慢性硬化性骨髓炎（chronic sclerosing osteomyelitis）,亦称为 Garre 骨髓炎。

### （二）病理

慢性硬化性骨髓炎被认为是低毒性感染所致,常与外伤有关,其主要表现为骨质增生硬化,而病灶中一般不能培养出细菌。

### （三）影像学表现

1. X 线片　慢性硬化性骨髓炎主要表现为骨质增生硬化,局部骨皮质增厚,髓腔狭窄或消失,密度明显增高,骨干呈梭形增粗,边缘较光滑,一般无骨膜反应及骨质破坏缺损区,亦无明显的软组织肿胀等改变（图 11-1-10）。

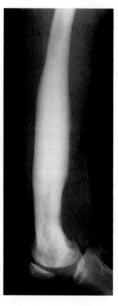

**图 11-1-10　硬化性骨髓炎**
股骨骨干增密增粗,骨髓腔消失

2. CT　可见慢性硬化性骨髓炎改变与 X 线片相同,可见明显的骨皮质增厚,骨小梁增粗,骨髓腔

变小或闭塞,而无明确的骨质破坏及骨膜反应,软组织肿胀。

3. MRI 慢性硬化性骨髓炎的骨质增生硬化,骨皮质增厚,骨小梁增生在 MRI 上均为低信号,有时在 $T_2WI$ 抑脂序列可见骨内小的高信号病灶,增强后有强化,但不形成小脓肿的环形强化。

### (四)鉴别诊断

慢性硬化性骨髓炎有时需与骨纤维增殖症及骨干硬化性骨结核鉴别。骨纤维异常症,骨干皮质膨胀增厚变形,弯曲及毛玻璃样改变与慢性硬化性骨髓炎不同。骨干硬化性骨结核与慢性硬化性骨髓炎较难鉴别,必要时可行穿刺活检。

## 四、慢性骨脓肿

### (一)概述与临床资料

骨内局限性化脓性病灶为慢性骨脓肿(Brodie abscess)。慢性骨脓肿是慢性骨髓炎的一种局限性改变。脓肿可以是有完整包膜的脓肿,其内为脓液,另一种脓肿周围是新生骨包绕,内为肉芽组织和脓液。慢性骨脓肿可以发生在骨的干骺端、骨端松质骨内,髓腔内和骨皮质内。慢性骨脓肿可以是血源性骨髓炎转为局限性,亦可以开始就局限成为骨脓肿,两者都可以形成单发或多发骨脓肿。临床表现主要是局部体征,软组织肿痛。有的病变时好时坏,有时可破溃流脓,有时可封闭,绝大多数没有全身中毒症状。

### (二)病理

化脓菌经血流进入骨内,停留在干骺部松质骨内,局限于局部为松质骨内骨脓肿,亦称 Brodie 脓肿,其病灶一般较小,常见于股骨、胫骨两端,股骨头、颈部,尺、桡骨两端等处的松质骨内,脓肿周边有新生骨包绕,局部多无明显症状。局限于骨髓内的骨脓肿由于长期炎性病灶存在的刺激,周围有较多的骨质增生硬化,病变可以经久不愈,硬化区内有骨质破坏但多无死骨。骨皮质骨脓肿多数为骨髓炎侵犯骨皮质局限在皮质内形成的脓肿灶。

### (三)影像学表现

1. 松质骨内骨脓肿(Brodie 脓肿) X 线片示长骨干骺端或骨端松质骨内圆形或类圆形低密灶,大小约 2~3cm,边界清楚整齐,周边有骨质增生硬化带,硬化带较厚且逐渐移行至正常骨。CT 平扫所见相同,脓肿腔内为略高于水的密度,增强后不强化,而脓肿壁增强后呈中等度或明显强化。MRI 表现为干骺端或骨端松质骨内一圆形或类圆形病灶,

$T_1WI$ 为环形等低信号其中央为更低信号,环内 $T_2WI$ 及 DWI 为高信号,环形壁为中等偏高信号,在 $T_2WI$ 抑脂或 STIR 序列病灶显示更为清楚,病灶周边有一环形较厚的 $T_1WI$、$T_2WI$ 均为低信号的骨质增生硬化带包绕,邻近的骨髓可有轻度的骨髓水肿改变,为长 $T_1$、$T_2$ 信号,增强后脓肿壁可有中等强化,周边的骨髓水肿可有轻微强化(图 11-1-11、图 11-1-12)。核素扫描可见脓肿周边有放射性浓集。

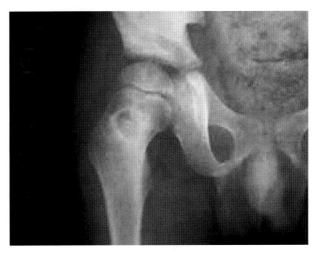

**图 11-1-11 Brodie 脓肿**

X 线片示股骨干骺端类圆形低密灶,周边有较宽逐渐移行至正常骨的骨质增生硬化带

2. 骨髓内骨脓肿 X 线片可见明显增生硬化的骨质内,骨髓内的骨破坏区,但大多不易发现,可加照高千伏片 X 线片或 CT、MRI 发现骨髓内脓肿腔(图 11-1-13)。

3. 骨皮质内骨脓肿 骨皮质内或增厚的骨皮质内一低密骨质破坏区边界清楚,可局限于皮质内或向骨髓腔内或骨外发展,其外多有明显的骨膜新生骨,破坏区可见小的死骨,亦可因死骨已被吸收,仅存一个小低密度骨质破坏腔,其周围较多的骨质增生硬化(图 11-1-14)。CT 可明确增生区由小脓肿骨破坏腔的存在,周围有较多骨质增生与骨膜增生,髓腔变小。MRI 为在低信号的骨皮质内等或长 $T_1$ 长 $T_2$ 信号的病灶,增强后扫描多为环形强化。核素扫描,脓肿病灶周边有放射性浓聚,病变好转吸收消退,浓聚亦逐渐消退。

### (四)鉴别诊断

Brodie 骨脓肿需与骨骺、干骺结核鉴别。骨骺、干骺结核亦为干骺端边缘清楚的低密骨质破坏区,但其容易累及骨骺,故其常为一个跨骨骺和干骺端的低密病灶,破坏区周边无硬化带而有骨质疏松,与 Brodie 骨脓肿有所不同。

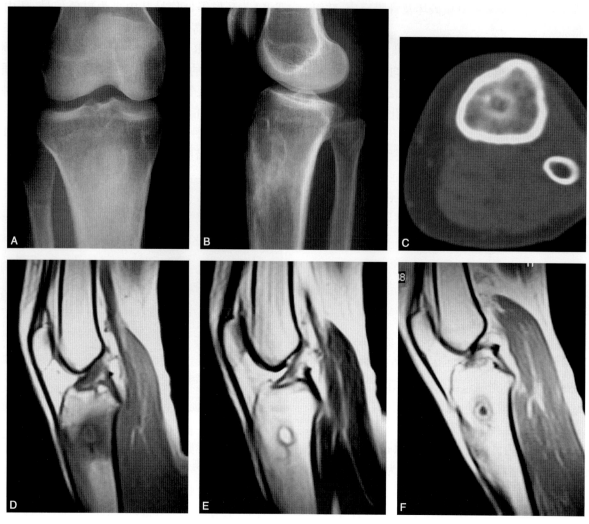

**图 11-1-12　A～F 慢性局限性骨脓肿**

A、B. X 线正侧位片；C. CT 平扫； D. MRI T₁WI；E. MRI T₂WI；F. MRI T₁WI 增强。X 线片及 CT 示左胫骨上端干骺端松质骨内一个小的脓肿形成呈小圆形低密灶,周围有逐渐移行的骨硬化带。MRI 呈长 T₁T₂信号,周围有低信号的骨质增生硬化带,增强扫描呈小环形强化

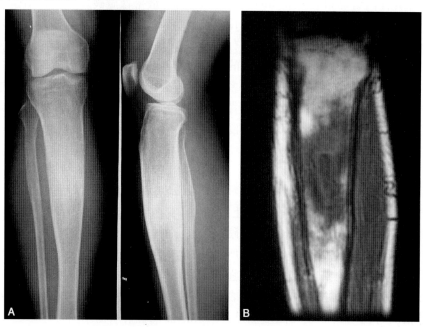

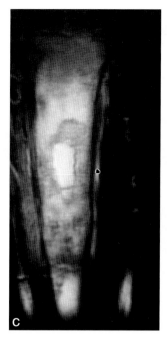
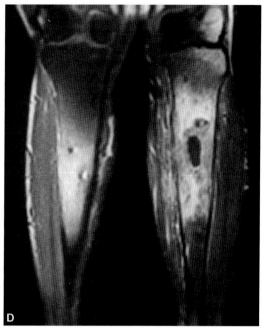

**图 11-1-13 A~D 骨髓内骨脓肿**

A. X 线片 胫骨中上段骨质明显增生硬化;B、C. MR 胫骨中上段可见骨髓内脓腔在 T₁WI 上呈低信号,在 T₂WI 上呈高信号改变;D. 增强扫描,脓肿呈环形强化,周围骨髓水肿带亦轻度强化

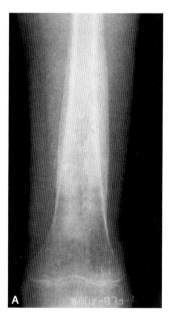
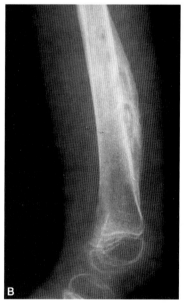

**图 11-1-14 骨皮质内骨脓肿**

股骨增厚的骨皮质内一低密骨质破坏区,向骨外发展,其外有明显的骨膜新生骨

骨皮质内骨脓肿需与骨样骨瘤鉴别,骨样骨瘤在骨皮质内瘤巢及软组织、骨髓内较广泛的水肿与皮质内骨脓肿难以鉴别,特别是骨皮质内骨脓肿的骨质破坏区内肉芽组织与骨组织交织存在时,有时需要病理明确诊断(图 11-1-15)。

**(五)随访**

慢性骨脓肿,无论是松质骨、髓内及皮质骨脓肿动态表现为破坏区缩小,骨质增生硬化逐渐吸收,消退,说明病变逐渐愈合好转,而破坏区扩大,骨质增强硬化持续存在或增多,甚至软组织水肿,骨膜增生反应增多,说明病灶进展。另外,有的病灶及骨质增生改变虽然长期无变化,但一旦机体抵抗力下降,病变就反复发作,久治不愈。

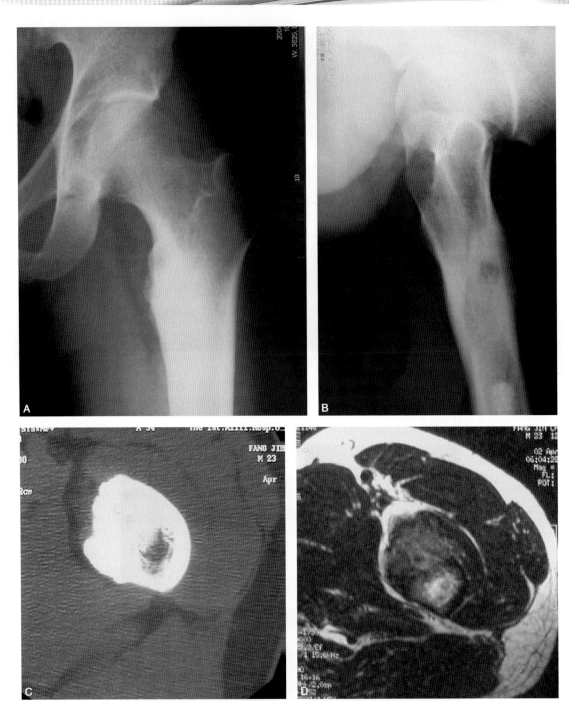

**图 11-1-15　股骨上段内侧骨皮质内骨样骨瘤**
A～C. X 线片、CT 示股骨上段骨皮质广泛骨质增生硬化；
D. MRI 示骨质增生硬化内可见一约 1.0cm 大小的瘤巢

## 五、化脓性关节炎

### （一）概述与临床资料

化脓性关节炎（pyogenic arthritis）是由细菌引起的关节化脓性感染，最常见的病原菌仍为金黄色葡萄球菌，其次为溶血性链球菌等，关节感染途径主要为血行播散，其次为外伤直接感染或邻近组织感染蔓延至关节，外伤常是其发病的主要诱因。

化脓性关节炎常见于婴幼儿与儿童，成人则多是自幼感染或外伤直接感染所致。髋、膝等大关节多见，约占 2/3，临床发病急，全身中毒症状，高热寒战，甚至脓毒血症或菌血症，局部可有关节肿疼，活动受限，受累关节局部红肿，发热，触摸波动感等。实验室检查：白细胞增多，中性粒细胞增高，$\alpha_1$-酸性糖蛋白及 C-反应蛋白增高。

## （二）病理

化脓性关节炎早期为滑膜炎症，滑膜充血、水肿，炎性细胞浸润及关节腔内渗出积液，以后渗出及脓液增多，撕裂关节囊形成关节囊周围脓肿，脓液破坏关节软骨及侵蚀关节软骨下的骨质，晚期关节软骨破坏导致关节间隙狭窄，关节软骨下的骨质的侵蚀破坏及纤维肉芽组织增生，最终导致关节纤维及骨性强直。

## （三）影像学表现

1. X线片 化脓性关节炎的基本X线表现为关节肿胀，关节间隙改变，骨质破坏与骨质增生，骨质疏松，关节的强直等。

（1）关节肿胀：关节感染后滑膜充血、渗出，关节内积液并化脓，关节囊肿胀，密度增高，周围脂肪垫移位，关节腔内积液增多，关节囊破裂蔓延至周围软组织，周围皮下组织呈网状结构，软组织肿胀，密度增高，层次模糊，化脓性关节炎经治疗或引流后，关节周围炎性逐渐消退，肿胀逐渐消退，皮下网状结构消失，软组织层次变为清楚（图11-1-16）。

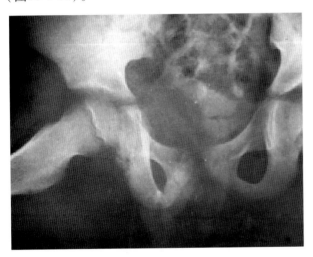

**图 11-1-16 化脓性关节炎**
髋关节周围软组织肿胀，闭孔内肌肿胀突入盆腔，
股骨头、颈骨质疏松，骨性关节面模糊、中断

（2）关节间隙改变：关节积液积脓可以造成关节间隙暂时增宽，一旦关节软骨破坏则关节间隙变窄，可以是均匀或不均匀狭窄，承重区狭窄更快更明显些。

（3）关节面骨质破坏与骨质增生：关节软骨广泛破坏，关节软骨下骨质易发生侵蚀破坏缺损，化脓性病变亦从关节边缘或骨髓炎侵犯关节骨端破坏骨质，表现为骨关节面模糊，侵蚀缺损，侵蚀破坏在承重区出现早，改变明显，关节软骨及关节软

骨下骨质的破坏导致关节骨性强直。骨质破坏区的边缘可有骨质增生硬化改变。另外，由骨髓炎侵及关节所发生的化脓性关节炎其骨端除了有骨质破坏外，可伴有骨质增生硬化及骨膜反应等骨髓炎改变。

（4）骨质疏松：在关节破坏后，由于充血及失用所引起。

（5）关节强直：关节软骨及关节软骨下的骨质被破坏，纤维增生及骨增生修复所致，多为骨性强直，可见骨小梁穿过关节间隙，关节间隙狭窄消失，纤维强直则关节间隙狭窄但仍可见，但活动受限。

（6）其他少见征象：

1）大量骨质破坏引起骨骺骨质破坏可造成骨骺分离，脱位与半脱位，并由此产生骨端发育畸形及骨骺早闭合等发育畸形。

2）关节内积气（产气菌感染所致）：婴幼儿髋关节感染后，无论是血行还是骨髓炎扩散而来，常使髋关节脱位，并常迅速发生广泛骨质破坏累及整个股骨，在愈合的过程中最终股骨干病变已愈合，而股骨头和颈的骨质破坏却造成股骨头畸形及股骨颈变短，结果股骨头呈蘑菇状类似于股骨头缺血坏死后改变而影响关节的活动。

2. CT CT对了解关节结构破坏及软组织改变有较高价值，常可发现X线不易发现的小的骨质破坏，小脓肿及死骨，少量积液，滑膜增厚与破坏等，关节炎早期改变，滑膜增厚渗出，关节积液，CT增强扫描可以清楚显示滑膜的强化与增厚，脓肿腔形成后可表现为环形强化，CT可清楚显示关节囊破裂，软组织内脓肿等（图11-1-17）。

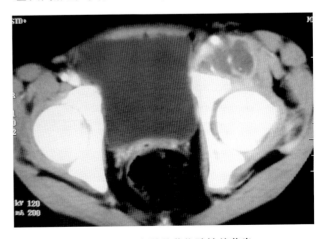

**图 11-1-17 左髋关节化脓性关节炎**
CT增强扫描示关节肿胀，
前方软组织内环形强化

3. MRI MRI 对关节内结构,特别是关节软骨及骨髓显示方面明显优于 CT、X 线片,化脓性关节早期滑膜炎及积液,表现为滑膜增厚呈 $T_1WI$ 中等信号,$T_2WI$ 中高信号,增强后明显强化。随着疾病的发展脓液增加,脓液是含多种类型的炎症细胞、细菌体、坏死组织细胞碎片和蛋白质而形成的黏稠液体,多为长 $T_1$ 长 $T_2$ 信号,若伴有出血或蛋白含量较高时,$T_1WI$ 信号会略增高;大量的细胞碎片和高度黏稠液体使其分子运动速度和水分子的弥散运动速度降低,而导致在 DWI 上呈明显的高信号,测量 ADC 值是减低的。骨髓内水肿为骨髓内边缘模糊的斑片状长 $T_1$、$T_2$ 信号,增强后可有轻度强化,$T_2WI$ 抑脂及 STIR 序列显示更为清楚。骨性关节面的侵蚀破坏,表现为原 $T_1WI$、$T_2WI$ 低信号的骨性关节面为高信号病变所替代,关节面下骨髓亦可为长 $T_1$、$T_2$ 病变所取代,关节软骨破坏则表现为 $T_1WI$、$T_2WI$ 中等及较高信号的关节软骨,或 3D–SPGR 高信号的关节软骨变薄、破坏、缺损,关节间隙变窄。骨质破坏的周围可有骨质增生和骨膜增生表现为 $T_1WI$、$T_2WI$ 低信号,呈斑片状及层状、花边状,单纯的骨膜增厚、水肿则多为 $T_2WI$ 长条状高信号,邻近关节软组织水肿和脓肿表现与骨内病变相似。

4. 核素扫描 滑膜炎症,关节面下骨质破坏增生均可使骨的核素摄取增多,局部核素浓聚。

5. 超声检查 关节囊积液、积脓可见关节腔内液性暗区及滑膜增厚。

(四)鉴别诊断

化脓性关节炎主要与结核性关节炎鉴别。结核性关节炎起病缓慢,症状轻,常数月后才有明显的改变,而化脓性关节炎起病急,病情发展快,常常数周就可发生较严重的关节破坏。与化脓性关节炎相比,结核性关节炎骨质疏松更为明显,其骨质破坏发展缓慢,常常从非承重的骨边缘开始与化脓性关节炎的骨质破坏迅速明显且常常从承重面开始有所不同,另外,结核性关节炎无或极少有反应性骨质增生及骨膜增生。

(五)随访

化脓性关节炎可造成关节严重破坏,关节畸形、强直。早期治疗,特别是没有严重骨质破坏前进行适当治疗是关键,尤其是婴幼儿和儿童的化脓性关节炎早期治疗更为重要。随访中关节面破坏从凹凸不平,不规则缺损逐渐重新出现,逐渐光滑完整,关节肿胀逐渐消退,层次逐渐清楚,说明关节炎症逐渐消退。反之则说明关节炎性进展,最后关节严重破坏,造成关节强直、畸形(图 11-1-18)。婴幼儿和儿童化脓性关节炎还可造成骨端发育异常及骨骺早闭,造成骨骼发育畸形。

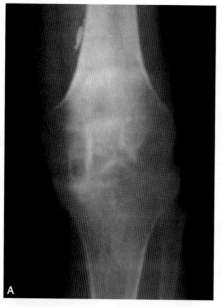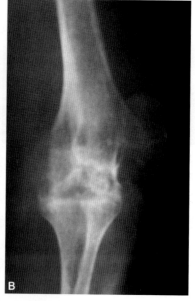

图 11-1-18 膝关节侧位片示关节化脓性关节炎所致的骨性强直

# 第二节 沙门菌感染

## 一、概述与临床资料

伤寒、副伤寒为消化道传染病,是由属于沙门菌属(salmonella)的伤寒、副伤寒杆菌感染引起,多发生于10岁以下儿童,老年亦有感染。骨关节沙门菌感染较为罕见。伤寒、副伤寒及其他沙门菌感染后潜伏7~14天,随后有持续高热、食欲缺乏、腹痛、腹胀、肝脾肿大,有时伴有腹泻、肠道出血,临床表现可不一致。有以肠道症状为主的急性胃肠炎型及菌血症型、败血症型,后两者可引起骨关节感染,出现四肢关节肿痛,甚至溃烂。侵犯脊柱时可引起腰背疼痛,关节肿痛消失后可造成关节僵直,活动障碍及关节变形。骨关节感染灶可以长期潜伏于骨内,数年后仍可急性发作或多次反复发作,经久不愈。血清伤寒菌试验和血清副伤寒丙凝集反应有助于诊断与鉴别诊断。

## 二、病理

沙门菌骨感染,多发生于10岁以下儿童,成人多自幼发病。骨内有多发感染病灶,病灶内为脓液和坏死组织,周围有上皮样细胞及淋巴、单核炎性细胞浸润而呈慢性炎症改变。

## 三、影像学表现

沙门菌骨关节感染不同于化脓性骨髓炎、化脓性关节炎,有其特殊性,主要为:

1. 沙门菌骨关节感染 单发少见,常为多骨多关节多发感染,尤其好发于手足短骨与小关节。

2. 沙门菌骨髓炎 不论单骨或多骨发病,总是以多数小脓肿形式出现,极少有大块骨干骨坏死,亦无很厚的骨包壳形成。骨髓炎多发生于干骺端,手足短骨发病可为对称性。骨内小脓肿X线片表现为干骺端或骨干多发斑片状骨破坏,边缘模糊,随后周围有骨质增生出现。慢性期病灶周围为骨质增生硬化带包绕。手足短骨病灶为骨端穿凿样骨破坏、骨皮质增厚及骨髓腔硬化。发生在长骨干骺端病灶有时可以融合,造成骨缺损,形成窦道。骨内多发小脓肿CT表现为多发小圆形或类圆形骨质破坏区,周围有骨质增生硬化带。MRI为骨内长$T_1$长$T_2$小圆形病灶,DWI可为高信号,周围有$T_2$低信号环绕,增强后有环形强化。周围骨髓可有轻度水肿,窦道形成则为$T_2WI$条状高信号影且壁有中度强化。

3. 沙门菌关节炎 常为多发,更易侵犯手、足、腕、踝等小关节。可对称分布,初期关节肿胀,关节软骨破坏后关节间隙狭窄,骨性关节面侵蚀表现为关节面模糊、中断消失。晚期广泛关节软骨破坏和骨质破坏可引起关节骨性融合。MRI可显示滑膜、关节软骨及软骨下骨质、骨髓内的病变。

4. 沙门菌脊柱炎 沙门菌脊柱炎常累及多个椎体,造成多个椎体骨质破坏、椎间隙变窄、椎旁脓肿。病变容易累及椎间盘,以至于造成多个椎体融合,但却没有明显的椎体变形或后突侧弯畸形,这种改变不同于脊柱结核。但单个椎体感染或单个椎间盘病变则与化脓性椎间盘炎难以鉴别。CT、MRI可以显示椎体内的骨质破坏及椎间盘结构破坏。增强扫描更能证实骨内多发小脓肿及椎旁脓肿的存在,表现为多发小环形或不规则形强化影,环内则为脓液不强化。

## 四、鉴别诊断

沙门菌骨关节感染常为多发,甚至对称多发。骨内多发小脓肿与常为单骨单关节发病的化脓性感染及骨关节结核有所不同。另外,胃肠炎病史、肝脾肿大及实验室检查均有助于诊断与鉴别诊断。

# 第三节 布鲁氏杆菌骨关节炎

布鲁氏杆菌病(brucellosis)是一种人兽共患的地区性传染性疾病,人们因直接与病畜接触或进食被布鲁氏杆菌污染的乳、肉而致病。人类布鲁氏杆菌病的病原菌有羊布鲁氏杆菌(Brucella melitensis)、流产布鲁氏杆菌(B. abortus)、猪布鲁氏杆菌(B. suis)和犬布鲁氏杆菌(B. canis)。主要侵犯富含单核-吞噬细胞的器官组织,骨关节系统是最常受累的部位。在流行地区常见于15~35岁年龄段。

# 一、布鲁氏杆菌性脊柱炎

## （一）概述与临床资料

布氏杆菌病是一种累及多个系统的疾病，具有急性（<3 个月）、亚急性（3～12 个月）和慢性（>12 个月）临床表现。人受感染后病原菌在淋巴组织内繁殖，经 2～3 周可发生菌血症，出现寒战、发热、盗汗、消瘦和全身不适等急性期症状。随后细菌进入单核-吞噬细胞系统繁殖，可再次发生菌血症并出现急性症状，因此发热症状间歇性发作，故成为波浪热。一般在退热后出现关节疼痛，主要是脊柱和大关节，布鲁氏杆菌性脊柱炎以青年和成年患者发病较多。腰背部疼痛、局部压痛或神经根和脊髓压迫症状往往是布鲁氏杆菌性脊柱炎的首发临床表现。肝、脾、淋巴结可肿大，贫血，白细胞减少，淋巴细胞相对增多，布鲁氏杆菌补体结合实验或凝集反应阳性。可疑病例有病畜接触史或进食被污染的乳、肉制品等病史对早期诊断有重要价值。

## （二）病理

布鲁氏杆菌进入人体后最终停留在单核-吞噬细胞系统并形成肉芽肿。其肉芽肿为非干酪性，故无法与其他肉芽肿性病变鉴别。由于致病菌毒力、菌种和宿主免疫力的不同，肉芽肿可能吸收痊愈或者进展并导致组织的进一步破坏。初次感染到出现明显临床症状的间隔时间一般为 1～3 周，但也有报道需更长时间。

布鲁氏杆菌性脊柱炎好发于腰椎，次为胸椎，颈椎最少受累。分局限性和弥漫性。前者骨髓炎局限于脊椎前部和终板。典型部位是腰椎上侧终板，椎体椎间盘交界处。椎间盘、椎旁软组织和椎管常常不受累；后者骨髓炎侵犯整个终板或整个椎体。感染经韧带和血管蔓延至邻近的椎间盘和椎体。继而发生骨质破坏，椎间盘组织疝入病变椎体终板并有感染向周围软组织扩散并可形成椎旁脓肿，严重者可出现病变向椎管内延伸，伴有或不伴有脊髓受压。可见硬膜外脓肿形成。

## （三）影像学表现

1. X 线片　对急性期骨髓内病变的观察有一定的限度，表现为关节及周围软组织肿胀。致病菌经血行播散感染血供丰富的上侧终板前段。若菌量少、毒性较低或宿主有一定的免疫力时，仅见椎体-椎间盘交界处局限性骨质破坏。这是 X 线片可发现的布鲁氏杆菌性脊柱炎早期病灶，均伴有骨质硬化、

骨赘形成，可见呈"鸟嘴状"向外或向邻近椎体伸展，但较少形成骨桥。骨质硬化常与骨质破坏同时发生是炎症缓慢发展特性的重要表现。局限性脊柱炎阶段椎间盘和椎旁软组织基本显示正常。在布鲁氏杆菌病流行地区布鲁氏杆菌性脊柱炎 X 线片表现见于较多的人群。这些表现可能是先期感染的标志。腰椎尤其是第 4 腰椎是局限性布氏杆菌性脊柱炎的好发部位。一般累及 2～3 个相邻椎体，一般见于 40 岁后，无性别差异。如未经治疗或再次感染可使局限性病变发展成弥漫性布鲁氏杆菌性脊柱炎。

弥漫性布鲁氏杆菌性脊柱炎累及整个椎体、椎间盘、椎旁软组织、邻近椎体和硬膜外间隙。可见在 2～3 个椎体周围出现韧带钙化和骨化，表现为细条状高密度影。椎间隙变窄（局限于 1～2 个椎间盘）。椎间小关节炎局限于 1～2 个椎间小关节，关节间隙不规则或因局部骨质增生而使关节间隙变窄。X 线片与退行性病变鉴别困难。严重者最后形成脊柱骨性强直或变形。

2. CT　①椎体骨质破坏：早期相邻椎体上终板前段椎体-椎间盘交界处局限性低密度灶，伴有周围骨质增生硬化，弥漫性布鲁氏杆菌性脊柱炎破坏范围扩大，可累及整个椎体，骨小梁粗大紊乱，结构不清，无死骨，边缘不同程度的骨质增生硬化；在布鲁氏杆菌性脊柱炎，一般无椎体形态改变和继而发生的脊柱后突畸形。②椎间盘炎：椎间盘破坏，并见椎间隙不同程度的狭窄。少量椎间盘积气可能与椎体骨髓炎导致椎间盘的慢性破坏有关，见于 25%～30% 的患者。③椎间小关节炎：椎间小关节炎局限于 1～2 个椎间小关节，关节面不规则并有骨质硬化，关节间隙狭窄；④韧带改变：病变区前、后纵韧带和黄韧带的细条状钙化；⑤椎旁软组织改变：椎旁肌肉脂肪间隙模糊代表水肿。病变区域椎旁软组织增宽，其内部分患者可见有脓肿形成，脓肿一般较小，无脓肿流注致腰大肌脓肿。可向硬膜外间隙延伸。

3. MRI　①布鲁氏杆菌性脊柱炎早期的椎体骨炎、椎间盘受累及椎旁软组织轻度肿胀等病理改变，病变椎体充血、水肿，含水量增加。在急性期和亚急性期，X 线片及 CT 扫描未见明显异常时，MRI 即可清晰显示受累椎体及椎旁软组织的信号改变。病变的椎体充血水肿使其在 $T_1WI$ 信号减低，$T_2WI$ 信号增高，$T_2$ 脂肪抑制序列病灶显示高信号。②弥漫性布鲁氏杆菌性脊柱炎椎体破坏 $T_1WI$ 多数呈低信号，少数呈等、低混杂信号，$T_2WI$ 上骨质破坏区多呈不均匀高信号，$T_2$ 脂肪抑制序列表现为高信号并

能显示向硬膜外间隙延伸。③受累椎间盘 $T_1WI$ 低信号，$T_2WI$ 呈高信号，且椎间盘髓核内"裂隙"样结构消失。④增强后明显病变明显强化。⑤弥散加权成像（DWI）可鉴别急性和慢性病变，急性布鲁氏杆菌性脊柱炎受累椎体和终板显示高信号，而慢性期则为低信号。

4. 核素扫描  核素扫描可见病变区域（包括受累椎体、椎间盘和周围软组织病灶）核素摄取增高。在 X 线片显示正常的患者中，核素扫描可显示阳性。

**（四）鉴别诊断**

脊柱结核：骨质破坏发生于相邻的关节面并累及椎间盘，严重者椎体塌陷并脊柱后突；常伴有椎旁脓肿；骨质疏松明显，很少有骨质增生硬化。

**（五）随访**

布鲁氏杆菌病一般预后良好。大多数患者即使不经治疗亦有自愈倾向。未经抗生素治疗者一般 1~3 个月内康复，但易复发。及时治疗者病程大为缩短。如不及时治疗，易由急性转为慢性，反复发作，迁延数年，严重影响劳动能力。总体而言，脊柱病变的破坏趋势一般较小，修复反应出现早而且强烈，并有自愈倾向。但病情严重者最后可形成脊柱强直或变形。

## 二、脊柱外布鲁氏杆菌性关节炎

**（一）概述与临床资料**

急性期出现寒战、发热、盗汗、头痛、乏力和全身不适等症状。发热症状表现为波浪热。退热后出现关节疼痛，布鲁氏杆菌性关节炎以疼痛、压痛和肿胀为主要表现。布鲁氏杆菌性骶髂关节炎以青少年和成年患者发病较多；儿童患者则外周关节发病率较高。肝、脾、淋巴结可肿大，贫血，白细胞减少，淋巴细胞相对增多，布鲁氏杆菌补体结合试验或凝集反应阳性。

**（二）病理**

布鲁氏杆菌在关节滑膜引起滑膜炎致积液。同样病理过程也可发生在肌肉和肌腱。偶尔，布鲁氏杆菌滋生在长骨骨髓导致骨髓炎或关节破坏。急性期表现为变态反应性关节炎，仅见滑膜、关节囊和关节周围组织水肿；亚急性期和慢性期局限性非特异性肉芽肿，关节滑膜增生，浆液渗出，继而关节软骨破坏，骨性关节面侵蚀破坏，同时伴有修复反应而出现骨质硬化。晚期可发生关节强直。

**（三）影像学表现**

1. X 线片

（1）骶髂关节：单侧或双侧受侵犯，以单侧发病多见，表现为关节面虫蚀样骨质破坏，周围弥漫性骨质硬化，以关节髂骨面周围明显。关节间隙可先增宽后变窄，最终导致关节的强直。

（2）髋关节：髋臼和股骨头骨性关节面下小囊状骨质破坏并伴有周围骨质硬化。股骨头可变扁，股骨颈增粗，大、小粗隆处可见肌腱钙化。无脓肿或死骨形成。早期关节间隙正常，晚期关节间隙变窄。

2. CT  急性期关节积液和周围软组织肿胀。发病 2~3 个月后形成骨性关节面及相邻骨质的局限性破坏。软骨下和破坏灶周围弥漫性骨质硬化。关节间隙变窄，肌腱、韧带附着处骨化、严重者关节骨性强直。骶髂关节小范围骨质破坏，破坏区周围骨质增生硬化，以髂骨侧明显，伴有关节间隙的变窄，或髂骨侧局限性片状破坏灶，周围骨质硬化，关节间隙模糊、狭窄，最后可发生关节强直。

3. MRI  急性期关节积液和周围软组织肿胀水肿。滑膜增厚，关节囊积液。亚急性期和慢性期关节软骨破坏，骨性关节面下可见囊状骨质破坏区，$T_1WI$ 多数呈低信号，$T_2WI$ 高信号。并可见骨质增生硬化。

**（四）鉴别诊断**

1. 骨与关节结核之骶髂关节结核  常单侧发病；以骨质破坏为主要表现，骨质增生硬化很少见，常伴有骨质疏松。

2. 强直性脊柱炎  好发于青少年男性，骶髂关节为双侧发病，常自骶髂关节下 1/3 开始逐渐向上蔓延至胸腰椎甚至颈椎。双侧骶髂关节骨性关节面模糊、虫蚀样破坏，间隙变窄，周围硬化较布鲁氏杆菌性关节炎轻。脊柱广泛受累，表现为普遍骨质疏松、方形椎，少有骨质破坏和硬化。脊柱韧带骨化呈竹节样，椎间小关节模糊、强直。组织相容性抗原 B27（HLA-B27）阳性。

3. 化脓性关节炎  化脓性关节炎多单发于髋、膝等承重大关节，关节剧痛与发热、寒战同时出现，反应性骨质增生硬化出现早而明显，少有肌腱、韧带骨化。

**（五）随访**

脊柱外布鲁氏杆菌性关节炎一般预后良好。病变有自愈倾向，但易复发。如不及时治疗，易由急性转为慢性，反复发作。本病的特点是修复性硬化发生得早而且明显，骨骼塌陷较少见。严重者最终关节强直。（图 11-3-1~图 11-3-5）

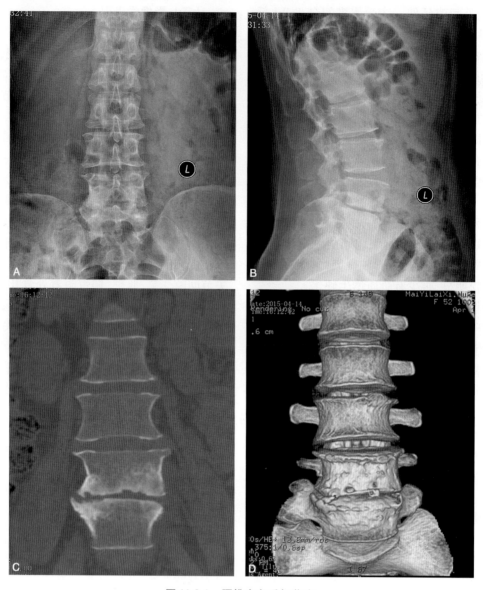

**图 11-3-1　腰椎布鲁氏杆菌病**

A、B. X 线片正位+侧位;C、D. CT 冠状位及 3D 重建,示 L$_4$ ~ L$_5$ 椎间隙变窄,椎体虫蚀样骨质
破坏并可见骨质破坏区周围明显骨质硬化,椎体边缘骨赘形成呈"鸟嘴样"伸向邻近椎体

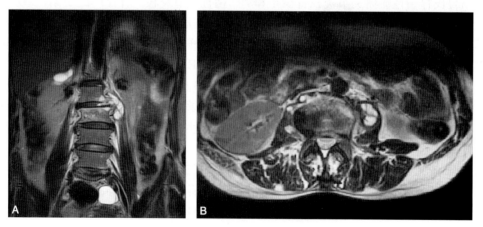

**图 11-3-2　腰椎布鲁氏杆菌病**

A、B. MRI T$_2$WI 冠状位及 T$_2$WI 轴位扫描,MRI 示腰 2、腰 3 椎体内相邻终板
骨质破坏,局部椎体和椎间隙长 T$_2$ 异常信号,椎旁可见一梭形脓肿。

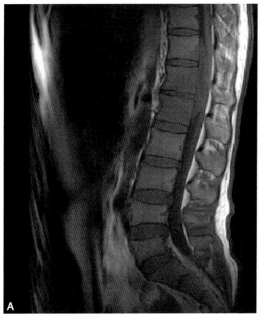
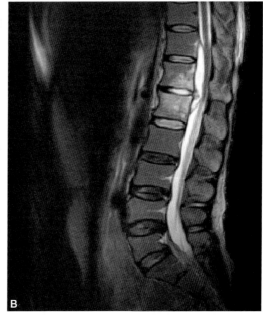

**图 11-3-3　腰椎布鲁氏杆菌病**

A、B. MRI T$_1$WI 及 T$_1$WI,MRI 示 T$_{12}$、L$_1$椎体内长 T$_1$长 T$_2$骨髓水肿信号,T$_{12}$ ～ L$_1$椎间隙
变窄,同一水平硬膜外间隙内见一梭形长 T$_1$长 T$_2$脓肿形成,脊髓明显受压

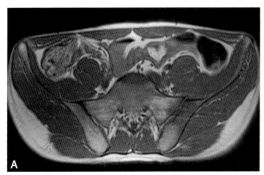
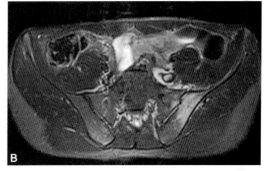

**图 11-3-4　骶髂关节布鲁氏杆菌病**

A、B. MRI T$_1$WI 及 T$_2$WI 压脂,MRI 示左侧骶髂关节骨皮质模糊和骨髓水肿

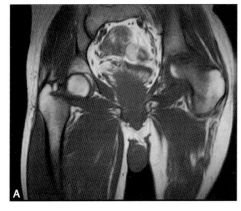
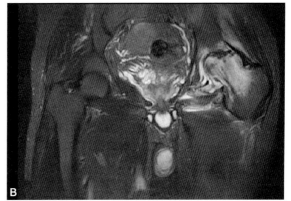

**图 11-3-5　髋关节布鲁氏杆菌病**

A、B. MRI T$_1$WI 及 T$_2$WI 压脂,MRI 示左侧髋关节骨质破坏,股骨头变形,
骨质增生硬化,关节间隙狭窄,并可见骨髓水肿和关节积液

（刘文亚　迪力木拉提·巴吾东）

# 第四节　骨关节结核

骨关节结核(tuberculosis of bone and joint)是由结核杆菌感染引起的慢性骨关节感染性疾病。结核病,特别是肺结核近年来发病率有上升趋势,仍是威胁全国乃至全球人类生命的严重疾病。结核菌是1882年由Koch发现的,主要通过呼吸道感染成肺结核。95%以上的骨关节结核继发于肺结核的。骨关节结核可认为是全身结核病的局部表现。结核菌经血行播散至全身后,患者体内还可有其他潜在病灶。

结核菌通过呼吸道或消化道进入机体,经血行播散至全身各脏器包括骨关节,多数结核菌被单核-吞噬细胞系统的吞噬细胞所消灭,极少数则潜伏下来。但是否发病,除结核菌的数量与毒素作用外,主要取决于机体的抵抗力、免疫力和过敏反应状态。机体的抵抗力表现为机体内组织细胞对结核菌的吞噬作用和局部组织反应。结核菌的类脂成分刺激机体产生免疫力,使得结核菌不易繁殖,但当机体的免疫缺陷如患有艾滋病时,则极易感染结核菌。结核菌的蛋白成分可刺激机体产生变态过敏反应,使机体局部组织充血、渗出、坏死,使病灶扩大,结核菌扩散。机体强烈的过敏反应有利于结核菌的生长繁殖,使结核病进展。

骨结核大多起于骨松质和红骨髓,因此好发于长骨的干骺端、椎体等红骨髓丰富的部位。结核病变最初为一种非特异性的炎症反应,炎性渗出以淋巴细胞和单核细胞为主,随后出现结核性肉芽肿,形成结核结节。结核结节由多量上皮样细胞形成,周围有大量淋巴细胞包绕,散在见有郎罕细胞,中心常有干酪样坏死存在。结核结节扩大、融合,周围组织的破坏可发生干酪样坏死,继而液化形成结核性脓肿。骨关节的结核性病变主要有两种,增生(肉芽肿)型和干酪型,增生型以结核性肉芽组织增生为主,病变多较局限,较少形成死骨,预后较好,而干酪型则病变进展较快,病灶内无结核性肉芽肿形成,而是以含丰富蛋白渗出物为主,常常发生广泛的干酪坏死并破坏骨质,干酪物质内可有沙粒状钙化,干酪型的骨结核常向关节方向破坏或穿破皮肤形成窦道。

小儿时期的骨结核,由于骨内及骨膜的增生反应骨化能力强,故不论是发生在长骨还是短骨、扁骨,常常是骨内的骨质破坏与骨膜新生骨的不断增生骨化同时进行,致使病骨的骨干膨胀增粗,扁骨膨胀增厚。而成人的骨结核则较少有骨膜反应。

骨关节结核首选的影像学检查仍然是X线片。X线片可以对骨质破坏、骨质增生以及骨膜增生等基本病变进行较全面整体的观察,且简便易行。而CT则能发现病骨内的小脓肿,病灶内小死骨,以及脓肿流注、侵犯椎管累及脊髓、脊膜等情况。MRI在显示早期病变、脊髓受累和关节内结构等方面优于CT与X线片。超声可以检测关节内积液,但对其性质的判定意义不大。

## 一、长管状骨骨结核

长骨骨结核包括骨骺与干骺结核、骨干结核及骨突结核,前者多见,后两者罕见。

### (一)骨骺、干骺结核

1. 概述与临床资料　长骨的骨骺、干骺结核好发于股骨上端、尺骨近端和桡骨远端,其次是膝关节构成骨(股骨下端和胫骨上端)以及胫骨下端。好发于儿童、青少年,临床有关节活动障碍,疼痛不适,负重、活动后加重,局部可以有肿胀,但一般不发热,全身症状不明显,可以伴发关节结核,较少有窦道形成。

2. 病理　结核菌经血行到达长骨干骺端和骨骺,因此处均为红骨髓,血管丰富,终末血管血流缓慢,结核菌容易在此处停留繁殖成为病灶。病变常可从干骺端越过骺线,干骺端病灶与骨骺病灶相连,并可以累及关节形成骨型关节结核。

3. 影像学表现

(1) X线片:病变早期为干骺端局限性骨质疏松,骨小梁变细、模糊,随后出现小点状骨质吸收区,逐渐扩大成小圆形、类圆形或不规则形的低密骨质缺损区。病灶边缘清楚、锐利,周围少有硬化,亦无明确的骨膜反应,病灶内可有小死骨呈沙砾样小高密影。骨质破坏区常常跨越骺线,在干骺端、骨骺两侧形成类圆形的低密区,边缘可有轻微的骨硬化,是骨骺与干骺骨结核较为有特征的X线征象(图11-4-1、图11-4-2)。小儿时期骨骺与干骺骨结核可有轻度骨膜增生改变。

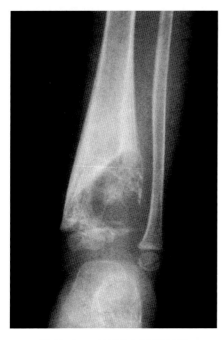

**图 11-4-1　骨骺和干骺端结核**
X 线片示胫骨远侧干骺端囊状骨破坏及
小死骨,骨骺受累,周围有骨膜增生

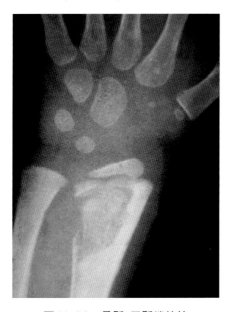

**图 11-4-2　骨骺、干骺端结核**
X 线片示桡骨远侧干骺端骨质
破坏其内可见多数小死骨

(2) CT 表现:平扫可见骨骺和(或)干骺端骨松质内低密度骨质破坏区,边界清楚,其内可见高密小死骨或砂粒样钙化。还可显示关节或邻近软组织受累。增强扫描病灶呈斑片状强化或环形强化。

(3) MRI 表现:早期可见骨髓水肿,$T_1WI$ 呈低信号,$T_2WI$ 呈高信号,边界不清。病变进展,病灶若以肉芽组织为主,则 $T_1WI$ 为低信号,$T_2WI$ 呈低、等、高混杂信号。肉芽组织周围常有长 $T_1$ 和长 $T_2$ 带状

水肿信号。若以干酪坏死为主,$T_1WI$ 呈低信号,$T_2WI$ 呈高信号,重 $T_2WI$ 信号发生衰减(因坏死物含有多少不等的类脂成分)。结核性“泥沙样”死骨在 $T_1WI$ 和 $T_2WI$ 均呈低信号。增强扫描肉芽组织呈明显不均匀强化,边界多不甚清楚,骨髓水肿轻度强化,干酪性坏死无强化,形成冷脓肿时脓肿壁呈环形强化。

4. 鉴别诊断

(1) Brodie 骨脓肿:病变位于干骺端,不跨骺线,呈类圆形骨质破坏区,周边有较宽的骨质硬化带,无沙砾样死骨。与骨骺、干骺结核跨越骺线的骨破坏区及较明显的局限性骨质疏松有所不同。

(2) 软骨母细胞瘤:好发年龄约 16~20 岁,较骨骺、干骺结核好发年龄略大,病灶大多位于骨骺,偶可跨骺线累及干骺端而与骨骺、干骺结核相似,但其病灶边缘清楚、锐利,常有细线样骨硬化边,病灶可见有软骨钙化影。

(3) 骨囊肿:好发于儿童的长骨干骺端或干骺端骨干中央处,病灶呈卵圆形,与骨干长轴一致,其边缘清楚,可有窄的硬化边,病灶较大常呈对称性膨胀性改变,骨皮质变薄,病灶内透亮,无死骨及骨膜反应,容易发生病理骨折,常呈粉碎性,骨折碎片可插入病灶内。

5. 随访　儿童的长骨干骺与骨骺结核可以自愈而不留任何痕迹。

**(二) 长骨骨干结核**

1. 概述与临床资料　长骨骨干结核在骨结核发病率中最低,多发生在前臂、小腿骨的骨干处,30岁以后极少见。有的临床发病较急,可有结核中毒症状,局部有疼痛、波动感,还可形成窦道。有的症状轻微,仅出现局部肿胀。

2. 病理　多为肉芽组织型,偶可以干酪样坏死为主,液化后可使病变进展,或破溃穿破皮肤形成窦道。

3. 影像学表现

(1) X 线片:病变多位于长骨骨干的一侧,早期可为局限性的骨质疏松,进而可出现单个或多发类圆形低密骨质破坏区,其长轴与骨干一致,边缘清,周围有骨硬化表现,以后病变缓慢进展,骨质增生硬化明显,可累及骨皮质而引起骨膜增生,病骨骨干增粗变形,而类似于短管骨的“骨气鼓”改变,病变可以向两端蔓延,但极少累及关节。极少数病灶在患者抵抗力弱时可以进展恶化,骨硬化区内出现溶骨性骨破坏或穿破皮肤形成瘘管。

（2）CT、MR 检查：可以在骨硬化区内发现结核病灶。

4. 鉴别诊断　硬化性骨髓炎：骨质增生硬化更为明显，骨皮质增厚，硬化骨干增粗，髓腔闭塞，一般无明显的骨破坏。

5. 随访　本病可以自愈。

## 二、短管状骨结核

### （一）概述与临床资料

短管状骨结核为手足的掌、指骨和跖、趾骨的骨结核，其中指、趾骨结核又称结核性指（趾）骨炎及"骨气鼓"。生长期小儿的短管状骨内为红骨髓，血供较为丰富，因此是骨结核好发部位之一。短管状骨结核好发于 5 岁以下的小儿，成人少见，病变常为多发且可两侧多发，并可同时累及掌、指骨和（或）跖、趾骨。好发于近节指、趾骨而很少累及末节指、趾骨。指骨较趾骨好发。发作时局部软组织肿胀，大多无压痛，活动正常或仅稍感不适，无全身症状者常无意中发现，病变可自愈，但偶有破溃形成窦道。

### （二）病理

短管状骨结核病理上有两种类型，一种是肉芽组织型，较为多见；另一种是干酪坏死型，较少见。前者病变始于骨髓腔及松质骨，骨内病变破坏骨皮质，病变向外蔓延骨膜下，骨膜增生使骨皮质增厚，从而骨干梭形膨胀，即为"骨气鼓"。后一种病灶为干酪样坏死，破坏骨质，其内可有小死骨，干酪物质液化可破坏骨皮质，穿破骨膜、皮肤而形成瘘管。所谓"骨气鼓"是指病变累及的短管骨呈膨胀性改变。这是由于骨内的病变导致骨皮质破坏，同时刺激骨膜增生，骨膜新生骨与骨皮质融合使骨皮质增厚，但骨内病变又破坏新形成的骨皮质，这一缓慢的骨质破坏和骨膜增生的过程使病变骨逐渐"膨胀"而形成"骨气鼓"。

### （三）影像学表现

X 线片：小儿短管状骨结核，常双侧手足多发病灶，累及多指多骨，但多为一骨单灶，同一骨很少出现多个病灶。病变早期仅见骨质疏松（很难发现），进而松质骨内出现类圆形骨质破坏区，可呈多房，内见粗大而不整的骨嵴，但很少有死骨。病灶多位于骨中央，长轴与骨干平行，边缘较清楚，可有轻度骨硬化，并可见有层状骨膜增生或皮质增厚，骨内的骨破坏与骨皮质增厚同时缓慢进行致使病骨膨胀，成为典型的"骨气鼓"。病灶可以累及整个短管状骨，但极少侵及关节。

成人的短管状骨结核多局限于一侧松质骨内，低密的骨质破坏可呈多房蜂窝状，局部可稍膨胀，病灶周围可有骨质增生硬化，严重者亦可累及整个骨干，并发病理骨折（图 11-4-3、图 11-4-4）。CT、MRI 可以明确骨内病灶，核素扫描局部可有放射性浓聚。

### （四）鉴别诊断

1. 多发性内生软骨瘤　多发生于手指骨的干骺端或骨干，偏心膨胀性生长，骨皮质变薄，与正常骨交界清楚，可有窄的硬化边，肿瘤的骨质破坏区内可有斑点状钙化，一般无骨膜反应（病理性骨折后可有）。

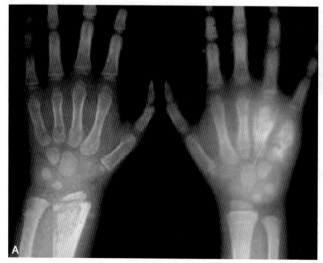
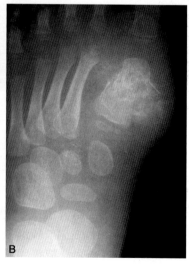

**图 11-4-3　短管状骨结核"骨气鼓"**
A. X 线片示左手第 4、5 掌骨囊状骨破坏，骨皮质增厚，膨胀及骨膜增生；
B. 足第 1 跖骨膨胀，骨皮质破坏、增厚，形成"骨气鼓"

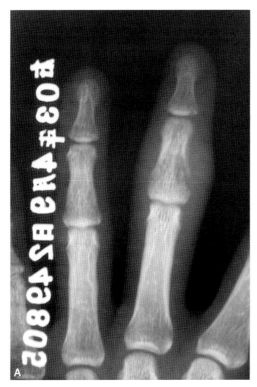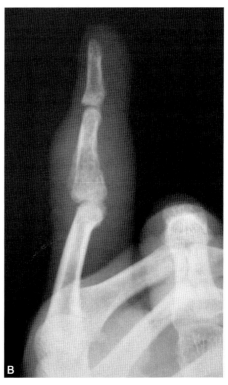

**图 11-4-4　成人短管状骨骨结核**
X 线片示中指第 2 节指骨骨质破坏边界不清,背侧少量骨膜反应,软组织肿胀模糊不清

2. 痛风　多见于 30～50 岁男性,疼痛明显,好发于骨端边缘,可累及关节。血内尿酸升高。

（五）随访

小儿短管状骨结核可以自愈,预后良好,不留任何痕迹或仅局部轻度骨结构异常,偶亦有病变进展,局部破溃形成瘘管而经久不愈。成人较大的骨破坏及其所致的骨改变一般难以完全修复。

## 三、扁 骨 结 核

（一）概述与临床资料

扁骨结核包括颅骨、肋骨、肩胛骨、髂骨、胸骨等扁骨的结核,相对较少见,以肋骨结核最为多见,也仅约占骨关节结核的 2%,其他肩胛、髂、胸骨的结核均为少见部位结核。扁骨的结核多见于儿童,亦可见于成年人,常见症状有局部肿胀、疼痛,活动受限,并可有瘘管形成。颅骨结核可因病变累及硬脑膜引起剧烈头痛,肋骨结核则可因冷脓肿流入胸腔引起结核性脓胸压迫肺组织,髂骨结核的髂窝脓肿刺激臀肌使髋关节屈曲受限,还可因脓肿的流注而在患侧下腹部、大腿后侧上部形成脓肿等。

（二）病理

主要为肉芽肿型和干酪样坏死型。病变区起自

骨髓(颅骨的板障)再破坏骨皮质或内、外板,肉芽肿型多较为局限,骨质破坏区边缘较清楚,有骨质疏松,早期一般无或仅有少许骨质增生,病灶进展累及骨膜可有骨膜增生及轻度骨质增生,修复期则可有较多的骨质增生;干酪样坏死型液化后容易形成溃疡,穿破周围组织和皮肤形成瘘管,甚至累及硬脑膜,流入胸腔压迫肺组织等。

（三）影像学表现

1. 颅骨结核　颅骨结核好发额骨与顶骨,次为枕骨和颞骨,极少累及颅底骨,病变常可越过颅缝累及邻骨,可分为局限型与弥漫型。局限型以肉芽组织增生为主,表现为局部密度减低的骨质破坏区,边缘清楚锐利,由于骨质破坏的内板部分大于外板部分,常可见破坏区边缘呈双边,由于病变常靠近颅缝,可同时累及两块颅骨,其内可见有小死骨。弥漫型的骨破坏区较大而弥散,边缘模糊,可形成瘘管。CT 表现与 X 线片类似。MRI 病变多为 $T_1WI$ 低信号,$T_2WI$ 局限型多为中高信号,弥漫型则为高信号,其内坏死液化区为高信号,邻近骨髓有 $T_2WI$ 脂肪抑制序列高信号的骨髓水肿,增强病变多呈环形强化。

颅骨结核应注意与颅骨骨髓炎、嗜酸性肉芽肿与黄色瘤鉴别:

（1）颅骨骨髓炎：属少见部位骨髓炎，其发病急，骨质破坏迅速而明显，一般骨质破坏区不超过颅缝，同时伴有骨质增生与骨膜增生。

（2）嗜酸性肉芽肿：嗜酸性肉芽肿好发于颅骨，亦是从板障开始，然后累及内外板，其骨质破坏区边缘锐利，软组织肿胀，并可形成软组织肿块，CT、MR增强扫描均可较明显强化，病变亦可以越过颅缝，骨质破坏区可见"纽扣样死骨"嗜酸性肉芽肿可以自行消退。

（3）黄色瘤：颅骨破坏范围较大呈地图状，临床有尿崩症的多尿、烦渴、眼球突出等特异症状。

2. 肋骨结核　肋骨结核可以单发或多发，常表现为局限性类圆形或不规则骨质破坏，其内可见有斑点状钙化或沙砾样小死骨，周围有较多骨质增生。病变肋骨也可呈"骨气鼓"样膨胀。少数严重者则表现为广泛虫蚀状骨破坏，伴死骨形成，很少有骨质增生硬化（图11-4-5）。肋骨结核的冷脓肿可以溃破皮肤，形成瘘管，亦可以穿破胸膜流入胸腔，表现为胸腔积液。

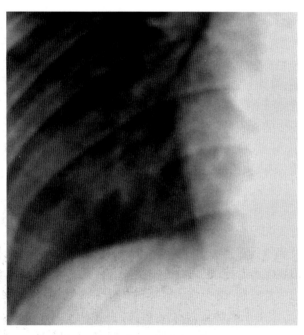

**图11-4-5　肋骨结核**
右侧第9后肋虫蚀状骨破坏

肋骨结核有时须与骨髓炎、骨纤维异常增殖、转移瘤和骨髓瘤鉴别，肋骨骨纤维异常增殖的局部骨膨胀，呈磨玻璃样改变，无软组织改变。转移瘤和骨髓瘤均可造成肋骨膨胀性改变，局部软组织肿块，但骨质增生硬化少见，软组织肿块边界清且局限。

3. 髂骨结核　髂骨结核好发于青少年，多发生在髂骨翼和髂嵴。病变通常为圆形或不规则形溶骨性破坏，很少有死骨，少数发生在髋臼上缘附近者，呈多囊状破坏，边界不清且有骨质硬化，另外由于髂骨结核容易形成脓肿及流注，可以在病变同侧的下腹部、腹股沟、大腿上内侧见有斑点状或斑片状钙化影，软组织内的钙化影有助于明确诊断。CT、MRI扫描常可见X线片所见的溶骨性破坏区内有破坏的骨残留，病变的髂骨有轻度膨胀，增强后脓肿呈不规则环形强化。

髂骨结核需与髂骨骨髓炎、淋巴瘤、嗜酸性肉芽肿等鉴别。髂骨骨髓炎发病急，骨破坏区周围常有骨质硬化，并有死骨形成，淋巴瘤CT、MRI可见溶骨性改变，为淋巴瘤的软组织肿块破坏骨质所致。

## 四、骨突结核

骨突结核是发生于骺板愈合后长骨骨突处的结核。病灶发生于骺板愈合前的干骺端，常见的发生部位有股骨大粗隆和肱骨大结节等。多表现为局部肿痛，无明显全身症状。骨突结核早期可见局限性骨质破坏，病变进展可形成局部骨缺损，又称"海湾状"骨缺损，周围可有薄层硬化边缘，并逐渐移行至正常骨组织。有的在骨突部如股骨大粗隆处，即原骨骺、干骺端处形成边缘不规整或蜂窝状囊状骨破坏区，边缘清，可见硬化边。骨突结核可有局部的骨质疏松及骨膜增生，一般无死骨形成。

骨突结核有时须与骨巨细胞瘤鉴别，如股骨大粗隆处骨巨细胞瘤，常呈偏心性膨胀性生长，边缘清晰，无骨膜增生，骨突骨巨细胞瘤膨胀改变较骨突结核明显。CT、MR平扫加增强有助于鉴别诊断。

## 五、软骨结核

软骨结核是指邻近的胸壁软组织（包括淋巴结）结核直接接触而发病，或因软骨外伤碎裂后，邻近的结核灶随血肿机化的新生血管深入损伤的软骨而发生的结核病变，不包括骺软骨或关节软骨结核的侵犯。真正血行感染的软骨结核极为罕见。

好发于鼻、喉及气管等的软骨以及肋软骨，后者多由乳房内动脉、淋巴结或其他软组织结核直接侵蚀而来。

肋软骨破坏在X线片上为阴性改变，当干酪物质钙化或破坏空洞壁上出现纤维组织增生硬化时，才可表现为斑点状钙化或圆形、椭圆形的环状致密影。CT、MR容易发现病变，具有软组织结核的一般特点。

## 六、脊柱结核

### (一)概述与临床资料

脊柱结核(tuberculosis of spine)亦是结核菌血行播散而致病的。可以发生在任何年龄,但多见于儿童与青年,但近年来老年人亦有增多趋势,这与近年老年性肺结核增多有关。脊柱结核在骨关节结核中占首位(约50%),以腰椎发病率最高,胸椎其次,颈椎相对较少。临床发病缓慢,可有中毒症状,如低热、食欲缺乏等,亦可无明显全身症状,仅有局部症状,如腰背、颈部的疼痛,严重者可有脊柱后凸侧弯畸形,双下肢感觉运动障碍,麻木无力或不全截瘫等,腰椎结核还可在下腰部或髂窝处触及包块(腰大肌、髂窝脓肿),还可造成髋关节挛缩,活动障碍等。脊柱结核的临床症状可因脊柱结核的部位及程度而有所不同。

实验室检查病变活动期血沉加速,病变静止或治愈血沉趋于正常,可用作随诊观察病变状态。结核菌素试验、结核抗体试验及新的结核菌培养、检出与鉴定法(如聚合酶链反应)对明确诊断有一定意义,但阴性均不能除外结核病的存在,特别是肺外结核的存在。

### (二)病理

脊柱结核可分为椎体结核和附件结核,而椎体结核又根据原始病变的发生部位又分为椎体边缘型、椎体中心型和韧带下型,但当病变扩散和进展后,多个椎体病变融合,则无法区别其原始病变的类型。结核菌经血行到达椎体后,由于血供为终末血管的原因,结核菌容易停留在椎体前部上下边缘的松质骨内发病,然后再经椎间盘或前纵韧带侵犯相邻椎体,同时向椎体后部、椎弓和附件部分蔓延,形成常见的椎体边缘型脊柱结核。病变内的结核性脓液穿破椎体,在椎体边缘形成脓肿,椎旁脓肿沿着骨膜下蔓延,主要是在前纵韧带和侧韧带下蔓延,侵蚀破坏相应椎体前缘和侧缘,椎体的破坏区内的渗出、干酪坏死病变累及血管可造成椎体部分或整个椎体缺血,而形成大小不一的死骨。干酪坏死内还可发生沙砾样钙化。

椎间盘是无血管的结构,其营养靠邻近的椎体供给。单个椎骨被结核杆菌感染后,椎间盘仍可保持正常;所以在脊结核的病变早期可不出现椎间盘的破坏。

### (三)影像学表现

1. X线片 脊柱结核的X线片的主要征象为椎体骨质破坏、椎间隙狭窄或消失、椎旁脓肿及由于椎体骨质破坏、椎体塌陷等引起的脊椎后凸侧弯畸形、椎体骨坏死等。

(1)椎体骨质破坏:①中心型:多见于胸椎。表现为椎体内圆形、不规则形的骨质破坏区,边缘不清,可有"砂粒"小死骨。椎体可塌陷变扁,甚至整个椎体破坏消失。②边缘型:多见于胸腰椎。破坏开始于椎体的上或下缘,逐渐向椎体和椎间盘发展,使椎体破坏扩大而椎间隙变窄。③韧带下型:病变常开始于前纵韧带下,累及数个椎体前缘,导致椎体破坏。病变向后扩散可同时累及多个椎体及椎间盘(图11-4-6)。④附件结核:表现为棘突、横突、椎弓、椎板或及小关节突等相应附件骨小梁模糊,骨质密度减低,骨皮质模糊中断。

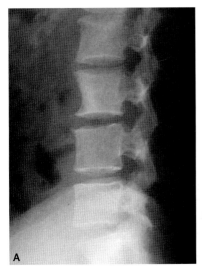
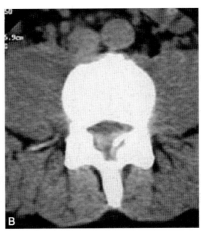
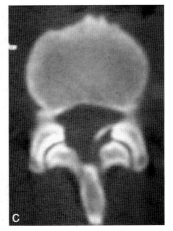

**图11-4-6 韧带下型脊柱结核**

A. X线片示 $L_3$ 椎体前缘前纵韧带下边缘清的骨质缺损,后缘密度增高;B、C. CT示椎体前缘骨皮质凹陷,骨质缺损

（2）椎间隙变窄或消失：相邻两椎体的软骨板破坏，导致椎体上下缘终板的致密线模糊、中断、消失。进而椎间盘破坏，椎间隙变窄，消失，相邻破坏的椎体可互相融合在一起。此为脊椎结核的特征之一（图11-4-7）。

（3）椎旁脓肿：腰椎结核可形成腰大肌脓肿，表现为腰大肌轮廓不清或呈弧形突出；胸椎结核形成椎旁脓肿，表现为胸椎两旁梭形软组织肿胀影。颈椎结核形成咽后壁脓肿，表现为咽后壁软组织影增厚并呈弧形前突。脓液可沿组织的间隙引流至远处，最典型者为腰椎结核的腰大肌脓肿沿腰大肌

流注至髂窝形成髂窝脓肿，甚至可以下行至大腿内侧及膝关节的背侧，但这一改变X线片不易发现（图11-4-7～图11-4-11）。椎体结核可造成椎体部分或整个椎体的缺血，表现为病椎体相对密度增高。

（4）其他征象：包括椎体破坏塌陷引起的脊柱后凸畸形，椎管狭窄，病灶内或周边的不规则钙化。

2. CT表现　CT比X线片能更清楚地显示脊柱结核较隐蔽和较小的骨质破坏、小脓肿及小死骨，平扫及增强可以明确结核脓肿的位置、大小、累及的范围及其与周围血管和器官的关系，还可显示病变累

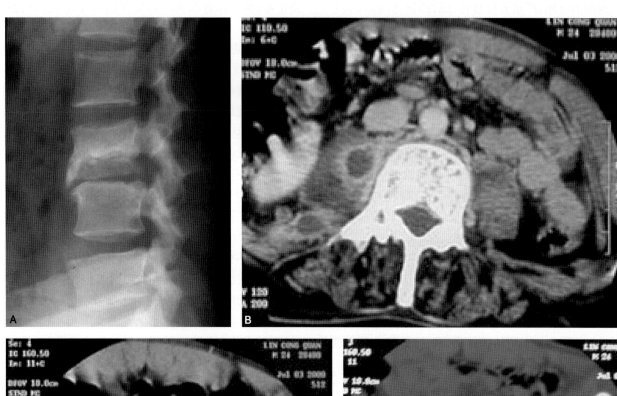

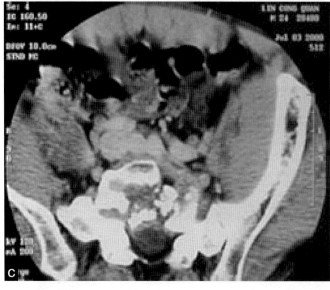
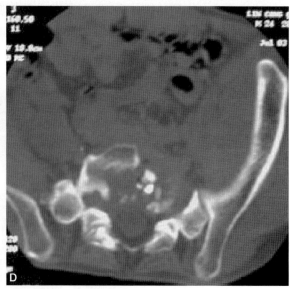

图 11-4-7　腰椎结核

A. X线片示相邻两椎体上下缘终板的致密线模糊、椎间隙变窄；B. CT增强扫描示右侧腰大肌轮廓不清弧形突出，其内有一环形强化的椎旁脓肿；C、D. CT示第5腰椎体结核的椎体骨质破坏区的小死骨及髂腰肌肿胀

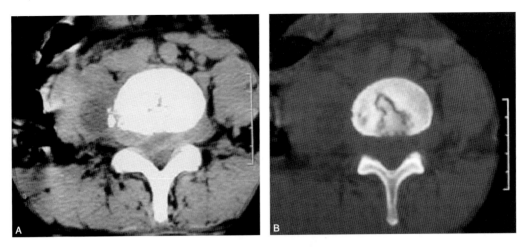

**图 11-4-8 腰椎结核 CT 表现**

A、B. 椎体骨质破坏,有小脓肿和死骨形成,并累及椎管,右侧腰大肌肿胀

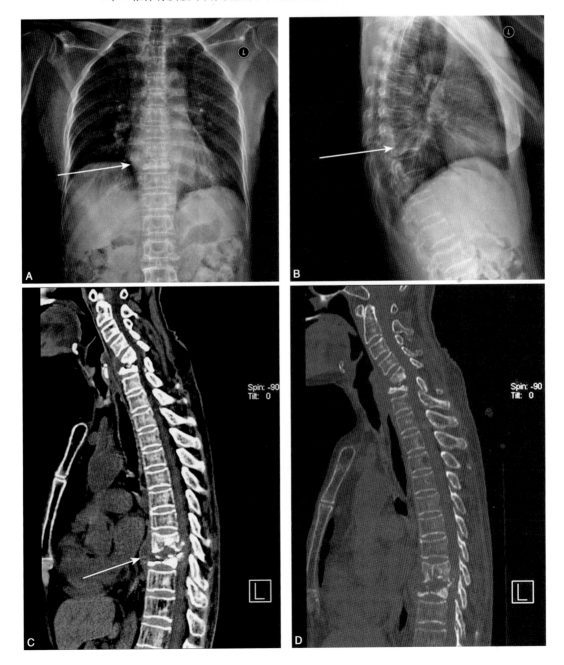

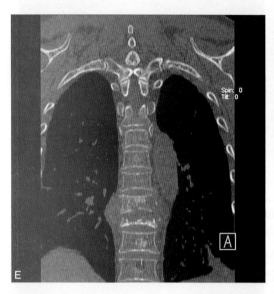
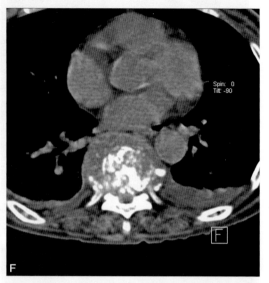

**图 11-4-9　颈胸椎结核**

A、B. 胸椎 X 线片示 $T_8 \sim T_{10}$ 水平胸椎旁可见梭形软组织肿块影,局部椎体骨质破坏;C ~ F. CT 重建示 $C_5 \sim C_6$ 椎及 $T_8 \sim T_{10}$ 椎体骨质破坏,椎间盘破坏消失,病变累及椎管压迫脊髓,冷脓肿形成,其内可见砂砾状小死骨和钙化

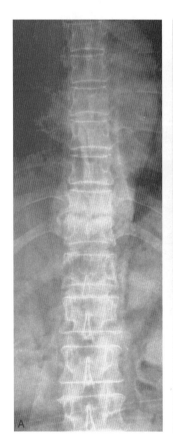
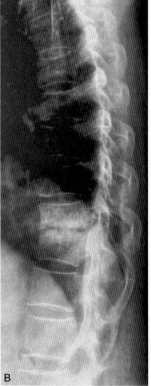
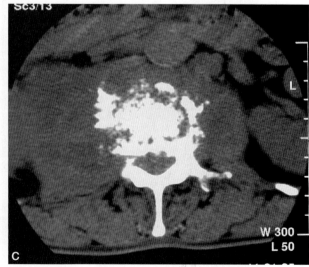

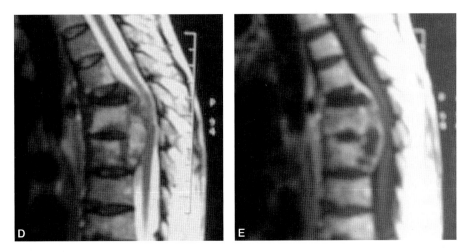

**图 11-4-10  脊柱结核**

A、B. X 线片示 $T_{10}$、$T_{11}$、椎体骨质破坏,塌陷变扁,椎体上下缘终板模糊、消失,椎间隙消失,胸椎旁可见梭形软组织密影;C. CT 示椎体骨皮质不完整,骨质破坏,其内见小死骨;D、E. MRI 示椎体在 $T_1WI$ 上呈现均匀或混杂的低信号,$T_2WI$呈混杂的高信号,胸椎旁$T_1WI$ 上呈低或等信号,$T_2WI$ 多呈混杂高信号或均匀高信号脓肿影向后压迫脊髓

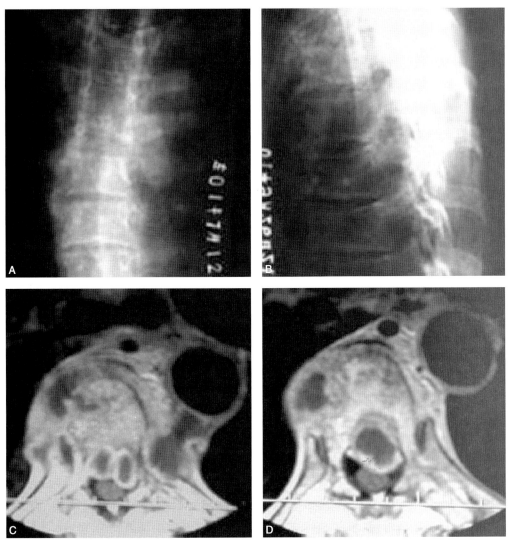

**图 11-4-11  胸椎结核**

A、B. X 线片示胸椎旁梭形软组织密度影,侧位见椎体密度增高及椎间隙变窄;C、D. MRI 轴位增强扫描示椎体骨质破坏和椎旁脓肿及椎管内病变形成脓肿并压迫脊髓

及椎管内脊膜、脊髓的程度和范围，CT 平扫可见椎体的骨质破坏及小脓肿为低密骨质缺损区，骨皮质不完整，其内可见有小死骨（见图 11-4-6），同时周围可有轻微的骨质增生，椎体塌陷在三维重建图像上显示为椎体的塌陷变扁，脓肿可以是单房或多房，对比增强后脓肿内不强化，壁呈不规则环形强化，干酪坏死灶内可有高密度的钙化影，病变累及椎管可见脓肿或肉芽肿病变破坏椎体、附件突入或侵及椎管，并可在椎骨内形成脓肿压迫脊髓（见图 11-4-9、图 11-4-10）。

3. MRI 表现　早期结核 X 线往往没有明显异常，有时 CT 也不易发现，而 MRI 对椎体骨髓中水和脂肪的变化非常敏感，在早期炎性水肿时就能发现异常。脊椎结核灶 $T_1WI$ 上多呈现均匀或混杂的低信号，$T_2WI$ 多呈混杂的高信号或部分均匀的高信号，椎体终板破坏表现为 $T_2WI$ 线状低信号不完整或为高信号病变所替代。病变椎间盘多呈 $T_1WI$ 低信号、$T_2WI$ 不均匀混杂高信号，增强扫描椎间盘呈不均匀强化。结核性肉芽肿和椎旁脓肿在 $T_1WI$ 上呈低或等信号，$T_2WI$ 多呈混杂高信号或均匀高信号。DWI 上信号的异常，在疾病的早期，干酪样坏死比较少，椎体和腰大肌内的脓液在 DWI 上为明显的高信号，测量 ADC 值较正常椎体的 ADC 值明显增高，随着干酪样坏死的增多，病灶中心区域的 DWI 信号会逐渐降低。同时 DWI 还能区分由于椎体病理性骨折在 $T_2WI$ 脂肪抑制像成高信号的病灶。结核性肉芽肿和椎旁脓肿增强扫描多为环状强化。MRI 同样可以显示脓肿的位置、大小与周围大血管及组织器官的关系，特别是流注的脓肿如腰椎结核的腰大肌脓肿沿腰大肌流注到髂窝形成的髂窝脓肿等；还可显示受累的终板、椎间盘、神经根。椎管内脊膜及脊髓受累程度和范围（见图 11-4-10，图 11-4-11C、D）。

**（四）鉴别诊断**

1. 椎体中心型结核应与外伤性压缩骨折、椎体转移瘤和骨髓瘤等鉴别。椎体压缩骨折患者多有明显外伤史，多为椎体上缘的前中部压缩，椎体呈楔形变，其内可见横行致密线，一般无椎间隙狭窄，椎体上下终板保持正常或仅有折断而无破坏，CT、MRI 检查椎体可以有骨髓水肿而无明确的骨质破坏。椎体转移瘤常先累及椎体后部及椎弓，椎旁软组织肿块较局限，无脓肿形成，椎间盘可以保持相对正常，同时可连续或跳跃累及多个椎体。椎体其他肿瘤或肿瘤样病变椎旁软组织肿块较局限，无脓肿形成。

2. 边缘型脊椎结核需与脊椎化脓性骨髓炎、转移瘤鉴别。脊椎化脓性骨髓炎多为单节或双节椎体发病，破坏进展快，骨质增生明显，常有骨赘或骨桥形成。转移瘤可连续或跳跃累及多个椎体，常伴有椎弓根破坏，椎间盘较少累及，椎旁软组织肿块多较局限；与先天性椎体融合鉴别，颈椎、胸椎、腰椎均可发生，表现为相邻椎体相互融合，椎间隙可完全消失，但融椎高度与健椎高度相似，融椎所属的附件亦有不同程序的融合。

**（五）随访**

脊柱结核在行病灶清除术及椎板减压术后，椎体内病灶清除后骨质缺损处肉芽组织长入逐渐充填，或为骨水泥等充填物充填，可逐渐恢复正常轮廓，但明显塌陷，融合则不能恢复，术后椎旁软组织肿胀可以逐渐恢复正常，但三个月之内由于的创伤与术前比较可能不是减轻变薄，反而增厚，三个月之后可以逐渐减轻变薄，半年至 1 年趋于正常，但如果椎体骨质破坏及椎旁脓肿重新出现则表示病变复发，此时做相应的 CT、MRI 检查明确诊断，可以发现椎体内的及椎体旁脓肿的存在。

经抗结核而不经手术治疗的脊柱结核，如椎体内骨质破坏逐渐缩小，骨质增生明显，椎旁脓肿缩小，甚至消失，周围的软组织逐渐恢复正常，说明病灶逐渐好转愈合。病灶亦可进展，表现为骨质破坏及椎旁脓肿的扩大，甚至可以侵及椎管内的脊髓造成截瘫。

# 七、关节结核

**（一）概述与临床资料**

关节结核较为常见，约占骨关节、脊柱结核的第二位。依据其发病部位可分为滑膜型和骨型，以前者多见。滑膜型关节结核是结核菌首先侵及关节滑膜，病变缓慢发展持续数月至一年，甚至更长时间，再波及关节软骨及骨端。骨型结核是结核菌首先经血行到达干骺端，先为骨骺、干骺结核，进而蔓延累及关节，侵犯滑膜，关节软骨及其他关节结构。关节结核晚期，由于关节组织包括关节囊、韧带、软骨及骨端骨质均有明显破坏，无法分型而称之为全关节结核。与其他肺外结核一样，大多数关节结核是全身结核病的局部表现，患者可有肺结核存在。

关节结核好发于儿童与青少年，常单发，最常见于髋关节、膝关节等大关节。临床多数起病缓慢，症状轻微，外伤常是发病的诱因。受累关节局部肿胀、疼痛,时好时坏,活动时加重,休息后好转;有的可以引起全身症状,如盗汗、下午发热、食欲缺乏,消瘦。关节活动及功能障碍,严重者可以造成强直、畸形;实验室检查活动期可有血沉加速,结核菌素、结核抗体试验阳性,但仍要注意阴性者不能除外结核病。

### (二)病理

滑膜型结核早期滑膜明显充血、水肿、渗出、关节积液、滑膜表面及关节软骨表面常有纤维素性渗出物或结核干酪样坏死物覆盖,此时关节软骨尚光滑,如及时治疗可恢复正常。病变进展纤维组织增生致滑膜增生,关节软骨发生坏死脱落,由于关节内结核性的渗出中缺少蛋白溶解酶(与化脓性关节炎不同),故关节结核的关节软骨破坏出现较晚,进展缓慢。病变进一步进展,首先破坏关节软骨,侵入关节软骨下,侵入骨内;同时可从关节囊、韧带附着处,即关节的非承重面,侵入骨内并沿关节软骨下蔓延。骨型结核则为骨骺、骨端或关节盂的结核侵入关节内,进一步发展破坏关节软骨、滑膜等关节结构。

### (三)影像学表现

1. X线片

(1)滑膜型关节结核:以膝、踝关节多见,肩、腕关节其次。早期X线片仅表现为关节囊和关节软组织肿胀,密度增高,关节囊周围脂肪垫移位且模糊不清,关节间隙正常或稍增宽(不易发现),邻近关节的各骨骨质疏松,由于病程发展缓慢,这些非特异性X线改变可以持续数月至一年以上,仅X线片诊断较困难,应进一步行MRI等检查。病变进展侵犯破坏关节软骨和骨性关节面时,首先从关节的非承重面开始,即骨质破坏从骨端的边缘部出现虫蚀状骨质缺损,边缘模糊,组成关节的两骨端均有此改变,病变进一步进展可以破坏整个关节,此时关节间隙狭窄,多为不对称狭窄,可伴有关节的脱位与半脱位。

(2)骨型关节结核:以髋、肘关节多见,在骨骺、干骺骨结核破坏关节骨端的基础上,又出现关节软组织肿胀,关节间隙不对称狭窄,以及对侧骨质破坏等改变。

骨质疏松是关节结核的主要X线征象,其累及范围局限而明显,持续时间长是其特点,关节周围的肌肉组织常萎缩变细,关节的结核脓肿可以穿破关节囊在周围形成冷脓肿,表现为局部的肿胀,层次模糊,若穿破皮肤则形成瘘管,瘘管可以继发化脓性感染,继发的化脓性感染可以引起的骨质增生和骨膜增生,骨内及软组织的干酪样坏死灶可以发生钙化,可以是沙砾样亦可斑块状高密影(图11-4-12)。

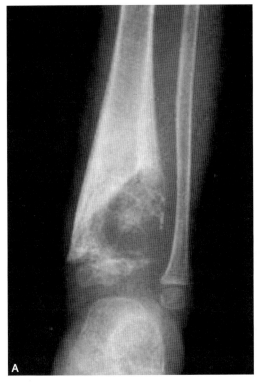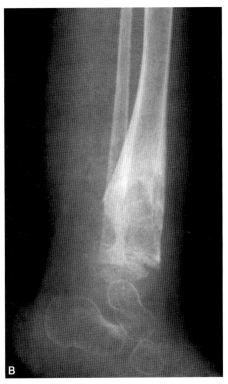

**图 11-4-12　骨型关节结核**
X线片示胫骨远端骨骺、干骺结核累及骨骺侵入踝关节,关节肿胀,
干骺端病灶内可见沙砾样高密小死骨及骨膜增生

2. CT表现 平扫关节囊及其周围软组织肿胀和关节腔积液,后者CT值与水近似。关节边缘骨质毛糙、虫蚀状骨质破坏(相当于关节囊附着处),进而骨性关节面及其下的骨松质破坏,则见关节面不规则、中断,附近骨松质有不规则低密度骨缺损区,其内可有点、片状较高密度小死骨。增强扫描增生增厚的滑膜明显强化,关节周围冷脓肿平扫密度略低于肿胀软组织,增强注射对比剂后,脓肿壁环形强化。

3. MRI表现 MRI平扫早期见关节囊及其周围软组织肿胀,增厚的滑膜$T_1WI$等信号,$T_2WI$稍高信号;关节腔内积液在$T_1WI$呈均匀低信号,$T_2WI$呈均匀高信号;若有软组织冷脓肿存在,$T_1WI$呈低信号,$T_2WI$呈高信号。病变进展,关节软骨、骨性关节面及其下骨松质可见破坏区,病变内的肉芽组织$T_1WI$呈均匀低信号,$T_2WI$呈等、高混杂信号;干酪性坏死,$T_2WI$及DWI则呈高信号。关节软骨破坏,则见中高信号带状软骨影不连续,碎裂或大部分消失,

关节间隙不对称狭窄。儿童骨骺和骺板常被破坏,破坏区$T_1WI$呈不均匀低信号,$T_2WI$呈不均匀高信号。增强扫描关节滑膜明显强化,关节囊内积液不强化,二者形成鲜明对比。结核性肉芽组织和冷脓肿的壁部分也出现明显强化,干酪性坏死则无强化。

4. B超 关节积液及软组织内的脓肿表现为低回声液性暗区,其内可夹有不均匀的强回声。

几个关节结核的特殊表现:

(1)髋关节结核:儿童髋关节结核容易出现"闭孔内、外肌征",表现为闭孔内、外肌肿胀突入盆腔内,由髋关节囊内、外及盆腔脓肿所致。这是由于儿童时期髋臼底有骨性窦孔贯通至盆腔,关节囊的脓肿常贯通盆腔并可形成盆腔脓肿。儿童的髋关节结核极易造成股骨头骨骺的缺血坏死及骺分离,表现为骺密度增高及移位,以后可造成关节畸形。如果骨骺骨质与周围骨质同样疏松,则说明股骨头骨骺血运正常。成人髋关节结核造成的关节畸形,大多为儿童期所发生的关节结核所致(图11-4-13)。

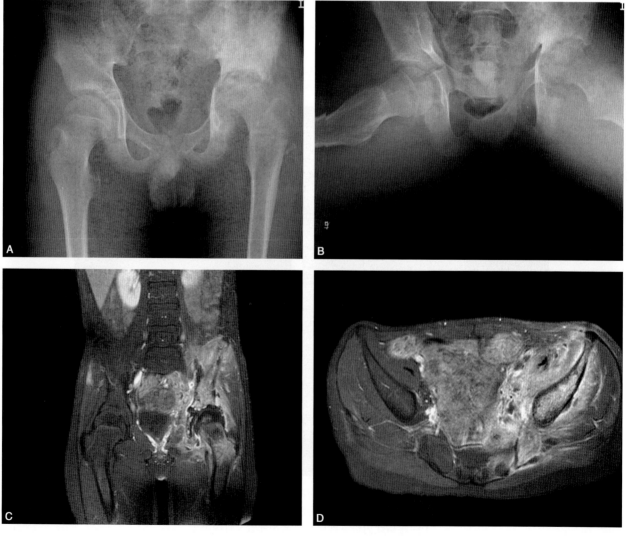

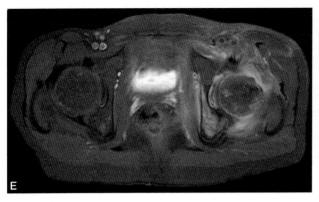
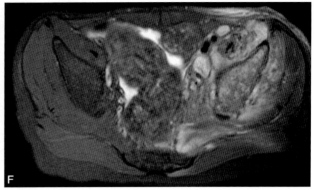

**图 11-4-13 左髋关节结核**

A、B. X 线片示左髋关节明显骨质疏松关节间隙狭窄,左髋臼和股骨头骨性关节面可见小的骨质破坏,关节囊肿胀。C ~ F.
MR 平扫+增强,依次为 MR 冠状位增强、轴位 $T_2$WI、$T_1$WI 和增强;$T_2$WI 平扫示左髋关节髋臼及股骨头颈部长 $T_1$、$T_2$ 信号病变,关节软骨破坏,关节间隙变窄,增强后不均匀强化,关节囊滑膜增厚,周围软组织肿胀增强后不均匀强化

(2)肩关节结核:急性活动期,肩关节周围软组织肿胀,骨质疏松明显,肱骨上段周围出现骨膜反应,肱骨头与关节盂同时出现骨质破坏,肱骨头下降可发生脱位、半脱位;晚期肩周肌肉明显萎缩,关节挛缩,骨结构紊乱。

(3)肘关节:由于肘部软组织较薄,骨内结核病变容易穿破骨皮质和关节囊,形成软组织脓肿,并易形成窦道。窦道的存在使得肘关节结核常合并混合性感染,表现为骨质破坏、骨质疏松的基础上出现骨质增生硬化。

(4)腕关节:腕关节结核容易穿破关节囊,侵犯腕关节肌腱,并可沿腱鞘蔓延。腕部软组织较少,常易形成窦道。腕关节结核病变容易破坏腕骨的血运导致骨缺血坏死,还易破坏腕骨间韧带,造成腕骨分离;晚期及愈合后仍可造成关节畸形、功能障碍(图11-4-14、图 11-4-15)。

(5)膝关节:膝关节是全身滑膜组织最丰富的关节,因此膝关节结核多为滑膜型的表现。但偶然可出现大块死骨且可关节两侧骨对应性发生,称为吻形死骨(图 11-4-16)。

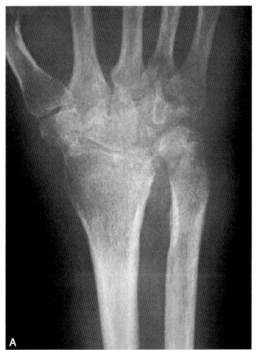
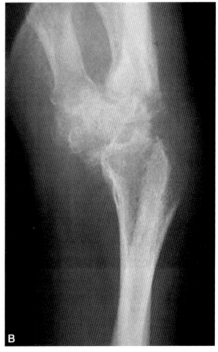

**图 11-4-14 关节结核**

X 线片示右腕关节肿胀,骨质疏松,关节边缘骨质破坏及关节间隙不对称狭窄

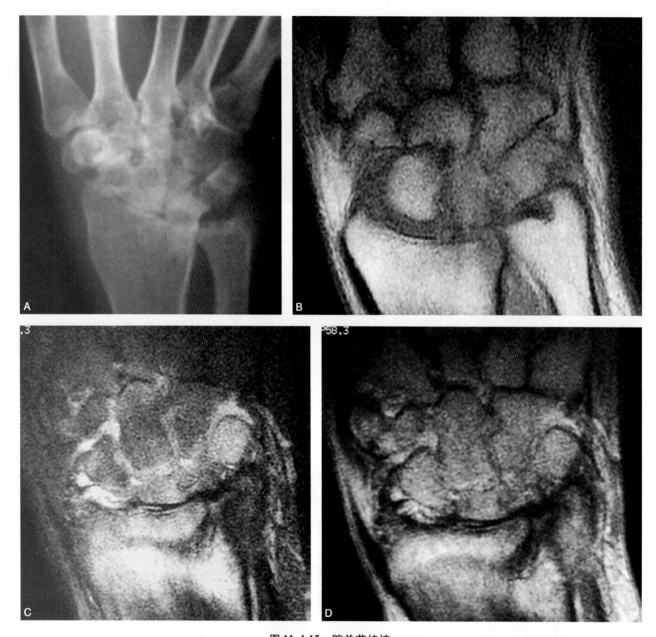

**图 11-4-15　腕关节结核**
A. X 线片示腕关节各骨骨质疏松,骨性关节面模糊、中断,关节间隙不均匀狭窄;B ～ D. MR 冠状位平扫 T₁WI、T₂WI+增强,
MRI 示近排腕骨信号异常,关节软骨破坏,关节间隙变窄,增强后不均匀强化,滑膜增厚

**（四）鉴别诊断**

　　骨型关节结核的诊断不难,而滑膜型的关节结核应与化脓性关节炎及类风湿关节炎和痛风等鉴别。

　　1. 化脓性关节炎　起病急,症状与体征明显,病变进展迅速,较早破坏关节软骨导致关节间隙变窄,承重面最早破坏且显著。骨质破坏区同时可以出现骨质增生,骨质疏松不明显,关节破坏最后多造成骨性强直。而滑膜型关节结核多以单关节发病,进展缓慢,明显的局限性骨质疏松,关节软骨

破坏出现缓慢,故关节间隙变窄亦出现较晚,骨破坏多见于关节边缘,且常为不均匀性狭窄,骨质破坏出现晚且多从非承重面的骨端边缘开始,关节周围肌肉明显萎缩,发生关节强直多为纤维性强直。

　　2. 类风湿关节炎　好发手足小关节,常对称多发。表现为关节囊肿胀,骨质疏松广泛。晚期关节破坏,特别是腕关节病变类似腕关节结核,但注意其对称多发及手足小关节同时受累的特点鉴别亦不难。

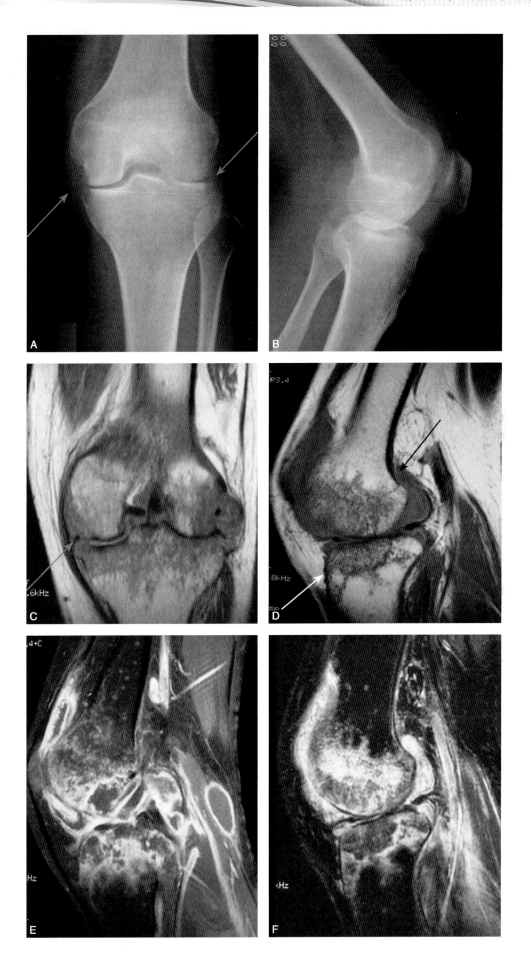

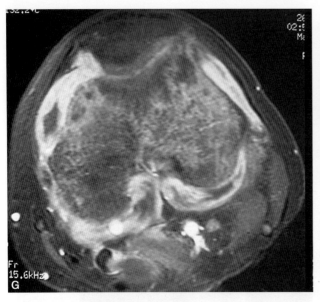
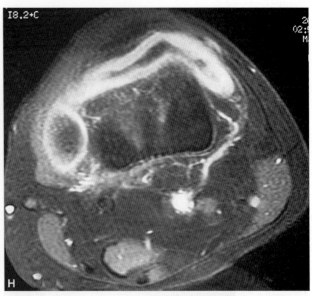

**图 11-4-16　膝关节结核**
A、B. X 线片显示左膝关节骨质疏松,关节间隙明显狭窄,关节骨端的边缘部(非承重面)出现虫蚀状骨质破坏,关节囊和关节软组织肿胀,髌下脂肪垫模糊不清;C. MRI 冠状 $T_2WI$ 平扫示膝关节非承重面的软组织肉芽肿侵蚀破坏骨质;D~F. MR 矢状 $T_2WI$、$T_1WI$、MR 增强示股骨远端及胫骨近端关节面骨质内弥漫长 $T_1$ 长 $T_2$ 信号骨质破坏,增强后强化,关节软骨部分缺损,关节间隙变窄,滑膜明显增厚强化,关节内少量积液,周围软组织肿胀;G、H. 横轴位 MR 增强扫描示关节囊、滑膜明显增厚强化

## 八、骨关节结核病

### (一)概述与临床资料

骨关节结核病为骨关节结核的一种特殊类型,是指全身多处骨骼和关节同时或先后发生血行感染的结核病。脊椎结核的多椎体受累、短管状骨结核的多骨发病或一骨多发的结核病灶不属于骨关节结核病。

本病发病较急,病程短,儿童的病程更短。患者一般情况好。病变易穿破皮肤形成窦道。抗结核治疗效果显著,短期就可见到骨修复。

### (二)病理

是由毒力较强的结核菌一次大量或连续多次进

入血液循环所致。全身任何骨及关节均可发病,可同时累及其他脏器。任何年龄均可发病,儿童和青年人多见。

### (三)影像学表现

成人的病灶常位于腰椎、大粗隆和不规则骨,儿童则多见于长骨和大关节。长骨病变多位于骨骺和干骺端,为圆形骨质破坏区,周围多见骨硬化。短骨病变位于骨干,常有骨破坏和骨增生,但较少出现典型的"骨气鼓"改变。常见明显的死骨和骨膜反应。关节病变可为单纯滑膜型或骨型,或两者兼有。病变早期易形成窦道,关节周围软组织内较少见钙化(图 11-4-17)。

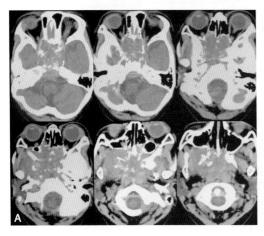
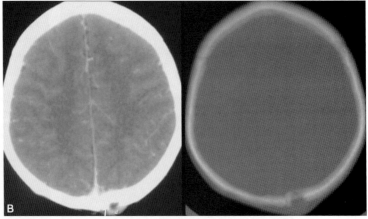

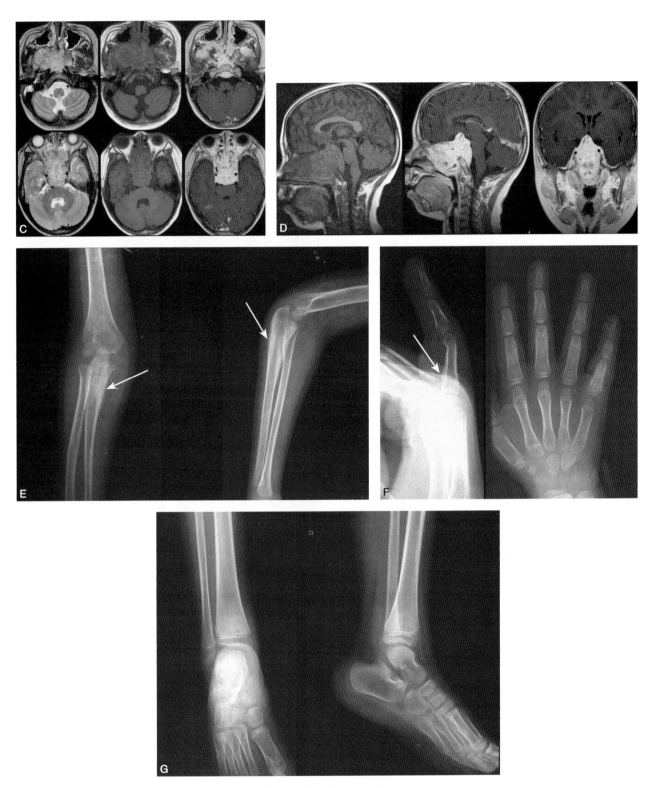

**图 11-4-17 骨关节结核病**

男,7岁,头痛数月就诊,病理活检证实下述病灶均为结核病变。A、B. CT 示颅底蝶骨体及右侧蝶骨大翼明显骨质破坏,病灶内可见砂砾状小死骨和钙化;左顶骨可见结节状溶骨性骨质破坏,局部软组织肿胀;C、D. MR 示颅底病变呈长 $T_1$ 长 $T_2$ 信号改变,增强后明显强化,病灶中央有较大的不强化的坏死区,肿块突向筛窦及颅内生长;E、F. 右尺骨近端及右第五指近节指骨有骨质破坏呈轻度"骨气鼓"样改变,局部可见层状骨膜增生,软组织肿胀;G. 右踝关节普遍性骨质疏松,软组织肿胀

# 第五节　骨螺旋体感染

## 一、骨关节梅毒

骨关节梅毒(syphilis of bone and joint)是由梅毒螺旋体传染所致。骨梅毒因感染途径和发病时间的不同分为先天性与后天性两种。先天性骨梅毒(congenital syphilis of bone)是由母体血液中的梅毒螺旋体经血行通过胎盘传染给胎儿,依其症状出现的早晚又分为早发与晚发两类。后天性骨梅毒(acquired syphilis of bone)则由性接触、血液或其他方式接触而感染发病。

### (一)早发先天性梅毒

1. 概述与临床资料　先天性骨梅毒自出生至4岁之内出现症状者为早发先天性骨梅毒。严重的先天性梅毒在胎儿期可流产或生后死亡。轻者生后2~3周出现症状,皮肤黏膜肿胀、皮疹、烦躁、全身淋巴结肿大、肝脾肿大等。四肢可出现假性瘫痪。因为一岁以内的婴幼儿约有10%左右血清梅毒实验呈阴性,因此,影像学检查在先天性骨梅毒诊断中具有重要意义。

2. 病理　早发先天性骨梅毒主要改变为干骺炎、骨膜炎和梅毒性骨髓炎,以干骺炎为主要改变。干骺炎为梅毒性肉芽组织破坏替代骨组织,是一种慢性炎症改变,同时伴有骨质增生。一般不累及骨骺。

3. 影像学表现　X线片:早发先天性骨梅毒的X线主要表现为干骺炎,其次为骨膜炎与骨髓炎。其最大特点是病变常呈对称性多发,多为广泛的不规则骨质增生与破坏相伴的干骺炎。

(1)干骺炎:病变对称多发,好发于生长较快的长骨,如股骨、胫骨。常以尺、桡骨远端、胫骨近端内侧、肱骨近端最为明显。最初表现为先期钙化带增宽,边缘呈锯齿状,密度略不均匀增高;随病变发展,先期钙化带毛糙,下方出现透亮带与致密带,构成"夹心饼征";随肉芽组织形成,干骺端出现一侧骨质破坏缺损,称为"猫咬征";双侧胫骨上段内侧、股骨下端内侧干骺端出现对称性骨破坏区,破坏区周围伴有不规则密度增高的骨质增生,称之为Wimberger征,对早发先天性骨梅毒具有诊断意义。病变发展最后可破坏先期钙化带、干骺及干骺端的部分或全部,同时伴有不同程度的骨质增生。病变一般不累及骨骺,此亦为早发先天骨梅毒特点之一(图11-5-1、图11-5-2)。

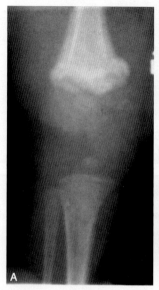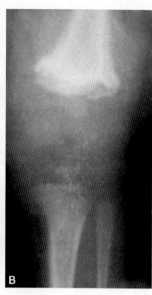

**图11-5-1　先天性早发性骨梅毒**
X线片示双侧胫骨上段内侧、股骨下端内侧干骺端出现对称性骨破坏区,破坏区周围伴有不规则密度增高的骨质增生

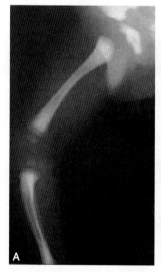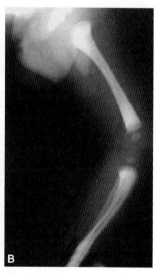

**图11-5-2　先天性早发性骨梅毒**
X线片示两侧股骨、胫骨近端干骺端对称性骨质破坏与增生密度增高不均匀,骨骺不受累

(2)骨膜炎:一般常与干骺炎同时存在,表现为连续的层状骨膜增生,范围较广,常累及整个骨干与干骺端。

(3)骨髓炎:可见于长骨,极少累及短骨。表现为散在局限性骨质破坏伴有较广泛的骨质增生硬化,无死骨。

CT、MRI可见骨内骨质破坏及增生。CT表现为干骺端内边缘清楚低密骨破坏区与高密的骨质增生混杂,MRI 病变区表现为 $T_1WI$、$T_2WI$ 混杂信号影。

**（二）晚发先天性骨梅毒**

1. 概述与临床资料　晚发先天性骨梅毒是侵入胎儿骨骼内潜在的病灶再活动所致。一般在 4～15 岁内发病,临床上常有角膜炎、耳聋、哈里森沟、马鞍鼻、军刀腿等症状和体征。亦可造成关节肿胀、行走困难,甚至可造成患儿发育障碍、智力低下。

2. 病理　晚发先天性骨梅毒的特点是弥漫性或局限性骨膜炎引起的骨皮质增厚,可伴有树胶肿。树胶肿为梅毒性坏死、梅毒性肉芽组织,其中心为干酪样坏死,周围有淋巴细胞及上皮样细胞浸润和朗格汉斯细胞。

3. 影像学表现　X 线表现与早发型骨梅毒相似,但大多病变范围明显缩小,病变程度明显减轻,仅表现为广泛慢性骨膜炎改变。骨膜炎最常见于两侧胫骨,骨膜呈层状或花边状增生,典型 X 线表现为双侧胫骨凸面骨膜增生,骨干增粗,呈弯刀型,称为"军刀腿"。病变广泛者,骨质不规则点状、斑片状破坏;病变局限者形成"树胶肿",有不同程度骨硬化、骨破坏及死骨。

**（三）后天性骨梅毒**

1. 概述与临床资料　梅毒螺旋体经血行至骨骼而发病,累及骨骼者为二、三期梅毒患者,主要症状为局部刺痛、压痛明显,休息时加重,血清梅毒反应阳性。

2. 病理　梅毒螺旋体接触感染后经血流进入骨膜深层血管,引起血管周围炎并扩散至骨膜下、骨皮质 Haversian 管和骨髓,引起骨髓感染、皮质破坏及骨膜增生,亦可潜伏十数或数十年后发作成为晚发后天性骨梅毒。

3. 影像学表现　后天性骨梅毒最常见改变为梅毒性骨膜炎,主要累及长骨骨干,较少波及干骺端及关节。骨膜增生呈层状或花边状,以胫骨、颅骨、肋骨、胸骨常见,两侧胫骨前缘骨膜增生致骨皮质增粗呈军刀样改变。

骨炎:弥漫性表现为广泛骨质增生硬化,皮质增厚,骨干增粗变形,其内偶可见骨质破坏之低密区,边缘清楚而无死骨。局限性则为树胶肿,常位于骨皮质,表现为某处骨皮质缺损,周围骨质增生硬化、骨膜增生。

**（四）梅毒性关节炎**

先天性及后天性梅毒均可引起梅毒性关节炎。早期梅毒首先累及关节滑膜,表现为关节肿胀积液,关节间隙增宽。当病变累及关节软骨及破坏关节软骨下骨质后,可造成关节间隙变窄,骨性关节面的模糊、中断、消失。累及骨端向骨干发展可引起骨干广泛骨质增生与破坏。MRI 检查可以发现滑膜、关节软骨及骨内的病变。

鉴别诊断:

1. 干骺炎需与骨骺、干骺端骨结核鉴别　干骺、骨骺端骨结核多伴骨质疏松,骨质破坏区呈囊状,边缘清,其内可有沙砾样死骨,但无骨质增生及骨膜反应。

2. 化脓性骨髓炎　急性者病变发展迅速,全身中毒症状、骨质破坏明显,而且骨质增生常有大片死骨。慢性者骨质破坏与骨质增生同时存在,但极少对称多发。

3. 骨雅司病　由雅司螺旋体引起,与后天三期骨梅毒相似,鉴别有赖于病原体的检测。

## 二、骨雅司病

雅司病是由雅司螺旋体引起的地方性慢性传染病。骨雅司病(Yaws of bone)是指在雅司病的病程中反复发作的骨膜炎,其晚期亦可造成骨与关节的破坏。

骨雅司病的早期 X 线片,可见受累骨多发的小骨破坏及骨膜反应,手短骨较常见。亦可发展为大的骨破坏伴有骨膜增生,见于颅骨及长骨,表现为骨膜炎之后的骨皮质的侵蚀破坏,最后可造成骨骼变形。也可发生关节的严重破坏类似于夏科氏关节。

（刘斯润）

# 第六节　骨关节寄生虫病

## 骨棘球蚴病

棘球蚴病(俗称包虫病)是严重危害人体健康的人兽共患寄生虫病,主要包括细粒棘球蚴病又叫囊型棘球蚴病(cystic echinococcosis CE)和多房棘球蚴病又叫泡型棘球蚴病(alveolar echinococcosis AE)。细粒棘球蚴病发生在除南极以外的所有大陆地区,主要分布在中国的西北部、北部和中部地区;部分南美、东非和北非地区,澳大利亚、中亚和地中海;俄罗斯、西欧和美国南部地区。多房棘球蚴病主要局限于北半球,其高发流行区主要在美国的阿拉斯加、日本北海道,西伯利亚、中国西北和中部地区、欧洲中西部和加拿大部分地区。骨棘球蚴病较少见,约占棘球蚴病的 0.5% ~ 4.0%,其中以脊柱棘球蚴病最多,占 60% 以上。骨包虫好发于血流丰富的松质骨内,发病部位依次为脊柱、骨盆、长骨干骺端、颅骨、肋骨等。骨棘球蚴病可单独存在,也可同时伴发肝、肺等处的棘球蚴病。

### (一)概述与临床资料

骨棘球蚴病因误食虫卵而感染棘球绦虫的幼虫六钩蚴所引起,以牧区多见。发病年龄以青壮年为主,有明显的犬、牛、羊等动物密切接触史。病程一般较长,常在儿童期发生感染,而在成年后才出现症状。患者感染后,六钩蚴在骨骼组织中,缓慢生长,长期无症状。随着病变的发展,可出现局部无痛性肿胀,或产生疼痛,肢体功能障碍及肌肉萎缩。晚期疼痛可加剧,病骨增粗,出现畸形。轻微外伤可引起病理骨折。全身症状不明显。多数患者伴有肝、肺的包虫囊肿。脊柱棘球蚴病患者多以胸背部疼痛伴双下肢无力,感觉减退就诊。棘球蚴病侵犯胸椎表现为双下肢肌力、感觉减退或下肢瘫痪、大小便失禁,膝、踝反射亢进,病理征阳性;腰骶部位病变多表现为腰骶疼痛,一侧或双侧下肢、会阴部感觉减退、大小便功能障碍等。如病灶合并感染,可有脓肿或窦道形成。骨盆棘球蚴病表现髋部疼痛、臀部肿块、脓性窦道、跛行,晚期病例多有患处顽固性疼痛;肋骨棘球蚴病有无痛性包块或无症状。四肢管状骨棘球蚴病以疼痛和窦道及肿块为主,可有畸形、跛行、肢体短缩、肌萎缩等。上述症状和体征均无特征性。

血清学检查是鉴别诊断的主要手段。目前棘球蚴病的血清学检查主要有两大类,一类是检测患者血清中的抗体,一类是检测患者血清中的包虫抗原。特异性抗体检测的方法包括皮内试验(IDT,Casoni 试验),间接血凝试验(HIA),对流免疫电泳(CIEP),酶联免疫吸附试验(ELISA)和金标抗体等。皮内试验(IDT,Casoni 试验),间接血凝试验(HIA),对流免疫电泳(CIEP)俗称包虫三项。目前 ELISA 因其有较高的特异性和敏感性而被作为主要的确诊试验。Ramzy 等证实 ELISA 检测 IgGl 的诊断率是 97.7%。同时检测患者血浆中 IgG,IgM 和 IgA 的特异性是 98.8%。棘球蚴病八项免疫检查,采用 ELISA 法和金标法,临床试用的敏感性为 92.67%,特异性为 91.9%

### (二)病理

虫卵经胃液融化成为六钩蚴,穿透肠壁淋巴管或末梢静脉,经门脉到肝脏,进一步经过肺循环滤过

后,只有少数经血液循环而至骨组织。首先受累的一般是疏松的海绵状松质骨。由于宿主自身保护机制阻止病变扩展,以及坚硬致密的骨组织对囊肿的压迫和阻碍其生长,使其具有原角质层和不典型生发层的包囊向四周发展,呈外生多房型方式,渐渐形成多发性囊肿类型,呈海绵状或葡萄状或皂泡状,最后变成破网兜状或鱼网状中空的网状骨架。若病变侵入周围软组织,则形成类似于肝、肺的包虫囊肿,并可发生钙化。骨包虫囊肿早期囊肿周围无骨质硬化,无骨膜反应,在病变发展过程中,特别在晚期才有骨质硬化,除非病理骨折或继发感染,一般无骨膜反应。

### (三)影像学表现

1. X 线片　早期表现为骨松质内局限性不规则骨质吸收,并逐渐向骨髓腔蔓延,形成多个直径为 2 ~ 3 mm 的囊状透光区,边缘锐利,呈蜂窝状或泡沫状骨质缺损。骨皮质完整,无骨膜反应及骨质增生,无骨骼轮廓的改变。中期:病骨出现多数大小不等的囊状透亮区,分布广泛,病变区内无正常的骨组织。受累骨轻度膨胀,骨皮质受压变薄并膨隆,形成厚薄不均匀的薄壁,易发生病理性骨折。少数患者可见囊壁的弧线状钙化影,部分多囊性骨质破坏内可见骨嵴。扁骨受累时膨胀尤为明显。晚期:囊肿穿破骨皮质侵入周围软组织内,形成包虫囊肿。

脊椎棘球蚴病最为常见,呈为多囊状骨质破坏,椎体膨大,椎间盘一般不受侵犯,严重病例多有不同程度椎管变窄,同时伴有椎体压缩性骨折。椎体附件受侵表现为椎板、棘突的孤立或多发囊状膨胀性骨质破坏。椎管内棘球蚴病 X 线片表现椎弓根变短、变扁,锥板、锥弓破坏,椎弓根间距增宽,椎间孔扩大,椎体后缘前凹,个别有椎体破坏。晚期:囊肿穿破骨皮质侵入周围软组织内,可见椎旁软组织内对称或不对称球形阴影及弧形或环形钙化影。

骨盆棘球蚴病病变范围广泛,可侵及邻近关节,或通过关节侵犯其他骨。X 线表现为大小不等的蜂窝状或泡沫状膨胀性骨质缺损,伴有死骨及骨质硬化,常破入周围软组织,形成包虫囊肿钙化。腰椎、骨盆、股骨棘球蚴病均可形成窦道,并发股骨病理性骨折。

肋骨棘球蚴病早期只见肋骨局限性黄豆粒大小囊状透光区,边缘清楚,不伴有骨膜反应。典型者沿肋骨长轴生长,呈多囊状骨质缺损,致肋骨膨胀变形,病变向胸腔内、外生长,致胸腔内和胸壁包虫囊肿,后者可见椭圆形蛋壳状钙化。

四肢管状骨棘球蚴病好发于胫骨、肱骨、尺骨、

桡骨,但少见指骨等部位。病变开始于血供丰富的干骺端,囊肿沿阻力最小的方向扩展,多囊型较单囊型多见,骨骺、骨干膨胀变形,并发病理性骨折及脱位,破入软组织形成具有纤维外囊的囊肿,继发感染成骨髓炎。除晚期感染者外,一般骨棘球蚴病无骨质硬化与骨膜反应。

2. CT　CT表现为囊状或多囊状膨胀性骨质破坏,骨皮质完整或破坏,病灶边缘有硬化,壳状或条状钙化,局部软组织肿块。脊椎病变典型者表现为:①多个大小不等的囊状膨胀性低密度骨缺损,呈圆形或椭圆形占位;②病灶边缘清晰锐利,有双层或弧形钙化影;③骨皮质膨隆、变薄、断裂或缺损,椎体及椎弓被破坏呈膨胀性和多房性改变,有时CT影像可看到破裂的折叠内囊。

3. MRI　MRI可从矢状、冠状及轴面3个平面全面观察包虫囊肿的形态特征、范围和部位,尤其显示椎体、椎间隙、与脊髓关系方面有独特优势。包虫囊肿在$T_1$WI上母囊信号高于子囊信号,母囊信号接近于肌肉信号,子囊信号接近水,子囊充填于母囊内或排列于其周边。子囊与母囊间形成假间隔致整个病灶呈玫瑰花或车轮状。外囊纤维层在$T_1$WI、$T_2$WI上始终保持均匀一致的低信号,以$T_2$WI和增强后显示更明显为特征性表现。故MRI对于棘球蚴病的诊断较CT可靠。

4. 核素扫描　核素扫描可显示病变区核素摄取增高。然而,其敏感性高,特异性差。

5. 骨棘球蚴病的诊断要点　骨棘球蚴病诊断要点可归纳为:①本病生长缓慢病程多以年计,典型X线病理特征是单囊或多囊型膨胀性病变,病灶由小到大,由少到多,从海绵状到葡萄状或皂泡状,最后演变成破网兜状或鱼网状骨架。病灶周围有轻微或无骨质增生,一般无骨膜反应。包虫破入软组织形成与肝、肺相同的包虫囊肿,包虫感染时似慢性骨髓炎。骨棘球蚴病除非晚期一般不侵犯关节和椎间盘;②CT检查能显示病变细微结构,早期能发现微小的单囊和多囊性病变;③MRI可显示棘球蚴病特征,多房性与外囊囊壁;对显示椎管与椎旁软组织包虫具有特殊价值。骨棘球蚴病侵及邻近软组织时,CT、MRI均可显示包虫母囊中的子囊、车轮状细粒棘球蚴寄生人体特点及囊膜分离等破裂征象;④骨棘球蚴病罹患部位以躯干骨占优势,好发于脊椎和骨盆;⑤包虫试验阳性支持本病诊断,阴性不能排除,肝、肺等部位并发包虫囊肿时有助于本病的诊

断;⑥凡生活或来自棘球蚴病流行区,有犬、牛、羊等动物密切接触史的囊性骨疾病患者,应高度警惕本病,以免延误诊断。

（四）鉴别诊断

棘球蚴病误诊率较高。误诊原因主要为:①本病少见,对其认识不足;②临床表现不具有特征性;③本病的X线、CT表现缺乏特征性,虽然MRI可显示典型的包虫特征(外囊囊壁、多房性);但仍有部分患者的MRI影像缺乏特征性;④血清学检查方法(Casoni)试验、间接血凝试验、(对流免疫电泳)灵敏性和特异性不高;⑤在诊断本病时没有注意患者是否来自农牧区及与犬羊密切接触史。骨棘球蚴病需与下列疾病进行鉴别:

1. 骨巨细胞瘤　发病年龄20~40岁。好发于长骨骨端,也见于骨盆和脊椎。呈膨胀性骨质破坏,可有典型的皂泡状外观,常无明显的硬化边。MRI $T_2$WI信号混杂,以软组织信号为主,增强后病变可明显强化。

2. 动脉瘤样骨囊肿　长骨多见,脊椎好发于椎弓、横突和棘突。呈明显膨胀性生长,囊内有细微蜂窝状结构,可有液-液平面及薄层皮质硬化边。增强后病灶实性部分明显强化。

3. 骨囊肿　好发于长管状骨干骺段和骨干。呈卵圆形边缘清楚的透亮区。$T_1$WI呈中低信号,$T_2$WI呈均匀明显高信号,无低信号外囊和子囊。

4. 脊柱结核　表现为相邻椎体和椎间盘的破坏,致肢体塌陷、椎间隙狭窄和椎旁脓肿形成。结核性脓肿容易发生流注并流向阻力较小、位置较低的部位。棘球蚴病一般不累及椎间盘,且易向两侧形成球形或半球形假性椎旁脓肿影,局限于椎体旁,很少为梭形或向远处扩散,是与脊柱结核鉴别的主要影像学特点。

5. 纤维囊性骨炎　好发于30~50岁。多见于长管状骨和下颌骨。全身骨质明显骨质疏松,有骨膜下骨质吸收,血钙增高。

（五）随访

骨包虫囊肿生长缓慢,逐渐膨胀,骨质萎缩变薄,表面凹凸不平。骨包虫有外生性的特点,其发育过程中向阻力小的方向扩展、蔓延。首先沿着哈弗氏管、骨髓腔向骺板、关节软骨方向生长,若穿破骨皮质或关节软骨可并发病理性骨折或脱位,还可在周围软组织形成继发性包虫囊肿。骨包虫治疗,目前仍以手术切除为主的综合治疗。因骨棘球蚴病的生物学行为不良,复发倾向严重。(图11-6-1~图11-6-3)

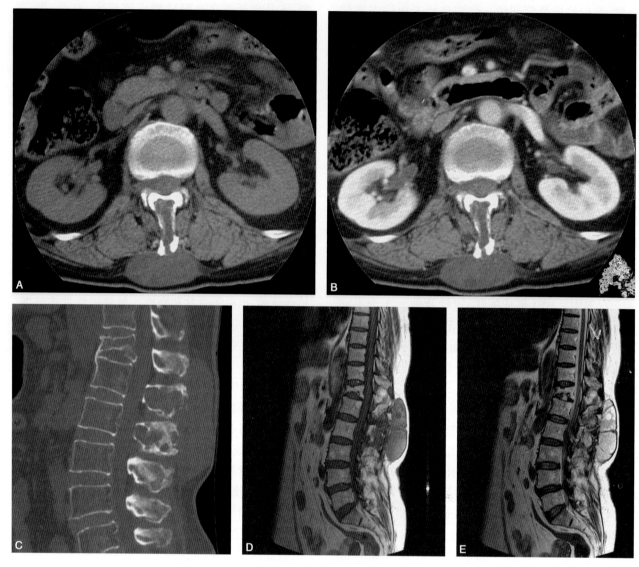

**图11-6-1 腰椎包虫囊肿**

A～C. CT横断面平扫+增强扫描+矢状位重建;D、E. MRI $T_1WI$ 及 $T_2WI$ 矢状位扫描,CT示第1、2、3腰椎附件膨胀性骨质破坏,腰背部皮下囊性占位,其内密度不均匀,可见更低密度子囊。子囊呈周边性分布,增强后母囊壁轻度强化。MRI示 $T_1WI$ 子囊信号低于母囊信号及 $T_2WI$ 子囊信号高于母囊信号

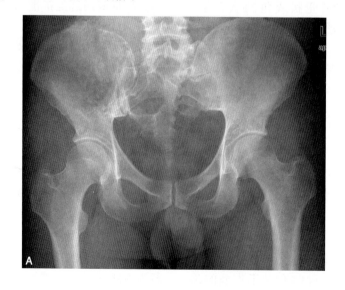

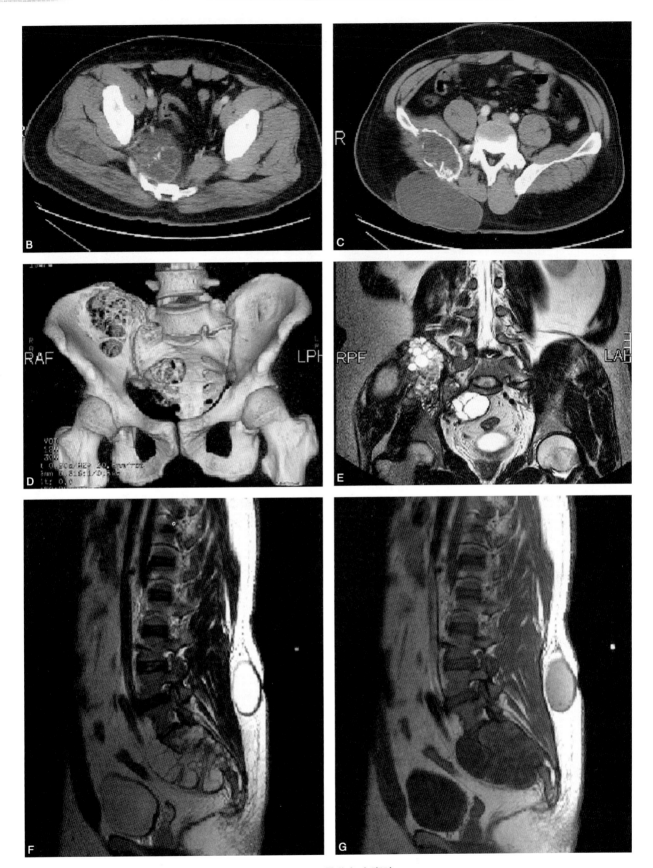

**图 11-6-2　骨盆包虫囊肿**

A 图为 X 线片,B ~ D 图为 CT 横断面平扫+3D 重建,E ~ G 图为 MRI $T_2WI$ 及 $T_1WI$ 冠状位+矢状位扫描,X 线片示骶骨和右侧髂骨膨胀性骨质破坏,CT 示髂骨病灶内可见子囊影,盆腔内和腰背部皮下多发囊肿,可见囊壁环形钙化。MRI 示多囊性病灶内见假间隔呈"玫瑰花"状,$T_1WI$ 子囊信号低于母囊信号及 $T_2WI$ 子囊信号高于母囊信号

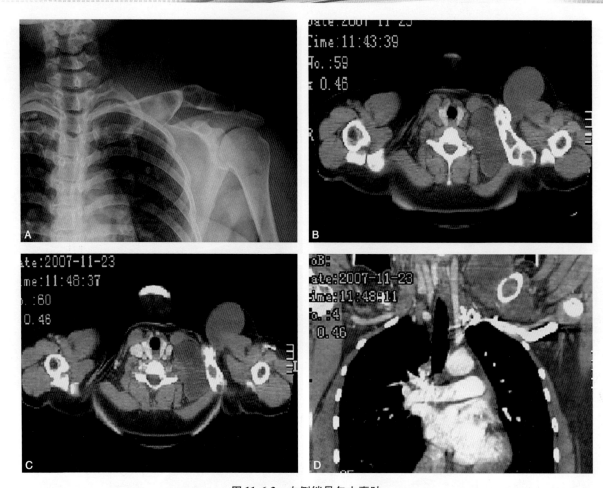

**图 11-6-3　左侧锁骨包虫囊肿**
A. X 线片示左侧锁骨膨胀性骨质破坏;B ~ D. CT 横断面平扫+增强+冠状位重建,
CT 示周围软组织内多发囊肿,增强后囊壁轻度强化

（刘文亚　迪力木拉提·巴吾东）

## 参 考 文 献

1. 王云钊,屈辉,孟悛非,等. 骨关节影像学. 第 2 版. 北京:科学出版社,2010

2. 王云钊,梁碧玲. 中华影像医学:骨肌系统卷. 第 2 版. 北京:人民卫生出版社,2012

3. 郭启勇. 实用放射学. 第 3 版. 北京:人民卫生出版社,2014

4. Resnick D. Diagnosis of Bone and Joint Disorders. 4nd ed. Philadelphia:WB Saunders Co,2002

5. Berquist Th. MRI of the Musculoskeletal System. 4th ed. Philadelphia:Lippincott Williams & Wilkins,2001

6. 李松年,唐光健. 现代全身 CT 诊断学. 第 2 版. 北京:中国医药科技出版社,2009

7. Ferguson LP,Beattie TF. Osteomyelitis in the well looking a-febrile child. BMJ,2002,324:1380-1381

8. 江浩. 骨与关节 MRI. 第 2 版. 上海:上海科技出版社,2011

9. Marietta Vazquez. Osteomyelitis in children. Currnt Opinion in Pediarics,2002,14:112-115

10. Gross T,Kaim AH,Regazzoni P,et al. Current concepts in posttraumatic osteomyelitis:a diagnostic challenge with new imaging options. J Trauma,2002,52:1210-1219

11. Ashman CJ,Farookl S,Weis L,et al. A problem of mistaken identity:mimics of musculoskeletal neoplasms. The Radiologist,2002,9:239-256

12. Bitzer M,Schick F,Hartmann J,et al. MR of intraosseous fistulous systems and sequesters in chronic osteomyelitis with standard spin echo sequences,highly selective chemical-shift imaging, diffusion weighted imaging, and magnetization-transfer. Rofo Fortschr Geb Rontgenstr Neuen Bildgeb Verfahr,2002,174(11):1422-1429

13. 董相宇,方挺松,曾效力,等. MRI 对急性骨髓炎感染患者骨髓及软组织病变诊断价值(附 60 例分析). 医学影像学杂志,2015,25(3):503-505

14. Karmazyn B. Imaging Approach to Acute Hematogenous Osteomyelitis in Children:An Update. Semin Ultrasound CT MRI,2010,31(2):100-106

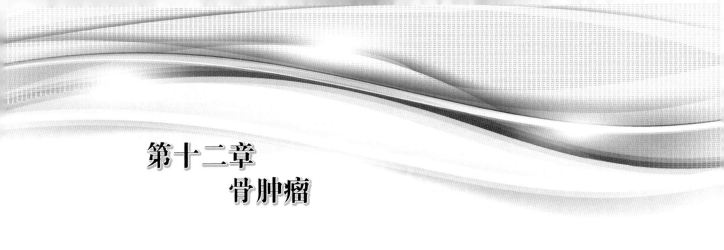

# 第十二章
# 骨肿瘤

## 第一节 概 述

骨肿瘤较其他系统肿瘤发病率低,但因其影响肢体和脊柱的功能,且多见于年轻人,严重影响患者的生活质量、威胁患者的生命,因此早期、正确地诊断骨肿瘤具有重要的临床意义。

骨肿瘤可分为良性与恶性,根据来源不同又分为原发性与继发性,以继发性肿瘤多见,继发性骨肿瘤约占骨恶性肿瘤的65%。原发性骨肿瘤中软骨性肿瘤最多见,其次是成骨性肿瘤和骨髓来源的肿瘤。骨肿瘤几乎可发生于全身各骨骼,种类多样,且不同肿瘤的临床表现常相似,因此骨关节肿瘤的正确诊断依赖于临床、影像和病理三方面紧密的结合和综合分析。由于骨肿瘤的临床表现缺乏特异性,病理学检查受到取材部位、数量多少及反应性成骨等因素的影响,亦有一定的局限性,影像学检查可对骨肿瘤进行定位、定量乃至定性分析,对确定治疗方案、预测疗效及其治疗后随访提供十分重要的诊断依据,因此影像学检查是骨肿瘤诊断中不可或缺的重要组成部分。

影像学检查对骨肿瘤诊断和治疗的优势在于:①定位及定量诊断:正确评价局部病变的范围,如肿瘤的部位、大小、范围及其与邻近组织的关系等,并准确进行肿瘤分期;②提供可靠的临床诊断信息,如肿瘤生长的速度和侵袭程度等,有助于判断肿瘤的性质,可进行影像系统引导下的活体组织取材检查,提高病理取材的准确性,有助于更准确的定性诊断;③近年来骨肿瘤外科手术技术的进步、化疗方案的改善以及植入物的工艺发展,使恶性骨肿瘤的保肢手术成为可能,从而大大提高了患者的生活质量。而在外科手术前进行影像学检查不仅有助于外科医生对肿瘤进行完善的术前评估,以确定治疗方案;还可提供解剖位置的立体定位,有利于术式的选择;

④在治疗前或治疗后的随访阶段,有助于确定有否肺和(或)骨转移。

尽管影像学检查具有重要的临床实用价值,但由于骨肿瘤及肿瘤样病变的影像学表现复杂多变,在影像诊断中需注意:①影像学表现的重叠和缺乏特异性,侵袭性改变既可见于恶性肿瘤,也可见于良性肿瘤;而有些恶性肿瘤亦可表现为非侵袭性特征。因此,有时难以鉴别肿瘤是良性或恶性,甚至不易区分病变属炎症或肿瘤。②不能反映肿瘤细胞的分化程度。

### 一、骨肿瘤的组织学分类和分期

#### (一)骨肿瘤的组织学分类

有多种分类方法,目前通用的是世界卫生组织(WHO)的组织学分类法。该分类法根据肿瘤的细胞来源进行分类,与病变的影像学表现和好发部位有较密切的关系。

2013年WHO在第3版(2002年)软组织和骨肿瘤分类的基础上对其进行了更新,推出第4版骨肿瘤分类(表12-1-1)。新的WHO骨肿瘤分类完善了部分原有病种的内容,如遗传学异常信息和肿瘤的免疫表型特征等,更加明确了某些骨肿瘤的生物学行为。具体更改要点如下:

1. 原有病种内容的更新 近十年来,随着对肿瘤发生机制的探索及研究的不断深入,许多研究成果转化应用于新的骨肿瘤的分类、治疗及预后,例如:肿瘤细胞遗传学异常、免疫表型和预后的更新等。最值得提及的更新是,在免疫表型上,MDM2和CDK4两个标志物在低级别中央性骨肉瘤与骨旁骨肉瘤中表达,而在其他相似的良性纤维-骨性病变中不表达,这有助于这两种低级别骨肉瘤的诊断和鉴别诊断。由于临床治疗技术的循证医学证据的积累和多药化疗的应用,高级别骨肉瘤的预后已大大改善,70%的患者能长期生存等。同时增加12个病种(entities),其中包括7个肿瘤、3个瘤样病变和2个伴发骨肿瘤的肿瘤综合征(tumour syndromes);将"恶性纤维组织细胞瘤"更名为"未分化高级别多形性肉瘤";将"胸壁错构瘤"更名为"软骨间叶性错构瘤";将"先天性和遗传性综合征"更名为"肿瘤综合征"(表12-1-2,表12-1-3)。删去了骨的平滑肌瘤、神经鞘膜瘤、转移性肿瘤和家族性腺瘤性息肉病。

2. 骨肿瘤分级的更新　骨肿瘤生物学行为差异很大,组织学分级的目的是预测其预后。与第3版WHO软组织和骨肿瘤分类中的分级系统相比,新分类明确将骨肿瘤分为良性、局部侵袭中间型、偶有转移中间型和恶性共4级。

(1)良性:局部复发能力有限,即使复发也是非破坏性的,几乎总是能通过完整局部切除或刮除治愈的一组肿瘤。

(2)中间型(局部侵袭):呈浸润性、局部破坏性生长,术后常局部复发的一组肿瘤。该类肿瘤无明确转移证据,但要求局部切除,切除范围需带肿瘤周围正常组织。该组肿瘤包括:软骨肉瘤Ⅰ级、软骨黏液样纤维瘤、骨母细胞瘤、骨的促结缔组织增生性纤维瘤、动脉瘤性骨囊肿、朗格汉斯组织细胞增生症(单灶,多灶)和Erdheim-Chester病。

(3)中间型(偶有转移):除了具有局部侵袭能力外,偶尔会发生转移,转移的危险性<2%,但基于组织学形态难以预测的一组肿瘤。该组肿瘤包括:骨巨细胞瘤、软骨母细胞瘤和骨上皮样血管瘤。

(4)恶性:除了具有局部破坏性生长和复发能力外,还具有明显远处转移的能力的一组肿瘤。

表12-1-1　WHO(2013)骨肿瘤分类

**软骨源性肿瘤**(Chondrogenic tumor)
**良性**　Benign
　骨软骨瘤(Osteochondroma)
　软骨瘤(Chondroma)
　　内生软骨瘤(Enchondroma)
　　骨膜软骨瘤(Periosteal chondroma)
　骨软骨黏液瘤(Osteochondromyxoma)　★
　甲下外生性骨疣(Subungual exostosis)　★
　奇异性骨旁骨软骨瘤样增生(Bizarre parosteal osteochondromatous proliferation)　★
　滑膜软骨瘤病(Synovial chondromatosis)
**中间型(局部侵袭性)** Intermediate(locally aggressive)
　软骨黏液样纤维瘤(Chondromyxiod fibroma)
　非典型软骨样肿瘤★/软骨肉瘤Ⅰ级(Atypical cartilaginous tumor/Chondrosarcoma,grade Ⅰ)
**中间型(偶见转移型)** 　Intermediate(rarely Metastasizing)
　软骨母细胞瘤(Chondroblastoma)
**恶性**　Malignant
　软骨肉瘤(Ⅱ级,Ⅲ级)(Chondrosarcoma,grade Ⅱ,grade Ⅲ)
　去分化软骨肉瘤(Dedifferentiated chondrosarcoma)
　间叶性软骨肉瘤(Mesenchymal chondrosarcoma)
　透明细胞软骨肉瘤(Clear cell chondrosarcoma)

**骨源性肿瘤**(Osteogenic tumor)
**良性**　Benign
　骨瘤(Osteoma)　★
　骨样骨瘤(Osteoid osteoma)
**中间型(局部侵袭性)** 　Intermediate　(locally aggressive)
　骨母细胞瘤(Osteoblastoma)
**恶性**　Malignant
　低级别中心型骨肉瘤(Low-grade central osteosarcoma)

普通型骨肉瘤（Conventional osteosarcoma）

　　成软骨型骨肉瘤（Chondroblastic osteosarcoma）

　　成纤维型骨肉瘤（Fibroblastic osteosarcoma）

　　成骨型骨肉瘤（Osteoblastic osteosarcoma）

毛细血管扩张型骨肉瘤（Telangiectatic osteosarcoma）

小细胞骨肉瘤（Small cell osteosarcoma）

继发性骨肉瘤（Secondary osteosarcoma）

骨旁骨肉瘤（Parosteal osteosarcoma）

骨膜骨肉瘤（Periosteal osteosarcoma）

高级别表面骨肉瘤（High-grade surface osteosarcoma）


**纤维源性肿瘤**（Fibrogenic tumor）

**中间型（局部侵袭性）**　Intermediate（ locally aggressive ）

骨促纤维组织增生性纤维瘤（Desmoplastic fibroma of bone）

**恶性**　Malignant

（骨的）纤维肉瘤（Fibrosarcoma of bone）


**纤维组织细胞性肿瘤**（Fibrohistiocytic Neoplasm）

良性纤维组织细胞瘤/非骨化性纤维瘤（Benign fibrous histocytoma/Non-ossifying fibroma）　★


**造血系统肿瘤**（Haematopoietic neoplasm）

**恶性**　Malignant

浆细胞骨髓瘤（Plasma cell myeloma）

　（骨的）孤立性浆细胞瘤（Solitary plasmacytoma of bone）

　（骨的）原发性非霍奇金淋巴瘤（Primary non-Hodgkin lymphoma of bone）


**富于巨细胞的破骨细胞肿瘤**（Osteoclastic giant cell-rich tumor）

**良性**（Benign）

短（小）骨的巨细胞病变（Giant cell lesion of the small bones）　★

**中间型（局部侵袭性，偶见转移型）** Intermediate　（locally aggressive，rarely metastasizing）

骨巨细胞肿瘤（Giant cell tumor of bone）

**恶性**　Malignant

骨巨细胞瘤的恶性变（Malignancy in giant cell tumor of bone）


**脊索样肿瘤**（Notochordal tumor）

**良性**　Benign

良性脊索样瘤（Benign notochordal tumor）★

**恶性**　Malignant

脊索瘤（Chordoma）


**血管性肿瘤**（Vascular tumor）

**良性**　Benign

血管瘤（Haemangioma）

**中间型（局部侵袭性，偶见转移型）** Intermediate（locally aggressive，rarely metastasizing）

上皮样血管瘤（Epithelioid haemangioma）★

**恶性**（Malignant）

上皮样血管内皮瘤（Epithelioid haemangioendothelioma）★

血管肉瘤(Angiosarcoma)

**肌源性肿瘤**(Myogenic tumor)
**良性**　Benign
　(骨的)平滑肌瘤(Leiomyoma of bone)
**恶性**　Malignant
　(骨的)平滑肌肉瘤(Leiomyosarcoma of bone)

**脂肪源性肿瘤**(Lipogenic tumor)
**良性**　benign
　(骨的)脂肪瘤(Lipoma of bone)
**恶性**　Malignant
　(骨的)脂肪肉瘤(Liposarcoma of bone)

**未明确肿瘤性质的肿瘤**(Tumor of undefined neoplastic nature)
**良性**　Benign
　单纯性骨囊肿(Simple bone cyst)
　纤维结构不良\[纤维异常增殖症\](Fibrous dysplasia)
　骨纤维结构不良(Osteofibrous dysplasia)
　软骨间叶性错构瘤(Chondromesenchymal hamartoma)
　Rosai-Dorfman 病(Rosai-Dorfman disease)
**中间型(局部侵袭性)**　Intermediate(locally aggressive)
　动脉瘤样骨囊肿(Aneurysmal bone cyst)
　朗格汉斯细胞组织细胞病(Langerhans cell histiocytosis)
　　单骨型(Monostotic)
　　多骨型(Polystotic)
　Erdheim-Chester 病(Erdheim-Chester disease)

**杂类肿瘤**(Miscellaneous tumor)
　尤因肉瘤(Ewing sarcoma)
　釉质瘤(Adamantinoma)
　(骨的)未分化高级别多形性肉瘤(Undifferentiated high-grade pleomorphic sarcoma of bone)

**表 12-1-2　肿瘤综合征(Tumor syndromes)**

| | |
|---|---|
| 1 | Bechwith-Wiedemann 综合征(Bechwith-Wiedemann syndrome) |
| 2 | 家族性巨颌症(Cherubism)　★ |
| 3 | 内生软骨瘤病:Ollier 病和 Maffucci 综合征(Enchondromatosis:Ollier disease and Maffucci syndrome) |
| 4 | Li-Fraumeni 综合征(Li-Fraumeni syndrome)　★ |
| 5 | McCune-Albright 综合征(McCune-Albright syndrome) |
| 6 | 多发性骨软骨瘤(Multiple osteochondromas) |
| 7 | 神经纤维瘤病Ⅰ型(Neurofibromatosis,type Ⅰ) |
| 8 | 视网膜母细胞瘤综合征(Retinoblastoma syndrome) |
| 9 | Rothmund-Thomson 综合征(Rothmund-Thomson syndrome) |
| 10 | Werner 综合征(Werner syndrome) |

注:★为新增病种

表 12-1-3 与骨软组织肿瘤相关的综合征

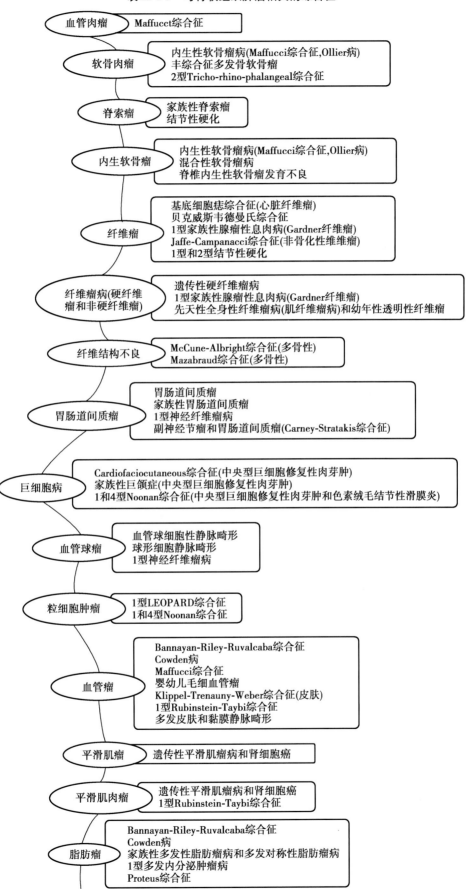

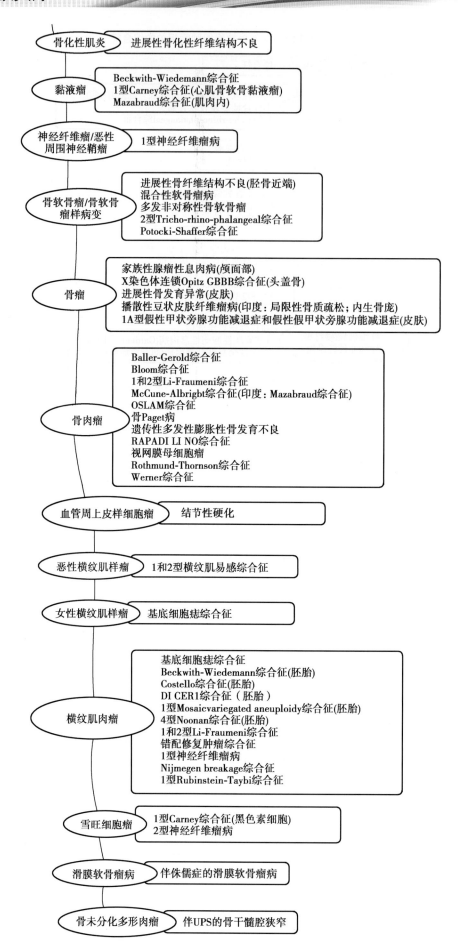

（二）肿瘤生物学行为与肿瘤临床分期的评价（表 12-1-4）

表 12-1-4　骨肿瘤 TNM 分期（UICC 2013 版）

| T 原发肿瘤 | G 组织病理学分级 |
|---|---|
| TX 原发肿瘤不能评价 | GX 分化级别无法评价 |
| T0 无原发肿瘤的证据 | G1 分化较好 |
| T1 肿瘤最大径小于或等于 8cm | G2 分化中等 |
| T2 肿瘤肿瘤最大径大于 8cm | G3 分化较差 |
| T3 原发性肿瘤伴跳跃病灶 | G4 未分化（包括 Ewing 肉瘤） |

**N 区域淋巴结**

**TNM 二级分级系统与组织病理学三级及四级分级系统比较**

| N 区域淋巴结 | TNM 二级分级系统 | G-三级系统 | G-四级系统 |
|---|---|---|---|
| | 低级别 | I | I |
| NX 区域淋巴结不能评价 | | | II |
| N0 无区域淋巴结转移 | | | |
| N1 有区域淋巴结转移 | 高级别 | II | III |
| | | III | IV |

注释：假如肿瘤分级不能评价，EWING 肉瘤可归为高级别，不能归为低级别。

**M 远处转移**

**骨肿瘤临床分期**

| M 远处转移 | | | | | |
|---|---|---|---|---|---|
| | Stage I A | T1 | N0 | M0 | 低级别 |
| M0 无远处转移 | Stage I B | T2-3 | N0 | M0 | 低级别 |
| M1 有远处转移 | Stage II A | T1 | N0 | M0 | 高级别 |
| M1a 肺转移 | Stage II B | T2 | N0 | M0 | 高级别 |
| M1b 其他远处转移 | Stage III | T3 | N0 | M0 | 高级别 |
| | Stage IV A | 任何 T | N0 | M1a | 任何分级 |
| | Stage IV B | 任何 T | N1 | 任何 M | 任何分级 |
| | | 任何 T | 任何 N | M1b | 任何分级 |

（三）骨肿瘤外科分期

临床上常用的骨肿瘤外科分期方法是 Enneking 分期，是将肿瘤分级（histologic grade，G）、解剖部位（site，T）和区域性或远处转移（metastasis，M）结合起来，并以此制订手术方案，又称 GTM 分期。Enneking 分期于 1981 年由美国佛罗里达外科医生 Enneking 提出，并在 1986 年予以补充而制订，此外科分期系统已被美国肌骨系统肿瘤学会采用，得到广泛接受并沿用至今。其目的在于：①寻找重要的预后因素，预测复发或转移的危险程度；②指导制订手术及综合治疗方案。

1. 骨肿瘤 GTM 分期（表 12-1-5）　包括三个内容：①肿瘤组织分级（G）：结合病理所见（肿瘤细胞分化程度，细胞、基质、血管、坏死及核分裂的多少）、临床表现及各种影像学表现，分为 G0（良性肿瘤）、G1（低度恶性肿瘤）、G2（高度恶性肿瘤）。②解剖部位（T）：肿瘤的累及范围直接影响治疗方案的制定及患者的预后情况。解剖间室（anatomic compartment）是限制肿瘤扩散的天然屏障，解剖间室通常为下列这些组织所分隔：骨皮质、关节软骨、关节囊、由致密纤维组织构成的筋膜、韧带以及腱鞘等（表 12-1-6）。例如，皮肤和皮下组织是由深层筋膜分隔的独立于深层组织的一个间室结构；位于骨皮质和其表面的肌肉间是骨旁间室，如骨表面肿瘤为侵犯骨皮质及其表面的肌肉，则视为间室内病变；含多块肌肉构成的肌肉间室内如肿瘤侵犯多块肌肉但没有穿破解剖分隔仍视为间室内。T0 指肿瘤完全限于成熟的纤维组织或骨组织内。T1 肿瘤已扩散到包膜外,但肿瘤的包膜或假包膜及其反应的区域仍限于同一解剖间室内。T2 指间室内的良、恶性肿瘤或来源于间室外肿瘤因自发性生长、外伤(病理性骨折)或与手术外伤(活检等)而扩展到原有间室外。③转移(M):无转移为 M0,有转移为 M1。

表 12-1-5　肿瘤外科病理分级(G)

| 低度(G1) | 高度(G2) |
| --- | --- |
| 骨旁骨肉瘤 | 典型骨肉瘤 |
| 骨内膜骨肉瘤 | 放射性骨肉瘤 |
|  | Paget 肉瘤 |
| 继发性软骨肉瘤 | 原发性软骨肉瘤 |
| 纤维肉瘤,Kaposi 肉瘤,非典型性纤维组织细胞瘤 | 纤维肉瘤. 恶性纤维组织细胞瘤. 未分化原发性肉瘤 |
| 骨巨细胞肉瘤 | 骨巨细胞肉瘤 |
| 血管内皮瘤 | 血管肉瘤 |
| 血管外皮瘤 | 血管外皮肉瘤 |
| 黏液样脂肪肉瘤 | 多形性脂肪肉瘤 |
|  | 神经纤维肉瘤(施万细胞瘤) |
|  | 横纹肌肉瘤 |
|  | 滑膜瘤 |
| 透明细胞肉瘤,腱鞘上皮样肉瘤 |  |
| 脊索瘤 |  |
| 骨牙釉质瘤 |  |
| 腺泡细胞肉瘤 | 腺泡细胞肉瘤 |
| 其他与未分化肿瘤 | 其他与未分化肿瘤 |

表 12-1-6　外科解剖部位(T)

| 间室内(T1) | | 间室外(T2) |
| --- | --- | --- |
| 骨内 | → | 软组织扩展 |
| 关节内 | → | 软组织扩展 |
| 浅、深筋膜之间 | → | 深筋膜扩展 |
| 骨旁 | → | 骨内或筋膜外 |
| 筋膜内间室 |  | 筋膜外平面或间隙 |
| 　手指或足趾 |  | 　中与后足 |
| 　小腿后侧 |  | 　腘窝间隙 |
| 　小腿前外侧 |  | 　腹股沟-股三角 |
| 　大腿前 |  | 　骨盆内 |
| 　大腿中 |  | 　手中部 |
| 　大腿后 |  | 　肘前窝 |
| 　臀 |  | 　腋 |
| 　前臂掌侧 |  | 　锁骨周围 |
| 　前臂背侧 |  | 　脊椎旁 |
| 　上臂前 |  | 　头与颈 |
| 　上臂后 |  |  |
| 　肩胛骨周围 |  |  |

2. 良性肿瘤可分为3级：1级为非活动性、隐性、潜伏性、稳定性或自愈性；2级为活动性、进行性；3级为侵袭性、侵犯性、突破骨或筋膜。

3. 恶性肿瘤根据G、T、M分为Ⅰ、Ⅱ、Ⅲ期：Ⅰ期代表低度恶性，Ⅱ期代表高度恶性，有无侵犯间室外分为A、B，A为间室内，B为间室外。一旦有转移即为Ⅲ期（表12-1-7）。

表12-1-7 肌骨系统肿瘤外科分期

| | | 分级（G） | 解剖部位（T） | 转移（M） |
|---|---|---|---|---|
| 良性 | 1 非活动性 | G0 | T0 | M0 |
| | 2 活动性 | G0 | T0 | M0 |
| | 3 侵袭性 | G0 | T1~2 | M0~1 |
| 恶性 | ⅠA-低度、间室内 | G1 | T1 | M0 |
| | ⅠB-低度、间室外 | G1 | T2 | M0 |
| | ⅡA-高度、间室内 | G2 | T1 | M0 |
| | ⅡB-高度、间室外 | G2 | T2 | M0 |
| | ⅢA-低或高度、间室内、有转移 | G1~2 | T1 | M1 |
| | ⅢB-低或高度、间室外、有转移 | G1~2 | T2 | M1 |

## 二、骨肿瘤的基本影像学征象

骨肿瘤的病理及影像学表现复杂多样，常包括下列基本征象。了解基本病变的病理及影像学征象，对诊断骨肿瘤十分重要。

### （一）骨质破坏

骨质破坏是由于肿瘤直接或间接引起破骨活动增强的结果，其引起骨质破坏吸收的因素复杂多样，如组织张力或压力的变化、化学平衡紊乱导致的细胞间体液循环紊乱和电位的差异等。皮质骨或骨松质均可受累。当骨破坏吸收超过30%以上时X线才可显示。而MRI是显示骨髓浸润破坏最敏感的方法。X线片上骨质破坏的影像学表现一般可分为三种，包括地图状（geographic pattern）骨质破坏、虫蚀状（moth-eaten pattern）骨质破坏和筛孔状（permeative pattern）骨质破坏。骨质破坏的形式反映了病变的生长速度和病变侵犯的部位。地图状骨质破坏主要发生在松质骨部分，病变生长速度较慢，影像学上病灶多呈膨胀性，边缘较清楚，可和（或）没有硬化边，其中又可细分为Ⅰa 骨质破坏周围可见骨硬化，表明肿瘤生长缓慢，一般为良性或潜在病变，如内生性软骨瘤、典型软骨黏液样纤维瘤等；Ⅰb 骨质破坏周围无明显骨硬化，通常髓腔硬化使得肿瘤边缘锐利。如生长缓慢的良性软骨性病变和部分巨细

胞瘤；Ⅰc 骨质破坏区边缘模糊，表明肿瘤早期侵犯周围骨质，主要见于部分巨细胞瘤和转移瘤。筛孔状骨质破坏主要发生于皮质骨部分，病变沿着Haversian管和Volkmann管蔓延，在皮质骨出现1~2mm的点条状骨密度减低区，反映病变的生长速度快如Ewing肉瘤；虫蚀状状骨质破坏发生于松质骨和皮质骨的约3~5mm的边缘模糊的骨密度减低区，病灶生长速度较快。此外，一些恶性程度高生长迅速的恶性肿瘤如恶性纤维组织细胞瘤，病变可在骨髓腔内迅速生长蔓延，松质骨的骨小梁尚保持完整，则X线、CT和SPECT均不能显示病灶，只有借助组织分辨力更好的MR和PET才能发现早期的病灶。

骨质破坏区的边缘对良、恶性肿瘤的鉴别十分重要。良性骨肿瘤的边界多较清楚，除非合并外伤，通常不会导致骨皮质中断；恶性骨肿瘤边界不清，常导致骨皮质较大范围的破坏，且伴有软组织肿块。骨皮质破坏的早期，由于皮质内Haversian管和Volkmann管周围骨吸收，可呈虫蚀样或细条状破坏。MRI上骨皮质破坏$T_1WI$表现为低信号皮质内的中等信号，$T_2WI$为高信号。骨髓腔侵犯时$T_1WI$肿瘤呈中等信号，与正常骨髓高信号可形成良好对比。

### （二）骨膜反应

骨膜反应是骨膜受到刺激而发生的成骨现象，其形式和密度可反映骨膜所受刺激的轻重和缓急。

骨膜反应无特异性,可见于恶性骨肿瘤、良性骨肿瘤、炎症和骨膜下出血等。各种骨肿瘤的骨膜反应表现不同。恶性骨肿瘤的骨膜反应广泛且多样,肿瘤组织可再穿破骨膜新生骨形成袖口状或 Codman 三角。良性肿瘤由于生长缓慢,骨膜反应多为层状或花边状,边界清楚,与骨皮质融合后表现为骨皮质增厚。骨肉瘤、软骨肉瘤、纤维肉瘤以骨针、袖口状骨膜反应常见,Ewing 肉瘤以线状和分层状(葱皮状)骨膜反应常见,反映了恶性肿瘤生长迅速、破坏广泛的特点。MRI 上层状、放射状骨膜反应 $T_1WI$ 和 $T_2WI$ 上呈低信号,肿瘤侵入骨膜下方尚未引起骨膜下骨质形成时,$T_2WI$ 上可呈高信号,而 X 线片和 CT 难以显示。

### (三) 肿瘤骨

肿瘤骨是由成骨性肿瘤细胞成骨所形成,肿瘤性骨样或软骨样基质可发生钙化,形成肿瘤骨。肿瘤骨 X 线表现分为四型:①均匀的毛玻璃样密度增高;②肿瘤骨部分区域骨小梁增粗,排列密集,范围大,分化较好,X 线表现为斑片状骨硬化;③肿瘤细胞分化差,骨小梁基质钙化不均匀,由皮质向外伸展,X 线表现为放射状肿瘤骨;④肿瘤细胞沿 Haversian 管浸润并在管内形成肿瘤骨,这种肿瘤骨与髓腔内瘤骨相融合,X 线表现为骨皮质硬化。肿瘤骨形成是骨源性骨肿瘤的病理学特点。

### (四) 骨和软组织内钙化

钙化可见于骨内或软组织内。软骨类肿瘤和骨梗死可发生钙化。软骨类肿瘤的瘤软骨小叶发生的钙化,表现为环状或半环状的致密影。局部钙盐代谢异常所致的钙化呈无结构的不规则形状。软组织血管瘤内血栓形成并发生钙化可形成静脉石,X 线上表现为颗粒状、小环状无结构致密影。致密钙化在 MRI $T_1WI$ 和 $T_2WI$ 均为低信号,而骨与软组织内的微细钙化则难以显示。

### (五) 骨形态的改变

肿瘤影响软骨内化骨或骨小梁塑形重建时,可导致骨骼缩短。血管畸形、软组织肿瘤如脂肪瘤、血管瘤等可导致骨骼变长。由于骨膜成骨被吸收和骨质再增生可造成骨的膨胀性破坏,其反映了肿瘤的生长速度慢于骨膜成骨速度,多见于良性骨肿瘤,如动脉瘤样骨囊肿、骨囊肿、非骨化性纤维瘤等。邻近骨表面的软组织肿瘤则可造成骨骼边缘锐利的压迹及反应性骨增生。

### (六) 软组织肿块

X 线片可以观察肌肉、肌间隙和皮下脂肪层。

恶性骨肿瘤侵犯软组织时,可形成软组织肿块,X 线表现为局部软组织肿胀,密度增高。软组织肿块内有时可见钙化、骨化等。对于软组织肿块以及软组织层次的显示,MRI 和 CT 明显优于 X 线片。

## 三、影像学检查方法与选择

### (一) 传统 X 线摄片

X 线片是诊断骨肿瘤首选的影像学检查方法。优质的正侧位 X 线片可清晰显示骨的微细结构,能发现大多数骨及关节的病变,如骨硬化、骨质破坏、骨膜反应、肿瘤新生骨和钙化等。结合临床表现,对多数骨肿瘤可作出定性诊断。X 线片还可观察软组织肿瘤内的钙化以及邻近骨骼的变形、硬化和破坏等。

X 线片是一种显示骨质破坏相对不敏感的影像技术,其密度分辨率较低,仅在骨松质破坏达30% ~ 40%以上才可发现。因而对早期的骨破坏、解剖结构重叠较多的部位(中轴骨)以及软组织病变的显示具有一定局限性。

### (二) CT 扫描

随着 CT 的发展,其扫描层厚达1mm 或更薄,是骨、软组织肿瘤重要的检查方法。CT 的密度分辨率较高,能清晰显示横断解剖结构,可以提供更多的诊断信息。骨盆、脊柱、髋关节、肩关节等部位由于肠气、粪便的重叠或由于骨骼结构的重叠、较厚的骨皮质的掩盖,X 线片难以显示较小的病变,需进行 CT 扫描。CT 扫描可以显示骨肿瘤的范围、大小及其与邻近组织的关系,可以发现细小的变化如细微的钙化或骨化、病理骨折、骨质破坏等。CT 对钙化非常敏感,可以发现钙化的范围及类型。增强扫描对观察原发于骨内的病变帮助不大,但当骨肿瘤侵犯软组织时,增强扫描有助于区分软组织肿块与肌肉。40% 原发性骨软组织肿瘤增强显示更好。

CT 的三维重建图像对于显示外周骨及关节周围的病变很有帮助。其可直观地显示病变与关节以及关节的内部结构,有助于外科医生了解病变与关节等结构的关系,对术前计划非常重要。

CT 的不足在于评价骨髓病变和早期的骨膜反应有较大的局限性,对骨髓病变和软组织肿块的组织分辨率不如 MRI。

### (三) MRI

随着术前辅助化疗和局部介入治疗水平的提高,以及重建外科学的发展,对一些恶性骨肿瘤患者可进行保肢治疗。不但提高了患者的生存率,而且也改善了他们的生活质量。但选择适当的治疗方案依靠正确的诊断和分期。MRI 可以准确显示肿瘤的范围,是肿瘤局部分期最可靠的方法,也是除 X 线检查以外骨骼系统最重要的影像学检查方法。

MRI 的主要优点在于其软组织分辨率较高,可以清晰地显示骨肿瘤的范围、内部结构及其与邻近关节、血管神经的关系。MRI 对骨髓病变敏感,当 X 线片无阳性发现而骨扫描显示局部“热病灶”时,MRI 多能发现早期病变。MRI 还可以多方位、多层面地观察病变,且骨皮质等高密度结构不产生伪影。

MRI 检查时,应选择正确的扫描方法、使用合适的线圈,以减少伪影得到较高的信噪比,同时需要应用对比剂进行增强扫描。组织的信号强度取决于三个因素:质子密度、组织弛豫时间($T_1$、$T_2$、$T_2^*$)和血流。常用的扫描序列为 SE、GRE、STIR。由于脉冲序列和扫描参数的不同,MRI 像上组织的信号强度主要反映质子密度、$T_1$ 弛豫时间、$T_2$ 弛豫时间,图像亦因此分为质子密度图像、$T_1$WI 像、$T_2$WI 像。$T_1$WI 像显示组织的解剖结构较好。$T_2$WI 像可以准确评价肿瘤的范围。STIR 可敏感地检出脂肪较多组织中的病变,压脂 $T_1$W 增强扫描能很好地评价病灶在应用对比剂后的强化情况,在骨软组织系统疾病诊断中具十分重要的作用。在 STIR 序列中,由于脂肪信号被抑制显示为低信号,可以显示骨髓腔内微细病变,但有时会夸大肿瘤的侵犯范围。GRE 序列能较好地显示软骨的病变,可以缩短扫描时间,但图像的信噪比降低是其缺陷。Gd-DTPA 增强扫描时,坏死区无强化,有助于鉴别存活肿瘤、坏死区和水肿区。动态增强扫描有助于鉴别良、恶性骨肿瘤,增强扫描亦有助于鉴别肿瘤有无复发。复发肿瘤常有强化,而瘢痕组织不强化或仅有轻度强化。MRI 图像上流动的血液或液体因流空效应而无信号,而 MRA 利用流入性增强效应使血流呈高信号而显示血管结构。应用 MRA 可显示肿瘤供血血管以及肿瘤对周围大血管压迫移位等改变。

骨骼肌肉系统各种组织由于化学成分不同,MRI 上亦表现为不同的信号强度。含有质子较少的组织在 MRI 上显示为低信号,如骨皮质、纤维组织、韧带、肌腱和瘢痕纤维化等。骨松质和髓腔内的黄骨髓为脂肪组织,$T_1$WI 显示为高信号,$T_2$WI 上信号较 $T_1$WI 略低,仍为略高信号,在脂肪抑制像上则为低信号。红骨髓 $T_1$WI 和 $T_2$WI 均为灰色中等信号。

骨膜显示为低信号,因与骨皮质紧密相连而无法区别。关节软骨在 $T_1$WI 为中等信号,$T_2$WI 为低信号。大多数骨肿瘤都延长 $T_1$ 和 $T_2$ 弛豫时间,故在 $T_1$WI 呈低信号,$T_2$WI 呈高信号。$T_1$WI 上低信号的肿瘤与高信号的骨髓形成鲜明对比,有助于判别骨内肿瘤的范围及对骨髓的侵犯,也可以观察脂肪内肿瘤的侵犯范围。骨髓内较小的肿瘤,在 $T_2$WI 上因与骨髓的 $T_2$ 弛豫时间相似,常被漏诊。此时应用 $T_1$WI 和 IR 压脂的 $T_1$ 或 $T_2$ 序列有助于检出骨髓内的小病灶。

近年来磁共振频谱(MRS)研究认为,骨与软组织的恶性肿瘤具有特异的 $^{31}$P MRS,恶性肿瘤的 PME、PDE 峰值较正常组织或良性肿瘤峰值高,PCR 的峰值则比正常或良性肿瘤的峰值低,MRI 与 $^{31}$P MRS 可提高骨肿瘤的诊断正确性。

MRI 缺点在于难以显示细微钙化,对骨软组织肿瘤缺乏组织特异性,而且临床应用的经验不多,定性还比较困难。

### (四) 血管造影

血管造影是一种创伤性的检查方法。随着 CTA 和 MRA 技术的不断发展,血管造影已很少用于骨软组织肿瘤的诊断。仅当怀疑血管畸形或血管性肿瘤、血管肉瘤复发时需行介入放射治疗时,才行血管造影。血管造影可显示骨软组织肿瘤的肿瘤血管以及对邻近大血管浸润压迫。可通过观察肿瘤大小的变化和血供情况来监测肿瘤血管内化疗的效果。

### (五) 超声

超声仅作为诊断骨肿瘤的一种辅助性检查方法,目前的应用逐渐增加。超声可显示软组织内肿瘤的大小,判断软组织肿块是囊性或实性,并可区分软组织肿块与水肿,但缺乏组织特异性。多普勒超声可评价实性肿块内的血供情况以及了解病变周围大血管神经的改变,监测骨肿瘤辅助化疗的疗效。

### (六) 放射性核素闪烁显影

放射性核素骨骼系统显像的最大优点在于它对生理变化敏感,不仅能显示各个骨骼的形态,而且能显示局部骨骼的血供和代谢情况。例如对骨转移癌的诊断,可较 X 线片提早 3~6 个月甚至更早。因此对骨骼疾病具有较高的诊断价值。

将放射性核素标记的化合物注入人体后,其与广泛分布于人体骨骼中的羟基磷灰石晶体 $[Ca_{10}(PO_4)(OH)_2]$ 发生离子交换或化学吸附作用,通过探测器对放射性核素进行跟踪,获得其在全身骨骼中的分布和随时间变化的图像。除 γ 照相机外常用的是发射型 CT,主要有单光子发射型(SPECT)和正电子发射型(PET)。骨显像剂以$^{99m}$Tc-MDP的应用最为广泛,其特点是在人体内稳定,血液清除快,骨摄取迅速。

常用的显像方法主要包括三时相骨显像和静态骨显像,后者又包括局部和全身骨显像。三时相骨显像的血流相可见局部大血管显影,随即逐渐显示软组织轮廓,骨骼部位放射性较少。两侧对的动脉和各部位显影时间基本相同。血池相时软组织轮廓更为清晰,密度增加,放射性较均匀,骨区相应部位放射性较稀疏,大血管显示清晰,基本对称。延迟相时显像剂分别沉积于骨骼和经尿路排出,所以骨骼和肾、膀胱显示清楚。全身骨骼呈对称性的放射性分布,但各部位的骨骼因结构、代谢及血运等的不同,放射性分布也不均匀,表现为扁平骨(颅骨、肋骨、髂骨、椎骨)、大关节(肩关节、肘关节等)以及骨端均较长骨骨干放射性浓集。

骨显像最常见的病理表现是异常放射性浓集区(热区),可见于多种良、恶性病变,主要是由于病变部位的骨质破坏和新骨形成,或骨骼组织的血供增高造成的对比剂的浓聚。当病变以局部溶骨为主时,由于肿瘤进展迅速来不及形成反应性新骨以及骨组织的血供减低,病灶部位表现为异常放射性减低区(冷区)。原发性骨肿瘤的骨显像表现不同,成骨肉瘤的骨显像多表现为热区,瘤内的坏死组织表现为冷区。多数 Ewing 肉瘤的病灶多呈放射性均匀分布。软骨肉瘤摄取骨显影剂呈中等增多。发展迅速的恶性肿瘤、前列腺骨转移的部分病灶、多发性骨髓瘤、激素治疗后或放疗治疗后均可显示异常放射性"冷区"。

骨显像敏感性高,但特异性较差,适用于多部位的筛选检查。因其难以区分放射性浓聚是肿瘤、感染、代谢异常或外伤所致,需结合病史及其他影像学检查作出诊断。

90 年代以来,正电子发射型计算机断层显像(PET)逐渐应用受到人们高度重视。其利用正电子核素的示踪作用,进行体内物质代谢及脏器功能显像。PET 显像灵敏,同时又能对全身进行断层显像,一次注药不但可以检测出原发病灶,而且可以准确检测出转移灶,有助于骨肿瘤的准确分期,并可对良、恶性骨肿瘤进行鉴别。PET 在一周左右就可探测到骨肿瘤对放疗和化疗的反应,敏感性明显高于 CT、MRI。

**(七)活检**

骨肿瘤的组织学诊断对其治疗具有重要的指导意义。常用方法有切开活检和 X 线引导下细针抽吸活检。活检最好在影像学医师指导下进行,应取材肿瘤生长最活跃的部位,尽量避开坏死组织。成骨性肿瘤的取材范围应包括肿瘤软组织部分、囊性部分、和较致密部分。据报道,骨活检可对78.6%的骨软组织肿瘤作出正确诊断。骨肉瘤、巨细胞瘤、Ewing 肉瘤的活检诊断的准确率分别为78%、88%、95%。X 线引导下细针抽吸活检取得的少量组织或细胞,可做细胞学检查以明确肿瘤性质。

诊断和评价骨肿瘤的检查方法多种多样,每种方法都有其优势和不足之处,因此各种检查方法应当相互结合,相互弥补,才能提高诊断准确率和分期的正确性。

## 四、骨肿瘤的诊断步骤和原则

骨肿瘤的早期、正确诊断对其治疗及预后非常重要。掌握骨肿瘤的基本病变,仔细分析影像学征象,并与临床、病理相结合,是其诊断的基本原则。

**(一)临床表现**

包括患者的年龄、发病部位、有无疼痛、软组织肿块、家族史等。多数骨肿瘤发病年龄的分布有一定规律性,对其定性诊断较有意义。神经母细胞瘤骨转移多在 10 岁以下。童年与少年好发 Ewing 肉瘤。骨肉瘤多见于青少年。40 岁以上常见为转移瘤与骨髓瘤(图 12-1-1,表 12-1-8)。

骨肿瘤的病程与肿瘤的性质具有相关性。良性肿瘤的病程长,疼痛轻微,若疼痛突然加剧应注意恶变可能。恶性肿瘤病程短,疼痛常为首发症状,且多为剧痛。骨样骨瘤呈定点疼痛,水杨酸类药物可以缓解,颇具特征。

多发性软骨瘤和多发性外生骨疣多有家族史。

**(二)实验室检查**

良性骨肿瘤的血液、尿和骨髓检查一般均为正常。而恶性肿瘤常有变化。骨肉瘤患者血碱性磷酸酶增高。Ewing 肉瘤白细胞增高。转移瘤和骨髓瘤可发生继发性贫血和血钙增高,骨髓瘤患者血清蛋白增高,尿中出现 Bence-Jones 蛋白。

**(三)影像学表现**

1. 发病部位　骨肿瘤常有好发部位,对诊断有参考价值。骨巨细胞瘤多发生于成人骨端,呈偏心性生长。骨肉瘤多起于干骺端。骨干病变多来源于骨髓,如 Ewing 肉瘤等(图 12-1-2)。

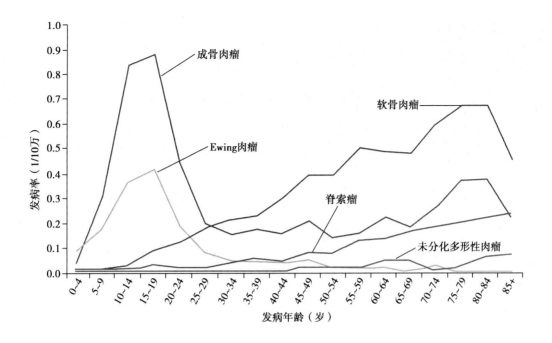

A

骨肿瘤及肿瘤样病变：典型发病年龄

| 肿瘤 | 0 | 10 | 20 | 30 | 40 | 50 | 60 | 70 | 80 |
|---|---|---|---|---|---|---|---|---|---|

年龄（岁）

**恶性**
骨肉瘤
骨旁骨肉瘤
软骨肉瘤
纤维肉瘤
恶性纤维组织细胞瘤
恶性骨巨细胞瘤
尤因肉瘤
造釉细胞瘤
血管内皮瘤
组织细胞性淋巴瘤
脊索瘤
浆细胞瘤
骨转移瘤

**良性**
骨瘤
骨软骨瘤
内生性软骨瘤
软骨母细胞瘤
软骨黏液样纤维瘤
骨样骨瘤
骨母细胞瘤
非骨化性纤维瘤
成纤维细胞性纤维瘤/韧带样纤维瘤
脂肪瘤
血管瘤
骨巨细胞瘤
神经鞘瘤
单纯性骨囊肿
动脉瘤样骨囊肿

B

图 12-1-1　常见恶性骨肿瘤的发病年龄分布

325

表 12-1-8　骨肿瘤与肿瘤样病变的好发年龄

| 病名 | 好发年龄 | 病名 | 好发年龄 |
|---|---|---|---|
| 骨肉瘤 | 10～20 岁 | 骨瘤 | 15～35 岁 |
| 骨旁骨肉瘤 | 20～40 岁 | 骨软骨瘤 | 10～30 岁 |
| 软骨肉瘤 | 30～55 岁 | 骨母细胞瘤 | 10～30 岁 |
| 纤维肉瘤 | 30～40 岁 | 软骨母细胞瘤 | 10～20 岁 |
| 恶性纤维组织细胞瘤 | 50～60 岁 | 软骨黏液性纤维瘤 | 10～30 岁 |
| 巨细胞瘤 | 20～40 岁 | 非骨化性纤维瘤 | 10～20 岁 |
| Ewing 肉瘤 | 10～20 岁 | 结缔组织增生纤维瘤 | 10～30 岁 |
| 骨原发性恶性淋巴瘤 | 20～40、70 岁 | 骨样骨瘤 | 10～20 岁 |
| 多发性骨髓瘤 | 55～75 岁 | 单纯性骨囊肿 | 5～20 岁 |
| 脊索瘤 | 30～60 岁 | 动脉瘤样骨囊肿 | 10～30 岁 |

注:本表来源于 Enneking 外科分期

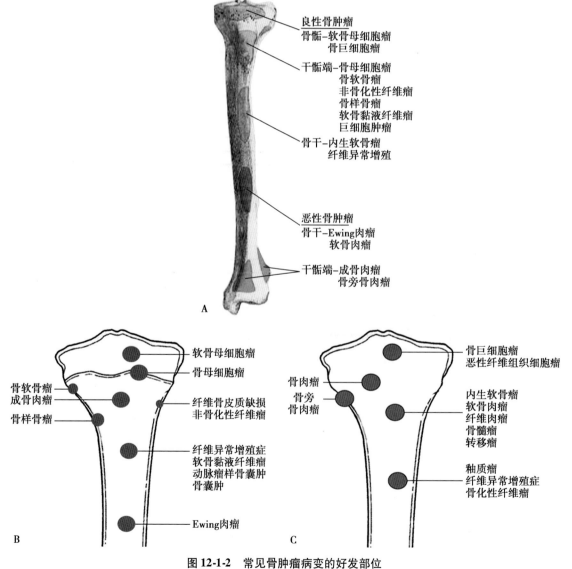

图 12-1-2　常见骨肿瘤病变的好发部位
A. 源自 WHO2013 骨肿瘤分布图;B 为青少年骨肿瘤好发部位图;C 为成年人骨肿瘤好发部位图

2. **病变数目** 骨肿瘤大都为单发病变。多发者常见于转移性瘤和骨髓瘤。

3. **骨质破坏的形态及边缘** 良性骨肿瘤所致的骨质破坏边界多较清楚,通常不会导致骨皮质中断;恶性骨肿瘤边界不清,常导致骨皮质较大范围的破坏,且伴有软组织肿块。

4. **病变大小** 骨肿瘤大于6cm多为恶性。

5. **骨膜反应** 骨膜反应可为线状、分层状、放射状、袖口状等,肿瘤生长较慢时骨膜反应多呈层状,与皮质融合使皮质增厚。

6. **肿瘤骨或瘤软骨钙化** 成骨类肿瘤可见肿瘤骨,而瘤软骨钙化是软骨类肿瘤较为可靠的X线征象。

7. **软组织肿块或肿胀** 恶性骨肿瘤可较早侵入软组织,甚至骨破坏不明显时就可出现显著的软组织肿块。良性骨肿瘤骨壳多完整,较少形成软组织肿块。

良恶性骨肿瘤鉴别要点见表12-1-9。

**表 12-1-9 良恶性骨肿瘤鉴别要点**

| | 良性 | 恶性 |
|---|---|---|
| 生长情况 | 生长缓慢,不侵及邻近组织,可引起压迫移位,无转移 | 生长迅速,易侵及邻近组织有转移 |
| 局部骨质改变 | 呈膨胀性骨质破坏,与正常骨界限清晰,边缘锐利,骨皮质变薄,膨胀,保持其连续性 | 呈浸润性骨质破坏,与正常骨界限模糊,边缘不整,累及骨皮质,造成不规则破坏与缺损,可见肿瘤骨 |
| 骨膜增生 | 一般无骨膜增生,病理骨折后可有少量骨膜增生,骨膜新生骨不被破坏 | 多出现不同形式的骨膜增生,并可被肿瘤侵犯破坏形成 Codman 三角 |
| 周围软组织改变 | 多无肿胀或肿块等,如有肿块,边缘多清楚 | 长入软组织形成软组织肿块,与周围组织分界不清 |

# 第二节 骨骼良性肿瘤

## 一、骨 瘤

### (一)概述与临床资料

骨瘤(osteoma)亦称为外生骨疣(exostosis),由致密骨质构成,常发生于骨表面;当其发生于骨髓腔时称为内生骨疣(enostosis),也称为骨岛。单发骨瘤主要发生在膜性成骨的骨骼,常见的部位有颅骨内外板、鼻窦、下颌骨,发生于鼻骨者少见,发生于长骨、扁骨者极少见,可位于骨内、骨表面或骨旁。多发骨瘤见于 Gardner 综合征,包括结肠多发性息肉、软组织肿瘤和骨瘤。骨瘤一般无临床症状,仅在堵塞鼻窦引流时才出现相应症状。可引起黏膜囊肿,甚至侵犯眼眶、颅盖,引起突眼、可复性失明等。发生在额窦的骨瘤可造成反复发作的化脓性脑膜炎。骨瘤常见于成人,不发生恶性变。

### (二)病理改变

肿瘤由致密的骨密质组成者,称致密型骨瘤。由海绵状松质骨组成称海绵性骨瘤。以前者多见。骨瘤含有成熟的骨组织,根据其结构不同可分为致密型、松质型和混合型。致密型骨瘤质地坚硬如骨皮质,主要由成熟的板层骨构成,较少形成髓腔和 Haversian 管。松质型骨瘤亦由成熟板层骨和编织骨构成,小梁间髓腔由纤维组织或脂肪充填,松质型骨瘤疏松如海绵,又称海绵样骨瘤。

### (三)影像学表现

X线片上,致密型骨瘤呈圆形、卵圆形致密影,边界清楚,直径小于2cm,内部无骨性结构。海绵骨瘤的内部可见到松质骨的结构,其皮质与发生部位的骨皮质连续。发生在鼻窦的骨瘤多位于额窦、筛窦,有些骨瘤可引起鼻窦的膨胀,有些可向眼眶内突出,对眼球造成压迫,CT 扫描对位于鼻窦的骨瘤显示更加清楚(图 12-2-1 ~ 图 12-2-3)。发生于骨髓腔的骨岛通常为边缘毛刺状突起的致密骨影。

## 二、骨 样 骨 瘤

### (一)概述与临床资料

来源于成骨性间胚叶细胞,占良性骨肿瘤的10%。好发于青少年,90%患者的年龄为10~25岁,

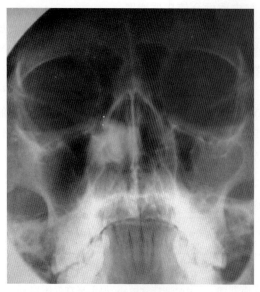

**图 12-2-1 筛窦骨瘤**
X 线片示右侧筛窦内致密骨化影

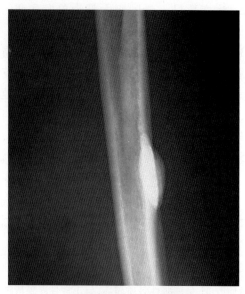

**图 12-2-2 长骨骨瘤**
股骨中段可见突出于骨表面的致密影，
基底部与骨皮质外表面相连

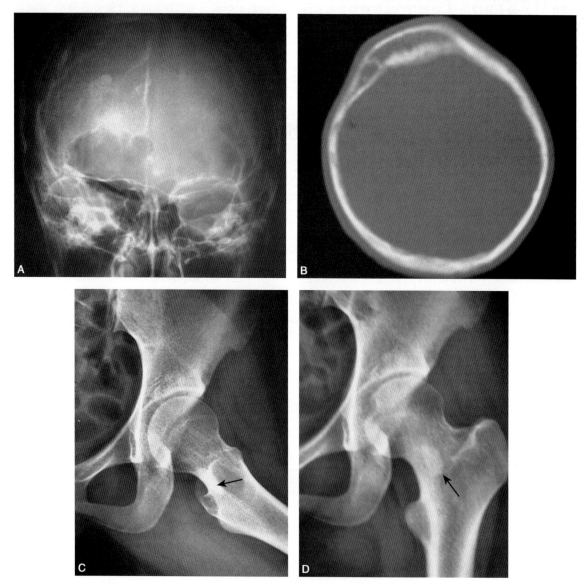

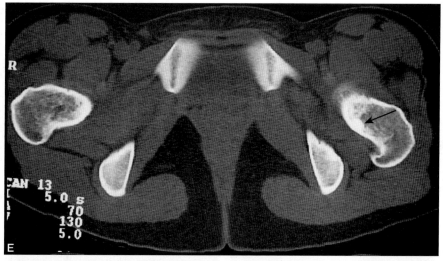

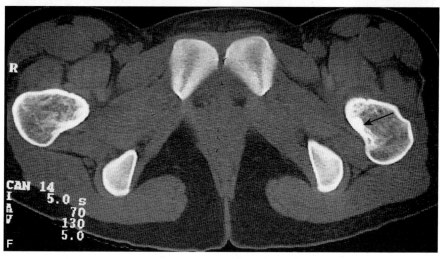

**图 12-2-3  额窦骨瘤及左侧股骨骨瘤**

头颅正位 X 线片可见额窦局限高密度影并额窦扩张(A),CT 显示更为清晰(B)。左侧
髋关节正蛙位 X 线片(C、D)可见左侧股骨颈局限骨质密度增高区,边界清楚,CT(E、F)
显示更为清晰

男女比为 2∶1。半数发生在股骨及胫骨,其他部位有脊柱、肱骨、手、足骨。位于长骨者多发生于骨干,脊椎多位于椎弓。典型表现为患肢疼痛,夜间或休息时加重,服水杨酸类药物或活动后缓解。疼痛与病灶产生前列腺素有关。局部软组织可肿胀,针刺样痛,发热。骨骺未愈者可引起骨发育紊乱、肌肉萎缩、甚至畸形。位于脊椎者可引起脊柱侧凸,引起神经根刺激征。位于肋骨者也可引起脊柱侧凸和背痛。位于关节囊内骨者可出现关节积液、关节疼痛和骨关节炎。肿瘤如切除不完全,可复发为成软骨细胞瘤。

**(二)病理改变**

病灶为含骨样组织的瘤巢,通常不超过 1cm 大小,血供丰富,瘤巢内为富含成骨细胞的结缔组织,可出现不同程度的钙化或骨化,骨化的骨小梁周围有成骨细胞或少量破骨细胞。瘤巢周围可见致密的骨质硬化。

**(三)影像学表现**

瘤巢直径一般不超过 1.0cm,在 X 线片及 CT 上表现为透亮区,多为单发,偶可见 2 个或多个瘤巢。病程不同,瘤巢可无钙化、部分钙化或中央性钙化。半数以上瘤巢可出现钙化或骨化。钙化或骨化量逐渐增多,从明亮的透亮区到致密的高密度区。瘤巢的周围可有骨质增生硬化,位于骨皮质的瘤巢多有明显的骨质增生硬化,甚至掩盖瘤巢本身,皮质外伴有成熟的层状或葱皮样骨膜反应。位于髓腔内、骨膜下、关节囊内的瘤巢,周围的骨质增生硬化、骨膜反应相对较轻,甚至不出现骨质硬化。髓腔内骨样骨瘤常见于股骨颈,可引起关节间隙的狭窄、滑膜炎等。骨膜下瘤巢表现为骨皮质的局限性突起的透亮区,周围骨皮质不同程度的增厚(图 12-2-4 ~ 图 12-2-7)。CT 尤其是薄层扫描是骨样骨瘤的首选影像学检查,可清楚显示瘤巢及周围的硬化,对不规则骨如脊椎、距骨等处的病灶显示明显优于 X 线片。

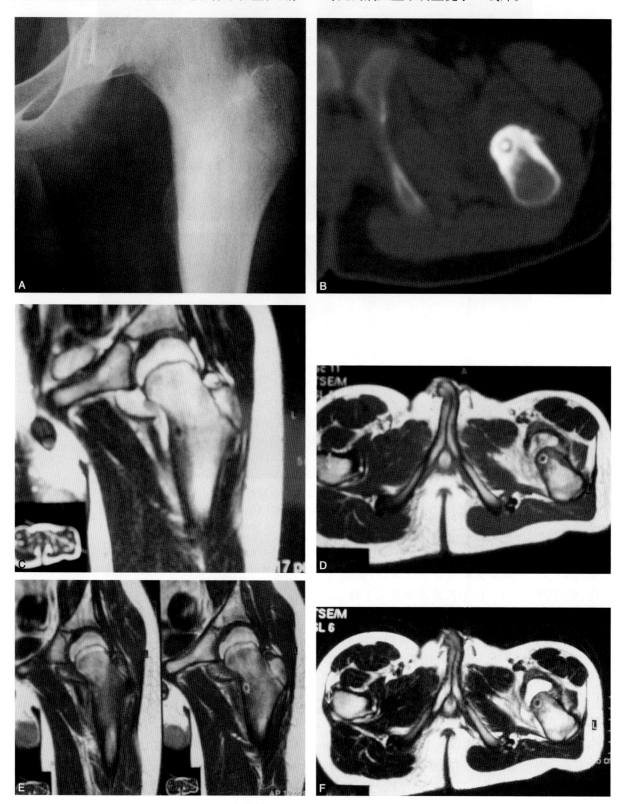

**图 12-2-4  股骨颈骨样骨瘤**

A. 左股骨上段 X 线片示大片状硬化区;B. 横断面 CT 平扫示股骨上断骨皮质增厚,松质骨硬化,内可见类圆形瘤巢;
C ~ F. 冠状面及横断面 MRI 平扫及增强扫描,示股骨颈内侧类圆形瘤巢,周围可见大片状低信号硬化区,增强扫描瘤巢呈明显环形强化

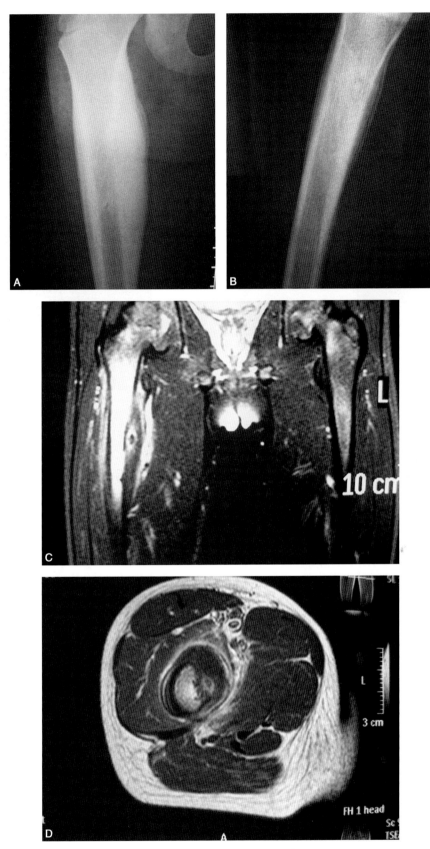

**图 12-2-5 股骨上段骨样骨瘤**

A~B. X 线片示股骨上段内侧骨膜明显增生,其内隐约可见一小的类圆形骨质破坏区;C~D. MRI 横断面 $T_2WI$ 及冠状面 STIR 示右侧股骨上段内侧骨皮质明显增厚,内可见类圆形瘤巢及其内钙化,骨髓腔及周围软组织内可见大片状水肿信号

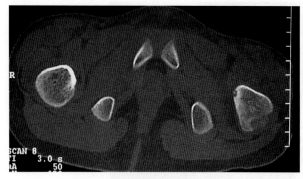

**图 12-2-6　坐骨结节骨样骨瘤**
横断面 CT 示左侧坐骨结节内类圆形
骨质破坏区,周围可见骨硬化

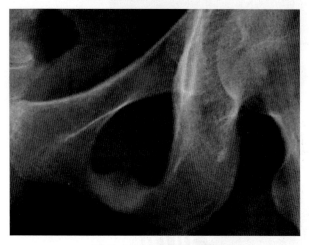

**图 12-2-7　耻骨骨样骨瘤**
骨盆 X 线片示左侧耻骨下支类圆形透光区,
其周围可见大片状硬化区

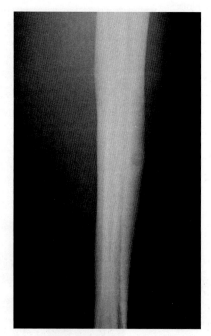

**图 12-2-8　股骨慢性骨脓肿**
X 线片股骨中下段增粗,皮质不规则增厚,
内侧皮质内见不规则透亮区

折线。

2. Brodi 骨脓肿　局部有红、肿、热、痛的炎性表现,反复发作,多位于长骨的干骺端,破坏区内无钙化,CT 增强后瘤巢有强化(图 12-2-10)。

# 三、成骨细胞瘤

## (一) 概述与临床资料

成骨细胞瘤或称骨母细胞瘤为良性侵袭性病变,组织学结构与骨样骨瘤类似,但肿瘤较大,超过 2cm,往往周围无明显反应骨和核心瘤巢。少部分的成骨细胞瘤可表现为明显的侵袭性生长,表现为与良性的成骨细胞瘤明显不同的预后和临床过程,因此在 WHO 第四版骨肿瘤分类中骨母细胞瘤的生物学行为定位为中间型(局部侵袭性)。成骨细胞瘤占良性骨肿瘤的 1% ~ 2%,好发年龄为 10 ~ 20 岁,占 70%,男女比为 2∶1。多发生于脊椎的横突、棘突(30% ~ 44%),也可蔓延到椎体;其次是长管状骨,多见于股骨及胫骨(29%);手足骨常累及距骨(18%);其他还可见于颅骨、肩胛骨、肋骨、髌骨、颌骨及骨盆。发生于长骨者多位于干骺端或骨端,多不侵犯骨骺。大多数患者有患肢疼痛,多为隐痛,服用水杨酸类药物不能缓解。局部可肿胀,有压痛。发生于脊椎者可造成脊柱侧凸、胸背痛、脊神经功能障碍。10% ~ 15% 的成骨细胞瘤术后可复发,多次

MRI 上,瘤巢 $T_1WI$ 呈低、中等信号,$T_2WI$ 上根据内部的钙化或骨化的程度可表现为低、中等或高信号,以骨样组织为主时为高信号,钙化或骨化明显者信号减低,增强后由于肿瘤的瘤巢血供丰富故强化明显,钙化较完全时可出现环状强化。瘤周的骨质硬化、皮质增厚及骨膜反应在各种序列上都为低信号。病灶周围的骨髓及软组织可出现反应性水肿,尤其位于关节囊内的股骨颈皮质的骨样骨瘤,往往范围较大,表现为 $T_1WI$ 低信号,$T_2WI$ 高信号,增强后有一定的强化。部分出现关节的滑膜炎及关节积液。核素扫描典型表现为核素浓聚区内有小的核素浓聚程度更大的区域,称"双重密度影"。血管造影显示骨样骨瘤血管丰富,瘤巢内出现均匀的肿瘤染色,可持续到静脉期。

## (四) 鉴别诊断

1. 应力性骨折　骨折处有大量骨痂生成时需与骨样骨瘤鉴别。应力性骨折多有长期劳损的病史,有一定的好发部位,CT 或 MRI 可显示内部的线状骨

复发易恶性变。

### （二）病理改变

肿瘤由血供丰富的结缔组织基质及其中的大量成骨细胞及巨细胞构成，可形成骨样组织及骨组织，血供丰富。组织学与骨样骨瘤难以区分，病灶大于1.5cm时应考虑为成骨细胞瘤。肿瘤周围的骨质硬化较骨样骨瘤少，常呈膨胀样骨质破坏。

### （三）影像学表现

1. X线片　发生于脊柱者，多位于脊椎的横突或棘突（图12-2-9），表现为囊状膨胀性破坏，边缘清楚，破坏区内散在斑片状骨化影。椎体的病变多由附件蔓延所致。

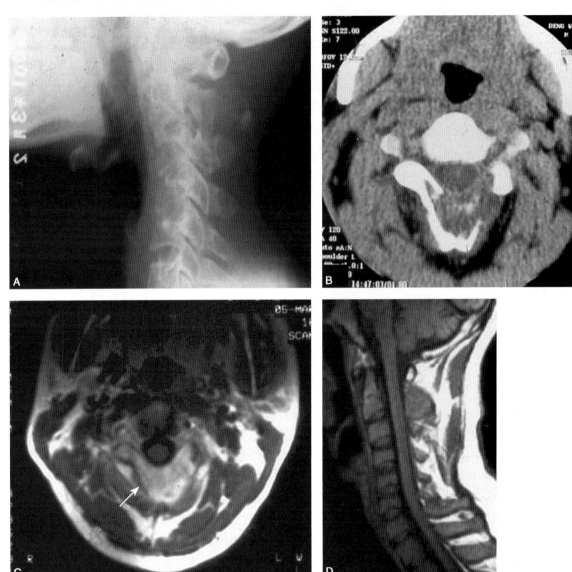

**图12-2-9　枢椎棘突成骨细胞瘤**
A. 颈椎侧位X线片示枢椎棘突呈膨胀性骨质破坏；B. 横断面CT示枢椎棘突骨皮质中断，呈膨胀性骨质破坏，内可见斑片状钙化；C～D. 横断面及矢状面MRI示枢椎膨胀性骨质破坏

发生于长管状骨者，呈沿骨干长轴走向的椭圆形骨质破坏区，直径约2～10cm，内有斑点状、条索状的骨化或钙化影，随着肿瘤的增长，钙化或骨化逐渐增多（图12-2-10）。病灶边缘清楚，有硬化边，硬化范围可广泛，或表现为较薄的硬化环，骨皮质可变薄，破坏，骨膜反应少，少数出现层状骨膜反应（图12-2-10）。46%病灶偏心性生长，12%位于髓腔中央，42%位于一侧皮质。

2. CT表现　发生于脊柱附件者，因解剖复杂，重叠较多，X线难以显示清楚。CT则可清楚显示病灶，表现为附件呈膨胀性破坏，内有云絮状、不规则的骨化，部分可穿破骨皮质（见图12-2-9B，图12-2-11）。

3. MRI表现　$T_1WI$上，骨样组织为低信号，$T_2WI$为高信号，病灶内的钙化或骨化在各种序列上为

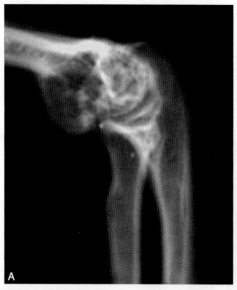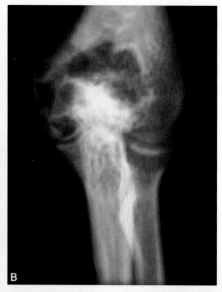

**图 12-2-10 肱骨下端成骨细胞瘤**
A～B. 肘关节 X 线正位片示肱骨下端膨胀性骨质破坏区,骨壳完整,内可见条索状及斑片状钙化、骨化影

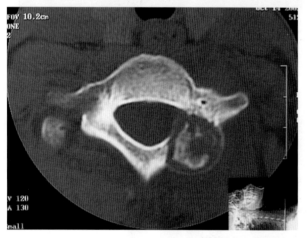

**图 12-2-11 成骨细胞瘤**
颈椎 CT 平扫左侧椎板可见囊状膨胀性骨破坏,
其内可见斑片状骨化影

低信号。病灶周围如出现范围大的骨质增生硬化,也表现为 $T_1WI$ 和 $T_2WI$ 上的低信号。病灶周围的骨髓及软组织可出现反应性充血水肿,$T_2WI$ 上为高信号,有时范围较大。MRI 可显示椎体附件的病灶向椎管内延伸甚至压迫脊髓,部分病变可穿破骨皮质在软组织内形成肿块,一般肿块较小(见图 12-2-9C～D)。增强后骨样组织血管丰富,呈明显强化,而钙化或骨化、囊变、出血区无强化。软组织充血水肿也可出现轻度强化。

### (四)鉴别诊断

1. 骨样骨瘤  组织学上二者甚难鉴别,病灶的大小及瘤巢的显示是鉴别的主要依据,骨样骨瘤多小于 1.0cm,周边骨质增生硬化更明显,骨质膨胀少见。

2. 骨巨细胞瘤  多发生于骨骺愈合后的长骨骨端,破坏呈膨胀性与骨的长轴垂直,周围无骨质增生硬化,无骨膜反应。

## 四、骨 软 骨 瘤

### (一)临床资料和概述

骨软骨瘤又名骨软骨性外生骨疣骨,是指在骨的表面覆以软骨帽的骨性突出物,是最常见的骨肿瘤。该肿瘤来源尚存争议,多数认为骨骺软骨从骺板分离或骨膜软骨内化骨而成。国内外统计骨软骨瘤约占全部骨肿瘤的 10%～17%,占良性骨肿瘤的 20%～50%,均居首位。该肿瘤以男性多见,男女发病率之比约 1.6：1。20 岁以前发现病灶者占 50%～75%。临床上骨软骨瘤可全无症状或仅为偶然发现的局部无痛性肿块,多数生长缓慢。肿瘤较大时压迫周围神经、血管引起并发症状如疼痛和关节活动障碍等。肿瘤可发生于任何软骨内化骨的各骨,尤以长管状骨的干骺端邻近骨骺部位最为多见。骨软骨瘤有单发和多发之分,以单发多见,两者之比约 8：1～15：1。多发者有遗传性,常引起骨骼发育障碍、骨骼畸形,故又有遗传性多发性外生骨疣、干骺续连症等名称。

### (二)病理改变

骨软骨瘤由三部分组成,顶端为薄层纤维组织构成的软骨膜,并与邻近骨膜相连续;软骨膜下方是厚约数毫米的软骨帽,系透明软骨组成,可反映肿瘤生长的活跃程度;软骨帽下方是构成肿瘤主体的骨性基底,由松质骨和骨髓构成,髓腔和母体骨的髓腔相通,肿瘤基底可为扁平宽基底或细长的蒂状。镜下可见纤维组织膜主要是胶原纤维,极少见纤维细胞;软骨帽中以软骨基质为主,还可见少量软骨细胞,软骨基质可发生钙化,并通过软骨内成骨而转变为骨。单发者有11%~20%可发生恶变,转化成软骨肉瘤。

（三）影像学表现

1. X线片　骨软骨瘤好发于长骨干骺端,发生于各个部位的骨软骨瘤,无论单发或多发,其病理改变和组织学结构是相同的,因此多具有相同的影像学特点,主要包括:①软骨帽　软骨帽若未发生钙化时X线不能直接显示,但可借助脂肪、软骨和骨间的密度差异衬托出来,透亮的脂肪与致密的骨皮质之间的距离即为软骨帽的厚度。②软骨钙化　软骨钙化诊断骨软骨瘤的重要征象,也是判断肿瘤生长活跃的指标。缓慢生长的肿瘤,软骨钙化带薄,边缘规则光滑,如正常的临时钙化带;生长活跃的肿瘤,软骨钙化带薄厚薄不均,凹凸不平;当肿瘤生长异常活跃时,软骨帽呈结节状、菜花状增生,钙化带呈环形、半环形、弧形钙化,且密度不均,边缘模糊。③肿瘤的骨性基底　可为宽基底或蒂状,外为皮质骨,内为松质骨,分别与母骨相延续。多发性骨软骨瘤的X线表现与单发者相似,但畸形更为突出,尤其是长管状骨的塑形障碍,常造成干骺端增粗、骨干变短和关节畸形等(图12-2-12~图12-2-17)。

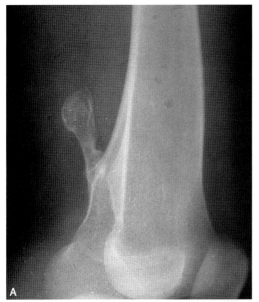
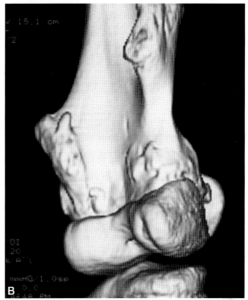
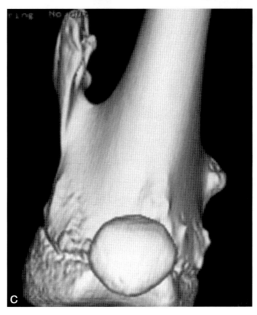

**图12-2-12　股骨下端骨软骨瘤**

A. 股骨下端X线片示肿瘤骨性基质及骨小梁均与母体骨相连续,肿瘤背离关节生长;

B~C. CT三维重建显示股骨下端内、外侧各见一骨软骨瘤

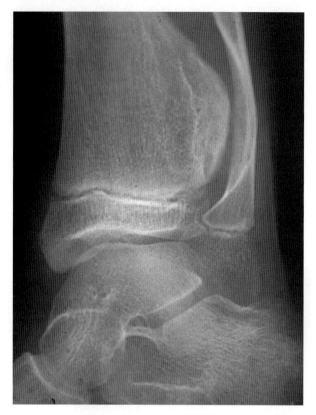

**图 12-2-13　胫骨下端骨软骨瘤**
X 线片示胫骨下端宽基底骨软骨瘤，
瘤体压迫相邻腓骨并使其变形

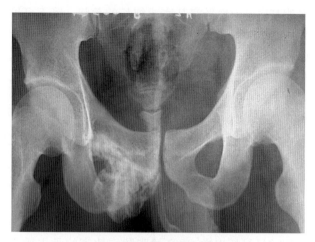

**图 12-2-15　耻骨骨软骨瘤**
骨盆 X 线片示右耻骨的宽基底骨软骨瘤

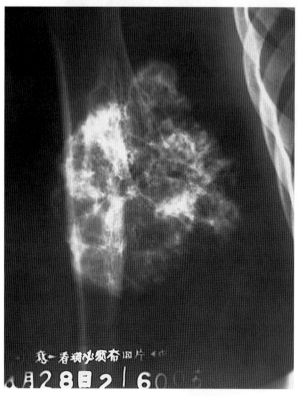

**图 12-2-14　肱骨上段骨软骨瘤**
X 线片示肱骨上段宽基底骨软骨瘤，瘤体周围
可见大量钙化，提示肿瘤生长活跃

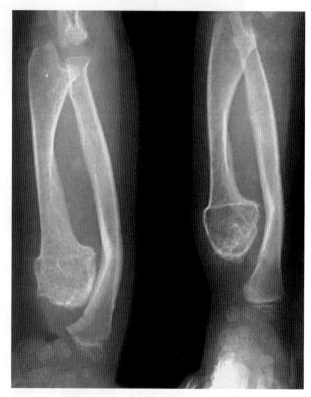

**图 12-2-16　多发骨软骨瘤并骨发育畸形**
X 线片示尺骨远端多发骨软骨瘤
并尺桡骨的发育畸形

2. CT 表现　主要用于 X 线显示不清的肿瘤，了解肿瘤基底是否和母骨相连、软骨帽的边缘、钙化以及周围软组织的情况。

3. MRI 表现　MRI 对于显示骨软骨瘤较 X 线片和 CT 检查具有更大的优势，一是 MRI 能多方位、多角度成像，可以全面显示肿瘤和母骨的关系，二是能直接显示软骨帽。软骨帽的信号特点类似关节透明软骨，在 $T_1WI$ 呈等或稍低信号，在 $T_2WI$ 呈稍高信号，在小角度梯度回波和脂肪压抑序列，

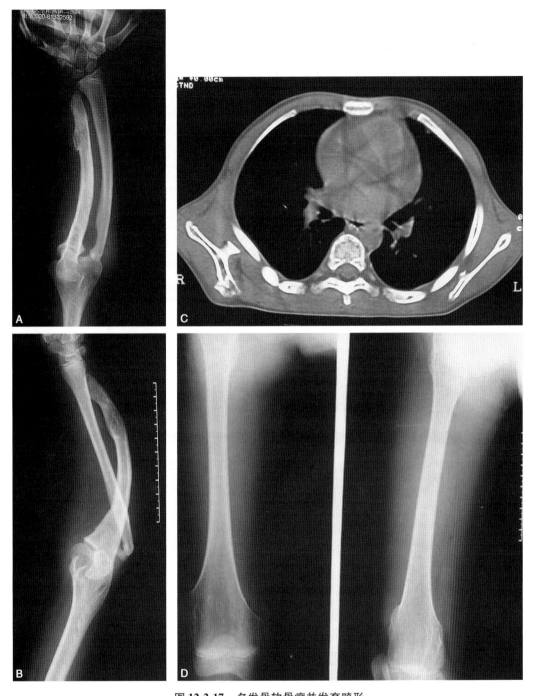

**图 12-2-17　多发骨软骨瘤并发育畸形**

A~B. 尺骨多发骨软骨瘤并尺桡骨发育畸形；C. 右肩胛骨骨软骨瘤；D. 股骨下端多发骨软骨瘤

可呈高信号（图 12-2-18、图 12-2-19）。显示软骨帽的意义在于动态观察软骨帽的变化，若突然出现软骨帽增厚（儿童大于 2cm，成年人大于 3cm）、形态不规则、信号不均匀以及周围软组织肿胀等，常提示肿瘤发生恶变。此外，MRI 还有利于观察肿瘤和周围组织结构的关系，以及肿瘤对神经血管压迫所引起的神经水肿和脂肪、肌肉的萎缩，位于脊椎的骨软骨瘤可向椎管内突出压迫脊髓，造成患者截瘫。

骨软骨瘤若出现以下征象，应高度怀疑恶变可能（见图 12-2-14）：①肿瘤表面钙化带中断、不连；②软骨帽明显增厚或出现软组织肿块；③钙化带密度减低、边缘模糊、局部骨质破坏和出现骨膜反应；④软组织内出现斑点状或低密度钙化环；⑤瘤体内有瘤骨形成。

**（四）鉴别诊断**

需与骨旁骨瘤、皮质旁骨肉瘤、皮质旁软骨瘤鉴别，鉴别点是上述肿瘤均无和母骨相通的髓腔和相延续的骨皮质。

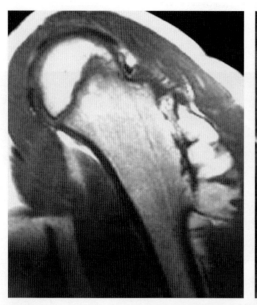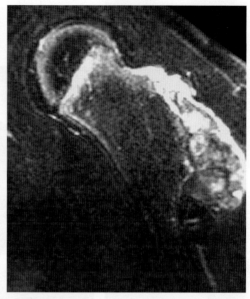

图 12-2-18　肱骨上段骨软骨瘤
MRI 矢状面 T₁WI 及 STIR 清楚显示软骨帽

（五）随访

监测或术后随访，一般采用 X 线片足够，如怀疑有恶变时，需进一步进行 MRI 检查，以便获得更多的影像信息，如肿瘤是否恶变、复发以及病变范围和周围组织结构受累程度。

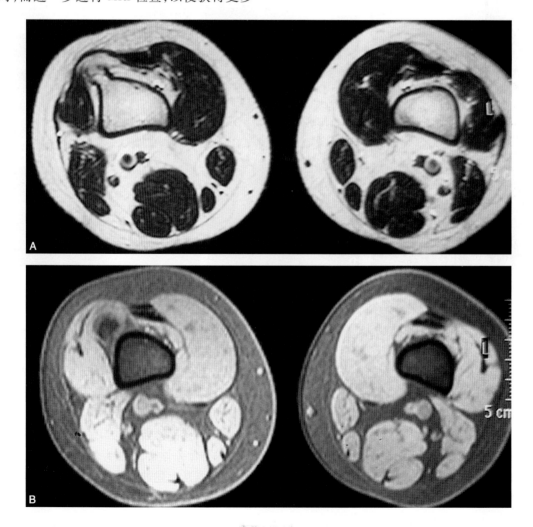

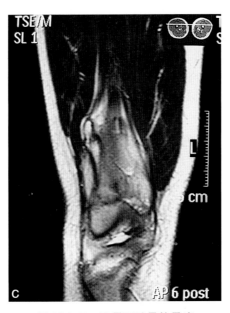

**图 12-2-19 股骨下端骨软骨瘤**

A. MRI 横断面 $T_2WI$;B. 横断面 $T_1WI$ 压脂像;C. 冠状面 $T_2WI$。A～C 示股骨下端骨性突起,与股骨窄基底相连,
肿瘤基质部在 $T_1WI$、$T_2WI$ 均与骨髓腔信号一致,软骨帽在 $T_1WI$ 上呈等信号,在 $T_2WI$ 上呈高信号

## 五、软 骨 瘤

为一组含透明软骨的良性骨肿瘤,可发生于骨髓
腔、骨皮质、骨膜下或软组织(图 12-2-20)内。发生于
髓腔者称为内生软骨瘤(图 12-2-21～图 12-2-24),发
生于皮质骨或骨膜下者称外生软骨瘤。软骨瘤可单
发和多发,多发性内生软骨瘤合并骨骼发育畸形者称
为内生软骨瘤病或 Ollier 病,多发性内生软骨瘤合并
肢体软组织血管瘤者称为 Maffucci 综合征。

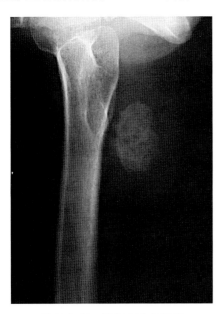

**图 12-2-20 软组织内软骨瘤**
X 线片示股骨上段外侧软组织内见团块状高密影,边界清楚

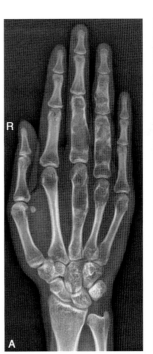
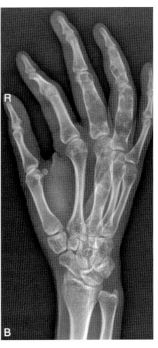

**图 12-2-21 右手多发内生软骨瘤**
右手正斜位 X 线片可见右手多个掌指骨骨髓腔内膨胀性骨
质破坏,边界清楚,骨皮质受压变薄,部分病变周围可见硬化
边,病变周围未见明确软组织肿块,未见明确骨膜反应

### (一)单发性内生软骨瘤

1. 概述和临床资料 发病率居第三位,仅次于
骨软骨瘤和骨巨细胞瘤。国内资料统计约占良性骨
肿瘤的 13%。国外 Schajowicz 统计约占 7.8%,仅次
于骨软骨瘤。好发年龄为 20～50 岁年龄组,男女发
病率相近。病变大多位于短管状骨。患者通常无症

状,多因病理骨折后或偶然发现。如果累及长管状骨,局部疼痛和病理骨折则较常见。任何软骨内化骨的骨骼均可受累,最常累及手短管状骨,其发生孤立性内生软骨瘤的比率约为50%,较少累及肱骨、股骨、趾骨、跖骨、胫骨、腓骨和尺骨,累及肋骨、锁骨、胸骨、骨盆、髌骨和腕骨者罕见。

2. 病理改变 肉眼观肿瘤为灰白色,呈半透明略带光泽,切面可见白色坚硬的钙化区域和黄色的骨小梁。肿瘤内可有大小不等的囊变,内含液体或冻胶状物质。邻近骨皮质变薄,内侧有不规则的骨嵴。镜下肿瘤由软骨细胞和软骨基质构成,软骨细胞及其胞核均较小,单核多见,双核少见,多直接分裂,为本病的特征性组织学改变。有时和软骨肉瘤不易区分,应密切结合临床和影像学表现。

3. 影像学表现

(1) X线表现:发生于指(趾)骨的内生软骨瘤(见图12-2-21),多位于近端和中段,呈囊状膨胀性、偏心性生长,骨皮质受压变薄,边缘清楚,可有硬化边,内缘呈多弧状或不规则状,透亮区内可见斑点状、环状或半环状钙化,除非发生病理性骨折,一般骨皮质多完整,多无骨膜反应,软组织无肿胀。有时肿瘤区内,由于残存的骨小梁的重叠可表现为多房状改变。发生于楔掌骨者,其X线表现类似于指趾骨的内生软骨瘤。发生于长骨者常位于干骺端,并逐渐移行至骨干,在骨骺闭合后肿瘤可长入骨端,多为中心性生长,单房或多房,呈对称性膨胀性改变,边缘可呈分叶状,一般无硬化边,偶尔也可见较宽的硬化带,肿瘤内出现斑点状、环状或斑块状钙化是诊断的重要征象(见图12-2-22)。

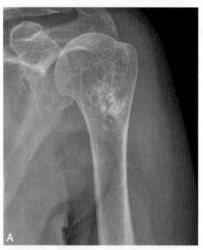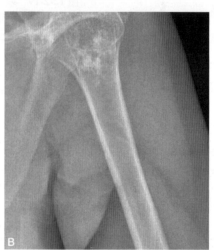

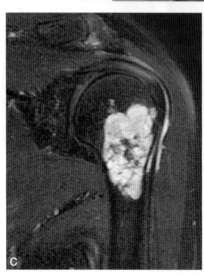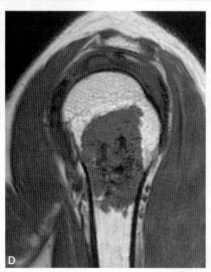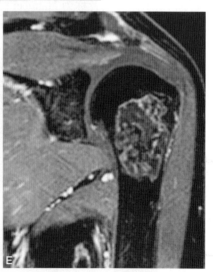

**图12-2-22 左侧肱骨近侧干骺端内生性软骨瘤**

左侧肱骨正斜位(A～B)可见左侧肱骨近侧干骺端不规则高密度钙化斑。肱骨MRI示左侧肱骨近侧干骺端内生性软骨瘤边界清楚,T₂压脂(C)呈高信号,T₁WI呈低信号(D),增强后(E)可见不规则花环样强化。X线片所见钙化在各序列上均为低信号

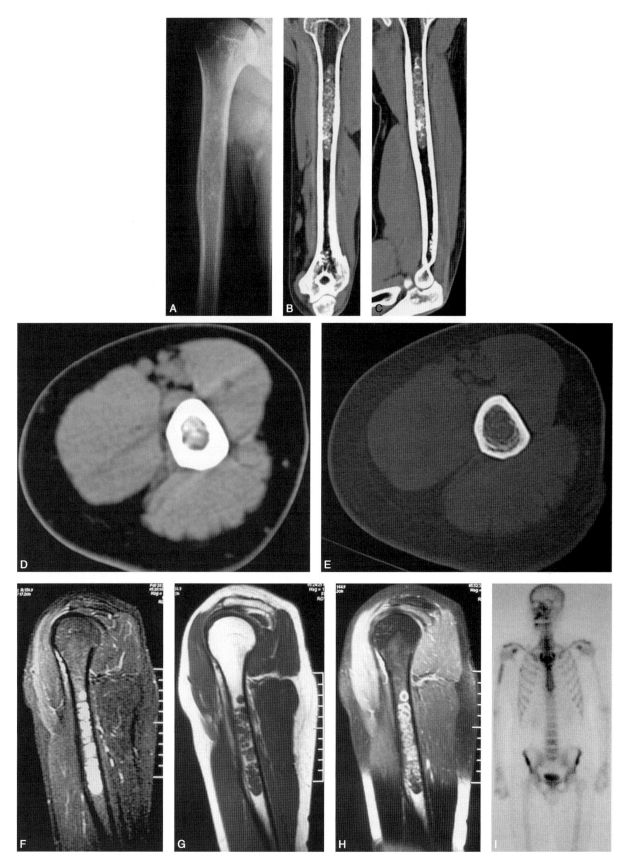

**图 12-2-23　右侧肱骨内生软骨瘤**

X 线片(A)以及 CT(B~E)可见右侧肱骨骨干骨髓腔内多发类圆形钙化斑,以 CT 显示清晰,未见软组织肿块,未见骨膜反应。MRI(F~H)示病变在 T$_2$ 压脂(F)呈高信号,T$_1$WI(G)呈低信号,增强后可见环形强化。全身骨扫描(I)可见右侧肱骨放射性浓聚

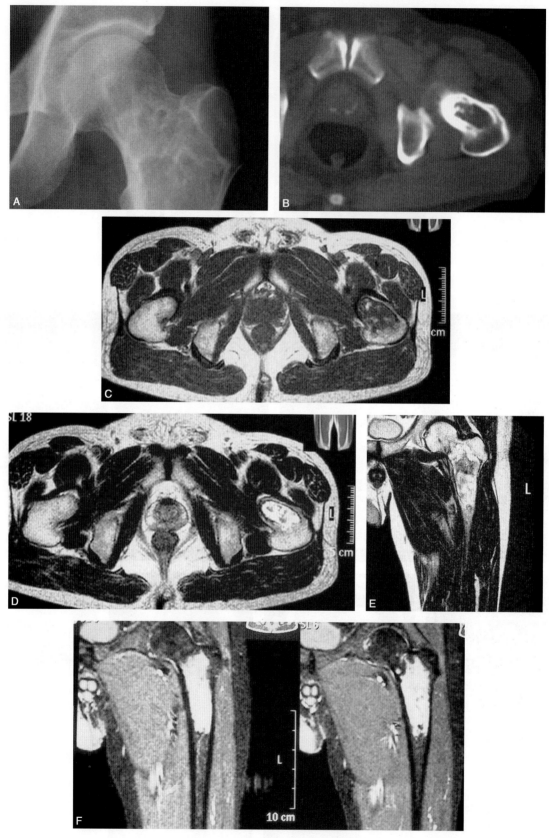

**图 12-2-24　股骨上端内生软骨瘤**

A、B. X 线片(A)及横断面 CT(B)示股骨上端不规则透亮区,内可见斑点状钙化,周围可见硬化边;C~F.
横断面 MRI T$_1$WI(C)和 T$_2$WI(D)及冠状位 T$_2$WI(E)和增强扫描(F)示肿瘤呈长 T$_1$ 长 T$_2$ 信号,增强扫描明
显强化,肿瘤周围可见低信号硬化带

（2）CT 表现：可清楚显示髓腔内的钙化，有时和骨梗死的钙化不易区分。但内生软骨瘤髓腔内可见软组织肿块，骨皮质膨胀、变薄，一般无中断，增强扫描可有轻度强化。巨大的内生软骨瘤需和中心性软骨肉瘤鉴别，主要根据是肿瘤的侵袭性，是否累及周围软组织和骨骼（见图 12-2-23、图 12-2-24）。

（3）MRI 表现：$T_1WI$ 显示高信号的脂肪骨髓被低信号的肿瘤组织取代，未钙化的肿瘤性软骨成分在 $T_2WI$ 呈高信号，增强扫描呈环形或弧形强化，反映了肿瘤呈分叶状生长的类型（见图 12-2-23、图 12-2-24）。MRI 对肿瘤侵犯周围软组织非常敏感，所以对鉴别软骨肉瘤或监测内生软骨瘤的恶变有重要意义。

4. 鉴别诊断

（1）骨囊肿：发生在短管状骨极少见，多沿骨干长轴生长，无钙化。

（2）巨细胞瘤：也极少发生于短管状骨，多见于骨骺闭合后的骨端，肿瘤膨胀明显，瘤区内无钙化。

（3）短管状骨骨结核：又称骨气臌，骨皮质不完整、骨膜反应、周围软组织梭形肿胀、瘤区内无钙化是鉴别的要点。

**（二）内生软骨瘤病**

1. 临床资料和概述　即 Ollier 病，也称为多发性软骨瘤病，如合并有多发性软组织血管瘤，称为 Maffacci 综合征。本病是先天性非遗传性骨的软骨发育不良，软骨内骨化发育障碍所致，主要累及长、短管状骨的干骺端，扁骨的干骺端如骨盆和肋骨也常累及，但颅骨和脊椎常不受累。本病分布多以一

侧肢体为明显的非对称性多骨病变，常引起骨骼畸形和缩短。主要症状为肢体多发性肿块，局部有膨胀变形呈骨性硬度，影响肢体发育者可导致畸形，如发生于下肢者，因股骨、胫骨发育生长障碍，造成膝外翻畸形、两下肢长短不一，脊柱可发生代偿性侧凸，骨盆也呈倾斜畸形。肿瘤一般至成年后停止生长，少有疼痛或病理骨折。约 5% 的病例可恶变为软骨肉瘤。

2. 病理　肿瘤呈大小不等、圆形或卵圆形的灰白色软骨性肿块，质脆。肿瘤之间可见骨性分隔，有骨化和钙化部分，很少累及骨骺。镜下肿瘤呈分叶状，由软骨细胞和基质构成。软骨细胞量多而致密，常见双核细胞和巨核细胞，基质量少，钙化较少。

3. 影像学表现

（1）X 线片：X 线片是内生软骨瘤病的主要影像诊断技术。发生于短管状骨者，典型表现为大小不等的圆形或卵圆形透亮区，骨皮质膨胀变薄，部分边缘硬化，可穿破骨皮质，部分病例可见散在或大量的钙化斑。发生在长骨者可累及干骺端和骨干，病变呈多发的卵圆形、线状或锥形的溶骨性骨质破坏，边缘清楚有硬化，也可向四周膨胀性生长，干骺端呈喇叭口样扩张，内可见少量钙化，常合并有肢体的发育畸形；如病变累及髂骨，由于髂骨嵴是干骺端，病灶表现为呈扇形分布的条状骨质破坏（见图 12-2-25、图 12-2-26）。上述病灶随年龄长大可逐渐骨化和消失，到成年期生长停止（图 12-2-27）。如果骨皮质出现破坏和软组织肿块形成，则同时恶性变可能。

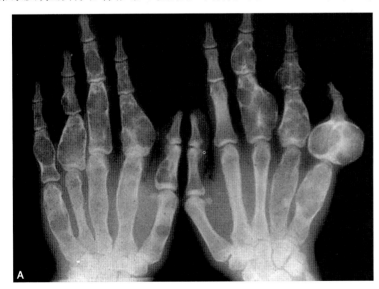
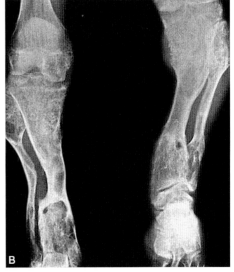

**图 12-2-25　Ollier 病**
A. X 线片示双手掌骨及指骨多发内生软骨瘤；B. X 线片示双侧胫腓骨多发内生软骨瘤并发育畸形

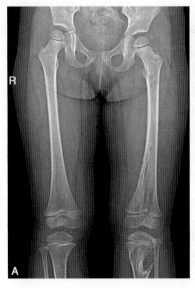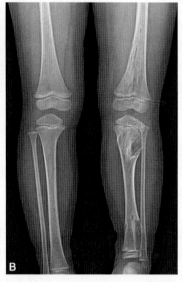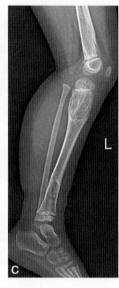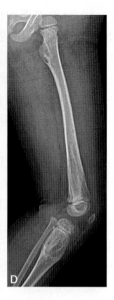

**图 12-2-26　左下肢多发内生性软骨瘤**
左下肢正侧位片示左侧股骨远端、胫骨近段、远端膨胀新骨质破坏，边界清楚，边缘可见硬化边

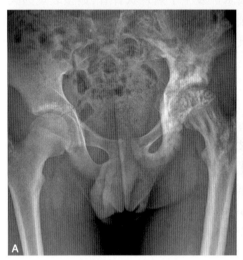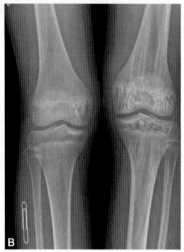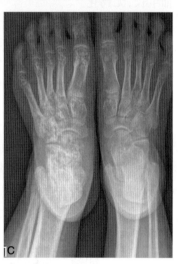

**图 12-2-27　成年人 Ollier 病**
骨盆正位片（A）、双膝关节正位片（B）以及双足正位片（C）可见圆内生性软骨瘤病变骨化、缩小

Maffucci 综合征的骨病变和软组织血管瘤同时发生，两者无因果关系。骨病变广泛，血管瘤可累及软组织和内脏，血管瘤内多有多发小圆形静脉石。

（2）CT 和 MRI 表现：内生软骨瘤病的病灶主要分布于干骺端，病灶的 MRI 和的 CT 表现与单发性的内生软骨瘤相似。

Maffucci 病软组织内血管瘤在 MRI 显示清楚，粗大、流速快的血管腔在 $T_1WI$ 和 $T_2WI$ 呈流空信号，流速慢的血管在 $T_1WI$ 和 $T_2WI$ 呈高信号。

4. 鉴别诊断　根据其典型 X 线表现，诊断不难。

5. 随访　肿瘤一般到达成年后即停止生长，如发现肿瘤突然增大或出现明显疼痛时应警惕恶性变，普通 X 线片是简单、方便、价廉和有效的检查方法，如高度怀疑肿瘤恶变，应进行 MRI 检查。

## 六、成软骨细胞瘤

### （一）临床资料和概述

良性的可产生软骨基质的软骨母细胞的肿瘤，又称为软骨母细胞瘤。过去常被误认为是一种非典型的巨细胞瘤，亦称为含软骨的巨细胞瘤、钙化性巨细胞瘤等，1942 年 Jaffe 认为其属于单独类型的肿瘤，称其为良性成软骨细胞瘤，并得到广泛承认。良性成软骨细胞瘤是较少见的原发性骨肿瘤，约占原发性骨肿瘤的 1%，国内报道也不多。肿瘤多见于 10～25 岁年龄组的青少年，发生于颅面骨者年龄较大（40～50 岁），男性多见。通常发展缓慢，局部症状较轻,以轻微疼痛为主,偶有关节活动受限,肿块不明显,皮温多正常,表皮无怒张血管。发生部位以长骨的股骨、胫骨和肱骨多见。

部分成软骨细胞瘤治疗后可以复发并侵犯邻近组织结构,甚至发生转移等,从而引起各家注意,许多作者将之称为特殊的软骨母细胞瘤、恶性软骨母细胞瘤或侵袭性软骨母细胞瘤。Mirra 将此分为下列三种情况:①软骨母细胞瘤发生肉瘤变;②软骨母细胞瘤发生良性肺转移;③可能是一种特殊的软骨母细胞瘤,称为软骨母细胞瘤样软骨肉瘤。

**（二）病理**

肿瘤多位于骨骺区,切面呈棕灰色,质韧,其内见黄色沙砾样钙化,肿瘤轻度膨胀,和周围组织分界清楚,可见一反应性骨质硬化带。镜下可见大小、数量不等的软骨母细胞和多核巨细胞,肿瘤内可有出血、坏死和囊变。

**（三）影像学表现**

1. X 线片　肿瘤多发生于长管状骨,位于骺板软骨闭合前的骨骺部,可侵犯干骺端。病灶呈圆形或椭圆形透亮区,可呈单房或多房性溶骨破坏,边界清楚,轻、中度膨胀,周围可见硬化边,病灶内如发现斑点状或半环状钙化影可做确诊的重要依据,此瘤少见偏心性生长。肿瘤延伸至干骺端时可出现少许层状骨膜反应(10% ~ 50%),如病灶穿破骨皮质进入软组织,可出现软组织肿块影,同时诊断时应高度怀疑恶性的软骨母细胞瘤。(图 12-2-28 ~ 图 12-2-30)

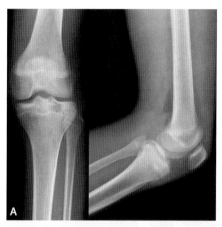

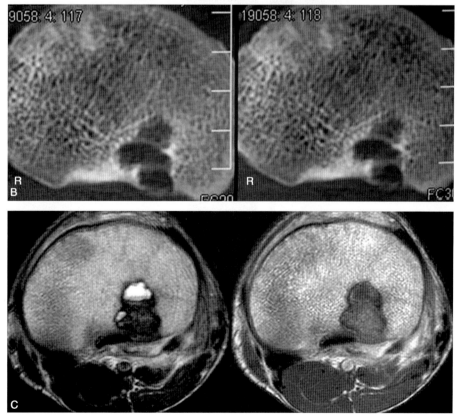

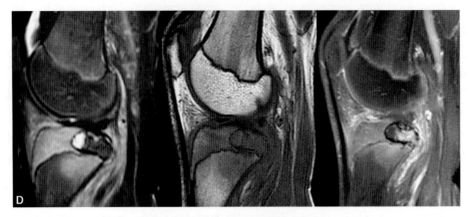

**图 12-2-28 左侧胫骨成软骨细胞瘤**

左膝关节正侧位片(A)及 CT 轴位片(B)可见左侧胫骨近端骨骺内类圆形骨质破坏区,边界清,边缘可见轻度硬化。MRI 轴位片(C)以及矢状位(D)示病变于 $T_2$ 压脂下部呈低信号,上部呈高信号,$T_1WI$ 病变呈稍低信号,增强后可见中等度不均匀强化

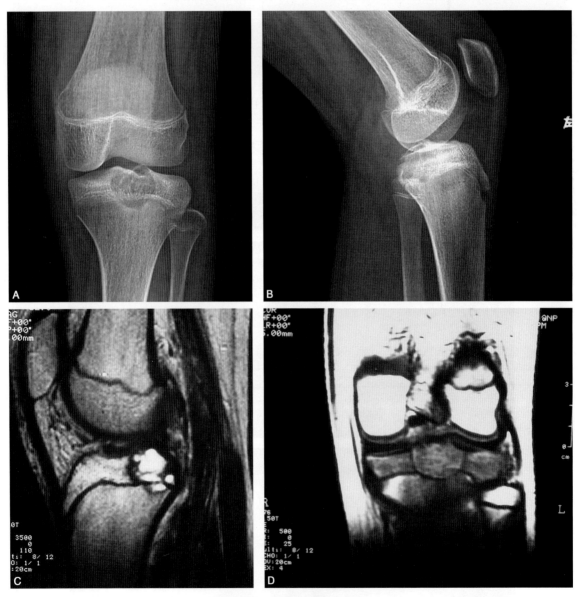

**图 12-2-29 胫骨成软骨细胞瘤**

A～B. 膝关节正侧位 X 线片,示胫骨干骺端跨骺板生长的类圆形骨质破坏区,边界清楚,内未见钙化;C. 矢状位 MRI $T_2WI$ 示肿瘤呈明显高信号;D. 冠状位 MRI $T_1WI$ 示肿瘤跨骺板生长,大部分位于骨骺内

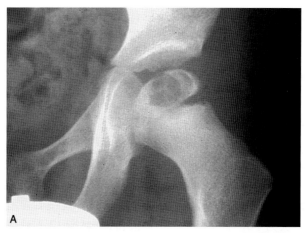

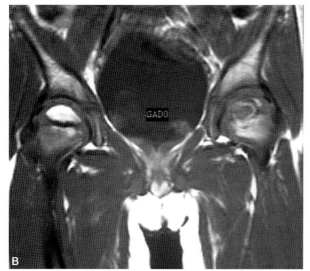
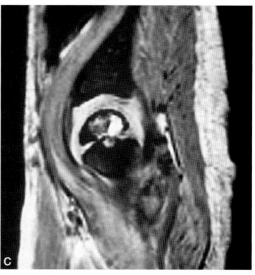

**图 12-2-30　左侧股骨骨骺成软骨细胞瘤**

左髋关节正侧位片(A)可见左侧股骨近端骨骺内类圆形骨质破坏区,边界清,边缘可见轻度硬化。MRI 冠状位 $T_1WI$(B)
以及 $T_1WI$ 增强(C)示病变于 $T_1WI$ 呈稍低信号,增强后可见中等度不均匀强化,周围软组织增厚强化

2. CT 表现　CT 可清楚显示骨质破坏区域和边缘硬化改变,对钙化的瘤软骨和肿瘤是否侵犯邻近的软组织的显示较 X 线片敏感,有助于确定肿瘤的性质和范围。软骨母细胞瘤较少见到瘤内的钙化。

3. MRI 表现　成软骨细胞瘤的 MRI 检查可见长管状骨骨骺部的边缘清楚的轻度分叶状或类圆形结节影,$T_2WI$ 可见病灶内 5 ~ 10mm 大小的高信号结节,增强扫描可见环形强化,随时间延长可见向心性强化趋势。病灶边缘清楚可见低信号边,病灶周围骨髓腔内有边缘不清的大范围骨水肿改变。脂肪抑制序列对显示肿瘤在骨髓内外的真正范围作用较大,可免除同为高信号的脂肪性骨髓的影响,压脂后髓内外高信号区域是肿瘤的侵犯范围和瘤周的水肿反应区,通常对肿瘤的良恶性质区分起关键性作用。GD-DTPA 增强扫描,肿瘤可见不均匀强化,而瘤周水肿区不强化。

**(四)鉴别诊断**

1. 骨巨细胞瘤　发病年龄较成软骨细胞瘤晚,肿瘤多发生在骨骺已愈合的骨端,病灶范围大,无硬化边,骨质膨胀明显,病灶内无钙化斑。

2. 骨骺和干骺结核　结核病灶较小,外形不规则,可有骨膜反应和沙砾样死骨,周围骨质疏松。同时局部可有较明显的肿痛等临床症状可供鉴别。

3. 内生软骨瘤　多见于短管状骨,少侵犯长管状骨。原发于干骺端向骨干发展,可有瘤软骨的钙化。

## 七、软骨黏液纤维瘤

**(一)临床资料和概述**

软骨黏液纤维瘤是一种特殊分化的良性软骨性肿瘤,过去曾称为"黏液瘤",也常被误诊为软骨肉瘤、软骨黏液肉瘤或黏液肉瘤。1948年,由Jaffe和Lichtenstein根据其组织学特点,即肿瘤具有软骨样、黏液样细胞分化,并含有丰富的梭形、星形细胞,提出将此瘤命名为软骨黏液纤维瘤。

软骨黏液纤维瘤较少见。软骨黏液纤维瘤的病程多缓慢,症状较轻,主要为局部轻微疼痛和不适,表浅者可触及肿块,并有轻度压痛,表面皮肤多无明显肿胀和温度异常,也无血管怒张等改变。邻近关节者可造成关节活动障碍,偶发生病理骨折。发病率男性多于女性,约1.9:1。11~30岁为高发年龄组,约占71%,其次为30~40岁年龄组,约占15%。国外Mirra统计75%患者发生在30岁以前,Schajowicz组统计发生于5~25岁者约占68%。此瘤好发于长骨干骺端或骨端,80%发生于下肢的骨骼,胫骨上端最常见,胫骨约占34%,其次是股骨(14%)、腓骨(9%)、跖骨(8%)、盆骨(6%)、跗骨(4%)等,全身其他各骨也有报道。软骨黏液纤维瘤可恶变为软骨肉瘤,侵犯周围软组织。

**(二)病理**

肉眼观肿瘤呈圆形或椭圆形,瘤组织为实质性,切面呈灰白色或淡蓝色,透明而似软骨。瘤组织内可见含有黏液的小囊腔,偶见钙化。镜下肿瘤细胞排列成特殊的大小不等的假小叶状,细胞大部分为梭形和星形细胞,有大量黏液样或软骨样细胞间物质,被致密之细胞带所分隔。致密处细胞多为梭形成纤维细胞,散在分布有网状细胞、成软骨细胞,基质量少。疏松处多为黏液细胞和多量的基质,也可

有成软骨母细胞、软骨细胞和软骨基质。Mirra发现各种软骨性肿瘤所含软骨的量有所不同:软骨黏液纤维瘤7.5%,软骨母细胞瘤50%,内生软骨瘤、分化良好的软骨肉瘤为95%~100%。

**(三)影像学表现**

1. X线片 干骺端或骨端椭圆形偏心性骨质破坏,破坏区长轴与骨干长轴一致,可向骨端或骨干方向扩展。骨破坏区多呈蜂窝状,内见骨梁,粗细悬殊,病变周围骨壁明显增生硬化,以近髓腔侧明显,病变于骨干交接处常有明显骨膜增生,罕见病理骨折和钙化(图12-2-31、图12-2-32)。

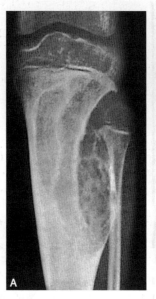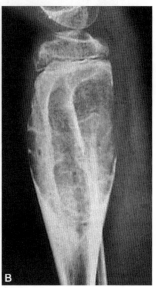

**图 12-2-31　胫骨软骨黏液样纤维瘤**
胫骨正侧位X线片示胫骨中上段偏心性膨胀性骨质破坏,破坏区内可见粗细不等的骨梁,部分骨皮质中断破坏

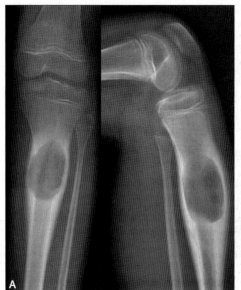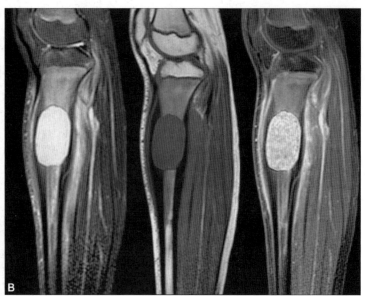

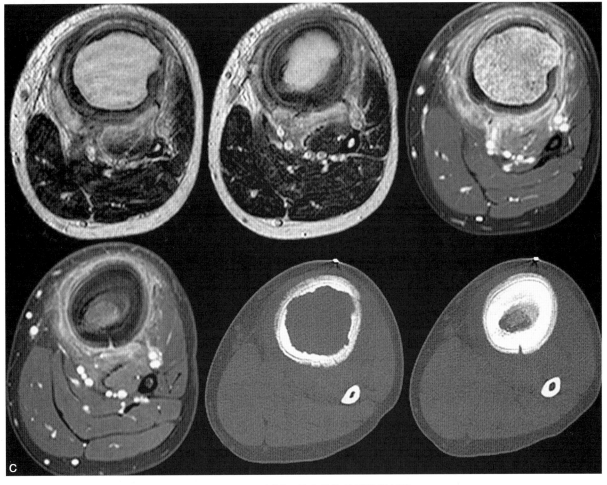

**图 12-2-32 左侧胫骨中段软骨黏液样纤维**

A. X 线片可见左侧胫骨中上段膨胀性骨质破坏,边界清楚,胫骨骨皮质显著增厚;B、C. MRI 示病灶
$T_2WI$ 呈高信号,$T_1WI$ 呈低信号,增强后可见显著较均匀强化,病灶周围骨皮质显著增厚呈低信号

2. CT 表现 CT 扫描主要显示 X 线片难以显示的解剖部位,如盆骨、椎骨等,还有助于了解肿瘤内部有无钙化、囊变、出血以及周围软组织受累情况。CT 扫描时肿瘤内并无 X 线片所见的粗大骨梁,而仅见肿瘤呈分叶状压迫髓腔侧骨皮质形成骨嵴,故 X 线片所见的蜂窝状影及骨梁影,实际是骨嵴的复合投影。

3. MRI 表现 肿瘤的信号强度,有赖于肿瘤的成分,并无特异性征象。肿瘤通常在 $T_1WI$ 为等或低信号,在 $T_2WI$ 为高信号,信号不均匀,增强扫描可有轻或中度强化。肿瘤病灶周围的骨髓腔明显水肿改变。

**(四)鉴别诊断**

1. 巨细胞瘤 多发生于骨骺闭合后的骨端,呈横向生长,无硬化边,骨梁较细。

2. 骨囊肿 多位于干骺端和骨干的中央,呈对称性生长,无粗大骨梁影,易并发病理性骨折。CT

和 MRI 显示瘤腔内为水样密度和水样信号。

3. 成软骨细胞瘤 肿瘤位于骨骺或跨骺板生长,病灶较小,膨胀不明显,其内常见到钙化,无明显的骨性分隔征象。

## 八、滑膜软骨瘤病

**(一)概述与临床**

滑膜软骨瘤病(synovial chondromatosis),也称为滑膜骨软骨瘤病或滑膜软骨化生,为一种少见良性病变,特征表现为关节、黏液囊或腱鞘滑膜多发软骨结节化生性增生。其几乎恒定为单关节发生,罕见多关节受累。男性发病为女性的 2 倍,常于 30 ~ 60 岁发病。膝关节为最好发部位,其次依次为髋、肩与肘关节,偶见于颞下颌关节。患者常主诉疼痛与肿胀。关节积液、压痛、运动受限与软组织肿块为常见的临床表现。

（二）影像学表现

1. X线表现　本病早期由于软骨结节未发生钙化或骨化，X线片有时仅能发现关节软组织肿胀，给诊断造成一定的困难。因此，在早期诊断中关节腔充气造影和关节镜检查甚为重要，可见局限性滑膜增厚和软骨结节。由于病程的进展，游离体钙化，其典型的X线表现为在关节腔，滑囊内及腱鞘处见散在或聚集大小不等的钙化或骨化小结节样影。密度可均质性增高，也可见周边环状钙化而中心透亮，呈"石榴籽"样。游离体数目大小不定，可从数粒到数百粒不等。晚期常继发骨性关节炎。这主要是由于关节内游离体增大，可压迫侵蚀滑膜和软骨，引起滑膜萎缩，软骨变性坏死，使骨表面糜烂和破坏，长期的磨损更加剧了软骨的变性坏死。最终形成关节的继发性病。表现为关节间隙变窄，关节构成骨边缘见骨质增生，关节面下可见小囊状破坏区。根据游离体发生的部位本病可分为关节囊内型和关节囊外形。囊外形由于病变发生在关节囊外，不影响关节滑膜和软骨，故不出现关节退行性改变。囊内型由于游离体对滑膜和软骨的损害，易造成关节的退行性改变。尤其在膝关节，关节退行性改变出现早且明显。病程越长，游离体数量越多，关节退行性改变程度越严重。肩和髋关节由于重力的作用，游离体多集中在关节囊的内下方，对关节软骨影响较小。故关节退行性变出现较迟、较轻。本病继发关节退变与关节游离体发生部位有关。（图12-2-33）

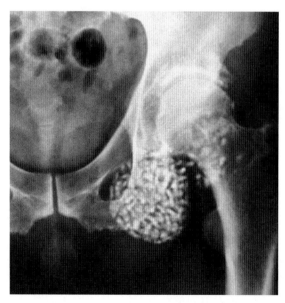

**图12-2-33　左髋关节滑膜骨软骨瘤病**
左髋关节内可见聚集大小不等的钙化或骨化
小结节样影，呈"石榴籽"样改变

2. CT表现　CT显示多发游离体较X线片要清晰，显示细小游离体的数目明显多于X线片，CT影像主要可以观察游离体中心及周边密度的改变，有无骨化或钙化，以及滑膜的增厚钙化，甚至可见部分骨化的游离体的骨小梁结构。CT可见关节软骨变性，关节腔内少量积液，纤维组织增生以及滑膜增厚、钙化等表现。CT与X线比较，在检出细小游离体的数量及显示膝关节软组织改变都较X线片清楚，CT还可以显示细小的游离体及趋向钙化、骨化的游离体，CT三维多种重建可更全面显示病变。

3. MRI表现　MRI上可显示滑膜增厚，关节积液，关节及关节周围游离体包括软骨性游离体，在$T_1WI$和$T_2WI$通常显示为低信号结节，尤其在$T_2WI$上与滑膜内高信号的液体形成对照更易于显示。滑膜软骨瘤病所引起的软组织肿大增生一般表现为液性和实性的混合团块，其中液性部分通常是关节滑膜异常分泌的液体在关节腔内积聚所致；而其实性部分则可能是滑膜上残留的间质组织化生部分。MRI软组织分辨率高，对滑膜的增厚、积液及软骨性游离体显示更佳，但缺点是对游离体的钙化、骨化不及X线片和CT清楚、敏感。

（三）滑膜软骨瘤病的病理分期

滑膜软骨瘤病的病理分为三期：一期（非影像诊断），活动性滑膜增生，但无游离体，临床症状不明显，往往不去就医，缺乏影像资料；二期称为过渡期，有活动性滑膜病变，游离体开始形成；三期，无活动性滑膜病变，游离体形成。在显微镜下，多数软骨结节表现为形成于滑膜表面细胞的薄层之下，去除包膜为半透明或瓷白色软骨软组织，透明软骨周围为钙化的部分骨组织，其中有大量或少部分钙质沉着。这些结节细胞密集，细胞自身表现出中度的多形性，偶见肥胖型核与双核。软骨结节常有钙化与内软骨性骨化，并可脱落成为游离体。游离体持续存活并可从滑液内获得营养而增大（图12-2-34B）。

（四）诊断与鉴别诊断

滑膜骨软骨瘤病应与由骨关节炎引起的继发性滑膜骨软骨瘤病鉴别，特别是在膝与髋关节，还应与原发性（另起源于滑膜）或继发（继发于恶性变）性滑膜软骨肉瘤、色素沉着绒毛结节性滑膜炎、类风湿关节炎、剥脱性骨软骨炎以及Charcot关节等鉴别。

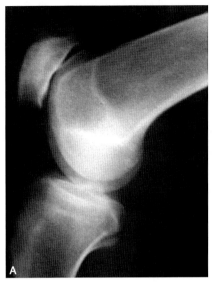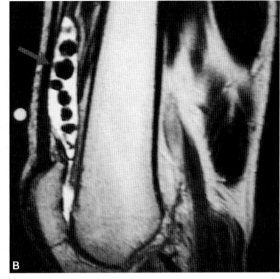

**图 12-2-34　膝关节滑膜骨软骨瘤病**

髌上囊内可见聚集大小不等的骨化小结节样影,MRI T₂WI 在关节积液高信号的衬托下呈颗粒状低信号

1. 继发性滑膜骨软骨瘤　可见到骨关节炎所有的典型特征性证据,如关节间隙变窄、软骨下硬化与偶见的关节周围囊肿或囊肿样病变。当增生的骨赘断离至关节腔内形成游离体,游离体可大可小,尺寸不一。多见于老年人。关节边缘的骨质增生和关节间隙狭窄比较明显。

2. 滑膜软骨肉瘤　是一种具有滑膜组织分化倾向的恶性肿瘤,多见于青壮年,以 20～40 岁为最多,男性多于女性,四肢最为好发,膝关节周围为多见,通常靠近腱鞘、滑膜、关节囊,在关节腔里罕见。临床表现为局部疼痛、疼痛性肿块和运动受限,以疼痛性肿块为主要体征。X 线可显示软组织肿胀和肿块,肿瘤内表现斑点状钙化,对诊断有一定价值。肿瘤侵犯邻近骨骼可显示骨质破坏和骨膜反应。MRI 上不仅能显示滑膜肉瘤及其范围,还有助于判断滑膜肉瘤关节内、外的侵犯程度。软组织肿块在 T₁WI 上呈低到中等信号,T₂WI 上呈中等或高信号,信号常不均匀。病灶内可见钙化或淤血,有相应的 MRI 表现。增强扫描肿瘤呈不均匀强化。邻近骨骼可见相应骨质破坏及信号改变。它与滑膜软骨瘤很难鉴别,二者均倾向于有一个长的临床经过,并常见滑膜软骨瘤病滑膜切除或滑膜软骨肉瘤局部切除后局部复发,临床与 X 线特征帮助很小。如果有明显的骨破坏而非仅仅是侵蚀,并伴相应的软组织肿块时,应该警惕恶性肿瘤。

3. 色素沉着绒毛结节性滑膜炎　本病以受累及关节的滑膜组织增生和含铁血黄素沉积为特征,滑膜增生呈绒毛状突起,多数的绒毛结节相互融合成肿块,增大的滑膜结节可压迫侵蚀相邻骨质。以女性多见,10～49 岁发病,好发于踝、膝关节。主要临床症状表现为包括局部疼痛,活动受限,关节积液,关节穿刺抽出黑色或鲜血色液体及有关生化有助于诊断。X 线片可无明显骨骼异常,局部可显示无钙化的软组织肿块。MRI 具有特征性改变,能清晰显示增厚的滑膜及关节积液的程度,显示滑膜的绒毛或结节状隆起以及关节间隙周围的软组织肿块。由于软组织肿块内含铁血黄素沉积,故在 T₁WI 和 T₂WI 均呈低信号特征性改变。部分病例可侵蚀骨结构,对于早期骨质缺损,MRI 显示尤为敏感。

4. 类风湿关节炎　类风湿关节炎为一种慢性全身性自身免疫性疾病,多发于 11～30 岁,女性略多。75% 累及多关节,小关节最常受累,其次为大关节,以膝关节较多。关节肿胀及疼痛为主要表现。病理变化在于滑膜,滑膜增生,滑膜边缘形成血管翳,向关节软骨扩展,并深入软骨面下,软骨下骨质破坏,最后导致关节结构破坏。X 线显示小关节周围梭形软组织肿胀,关节间隙改变及手足小关节边缘局限性骨质吸收,膝关节受累主要表现为关节间隙变窄,关节面粗糙、不规则,骨质疏松,关节面下骨质破坏。MRI 可清楚显示关节、软骨及滑膜的累及情况以及骨的侵蚀表现,这些都明显优于 X 线检查。

5. 剥脱性骨软骨炎　系关节边缘骨质的局限性缺血性坏死。坏死的骨软骨碎片完全剥离后脱落至关节腔形成游离体。常见于膝关节,特别是股骨内髁。关节面下呈凹形碟状骨质缺损与剥脱滑片的大小形态一致,常为单发。MR 能显示剥脱的关节软骨及其软骨下骨髓水肿和囊性变等。

6. Charcot 关节 为神经营养障碍所致的关节面骨质碎裂。碎骨片大小不一,关节面增生而不规则。易发生关节的脱位或半脱位。关节破坏的严重程度与临床症状极不相符。本病的治疗采用手术切除病变的滑膜和清扫关节腔内游离体,但术后易复发。

（吴卓　陈建宇　梁碧玲）

## 九、非骨化性纤维瘤

### （一）临床资料和概述

是一种由纤维组织所构成的良性骨病变,对于此病变是否为真正的骨肿瘤仍存在争议。Jaffer(1958)认为它应归属良性骨肿瘤,而 Hatcher(1945)等学者认为它不是肿瘤,而是骨的发育异常,称之为"干骺端纤维缺损、纤维骨皮质缺损"等。目前,大多数学者主张将病灶较小、无明显症状、局限于骨皮质内,仅引起骨皮质轻度缺陷者称为纤维骨皮质缺损;而将病灶持续增大累及髓腔,引起临床症状者称为非骨化性纤维瘤。干骺端纤维骨皮质缺损具有自限性,病变可消失或呈一不规则的完全骨化区持续存在。

非骨化性纤维瘤不太常见,刘子君组 6010 例良性骨肿瘤中,共有 127 例,占 2.11%;而纤维骨皮质缺损是无症状和有自愈倾向的病变,有报道可能 30% ~40% 的儿童有一处或多处隐匿性病灶。多见于 11 ~31 岁,男女发病率无明显差异。多位于四肢长骨,以胫骨、股骨和腓骨多见,常发生于干骺端,并随年龄增长而移向骨干。一般无症状或有轻微的酸痛肿胀感,常在 X 线检查时偶然发现。非骨化性纤维瘤偶可发生病理性骨折,特别在活跃期常发生于主要负重骨。本病无恶变可能。

### （二）病理

病灶多呈卵圆形,与周围骨皮质分界清楚,由坚韧的纤维结缔组织构成。切面上肿瘤呈暗红色或灰白色,呈分叶状。镜下由排列呈囊状、漩涡状或车辐状纤维组织构成,其间有不同比例的胶原纤维,还可见到多核巨细胞和泡沫细胞。肿瘤内无成骨活动是其特征,仅在肿瘤邻近的骨组织内见反应性骨增生。

### （三）影像学表现

1. X 线表现 病灶好发于下肢长管状骨的干骺端,常位于骨干一侧的骨皮质内或紧邻皮质下。多发生于干骺端距骺板约 1 ~2cm 处。表现为单房或多房状透光区,周围常有薄层硬化带,病灶长轴多平行于骨干。若无病理骨折,一般无骨膜反应。较大的骨质破坏与其他囊状骨破坏性病变难以鉴别（图 12-2-35）。

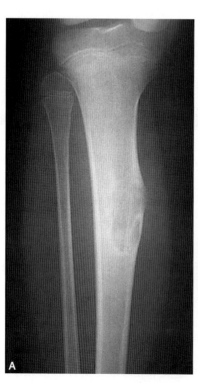
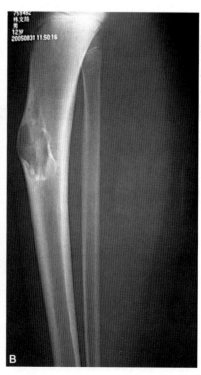

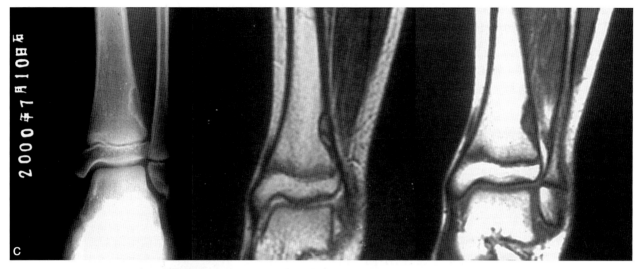

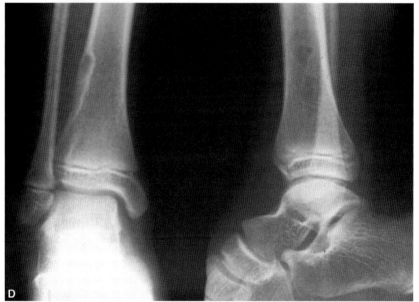

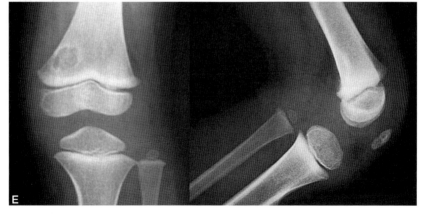

**图 12-2-35 胫骨、股骨非骨化性纤维瘤**

左侧胫骨(A、B)、左侧踝关节(D)及左侧膝关节正侧位片(E)分别可见左侧胫骨上段、下段、股骨下段类
圆形骨质破坏区,边缘与骨皮质相贴并可见硬化边。图 C 可见左侧胫骨下段病变 MRI 呈等、稍低信号

2. CT 表现 肿瘤呈中等密度,内无骨化和钙
化,增强扫描肿瘤无强化。周围骨皮质变薄,CT 可
更清楚显示病灶在骨皮质或髓腔的位置、骨包壳以

及周围软组织改变。

3. MRI 表现 X 线检查一般就可作出诊断,但
在骨破坏范围较大累及髓腔,需和其他囊状骨破坏

如骨囊肿、动脉瘤样骨囊肿等相鉴别时,需进行 MRI
检查。后二者病灶内为液体或出血,和非骨化性纤
维瘤的致密纤维组织在 $T_2WI$ 信号明显不同。非骨
化性纤维瘤其在 $T_1WI$ 和 $T_2WI$ 均为等低信号,而后
两者在 $T_2WI$ 为高信号。

## 十、骨化性纤维瘤

### (一)临床资料和概述

骨化性纤维瘤由纤维组织和骨组织构成,是较
常见的良性骨肿瘤之一,约占良性骨肿瘤的
4.38%。有学者认为是纤维结构不良的一种异
型,但由于其临床过程具有一定侵袭性,不同于纤
维结构不良,笔者认为其为独立的病变。骨化性纤维
瘤好发于 11 ~ 30 岁,男女发病率相近。最常累及颌
骨(55% 以上)(图 12-2-36),其次是胫骨和颅骨,其他
骨较少见。临床症状以局部肿胀为主,发生于胫骨者
可引起胫骨的前凸和前侧凸畸形。此瘤在儿童和青
少年期生长活跃,继而停止生长直至成年早期生长再
度活跃,至骨骺闭合后才无侵袭性。

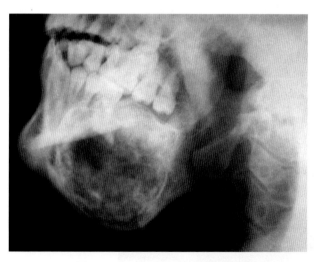

**图 12-2-36　下颌骨骨化性纤维瘤**
X 线片示下颌骨内膨胀性类圆形骨质破坏区,破坏
区边缘模糊,内见斑片状骨化和钙化影

### (二)病理

肿瘤位于骨皮质内,质韧,色灰白,切之有沙砾
感。镜下主要由纵横交错的纤维组织和成熟的骨小
梁构成,骨小梁周围有骨母细胞包围,此为其与纤维
结构不良的鉴别要点。

### (三)影像学表现

1. X 线片　肿瘤位于骨皮质内,呈偏心性椭圆
形或不规则形透亮区,周围可见硬化边。透亮区模
糊呈较高密度,有时可见斑片状骨化和钙化影。骨

皮质膨胀变薄,但无骨膜反应。发生于胫骨者多位
于骨干,少数位于干骺端,可导致胫骨前弯和前侧凸
畸形(见图 12-2-36、图 12-2-37)。

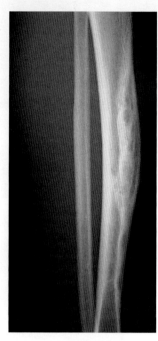

**图 12-2-37　胫骨骨化性纤维瘤**
X 线片示胫骨中段增粗变形,内侧骨皮质
膨胀,内可见不规则骨缺损区

2. CT 和 MRI 表现　骨化性纤维瘤的 CT 表现
与 X 线片基本相同。并可在横断面更清晰地显示肿
瘤内部结构和周围骨质的改变,可清楚显示骨内囊
状破坏区,多房性病灶可见骨性间隔。根据肿瘤的
骨化程度不同,肿瘤内部地密度也有所不同,以纤维
为主者表现为软组织密度,以骨性组织为主者,则表
现为斑片状高密度影。骨皮质膨胀变薄,周围骨质
硬化边明显,无骨膜反应和软组织肿块。MRI 上,肿
瘤的纤维成分和骨性成分在 $T_1WI$ 和 $T_2WI$ 上均为
等低密度,肿瘤囊变区在 $T_2WI$ 上表现为高信号。

### (四)鉴别诊断

骨化性纤维瘤主要与颅面骨的骨纤维异常增殖
症相鉴别。后者发生在颌骨者多表现为硬化型,X
线可见在骨硬化中有骨密度减低区;前者表现为大
片骨密度减低区,内见斑片状高密度骨化影。

## 十一、骨韧带样纤维瘤

### (一)临床资料与概述

骨韧带样纤维瘤也称为成纤维性纤维瘤(desmo-
plastic fibroma of bone,DF),1958 年 Jaffe 首先命名并
进行了详细的形态学描述。他认为构成肿瘤的主质

是成纤维细胞,并将 DF 这一肿瘤与纤维肉瘤、非骨化性纤维瘤和软骨黏液样纤维瘤相区别而作为一个独立病种。该肿瘤具有与软组织纤维瘤病相同的生物学特征,局部侵袭性生长和复发,但不发生转移,也不具有后者的复发时向身体中心蔓延的特征,本瘤可发生于全身任何骨骼,最常发生在四肢长骨干骺端与颌骨。本病约占全部良性骨肿瘤的 1.2%,好发年龄为 10~30 岁的青少年,临床过程缓慢,手术往往不能完全彻底切除,容易复发。此瘤被视为介于纤维瘤与分化好的纤维肉瘤之间的中间型(局部侵袭性)肿瘤。

**(二)病理**

肿瘤位于骨髓腔内,外观致密,呈白色或灰白色,质坚实有橡皮样弹性感,切面见纤维性漩涡,界限不清,部分病例有小囊腔,腔内含澄清液体。内壁光滑,肿瘤无钙化或骨化区。

**(三)X 线表现**

肿瘤常位于长骨干骺端内,可见圆形或卵圆形骨质密度减低区,轻度膨胀,可有分房状改变,骨皮质变薄,边界清楚,无明显骨膜反应。偶可突破骨皮质侵犯软组织,病理性骨折发生率约 10%~15%。

**(四)鉴别诊断**

本病易与骨囊肿、动脉瘤样骨囊肿、骨巨细胞瘤、软骨黏液纤维瘤和骨纤维异常增殖症等相混淆,应结合病理改变,协助诊断。

## 十二、骨血管瘤

**(一)临床资料和概述**

骨血管瘤是常见的骨肿瘤病变,可发生于任何年龄,以中年人居多,女多于男。发生部位以椎骨和颅面骨多见(占 2/3 以上),也可见于长骨和其他扁骨。骨血管瘤可单发或多发,以单发者多见,生长缓慢,预后良好;多发者,同一骨骼多处发病或多处骨骼同时受累,近半数病例同时伴有其他部位的血管瘤,称为血管瘤病,预后较差。骨血管瘤可无明显临床症状,或有局部肿胀和疼痛,多在 X 线检查时偶然发现。近年来,随着 MRI 临床应用的增多,尤其是脊柱的 MRI 检查,常可发现无症状的椎骨血管瘤,表明其发病率并不低。椎骨血管瘤如并发病理性骨折,可引起脊髓压迫症状,而发生在颌骨的血管瘤可引起严重出血。

**(二)病理**

血管瘤通常无包膜,与周围组织分界尚清,表面和切面呈暗红色,外观为海绵状或蜂窝状。可分为毛细血管型和海绵状型两类。海绵型血管瘤多由大的薄壁血管及血窦构成,常发生于颅骨和脊椎,毛细血管型由极度扩张的细小毛细血管构成,以扁骨及长骨干骺端较多见。瘤内常有出血形成的凝血块或囊腔,也可有机化血栓和静脉石形成。

**(三)影像学表现**

1. **X 线表现** 因部位不同可表现各异。在椎体表现为骨小梁栅栏状或网眼状,小梁间隙增宽,密度减低,有时可呈蜂窝状骨破坏,椎体外形可保持正常形态(图 12-2-38)。发生于颅骨的血管瘤侵犯板障,呈囊状膨胀性骨破坏,边界清楚,偶见放射状骨膜新生骨。发生于长骨和扁骨的血管瘤少见,无特征性表现,常表现为蜂窝状或囊状膨胀性骨破坏,甚至表现为弥漫浸润性破坏。肿瘤侵犯软组织可表现为密度不均匀、边界

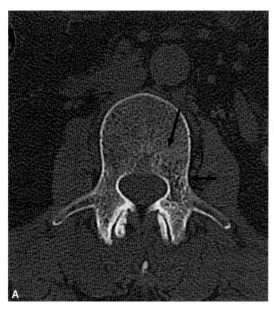

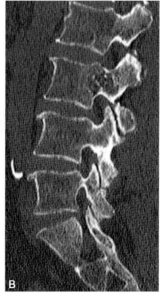

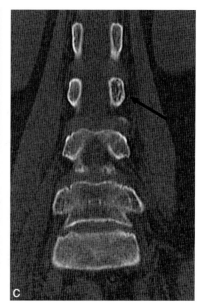

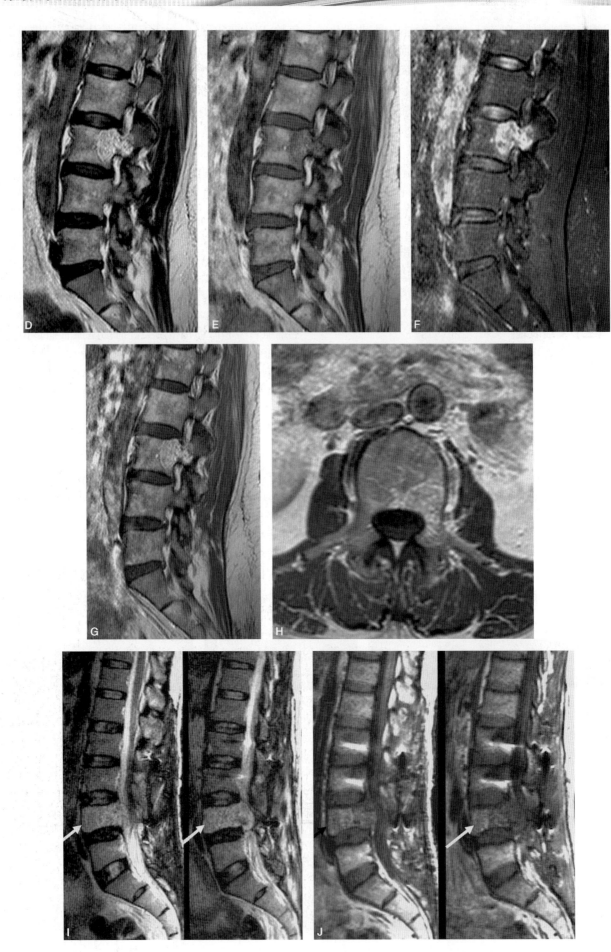

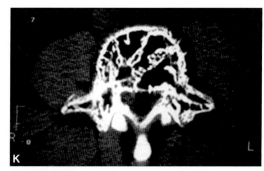

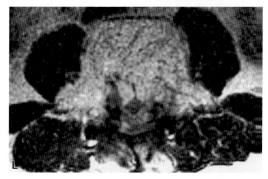

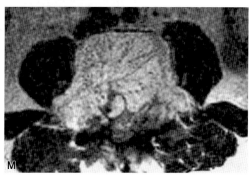

图 12-2-38　L₃椎体左侧附件血管瘤(A～H)及L₄椎体血管瘤(I～L),CT片上病变区可见骨质密度减低、呈栅栏样改变,T₂WI病变成高信号,以压脂显示为著(F),T₁WI呈等、稍低信号,增强后可见较明显均匀强化

不清的软组织肿块,可见圆点状、索条状粗大血管影,或表现为密网状结构。软组织内出现粗大血管影和静脉石是诊断血管瘤的重要征象。

2. CT表现　椎体血管瘤CT扫描所见和X线片类似,病灶区表现为增粗的骨小梁呈纵行排列,间隙增宽,增强扫描明显强化(图12-2-39)。长骨血管瘤表现为骨内囊状膨胀性骨破坏,其内见粗大骨嵴分隔,瘤区内偶见血管组织的钙化,如肿瘤侵犯软组织可见软组织肿块影,通常无骨膜反应。颅骨血管瘤CT扫描见肿瘤以板障为中心,向外生长为主,颅骨外板膨胀变薄,有时可见放射状骨针。

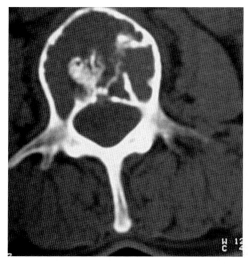

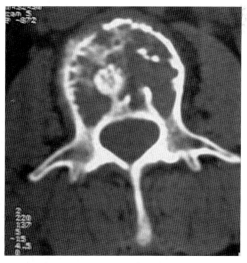

图 12-2-39　胸椎椎体血管瘤

横断面CT示胸椎椎体内局灶性钙质样粗大骨纹断面和脂肪密度斑点,骨皮质完整

3. MRI　其信号特点较有特征性,表现为短T₁长T₂信号。椎体血管瘤在高信号中尚见栅栏状低信号影,增强扫描明显强化。长骨血管瘤的多发囊状膨胀性骨破坏,其囊内为大量血性液体或液化坏死区,故在MRI主要表现为混杂信号,陈旧性出血和血栓在T₁WI和T₂WI高信号,而液化坏死在T₁WI

呈低信号,在 $T_2WI$ 为高信号,软组织粗大的血管表现为流空信号。

**（四）鉴别诊断**

1. 脊椎溶骨性转移 椎体有不规则骨破坏,无栅栏状骨结构,椎体常有压缩变形,结合 CT 或 MRI 表现,鉴别不难。

2. 长骨血管瘤的多发囊状、膨胀性骨破坏需与骨巨细胞瘤鉴别。

## 十三、血 管 球 瘤

**（一）概述和临床**

骨血管球瘤是由骨内血管球所发生的良性肿瘤,血管球主要分布于指(趾)末端的甲床内,也见于足底、耳廓、鼻和臀部等处。正常血管球很小,直径为 1mm。由血管球发生的肿瘤,称为血管球瘤。发生于软组织的血管球瘤可侵蚀骨组织,原发于骨的血管球瘤很少见。75% 的血管球瘤发生于指骨末节,好发年龄 13～50 岁之间,平均 40 岁。其主要症状为局部疼痛、触痛以及对温度敏感,尤其是对冷甚于热,触及时痛感强烈。

**（二）病理**

此瘤为溶骨性,瘤体小,圆形或卵圆形,直径小于 1cm,边界清楚,无明显包膜。切面质软,呈红色或粉红色,如同肉芽组织,瘤体增大,骨皮质变薄,但无骨膜反应。

**（三）影像学表现**

发生于指骨末节的囊状透亮区,有薄的硬化边,瘤体增大可呈偏心性突破骨皮质,周围软组织可肿胀,但无骨膜反应(图 12-2-40)。

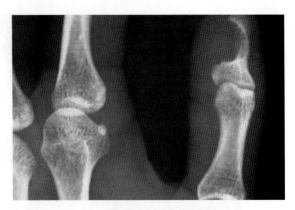

**图 12-2-40　拇指血管球瘤**

X 线片示拇指末节指骨偏心性骨质破坏区,无明显硬化边,无骨膜反应,周围软组织略肿胀

## 十四、骨淋巴管瘤

**（一）概述和临床**

骨淋巴管瘤很少见,病因未明,约占骨原发性肿瘤的 0.03%,常同时伴有内脏的淋巴管瘤。发病年龄多为 10～20 岁青少年,无性别差异,发生部位以扁平骨和四肢长管状骨较为多见。

**（二）病理**

肿瘤多同时位于骨内或骨旁软组织,呈浸润性生长,无完整包膜。切面呈海绵状,腔内充满淡黄色液体。镜下由新生的淋巴管构成,间质中见有少许淋巴细胞。

**（三）影像学表现**

可单发和多发,X 线片可表现为蜂窝状、囊状膨胀性骨破坏或大片溶骨性破坏,少见或无骨膜反应,可发生病理性骨折。淋巴管造影显示骨内淋巴管扩张、阻塞和淋巴回流时间延长。CT 和 MRI 在此瘤的应用报道很少。

# 第三节　未明确肿瘤性质的肿瘤

未明确肿瘤性质的肿瘤(tumor of undefined neo-plastic nature)是一大类良性骨病变,过去称为骨肿瘤样病变,包括单纯性骨囊肿、纤维异常增殖症、骨性纤维结构不良、软骨间叶性错构瘤、Rosai-Dorfman 病、动脉瘤样骨囊肿、朗格汉斯组织细胞病和 Erdheim-Chester 病。

## 一、纤维异常增殖症

**（一）临床和概述**

纤维异常增殖症又称纤维结构不良,为一原因不明累及单骨或多骨的良性纤维骨性病变,现在较为公认的看法是由于原始间叶组织发育异常,骨内正常骨组织被异常增生的纤维组织代替所致。本病可分为单骨型和多骨型(图 12-3-1)。在女性多骨受累的患者如合并有皮肤色素斑、性早熟等内分泌紊乱表现,则称为 Albright 综合征。本病在骨的肿瘤样病变中最为常见,约占 48%,其中单骨型约占 75%～80%,多骨型约占 20%～25%。

本病好发于青少年,10～30 岁为发病高峰,男女发病率之比约 3：2。通常在儿童期发病,新生儿至

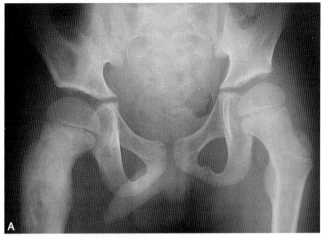

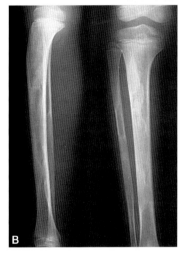
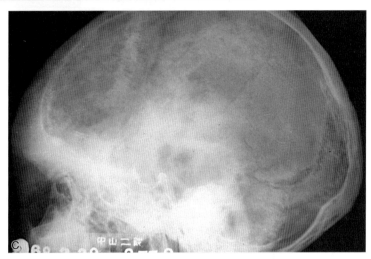

**图 12-3-1　多骨型骨纤维异常增殖**
X 线片示右侧髂骨基底部、右侧股骨上端、胫骨、腓骨多发椭圆性骨质破坏区,破坏区边界清楚,
内呈磨玻璃样密度颅骨侧位片示额骨增厚,皮质骨松化伴有松质骨硬化

6~7 岁均可发生。病变进行缓慢,病程数年至数十年不等,甚至发展至青年或成年引起症状后才被发现。本病一般在成年后趋于稳定,如生长加快、疼痛加剧,应注意恶变。

病变可累及全身骨骼,长管状骨以股骨、胫骨好发,扁骨以颌骨、肋骨好发,其他如肱骨、颅骨、尺骨、盆骨也不少见。单骨型患者发病晚,症状轻,初起时多无明显的自觉症状,发生于股骨颈或股骨上段的病变可引起疼痛和跛行。多骨型患者发病早,症状较重,有趋于一侧肢体发病的趋势,好发于肢体近侧端,以股骨、胫骨、骨盆多见,手足骨多不受累,当累及负重部位如股骨、胫骨时,可造成膨胀性弯曲畸形,称为"牧羊人手杖"畸形。多数患者(85%)可伴有一处以上反复的病理性骨折,造成肢体畸形、短缩、疼痛、跛行等症状。发生于颅面骨和颅底骨者可导致面部骨性突起和畸形,并伴有头痛、鼻塞、流涕、突眼、视力下降等。多骨型患者中约有 1/3 伴有皮肤色素斑,常位于背部、臀部、口唇和大腿部,呈棕色或棕黄色,不隆起,边界不规则。

本病的实验室检查中,有 1/3 的患者血碱性磷酸酶可升高,血钙、血磷多为正常水平。

**(二)病理**

病变骨膨胀,骨皮质变薄,骨髓腔消失,被增生的纤维组织取代,呈灰白色或灰红色,质地较硬,触之有轻微沙砾感。病变处可有囊变,囊内为血性、浆液性或黏液性液体,可能为出血、软化或水肿所致。镜下可见病灶由增生的梭形间叶细胞及编织骨构成,两者比例可不同,少数病例中可见软骨岛,在小儿患者中较多见。

**(三)影像学表现**

1. X 线片　侵犯大部或全部长骨的多骨型骨纤维异常增殖常具有较典型的 X 线表现。病变多累及骨干和干骺端,受累骨膨胀变粗,伴弯曲变形,骨皮质变薄,骨小梁增粗或变细,无骨膜反应。四肢躯干骨的典型的 X 线表现可分为四种:毛玻璃样改变、囊状骨破坏、丝瓜瓤样改变和虫蚀样骨破坏。①毛玻璃样改变是 X 线诊断的主要依据,表现为病变处正常骨纹消失,髓腔闭塞,代之以均匀一致的、密度界于骨皮质和髓腔松质骨之间的毛玻璃样病灶(图 12-3-2、图 12-3-3),并有骨质的膨胀变形、骨皮质的变薄。此征象多见于肋骨和管状骨,病理上为新生的不成熟的原始骨组织。②囊状骨破坏可呈单囊状和多囊状,表现为囊状膨胀性透亮区,边缘清晰硬化,骨皮质变薄,外缘光滑,内缘毛糙呈波浪状,范围可大小不一,囊内外常散在有条索状骨纹和斑点状致密影,病变进展时囊状破坏区可增大(图 12-3-4、图 12-3-5)。③丝瓜瓤样改变常见于股骨、肱骨和

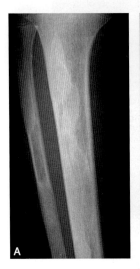 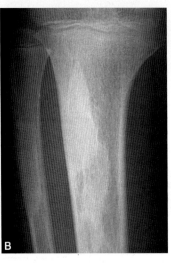

**图 12-3-2　胫骨上段骨纤维异常增殖**
X 线片显示病变处骨正常骨纹消失,代之以均匀一致的、密度介于皮质与髓质间的毛玻璃样病灶

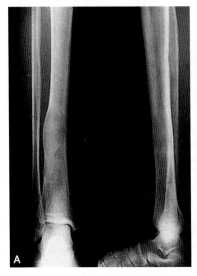 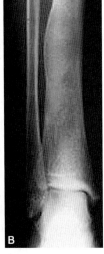

**图 12-3-3　胫骨下段骨纤维异常增殖**
X 线片显示胫骨下段膨胀性病变,皮质变薄,骨干变形,髓腔可见毛玻璃样病灶

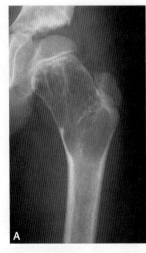 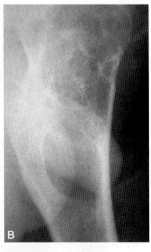

**图 12-3-4　股骨颈囊性骨纤维异常增殖**
X 线示股骨颈囊状膨胀性透亮区,透亮区外缘光滑,内缘呈波浪状,骨皮质变薄

肋骨,表现为骨干膨胀增粗变形,内有粗大纵行走向的骨纹,是骨质修复的硬化性骨纹。④虫蚀样骨破坏类似于溶骨性转移的骨破坏,边缘锐利。上述改变可混合存在,互相转化,单独出现者少。

颅面骨骨纤维异常增殖主要表现为外板和板障的骨质膨大、增厚和囊状改变,也可出现板障闭塞,骨小梁消失,呈半透明毛玻璃状改变。颅面骨不对称性膨大和密度增高常同时存在(图 12-3-6)。

2. CT 表现　主要用于 X 线不易显示的颅面、颅底骨的检查,可精确显示病灶的范围和程度,有助于了解病变对颅底结构的侵犯。CT 表现主要包括囊性和硬化性改变,囊性改变主要见于四肢骨,呈囊状透光区,骨干膨胀,骨皮质变薄,囊内可见磨玻璃样钙化。硬化性改变主要见于颅面骨,也可累及颅底骨,表现为不均匀性密度增高,在高密度区内可见散在颗粒状透亮区(见图 12-3-6)。

3. MRI 表现　由于病变多由纤维组织构成,在 MRI 上 $T_1WI$ 和 $T_2WI$ 表现为较正常骨质稍高的中等信号,病变区内有囊变、出血、软骨岛时,$T_2WI$ 信号可明显增高,信号不均匀。MRI 可进行冠状位和矢状位扫描,能全方位地显示病变的形态、范围,尤其对颅骨病变的显示更具优势(见图 12-3-5)。

**(四)鉴别诊断**

1. 孤立性骨囊肿　主要与单骨型的骨纤维异常增殖鉴别。骨囊肿位于骨干近干骺处,呈囊状膨胀性改变,纵轴与骨干平行,破坏区内透亮度较高,无毛玻璃样结构,外缘清楚,有硬化边,骨皮质变薄,易造成病理性骨折。骨变形较轻。

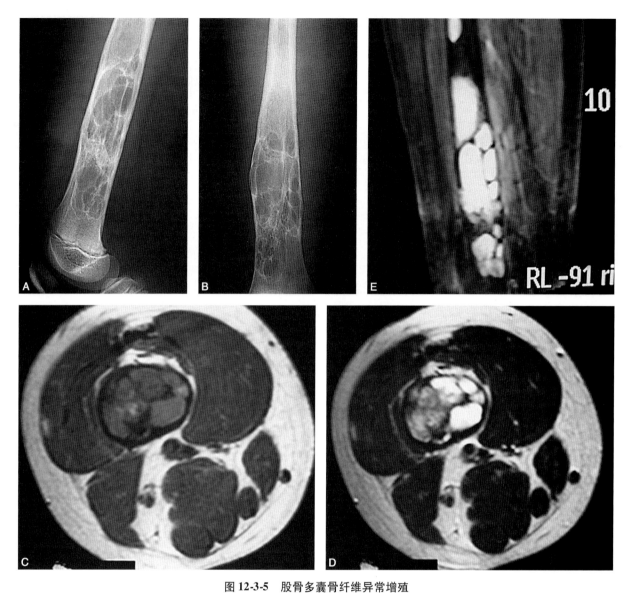

图 12-3-5 股骨多囊骨纤维异常增殖

A~B. X 线片示股骨下段髓腔内多发囊状透光区,透亮区外缘清楚,内缘呈波浪状,骨皮质明显变薄;C~D. 横断面 MRI T$_1$WI
和 T$_2$WI 及 E. 冠状面 STIR 示病变呈多个椭圆形等 T$_1$ 长 T$_2$ 信号,边缘清楚,骨皮质明显变薄

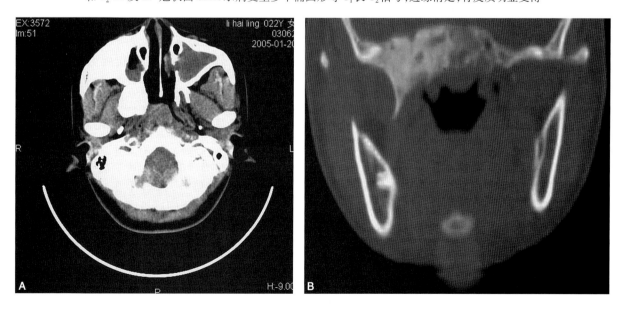

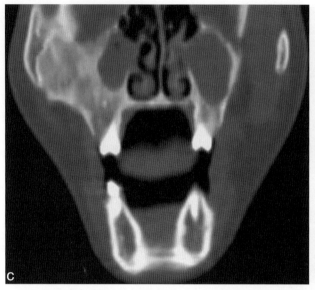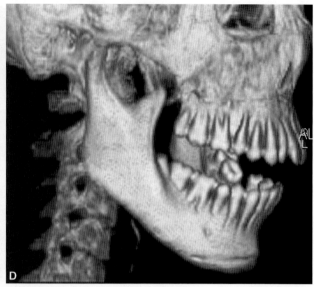

图 12-3-6　颌面骨骨纤维异常增殖

A. 横断面 CT 及 B ~ C 冠状面 CT 示右侧颧骨、蝶骨小翼及上颌骨明显膨大,
内骨小梁消失密度增高呈毛玻璃样改变;D. CT 三维重建

2. 内生软骨瘤　多见于四肢短管状骨,在膨胀的透亮区内可见斑点状钙化,无毛玻璃样结构。

3. 非骨化性纤维瘤　多见于近干骺处,呈偏心性囊状改变,周围可见增生硬化,病变内无毛玻璃样结构和骨化影。

4. 骨纤维结构不良　又称长骨骨化性纤维瘤,良性纤维骨性病变,有自愈倾向,偶有报道可发展为骨釉质瘤。病变部位以胫骨干的前中份骨皮质最为多见。好发于青少年,15 岁以上少见。临床上以无痛性胫骨向前弯曲畸形为特点,可合并病理骨折和假关节形成。影像学上显示发生于骨皮质的偏心性膨胀性多房状骨质破坏,溶骨性骨质破坏的密度低于软组织,病灶可累及髓腔,边缘可见硬化边。

## 二、单纯性骨囊肿

### (一)临床资料和概述

常见的肿瘤样病变,病因不明,有学者认为与外伤有关,由于骨髓出血、骨吸收、液化而形成囊肿。好发于 11 ~ 20 岁的儿童和青少年,男性较多见。发病部位多见于肱骨和股骨近端,国内中山医科大学报告的 306 例中,发生于肱骨和股骨近端者 150 例,约占全部的 50% 。Boserker(1968)报告的 145 例中,发生于肱骨和股骨近端者高达 90% 。临床上可出现肿胀、疼痛、自发性骨折等症状,发生于长管状骨的病变骨折率可高达 74% 。

### (二)病理

病变骨髓腔膨胀,皮质变薄,囊腔内含透明的黄色或棕黄色液体,囊腔大者液体量可达 400 ~ 500ml。囊壁为光滑、灰白色的纤维薄膜,可有分房和多囊状改变。手术刮出物为白色纤维膜和为量不等的纤维组织、新生肉芽组织和新生骨样组织,也可发现多量含铁血黄素沉着物或凝血块。当伴有骨折时局部可见活跃的骨痂形成。

### (三)影像学表现

1. X 线片　通常表现为骨干或干骺端的囊状膨胀性透亮区,内无结构,边界清楚,皮质变薄,周围有硬化环,病变一般位于髓腔的中心,延骨干纵轴发展,少有偏心性改变(图 12-3-7)。囊肿多为单房,骨壁有时出现多个骨嵴,但并无真正分房。伴病理性骨折时,骨折片呈冰裂状,骨碎片常掉落入囊肿内,有人称之为"骨片陷落征",骨折处可出现骨膜反应(图 12-3-8)。

2. CT 表现　病变一般呈圆形或卵圆形骨质缺损区,边界清楚,周围可见骨质硬化,囊肿内一般呈水样密度。

3. MRI 表现　囊肿内信号在 $T_1WI$ 呈中等信号,在 $T_2WI$ 为高信号,$T_2WI$ 上在高信号的囊液和低信号的周围骨硬化之间可见中等信号的囊壁。若发生骨折囊内有出血或囊肿液蛋白含量高,可使 $T_1$ 缩短,在 $T_1WI$ 信号增高(图 12-3-9)。

### (四)鉴别诊断

1. 骨巨细胞瘤　偏心、横向膨胀性生长、囊状破坏

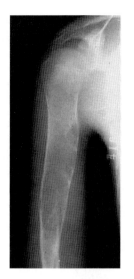

**图 12-3-7 肱骨骨囊肿**
X 线片示肱骨中上段囊状膨胀性透亮区,内密度均匀,边界清楚,皮质变薄,周围有硬化环病变位于髓腔的中心,长轴平行于骨干长轴

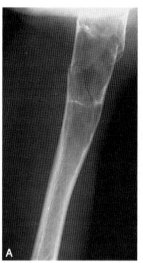
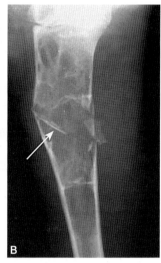

**图 12-3-8 股骨上端骨囊肿并病理骨折**
X 线片示骨折片呈冰裂状,部分骨碎片掉落入囊肿内,呈"骨片陷落征",骨折处未见骨膜反应

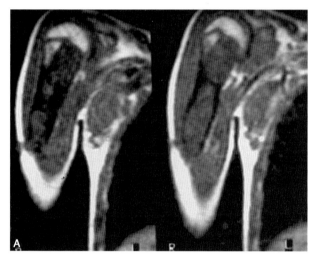
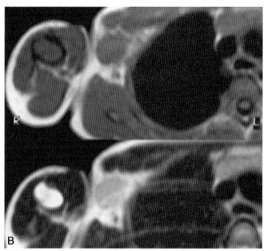

**图 12-3-9 肱骨骨囊肿**
MRI 冠状面 $T_1WI(A)$ 和横断面 $T_1WI$、$T_2WI(B)$ 示囊肿在 $T_1WI$ 呈中等信号,在 $T_2WI$ 为高信号

区周围无骨硬化、骨包壳菲薄可呈断续状是鉴别的要点。

2. 动脉瘤样骨囊肿　偏心气球样膨胀性生长、可呈多房改变。CT 扫描由于动脉瘤样骨囊肿囊内液体含较大量血性成分,故呈较高密度,而骨囊肿呈水样密度。动脉瘤样骨囊肿 MRI 其信号特点显示囊内不同时相的出血信号,可呈现液-液平面征象。

**(五)随诊**

X 线片是最为简单而有效的随诊影像学手段,可清楚显示病灶刮除植骨术后病灶的修复过程,以及病变有否复发。修复的征象是植骨片吸收、新骨代替,病灶缩小,髓腔硬化,新生骨塑形改建,髓腔再通。复发征象包括植骨片吸收、无新骨代替和病灶

扩大。

## 三、动脉瘤样骨囊肿

**(一)临床资料和概述**

动脉瘤样骨囊肿包括两种类型,原发性和继发性,原因尚不明。原发性可能是外伤后骨内出血的一种反应;继发性可能起源于骨内原有的病变,推测是由于原有的骨病造成动静脉瘘引起血流动力学改变而形成。本病常伴发的病变有孤立性骨囊肿、骨巨细胞瘤、骨母细胞瘤和非骨化性纤维瘤等。

动脉瘤样骨囊肿约占所有骨瘤样病变的 14%,其中继发性占 32%。本病好发于 30 岁以下的青年

人,刘子君的报道中 11～35 岁的患者占 76%。男性发病率较高,男女发病率之比约 1.5∶1。病变多累及长骨干骺端和脊柱,位于脊柱者,多发生于颈及下胸椎的附件,累及椎体者少见。临床上患者多以局部肿胀和疼痛就诊,大多数病例以受累骨突起为首发症状,进展快但疼痛较轻。发生于脊椎者可引起肌肉痉挛、麻痹、放射性疼痛和截瘫。

（二）病理

标本为暗红色的破碎组织,切面常见海绵状小囊腔,周围有骨硬化。局部切除标本为球状膨胀性肿物,表面有骨膜披盖,切面正常骨结构消失,代以大小不等的血性囊腔,内含不凝血液,互有沟通。囊腔间是质韧的灰白色或铁锈色组织。动脉瘤样骨囊肿常累及软组织,并有薄的骨壳。镜下腔隙的内面由成纤维细胞、吞噬含铁血黄素的组织细胞及多核巨细胞披覆,囊壁及间隔中有纤维组织骨化、新生骨小梁和高度扩张的毛细血管和小静脉。组织学上可分为肉芽肿型和纤维型两类。

（三）影像学表现

1. X 线片　好发于长骨干骺端,典型的 X 线表现为膨胀性、溶骨性改变,中间有粗细不等的小梁分隔,病变呈蜂窝状,病变大小介于 4～12cm 之间,和正常骨分界清楚并有增生硬化完整的骨壳。按发病位置可分为中心型、偏心型和骨旁型。中心型较多见,病灶位于骨中央,向四周对称性膨胀,皮质变薄,病灶内有粗细不等的小梁分隔,呈皂泡状、蜂窝状外观。病灶可横向和纵向扩展,无骨膜反应（图 12-3-10～图 12-3-12）。偏心型位于骨一侧,向一侧膨出,似附着在骨皮质上的囊泡或呈吹气球状改变（图 12-3-13）。骨旁型罕见,位于骨外骨壳完整或断续,邻近骨质有压迫和吸收。发生在脊椎者,其病灶基本形态和长骨相似,椎体塌陷后仍可从附件的膨胀性改变找到诊断线索（图 12-3-14）。

2. CT　CT 扫描可从横断位清楚显示病灶,可提供骨壳完整性、发生病理性骨折的潜在性、手术计划制订以及是否需要植骨重建等详细的信息。CT 特点与 X 线片基本相同,但它可显示囊内不同密度的液体成分及细小的钙化和骨化。囊内不同时期出血,在 CT 上表现为不同密度,可出现液-液平面。CT 还可显示囊腔间隔为软组织密度,增强后强化明显。

3. MRI　MRI 可多方位显示病灶,尤其在脊椎的病变中,有着明显的优势。动脉瘤样骨囊肿的 MRI 特点在于显示囊内不同成分的液体交界面,即在骨内膨胀性病灶内出现液-液平面征象（Tsai,1992;Prter,1989;黄,1997）（图 12-3-15）。在 $T_2WI$

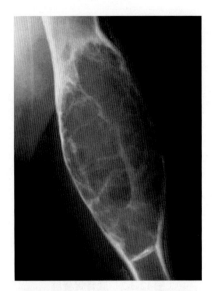

**图 12-3-10　肱骨动脉瘤样骨囊肿**
X 线片示肱骨中段多发椭圆形透亮区,透亮区高度膨胀,内见粗细不等的小梁,呈蜂窝状,皮质菲薄并有断裂

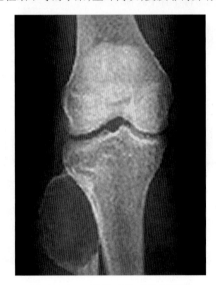

**图 12-3-11　腓骨动脉瘤样骨囊肿**
腓骨上端椭圆形透亮区,高度膨胀,皮质菲薄

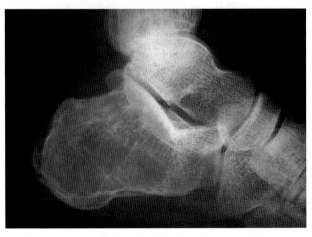

**图 12-3-12　跟骨动脉瘤样骨囊肿**
X 线片示跟骨椭圆形透亮区,内见小梁间隔影

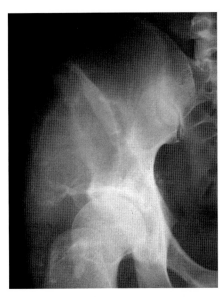

**图 12-3-13 髂骨动脉瘤样骨囊肿**
X 线片示右髂骨向一侧膨出的囊泡状透亮区,内可见
小梁影,似附着在骨皮质上的吹气球状改变

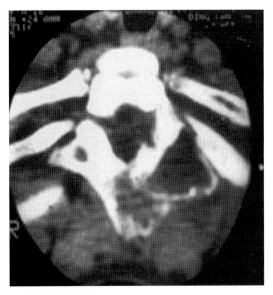

**图 12-3-14 胸椎附件的动脉瘤样骨囊肿**
胸椎附件呈明显膨胀性骨质破坏,
破坏区呈均匀的液性密度

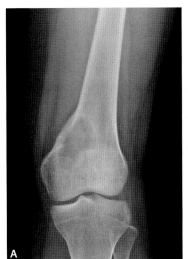

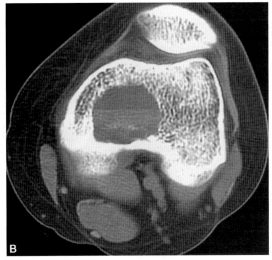

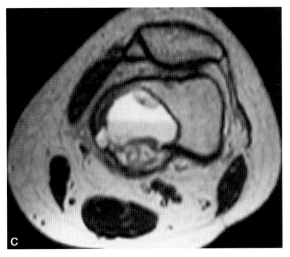

**图 12-3-15 股骨动脉瘤样骨囊肿**
A. X 线片可见股骨下段囊状骨破坏,周围可见硬化边;B. CT 扫描横断位;
C. MRI T$_2$WI 横断面示液-液平面,上层为高信号,下层呈等低信号

中上层的高信号可能为浆液性或新近出血的高铁血红蛋白,下层低信号主要是陈旧性出血及含铁血黄素沉积。MRI 对病灶是否侵入软组织的显示也非常敏感,软组织受累在 $T_2WI$ 显示为高信号(图 12-3-16)。

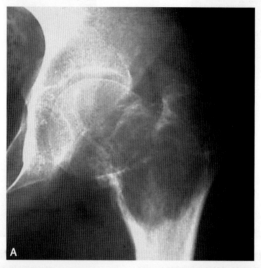

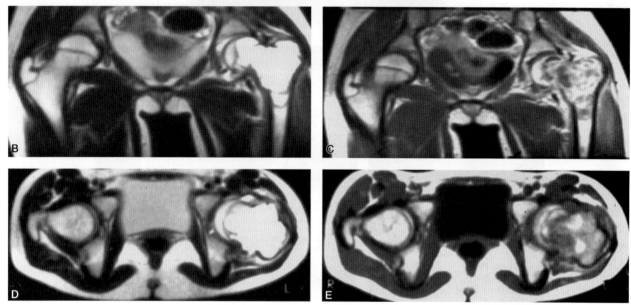

**图 12-3-16 股骨上段动脉瘤样骨囊肿**

A. X 线片示左侧股骨粗隆间囊状膨胀性骨破坏,骨皮质完整,其内可见粗大骨嵴;B ~ E. MRI 冠状面 $T_2WI$、$T_1WI$ 及横断面 $T_1WI$ 及 $T_2WI$,病灶呈轻度膨胀,在 $T_1W$ 呈混杂信号,以高信号为主,代表其内有出血的信号特点,$T_2WI$ 呈高信号,周围软组织内可见索条状高信号水肿

4. 其他 ①血管造影:可见在病变骨壳上有众多的新生血管,有时可见动-静脉短路征象。②核素检查:表现为病灶边缘放射性核素摄取增多,而中央较少出现放射性核素摄取增多改变。

**(四)鉴别诊断**

1. 骨巨细胞瘤 好发于 20 岁以上的成年人,位于骨骺闭合后的骨端,比动脉瘤样骨囊肿更接近骨性关节面,虽都可为偏心性膨胀性溶骨性破坏,但动脉瘤样骨囊肿的膨胀更为明显,病灶内骨性分隔相对少见,无硬化边。

2. 骨囊肿 好发于骨干偏干骺部,膨胀不如动脉瘤样骨囊肿明显,且趋向于延骨干纵轴发展,囊肿内缺乏皂泡状骨性分隔,易并发病理性骨折。

# 第四节 骨巨细胞瘤

## 一、概述和临床

巨细胞瘤起源于非成骨性间叶组织,占原发性骨肿瘤的5%。好发于20~40岁成人,女性发病率稍高于男性。肿瘤可发生于所有长管状骨,以股骨下端、肱骨上端和腓骨上端多见,15%~20%巨细胞瘤发生于非长管状骨如肋骨、脊椎、髂骨、跟骨、钩骨、距骨等,以脊椎骨多见,下颌骨很少见。发生于脊柱的骨巨细胞瘤常侵犯椎体,以骶椎为常见。当骨骺未融合时,巨细胞瘤起源于干骺端,骺软骨可阻挡病灶侵入骨骺,因此青少年巨细胞瘤很少累及骨骺。巨细胞瘤可为多发性,但较单发者少见,并难与巨细胞瘤转移相鉴别。患者的早期症状通常为间歇性钝痛,伴有软组织肿块、局部皮肤静脉怒张,可并发病理性骨折。巨细胞瘤多数为良性,属WHO2013分类中的中间型(局部侵袭性)肿瘤,15%为恶性。肿瘤切除后易复发并可转移到肺部。巨细胞瘤放疗后可转变为纤维肉瘤或成骨肉瘤。

## 二、病 理

肿瘤组织呈灰红色,质软而脆,常合并出血及坏死、囊性变。肿瘤主要由单核基质细胞组成,多核巨细胞常均匀散布在基质细胞中。肿瘤本身无成骨现象,但有时可见类骨组织及新生骨小梁,可能是适应性新骨形成或病理性骨折后形成的骨痂。根据基质细胞异型性和多核巨细胞的多少及体积大小,可将巨细胞瘤分为三级。Ⅰ级基本为良性或低度恶性,局部刮除后可复发。Ⅲ级呈恶性肿瘤的表现,术后易复发或转移至肺。Ⅱ级介于两者之间。

## 三、影像学表现

### (一) X线片

骨巨细胞瘤多位于长骨骨端,为单发、体积较大的溶骨性破坏区,病变发展迅速,典型的X线表现为偏心性、膨胀性、溶骨性骨质破坏区,因病灶生长不均匀,形成周边条纹状或明显增厚的粗糙的梁状骨嵴,呈多房状,甚至出现"皂泡状"外观(图12-4-1~

图12-4-9),肿瘤治疗后或肿瘤复发可见粗大的骨小梁。肿瘤边界清晰,周围无骨硬化,在正常骨与病灶间存在较宽的移行带,并出现筛孔状骨破坏。骨皮质膨胀变薄,甚至X线片难以显示肿瘤的骨性边缘。肿瘤内无新生骨,肿瘤周围无骨膜反应,即使发生病理性骨折,骨膜反应也很轻微。当骨皮质破坏中断,局部形成软组织肿块时,常提示肿瘤侵犯软组织,具有一定的侵袭性,病理组织学上常为Ⅱ~Ⅲ级(图12-4-10)。短状骨病变X线表现同长管状骨(图12-4-11、图12-4-12)。14.5%的巨细胞瘤合并动脉瘤样骨囊肿。

### (二) CT表现

CT检查可作为X线片的进一步补充,有利于估计溶骨性破坏的膨胀程度、骨皮质是否完整、骨膜反应及术后疗效。增强CT扫描可显示软组织肿块的大小及与周围大血管的关系、病灶的血供情况(图12-4-13,图12-4-14)。

### (三) MRI表现

对显示肿瘤周围的软组织以及肿瘤与周围神经、血管的关系明显优于CT和X线片,并可了解关节腔及关节软骨受侵犯的情况。多数巨细胞瘤在MRI上边界清晰,少数病灶边缘有低信号的环圈。瘤体信号无明显特征性,在$T_2WI$上多呈均匀低信号或中等信号,如出现明显的高信号,提示亚急性出血。$T_2WI$上信号多不均,呈低、中等或高信号混杂,正常的瘤组织一般呈相对高信号,囊变区呈明显的高信号。病灶穿破骨皮质在$T_2WI$显示最好,表现为低信号的骨皮质被相对高信号瘤体所取代,同时可侵及周围软组织形成软组织肿块(图12-4-15、图12-4-16)。当关节下骨皮质中断或破坏累及关节软骨时,可出现关节腔积液。少数病变内可见液-液平面。增强扫描后病灶可呈轻度强化到明显不规则强化等,在强化瘤组织对比下,出血坏死区显示更清晰。

### (四) 其他

核素显像巨细胞瘤为核素浓集区,周边密度略高于中心区,但难以显示软组织肿块的大小。血管造影表现同动脉瘤样骨囊肿相似,其供血血管主要来源于周围软组织,肿瘤染色不均匀,病变周围有一些不规则小血管。可见静脉提前显影或异常的静脉,但少见肿瘤侵犯或包绕大血管。

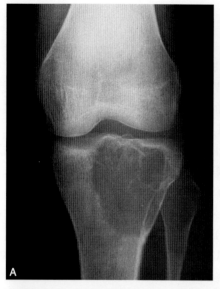
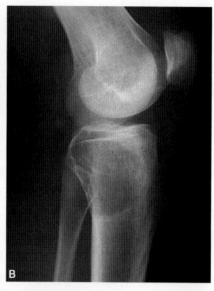

**图 12-4-1 胫骨骨巨细胞瘤(Ⅰ级)**
X 线片示胫骨近侧骨端偏心囊状膨胀性骨破坏,无硬化边,无骨膜反应,骨皮质完整,软组织无受累

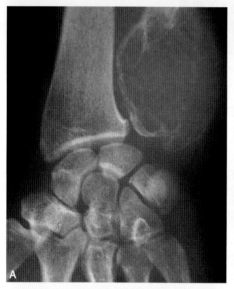
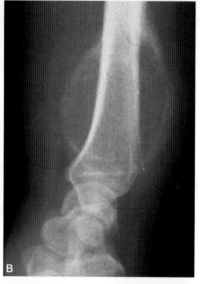

**图 12-4-2 尺骨骨巨细胞瘤**
X 线片示尺骨下端囊状膨胀性骨破坏,无硬化边,无骨膜反应,骨包壳完整无中断破坏,呈"皂泡状"改变

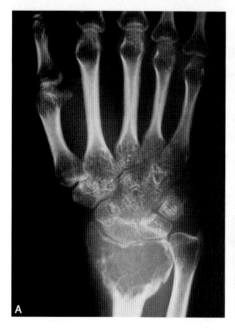
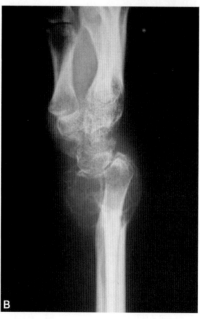

**图 12-4-3 桡骨巨细胞瘤(Ⅰ级)**
X 线片示桡骨远端囊状膨胀性骨破坏,破坏区内可见纵横交错的骨嵴,呈"皂泡状"外观,骨包壳完整,软组织无受累

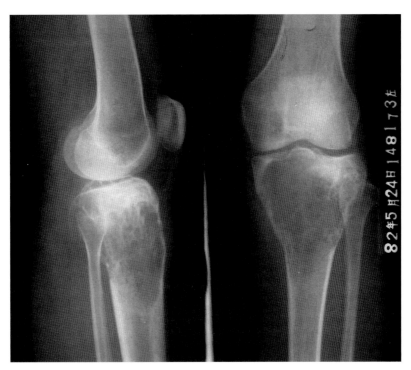

**图 12-4-4　胫骨骨巨细胞瘤**

胫骨近端囊状膨胀性骨破坏,无硬化边,内可见骨嵴,骨包壳完整

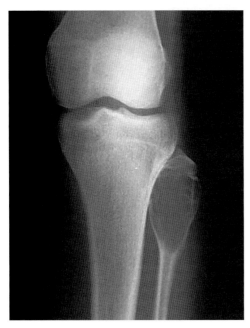

**图 12-4-5　腓骨骨巨细胞瘤**

X 线片示腓骨近端膨胀性骨质破坏,
内见骨嵴影,骨壳完整

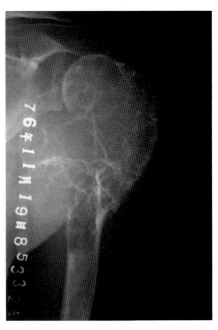

**图 12-4-6　肱骨骨巨细胞瘤**

X 线片示肱骨上段高度膨胀性改变,
骨包壳尚完整,内见骨嵴影

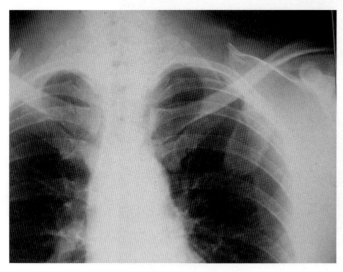

**图 12-4-7　肋骨骨巨细胞瘤**
X 线片示左侧第二前肋明显膨胀性改变，
其内密度均匀，骨皮质连续

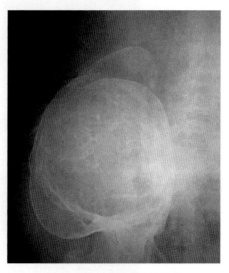

**图 12-4-8　髂骨骨巨细胞瘤**
X 线片示右侧髂骨翼明显膨胀性囊状破坏，破坏区
边界模糊，内可见粗细不均的骨嵴影

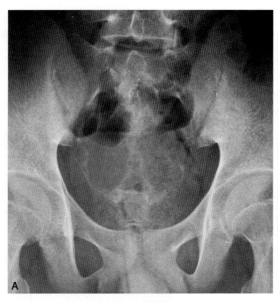

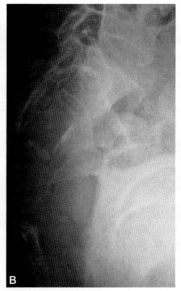

**图 12-4-9　骶骨骨巨细胞瘤**
X 线片示骶骨右侧囊状骨质破坏区，破坏区边界模糊，内见少量骨嵴影

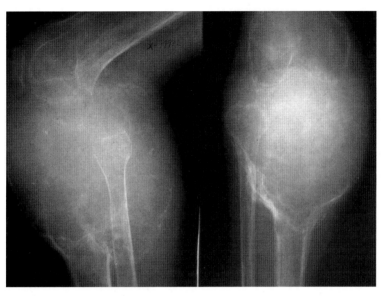

**图 12-4-10　胫骨骨巨细胞瘤（Ⅲ级）**
X 线片胫骨上端囊状高度膨胀性骨质破坏，破坏区边界不清，无硬化边，
骨包壳菲薄中断，肿瘤侵犯软组织，破坏区边缘可见筛孔状骨破坏

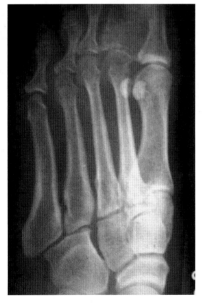

**图 12-4-11　趾骨骨巨细胞瘤**
X 线片示第二近节指骨呈膨胀性
囊状破坏，内见骨嵴影

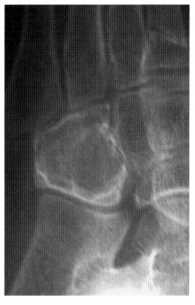

**图 12-4-12　骰骨骨巨细胞瘤**
X 线片示骰骨膨胀性囊状透亮区，
边界清楚，内可见骨嵴影

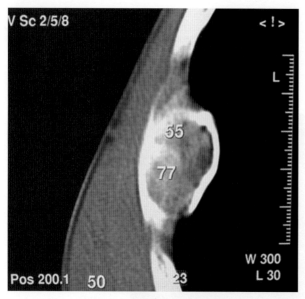

**图 12-4-13　肋骨骨巨细胞瘤**
横断面 CT 示肋骨膨胀性骨质破坏,破坏区为
均匀的软组织密度,边缘毛糙

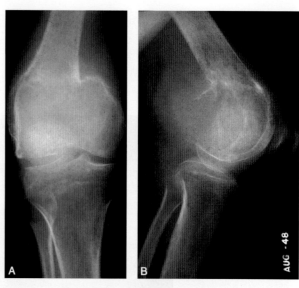

**图 12-4-14　股骨骨巨细胞瘤(Ⅲ级)**
X 线片示股骨下端囊状膨胀性骨破坏,破坏区边界不
清,无硬化边,骨包壳菲薄,后方骨壳中断见软组织肿块
形成

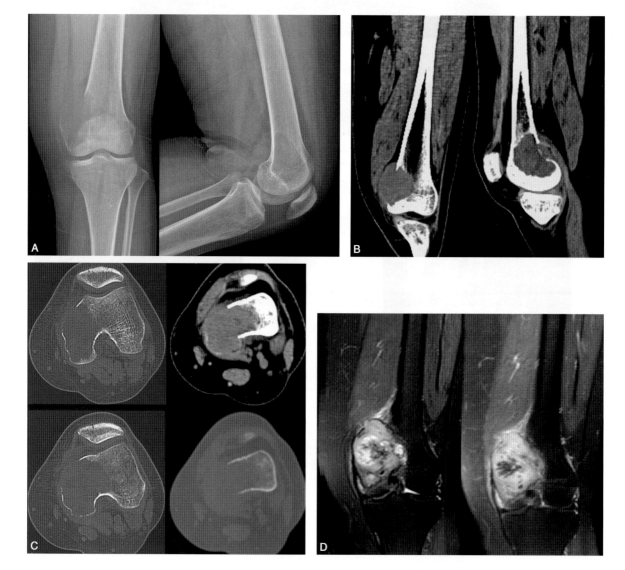

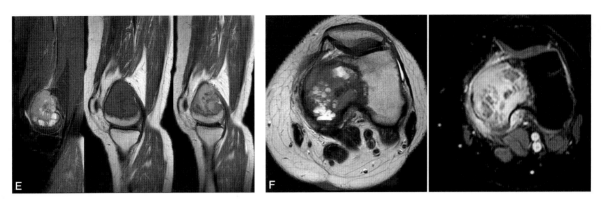

图 12-4-15 胫骨骨巨细胞瘤

A、C. MRI 显示胫骨上端类椭圆形骨质破坏区,在 $T_2WI$ 上呈等信号;B. 在 $T_2WI$ 上呈等高混杂信号

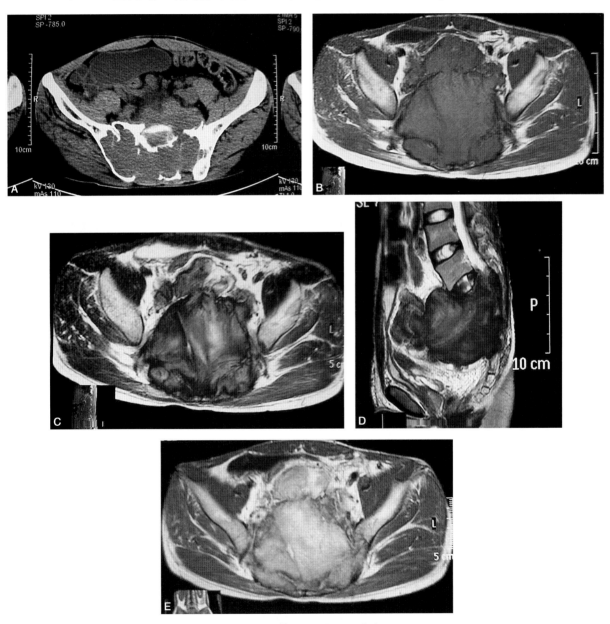

图 12-4-16 骶骨骨巨细胞瘤

A. 横断面 CT 示骶骨膨胀性骨质破坏区,破坏区呈软组织密度,边界清楚,部分骨质中断,可见软组织肿块突向周围软组织;B~C. 横断面 MRI $T_2WI$、$T_2WI$ 和 D. 矢状面 $T_2WI$ 示肿瘤在 $T_2WI$ 上呈等信号,在 $T_2WI$ 上呈等低信号,边界清楚,突破骶骨骨皮质向周围生长;E. 增强后横断面 MRI $T_2WI$ 示肿瘤呈明显均匀强化

## 四、鉴别诊断

大多数骨巨细胞瘤根据发病年龄、部位、X线表现可做出诊断。少见部位和不典型病灶的鉴别则相对困难。

1. "棕色瘤" 为甲状旁腺功能亢进所致的局部骨质缺损,好发于颌骨及长骨骨干,X线可有指骨膜下吸收、骨质疏松等,生化检查可有典型的血钙升高及血磷降低。

2. 短骨的巨细胞病变 即巨细胞反应性肉芽肿,好发生于短(小)骨,在WHO2013骨肿瘤分类中归属于富于巨细胞的破骨细胞肿瘤。临床上常有局部疼痛不适和肿胀,X线片表现为短管状骨轻度膨胀性溶骨性骨质破坏,边缘清楚,骨皮质变薄但没有破坏,骨膜反应少见。MRI显示软组织肿瘤成分,囊变液化少见。

3. 动脉瘤样骨囊肿 病灶明显膨胀、向关节骨皮质方向扩展与巨细胞瘤相似。CT和MRI仅显示囊样的液-液平面征象,倾向于前者;实体肿瘤内出现液-液平面,最多见的是骨巨细胞瘤合并动脉瘤样骨囊肿。

(陈建宇 梁碧玲)

# 第五节 骨骼恶性肿瘤

## 一、成骨肉瘤

### (一)概述与临床资料

成骨肉瘤,又称骨肉瘤,是最常见的恶性原发性骨肿瘤,约占骨原发恶性肿瘤的1/3。成骨肉瘤起源于骨的未分化纤维组织。临床可分为原发性及继发性。原发性骨肉瘤常见于20岁以下年轻人,男女发病率比为2:1,好发于四肢长管状骨。继发性骨肉瘤可继发于如Paget病、骨软骨瘤、骨纤维异常增殖以及放射后骨骼等,发病年龄晚于原发性骨肉瘤,好发于扁骨。成骨肉瘤可发生于全身任何骨骼,但亦有其好发部位。原发性骨肉瘤常发生于四肢长管状的干骺端,75%发生于膝关节周围即股骨下端、胫骨和腓骨上端;9.5%发生于骨干,其中34.1%可侵犯骨骺。

成骨肉瘤常具有疼痛、肿胀和运动障碍等表现,以疼痛最为常见。开始为间断性,后持续性加剧。侵犯软组织时患处可出现肿块,边界常不清,压痛明显,局部皮肤温度增高,表浅静脉怒张,邻近关节可肿胀积液。病情发展较快,病程短。实验室检查血清碱性磷酸酶可增高,多在正常值的两倍以下。继发性骨肉瘤在原有的病变基础上症状加剧,可出现局部软组织肿块、血清碱性磷酸酶增高等表现。骨肉瘤多通过血行转移至其他部位,如肺、脊柱、骨盆等,部分长骨病灶可在同一骨骼的远隔部位出现性质相似的孤立性转移病灶,称为"跳跃"病灶(见图12-5-9)。跳跃病灶也可发生在与患骨有组织结构相连的邻近骨骼,如股骨远端病灶可沿交叉韧带跳跃到邻近的胫骨近端。发生于肩胛骨、骨盆的骨肉瘤可通过淋巴道转移,常转移至纵隔或主动脉旁淋巴结。

80%的骨肉瘤可采用术前化疗后保肢手术。手术切除病灶时,根据病变的范围和分期尽可能避免截肢手术,以提高患者的生存质量及生存率。

### (二)病理

骨肉瘤是肿瘤细胞能直接形成肿瘤性骨样组织或骨组织的恶性肿瘤。根据骨肉瘤细胞和组织分化方向,分为骨母细胞型、软骨母细胞型、成纤维细胞型。①骨母细胞型成骨肉瘤,肿瘤以异型性骨母细胞为主要成分,瘤骨丰富,少有溶骨性破坏。②软骨母细胞型,瘤组织中1/2以上呈软骨肉瘤样结构,在此基础上可化生形成骨质,但必须见到直接成类骨或瘤骨的梭形瘤细胞,以与软骨肉瘤区分。③成纤维细胞型,瘤组织中1/2以上呈纤维肉瘤样结构,瘤细胞呈梭形,束状及紧密编织状排列,瘤细胞间有少量肿瘤性骨质或骨样组织。④混合型,指以上三型中,两种成分较等量的混合。根据肿瘤细胞的类型及部位可分为几个亚型:

1. 中心性髓性骨肉瘤(central or medullary osteosarcoma)

(1)普通型中心性骨肉瘤(conventional central osteosarcoma)

1)骨母细胞型

2)软骨母细胞型

3)成纤维细胞型

(2)骨内分化好或低度恶性骨肉瘤(intraosseous well-differentiated or low-grade osteosarcoma)

(3)毛细血管扩张型骨肉瘤(telangietatic osteosarcoma）

（4）圆形细胞骨肉瘤（round-cell osteosarcoma）

（5）继发性骨肉瘤

2．多中心型骨肉瘤

3．表面性骨肉瘤（surface osteosarcoma）

（1）骨膜骨肉瘤（periosteal osteosarcoma）

（2）高度恶性骨表面骨肉瘤（high-grade surface osteosarcoma）

（3）骨旁骨肉瘤（parosteal or juxtacortical osteosarcoma）

4．皮质内骨肉瘤

5．骨外骨肉瘤

**（三）影像学表现**

1．普通型中心性骨肉瘤　好发于长管状骨干

骺端，半数以上为骨母细胞型，主要表现为骨质增生硬化，瘤骨形成；约 1/4 为软骨母细胞型，主要表现为瘤软骨生成；其余为成纤维细胞型，主要表现为溶骨性破坏。

（1）X 线片：骨肉瘤早期的 X 线表现细微，可仅表现为干骺端髓腔内的少量骨质破坏、骨密度减低或骨质密度轻度增高，随着病变的进展可有如下表现：

1）骨质破坏：由髓腔内向外扩展，呈虫蚀状、筛孔状、斑片状，内可残留正常骨小梁。骨质破坏区边缘模糊，与周围正常骨质的移行带宽。肿瘤沿 Haversian 管扩展侵及骨皮质时表现为皮质内筛孔状、条纹状低密度影，进一步发展骨皮质可被突破，表现为皮质的不规则缺损、变薄、边缘不整（图 12-5-1、图 12-5-2）。

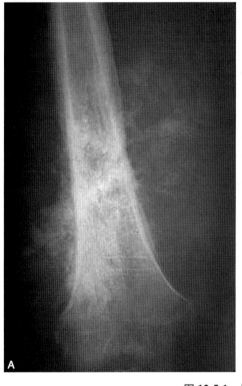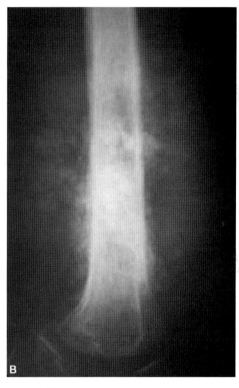

**图 12-5-1　股骨骨肉瘤**
X 线片示股骨下端不规则溶骨性破坏，破坏区及周围软组织内可见云絮状及放射状瘤骨，可见骨膜三角

2）瘤骨及瘤软骨：瘤骨表现为髓腔内云絮状、斑块状、象牙骨质样致密影，其内无成熟骨小梁结构，是骨肉瘤特征性的 X 线表现。瘤软骨表现为小点状、小环状、无定形状或爆米花状致密影（见图 12-5-1、图 12-5-3、图 12-5-4）。

3）骨膜反应：肿瘤侵及骨膜下时刺激邻近骨外膜产生反应性新生骨，称为骨膜反应。反应性新生骨的形状及排列方式取决于其增生的速度和距肿瘤的远近。早期或距肿瘤较远部位可出现线状或层状

骨膜反应（见图 12-5-5）。随着肿块的生长，新生成的骨膜反应骨又可被肿瘤侵蚀破坏，形成 Codman 三角（见图 12-5-1）。当骨外膜被肿块掀起时，其通往皮质骨的小血管受牵拉而垂直于皮质分布，这些小血管周围新生骨形成，新生骨形成增多，形成了垂直于骨表面的放射状反应性新生骨小梁，这些反应性新生骨自基底向外垂直于骨皮质生长，表现为日光放射状致密影，X 线图像上形象的称为日射线。

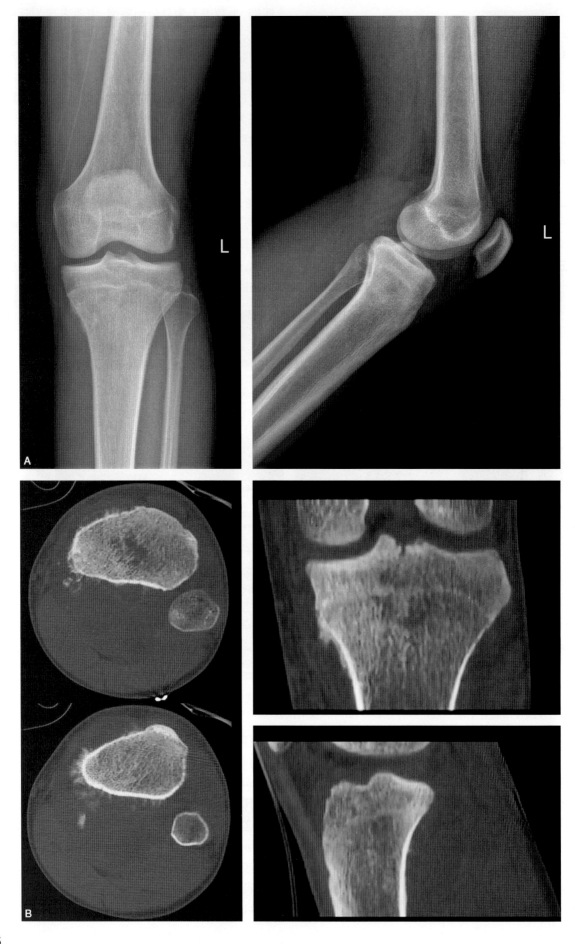

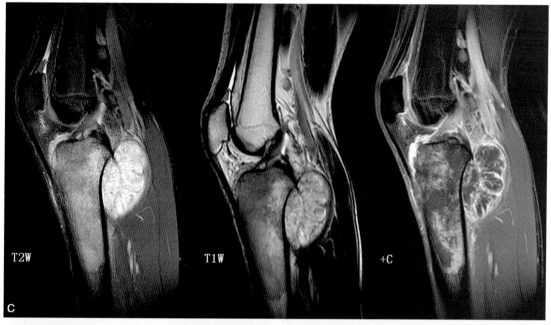

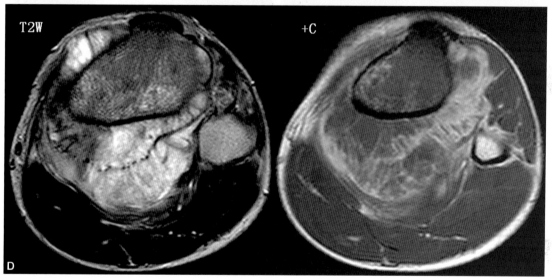

**图 12-5-2　胫骨溶骨型骨肉瘤**

A 为 X 线,B 为 CT,C、D 为 MR。胫骨近侧干骺端少量虫蚀状骨质破坏,CT 示髓腔中央明显虫蚀状破坏,肿瘤穿破骨皮质向骨外蔓延,可见放射状骨膜反应,MR 示胫骨近端大范围的异常组织信号取代正常的骨髓信号,胫骨后方可见明显软组织肿块,增强后病灶内大量坏死

4)软组织肿块:肿瘤穿破骨皮质侵及周围软组织可形成软组织肿块。软组织肿块多呈半圆形或不规则状,边界不清或清楚,肿块内可出现瘤骨或瘤软骨。深部软组织肿块可使肌间隙脂肪层受压移位(见图 12-5-1、图 12-5-2,图 12-5-4)。

5)骨骺及邻近关节受累:骨骺软骨及关节软骨对肿瘤的浸润有一定的抵抗能力,在骨骺板闭合骨化之前(17~20 岁)一般不侵及骨骺。但肿瘤较大时,骨骺及关节也可侵及。骨骺受累表现为临时钙化带中断、消失,骺线增宽(见图 12-5-2)。关节面受累时表现为关节面模糊、中断,软骨下骨质破坏,关

节间隙增宽,甚至出现瘤骨或瘤软骨。

6)病理性骨折:骨皮质被破坏时容易导致病理骨折。骨折之后,局部表现大量瘤骨或瘤软骨生长,无正常的骨痂形成。

7)远处转移:2% 的骨肉瘤可沿骨干发生跳跃性转移,X 线片较难发现。由于骨肉瘤容易血行转移至肺部,在诊断为骨肉瘤之后应进行胸部 X 线检查,观察肺部是否有转移灶。骨肉瘤肺部转移表现肺野外带多发的结节状致密影,边缘光滑,内部可有瘤骨形成。转移至纵隔淋巴结时可表现为纵隔的增宽,CT 较 X 线片更易显示纵隔内或主动脉周围淋巴结的转移。

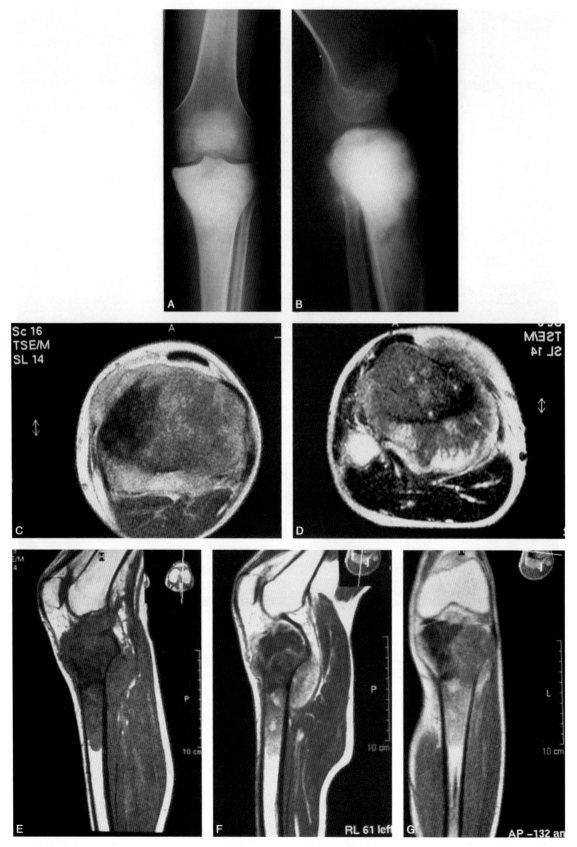

**图 12-5-3　胫骨硬化型骨肉瘤**

A～B. X 线片示胫骨上段密度增高,呈致密象牙质样改变,内可见不规则低密度区,邻近软组织内见放射状瘤骨;C～D. 横断面 MRI T₁WI、T₂WI 和 E～F. 矢状面 T₁WI 和 T₂WI 示肿瘤组织在 T₁WI 呈低信号,在 T₂WI 上呈高信号,瘤骨在 T₁WI 和 T₂WI 上均呈低信号;G. 冠状面增强扫描肿瘤呈明显不均匀强化

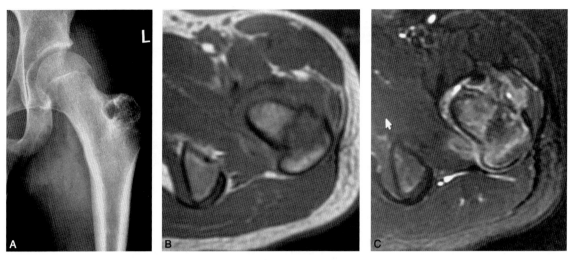

**图 12-5-4　股骨大粗隆软骨母细胞型成骨肉瘤**

A. X 线片示股骨大粗隆囊状骨质破坏,其内有少量钙化影,边缘较清楚;B. MRT₂W 示病灶轻度膨胀性骨质破坏,骨皮质已破坏,
病灶 T₂ 信号增高;C. 增强后可见病灶及软组织肿块均有强化(图 12-5-4 由揭阳人民医院放射科提供)

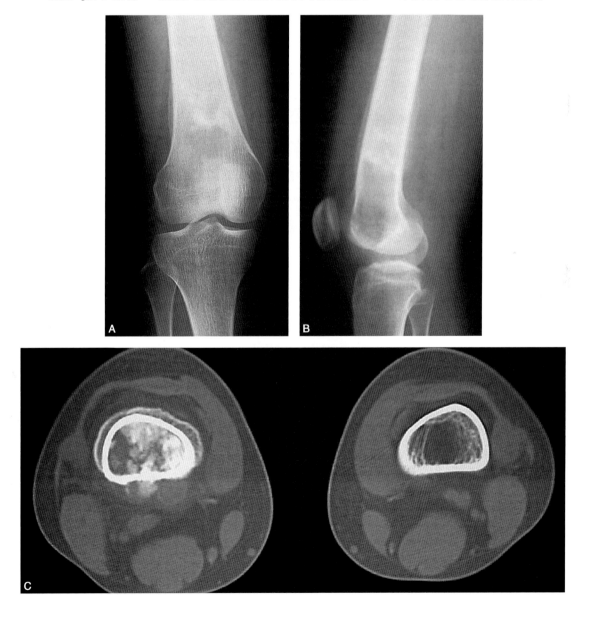

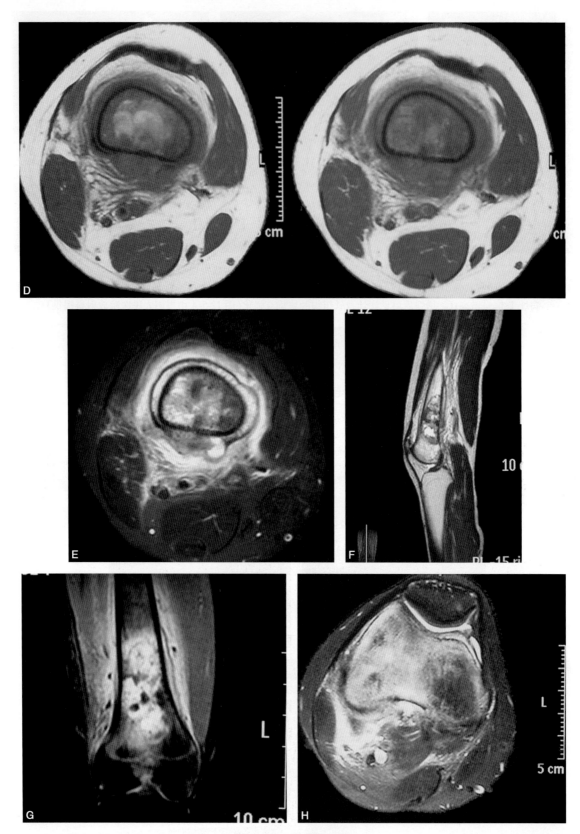

**图 12-5-5 股骨骨肉瘤**

A ~ B. X线片示右侧股骨远侧干骺端内不规则骨质破坏区,边界不清,内可见斑片状致密影,可见层状骨膜反应;C. 横断面CT示髓腔内软组织肿块形成,内可见斑片状瘤骨,骨皮质周围见层状骨膜反应,骨后方软组织内见软组织块形成,内有团絮状瘤骨;D ~ E. 横断面MRI $T_1$WI、$T_2$WI脂肪抑制像;F. 矢状面MRI $T_2$WI及G. 冠状面$T_2$WI脂肪抑制像示肿瘤组织在$T_1$WI像上呈等低信号,在$T_2$WI像上呈高低混杂信号,骨膜反应呈线样低信号,肿瘤周围软组织内见大片状高信号水肿区

8）发生于扁骨的骨肉瘤：约占 2%，可发生于骨盆、脊柱、肋骨、颅骨等（图 12-5-6）。其 X 线表现基本相似，表现为不同程度的骨质破坏及增生硬化、骨膜反应和软组织肿块等。发生于颅骨的骨肉瘤多为溶骨性改变。

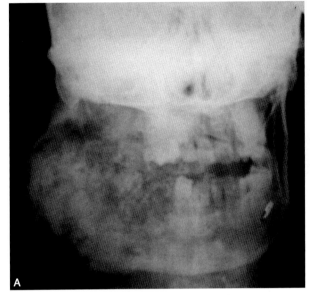
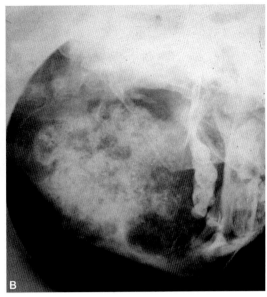

**图 12-5-6 下颌骨骨肉瘤**

X 线片示下颌骨右侧骨结构消失，见巨大软组织肿块影，累及邻近上下颌骨，并可见团状瘤骨形成

（2）CT 表现：CT 表现与 X 线表现基本相似。由于 CT 的密度分辨率高于 X 线片，且能以横断面及三维重建图像显示病变，可更好地显示早期的细微骨质增生硬化、皮质破坏及骨膜反应改变，对于软组织肿块的显示也明显优于 X 线片。骨肿瘤的 CT 扫描要注意包括肿瘤的上下端，并分别用骨窗和软组织窗进行观察。

1）瘤骨及瘤软骨：CT 更能清楚显示位于髓腔内的致密瘤骨及瘤软骨钙化影，形态与 X 线片所见基本相似（见图 12-5-5C）。

2）骨质破坏：正常骨髓腔内为脂肪性黄骨髓，CT 值为 $-50 \sim -80HU$。骨肉瘤表现为髓腔内脂肪样低密度影为软组织密度影替代，边缘模糊。骨皮质破坏表现为环状的管状骨皮质不规则变薄、缺损。

3）骨膜反应：骨膜反应表现为骨皮质旁线状、层状、针状致密骨影。Codman 三角表现为皮质周围骨膜反应性新生骨中断，中断处见肿瘤组织充填（图 12-5-7）。

4）软组织肿块：肿瘤穿破骨皮质向外生长侵及软组织形成肿块，其周围血管、肌束、肌腱等正常结构受压移位。CT 能显示肿块位于间室内、间室外或跨间室生长（见图 12-5-7）。

5）病理性骨折：表现为皮质局限性中断，断端锐利，无骨痂生长，可见瘤骨或瘤软骨形成。

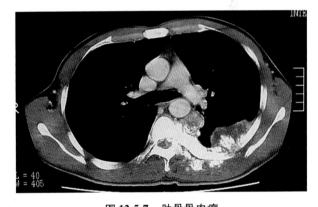

**图 12-5-7 肋骨骨肉瘤**

横断面 CT 示左侧肋骨骨质破坏并软组织肿块形成，骨破坏区及软组织肿块内见斑片状瘤骨形成

6）远处转移：肺部转移在 CT 上表现为肺野外带结节灶，结节内可出现瘤骨，甚至形成空洞。纵隔淋巴结及主动脉旁的淋巴结发生转移时，表现为大血管旁圆形软组织密度样结节影，部分结节可发生融合。成骨肉瘤可发生骨骼的肿瘤转移，影像学表现为多骨的边缘清楚的圆形高密度结节影（图 12-5-8）。

7）增强扫描：增强扫描时，肿瘤呈不均匀强化，而坏死区呈无强化的低密度区。增强扫描可更容易发现血管有无被肿瘤推压移位、包绕或侵蚀。增强后纵隔及腹膜后大血管强化明显，更易显示强化不明显的转移淋巴结。

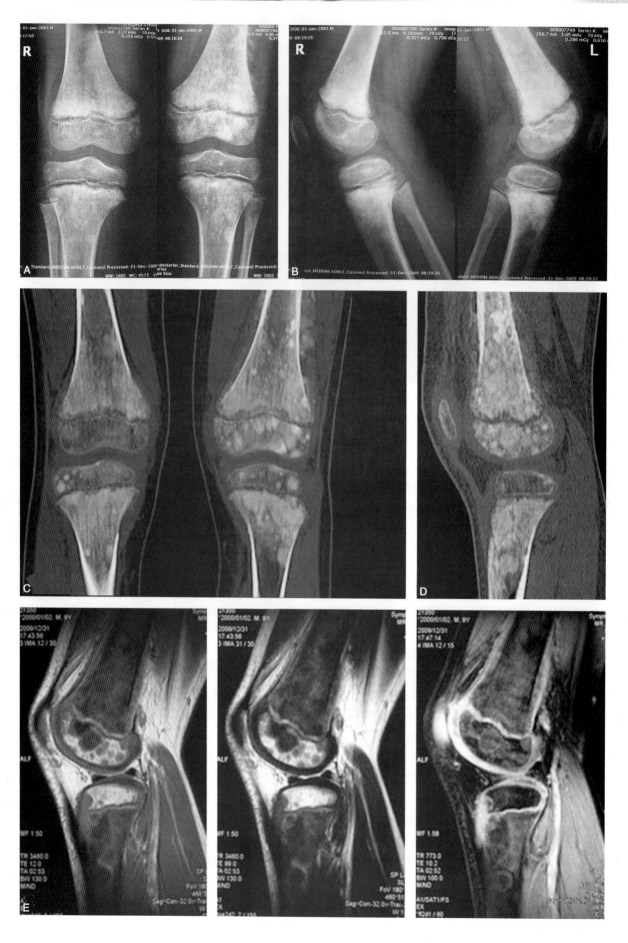

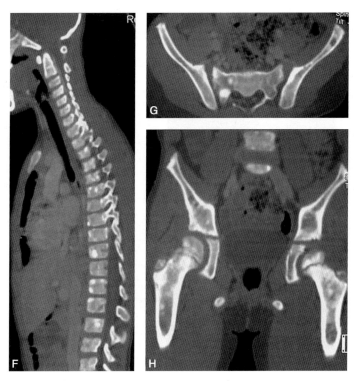

**图 12-5-8 左股骨远端成骨肉瘤合并全身骨转移**
A~E. A、B 为 X 线片,C、D 为 CT 的重建,E 为 MR,均示双侧膝关节构成骨均有广泛分布的结节状高密度影,其中左股骨远端病变较弥漫并软组织肿块内可见肿瘤骨,考虑为原发病灶;F~H. 脊椎骨盆 CT 重建示多骨内结节状成骨性转移瘤

(3) MRI 表现:MRI 在显示髓腔及软组织内侵犯范围、骨骺及关节软骨的侵犯方面明显优于 CT,依据 MRI 进行分期准确性也高于 CT。

1) 髓腔内变化:$T_1WI$ 显示肿瘤的解剖关系及形态较好。正常髓腔内的黄骨髓在 $T_1WI$ 及 $T_2WI$ 均为高信号。肿瘤组织则表现为髓腔内正常的高信号为异常的低信号取代,这种低信号包括肿瘤组织本身及周围的骨髓水肿,与周围正常骨髓分界清晰。$T_2WI$ 上肿瘤的信号取决于其的细胞类型和瘤骨钙化的多少。溶骨型骨肉瘤 $T_2WI$ 信号增高,硬化型骨肉瘤 $T_2WI$ 为低信号,混合型骨肉瘤则表现为高、低混杂信号强度。肿瘤的软骨成分在 $T_2WI$ 表现为团状的高信号影。病变周围的骨髓水肿 $T_1WI$ 为低信号,$T_2WI$ 为高信号(见图 12-5-3C~G,图 12-5-5D~H)。

2) 骨皮质破坏:肿瘤仅在 Haversian 管内蔓延生长时,CT 难以显示,MRI 上可表现为低信号的骨皮质内出现线状、条状长 $T_2$ 高信号影。当破坏逐渐增大时,骨皮质局限性缺损,为异常的肿瘤信号所占据。

3) 骨膜反应:表现为围绕骨皮质的线状、针状长 $T_1$ 短 $T_2$ 信号,其下为长 $T_2$ 的肿瘤组织(见图 12-5-5D、E)。

4) 软组织肿块:$T_2WI$ 显示肿块的边界为佳。根据其内瘤骨或瘤软骨的成分不同,肿块可表现 $T_1WI$ 低、中信号,$T_2WI$ 高或高、低混杂信号。肿块内出血 $T_1WI$、$T_2WI$ 均呈高信号。坏死区 $T_1WI$ 呈液性低信号,$T_2WI$ 呈明显高信号。瘤周水肿表现为羽毛状中等长 $T_1$ 长 $T_2$ 信号,边界不清,范围不一(见图 12-5-3C~G,图 12-5-5D~H)。MRI 可多方向成像,较 CT 能更清楚地显示瘤周肌腱、血管、神经束受累的情况,对于临床制订治疗方案具有重要意义。

5) 骨骺及关节的侵犯:MRI 发现骨骺受侵远多于普通 X 线,有报道称可达 80%。骨骺受累时表现为骺软骨及骨骺内高信号为肿瘤组织信号所占据(图 12-5-2)。肿瘤侵犯关节时,可见其正常低信号消失,边缘不规则,关节间隙增宽及软组织肿块填充。位于膝关节附近的肿瘤还可沿交叉韧带蔓延生长。关节腔内还可见长 $T_1$ 长 $T_2$ 的关节积液。

6) 远处转移:由于 MRI 可多方位尤其是可纵向成像,因而可清楚显示肿瘤的跳跃病灶,明显优于 X 线片和 CT。跳跃性病灶表现为患骨骨干内病灶附近、邻近长骨干骺端或骨干内结节样长 $T_1$ 长 $T_2$ 信号。因大血管的流空效应呈低信号,纵隔及主动脉旁淋巴结的转移也可清晰显示,表现为结节状的等 $T_1$ 等 $T_2$ 信号(图 12-5-9)。肺部、脊柱及骨盆的转移 也可清晰显示,其信号表现与也根据骨质破坏与增 生硬化不同而不同。

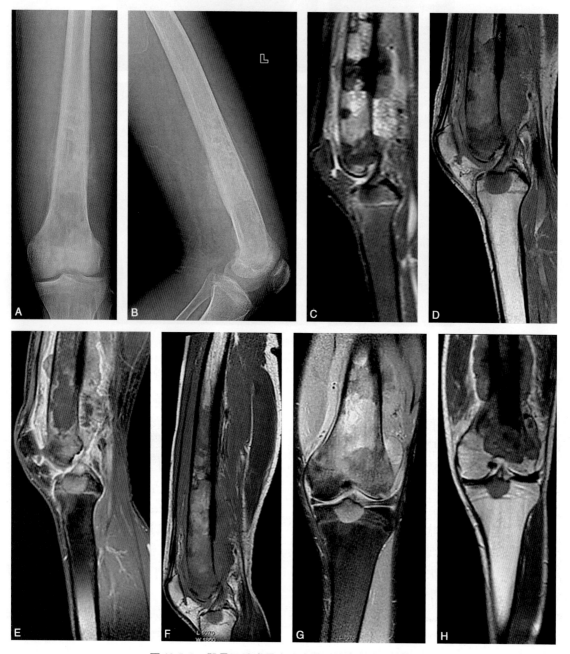

**图 12-5-9　股骨远端成骨肉瘤合并胫骨近端跳跃转移**

A、B. X 线片,示股骨中下段骨质破坏,病灶内可见模糊的骨密度增高影,骨膜反应可见 Codman 三角及软组织肿块形成,
C ~ H. MR 片示股骨远端病灶借前交叉韧带向胫骨近端骨骺跳跃转移

7)增强扫描:骨肉瘤表现为早期的边缘性强 化,中心充盈延迟。

常规增强扫描时肿瘤呈不均匀强化,坏死及出 血区无强化,瘤周水肿带亦可强化(见图 12-5-3G), 与肿瘤组织难以鉴别。动态增强扫描时,肿瘤表现 为早期的边缘性强化和中心的延迟强化,肿瘤的首 次强化斜率值较高,而瘤周水肿呈逐渐强化,首次强 化斜率值较低。

8)MRA:可显示肿瘤周围血管的推压移位或侵 蚀包绕。静脉注射 Gd-DTPA 后的 MRA 可显示肿瘤 局部异常血管团增多。

(4)核素扫描:核素扫描的敏感性高,骨肉瘤早 期 X 线片无明显变化时,$^{99}$Tc-MDP 骨显像即可显示 局部的异常放射性浓聚。当肿瘤继续增长时,放射 性浓聚区逐渐增大,由于肿瘤的血供中断,其内也可 出现局灶性的放射性稀疏区。也有关于溶骨型骨肉瘤表现为放射性稀疏冷区的报道。由于骨髓充血、骨膜及髓腔内新生骨均可表现为放射性浓聚区,核素扫描所显示的肿瘤范围比 CT 及 MRI 显示的要大。肿瘤远端的关节因失用性骨质疏松表现为放射性浓聚。因此核素扫描的目的主要是显示跳跃性转移病灶及全身其他部位的转移。

(5)血管造影:属于创伤性检查方法,往往与骨肉瘤的介入灌注、化疗同时进行,可显示肿瘤的血供情况。

1)肿瘤血管:动脉期可见肿瘤区粗细不一、管壁毛糙、走行排列不规则的肿瘤血管。

2)肿瘤血管湖及肿瘤染色:实质期可见斑片状的肿瘤血管湖及肿瘤平行血管充盈所致的肿瘤染色。

3)动静脉瘘:存在动静脉瘘时,可出现静脉的提前显影。

4)肿瘤周围的血管受累:肿块仅推压周围血管时表现为正常血管被推移移位,偏离正常的解剖位置。而肿瘤侵蚀破坏血管时则表现为血管壁的不规则充盈缺损,甚至中断。

2. 低度恶性骨肉瘤 较少见,约占骨肉瘤的 2%。病理上主要由纤维和骨组织的分化程度较高的梭形细胞组成,组织学上易误认为纤维异常增殖或骨母细胞瘤。好发于年轻人,平均年龄约 28 岁,预后较普通型骨肉瘤好。好发于长骨干骺端,可累及骨干,骺板愈合后亦可侵及骨端。

X 线表现为较大范围的膨胀性骨质破坏区,内可见骨嵴。骨破坏区边缘不清,偶可见钙化、骨化或毛玻璃样改变。本型骨肉瘤骨皮质破坏多较轻微,骨膜反应少见,如有可表现为针状、层状,有时可见 Codman 三角。肿瘤可突破骨皮质侵入软组织形成肿块。较少发生病理性骨折(图 12-5-10)。

3. 毛细血管扩张型骨肉瘤 很少见,恶性程度很高,预后较一般骨肉瘤差,约占骨肉瘤的 5%。病理上肿瘤由单个或多个囊腔组成。囊腔内充满新鲜的血液(或凝结的血块)或液化坏死的肿瘤组织,肿瘤细胞分布于囊腔周围或囊腔间隔之中,瘤细胞之间为少量的骨样组织。本型骨肉瘤好发于青少年,亦好发于长骨干骺端。

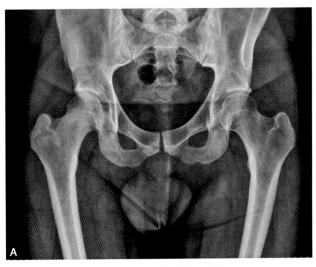
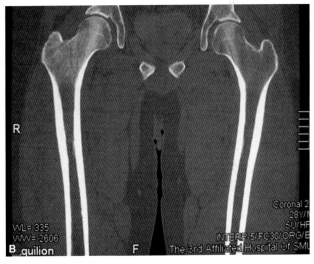
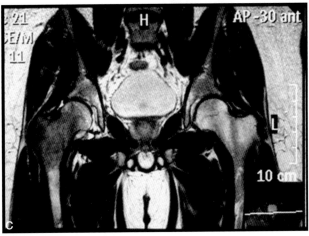
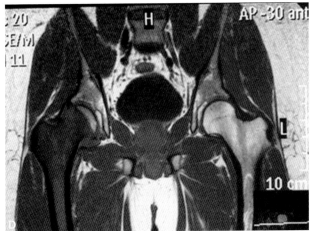

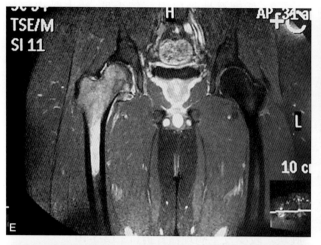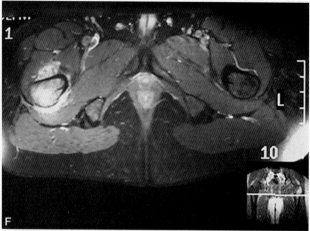
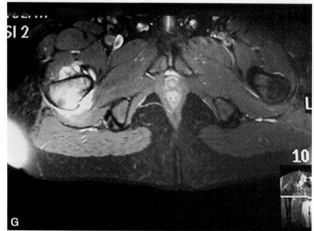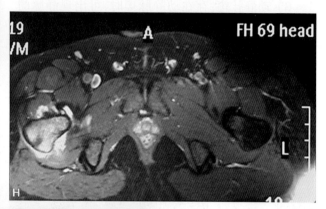
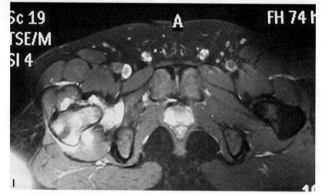

**图 12-5-10　成骨肉瘤**

男,28 岁,大腿酸痛 3 个月。A、B. X 线及 CT 重建示右股骨上段磨玻璃状骨密度增高,骨皮质完整,未见软组织肿块。

C～I. MR 示右股骨上中段大范围异常信号区,增强后明显强化,股骨周围可见明显软组织肿块

X 线表现为大片状或地图样溶骨性骨破坏区,边界不清或有较宽的移行带,可穿破皮质形成 Codman 三角和软组织肿块(图 12-5-11)。骨皮质轻度膨胀性改变和中断,病灶内没有大范围高密度瘤骨形成,骨膜反应少见,软组织肿块形成。MRI 上可见瘤内高信号出血区,有时还可见囊腔内的液-液平面,提示出血的时间及成分不一,但并非血管扩张型骨肉瘤的特征性表现,巨细胞瘤、动脉瘤样骨囊肿也可见到。

4. 圆形细胞骨肉瘤　约占骨肉瘤的 1%,与 E-wing 肉瘤组织学相似但恶性程度高于一般骨肉瘤。病理表现肿瘤由小圆形细胞组成,可直接形成类骨或骨质。此型骨肉瘤较少见,好发于 20～40 岁。肿瘤好发于长骨,最常见于股骨、肱骨远端。

X 线表现多种多样,可为溶骨型、硬化型或两者均有的混合型。骨质破坏区呈地图样或弥漫性,大多数有骨膜反应,常见 Codman 三角,多数有软组织肿块。

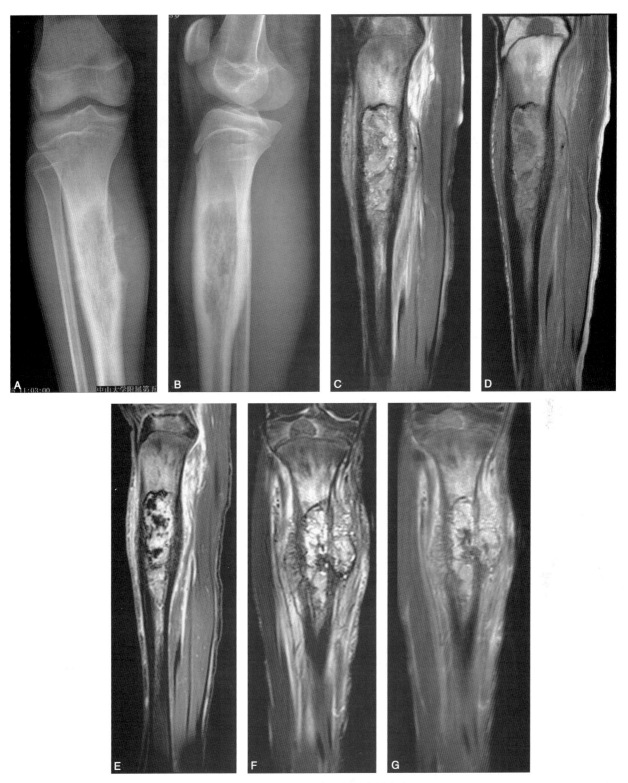

**图 12-5-11　毛细血管扩张型成骨肉瘤**

A、B. X 线片示腓骨上中段可见轻度膨胀的囊状骨质破坏,周边硬化明显,可见放射状骨膜反应及软组织肿块,病灶内
没有大范围高密度瘤骨形成;C. MR 示病灶内 $T_2$ 不均匀高信号,内可见囊变区和软组织肿块形成

5. 继发性骨肉瘤　继发性骨肉瘤继发于原有
骨病或良性骨肿瘤恶性变的基础上,患者的发病年
龄较大。Paget 病伴发骨肉瘤、放射治疗诱发骨肉瘤
已为大家熟知。少见情况下,骨肉瘤还可继发于纤

维异常增殖症、内生性骨软骨瘤、骨母细胞瘤、骨梗
死、慢性骨髓炎等。软骨肉瘤退分化也可转变为骨
肉瘤。

Paget 病患骨发生的骨肉瘤半数以上为高度恶

性,发病年龄46~91岁,常累及骨盆、股骨、肱骨,也可发生于颅骨、肩胛骨、下颌骨、跟骨、脊柱等。表现为患骨增粗,不规则变形和骨髓腔致密闭塞的基础上,出现边界模糊、移行带较宽的骨质破坏区,致密性肿瘤骨较少见。病灶可多发,并血行转移到其他部位。骨膜反应少,可见软组织肿块,易出现病理性骨折。血清碱性磷酸酶在增高的基础上进一步突然增高。

内源性或外源性辐射均可诱发骨肉瘤,最常见的是外源性辐射,其诱发骨肉瘤的诊断标准有:局部骨骼为良性病变或正常位于照射野内的骨;局部放疗剂量3000~4000cGy/3周;放射治疗后潜伏期为4~42年,平均11年;病理诊断为骨肉瘤。转移性骨肿瘤经放射治疗后很少发生肉瘤变。国人最常见鼻咽癌放疗后诱发的上颌骨、下颌骨骨肉瘤。一些视网膜母细胞瘤、乳腺癌和淋巴瘤放疗后生存期长的患者也容易发生。辐射引起的骨肉瘤多为高度恶性的骨肉瘤,X线表现除了基础病变的改变之外,与普通型骨肉瘤相仿。

骨梗死可恶变为恶性纤维组织细胞瘤,其中18%为骨肉瘤,主要累及长骨。成骨不全时由于骨痂的过度生长,在骨折部位可形成含致密钙化的软组织肿块,与骨肉瘤的表现相似,需注意鉴别。

6. 多中心型骨肉瘤 又称硬化性骨肉瘤病,较少见,由同时发生的多部位、多中心起源的骨肉瘤组成(图12-5-12)。临床上分为早发型和晚发型,前者

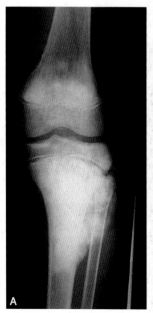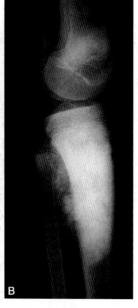

**图12-5-12A~B 多中心型骨肉瘤**
X线片示股骨远端及胫骨近端干骺端内团状瘤骨形成,胫骨病变突破骨皮质累及软组织,亦可见瘤骨形成

多见于儿童,恶性程度高,后者多发生于成人,恶性程度低。本型骨肉瘤可见于无肺部转移的转移性骨肉瘤病,肿瘤多通过脊柱Batson静脉丛转移而来。多发生于儿童,常有骨痛,继而全身衰竭。一般早期即有肺部转移,血清碱性磷酸酶增高,钙磷浓度正常。

X线上,病灶为双侧性对称性分布,多位于长骨干骺端,也可侵犯骨盆、脊柱、胸部、肋骨、锁骨,也有单独累及骨骺者。肿瘤大小相近,若有一个病灶明显大于其他病灶者,则需考虑为普通型骨肉瘤的骨转移,或为另一个原发灶。早期X线表现类似多发性、边界清楚的干骺端骨岛,病灶多为硬化型,进展时可具有骨肉瘤的所有表现(见图12-5-12)。

7. 骨旁骨肉瘤 又称为皮质旁骨肉瘤,占骨肉瘤的5%,起源于骨膜或骨皮质邻近的成骨性结缔组织。肿瘤成分多样,瘤内可见纤维、类软骨和类骨成分分布。本病女性多于男性,男女发病率之比为2:3,发病年龄2~60岁,多见于30岁左右。肿瘤生长缓慢,症状轻微,预后较普通型骨肉瘤好,但手术切除后,10%的肿瘤可退分化,恶性程度增加,侵及骨髓腔,甚至转移到肺部。肿瘤多发生于股骨远侧干骺端的后方,也可发生于股骨近端、肱骨、胫骨近端、面骨、颅骨外板。

X线表现肿瘤环绕患骨生长甚至包绕整个骨,形成分叶状或椭圆性的致密肿块影,瘤体基底部与皮质之间常见1~3mm的透亮线,CT显示更为清晰。肿瘤可在软组织内形成较大的肿块,肿块内可见致密的钙化或骨化团块,少数为放射状骨针。瘤内偶可见放射状透亮区。MRI可清楚显示骨髓腔有无侵犯。肿瘤内出现溶骨性破坏区或钙化较少的软组织、或血管造影肿瘤血管增多时提示肿瘤发生退分化(图12-5-13、图12-5-14)。

8. 高度恶性骨表面骨肉瘤 少见,占骨肉瘤1%,可为成纤维细胞型或骨母细胞型。肿瘤细胞高度退分化。发病年龄及部位与普通型骨肉瘤相似。X线表现为骨皮质表面的骨质破坏,可见放射状骨针和软组织肿块,与骨膜骨肉瘤相仿。

9. 骨膜骨肉瘤 占骨肉瘤2%,由分化良好的软骨母型肿瘤细胞组成。最常发生于股骨近1/3段,常沿着骨干前侧面生长。X线表现为骨皮质增厚或碟状缺损,可出现层状骨膜反应或Codman三角,亦可见长短不一的放射状骨针,靠近皮质基底部致密,向外逐渐变淡。肿瘤与皮质之间透亮线。软组织肿块可无钙化。肿瘤内可出现点状或无定形的软骨样钙化。一般不侵犯骨髓腔,晚期亦可累及髓腔(图12-5-15)。

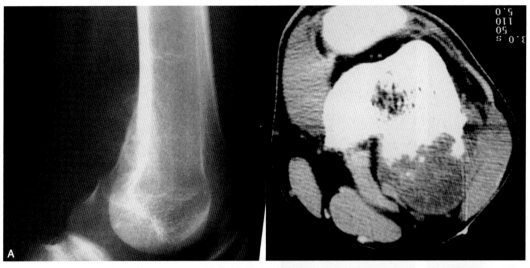

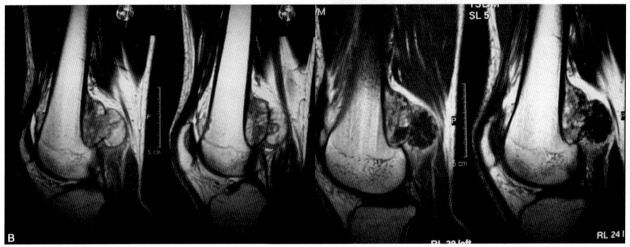

**图 12-5-13　股骨骨旁骨肉瘤**

X 线片示股骨远端腘窝区见絮状瘤骨形成,其相邻骨皮质毛糙,髓腔内无骨质破坏横断面 CT 示腘窝区软组织肿块,相邻骨皮质受累破坏,但髓腔未见受累,矢状面 MRI T$_2$WI 和增强扫描 T$_1$WI 示肿块紧贴股骨后方骨皮质,未累及髓腔

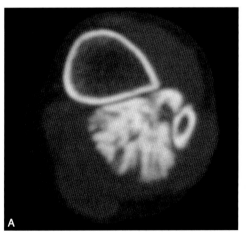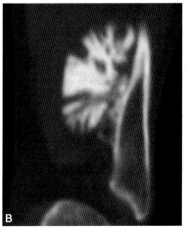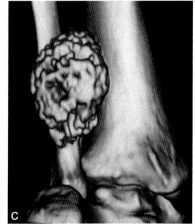

**图 12-5-14　腓骨骨旁骨肉瘤**

A. 横断面 CT;B. 矢状面 CT MPR 重建及 C. CT 三维重建示腓骨远端内侧分叶状软组织肿块,其与腓骨间可见线样低密度

10. 皮质内骨肉瘤　极为少见,起源于 Haversian 管原始间充质细胞的低度恶性骨肉瘤。发病年龄为 10~43 岁,平均 24 岁。好发于膝关节周围。X 线表现为皮质明显增厚,其内出现边界清楚或不清的骨破坏区,大小可达 4cm。

11. 骨外骨肉瘤　又称为软组织骨肉瘤,极为罕

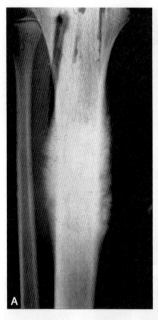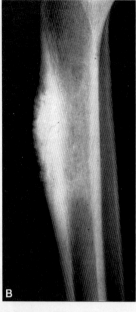

**图 12-5-15　胫骨骨膜骨肉瘤**
X 线片示胫骨中段骨皮质增厚,见长短不一的放射状骨针,
靠近皮质基底部致密,向外逐渐变淡,骨髓腔无受累

见,最常见于乳房,也可发生在心、肺、胸膜、脑膜、子宫、腹膜后、肾、躯干四肢的软组织内。X 线表现上述部位的软组织内的索状或块状瘤骨,瘤骨多位于病灶中心。周围可见骨针形成。

**(四) 鉴别诊断**

骨肉瘤表现典型时较容易诊断,但早期或不典型者需与下列疾病鉴别。

1. 骨岛　骨肉瘤早期可仅表现为干骺端髓腔内的骨质密度增高,此时容易漏诊,当瘤骨密度进一步增高时需与髓腔内的骨岛鉴别。骨岛一般边界清晰,邻近骨皮质无破坏,无骨膜反应和软组织肿块。核素扫描无放射性浓聚。MRI 示无骨髓水肿。

2. 急性化脓性骨髓炎　骨髓炎常伴有全身症状及局部的红、肿、热、疼。血液中性粒细胞增高。X 线上骨质破坏与骨质增生硬化同时出现,成骨多发生于骨质破坏区。骨髓炎的软组织肿胀较骨肉瘤范围广。MRI 还可清楚显示软组织肿胀或软组织肿块。若出现骨膜下积脓,更加支持骨髓炎的诊断。骨髓炎时也可出现 Codman 三角及日射线,但其日射线较骨肉瘤更粗短,且密度更高。

3. 软骨肉瘤　软骨母细胞型骨肉瘤需与软骨肉瘤鉴别。后者发病年龄常较大,髓腔呈膨胀性改变,骨皮质变薄或呈波浪状,骨膜反应多见。

4. 疲劳性骨折　骨母细胞型骨肉瘤需与疲劳性骨折鉴别。疲劳性骨折好发于胫骨、股骨颈、耻骨、腓骨等部位,由于骨痂的过度生长,常表现为局部致密硬化,但 CT 可显示骨质硬化中存在一条透亮线,MRI 可显示低信号强度的骨折线和周围的骨髓水肿,无软组织肿块。

5. 骨化性肌炎及外伤后血肿机化　需与骨旁骨肉瘤和骨外骨肉瘤鉴别。骨化性肌炎的骨化有随时间推移的渐进性改变,早期软组织肿胀形成肿块,数周后肿块内出现密度较淡的点状、斑片状阴影,邻近骨可出现骨膜反应,约 2 个月病灶外周为致密骨质包绕,肿块内可出现网状分布的致密影,此时肿块缩小。随着时间的推移,肿块内出现骨小梁结构,半年左右可形成大片骨质影。肿块与邻近的骨皮质之间有一透光带。而外伤后血肿机化有明确的外伤病史,MRI 上血肿的不同时相也有其特征性的信号特点,不难诊断。骨旁性骨肉瘤的中心和基底部钙化最明显,肿瘤生长速度快,肿块逐渐增大。骨外骨肉瘤不具有骨化性肌炎的外围成熟、中央不成熟的层带状结构特征。

**(五) 随访**

原发性骨肉瘤现已广泛采用术前辅助化疗的保肢手术,患者五年生存率从 25% 上升至目前的 75%。患者的生活质量也因肢体保全而明显提高。术后两年内是肿瘤复发或转移的高危期,术后定期复查有助于早期检测转移和复发。MRI、CT、核素扫描及碱性磷酸酶的测定是追踪复查的有效手段。

1. 化疗疗效的评价　化疗后 X 线片及 CT 显示骨肉瘤的骨质破坏区减小、周边出现骨质增生硬化或原破坏区内成骨增加、软组织肿块缩小甚至消失均提示化疗有效。核素扫描上显示为放射性浓聚区缩小或消失。血管造影显示肿瘤血管减少,比单纯的病灶缩小更有意义。MRI 评价肿瘤化疗后反应的方法较多,包括平扫、增强扫描、波谱分析。MRI 平扫提示肿瘤化疗敏感的征象包括肿瘤体积减小、瘤周水肿减轻、$T_2WI$ 肿瘤信号降低等。动态增强扫描评价肿瘤化疗效果的意义更大,肿瘤活性部分呈早期强化,而无活性部分为延迟强化或不强化。运用灌注成像也可评价骨肉瘤化疗后的改变,肿瘤活性部分时间-信号强度曲线不同于无活性部分。[31]P 波谱分析显示化疗后活性部分的肿瘤组织 ATP 和无机磷酸盐的峰值增高,磷酸一酯的峰值也表现异常,治疗后无活性的肿瘤组织这些指标可恢复到正常。

2. 术后复发的评价　骨肉瘤复发可导致血清碱性磷酸酶降低后又增高。X 线片及 CT 显示原病灶处残留骨骨质破坏、瘤骨形成、骨膜反应、软组织肿块等征象。X 线片及 CT 难以区分术后复发和术后改变。MRI 对检测早期的复发或区分术后改变十分有价值。术后水肿和炎性改变表现为长 $T_1$ 长 $T_2$ 信号，其形态和肌肉轮廓一致。术后纤维化表现为长 $T_1$ 短 $T_2$ 信号，增强扫描无强化或延迟强化，无软组织肿块。术后的血肿及含铁血黄素沉着均具有特征性信号。肿瘤复发表现为肌肉与手术部位的轮廓突出或出现明确的肿块，呈长 $T_1$ 长 $T_2$ 信号，增强扫描呈早期强化，若追踪随访过程中发现局部水肿程度加重，长 $T_1$ 长 $T_2$ 信号区也高度提示为复发。

## 二、软 骨 肉 瘤

### （一）概述与临床资料

软骨肉瘤起源于软骨或成软骨结缔组织，是一种常见的产生软骨基质的恶性骨肿瘤，发病率仅次于骨髓瘤和成骨肉瘤，占恶性骨肿瘤 10%。软骨内化生的骨均可发生。软骨肉瘤肿瘤细胞可分泌高水平的绒毛膜促性腺激素。临床可分为原发性和继发性，原发性较多见大约占软骨肉瘤的 85%；继发性软骨肉瘤发病多在中年以后，40～60 岁多见，男性多于女性。好发于四肢长骨、骨盆、肩胛骨等，四肢短管状较少发生。临床主要症状为疼痛和软组织肿块，疼痛初为隐匿性，逐渐加重转变为持续性剧痛，患肢可见生长缓慢的软组织肿块。继发性软骨肉瘤多见于 Paget 病、放射治疗、Ollier 病、Maffucci 综合征，多发性骨软骨瘤。临床表现为患处肿块增大、疼痛性状改变等。软骨肉瘤可发生血行转移，但较骨肉瘤晚。软骨肉瘤主要采取手术治疗，手术时应尽可能完整切除肿瘤，术中需注意肿瘤组织不能溢漏到周围组织，否则可引起复发。软骨肉瘤较少使用放射治疗和化学治疗。预后取决于肿瘤的分化程度及手术切除的充分性，低度恶性的软骨肉瘤充分切除预后良好，5 年生存率可达 90%。

### （二）病理

根据肿瘤的发生部位，可分为中央型和周围型。两型又可分为原发性和继发性。中央型以原发性多见，继发性较少；周围型则多为继发性，原发性少见。肿瘤由分化程度不同的肿瘤性软骨细胞与细胞间软骨性基质组成，其中可有成熟的肿瘤性软骨细胞，是与骨肉瘤鉴别的主要组织学依据。根据肿瘤的细胞类型、起源及发病部位可分为以下亚型：

1. 原发性软骨肉瘤
（1）中央型
1）高度恶性

2）低度恶性
3）边缘性
（2）皮质旁型
（3）间叶型
（4）退分化型
（5）透明细胞型
（6）恶性软骨母细胞型
2. 继发性软骨肉瘤
（1）中央型
1）软骨瘤
2）多发性软骨瘤病
（2）外周型
1）骨软骨瘤
2）多发性遗传性外生骨疣
3）皮质旁

### （三）影像学表现

1. 中央型软骨肉瘤　半数以上发生于 40 岁以上，男性稍多于女性，最常见的部位是股骨两端、肱骨近端，也可见于胫骨、肋骨、髂骨、肩胛骨、脊柱和胸骨，距中轴骨越近肿瘤恶性程度越高。肿瘤生长缓慢，晚期可发生血行转移，易侵犯静脉，形成瘤栓，甚至通过静脉转移到肺部和心脏，很少发生淋巴道转移。

（1）X 线片：主要表现为骨破坏和瘤软骨的钙化。骨破坏可表现为髓腔内边界清楚的膨胀性透亮区，有时其间夹杂不规则斑点状、线状、环状、丛绒毛状或无定形的致密瘤软骨钙化影，局部皮质增厚或变薄呈波浪状。骨膜反应多为单纯的层状，较少见到 Codman 三角或日射状骨膜反应。若肿瘤生长较快，破坏区边缘可不清，移行带较宽，最终突破皮质形成软组织肿块，肿块内含有钙化。病变早期骨皮质尚未破坏时，与内生软骨瘤较较难鉴别，晚期骨皮质破坏，诊断相对较容易。边缘型软骨肉瘤常见于中年女性，组织学特征介于内生软骨瘤及软骨肉瘤之间，X 线多表现为大的膨胀性破坏区，内有钙化，骨皮质增厚（图 12-5-16）。

（2）CT 表现：CT 在显示肿瘤髓腔内及软组织内累及范围、骨皮质细微破坏、肿瘤钙化的形态（如环状、点状、丛状、无定形状钙化）及分布等方面优于 X 线片（图 12-5-17）。增强后软骨肉瘤强化程度较轻，低度恶性的软骨肉瘤内纤维分隔出现强化。软骨肉瘤侵犯静脉形成瘤栓，表现为血管腔内不规则的低密度充盈缺损区。

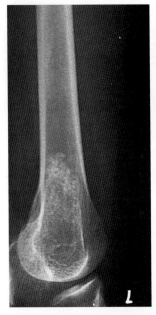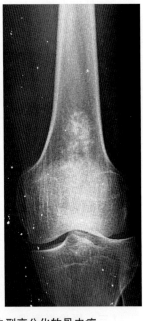

**图 12-5-16　股骨中央型高分化软骨肉瘤**
X 线片示股骨远端干骺端髓腔内边界不清的透亮区，
内见团状钙化灶，无骨膜反应

（3）MRI 表现：MRI 显示骨髓腔受侵范围、软组织肿块的解剖位置及范围等明显优于 CT。$T_1WI$ 髓腔内病变呈分叶状中等信号，与周围骨髓分界清楚，$T_2WI$ 上呈混杂信号，分化良好的透明软骨呈团状的明亮高信号，瘤软骨的钙化呈低信号（图 12-5-18，图 12-5-19）。肿瘤突破皮质形成软组织肿块，内可见低信号的钙化或被低信号的钙化包绕。增强扫描呈环状、弧状分隔的强化或不规则强化。MRA 可显示肿瘤供血动脉及局部肿瘤血管。

（4）核素扫描：肿瘤有成骨活动区域及充血区表现为放射性浓聚，软骨钙化区无放射性浓聚，肿瘤呈周边环状浓聚。浓聚范围与肿瘤的大小相关，一般不超出肿瘤的边缘。

（5）血管造影：软骨肉瘤的血管造影表现差别较大。大多数软骨肉瘤血管较少，分化好者肿瘤血管少，恶性程度高者肿瘤血管丰富，表现为异常肿瘤血管、动静脉瘘、大血管阻塞、肿瘤血管湖、异常引流静脉、邻近部位大血管包绕、侵蚀等。

2. 外周型软骨肉瘤　外周型软骨肉瘤平均发病年龄低于中央型。多见于多发性骨软骨瘤及单发性骨软骨瘤恶变。表现为缓慢增长的肿块及疼痛，常累及骨盆及肩胛骨、股骨上端、肱骨。X 线片的典型表现为骨软骨瘤向软组织内延伸形成肿块，内见丛状、条纹状的钙化影。骨软骨瘤的软骨帽厚于 2cm 常提示病灶恶变为软骨肉瘤，晚期骨软骨瘤基底部的骨皮质可被破坏（图 12-5-20）。

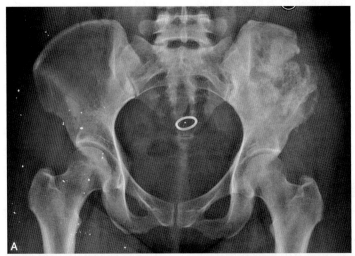

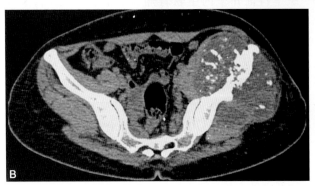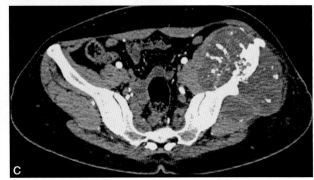

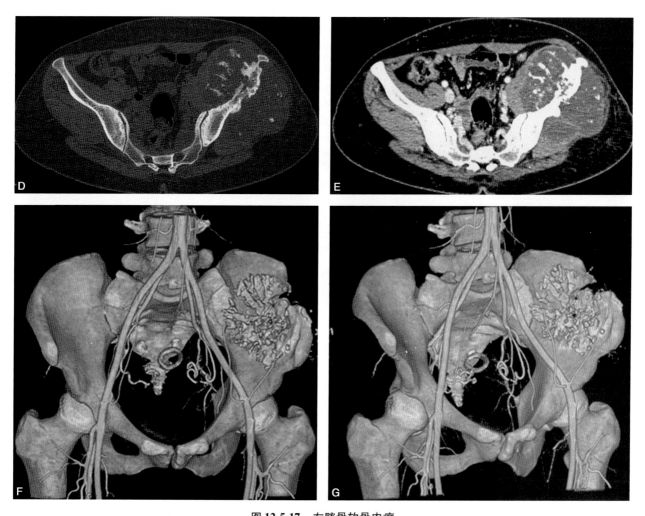

**图 12-5-17　左髂骨软骨肉瘤**

A. 骨盆 X 线片可见左侧髂骨翼溶骨性骨质破坏区,边缘模糊;B～G. CT 可见骨质
破坏以及髂骨周围软组织肿块形成,其内可见丛状、针状钙化

3. 皮质旁型软骨肉瘤　少见,起源于骨表面的成软骨结缔组织。肿瘤呈灰白或灰黄色,肿块较大时常见沙砾样钙化。镜下可见肿瘤由软骨小叶组成,小叶周围为未分化的圆形或梭形细胞及少量玻璃状基质,基质内常有钙化灶。

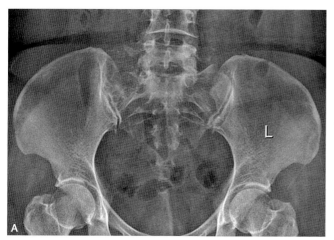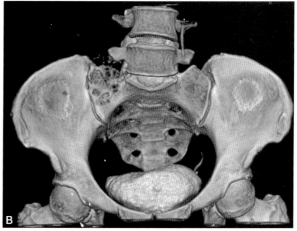

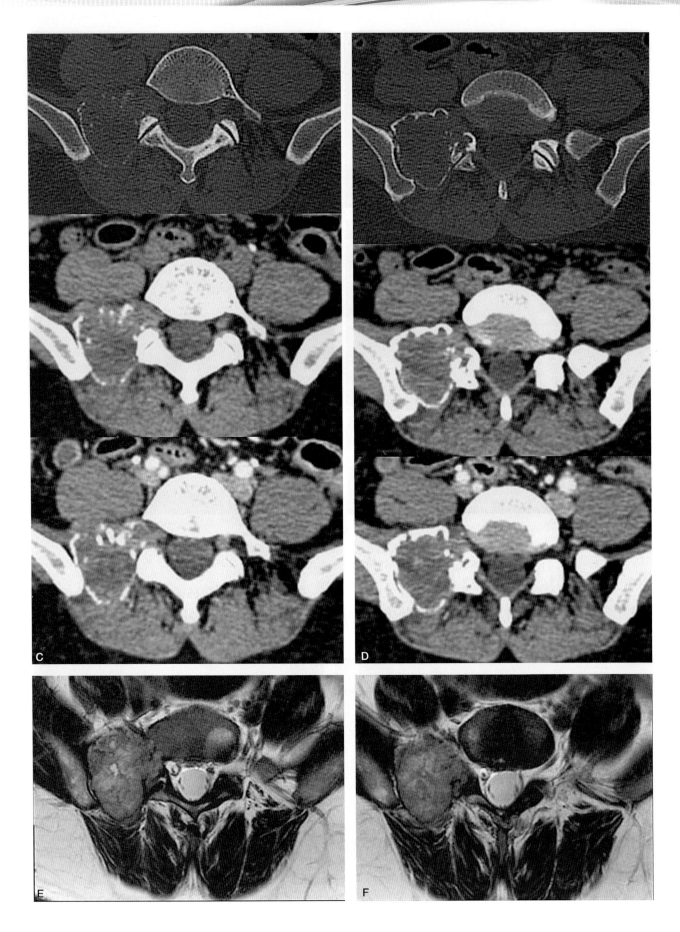

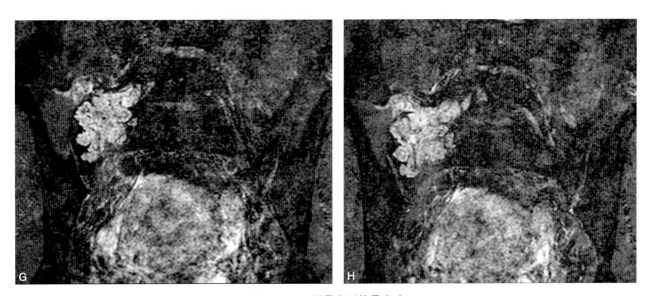

图 12-5-18　骶骨右侧软骨肉瘤

A ~ D. X 线片(A)以及 CT(B ~ D)可见骶骨右侧份溶骨性骨质破坏,其内可见斑点状钙化,并可见
软组织团块影;E ~ H. 磁共振可见病灶 T<sub>2</sub>WI 呈稍高信号,T<sub>2</sub>压脂呈高信号

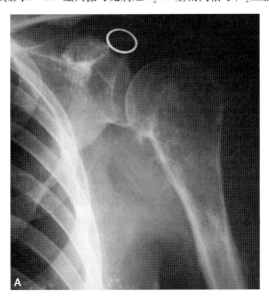

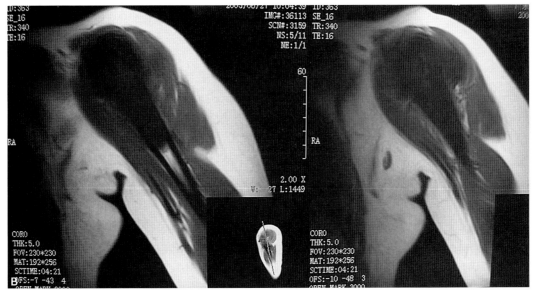

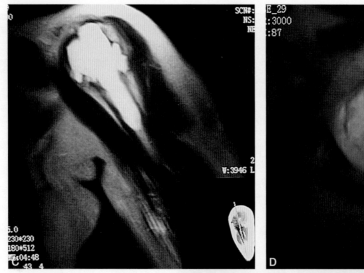
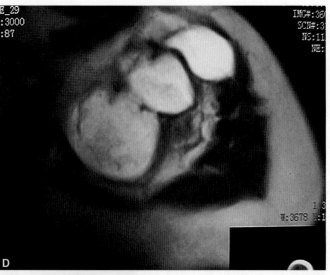
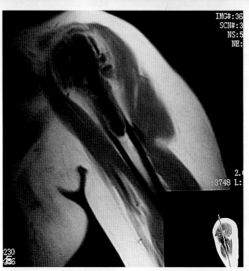
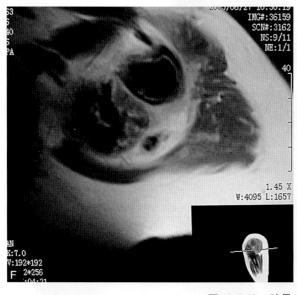
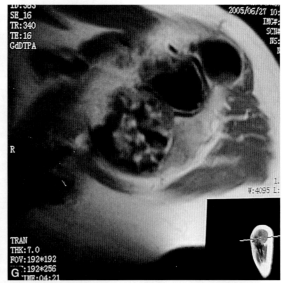

**图 12-5-19　肱骨中央型软骨肉瘤**

A. X 线片示肱骨近端不规则虫蚀样骨质破坏区,边界不清,部分突破骨皮质累及软组织;B ~ D. B、C 为矢状面 MRI $T_1$ WI、$T_2$ WI,D 为横断面 MRI $T_2$ WI,示肱骨上段肿瘤大部分位于髓腔内,并向两侧突破骨皮质累及软组织,肿瘤在 $T_1$ WI 上呈低信号,在 $T_2$ WI 上呈明显高信号;E ~ G. 矢状面及横断面增强扫描 MRI $T_1$ WI 示肿瘤边缘明显强化,中央区无强化,周围软组织见片状强化

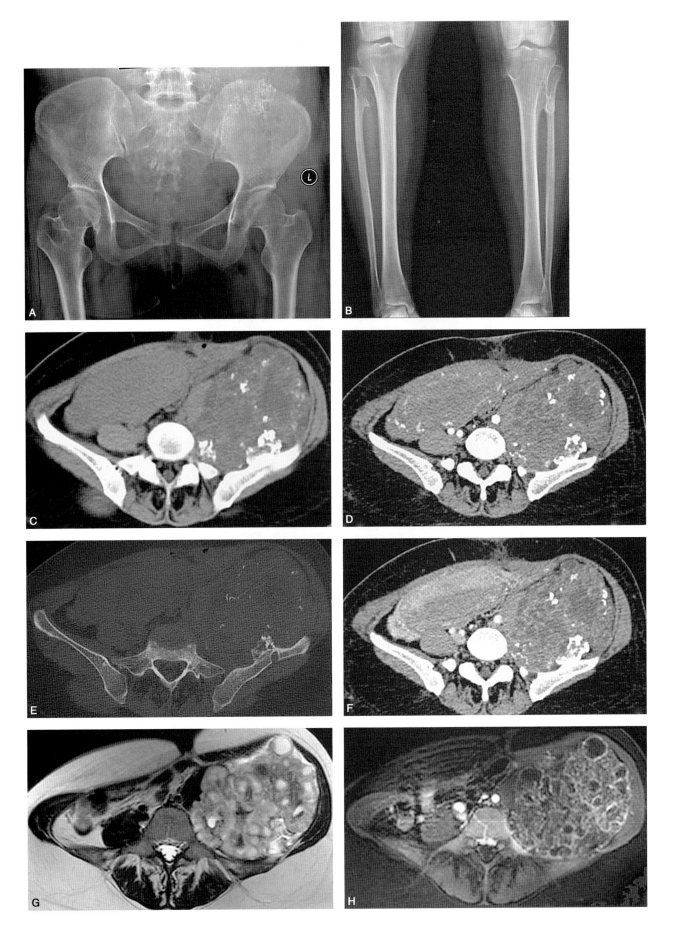

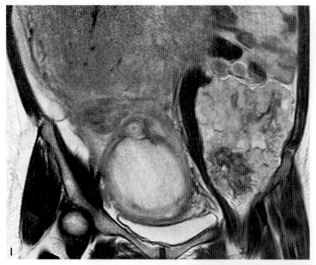
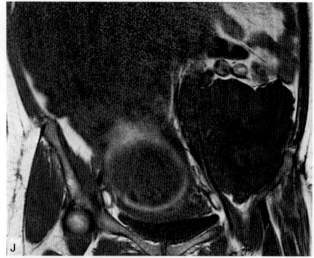
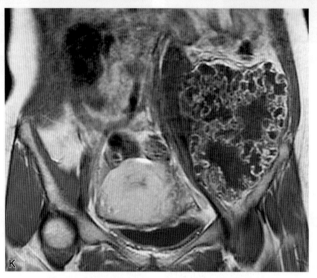

**图 12-5-20　左髂骨骨软骨瘤恶变为软骨肉瘤**

A、B. X 线片可见左侧髂骨翼局限骨质密度增高区,双侧腓骨近端骨软骨瘤;C～F. CT 可见左侧髂骨骨软骨瘤软骨帽显著增厚,形成软组织肿块,其内可见多发结节状、丛状钙化;G～K. MRI 可见病灶在 $T_2WI$ 呈混杂高信号(G,I),$T_1WI$ 呈等信号(J),增强后(H,K)可见边缘不均匀强化,中央坏死区域未见明确强化

　　皮质旁型软骨肉瘤多发生于年轻人,常侵犯长骨骨干,也可发生于干骺端,最常见于股骨,预后较好。X 线表现为骨旁软组织肿块,长轴与患骨的长轴平行,肿块内有丛状钙化,患骨无骨软骨瘤存在。邻近骨皮质可受压呈光滑的压迹或增生硬化。有时肿块内也可见到针状钙化。骨髓腔不受累(图 12-5-21、图 12-5-22)。

　　4. 透明细胞型软骨肉瘤　低度恶性肿瘤,占软骨肉瘤 2%。肿瘤成分多样,包括典型的软骨肉瘤区、透明细胞区和软骨母细胞区,大体上可无软骨成分存在。肿瘤生长缓慢,发病年龄分布广,20～90岁均可,多见于 18～55 岁之间。临床上症状轻微,常发生病理骨折。肿瘤好发于股骨、肱骨近端骨骺,X 线片上易误诊为软骨母细胞瘤。X 线表现为膨胀

性骨质破坏区,内可有不同形态的钙化灶,边缘可硬化。部分病灶可破坏皮质,并侵及软组织形成肿块。MRI 上肿瘤呈等、长 $T_1$ 长 $T_2$ 信号(图 12-5-23)。

　　5. 间叶型软骨肉瘤　较为罕见,起源于成软骨的原始间充质细胞,由分化良好的软骨细胞和未分化的小圆细胞组成,侵袭性强,预后差。可发生于骨、软组织或多中心发生。发病年龄轻,平均约 25岁,临床常表现为长期疼痛、局部肿块。全身骨骼的任何部位都可发生,多见于扁骨如肋骨、椎骨、盆骨、肩胛骨、指(趾)骨、上颌骨等处。X 线表现与通常的软骨肉瘤非常相似。

　　6. 去分化型软骨肉瘤　恶性程度高,病理上在低度恶性软骨肉瘤中伴有高度恶性肉瘤成分,可为骨肉瘤、纤维肉瘤或恶性纤维组织细胞瘤成分。约

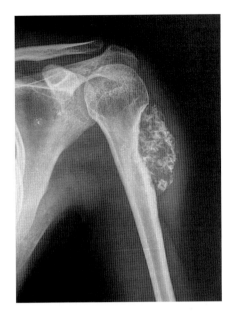

**图 12-5-21　肱骨皮质旁软骨肉瘤**

X 线示肱骨上端骨旁软组织肿块,长轴与肱骨长轴平行,肿块内见丛状钙化,邻近骨皮质受压呈弧形压迹,骨髓腔无受累

占软骨肉瘤的 10%,发病年龄大,临床表现为疼痛和软组织肿块,可发生病理性骨折,预后差,易发生远处转移。病变的分布与中央型软骨肉瘤相似。X 线表现为骨质破坏和软组织肿块,骨质破坏区内无钙化区与钙化区同时存在。钙化区代表肿瘤低度恶性部分,无钙化区可呈弥漫性或虫蚀状破坏,侵及软组织,可发生病理性骨折。

**(四) 鉴别诊断**

1. 良性软骨瘤　中央型软骨肉瘤需与之鉴别。良性软骨瘤多发生于短管状骨,骨皮质完整,无局部软组织肿块,瘤软骨钙化多见,钙化密度高,边缘清楚。

2. 骨梗死　中央型软骨瘤需与之鉴别。骨梗死多见于酗酒、胰腺炎、减压病等。好发于肱骨上端的内侧,钙化位于病灶的外周,呈蜿蜒状,患骨无膨胀,无骨质破坏及骨膜反应及软组织肿块。

3. 皮质旁骨肉瘤　软骨母细胞型的皮质旁软骨肉瘤需与之鉴别。皮质旁骨肉瘤患者疼痛程度重,

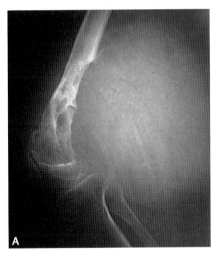

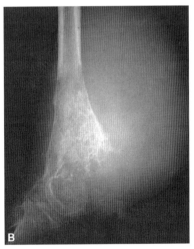

**图 12-5-22　股骨皮质旁软骨肉瘤**

X 线片示股骨下段骨旁巨大类圆形软组织肿块,内见斑点状钙化影,邻近股骨受压呈明显的弧形切迹

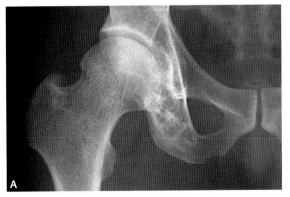

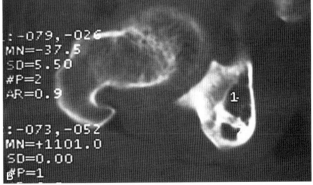

**图 12-5-23　坐骨透明细胞软骨肉瘤**

A. X 线片示右侧坐骨膨胀性骨质破坏区,边缘有硬化,坐骨皮质尚完整,未侵及软组织;

B. 横断面 CT 示坐骨内不规则骨破坏区,内见斑点状钙化,骨皮质尚连续

病变发展快,多位于骨干的中部,表现为溶骨性破坏区,内有针状反应性新骨垂直于皮质。

4. 骨软骨瘤　较大的骨软骨瘤需与外周性软骨肉瘤鉴别。一般骨软骨瘤的软骨帽厚度很少超过6mm,局部软组织为推压改变,无软组织肿块,瘤体基底部的皮质完整无破坏,也无骨膜反应。

5. 软骨母细胞瘤　发生于骨骺的透明细胞型软骨肉瘤需与之鉴别。软骨母细胞瘤发病年龄较轻,透明细胞型软骨肉瘤在不出现骨膜反应及周围软组织侵犯、骨皮质破坏的情况下较难与软骨母细胞瘤区分。

### (五)随访

软骨肉瘤的临床及生物学行为取决于肿瘤组织的分化程度。Ⅰ、Ⅱ、Ⅲ级的 5 年生存率分别为90%、81%及43%,治疗大多数采取手术切除,对于不能切除者可采取化学治疗、放射治疗。化疗、放疗有效者,表现为肿块体积缩小,瘤体内钙化增多、密度增高,骨皮质增生硬化而增厚;若无效,则表现为肿块与骨质破坏范围增大,甚至转移到肺部。软骨肉瘤手术切除后 10 年仍可复发,表现为原患处出现肿块,内有斑片状、环状等形态的钙化。因此影像学检查方法定期随访对软骨肉瘤的疗效评价及早期检测复发与转移十分重要。

## 三、骨纤维肉瘤

### (一)概述与临床资料

骨纤维肉瘤是起源于成间叶性纤维组织的肿瘤,发病率为骨肉瘤的1/6,发病年龄较广,自 8 岁到 88 岁均可,但大多数发生于中年以后,中位年龄为 41 岁。男女之比为 2：1。骨纤维肉瘤可继发于骨梗死、放疗、硬

纤维瘤、纤维异常增殖、Paget 病、巨细胞瘤等。

原发性骨纤维肉瘤多发生在长管状骨干骺端,股骨远端及胫骨近端是最常见的部位。患者年龄一般较轻,年老者多发生于扁骨,如下颌骨、肩胛骨、骶骨、盆骨等。临床症状主要为患肢进行性疼痛和肿胀。恶性程度高者,肿瘤容易侵及软组织形成包块,早期发生转移,多通过血行转移至肺部或中轴骨,少数也可通过淋巴道转移。临床治疗主要是手术切除或截肢,放射治疗一般无效,患者的预后与肿瘤的分化程度密切相关,恶性程度高者即使截肢患者的生存率仍很低。

### (二)病理改变

可分为中心型和周围型。中心型位于髓腔内中心,分化好者呈白色,质硬,生长缓慢,缓慢穿破皮质,分化差者呈淡红色或白色,鱼肉状,肿瘤生长快,可迅速穿破皮质,骨外的瘤块大小不一。周围型起自骨膜,较为罕见,以软组织肿块为主,邻近皮质可受侵蚀,增厚。肿瘤不形成类骨质及软骨,内可有出血和坏死,易发生病理性骨折。

### (三)影像学表现

中心型纤维肉瘤表现为髓腔内中心性或偏心性的轻度膨胀性骨破坏区,呈虫蚀状、地图样或弥漫性骨质破坏,常大于 6cm,边缘不清,移行带宽,内无瘤骨或软骨钙化,骨质破坏区周围无骨质增生硬化,破坏区内有时可见到不同大小的死骨片。肿瘤侵蚀骨内膜,皮质变薄,有时表现为膨胀性骨壳。肿瘤可突破骨壳或破坏骨皮质侵及软组织形成软组织肿块,多为偏心性肿块。骨膜反应少见,如有,可表现为层状、针状甚至 Codman 三角形成。肿瘤可发生病理性骨折(图 12-5-24)。周围型纤维肉瘤表现为邻近的骨皮质增厚、侵蚀破坏,偏侧的软组织肿块(图 12-5-25)。

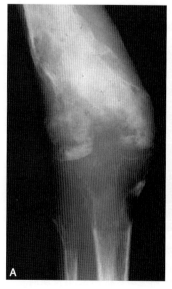
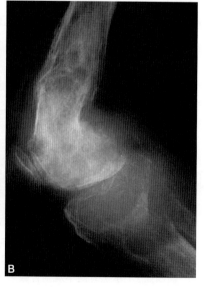

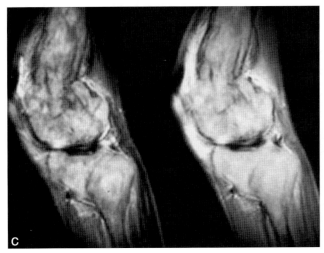
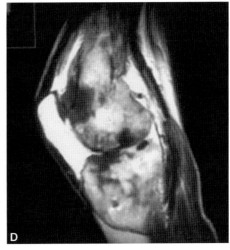

**图 12-5-24 中央型纤维肉瘤**

A ~ B. X 线片示股骨下端、胫骨及腓骨上端髓腔内虫蚀状骨质破坏,边缘不清,移行带宽,内无瘤骨或瘤软骨,周围无骨质增生硬化,肿瘤突破骨皮质侵及软组织形成软组织肿块,无骨膜反应;C ~ D. 矢状面 MRI $T_1WI$ 和 $T_2WI$ 示股骨、胫腓骨髓腔内充满等 $T_1$ 等 $T_2$ 的软组织,其内信号不均匀,肿瘤侵及骨周围的软组织

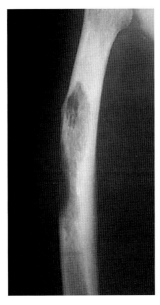

**图 12-5-25 股骨周围型纤维肉瘤**
X 线片示股骨中上段偏心性骨质破坏区,
边界不清,部分骨皮质破坏消失

CT 能更好显示骨皮质的破坏及软组织肿块的大小范围。MRI 上肿瘤为 $T_1WI$ 低信号不均匀 $T_2WI$ 高信号。增强后肿瘤活性部分强化,坏死区及出血区无强化。MRI 上肿瘤的信号无特异性,它的优势是能清晰显示肿瘤的骨内及骨外部分,及其与邻近的血管的关系,为手术方案的制订提供形态学的依据,也可指导穿刺或切除活检的部位。核素扫描显示肿瘤外周有放射性浓聚,中央部分无放射性浓聚。血管造影显示肿瘤含血管程度不同。肿瘤骨内部位及破坏的方式对提示预后有意义,肿瘤位于中心预后较偏心性者差,弥漫性破坏比地图样破坏者差。

## 四、恶性纤维组织细胞瘤

### (一) 概述与临床资料

恶性纤维组织细胞瘤起源成纤维细胞和组织细胞,可发生于软组织和骨骼,发生于骨骼者远少于软组织。本病发病年龄广泛,10 ~ 80 岁均可见,其中 80% 见于 40 ~ 70 岁,平均年龄为 50 岁,男女发病率之比为 1.5∶1。本病多累及长骨干骺端,常见于股骨、胫骨和肱骨,也可见于肋骨、骨盆和颌面骨。肿瘤也可继发于骨梗死、内生软骨瘤、Paget 病和放疗后。临床表现和生存率与纤维肉瘤类似。

### (二) 病理改变

肿瘤由成纤维细胞样细胞及组织细胞样细胞构成,此外尚可见多核巨细胞及泡沫细胞,无骨样组织形成。细胞的分化程度不一,具有多形性,肿瘤细胞呈辐轮状或分层状排列。肿瘤切面因各种成分呈多种颜色,瘤内可见出血或坏死灶。肿瘤可侵犯邻近的血管神经。常伴发病理性骨折,1/4 发生淋巴结转移。

### (三) 影像学表现

影像学表现与纤维肉瘤相似。X 线片表现为虫蚀状或弥漫性溶骨性破坏,破坏区直径可达 10cm,破坏不完全时可呈分隔状。肿瘤较少见骨质硬化、骨膜反应和钙化,骨皮质弥漫性或完全破坏后侵及软组织可形成软组织肿块。发生于扁骨者呈膨胀性骨破坏。CT 扫描可对肿瘤进行准确定位,核素扫描有助于检测转移灶。MRI 检查肿瘤在 $T_1WI$ 呈不均匀低信号,$T_2WI$ 呈不均匀高信号,增强扫描肿瘤轻度不均匀强化。良性纤维组织细胞瘤侵犯长骨骨骺时,表现为骨骺内溶骨性破坏区,内有分隔,骨皮质变薄,无骨膜反应及软组织肿块,与巨细胞瘤相似,也有位于颈椎的报道(图 12-5-26 ~ 图 12-5-28)。

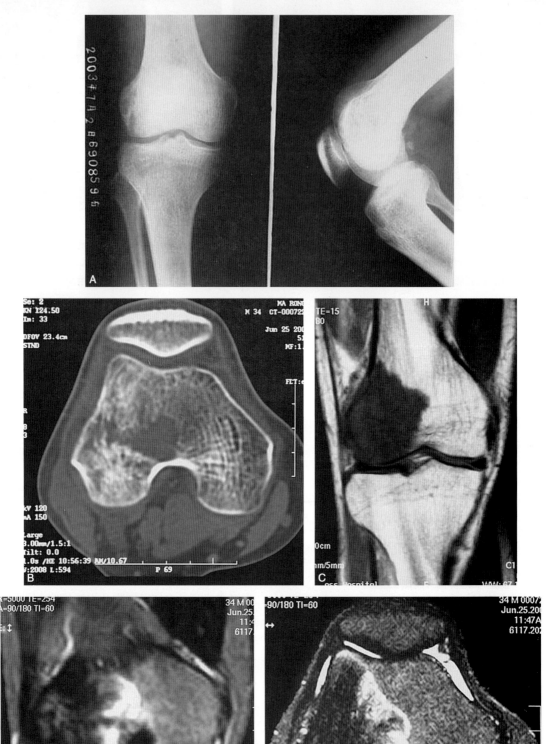

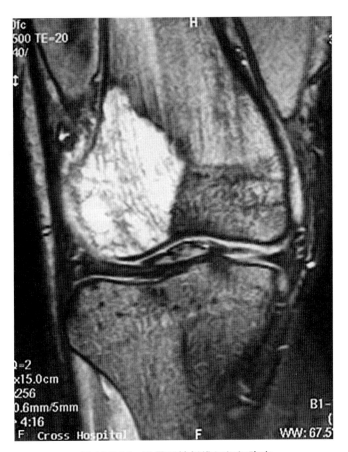

**图 12-5-26　股骨恶性纤维组织细胞瘤**
A. X 线片示股骨下端溶骨性破坏,无骨质硬化和骨膜反应,骨皮质未见中断;B. 横断面 CT 示骨破坏区边界不清,无硬化边,其内无钙化或骨化;C ~ D. 冠状面 MRI $T_1WI$、$T_2WI$ 脂肪抑制像及 E. 横断面 $T_2WI$ 脂肪抑制像示肿瘤在 $T_1WI$ 上呈均匀低信号,在 $T_2WI$ 上呈高低混杂信号;F. 冠状面 MRI 增强扫描示肿瘤呈中等程度不均匀强化

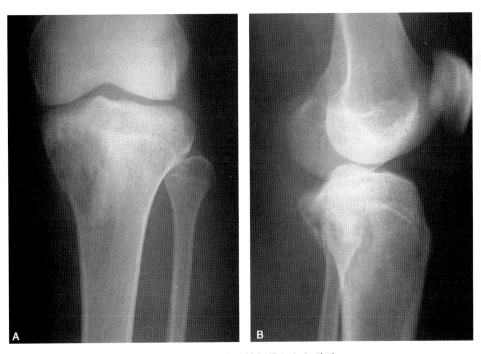

**图 12-5-27　胫骨恶性纤维组织细胞瘤**
X 线片示胫骨近侧干骺端偏心性溶骨性破坏,边界不清,无硬化边,无骨膜反应

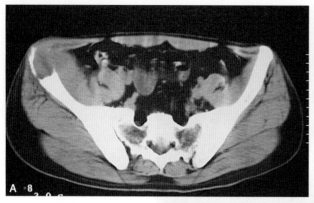
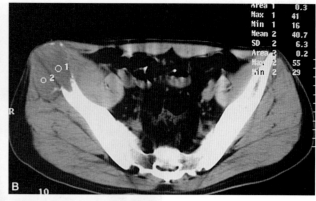
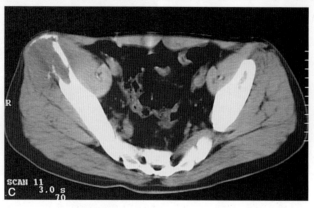

**图 12-5-28 髂骨恶性纤维组织细胞瘤**
骨盆横断面 CT 示右侧髂骨翼不规则溶骨性破坏,破坏区边界不清,无硬化边,
髂骨皮质中断,邻近髂肌及臀肌内见软组织肿块形成

## 五、Ewing 肉瘤

### (一)概述与临床资料

Ewing 肉瘤是伴不同程度神经外胚层分化的小圆细胞肉瘤。在常见的原发性恶性肿瘤中居第六位,来源于未分化的间充质,目前认为起自神经外胚层,部分有染色体 t(11:22) 长臂转位。本病好发于年轻人,发病高峰为 15 岁,90% 发生于 30 岁之前,多见于 5 ~ 20 岁,是发生于青少年的继成骨肉瘤后的最常见原发性骨肿瘤。男性稍多于女性。发病年龄小者,多位于管状骨,以股骨与胫骨最常见,病变多发生于骨干,少数发生于干骺端及骨骺;20 岁以上发病者,多发生于扁骨如髂骨、肩胛骨和肋骨等,距骨也可发生。发生于下肢及骨盆者占 2/3。临床表现为患处疼痛,持续数月,局部软组织肿胀,触痛,表现静脉怒张,部分有乏力,低热、白细胞增高、血沉增快甚至贫血。肿瘤可早期血行转移到肺部及其他中轴骨。肿瘤对放疗敏感,过去主要采取放疗,随着辅助化疗的应用,现在多采用术前或放疗之前进行多种化疗药物的联合辅助化疗,然后进行手术切除或放疗。目前 Ewing 肉瘤的预后得到很大改善,五年生存率也从过去的 10% 上升到 75% 以上。

### (二)病理改变

肿瘤主要侵犯骨干及干骺端髓腔,表现为骨内的多个灰白色结节,质软,半固体状,内常有出血、坏死。可通过 Haversian 管侵犯皮质或穿破皮质侵及软组织形成肿块。光镜下肿瘤由小圆形细胞组成,核圆形或类圆形,易见核分裂象,偶可见细胞呈环状或假菊形团状排列,胞质少,内有丰富的糖原,PAS 染色阳性(酒精固定标本)。电镜下可见明显的糖原颗粒。

### (三)影像学表现

1. X 线片 Ewing 肉瘤的 X 线表现多种多样,主要征象包括髓腔骨质破坏、骨膜反应、软组织肿块等。典型的 Ewing 肉瘤,X 线片表现为骨干较大范围的虫蚀状或鼠咬状骨质破坏区和葱皮状骨膜反应,肿瘤沿 Haversian 管侵及软组织形成肿块,X 线上皮质可保持完整。骨破坏以弥漫性为主,可以融合成大片,骨质破坏区边缘模糊,移行带宽,也可有斑点状硬化等改变。骨膜反应可为葱皮状,但仅约占 1/4,也可以表现为日射状,或出现 Codman 三角(图 12-5-29,图 12-5-30)。Ewing 肉瘤骨皮质可增厚或被破坏,破坏多为节段性。由于肿瘤不形成瘤骨及瘤软骨,因此破坏区及软组织肿块内无瘤骨或钙化存在,但骨内可有反应性骨质硬化,呈斑片状或骨小梁的增厚,破坏区可见残留的未破坏的骨碎片(图12-5-31)。10%可发生病理性骨折。发生在扁骨内的 Ewing 肉瘤呈虫蚀状骨质破坏,并有斑片状的反应性骨质硬化。皮质可被破坏或增生硬化而增厚,出现较薄的层状骨膜反应。不典型的 Ewing 肉瘤可发生在干骺端、骨干或干骺端的皮质内、侵犯骨骺。部分生长慢的也可导致破坏呈膨胀样或地图样改变。发生在手足的短管状骨常表现为膨胀性骨质破坏,皮质变薄,无骨膜反应,软组织肿块。

2. CT 表现　CT 亦表现为髓腔内弥漫性骨质破坏、骨膜反应和软组织肿块等,对于显示骨皮质点状的细微破坏、骨质增生硬化、骨膜反应以及软组织肿块均优于 X 线片。增强扫描肿瘤呈不均匀强化。肺部的 CT 检查也可早期检出细小的转移结节灶(见图 12-5-30、图 12-5-32)。

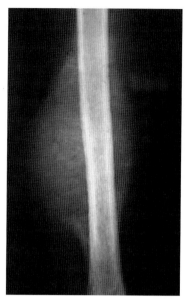

**图 12-5-29　肱骨 Ewing 肉瘤**

X 线片示肱骨骨干大范围虫蚀样骨质破坏,骨质破坏区边缘模糊,可见日射状骨膜反应及 Codman 三角,骨旁形成软组织肿块,长轴与骨干平行

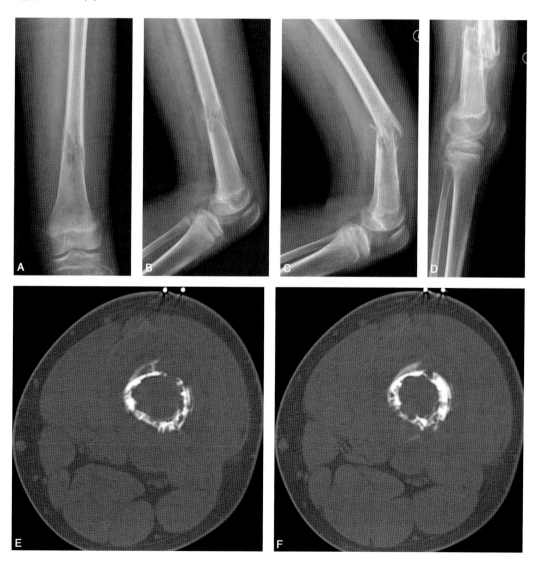

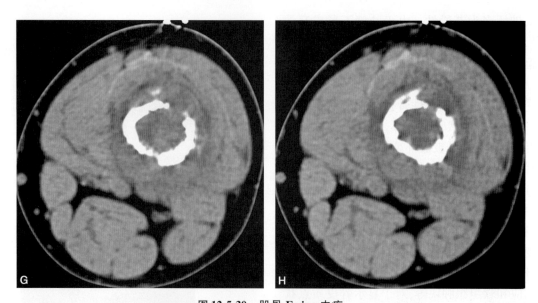

图 12-5-30　股骨 Ewing 肉瘤

X 线片示股骨骨干骨质中断,可见弥漫性虫蚀状和筛孔状骨质破坏区,以 CT 显示明显,骨周围见巨大软组织肿块形成

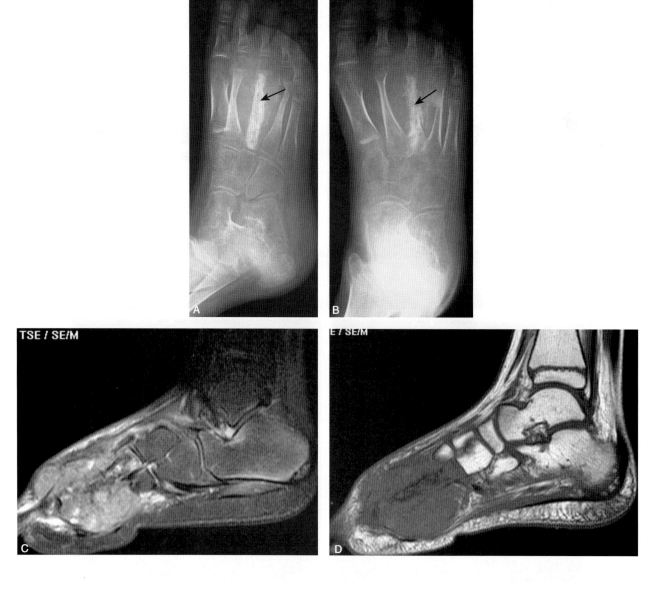

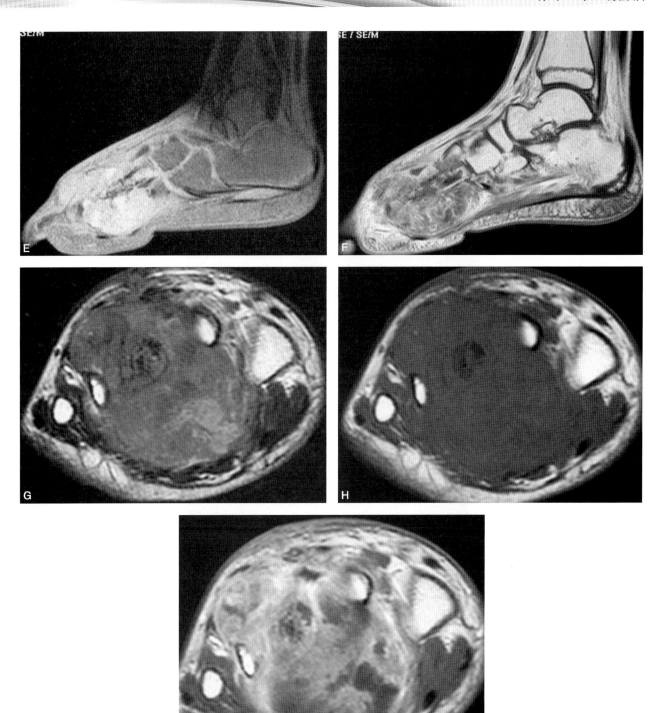

**图 12-5-31　第三蹠骨 Ewing 肉瘤**

A ~ B. 右足正斜位 X 线片,可见右足第三蹠骨骨干虫蚀状骨质破坏并骨膜反应,周围软组织密度显著增高。C ~ I. MRI,
可见病变周围显著软组织肿块形成,T₂WI 呈混杂高信号,T₁WI 呈低信号,增强后可见较明显不均匀强化

　　3. MRI 表现　MRI 上表现为骨干髓腔内异常信号区,在 $T_1WI$ 为低信号,$T_2WI$ 呈高信号,信号不均,可有出血,在 $T_1WI$ 和 $T_2WI$ 上均为高信号,瘤周水肿在 $T_2WI$ 上也表现为高信号。增强后肿瘤多为不

均匀性强化,出血、坏死区无强化,但瘤周水肿可强化(见图 12-5-31、图 12-5-32)。早期 Ewing 肉瘤,尚无骨皮质破坏和骨膜反应时,MRI 就能显示髓腔内异常的低信号区。骨皮质为肿瘤沿 Haversian 管所

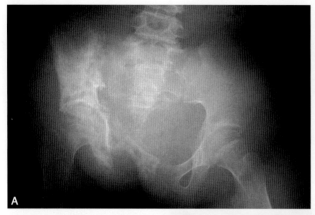
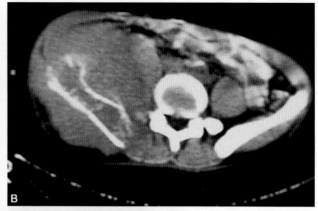
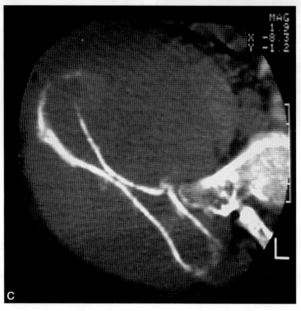

**图 12-5-32　髂骨 Ewing 肉瘤**

A. 骨盆 X 线片示右侧髂骨翼大范围虫蚀样骨质破坏,边界不清,见高密度硬化区,髋臼顶骨皮质中断,骨旁软组织内见条片状及斑片状高密影;B ~ C. 横断面 CT 示右侧髂骨翼骨皮质破坏,髓腔内及骨旁软组织见斑片状高密影,可见日射状骨膜反应

浸润而 CT 无异常发现时,MRI 即可显示皮质内小的高信号灶。MRI 的优势还在于能清晰显示肿瘤的髓内侵犯范围、软组织肿块及其与邻近组织结构的关系、神经血管束的受累情况等。

4. 核素扫描　核素扫描可见患骨及周围软组织内放射性浓聚,核素扫描的意义在于早期发现远处骨、肺等器官的转移。

5. 血管造影　表现为典型的恶性富血管性肿瘤的特征,肿瘤供血动脉丰富,存在较多的病理血管,12% 肿瘤内有坏死的无血管区。

**(四)鉴别诊断**

1. 急性骨髓炎　由于部分 Ewing 肉瘤也具有低热、白细胞增高、血沉增快的表现,与急性骨髓炎的临床表现有相似之处。急性骨髓炎多位于干骺端,疼痛时间持续时间短,骨膜反应新生骨较成熟,

密度高,连续性好,可有死骨形成。软组织以肿胀为主,无软组织肿块。短期(一或两周)复查病变变化明显。

2. 转移性神经母细胞瘤　发病年龄多为 3 岁以下,单骨发生少,多发生于骨盆、脊柱、长骨干骺端等部位。患者有原发灶,尿中 VMA 可增高。

3. 骨淋巴瘤　发生在骨干的 Ewing 肉瘤需与之鉴别。淋巴瘤发病年龄大,病程长,临床症状轻,与骨的破坏情况不对应。

4. 骨干结核　与发生在骨干的 Ewing 肉瘤需鉴别。骨干结核髓腔可呈梭形膨胀,破坏区内可有砂粒状死骨,骨膜反应呈层状,较少出现日射状或 Codman 三角。软组织肿胀而无肿块,临床症状轻,病变进展慢,PPD 实验可为阳性。

5. 应力性骨折　骨痂形成及骨膜下血肿钙化,

均较成熟、连续、密度高,边缘清晰。应力性骨折有自己的好发部位及患骨长期劳损的病史存在。

### (五)随诊

影像学检查有助于观察化疗及放疗的疗效及估计预后,治疗有效表现为葱皮状或日射状的骨膜反应消退,骨膜新生骨增多,逐渐密实;骨质破坏区逐渐缩小,边缘出现骨质的增生硬化;并可见软组织肿块缩小。如出现新的骨质破坏区以及骨膜反应破坏中断,常提示治疗无效。核素扫描显示肿瘤的核素浓聚减小,提示肿瘤对治疗有反应,MRI 上则显示为肿瘤的 $T_2WI$ 信号减低,瘤周水肿范围减小,动态增强扫描显示肿瘤的强化速率减低,出现无强化的坏死区或原坏死区范围扩大。对于评价复发与治疗后改变,MRI 尤其是动态增强意义重大,肿瘤复发与肿瘤化疗后的坏死、血肿、反应性改变在 $T_2WI$ 上均可表现为高信号,但肿瘤复发在动态增强表现为早期强化,而一些治疗后的反应性纤维化及炎性变化表现为延迟强化或不强化。根据肿瘤影像学改变还可以估计 Ewing 肉瘤的预后,病灶位于髓腔中心且范围较大时,预后常较差;若病变呈蜂窝状改变,则提示预后较好。因此影像学检查手段对于观察疗效、早期检测出复发和转移极其重要。

## 六、骨髓瘤

### (一)概述与临床资料

骨髓瘤来源于骨髓的单核-吞噬细胞系统,以原发性恶性浆细胞在骨髓中异常增殖并伴有异常单克隆免疫球蛋白(M 蛋白)的生成为特征。占恶性骨肿瘤的 17.64%。我国骨髓瘤的发病率低于国外,发病平均年龄也较国外小 10 岁,多见于 40~70 岁,占 75%,平均发病年龄 50 岁,男性多于女性,男女比为 2:1。肿瘤可分为单发性、多发性和骨髓瘤病。单发性者仅在个别部位有局限性病灶;多发性者多骨发生多处病灶;骨髓瘤病指全身骨髓内为瘤细胞浸润,甚至外周血中出现骨髓瘤细胞。骨髓瘤好发于含有红骨髓的骨骼,以颅骨、脊柱、肋骨、骨盆、胸骨、长骨的近端干骺端最容易受累,少数可发生于骨髓以外的器官如上呼吸道、淋巴结等。多发性骨髓瘤早期可无症状。发病期的临床表现多种多样,主要取决于以下三种变化的程度:骨髓瘤细胞增殖、浸润和破坏骨髓及骨组织产生的症状,如骨痛、贫血及病理性骨折;骨髓瘤细胞产生大量免疫球蛋白及淋巴因子,感染、高黏滞血症、高钙血症及肾功能损害、

转移性钙化、继发性淀粉样变性;骨髓瘤细胞髓外浸润引起的肢体放射性疼痛或感觉、运动障碍,骨髓瘤性中枢神经系统损害。单发性骨髓瘤即孤立性骨髓瘤,占全部骨髓瘤的 3%~5%,其中 75% 的病例血清蛋白电泳无 M 蛋白成分,即使有,也少于 1.5g/dl。70% 的患者在 10 年内可发展为典型的多发性骨髓瘤。

临床诊断依靠实验室检查、骨髓穿刺和(或)活检。血清蛋白电泳可显示异常的 M 蛋白,尿中也可出现异常的免疫球蛋白,部分出现本-周蛋白,血象显示正常细胞性正常色素性贫血,红细胞呈缗钱状。骨髓涂片显示浆细胞系增生,当异型浆细胞超过 10% 时需怀疑骨髓瘤可能。血清蛋白电泳检测出血清中球蛋白显著增高,IgG 大于 3.5g/dl,IgA 大于 2.5g/dl,尿中轻链蛋白大于 1.0g/dl,或出现本周氏蛋白,但是本-周蛋白仅见于约 40% 的骨髓瘤。98% 以上的骨髓瘤能产生 M 蛋白,为分泌型,2% 可不产生 M 蛋白,为非分泌型。骨髓瘤患者血钙增高,血磷正常,但出现肾功能损害时血磷也可增高,但血清碱性磷酸酶正常。临床对无症状无贫血、骨破坏、肾损害的可观察而不采取治疗,否则可采取化疗,骨髓移植治疗骨髓瘤前景很广,研究较多,目前已有较多报道,它的完全缓解率可达 40%,半数可无瘤生存 4 年以上。患者的疗效及预后与患者的肿瘤细胞数目关系紧密。

### (二)病理改变

病变位于红骨髓内,呈灰红色结节状,结节可融合成片,病灶可侵及骨皮质甚至穿破皮质累及软组织。光镜下病灶内见大量异型浆细胞。骨髓瘤的分期十分重要,分期不同治疗方案不同,预后也有很大差异,根据 Duric 等可分为三期,Ⅰ期:瘤细胞低于 $0.6×10^{12}/m^2$,血红蛋白大于 100g/L,血清钙小于或等于 3mmol/L,M 蛋白产生率低,X 线检查正常、骨质疏松或有一处骨质破坏;Ⅱ期:瘤细胞 $0.6~1.2×10^{12}/m^2$,其他条件介于Ⅰ、Ⅲ期之间;Ⅲ期:瘤细胞大于 $1.2×10^{12}/m^2$,并符合下列至少一项条件:血红蛋白小于 85g/L,血清钙大于 3mmol/L,X 线检查多处骨破坏;M 蛋白产生率高。

### (三)影像学表现

1. X 线片　骨髓瘤的 X 线表现多种多样,一般分三型:骨质正常型,骨质疏松型和骨质破坏型。骨质正常型:10%~15% 经确诊的病例 X 线片无阳性发现。骨质疏松型:由于骨髓瘤瘤细胞能产生破骨细胞激活因子激活了破骨细胞,破骨作用增强,

同时由于患者长期卧床,中轴骨常出现骨质疏松(图 12-5-33)。骨质破坏型:骨髓瘤细胞在红骨髓内弥漫性浸润,引起骨质破坏,典型表现为中轴骨及四肢长骨近端干骺端出现多发性圆形、类圆形或不规则形的骨质破坏区,边界清楚,直径 5~5cm,周围无骨质硬化,呈"穿凿状",极少有骨膜反应。部分病灶边缘模糊,并可融合呈大片状。受累骨骼可轻度膨大,累及长骨时,皮质内缘受压呈波浪状,破坏皮质可侵及软组织形成肿块(图 12-5-34、图 12-5-35)。病理性骨折十分常见。少数发生在短管状或不规则骨可表现为气球样膨胀,发生在脊柱的多侵犯椎体,也可侵犯椎板,椎体可呈压缩性改变,如肿瘤侵犯椎管内可压迫脊髓或神经根。也有少数病例表现为骨质硬化,多见于肋骨、肩胛骨、骨盆及脊柱,可表现为骨质破坏区有硬化边,破坏区内有散在的骨质硬化,甚至出现日射状骨膜反应。孤立性骨髓瘤可表现为溶骨性或膨胀性骨质破坏,骨皮质破坏,且常见软组织肿块。

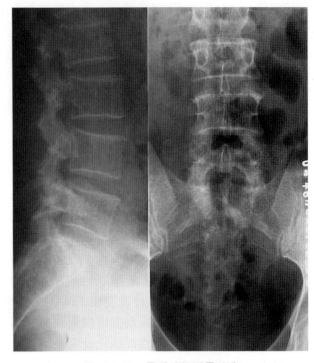

**图 12-5-33　骨质疏松型骨髓瘤**
X 线片示腰椎普遍性骨质疏松,未见明确骨质破坏

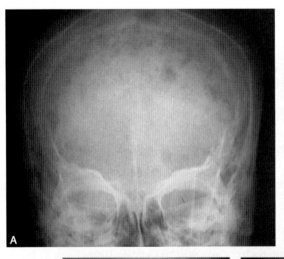

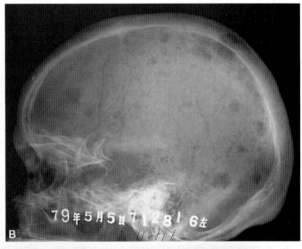

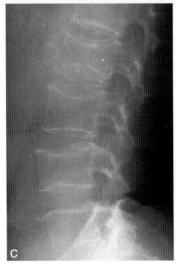

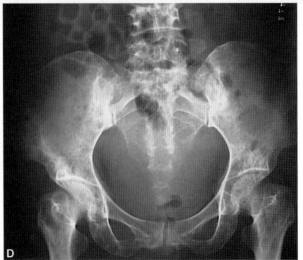

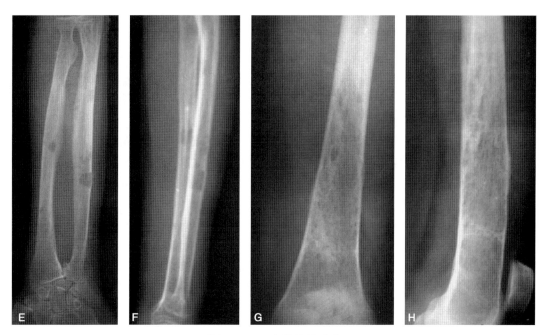

**图 12-5-34　多发性骨髓瘤**

A～B. 头颅正侧位片示颅板多发性类圆形骨质破坏区,边界不清无硬化边,呈"穿凿状";C. 腰椎侧位片示腰椎普遍性骨质疏松,L_1、L_2 及 L_4 椎体楔形变扁;D. 骨盆正位片示骨盆诸构成骨多发的类圆形穿凿样骨质破坏;E～F. 尺桡骨正侧位片示尺桡骨骨干多个类圆形骨破坏区,边界清楚,无硬化边;G～H. 股骨正侧位片示股骨下段髓腔及皮质内虫蚀样骨质破坏区,边界不清

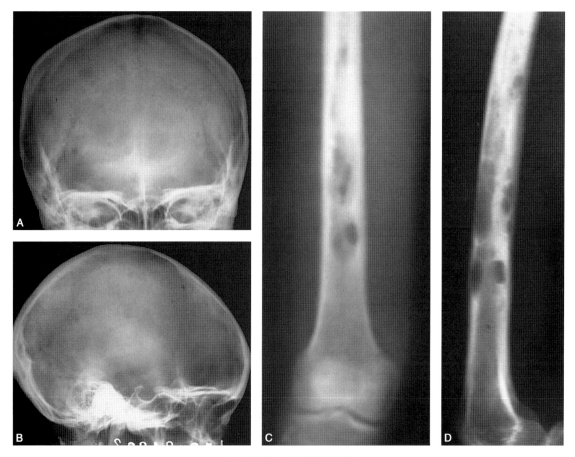

**图 12-5-35　多发性骨髓瘤**

A～B. 头颅正侧位片示颅骨多发的类圆形穿凿样骨质破坏区;C～D. 股骨正侧位片示股骨骨干多发大小不一的类圆形和椭圆形骨质破坏区,边界清楚,无硬化边

2. CT 表现　CT 表现与 X 线相似,在一些 X 线片仅表现为骨质疏松的病例,CT 可显示出细微的骨质破坏。在脊椎出现病理性骨折时,CT 可显示椎管内脊髓及神经根有无受压以及椎体周围有无软组织肿块等。

3. MRI 表现　MRI 能直接显示骨髓,是检测骨髓瘤最敏感的影像学检查方法。它可在骨质破坏之前显示骨髓内病灶的浸润,以 $T_1WI$ 显示较好。MRI 的价值主要是检测一些非分泌型骨髓瘤,在骨髓穿刺出现假阴性结果时指导穿刺部位,并可判断椎体压缩的危险性及原因以及有无脊髓或神经根的压迫。未经治疗的骨髓瘤,骨髓内仅 5%～20% 异型浆细胞浸润时,骨髓脂肪细胞数量正常,脂肪与水的比例仍属正常,此时骨髓的 MRI 信号正常;骨髓内大量肿瘤细胞浸润时,正常骨髓组织被广泛代替,骨髓表现为 $T_1WI$ 弥漫性均匀低信号,$T_2WI$ 信号增高;骨髓瘤肿瘤细胞聚集成瘤结节时,骨髓在 $T_1WI$ 上表现为斑片状或结节状低信号,$T_2WI$ 信号增高,病灶多为多发性,分布不对称;有时肿瘤出现弥漫性浸润同时局部瘤细胞聚集成结节,骨髓 MRI 表现为在 $T_1WI$ 低信号及 $T_2WI$ 高信号的背景中出现结节状信号 $T_1WI$ 更低、$T_2WI$ 更高的信号,但信号对比不明显;骨髓瘤还可表现为"盐-胡椒状",这是由于病灶由正常脂肪细胞、小颗粒状瘤细胞、小灶性红骨髓组成,骨髓活检常显示浸润程度并不严重,$T_1WI$ 上表现为弥漫性点状或小颗粒状混杂信号影,点状高信号代表脂肪性黄骨髓,点状低信号代表瘤细胞或红骨髓,$T_2WI$ 上表现为弥漫性不均匀的高信号。增强后,骨髓瘤病灶呈弥漫性、不均匀性、灶性强化。多发性骨髓瘤常合并脊椎压缩性骨折,平均发生率为 60%,多见于 III 期的骨髓瘤,以胸椎、腰椎多见,MRI 表现为椎体变形,$T_1WI$ 呈均匀的低信号,$T_2WI$ 信号增高,增强后强化明显,附件及硬膜外肿瘤侵犯,椎体周围出现软组织肿块。MRI 上弥漫性浸润、多灶性浸润的骨髓瘤发生骨折的危险性高于 MRI 上骨髓无异常或轻微异常者。骨髓瘤 MRI 表现与临床分期有一定的相关性,骨髓表现正常者及"盐-胡椒状"多见于 I 期,反映骨髓受累程度轻;弥漫性及结节状改变多见于 II、III 期,骨髓受累程度重,患者体内瘤细胞多(图 12-5-36)。

4. 核素扫描　骨髓瘤核素扫描的阳性率仅 20%,且结果多不可靠。多数骨髓瘤骨质破坏并不引起充分的骨质修复,不能引起病灶处的核素浓聚。部分病灶由于同时合并的淀粉样变而有核素浓聚。

(四)鉴别诊断

1. 老年性骨质疏松　骨髓瘤的发病年龄较大,即使是正常情况下也可出现老年性骨质疏松,但老年性骨质疏松者骨皮质完整,无骨质破坏或软组织肿块,且颅骨较少出现骨质疏松,血清蛋白电泳无异常的 M 蛋白。

2. 甲状旁腺功能亢进　有典型的指骨骨干桡侧骨膜下或牙槽骨的牙周骨质吸收,血清磷降低,碱性磷酸酶增高,血中促甲状旁腺激素、甲状旁腺激素异常。

3. 椎体压缩性骨折　骨髓瘤引起的压缩性骨折与单纯的骨质疏松引起的骨折需鉴别,MRI 在这方面有较大的优势。单纯的骨质疏松引起的骨折,$T_1WI$ 上椎体的信号常不均匀,可见更低信号的骨折线,增强后强化不明显或无强化,椎体周围无软组织肿块,椎体附件未累及。

4. 转移性骨肿瘤　由于骨髓瘤的好发年龄及发病部位与转移性肿瘤相似,两者需要鉴别。转移瘤病灶大小明显不一,差别很大,形状不定,骨破坏边缘模糊,很少有膨胀性改变,病灶之间的骨质密度、骨髓正常。发生在脊椎的累及椎弓根的多于骨髓瘤。单纯表现为骨质硬化的骨髓瘤十分少见,它与成骨性转移瘤鉴别比较困难,应注意检查前列腺、膀胱、鼻咽、乳腺、胃肠道,积极寻找有无原发灶。

(五)随访

骨髓瘤治疗有效时,X 线表现为骨质破坏区减小,边缘出现骨质增生硬化,软组织肿块缩小或消失等。国外学者对 MRI 应用于观察骨髓瘤治疗后的研究较多,从定性角度上来看,治疗后完全缓解的患者,弥漫性或"盐-胡椒状"骨髓浸润的异常信号消失,结节样病灶缩小,$T_1WI$ 上病灶内出现高信号的脂肪信号,即使病灶仍有残留,增强后无强化或仅表现为边缘性强化;治疗后部分缓解者表现为原来的弥漫性浸润转变为结节样局灶性或"盐-胡椒状"改变,增强后强化程度减低。从定量的角度上来看,骨髓瘤的骨髓 $T_1$ 驰豫时间延长,缓解后延长的 $T_1$ 驰豫时间恢复到正常,肿瘤复发时又 $T_1$ 驰豫时间再一次延长。

对于局灶性浸润的骨髓瘤,MRI 意义更大,由于局灶性骨髓瘤发生部位不同,盲目活检及骨髓穿刺有可能产生假阴性结果,导致对疗效判断的失误,因此具有定性及定量分析的 MRI 对骨髓瘤的随访意义十分重大,这一点需引起血液科医师的重视。

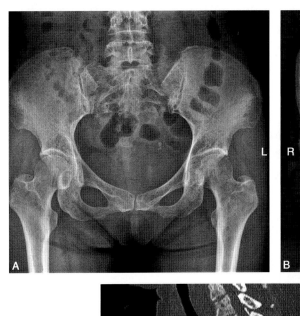
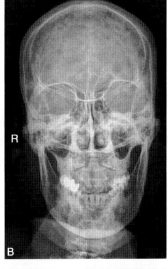
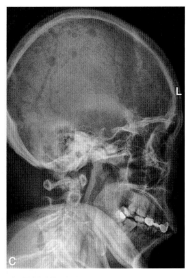
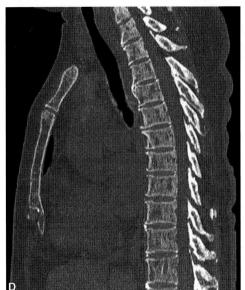
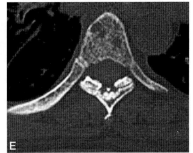
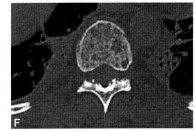

**图 12-5-36　多发性骨髓瘤**

A~C. X 线片可见颅盖骨、骨盆多发类圆形穿凿样骨质破坏。D~F. CT 可见胸椎普遍骨质疏松,并可见多发骨质破坏区

## 七、骨恶性淋巴瘤

### (一)概述与临床资料

发生于骨骼的恶性淋巴瘤较少,仅占骨恶性肿瘤的 1%,有原发和继发之分。原发者均为非霍奇金淋巴瘤,极为少见,占全部非霍奇金淋巴瘤的 5%,属于结外恶性淋巴瘤的一种。继发者为骨外恶性淋巴瘤的骨转移或直接侵犯。诊断骨原发恶性淋巴瘤必须符合下列条件:肿瘤仅局限于单骨(多为单发,偶为多发),并经临床病理证实,临床和影像学检查未发现其他系统病灶;肿瘤先发生于某骨,并在局部症状出现后,才发现远处骨骼或肺转移。淋巴瘤可发生于全身任何骨,但很少累及手足骨。男性多

于女性,任何年龄均可发病,成年人多见。原发性骨淋巴瘤临床表现为患肢疼痛,肿胀或肿块。无发热、疲乏、体重下降等全身性的症状,患骨可发生病理性骨折,好发年龄为 25~40 岁,男女比为 2∶1。半数以上发生于下肢,股骨及骨盆最常见,约占 50%,也可发生于肱骨、下颌骨、肋骨、脊椎、头颅、肩胛骨等。非霍奇金淋巴瘤侵犯骨骼已属Ⅳ期,3/4 病变发生在中轴骨如脊椎、骨盆,1/4 发生于长骨,单发占 1/3,多发占 2/3。治疗采取化疗与放疗相结合,单骨侵犯长期生存率可达 70% 以上。

### (二)病理改变

肿瘤呈灰红色,状若鱼肉,偶为白色,质脆。发生于长骨的多位于干骺端,也可累及骨干。肿瘤可侵犯骨皮质,引起皮质破坏,甚至侵犯软组织形成

肿块。

**(三) 影像学表现**

1. 非霍奇金淋巴瘤 77% 的非霍奇金淋巴瘤 X 线表现为弥漫性溶骨性破坏,呈虫蚀状,范围广,边缘模糊,移行带宽,有时也可表现为地图样骨质破坏,破坏区边缘可有骨质增生硬化,骨膜反应少,如有可为层状或线状,甚至可形成 Codman 三角。肿瘤侵犯软组织可形成局部软组织肿块。易发生病理性骨折(图 12-5-37)。偶见皮质变薄,呈膨胀性改变。16% 为混合型,在溶骨性破坏中散在分布骨质增生硬化。4% 可表现为硬化型,表现为髓腔内骨质密度增高,边缘模糊。部分在骨质破坏区内可见单个或多个死骨。当 X 线显示骨质破坏程度非常严重时,而患者全身一般情况良好是骨恶性淋巴瘤的重要特征。由于肿瘤无钙化及瘤骨,早期的淋巴瘤易被 X 线片遗漏,CT 能显示骨皮质的细微破坏及软组织肿块。MRI 显示肿瘤 $T_1WI$ 为中低等信号,$T_2WI$ 信号增高,呈中等信号,增强后肿瘤有强化,邻近肿瘤的关节可出现滑膜炎及积液。MRI 显示肿瘤在软组织的侵犯范围,及其邻近血管神经束受累情况优于 CT,以冠状面及矢状面为佳。非霍奇金淋巴瘤病程中有 15% 可侵犯骨骼,其 X 线表现与原发性相似,常为多骨侵犯,骨质破坏为主要表现。核素扫描可显示肿瘤部位核素浓聚,部分完全为溶骨性破坏者病灶可无核素浓聚。X 线表现对患者的预后有提示作用,出现葱皮状或不连续的骨膜反应、骨皮质破坏、软组织侵犯、病理性骨折者预后差。

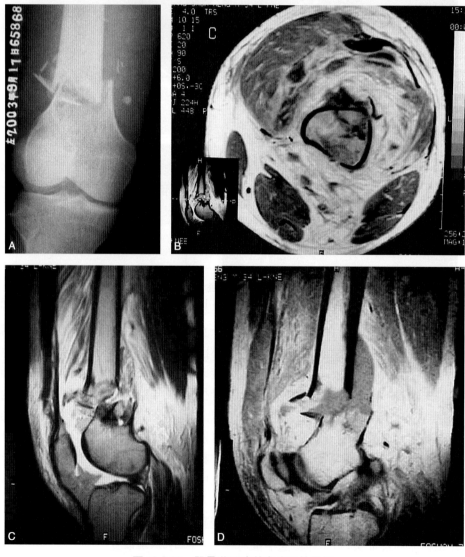

**图 12-5-37 股骨淋巴瘤并发病理性骨折**

A. X 线片示股骨远侧干骺端骨质中断,骨折线两侧见边界不清的骨质破坏区;B. 横断面 MRI $T_2WI$ 及 C. 矢状面 $T_1WI$ 示股骨下端病理性骨折,肿瘤组织在 $T_1WI$ 和 $T_2WI$ 上均呈不均匀高信号;D. 矢状面 MRI 增强扫描示肿瘤中度强化

2. 霍奇金病 恶性程度高的病理亚型常表现为溶骨性破坏。64%的混合细胞型及淋巴细胞消减型霍奇金淋巴瘤有骨破坏,11%的结节硬化型及淋巴细胞为主型表现为骨质破坏。部分恶性程度低者表现为骨质增生硬化者,可达14%~45%。侵犯椎体,可表现为椎体致密硬化,形象地称为"象牙椎",认为是霍奇金病侵犯骨骼的典型表现(图12-5-38)。

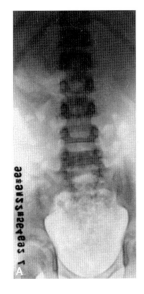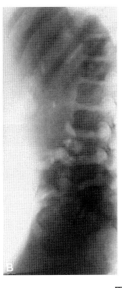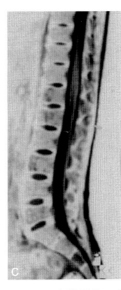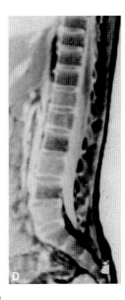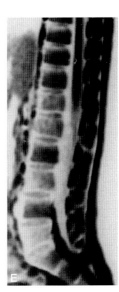

**图12-5-38　脊椎骨淋巴瘤**

A~B. X线片可见$T_{12}$、$L_1$及$L_3$椎体骨质密度增高;C~E. 腰椎MRI,病灶边界清楚,$T_2WI$呈稍高信号,$T_1WI$呈低信号

### (四)鉴别诊断

1. Ewing肉瘤 多见于青少年,临床症状明显,患者可有白细胞增高、血沉加快等表现。X线表现以骨质破坏为主,骨膜反应多呈葱皮状或日射状,软组织较早受侵。淋巴瘤的X线表现与临床症状不相称,是较有特征性的鉴别依据。

2. 嗜酸性肉芽肿 多见于青少年,发生于颅骨、颌骨、脊椎及长骨者多见。发生于长骨者多位于骨干髓腔中央,破坏区边界清楚,周围有轻度骨质增生硬化,骨皮质稍膨胀,骨内膜呈波浪状,可有层状骨膜反应。MRI病变的成分及早晚不同,信号不同。

3. 神经母细胞瘤转移 多见于儿童,全身多骨发生,临床症状明显。

### (五)随诊

放疗和(或)化疗后,病变治疗有效表现为骨质破坏范围减小、边缘出现硬化边或原有的硬化边范围增大;表现为骨质硬化者骨密度渐渐恢复正常,软组织肿块退缩乃至消失。MRI及核素扫描敏感性高,是随诊的重要手段。

## 八、脊 索 瘤

### (一)概述与临床资料

脊索瘤来源于残余或异位的胚胎性脊索组织。好发于骶尾部及颅底蝶枕软骨结合处,是位于躯干骨中线的肿瘤。10%的脊索瘤沿脊椎发生,发病年龄多见于41~60岁,占53%,男性多于女性。肿瘤发生部位不同,临床症状不一,常有患处的持续性隐痛,发生于颅底的脊索瘤向颅内突出,可压迫脑神经、垂体和大脑脚,引起脑神经及垂体功能障碍;肿瘤向下扩展到鼻咽部,向前甚至可伸入筛窦。骶尾部肿瘤可压迫坐骨神经,也可压迫膀胱、直肠引起尿失禁,便秘等。病变发展缓慢,病程半年至一年,恶性程度低,具有局部侵袭性,很少发生远处转移,若发生远处转移常为淋巴结、肝脏和肺部转移。脊索瘤的治疗主要采取化疗或手术,但术后较易复发。

### (二)病理改变

肿瘤膨胀性生长,边界清楚,切面呈灰白色或蓝白色,半透明有光泽。可见肿瘤内有纤维分隔,包膜界限清楚。肿瘤细胞分叶状排列,胞质丰富,内有空泡,间质成黏液样。

### (三)影像学改变

1. X线片 表现为骶骨或斜坡的膨胀性、溶骨性破坏,多位于中线,肿瘤较大时也可偏于一侧。破坏区边界清楚,内有残留的骨片或小点状钙化,边缘可出现硬化(图12-5-39)。位于蝶骨和斜坡者初期破坏鞍背后床突,造成斜坡、岩骨尖等处的广泛骨质

415

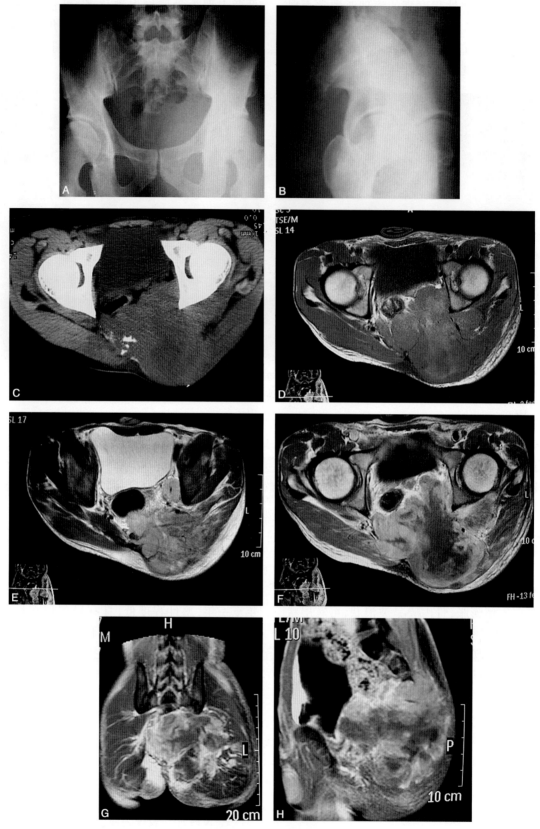

**图 12-5-39　骶骨脊索瘤**

A～B．X 线片示骶骨溶骨性骨质破坏，破坏区边界清楚；C．横断面 CT 示骶骨溶骨性破坏，见巨大软组织肿块形成，肿块内见条片状及斑点状残留骨；D～E．横断面 MRI $T_1WI$ 和 $T_2WI$ 示肿瘤在 $T_1WI$ 和 $T_2WI$ 均呈等信号，呈分叶状向后生长侵及左侧臀肌；F～H．横断面、冠状面及矢状面 MRI 增强扫描示肿瘤不均匀中度强化，中央见不规则无强化区

破坏。邻近软组织内可见软组织肿块。发生于脊椎的脊索瘤多位于椎体,累及或不累及椎间盘,可发生两个或两个以上椎体受累,椎旁可见软组织肿块,肿块内常有斑点状钙化(图12-5-40)。

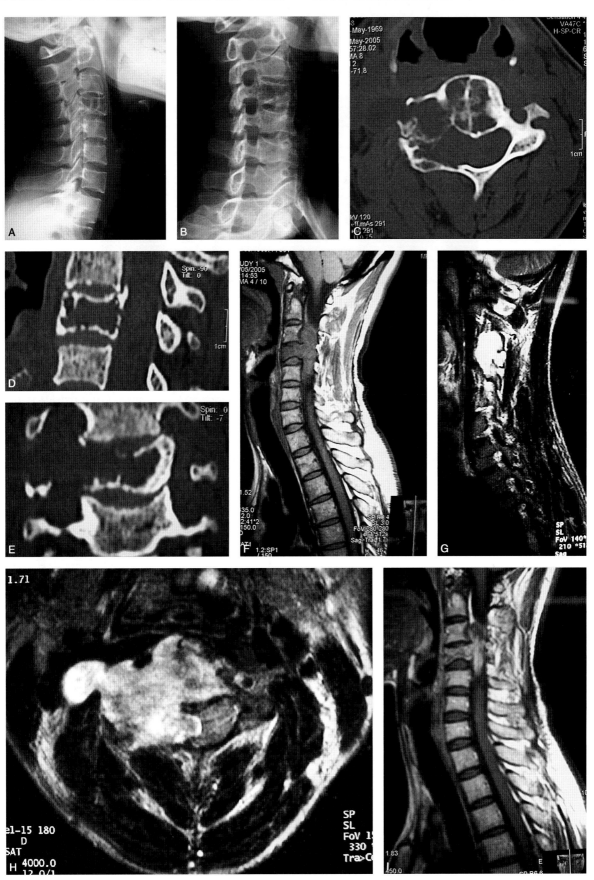

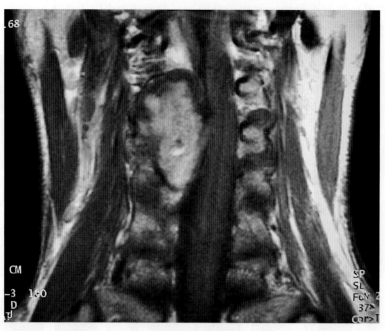

**图 12-5-40　颈椎脊索瘤**

A～B. 颈椎正位及斜位 X 线片示 C₄ 椎体内不规则透亮区,椎体压缩变扁;C. 横断面 CT、D～E. 矢状面及冠状面 CT MPR 重建图像示 C₄ 椎体及右侧附件膨胀性骨质破坏,骨壳部分不完整,破坏区内无钙化或骨化;F～H. 矢状面 MRI $T_1$WI、$T_2$WI 和横断面 $T_2$WI 示 C₄ 肿瘤在 $T_1$WI 上呈低信号,在 $T_2$WI 呈明显高信号,C₄ 椎体压缩变扁,并可见分叶状软组织肿块长入后方椎管内,明显压迫邻近脊髓;I～J. 矢状面及冠状面 MRI 增强扫描示肿瘤呈不均匀明显强化

　　2. CT 表现　好发于骶尾部及颅底,CT 检查可清楚显示病变的范围及内部结构。骶尾部的肿瘤表现为骶骨中心膨胀性的骨质破坏,破坏区边缘光滑,病灶向前侵犯形成软组织肿块,边缘可见残留骨片,肿块内部有散在的点状钙化灶。颅底脊索瘤表现为以斜坡或岩骨尖为中心的圆形或不规则的肿块,病灶边缘清楚,内有点状钙化。增强后肿瘤均匀有强化,强化可均匀或不均匀(见图 12-5-39C、图 12-5-40C～E、图 12-5-41A)。

　　3. MRI 表现　肿瘤 $T_1$WI 呈低信号,$T_2$WI 高信号,其信号常较均匀。有些病灶因残留的骨片和钙化或未破坏的骶骨椎间盘而信号不均匀,$T_1$WI 及 $T_2$WI 均表现为低信号。如肿瘤内有出血则 $T_1$WI 及 $T_2$WI 为高信号。MRI 矢状面显示病变的范围及邻近的解剖关系最佳。发生于骶尾部的脊索瘤肿块的前半部分突入盆腔,边界清楚,边缘光滑,后半部分不超出骶尾骨。肿块向前推移直肠、膀胱、子宫。增强后肿块常均匀强化。颅底的脊索瘤适合于 MRI 检查,以了解颅内重要器官及血管、神经受累情况(见图 12-5-39D～H,图 12-5-40F～J,图 12-5-41C～G)。

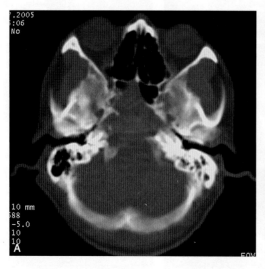
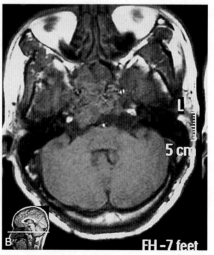

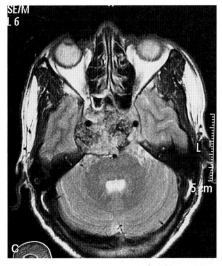
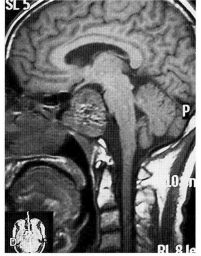
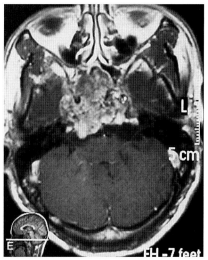
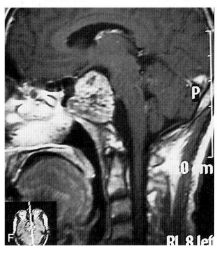
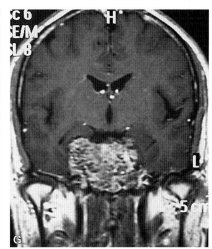

**图 12-5-41　斜坡脊索瘤**

A. 横断面 CT 示斜坡破坏消失,破坏区见软组织肿块形成;B~D. 横断面 MRI $T_1$WI、$T_2$WI 和矢状面 MRI $T_1$WI 示斜坡区混杂信号的软组织肿块,在 $T_1$WI 上呈等信号,在 $T_2$WI 上呈等高信号,肿块内见小点状低信号血管流空信号;E~G. 横断面、矢状面和冠状面 MRI 增强扫描示斜坡肿块不均匀强化,内见片状低信号无强化区

**（四）鉴别诊断**

1. 巨细胞瘤　发生在骶尾部的脊索瘤需与巨细胞瘤鉴别。巨细胞瘤多位于骶髂关节关节面下方,偏心性生长,无钙化灶,发生于骶骨上半部分多。

2. 畸胎瘤　畸胎瘤与脊索瘤都可表现为骶尾部的巨大肿块,但畸胎瘤发病早,多同时合并有骶椎的先天性发育不全,半数以上有钙化,钙化较粗大。CT 显示肿瘤内有囊样区,内为低密度的水和脂质成分。MRI 可显示分化较好的畸胎瘤内有 $T_1$WI 高信号 $T_2$WI 高信号能被脂肪抑制序列抑制的脂肪信号。

3. 软骨肉瘤　肿瘤的破坏区膨胀程度低,破坏区边缘模糊,移行带宽,肿瘤内可见瘤软骨的钙化,多为点状、环状或无定形状。

## 九、其他恶性骨肿瘤

### （一）成釉细胞瘤

占全部恶性骨肿瘤的 0.1%,组织学上肿瘤细胞形态与颌骨的成釉细胞相似,好发于年轻人,胫骨骨干为最常见的部位,其次为腓骨。典型表现为胫骨前方较大的,分叶状皮质破坏区,呈膨胀性改变,周围可有广泛的骨质增生硬化。部分可见线状或层状的骨膜反应。肿瘤可自骨干延伸到骨的两端。晚期可破坏皮质侵及软组织。肿瘤可复发和转移,转移可导致自发性气胸。

### （二）血管内皮瘤

又称血管肉瘤,占所有恶性骨肿瘤的 1%,起源于血管内皮细胞,肿瘤分化程度自低分化到高分化不等,发病高峰年龄为30~40岁,男女比为2:1,60%位于长骨的干骺端,其次为骨盆、颅骨、肋骨等。可发生转移。

X线片表现为单发或多发的地图样骨质破坏区,破坏区周围无骨质硬化。病变可发生在同一骨或邻近骨多处,有时可为膨胀性。可见骨膜反应及破坏区周围轻度的骨质硬化。侵犯皮质可在软组织内形成肿块。部分伴发于慢性骨髓炎、骨梗死等。MRI上肿瘤 $T_1WI$ 为低信号, $T_2WI$ 为高信号,内部有出血时造成信号不均匀。少见的上皮样血管内皮瘤多发生于30岁以下男性,常为多发性或多骨发生,表现为虫蚀样骨质破坏,有时呈蜂窝状。骨膜反应少,可侵及软组织。

**(三)血管外皮瘤**

少见,电镜下肿瘤内有外皮细胞存在。多发生于年龄较大者,可累及任何骨,表现为单发性的单纯性溶骨性骨质破坏,部分有膨胀,内可有骨嵴,边缘相对清楚,骨膜反应少。

**(四)脂肪肉瘤**

发生于骨的脂肪肉瘤很少,最常见的部位为胫骨,表现为广泛的骨质破坏区,边缘模糊,出现骨膜反应。脂肪肉瘤内可出现骨肉瘤样成分,并可以骨肉瘤的形式转移到其他部位,也有脂肪瘤转变为脂肪肉瘤及恶性纤维组织细胞瘤的报道。

**(五)平滑肌肉瘤**

少见的骨恶性肿瘤。表现为较大范围的骨质破坏,周围无骨质硬化,容易发生病理性骨折。

# 十、骨 转 移 瘤

**(一)概述与临床资料**

恶性肿瘤不论是癌或肉瘤都可转移到骨内。骨转移瘤的发生率高于原发恶性骨肿瘤,其中以癌发生骨转移多见,占80%~90%。以肺癌、乳腺癌、前列腺癌、甲状腺癌、肾癌多见。60%的骨转移瘤为多发性骨转移,单发骨转移仅10%。

1. 转移途径

(1)直接蔓延:骨软组织的恶性肿瘤直接蔓延侵犯邻近的骨骼,较少见,如前列腺、子宫颈癌、肺癌、鼻窦癌,其中以子宫颈癌侵犯骨盆环及骶骨最多见。

(2)血道转移:为最常见的转移方式。瘤栓可通过腔静脉、脊椎静脉丛、门静脉、肺静脉转移到骨内。经腔静脉转移,常先发生肺部转移。脊椎静脉

丛内无静脉瓣,且与胸、腹、盆腔静脉有侧支循环交通,这些部位的肿瘤可以直接转移到脊椎,甚至到脑、颅底造成一些不常见部位的转移。经门静脉转移的肿瘤,瘤栓多来自消化道,首先到达肝脏,再回流到右心经肺循环到肺部,然后由体循环抵达到全身骨骼,这些部位的肿瘤多造成肝脏转移,发生骨骼转移的较为少见。经肺静脉转移的肿瘤细胞经左心进入体循环,再进入肺静脉,骨骼和肺可以同时发生转移。

(3)淋巴道转移:肿瘤可转移到淋巴结,也可经过淋巴管的交通转移到邻近的骨骼。

2. 临床资料 除了原发转移的症状及体征外,骨转移瘤的主要临床表现为局部疼痛,逐渐加重,晚期可并发病理性骨折,转移到脊椎的可引起神经压迫症状。实验室检查血钙及磷可正常,成骨性转移碱性磷酸酶增高,前列腺癌转移时,碱性磷酸酶及酸性磷酸酶都增高,前列腺特异性抗原也增高。肿瘤恶性程度越高,年龄越小,转移发生的越早。

**(二)病理改变**

骨转移瘤多为经血性转移,多发生在富含红骨髓的部位。以脊椎(70%)、骨盆(40%)、股骨(25%)、颅骨(15%)、肱骨近端、肋骨多见。较少发生在肘关节、膝关节以远的骨骼,约占2%~4%,发生在四肢末端的转移多位于指(趾)骨,以肺癌最多见。转移到手的有乳腺癌、结肠癌、肾癌、肺癌、口腔、腮腺、前列腺及直肠的恶性肿瘤,转移到足的肿瘤多为消化道及泌尿生殖道的肿瘤。转移瘤在骨内呈浸润性破坏,骨膜反应少见,皮质膨胀少,晚期可穿破皮质向骨外蔓延,侵犯软组织甚至关节,表现为溶骨型转移,儿童多见于神经母细胞瘤转移,成年男性多见于肺癌,成年女性多见于乳腺癌。少数转移瘤可促进骨组织内的间叶细胞分化,转变为成骨细胞,产生瘤骨,表现为成骨型转移。部分转移瘤表现为同时有溶骨及成骨的改变。

**(三)影像学表现**

1. X线表现 肺癌、乳腺癌、肾癌、甲状腺癌发生溶骨型骨转移多见,表现为干骺端及骨干内松质骨内虫蚀状破坏,可融合成片状,边界模糊,周围骨膜反应少,周围软组织较少累及。也可出现地图样或弥漫性骨质破坏。破坏区内少有死骨或残留骨。少数来自结肠癌、甲状腺癌、肾上腺癌的转移瘤可出现为日光放射状骨膜反应或 Codman 三角。骨皮质

可被侵蚀破坏,膨胀少见(图12-5-42、图12-5-43)。成骨型骨转移(图12-5-44)瘤以来源于前列腺癌、胃肠道的黏液癌、鼻咽癌、膀胱癌多见,绝大多数来自前列腺,占80~90%。由于原发肿瘤不具备成骨或成软骨能力,成骨型转移瘤的骨质硬化来源于转移的肿瘤细胞停留在骨髓腔并增殖生长,刺激局部骨内膜反应性增生成骨所致。表现为象牙质骨、棉絮状、毛玻璃状或日光放射状密度增高。混合型骨转移瘤同时有骨质破坏和骨质增生硬化,以乳腺癌及前列腺癌为多。

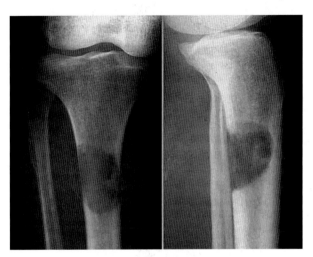

**图12-5-42 胫骨转移瘤**
X线片示胫骨骨干类圆形骨质破坏区,边界清晰,
无硬化边,外侧可见弧形骨膜反应

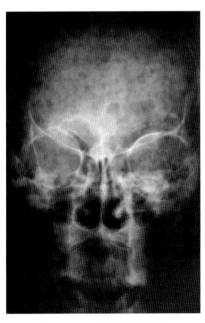

**图12-5-43 颅面骨转移瘤**
颅骨正位片示颅面骨弥漫性骨密度减低,可见多发大小
不一的虫蚀样骨质破坏区,边界不清,无硬化边

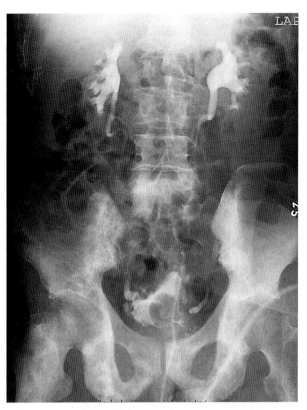

**图12-5-44 骨盆成骨性转移瘤(前列腺癌)**
X线片示骨盆构成骨多处不规则的致密区,边界不清

10%的转移瘤可单发,多来自肾癌、甲状腺癌,骨质破坏可呈膨胀性改变,内有骨嵴,呈分房状,可同时伴有骨膜增生骨壳形成(图12-5-45)。类癌的转移多可表现为膨胀性改变及骨膜反应。少见的转移也可发生在手足的骨骼,最为常见的是来自肺癌的转移,也可见于黑色素瘤及某些肉瘤转移,多表现为溶骨性的骨质破坏,无骨膜反应及膨胀。部分转移发生在骨皮质或骨膜,表现为骨皮质的不规则破坏,边缘模糊,有时呈碟状,可见于肺癌、肾癌、黑色素瘤(图12-5-46)。

2. CT表现 CT显示中轴骨的转移瘤较好。髓腔内脂肪样低密度影为异常密度影占据,CT值高于15HU。成骨型转移呈大片状或斑片状高密度影,边缘不清,大小不一,少见的情况下可出现全身骨骼出现普遍性骨质增生硬化。溶骨型表现为髓腔内与软组织密度相似的肿瘤组织占据,骨皮质呈分叶状、花边状破坏,周围软组织肿块少见。发生在骨膜或骨皮质的转移易形成软组织内的肿块。CT能显示骨皮质的细微破坏和软组织的肿瘤侵犯情况。对于肢体近端的不规则骨骼有很大的优势(图12-5-47C~D)。

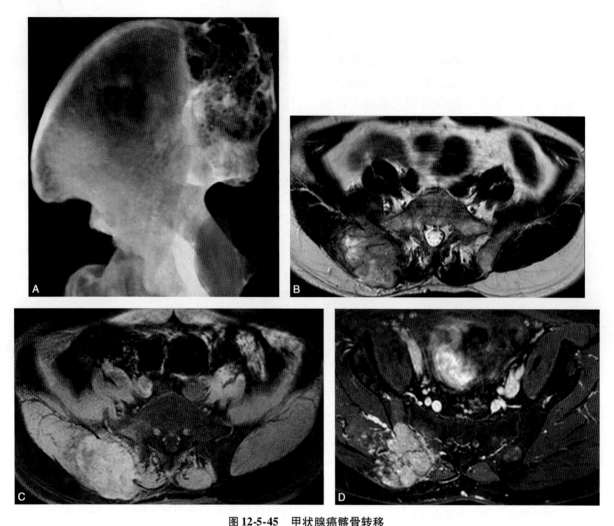

**图 12-5-45　甲状腺癌髂骨转移**

X 线片(A)可见右侧髂骨膨胀性骨质破坏,内部呈皂泡样改变。肿块在 T$_2$WI(B)呈混杂稍高、
高信号,T$_1$WI(C)呈等信号,增强后(D)可见明显强化,右侧臀大中小肌受累

3. MRI 表现　早期转移瘤侵犯骨髓时,不造成明显的骨质破坏,CT 不能显示。MRI 由于转移瘤与脂肪性黄骨髓有很高的信号对比,MRI 检测骨髓瘤的敏感性高。尤其是脊椎的转移瘤。转移瘤在 T$_1$WI 均表现为局灶性或弥漫性低信号,T$_2$WI 上根据成骨、溶骨的不同信号有所差异,溶骨型病灶信号增高,而成骨型仍为低信号,混合型信号为高、低混杂。增强后大多有强化,少数不强化或轻度强化。MRI 相对于 CT 而言,显示骨皮质的破坏的敏感性低,但对于肿瘤在髓腔内的浸润范围及软组织的侵犯情况 CT 不可比拟(见图 12-5-47E~I)。

4. 核素扫描　目前认为是检测骨转移瘤效-价比最高的检查方法,能检测到早期的骨转移瘤,能比 X 线片提前 18 个月发现转移。敏感性很高,特异性差,不能提供病灶的局部解剖的信息。骨的"三相骨显像"根据核素的吸收、浓聚、消散的时间变化规律提高了定性诊断的准确性。对于成骨型转移,由于病灶成骨活跃,核素检查显示为全身多发的核素浓聚区,全身骨广泛转移时,全身骨骼出现核素浓聚,而肾脏无核素浓聚,表现为"超显像",但这种现象也可见于甲状旁腺功能亢进。广泛性前列腺癌成骨性转移时,由于转移不发生在头颅,而其他部位均有转移出现核素浓聚时,表现为"无头显像"。对于一些溶骨型转移由于转移瘤不能引起足够的周围正常骨组织成骨反应,核素显像 5% 不出现核素浓聚,表现为核素稀疏区,周围有核素吸收。一些未分化的肿瘤如燕麦细胞癌和黑色素瘤无核素吸收,表现为完全的核素稀疏区。因此临床强烈怀疑有转移而核素显像为阴性时应选择 X 线片或 MRI 检查。

5. 血管造影　转移瘤性骨肿瘤的血管造影表现与恶性骨肿瘤的血管造影表现相似,无特异性征象。如来自甲状腺癌、胃肠道腺癌、肾上腺癌、黑色素瘤,肺癌骨转移的血管丰富程度中等,成骨型转移瘤多为少血管性的肿瘤。

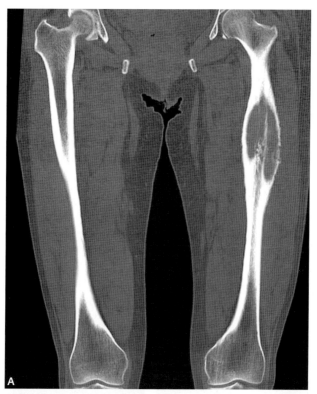

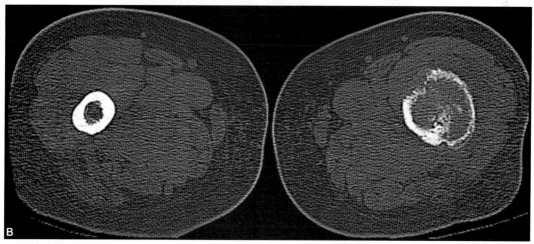

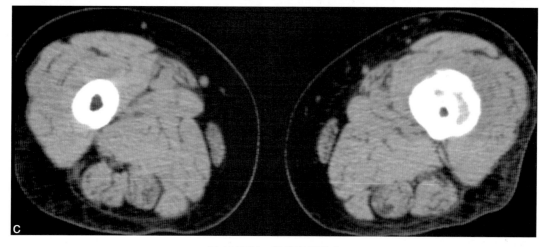

**图 12-5-46　肺癌股骨转移**

CT 可见左侧胫骨中上段膨胀性溶骨性骨质破坏,髓腔密度减低,其内可见残留骨嵴,周围软组织肿胀

**（四）鉴别诊断**

1. 骨斑点症　需与成骨型骨转移瘤鉴别，多位于长骨的骨端，小骨及不规则骨可累及，发生于骨盆的多位于髋臼处，肩胛骨多位于肩盂。颅骨、下颌骨、肋骨、胸骨、脊椎较少累及。病灶可消失和再现，但不会进展，实验室检查无异常，患者无症状，病灶多为圆形、类圆形致密影，边界清晰。

2. 骨岛　需与成骨型骨转移瘤鉴别，骨岛为管状骨或扁骨内松质骨内孤立性的致密影，多位于骨盆、股骨上端、脊椎，颅骨内无。骨岛直径多小于1cm，边缘呈放射状或毛刷状，也有边缘光滑锐利，可逐渐增大。放射性核素扫描无核素浓聚，但也有骨岛吸收核素的报道，甚至大于4cm。

3. 骨髓纤维化　需与成骨型骨转移瘤鉴别。骨髓纤维化患者有贫血，出血倾向、继发性痛风

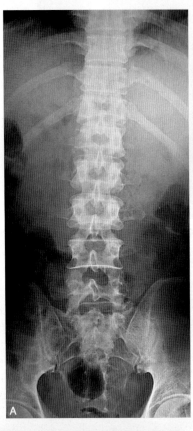

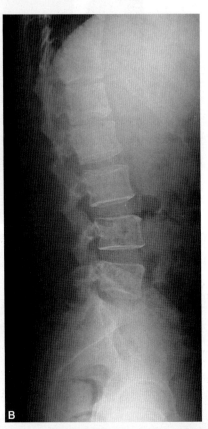

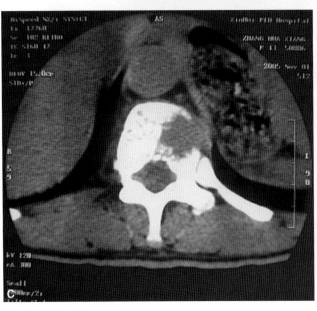

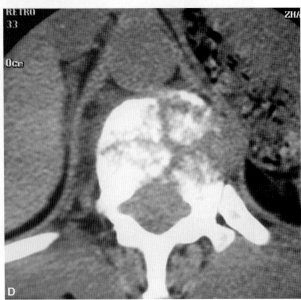

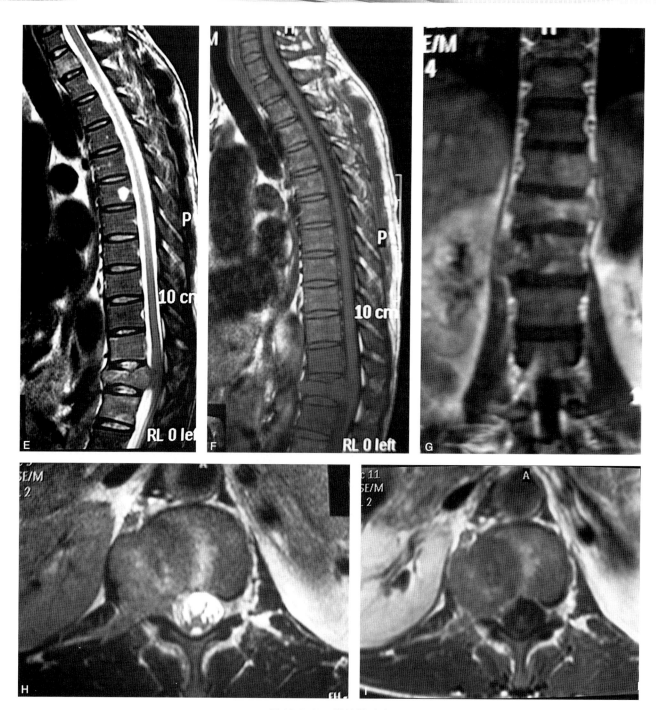

**图 12-5-47　脊柱转移瘤**

A ~ B. 腰椎正侧位片示 $T_{12}$ 椎体压缩变扁；C ~ D. 横断面 CT 示椎体不规则骨质破坏区内软组织肿块形成，内可见斑片状残留骨；E ~ F. 矢状面 MRI $T_2WI$ 和 $T_1WI$，G. 冠状面 $T_2WI$ 及 H ~ I. 横断面 $T_1WI$ 和 $T_2WI$ 及增强 $T_1WI$ 示 $T_1$、$T_{12}$、$L_1$ 椎体及 $L_1$ 右侧椎弓根正常信号消失，为略长 $T_1$ 等长 $T_2$ 软组织信号代替，$T_{12}$ 椎体压缩变扁，并见软组织肿块突入后方椎管内，脊髓圆锥受压

等症状，患者总是有脾大。影像学上表现为骨质破坏、髓外造血、骨质硬化、继发性痛风。半数患者有轻至中度的骨质硬化，呈毛玻璃状或表现为骨小梁粗糙。股骨远段内缘、胫骨近段外侧、踝部出现特征性的不规则性或厚的骨膜反应。常见于肋骨、脊椎、骨盆、肱骨、股骨为硬化性改变，而颅骨可为溶骨型或混合型，手足骨很少累及。

4. 白血病　需神经母细胞瘤转移鉴别。X 线片显示，50% ~ 70% 的儿童、10% 的成人白血病可侵犯骨骼。白血病 X 线主要表现为骨质破坏、骨质硬化、骨膜反应、干骺端横行透亮带。干骺端透亮带有时是最早的表现，骨质破坏边缘不清，骨干可出现骨膜反应。一部分表现为斑片状或普遍性的骨质硬化。但尿中 VMA 不增高，后者是与神经母细胞瘤鉴别的主要依据。

5. 淋巴瘤 霍奇金病侵犯骨时，多位于中轴骨，四肢骨少见。骨质破坏呈地图样或弥漫性，边缘不清或有硬化，可见到各种形态的骨膜反应，混合型表现最多见。最常累及胸腰椎。部分表现为单发的骨质硬化或象牙椎时需与成骨型转移鉴别，前者在相应的椎体前缘可见到波浪的压迹，由主动脉周围的肿大淋巴结压迫侵蚀椎体造成穿凿样骨质缺损而引起。非霍奇金淋巴瘤可侵犯任何骨，包括颅骨，恶性程度低者以骨质硬化多见，恶性程度越高者，以骨质破坏为主要表现，常为弥漫性。恶性程度高者也可出现象牙椎，核素扫描常显示四肢中无症状的病灶，颅骨的病灶多为核素浓聚区，MRI 可显示软组织的侵犯及淋巴结的肿大。

6. 多发性骨髓瘤 与转移瘤的发病年龄相似，X 线表现也有相同点。多发性骨髓瘤以骨质破坏为主，破坏区呈穿凿样，很少有骨质增生硬化，全身普遍性骨质疏松。发生在脊椎的容易出现椎体的压缩变形，较转移瘤出现的早，而且多发性骨髓瘤侵犯椎弓根及椎板的概率多于转移瘤，出现椎体周围软组织侵犯也多于转移瘤。血浆的蛋白电泳及尿蛋白电泳有助于鉴别。

7. 组织细胞增生症 X 多好发于儿童及年轻人，骨质破坏的边缘清楚或模糊，呈倾斜状，多房性破坏表现为"洞中洞"的表现，颅骨内可出现"纽扣样"死骨。可见到实性或层状的骨膜反应。骨皮质膨胀和病理性骨折少。MRI $T_1WI$ 病灶不同阶段信号不同，表现为中等、高信号，如病灶处于黄色肉芽肿期则 $T_1WI$ 为高信号，$T_2WI$ 病灶为高信号。增强后可强化，邻近的软组织可出现反应性改变呈高 $T_2WI$ 信号。

8. 正常红骨髓 脊椎内的红骨髓随着年龄的增长可出现不均匀的转换为黄骨髓，这时 MRI 上红骨髓可表现为 $T_1WI$ 低中等信号中夹杂着斑点、小片状的高信号，容易误认为脊椎的转移瘤。正常红骨髓的不均匀转换一般有好发的部位，多见于终板下、中央静脉周围、椎体后缘，$T_1WI$ 表现为"牛眼征"，即在低信号的红骨髓中出现斑点状高信号，而转移瘤则表现为 $T_1WI$ 为低信号，$T_2WI$ 表现为外周的信号增高，中央信号较低，称为"晕征"，主要由于转移瘤周围的水肿所致。增强对二者的鉴别有一定的帮助，正常红骨髓多为轻度强化，而转移瘤强化可十分明显。

#### （五）随诊

溶骨型转移瘤在化疗和（或）放疗后，如病灶破

坏区减小，周围出现硬化边，软组织肿块减小，提示治疗有效。病变可进一步好转，表现为周围硬化边逐渐增厚，渐渐向破坏区中心填充，最后可完全修复。如治疗过程中破坏区重新扩大，硬化边消失提示有复发。硬化型转移瘤如肿瘤骨的密度进一步增高，也可以转变为正常的密度及结构，软组织肿块逐渐缩小，均提示治疗有效。如硬化区内出现溶骨性破坏区，提示病变有进展。核素扫描放射性核素浓聚区转变正常时提示病变好转，但部分转移瘤表现为核素浓聚增加，为一过性，反映病灶出现骨的修复，而不是病灶进展的表现。核素扫描作为观察疗效的手段准确性不高。肿瘤治疗有效，MRI 可以看到肿瘤 $T_2WI$ 信号减低，内部出现坏死，软组织肿块缩小等改变，近年来随着新技术的开发和应用，MRI 在追踪疗效方面有着广阔的前景。

（陈建宇 沈君 刘庆余 梁碧玲）

### 参 考 文 献

1. 张伟,薛鹏,尹所,等. 全身弥散加权成像诊断肿瘤骨转移的应用探讨. 中国 CT 和 MRI 杂志,2013,11(2):91-93
2. 张小军,王臻,郭征,等. 640 例脊柱肿瘤及瘤样病变的临床流行病学分析. 临床肿瘤学杂志,2012,17(6):543-548
3. Bloem JL,Reidsma II. Bone and soft tissue tumors of hip and pelvis. European Journal of Radiology,2012,81(12):3793-3801
4. 张小军,王臻,李靖. 3409 例骨关节肿瘤与瘤样病变统计分析. 中国骨肿瘤骨病,2010(3):189-195
5. 许尚文,张雪林,曾建华,等. 骨母细胞瘤的 MRI 诊断价值. 放射学实践,2005,20(3):245-247
6. 杨世垠,王皖,王武,等. 软骨母细胞瘤的影像诊断. 中国医学计算机成像杂志,2004,10(3):182-186
7. 谢元忠,李长勤,孔庆奎,等. 去分化软骨肉瘤的影像分析. 中华放射学杂志,2004,38(11):1151-1154
8. 孙英彩,崔建岭,李石玲,等. 软骨母细胞瘤临床及 CT 表现(附 18 例分析). 实用放射学杂志,2003,19(7):608-610
9. 方挺松,陈卫国,黄信华. 骨肉瘤的影像学诊断及其进展. 中国医学影像技术,2003,19(12):1748-1750
10. Resnick D,Niwayama G. Diagnosis of Bone and Joint Disorders. 4nd ed. Philadelphia:WB Saunders Co,2002
11. 吴文娟,张英泽. 骨与软组织肿瘤. 北京:人民卫生出版社,2009
12. Resnick D,Niwayama G. Osteomyelitis,septic arthritis,and soft tissue infection:the mechanisms and situations//Resnick D,Niwayama g. Diagnosis of Bone and Joint Disorders. 2nd ed. Philadelphia:Saunders,1987:2537-2610

13. 辛林伟,辛桂桐,唐际存. 骨与关节肿瘤及瘤样病变 2317 例统计分析. 中国骨肿瘤骨病,2008(4):198-203

14. 洪国斌,邬伟明,陈凯,等. 脊柱原始神经外胚层肿瘤的临床特点和影像学分析. 中华肿瘤防治杂志,2010,17 (13):1025-1027

15. Fletcher CD,Bridge JA,Hogendoorn PC,et al. World Health Organization classification of soft tissue and bone tumours. Lyon:IARC Press,2013

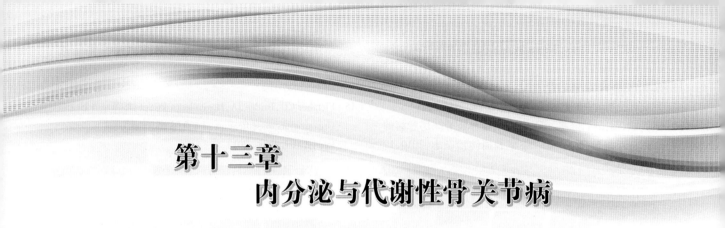

# 第十三章
# 内分泌与代谢性骨关节病

## 第一节　垂体功能异常

### 一、垂体性侏儒

#### （一）概述及临床表现

腺垂体（垂体前叶）激素对骨的生长发育有密切的影响。垂体性侏儒症（pituitary dwarf）是因青春期前腺垂体功能不足，特别是生长激素缺乏所致，其病因可分为两类：①原发性：多数患者原因不明，为常染色体隐性遗传，仅小部分有家族性发病史。②继发性：较为少见，任何病变损伤腺垂体或下丘脑时可引起生长发育停滞，常见者有肿瘤（如颅咽管瘤、视交叉或下丘脑的胶质瘤、垂体黄色瘤等）、感染（如脑炎、结核、血吸虫病、弓形虫病等）、外伤、血管坏死及 X 线损伤等，在儿童以颅咽管瘤较为常见。

骨骼生长发育障碍与生长激素、甲状腺素和性腺激素缺乏有关。生长激素可促进骨的纵向生长。甲状腺素能促进成骨中心的发育、促进骨的成熟，在幼儿期作用最为明显。性激素促进骨的生长，同时加速骨骺愈合。在腺垂体功能低下时，生长激素分泌减少，同时伴有促性腺激素和促甲状腺素的分泌不足，导致继发性性腺功能不足和甲状腺功能不足，性腺功能不足可导致骺愈合延迟或终身不愈合。

特发性垂体性侏儒症，男女发病率相等，患者出生时身长和体形一般正常，通常在 2 ~ 9 岁停止发育。患者体型瘦小，但身体匀称，智力正常，性发育不良，性功能幼稚。起病后生长的节律逐渐减慢，与同龄正常儿童的差别逐渐显著，至成年其身长多不超过 130cm。患者身体各部分比例较其年龄为幼稚，青春期时第二性征缺乏，男性生殖器仍小如幼童者，隐睾症颇常见，声调如童音，女性往往有原发性闭经，乳房、臀部均不发达，身材无女性成年人特征，子宫小，外阴如小女孩。甲状腺、肾上腺皮质功能亦往往偏低，但临床症状常不明显。

继发性垂体性侏儒症，可发生于任何年龄，除身材矮小外，更多是由于神经系统症状如头痛、视力障碍、颅内压增高而就诊。患者可同时合并尿崩症。起病年龄越小，生长障碍愈严重，开始生长迟缓的年龄多在 4 岁以后。

#### （二）影像学表现

1. **X 线**　主要是骨骼发育成熟障碍，表现为骨骼纤细，全身骨骼发育较小，与年龄不符，但各部大小的比例正常。骨龄落后，骨骺的出现和闭合均延迟，可迟至 50 岁或终身不能闭合。颜面部改变为颅盖骨大，颜面骨小，二者不相称。颅缝持续开放，出齿晚，牙齿大小无异常，但由于面骨较小，导致牙齿相互挤压。椎体环状骨骺和髂骨嵴愈合延迟，甚至终身不愈合，椎体可变扁，椎体边缘的骨骺缺如，可出现骨质疏松，均提示有继发性甲状腺功能低下。特发性垂体功能低下者蝶鞍小，而在继发性垂体性侏儒症，若为肿瘤引起则蝶鞍可增大并有骨质破坏，如颅咽管瘤时常见鞍区斑点状、弧线状钙化。CT 扫描或 MRI 检查可进一步显示肿瘤的大小、形态和内部结构。

2. **CT**　原发性垂体性侏儒症早期垂体在 CT 上无形态学异常，尤其在儿童期，与尚处发育中的正常垂体不易区分。晚期，当垂体腺明显萎缩时，CT 可显示垂体体积变小，鞍膈下疝。继发性垂体性侏儒，CT 可显示鞍区肿瘤或其他占位性病变，垂体受压变扁、缩小和移位。

3. **MRI**　原发性垂体性侏儒症早期，垂体大小及信号无异常改变，晚期可见垂体萎缩，体积变小，信号强度降低。垂体严重萎缩时可导致蛛网膜疝入蝶鞍内，形成"空蝶鞍综合征"。

4. 鉴别诊断　本病在 X 线上需同先天性侏儒鉴别。先天性侏儒为一种先天性发育异常,并非垂体功能低下所致,患者出生后即呈侏儒状态,且终生不能发育至正常体型。X 线上除显示骨骼短小外,骨化中心的出现时间和干骺闭合的时间均正常,智力和性功能也正常。

## 二、巨人症及肢端肥大症

### (一)巨人症

1. 概述及临床表现　腺垂体分泌的生长激素对骨骼的发育、生长和成熟均有重要影响。生长激素可直接作用于前软骨细胞、软骨母细胞、成骨细胞、破骨细胞、骨髓脂肪细胞和骨基质蛋白等。腺垂体的生长激素细胞增生或垂体生长激素腺瘤时,由于持久过量的生长激素分泌,可导致巨人症和肢端肥大症。巨人症是指身体生长过高的异常现象,由于儿童期生长激素分泌过多引起,常见原因是腺垂体生长激素细胞腺瘤或生长激素细胞增生。生长激素腺瘤可造成蝶鞍的扩大和骨质破坏,而肿瘤所分泌的生长激素可刺激骨骼、软组织增生,导致全身骨骼的病理改变。另外鞍外肿瘤压迫下视丘,也可导致腺垂体活动增加。

巨人症多见于男性,临床上表现为生长迅速,身材高大。由下肢特别长,手足较大,躯干和头颅相对较小,四肢与躯干的长度不成比例。上颌骨偶可肥大,致面部畸形。性发育成熟后,骨骺闭合,骨纵向生长停止,如此时生长激素仍过多分泌,则同时出现肢端肥大症表现。约半数患者于青春期后或晚期发生肢端肥大症。巨人症患者早期可伴有性腺功能亢进,但很快因促性腺激素水平低下而出现性功能减迟。

2. 影像学表现

(1) X 线片:生长激素对不同组织有多种影响。一方面,它刺激软骨内、韧带下和骨膜下成骨以及蛋白和胶原的合成;另一方面,也能促进某些部位的骨吸收。表现为手、足的管状骨纤细,躯干与四肢相比相对较短,无肢端肥大改变。

(2) CT:垂体腺瘤时 CT 平扫肿瘤密度多较均匀,呈略高密度,较大的腺瘤密度不均匀,表现为等密度或略高密度病灶中出现低密度区,为坏死或囊变所致,肿瘤内偶可见钙化。骨窗可见蝶鞍扩大、骨质吸收、鞍底下陷等鞍内占位病变的表现。增强扫描坏死、囊变、出血和钙化区无强化,肿瘤实质部分强化,且强化持续时间长于垂体组织。如垂体仅为

嗜酸性粒细胞增生,则垂体无占位性改变。

(3) MRI:垂体腺瘤在 $T_1WI$、$T_2WI$ 上可显示鞍内肿瘤向鞍上和鞍旁生长,肿瘤信号强度与脑灰质相似或略低,呈圆形、椭圆形或略不规则形,边缘光滑,轮廓清楚。当出现坏死和囊变时,呈长 $T_1$、长 $T_2$ 液体信号影。肿瘤向周围生长,可推压颈内动脉和第 III ~ IV 对脑神经,造成海绵窦闭塞。垂体动态 MRI 扫描有助于发现垂体形态正常的微腺瘤,肿瘤在动态增强早期呈结节或点状低信号影,晚期正常垂体持续强化,而微腺瘤信号始终低于正常垂体的强化程度,表现为低信号。

### (二)肢端肥大症

1. 概述及临床表现　生长激素分泌过多在骨骺闭合前可导致巨人症,而在骨骺闭合后,则主要表现为肢端肥大症。男女发病率无明显差异,约半数在 30 岁内发病。本病多由腺垂体嗜酸性粒细胞腺瘤引起,因嗜酸性粒细胞增生所致者较少见,因嫌色细胞腺瘤及嫌色细胞腺癌引起者罕见。

临床上肢端肥大症患者以面容和肢端改变为主,主要表现为头颅增大,眶上嵴突出,上颌、前额、眉弓和枕骨粗隆粗大,下颌前伸,手足增大等。软组织肥厚包括皮肤增厚,如鼻大、唇厚、枕部皮肤出现皱纹。由于喉头增大,声带肥厚,声音变粗。生化检查除血钙、血磷和血糖升高外,血清生长激素水平亦增高。部分患者可出现多饮、多尿、多食症状。偶可伴发糖尿病性酸中毒等。女性患者还可出现闭经溢乳。另外如为垂体肿瘤所致,肿瘤可压迫邻近结构,出现头痛、视野缺损、视乳头水肿、视物不清及颅内压增高等症状。

肢端肥大症骨骼的改变主要表现为对称性的增生肥大、骨皮质变厚、致密,正常隆起部分更为显著。当骨骺闭合,软骨内化骨停止后,骨沿长径生长的趋势明显变缓,但由于关节软骨细胞在一定程度上可以起到骨骺板的生骨作用,在过多的生长激素作用下,骨沿长径略有增长,这种变化以手较显著,管状骨变粗也以手较为明显。

2. 影像学表现

(1) X 线表现

1) 软组织增厚:表现为皮肤增厚而皮下组织变薄。临床上通常以跟垫的软组织厚度为标准。正常人跟垫厚度(跟骨后下角至软组织表面的距离)为 13 ~ 21mm,平均(17.8±2.0)mm。在无外伤、心力衰竭和黏液性水肿的情况下,男性跟垫厚度>23mm,女性>21.5mm,即提示为肢端肥大症,治疗后软组织增

厚可有所减轻,但不能完全恢复。

2）颅面骨:约90%患者蝶鞍因肿瘤压迫而扩大,鞍底双边及骨质侵蚀。扩大的蝶鞍多呈方形,骨壁受压变薄,但骨密度并不减低,这是与其他垂体瘤不同之处。颅盖骨增厚,枕骨外粗隆肥大,枕后粗隆延长或呈外生骨疣样改变,但枕骨水平部很少增厚。颅骨内板骨增生,以额骨显著,多见于女性。额窦及上颌窦可增大。乳突扩大,气化增加。下颌骨变长且增宽,下颌角度钝。由于舌肌肥大,压迫下颌骨,造成舌周骨萎缩(图13-1-1)。

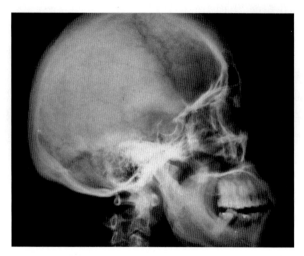

**图13-1-1　肢端肥大症(颅面骨)**
颅盖骨增厚,枕骨外粗隆肥大,蝶鞍扩大,鞍底下陷

3）椎体:椎体的前后径及横径均增大,但骨质增生以椎体前缘最显著,多见于中、下段胸椎,于侧位像上可最先看出胸椎椎体的前后径与正常腰椎相比有所增大。腰椎椎体可成方形,且后缘有弧形凹陷切迹。胸椎体常呈楔形,使脊柱后凸畸形。脊椎骨质增生亦见于棘突及椎间孔,表现为棘突增厚,椎间孔变形,压迫神经根。椎体的边角因骨增生而形成骨刺。由于椎间盘增厚,椎间隙加宽。

4）四肢:四肢长骨变粗,骨小梁粗糙,以指骨、掌骨为最显著。指尖爪粗隆呈丛状增大,呈圆铲状。末节指骨的基底部呈方形。掌骨头桡侧鸟嘴样骨突形成,腕骨菱角状变尖,肌腱韧带附着处骨疣形成,籽骨可增大,且数目较多(图13-1-2)。

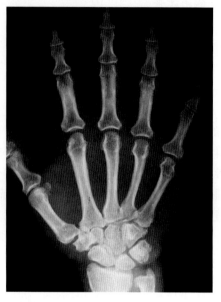

**图13-1-2　肢端肥大(四肢骨改变)**
指骨、掌骨变粗,指尖爪粗隆呈丛状增大,末节指骨的基底部呈方形,掌骨头桡侧鸟嘴样骨突形成,腕骨菱角状变尖

5）关节:由于软骨增生,使间隙增宽,这种改变最易见于掌指关节和髋关节,髋关节常发生明显的退行性变表现,如骨刺和骨硬化。关节边缘骨赘形成呈退行性骨关节病改变,但由于关节软骨增生致关节间隙增宽,有别于通常的退行性骨关节病,后者关节间隙变窄。

（2）CT和MRI　头颅CT可显示颅骨增厚,额窦增大,尤以前后径增大为著。如为垂体肿瘤所致尚可见蝶鞍扩大、鞍内垂体腺瘤及其向周围生长的改变。

# 第二节　甲状腺功能异常

## 一、甲状腺功能亢进

### （一）概述与临床表现

1851年Von Recklinghausen首次报道了甲亢和骨疾病的关系,甲亢时产生的过量$T_3$、$T_4$可导致蛋白分解加强,同时促进成骨细胞向破骨细胞方面转化,使骨的吸收增加。甲亢所引起的骨骼改变在第一年便很明显,主要发生于年长儿和成人。实验室检查血清$T_3$、$T_4$水平和血钙、血磷及AKP均升高。

### （二）影像学表现

1. X线片　最突出的X线表现是全身广泛性骨质脱钙,以颅骨、脊柱、骨盆和长骨较为明显,股骨远端最为显著,表现为皮质变薄,骨小梁稀疏。椎体改变通常见于胸腰段,呈双凹变形或楔形变,可有脊柱后突。皮质骨的吸收较松质骨更为突出,主要征象为皮质的条纹状改变,以手足的管状最明显,见于50%以上的患者。在手放大摄影片上掌骨皮质内可见纵行条纹,以第二掌骨最敏感。皮质条纹也可见于甲状旁腺功能亢进症(以下简称甲旁亢),但后者常伴有花边状骨膜下骨吸收。经治疗后,骨骼改变迅速改善。与甲状腺功能低下相反,甲亢可促进儿童骨成熟。

约1%的患者可发生甲状腺性骨关节病,表现为杵状指(趾)、指骨及长骨的骨膜增生和软组织肿胀。好发于第1趾骨的中段。骨膜反应与肺性骨关节病类似,但缺乏平行分层的表现,偶有垂直于骨干者。

2. CT　甲状腺弥漫性增大,气管受压推移、变形。结节性甲状腺肿时甲状腺内可见多个结节状密度减低或增高区,有时可见钙化,增强扫描病变有明显强化,坏死囊变区无强化。眼球突出,眼外肌增粗,球后间隙及脂肪增多。

3. MRI　甲状腺弥漫性增大,腺体实质内可见多个结节状异常信号影,其内信号不均,坏死囊变区呈长 $T_1$、长 $T_2$ 液体信号影,增强扫描无强化,增粗的眼外肌在 $T_2WI$ 像上与眶内脂肪信号相仿。

## 二、甲状腺功能减退

### (一)概述及临床表现

克汀病分为地方性和散发性两类,前者发生于甲状腺肿流行区域,因土壤和水源中碘含量甚低,妊娠时缺碘导致胎儿早期严重缺碘而致病;后者多由先天性甲状腺发育不良或甲状腺不能合成甲状腺素所致。甲状腺素对调节组织的生长、发育和成熟十分重要。克汀病患者因甲状腺素缺乏,使软骨内成骨受到影响,组织学观察证实骨骺板内的软骨细胞增生显著减少。患者临床表现为智力低下、发育不良、面容痴呆、表情迟钝、头发皮肤干燥、聋哑及各种神经系统症状。实验室检查提示甲状腺功能减退,如血浆蛋白结合碘偏低、$T_4$ 水平低于正常、甲状腺吸[131]I 率降低。根据临床症状本病可分为神经型、黏液水肿型和混合型。神经型以智力障碍为主,黏液水肿型以骨龄延迟为主,混合型则两种改变均较为严重。

### (二)影像学表现

1. X 线片　骨龄延迟是克汀病的主要 X 线表现。骨骺的出现和闭合均延迟,有时至成人骨骺仍未愈合,这可能与甲状腺功能低下使性腺受到影响有关,因为骨骺的闭合取决于正常的性腺功能。克汀病的骨龄延迟极为严重,不少学者认为,如无骨龄延迟,克汀病的诊断不能确立。另外,克汀病在给予

甲状腺制剂治疗后,患者骨化中心很快出现并发育正常。因此,如对治疗无反应,则应考虑其他病变。骨骺发育不全在克汀病颇为常见,半数以上骨化中心较小且呈碎裂状,被称为点彩骺或克汀病骨骺,组织学上骨骺并无碎裂,只是骨骺内软骨呈岛状骨化,"点彩骺"常见于股骨头、股骨远端、胫骨近端等处,但并非克汀病的独有表现,也见于某些软骨发育不良的患者。克汀病患者其干骺端常可见多层或均匀致密增宽的硬化带,呈波浪状,硬化带下方干骺端骨密度减低(图 13-2-1)。干骺端塑形不良,宽而不规则。偶可见干骺与骨骺相嵌。骨干的宽度通常与幼小的骨骺相比极不相称,第 3、4 掌骨短、掌骨征阳性。颅底因软骨内化骨障碍而缩短。囟门晚闭,颅缝增宽,有缝间骨。蝶鞍圆形丰满或增大,系垂体反馈性增生所致,经早期治疗,蝶鞍可缩小到原来大小。牙齿萌出时间延迟,萌出次序紊乱。脊柱侧凸后凸,椎体扁平,楔形变,椎体与骺板、椎体与椎弓间的软骨骨化延迟。齿状突缺如或发育不良。骨盆狭小,髋臼畸形,股骨颈缩短,成年后可发生髋内翻、髋外翻畸形。胫骨远端骨骺发育不良,腓侧缺如,呈楔状。第 1 跖骨短,跟、距骨常有畸形。桡骨远端骨骺的尺侧发育不全,出现偏位。

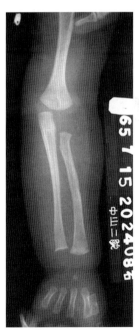

**图 13-2-1　克汀病**

患者,5 岁,干骺端致密硬化,骨龄延迟

2. CT 和 MRI　地方性克汀病甲状腺呈弥漫性肿大,腺体实质内可有大小不等的结节、钙化和囊变。垂体及蝶鞍可稍有增大,脑组织密度和信号无异常。

## 第三节　甲状旁腺性骨疾病

### 一、甲状旁腺功能亢进

#### （一）概述及临床表现

80%～90%原发性甲状旁腺功能亢进是因甲状旁腺腺瘤所引起,腺体增生或腺癌所致占10%～15%。甲状旁腺激素(PTH)可促进骨吸收,使钙、磷从骨骼中游离;在肾脏,PTH能增加磷的排泄和钙的重吸收;在肠道PTH能促进肠钙吸收。甲状旁腺功能亢进时,过量分泌的PTH一方面抑制肾小管对磷酸盐的重吸收而引起血清磷下降;另一方面通过促进骨质破坏,使骨中钙质被转移入血而导致血钙水平升高。甲状旁腺功能亢进性骨疾患,基本病变是破骨细胞的增生活跃。显微镜下在骨小梁边缘到处都可看到骨的陷窝性吸收,骨皮质中由于骨质吸收使Haversian管扩大,骨层板变薄,整个骨皮质结构遭到破坏。松质骨中的骨小梁同样地也因破骨细胞的吸收而变细而脆弱。随着成熟的层板骨被吸收,骨内膜组织代偿性增生,形成许多富于血管的纤维组织,其形态类似于肉芽组织,故过去曾认为本病属于炎症性质而称为纤维性骨炎。最终原有骨髓腔几乎尽被此等新生纤维组织所替代。由于增生的纤维

组织中极富有扩张的毛细血管,易发生漏出性出血,陈旧出血灶内有多量含铁血黄素及多核巨细胞反应性增生,形成棕黄色结节,此即所谓的"棕色瘤"。骨的吸收性病变可发生骨下、软骨下、韧带下及牙槽骨边缘,全身骨骼大部分可累及。由于骨骼失去正常结构而不能负重,故极易变形和发生病理骨折。本病可发生在任何年龄,中年妇女发病率较高,儿童较少见。临床表现多见骨关节疼痛、畸形、身高缩短及病理骨折,也有的出现尿路结石、消化性溃疡等症状。生化检查血钙水平显著升高,血磷水平降低,尿中排钙量相当于正常排钙量的6～8倍,尿磷也增高。尿钙排量测定对鉴别骨质软化型甲旁亢与代谢性骨质软化症有决定意义,后者尿钙降低。

#### （二）影像学表现

1. X线　甲状旁腺激素水平增高的效应之一是增强破骨细胞的活性,除普通性骨质吸收(图13-3-1)外,可造成许多不同部位(骨膜下、皮质内、骨内膜、软骨下、韧带下、牙硬板)的骨吸收(图13-3-2),以骨膜下吸收最具特征,是诊断甲状旁腺功能亢进最重要、最可靠的X线征象。骨膜下吸收最常见于第二、三指中节指骨的桡侧,表现为骨皮质外侧呈花边状、虫蚀状改变(图13-3-3)。末节指骨爪粗隆的吸收也

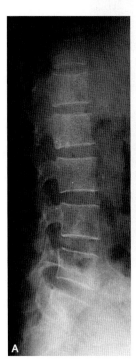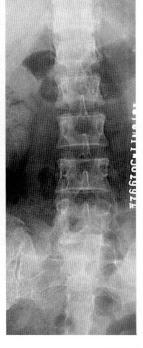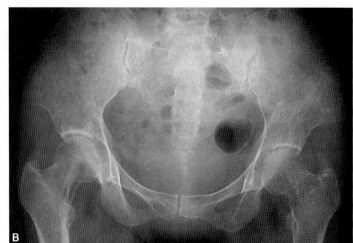

**图13-3-1　甲状旁腺功能亢进**
骨质密度减低,脊柱(A)、骨盆(B)

是骨膜下吸收的一种形式。皮质条纹状改变或皮质内隧道征,系 Haversian 管周围骨吸收,见于半数以上患者。用放大技术观察手的管状骨,能更好地显示骨吸收的情况。观察到骨膜下骨吸收,即可诊断甲旁亢,但应注意假阴性。有的甲旁亢患者呈纤维囊性骨炎改变,而其放大相见不到骨膜下吸收的 X 线表现。骨膜下吸收也发生于长骨,特别是胫骨上端内缘。

牙硬板的吸收是一种特殊类型的骨膜下吸收。牙周膜是一种特殊骨膜,包绕牙周膜的是一层致密骨皮质,即牙硬板,此处骨膜下吸收表现为牙硬板消失(图 13-3-4),但此种骨吸收除甲旁亢外,还可见于畸形性骨炎和骨软化症。此外,在骶髂关节、耻骨联合、锁骨的内外端及韧带附着处,可观察到软骨下骨吸收和韧带下骨吸收。甲状旁腺功能亢进时发生广泛性骨质疏松,在颅骨表现为颅骨骨板及板障模糊

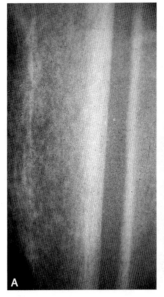
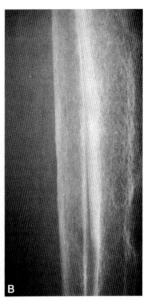

图 13-3-2　甲状旁腺功能亢进
皮质骨松化

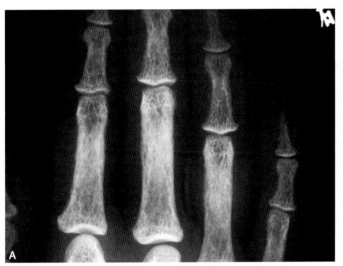
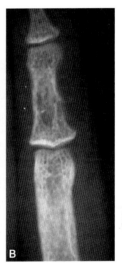

图 13-3-3　甲状旁腺功能亢进
指骨骨膜下骨质吸收

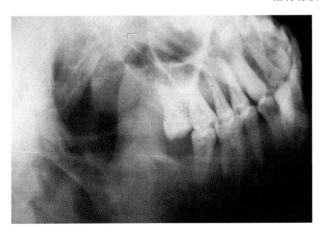

图 13-3-4　甲状旁腺功能亢进
牙硬板吸收

不清、颗粒样或小囊样变、指压痕和血管沟消失,椎体可见双凹变形。甲旁亢尚有某些特殊改变:①骨质软化:在相当一部分甲状旁腺腺瘤中,X 线上有明确的骨质软化改变,除骨盆畸形外还伴有假性骨折,少年患者干骺端呈类似佝偻病的改变,此即所谓的骨质软化型甲旁亢,可能与长期卧床、食欲缺乏、多次妊娠、长期哺乳或合并肾病有关。该型血钙并不增高,而尿钙排出量仍然增高,与代谢性骨质软化症钙减低不同,故尿钙排量测定对两者鉴别有决定意义。②纤维囊性骨炎:以下颌骨、长骨、扁骨及肋骨的多发大小不等之囊肿为突出表现(图 13-3-5)。③骨硬化:甲状旁腺功能亢进亦可见到骨质硬化改

433

变,在颅骨呈棉团样密度增厚,板障增高,类似畸形性骨炎。在椎体其上下面见一层致密带,中间骨稀疏,即所谓"橄榄形"改变。有患者显示弥漫性骨硬化。骨硬化可能与 PTH 也能刺激成骨细胞活性有关。当成骨细胞活性超过破骨细胞活性时即出现骨硬化。④软组织钙化:11% ~ 20% 的原发性甲旁亢发生软骨钙化,见于膝关节、耻骨联合、腕的三角软骨这类透明关节软骨和纤维软骨(图 13-3-6)。

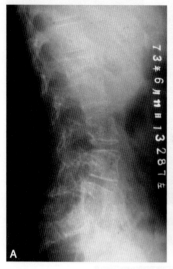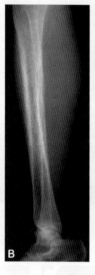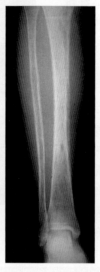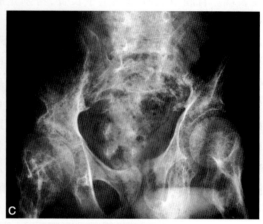

**图 13-3-5 甲状旁腺功能亢进**
纤维囊性骨炎,脊柱(A)、胫腓骨(B)、骨盆(C)

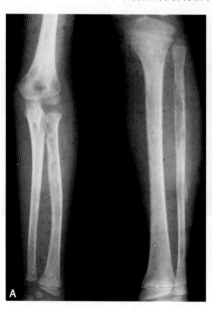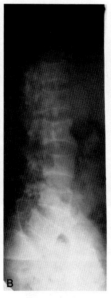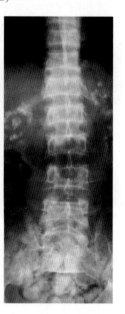

**图 13-3-6 甲状旁腺功能亢进**
软组织钙化,前臂(A)、双肾(B)

2. CT 及 MRI 原发性甲状旁腺功能亢进 80% 由甲状旁腺腺瘤引起。甲状旁腺腺瘤多数位于甲状腺内缘和食管形成的夹角内,或甲状腺侧叶和气管之间,呈圆形或椭圆形,肿瘤包膜可以发生弧形钙化。约 10% 甲状旁腺瘤异位于纵隔或下颈部等处,探查困难,术前定位有利于手术,尤其对手术过甲旁亢没有治愈或又复发需再手术者尤为重要。超声检查对纵隔内异位甲状旁腺瘤因胸骨干扰而效果不佳,CT 及 MRI 扫描则能对纵隔内异位甲状旁腺腺瘤作出准确定位,呈结节肿块影,注射造影剂后肿瘤呈明显强化。

3. 鉴别诊断 原发性甲旁亢须与继发性甲旁亢鉴别。骨硬化、关节周围钙化多见于继发性甲旁亢,关节软骨钙化多见于原发性甲旁亢。继发于肾病的甲旁亢其血磷升高、血钙降低,与原发性甲旁亢的高钙血症、低血磷不同。骨质软化型甲旁亢与代谢性骨质软化症继发甲旁亢在 X 线上难以鉴别,尿钙排量测定对两者鉴别有关键意义,前者尿钙排量增加而后者尿钙排量减少。

## 二、甲状旁腺功能减退

### (一)概述及临床表现

甲状旁腺功能减退(hypo-parathyroidism,HP)多由于甲状腺手术中误切甲状旁腺、甲状旁腺发育不良或临床上应用[131]I 治疗甲状腺功能亢进。碱性磷酸酶正常或降低。尿钙少或无。而假性甲状旁腺功能减退(pseudo-hypoparathyroidism,PHP)是因为肾脏和骨骼对 PTH 抵抗,尽管甲状旁腺能分泌足量的 PTH,但由于缺乏靶器官效应,血生化改变同甲状旁腺功能低下症,但对甲状旁腺激素治疗无反应,这类患者的甲状旁腺功能实际上是正常的,因而被称为假性甲状旁腺功能减退。另有一类患者其临床体征和 X 线改变与 PHP 相似,但无生化异常改变,此即假-假性甲状旁腺功能减退(psedo-psedo-hypoparathyroidesm,PPHP)。如果 PHP 患者仅肾脏对 PTH 抵抗,而骨骼仍对 PTH 作出反应,则一方面有甲状旁腺功能低下的生化改变;另一方面可出现甲旁亢的骨骼病理改变,如纤维性骨炎等。临床上,HP 患者仅有低钙血症引起的抽搐症状,无骨骼畸形。PHP 和 PPHP 则属遗传性疾病,除有发作性抽搐外,还常有智力减退、身材矮小、圆脸、肥胖、先天性白内障和短指(趾)畸形。HP 和 PHP 有低钙血症、高血磷的生化改变。而 PPHP 则无生化异常。

### (二)影像表现

1. X 线片　HP 全身骨质多属正常,颅骨 X 线片可见颅内异常钙化斑,少数可表现为骨质致密,颅板增厚,髋臼和股骨头硬化,骶髂关节硬化,长骨干骺端带状密度增高,指骨末节骨丛密度增高。先天性者可出现骨骺早期愈合和短指(趾),常见掌骨或趾骨发育短,以第 1、4、5 掌骨多见。长骨骨骺提前愈合,有时可伴有外生骨疣。皮下组织和韧带可出现钙化。

PHP 和 PPHP 同属遗传性疾病,两者 X 线表现也一致,与 HP 不同之处,是另有掌骨和跖骨缩短,以第 1、4 掌(跖)骨最常累及。此外,有外生骨疣形成,外生骨疣通常发生于骨干的中段,呈宽基底与骨皮质呈直角突出,而不像通常的外生骨疣那样背朝关节方向突出。PHP 和 PPHP 也有骨质密度改变,可以是密度增高,也可以是密度减低。PHP 的一种罕见变异型是假性甲旁低甲旁亢,其特点是骨骼对 PTH 有反应而肾脏 PTH 抵抗,结果在 PHP X 线特征基础上,还可见到甲旁亢的 X 线表现如纤维性骨炎等。

2. CT 和 MRI　HP、PHP 和 PPHP 三者共同特点是都有基底核、大脑镰和软组织钙化以及颅骨增厚,CT 平扫可见颅内基底核、大脑半球及小脑齿状核处的多发钙化,常表现为对称性分布的不规则斑块状钙化,以基底核的钙化为甚,MRI 由于对钙化不敏感,故对本病的诊断帮助不大。

## 三、假性甲状旁腺功能减退

### (一)概述及临床表现

本病由 Albright 在 1942 年首先报道,其临床症状、体征和相关的实验室检查和甲状旁腺功能减低完全一样,但采用甲状旁腺激素替代治疗无法奏效,因而被称为假性甲状旁腺功能减退症,其病因不明。临床上患者表现为身材矮小,满月脸,躯干与手足骨呈不相称的短小,一个或多个掌骨发育不良致手变形,可出现智力障碍。实验室检查血磷增高、血钙降低,由于低钙血症患者可并发肌肉痉挛、喉痉挛和手足痉挛,严重可全身痉挛。

### (二)影像学表现

手部 X 线片可见掌骨发育障碍,骺线过早闭合,手部畸形,各手指长度失去正常比例关系,同样的畸形也可见于足部的跖骨,但远较掌骨少见。关节周围软组织可见转移性钙化或骨化结节,头部 CT 扫描可见基底神经节有斑片状钙化。

## 四、假-假性甲状旁腺功能减退

本病与假性甲状旁腺功能减低症的临床表现和影像学特征大致相同,以软组织和颅内钙化为主要影像学表现。骨骼的变化可伴有多发性遗传性骨软骨瘤、Turner 综合征等。

# 第四节　肾上腺皮质醇增多症

肾上腺位于肾的上方,共同为肾筋膜和脂肪组织所包裹。左肾上腺呈半月形,右肾上腺为三角形。肾实质分皮质和髓质两部分。肾上腺皮质较厚,位于表层,约占肾上腺的80%,从外往里可分为球状带、束状带和网状带三部分。球状带细胞分泌盐皮质激素,主要代表为醛固酮,调节电解质和水盐代谢。束状带细胞分泌糖皮质激素,主要代表为可的松和氢化可的松,调节糖、脂肪和蛋白质的代谢。网状带细胞分泌雄激素,但分泌量较少,在生理情况下意义不大。而髓质位于肾上腺的中央部,周围有皮质包绕,髓质由少量交感神经节细胞和嗜铬细胞组成。肾上腺髓质分泌肾上腺素和去甲肾上腺素。前者的主要功能是作用于心肌,使心跳加快、加强;后者的主要作用是使小动脉平滑肌收缩,从而使血压升高,而交感神经的兴奋可引起髓质分泌肾上腺素和去甲肾上腺素增多。

**（一）概述及临床表现**

肾上腺性骨疾患系指肾上腺皮质功能亢进所引起的骨骼病变,大多数由于肾上腺皮质增生,少数由于肾上腺腺瘤或腺癌所致。肾上腺皮质激素分泌过多可抑制成骨细胞的活性,并使蛋白质分解亢进,骨样组织及蛋白质合成障碍,导致负氮平衡,从而减少骨的形成,而并非是破骨细胞作用的增强。本病多见于成年妇女,常见表现为头面、颈和躯干部向心性肥胖,脸如满月红润多脂,常有痤疮。皮肤菲薄,下腹和大腿上部常出现紫色横纹,可伴血压增高、血糖增高和糖尿现象。还可有多毛症和月经紊乱。由于糖皮质激素促进蛋白质分解,影响骨基质的形成而不能成骨,以致发生骨质疏松,出现胸背痛,严重者可发生自发性骨折。血浆17-羟皮质类固醇和24小时尿17-羟皮质类固醇均增高。血钙水平增高、AKP正常。

**（二）影像学表现**

1. X线片　最常见的骨质改变是普遍性骨质疏松,多见于中轴骨,以脊柱、骨盆及肋骨明显,四肢骨表现不显著。脊椎骨椎体骨密度减低,骨小梁纤细,横行骨小梁明显稀少,椎体呈条纹状改变。椎体上下缘骨皮质较正常变薄,但较清晰。椎体可双凹变形、楔状变形或压缩骨折,此时椎体上下缘终板下方骨密度增高(图13-4-1)。组织学上见大量的骨痂形成。椎体压缩骨折多发生于下胸椎、上腰椎。此外,多发性无痛性肋骨骨折是本病特征性表现。骨似

棉绒团样,有时可误为肺转移瘤。颅骨骨质疏松多见于额顶部,表现为不规则散在的骨质疏松区,边界不清。有时可呈圆形疏松区。也可表现为弥漫性颗粒状稀疏区,颇似甲状旁腺功能亢进。有时颅骨正常,仅在鞍背有骨质疏松,蝶形大小、形态较少有改变(图13-4-1)。

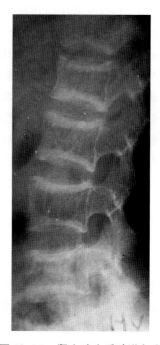

**图13-4-1　肾上腺皮质醇增多症**
椎体上下缘骨皮质较正常变薄,椎体双凹变形、楔状变形或压缩骨折,椎体上下缘终板下方骨密度增高

2. CT　肾上腺增生分为普遍增大型和巨结节型,前者CT表现为腺体的普遍增大,内外侧肢增粗延长;后者在普遍增大的腺体上可见一个或多个结节,结节常小于1cm。肾上腺皮质腺瘤大多数表现为直径2~4cm,中等密度的均质肿块。增强扫描时呈均匀强化,近2/3病例可见对侧肾上腺萎缩。肾上腺皮质腺癌肿瘤常巨大,瘤内钙化多见,并可见低密度坏死灶,增强扫描表现为不均匀强化。

3. MRI　肾上腺皮质增生在MRI上的形态表现与CT相似,$T_1WI$显示肾上腺增粗,边缘光滑锐利,而形态和信号无明显异常,部分肾上腺增生可在腺体普遍增大的基础上出现结节状增生。$T_2WI$信号强度近似肝实质。肾上腺皮质腺瘤多为单侧性,大多数直径为2~4cm,呈圆形或椭圆形,边缘一般较光滑,$T_1WI$信号类似肝脏,等于或低于正常肾上腺,与周围脂肪信号产生明显对比,故在$T_1WI$上容易

检出。$T_2WI$ 信号大多数类似或略高于肝脏,信号均匀。肿瘤的包膜完整,呈膨胀性生长,肿瘤附近肾周脂肪信号可中断、消失。肾上腺皮质腺癌肿瘤常大于 5cm,形态不规则,多发生于一侧肾上腺,可侵及周围组织,$T_1WI$ 肿瘤大多数为低信号,坏死、囊变区信号更低,瘤内出血为高信号,肿瘤包膜可完整。$T_2WI$ 肿瘤为高信号,信号可不均,常显示不规则的小片状更高信号,代表肿瘤的坏死液化区。肾上腺皮质腺癌的边缘和中心可见钙斑为低信号,MRI 显示肿瘤的钙化不如 CT 敏感。

# 第五节　性腺功能异常

## 一、女性性腺功能异常

卵巢所分泌的雌激素能刺激成骨细胞,促使骨质合成和钙盐沉积。妇女绝经后因卵巢萎缩雌激素分泌减少,以致骨吸收增加,骨吸收大于合成,因而出现骨质疏松。25%～60% 的 60 岁以上妇女有程度不同的骨质疏松,并有因骨质疏松而易发骨折的倾向,可以无明显外伤而发生脊椎骨折,但多数于抬举物体、脊柱轻度屈曲时引发骨折,约半数发生于 $T_{12}$,很少发生在 $T_3$ 以上。

X 线表现:全身骨骼普遍性骨密度减低,骨皮质变薄但仍致密,骨内膜面不光整。椎体内横行骨小梁消失,纵向骨小梁增粗,椎体出现双凹变形或楔状压缩。股骨颈易发生骨折(图 13-5-1)。

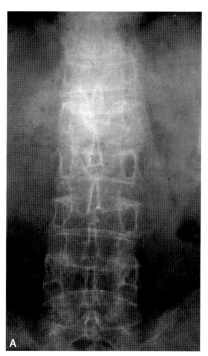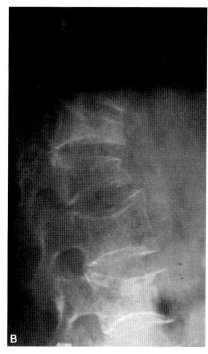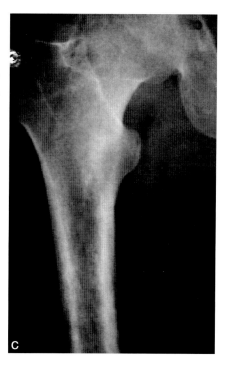

图 13-5-1　雌激素减少骨质疏松
脊柱(A、B)、骨盆(C)

## 二、男性性腺功能异常

男性睾丸产生的雄性激素(睾酮)同样参与骨质的合成与代谢,当成年男性体内雄激素减少时,和绝经期女性一样会产生骨质疏松。实验室检查血清钙和磷正常,但尿中 17 酮固醇可能减少。其 X 线表现类似于女性绝经期的骨质改变,以脊椎的重度骨质疏松为主。

(赵继泉　陈建宇　梁碧玲)

# 第六节　糖蛋白代谢障碍-黏多糖病

黏多糖病（mucopolysaccharidosis）简称为 MPS，是一组黏多糖代谢障碍为特点的单基因遗传性疾患，可引起骨骼、内脏的广泛异常和智力上的障碍。

黏多糖是构成结缔组织间质的重要成分，对维持细胞生理功能、成骨活动及创伤愈合等，均有重要作用。分布在结缔组织的基质中，是软骨、角膜、血管壁和皮下组织的重要组成成分。黏多糖是由氨基己糖和己醛酸共同组成的长链分子聚合物，结构上的差异主要是由于以下因素决定，例如：多糖链的长短、硫酸基团的有无、位置以及蛋白质的连接方式等，这样就形成不同种类的黏多糖。现在已知的黏多糖有九种，但能引起黏多糖病的只有四种：硫酸皮肤素、硫酸角质素、硫酸类肝素以及硫酸软骨素。

正常情况下，每日由尿排出黏多糖约 5 ~ 15mg，其中约 80% 为硫酸软骨素 A，硫酸软骨素 B 和硫酸类肝素各占约 10%，而硫酸角质素仅为微量。黏多糖代谢障碍时，尿中排泄的黏多糖量增加；虽然儿童和婴儿尿中的黏多糖排出量较多，但不会高至黏多糖病的水平。此外，在黏多糖病患者中淋巴细胞及骨髓细胞可发现异染性颗粒（Reilly 小体），代表黏多糖的摄入。黏多糖尿亦可在其他的疾患中出现，例如，多发性外生骨疣、肿瘤、高血压、肝硬化、肾小球性肾炎、糖尿病、风湿病、类风湿关节炎及其他胶原性疾患，但其黏多糖成分与黏多糖患者不同。

病理情况下，异常的黏多糖可沉积于体内各组织器官，如软骨、筋膜、肌腱、血管、心脏瓣膜、肌肉、骨细胞、软骨细胞、单核-吞噬细胞系统和皮下组织。此外，肝、肾、神经节细胞也有类似的改变。骨骼病变可能与骺板软骨细胞的正常增殖发生障碍有关。

1966 年 McKusick 根据患者的临床症状、遗传特征和生化学改变，将黏多糖病分为六型。近年来，随着组织化学的进展和新技术的发现，又发现了一些新的病种，现黏多糖病可分为七型，其中黏多糖病 I 型又可分为 3 种亚型，以往的黏多糖病 V 型现已证实为黏多糖病 I s 型。

## 一、黏多糖病 I 型

本病由 Hurler 在 1917 年首先描述，是一种少见的先天性黏多糖代谢障碍性疾病。本病属于常染色体隐性遗传，类脂质沉积于中枢神经系统及其他器官所致。包括 Hurler 病、Scheie 病、Hurler-Scheie 病。

### （一）临床表现

本病男女均可发病，男性多于女性，约为 3 ~ 4 倍。出生时症状多不明显，在 1 岁以后，症状逐渐显著，表现为发育矮小及肢小畸形。头大，眼距加宽，塌鼻，唇厚外翻，舌大外伸，出牙延迟，牙列分离，牙形成不良，颜面增厚丑陋。腹部膨隆，肝脾增大，全手肥厚，手指短而弯，不能伸直、成爪状手，为此病的典型症状。颈短肩高，四肢关节软组织挛缩而关节僵硬，脊柱驼背（胸腰段），1 岁以后出现角膜混浊，终致失明。进行性智力低下，但 Scheie 病智力可正常。本病预后不良，多数夭折，但 Scheie 病、Hurler-Scheie 病生存期可较长，进展缓慢，甚至可存活到 20 岁。

### （二）实验室检查

①末梢血白细胞、淋巴细胞和骨髓血细胞中可见到异染的大小不等、形状不同的深染颗粒，有时呈空泡状，颗粒称 Reilly 颗粒，经证实为黏多糖；②患者尿中排出大量酸性黏多糖；③可超过 100mg/24h（正常为 3 ~ 25mg/24h），确诊指标为证实尿中排出的为硫酸皮肤素和硫酸类肝素。患者白细胞、成纤维细胞或肝细胞和尿中缺乏 α-艾杜糖醛酸酶。

### （三）病理改变

软骨、骨膜、筋膜、肌腱、心脏瓣膜、脑膜和角膜均有黏多糖沉积、肝细胞显示散在的空泡，脑组织内含有异常脂肪性物质小体。

### （四）X 线表现

早期长骨骨干的骨膜增厚、皮质增厚，髓腔狭窄，干骺端增宽。晚期则出现较有特征性的改变：骨皮质变薄，骨干中央粗短，髓腔增宽，骨干的一端或两端逐渐削尖，上肢骨的改变较下肢明显。尤其以在肱、桡、尺骨远端及掌骨近端显著。由于骨干两端呈非对称性生长，导致骨端弯曲、倾斜，以尺桡骨远端明显，变尖的尺桡骨关节端呈相对性倾斜。下肢骨变化较轻，股骨近端变细、弯曲，形成髋内翻或外翻，股骨远端增粗（图 13-6-1A）。手短管状骨粗短，掌骨近端收缩，呈圆锥状变尖。指骨远端通常变小，末节指骨发育不良。掌骨近端、指骨远端呈弹头状改变（图 13-6-1B、C）。

颅骨常增大，呈舟状头或短头，尖头畸形。蝶鞍前床突下陷，蝶鞍变浅平而拉长，呈鱼钩状。蝶鞍增大并非脑积水或鞍内肿瘤所致，而是蝶骨发育障碍所引起（图 13-6-1D）。囟门延迟闭合（图 13-6-1E）。

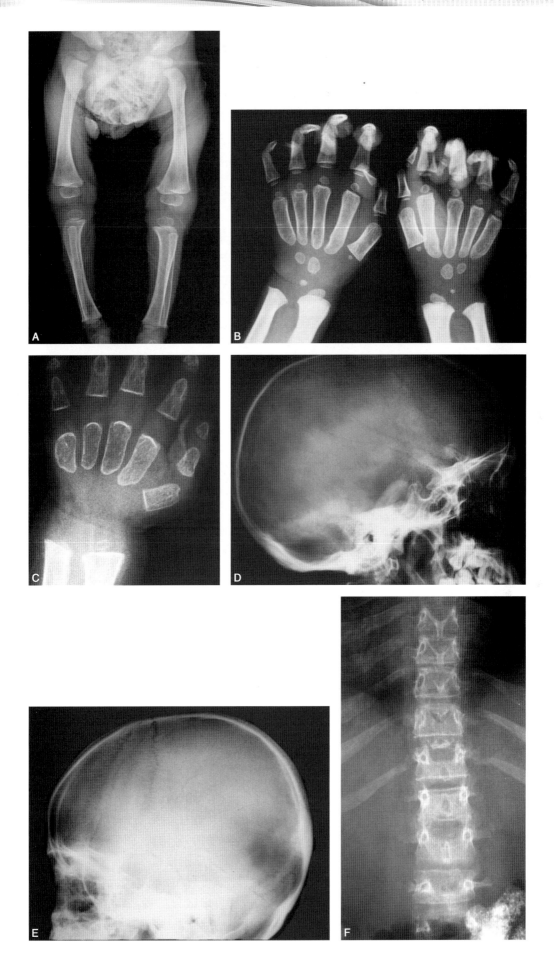

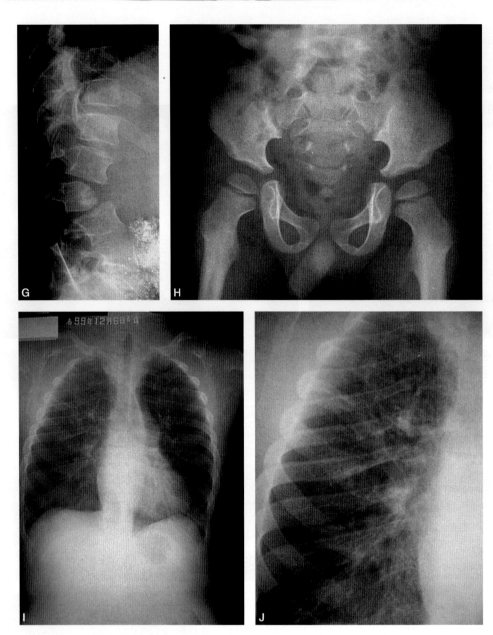

**图 13-6-1　黏多糖病 I 型**

A. 股骨近端变细、弯曲,股骨远端增粗。B、C. 手短管状骨粗短,掌骨近端收缩,呈圆锥状变尖。指骨远端通常变小,末节指骨发育不良。掌骨近端,指骨远端呈弹头状改变。D. 颅骨常增大,呈舟状头或短头,尖头畸形。蝶鞍增大,蝶鞍前床突下陷,蝶鞍变浅平而拉长,呈鱼钩状。E. 囟门延迟闭合。F、G. 第 12 胸椎或第 1、2 腰椎椎体发育不良,椎体前缘上部缺如,下部成喙状突出,胸腰段以该处为中心后凸成角畸形,其他椎体上下面膨隆近似卵圆形。H. 骨盆显示髋臼内陷,髋臼角增大,股骨头不规则,股骨颈增长,髂翼外展,坐骨削尖。I、J. 肋骨增宽,尤以前端为甚,其脊柱端则变细,形如船桨

脊柱改变明显。第 12 胸椎或第 1、2 腰椎椎体发育不良,椎体前缘上部缺如,下部成喙状凸出,与 Morquio 病时椎体中部呈舌状凸出是截然不同的,椎体变小且向后移,好似被挤出一般。胸腰段以该处为中心后凸成角畸形。其他椎体上下面膨隆近似卵圆形(图 13-6-1F、G)。骨盆显示髋臼内陷,髋臼角增大,股骨头不规则,股骨颈增长,常有髋内外翻,髂

翼外展,坐骨削尖(图 13-6-1H)。肋骨增宽,尤以前端为甚,其脊柱端则变细,形如船桨。锁骨内侧增宽,外侧变细,呈钩状(图 13-6-1I、J)。

**(五)鉴别诊断**

本病可与 Morquio 病混淆,但脊柱、颅骨及长骨的改变可以区分二者。Morquio 病时看不到蝶鞍增大。本病椎体下缘鸟嘴状突出与 Morquio 病的椎体

下中央舌状突出不同。长骨端削尖虽亦可在 Morquio 病时出现,但一般不明显。髋臼不规则在 Morquio 病时经常存在,但本病不明显。

本病的侏儒状态可与软骨发育不全混淆,软骨发育不全为典型的短肢型侏儒,颅大面小。长骨干骺端膨大呈喇叭状,腰椎椎弓根间距自上而下逐渐变小,骨骺化骨核小,骨盆坐骨大切迹变小深凹,呈"鱼口"状。

诊断要点:本病为先天性黏多糖(硫酸皮肤素和硫酸类肝素)代谢障碍,临床特点为身材矮小,面容丑陋,智力低下,角膜混浊,腹部膨隆,脊柱后凸。X 线上,长骨骨干中央短粗、两端削尖。颅骨相对增大。胸腰段后凸。椎体上下缘凸出,近似卵圆形,向后凸出一个椎体,前下缘呈鸟嘴状突出,此为本病特点之一。骨盆髋臼内陷、髂翼外展、坐骨削尖。

## 二、黏多糖病Ⅱ型

### (一)概述和临床表现

本病也称为 Hunter 病,为伴性遗传,只发生在男性。病因是艾杜糖醛酸-2-硫酸酯酶缺乏。临床上有重型(A)和轻型(B)。由于酶缺乏使硫酸皮肤素(DS)和硫酸类肝素降解障碍,在体内潴留并由尿中排出,二者的排出量比为 1:1。典型表现为头大、面容丑陋、两眼距增宽、鼻梁塌陷、唇上翻、舌外伸、牙齿发育不良和间隙增宽、肝脾肿大,与Ⅰ型类似,但本病智力低下程度及角膜混浊较轻,听觉较好,能生存至成人或老年。成人后常继发骨关节病。胸部和上肢皮肤可见结节性病灶。

### (二)X 线表现

与Ⅰ型相似,但改变较轻,发病较迟。第 2、第 5 指骨中节短小,掌骨近侧端不变尖。桡尺骨远端关节面可相对倾斜而成角,腕关节间隙轻度狭窄。成人常有继发性骨关节病改变。

## 三、黏多糖病Ⅲ型

### (一)概述和临床表现

本病也称为 Sanfilippo 病,临床和生物化学均不同于Ⅰ、Ⅱ型,为常染色体隐性遗传。主要引起神经系统不同程度的破坏,神经元呈气球样变,脑室扩大,脑组织内硫酸类肝素、糖脂和 GM-神经节苷脂含量增加,基底神经节损伤等。特点为智力迟钝迅速进展而且严重,一般在 2~6 岁起病,10 多岁时已很严重。身材改变轻或正常,仅 1/4 患者出现矮小。大多数患者

面部表现正常,少数患者可头大、面容丑陋、腹部膨隆、进行性耳聋、关节僵直和手屈呈爪状。角膜混浊多见于成人且较轻。尿中只出现硫酸类肝素。

### (二)X 线表现

X 线表现与Ⅰ、Ⅱ型相似,约半数患者出现Ⅰ型改变,但其中仅 1/4 发生侏儒。另外半数患者出现长骨和肋骨增大变形,而脊柱正常。

## 四、黏多糖病Ⅳ型

### (一)概述和临床表现

本病也称为 Morquio 病或硫酸角质尿症。Morquio 及 Brailsford 曾于 1929 年分别报道该病,为一种常染色体隐性遗传性疾患。特点为躯干明显变短的矮小畸形,股骨头和髋臼呈进行性变化,关节肿大,肌肉韧带萎缩。约 1/3 患者有家族遗传倾向,男女均可发病,男性稍多。骨骼改变可能在出生时即已存在,但在开始行走前往往不被发现,典型表现为明显的侏儒伴下背部驼背,膝外翻,扁平足,站立时髋及膝弯曲呈半蹲姿势。颈短,头似沉陷于高耸的两肩之间。鼻梁塌陷,眼距分离。智力正常。畸形往往在 1~4 岁以后才被发现。10 岁左右可出现角膜混浊。肝脾肿大少见。大多数患者在 30 岁前死亡。

脊柱明显后凸畸形,胸腔缩小,而前后径加大,胸骨前凹。侏儒主要是因脊柱变短,因而肢体显相对增长,站立时手伸及膝。

肌肉无力,关节活动可僵直或过度。关节僵直以髋为明显。关节活动过度最常见于腕、手、踝和趾。关节肿大,以膝部明显,呈球状。

### (二)实验室检查和病理改变

本病的发生是由于骨骺板的软骨细胞不能进行正常的增殖及肥大,在肥大层及预备钙化带中没有足够的软骨细胞,在增殖及肥大层中细胞柱间的基质也局部消失,结果造成骨骼的正常塑形作用不完全或迟缓,骨骺线不规则且不等宽。干骺端有持久钙化软骨岛,少数骺板内有纵行裂隙,伴有迷走增大的软骨细胞及软骨内化骨。尿中出现的黏多糖为硫酸角质,正常人尿中含量为 0.1mg/L,本病患者可高达 45mg/L。白细胞中有时可发现异染性颗粒(Reilly 小体)。

### (三)X 线表现

本病以脊柱、骨盆、手和腕的改变最为常见,而且具有特征性。

1. 一致性扁平椎呈钱币样改变为 Morquio 病与黏多糖病 I 型最突出的鉴别点。椎体横径和前后径均增加，胸椎比腰椎明显。胸、腰椎的上下缘不规则，椎体变扁，前部上、下角常有缺损，椎体呈楔形变或前缘中央呈舌状突出，这种典型表现常见于下胸上腰部。其中之一的椎体，通常为第 1 或第 2 腰椎发育不良向后方移位（图 13-6-2A、B）。

2. 髋臼早期正常，以后呈不规则且变形，髋臼角增大。股骨头扁平，骨骺分节、碎裂，最后股骨头可完全吸收。股骨颈短而粗，可有髋内、外翻

（图 13-6-2G）。

3. 长骨骨干短而增粗，骨小梁不规则，骨皮质变薄。干骺端增宽不整，呈喇叭状，其中容纳增大且不规则的骨骺，骨骺骨化中心出现延迟，常有分节现象。关节间隙增宽，常有脱位或畸形（图 13-6-2D~F）。

4. 掌指骨粗短，末端扩展；掌骨的基底向指骨的末端逐渐变尖。尺桡骨远端关节面相对倾斜。腕骨骨化中心出现延迟，发育小（图 13-6-2C）。

5. 肋骨平直变宽，脊柱端削尖变细，形似船桨（图 13-6-2A）。

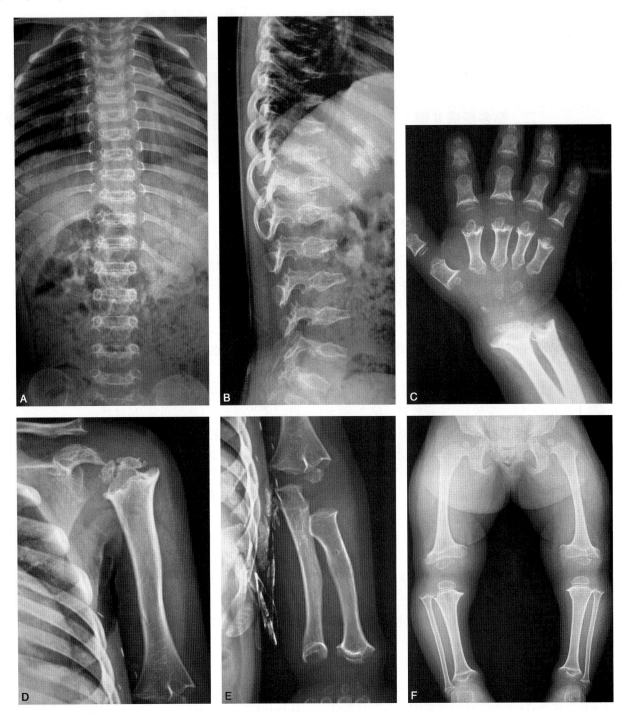

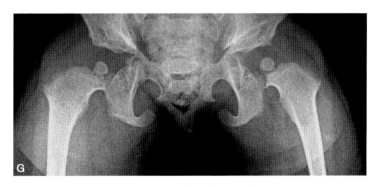

**图13-6-2 黏多糖病Ⅳ型**

一致性扁平椎,胸腰椎上下缘不规则,椎体变扁,前缘中央呈舌状突出(A、B),掌指骨短粗,末端扩张(C),长骨干骺端增宽不整,其中容纳不规则的骨骺,骨干短而粗(D、E、F)。髋臼不规则变形,股骨颈短粗(G)

### (四)鉴别诊断

本病除需与1型糖尿病鉴别外,还需与脊椎骨骺发育不良相鉴别。脊柱骨骺发育不良主要累及脊柱、骨盆和股骨头。表现为骨化延迟。椎体变扁,椎间隙变窄。长骨骨骺小而不规则。

多发性骨骺发育不良:病变只侵犯骨骺,在儿童期最明显,表现为双侧对称性骨骺不规则和发育不良,无硬化,骨骺小、扁,呈分节或斑点状。胫骨远端骨骺外侧部分发育不良而呈楔形。使踝关节倾斜,这一征象具有特征性。而且很少累及脊柱。

### (五)诊断要点

Morquio病(黏多糖病Ⅳ型)临床症状典型,侏儒驼背、头下降、肩高耸,黏多糖异常为硫酸角质增多,X线上最突出之点为一致性扁平椎,椎体中央呈舌状突出。此外,管状骨短粗,干骺端增宽。骨盆变形,股骨头扁,骨骺碎裂。

## 五、黏多糖病Ⅴ型

本病也称为Scheie病,现已并入Ⅰ型,为常染色体隐性遗传,以角膜周边部混浊为其特点。此外尚有头大、面容丑陋、颈短、关节僵直、手屈曲呈爪状等。可发生色素性视网膜炎,常并有主动脉瓣关闭不全和精神异常。智力和身材一般正常,生存期较其他型为长。尿中出现硫酸皮肤素和硫酸类肝素。异染颗粒缺如或不清。X线改变轻,侏儒不见。

## 六、黏多糖病Ⅵ型

本病又称Maroteaux-Lamy病或多发性营养不良性侏儒,为N-乙酰半乳糖胺-4-硫酸酯酶缺乏,临床

上分重型和轻型。本型为常染色体隐性遗传,基因在5号染色体长臂5q13.3区。酸性黏多糖以硫酸皮肤素(DS)沉积为主,约占尿排出酸性黏多糖的70%~95%,其余为硫酸软骨素和硫酸类肝素。其特点为身材矮小、角膜混浊,但智力正常。2~4岁起病,4岁以后生长进行性缓慢。面容和躯干畸形与Ⅰ、Ⅱ型相似,有腰椎后突和胸骨前突畸形。所有大关节、手和腕关节均呈半屈曲状。常有肝大、心脏病和听力消失。患者可生存到成人。

X线表现与Ⅰ型不易区别,股骨头骨骺不规则和变扁,与Ⅰ型不同,手部改变较Ⅰ型为轻。

## 七、黏多糖病Ⅶ型

本病是β-D-葡糖醛酸酶缺乏,为常染色体隐性遗传。出生后不久即出现特殊面容,眼距宽,鼻梁低平,上颌骨突出,眼内眦赘皮小。骨骼畸形可有鸡胸和鸟嘴形脊椎弯,椎体扁平。上肢短,骨骼发育增速,皮肤粗糙,而松弛,肝脾肿大逐渐加重。表现有智力障碍。X线表现为椎体一致性变扁,椎间隙相对增宽,椎体形态规整,没有舌形突出,前肋变宽,髂骨嵴有不规则的透光区,边缘硬化,肩胛骨下缘亦有类似改变。可见长骨干骺部和髋臼不规则,容易与佝偻病相混淆。

## 八、其他类型黏多糖病

Winhester等(1969)曾描述一种类风湿型黏多糖病,面容类似Ⅰ型,角膜边缘有局灶性混浊,尿内无过多黏多糖排出,骨骼改变与类风湿关节炎相仿。

黏多糖病脑CT表现:黏多糖在神经系统内沉积,干扰脑细胞的代谢,引起神经元细胞肿胀、变性、

出现相应的 CT 表现。表现为脑室旁以及半卵圆中心区、胼胝体、基底核区无强化的筛状低密度影，病理上为增宽的血管旁间隙。黏多糖广泛沉积于软脑膜，使软脑膜增厚、混浊，影响脑脊液循环，CT 上出现不同程度的脑室扩张。黏多糖沉积于血管壁，致使管壁增厚，弹性下降，影响脑部血供；沉积于神经

元，使细胞肿胀、变性，CT 可显示脑体积增大，同时脑室、脑沟增宽。

总之，本组疾病的诊断主要是根据临床表现、遗传性家族史和相关酶活性检测。

（刘庆余　陈建宇　梁碧玲）

# 第七节　组织细胞增生症 X

## （一）概述及临床表现

传统的组织细胞增生症 X（histocytosis X），又称单核-吞噬细胞增生症和朗格汉斯细胞组织细胞增生症（Langerhans cell histocytosis，LCH），是朗格汉斯系统的组织细胞在全身单核-吞噬细胞系统的广泛或局限性的异常增殖和浸润。多发生于婴幼儿及青少年，根据发病年龄及临床经过特点等，传统可分为三型。Ⅰ型为 Letterer-Siwe 病（Letterer-Siwe disease，LS），多见于两岁以下婴幼儿，起病急，累及多系统多器官，病情发展迅速，预后最差。以发热、皮疹、肝脾淋巴结肿大主要表现。血液系统受累多表现为外周血白细胞升高、贫血、血小板降低。肝功、骨骼及肺间质受损明显。Ⅱ型为 Hand-Schuller-Christian 病（Hand-Schuller-Christian disease，HSC），又称黄色瘤病，多发生于 5～6 岁以下的儿童，病程缓慢，以突眼、尿崩、骨损害为三大典型症状，但往往以其中之一或两者合并其他症状存在，其中以颅骨受损最常见。颅骨病灶区可扪及质软肿块，累及岩骨时易引起中耳炎。Ⅲ型为嗜酸性粒细胞肉芽肿（eosinophilic granuloma，EG），较前两者多见，5～10 岁发病最多，但也可在成年发生，男性多于女性，病程缓慢，预后多较好。全身症状多轻微，病变多局限于骨骼，少数亦可单独发生在肺脏、皮下组织及淋巴结。可累及单一或多处骨骼，病灶常有局限性轻度疼痛、压痛、肿胀或肿块，可有病理骨折及畸形，脊柱病变可有行走困难或截瘫。累及肺脏者肺功能检查多为阻塞性改变。各型间无明显界限，有时可相互转化。

Ⅰ型及Ⅱ型多发病灶者予以长春新碱、环磷酰胺、甲氨蝶呤等化疗。Ⅲ型有自限自愈的修复过程，一般单发骨病变、年龄小患者不治疗可自愈。年龄较大或局部症状明显的 EG 者可予手术刮除及术后局部放疗，多灶骨 EG 以化疗加放疗为主。肺损害患者予以免疫调节及化疗。

## （二）病理

本病确诊依靠皮疹印片或淋巴结、局部肿物的

病理活检。出血性或脂溢性皮疹为重要诊断线索，活检阳性率高，为首选的简便方法。本病三型，均以朗格罕系统的组织细胞在全身单核-吞噬细胞系统的广泛或局限性的异常增殖和浸润为共同特点。朗格汉斯细胞为参与免疫反应、辅助免疫系统的树突状细胞。镜下可见分化较好的朗格汉斯细胞、泡沫细胞（即黄色瘤细胞）、嗜酸性粒细胞等，根据不同细胞所占比例决定了其组织病理学上的分型。因此更确切地说，以朗格汉斯细胞增生为主的为 LCH，以泡沫细胞增生为主的为 HSC，以嗜酸性粒细胞增生为主的为 EG。该病的初级诊断需光镜下见分化较好的朗格汉斯细胞、泡沫细胞（即黄色瘤细胞）、嗜酸性粒细胞等；明确诊断需免疫组织化学检查 S-100 蛋白（+）；最终确诊需 CD1a 抗原染色（+）或电镜下见到朗汉斯巨细胞胞质内的特异性 Birbeck 颗粒。当病理结果不明确或病变组织难以取材时需密切结合临床及影像学表现。

## （三）影像学表现

具有多发性、多样性及多变性的特点。多发性是 LCH 的一个显著特点，全身骨骼均可受累，其中最好发于造血功能旺盛的骨髓如颅骨、扁骨、不规则骨及脊柱。Ⅱ型常累及多骨。Ⅲ型可仅累及一骨。多样性指 LCH 累及不同部位病变特点不一。多变性指 LCH 随年龄增长或治疗可出现较大的变化，新旧病灶可交替出现，此起彼伏。

1. X 线表现

（1）颅骨：颅顶、颅底、眼眶及面颅骨均可受累。均呈溶骨性破坏，病灶边缘清晰锐利，周围无明显硬化边，骨膜反应不明显。经治疗或观察后趋向愈合时，病灶边缘骨质增生、模糊，病灶变小甚至消失。各部位受累情况各有特点。颅顶部多发病灶者呈大小不一类圆形溶骨性破坏区，因病灶起源于骨髓，可破坏内板或外板在周围形成软组织肿块。部分病灶内见斑片状死骨。Ⅱ型者多个破坏病灶常相互毗邻融合呈大块"地图样"骨缺损（图 13-7-1A、B）。颅底

部常可累及蝶骨、颞骨和筛骨,Ⅱ型者多为跨颅缝生长的多骨性破坏,并伴有明显软组织肿块。因组织细胞增生症 X 常可累及下丘脑-垂体轴,故尿崩与鞍区骨质破坏可不同时存在。眼眶破坏主要位于眶外侧壁及上壁。下颌骨病灶常发生在齿根附近,破坏牙槽硬板,使牙齿悬浮(图 13-7-1C、D)。

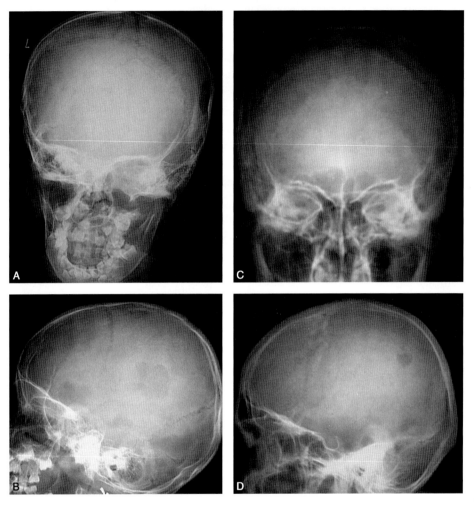

**图 13-7-1 组织细胞增生症 X**
A、B. 颅骨破坏:黄色瘤病,大块"地图样"骨缺损;C、D. 嗜酸性肉芽肿,单个圆形缺损

(2) 脊柱:常发生在椎体(图 13-7-2A ~ H)。早期出现透亮区,隐约可见圆形边界。但往往椎体很快被压缩,呈楔形,或均匀变扁呈"扁平椎"(图 13-7-2I、J)。压缩的椎体前后径及横径增大,密度略增高。椎弓根和附件受破坏时可引起神经根痛或截瘫。邻近椎间隙无明显改变。

(3) 长骨:多累及股骨和肱骨的干骺端。自髓腔开始压迫破坏骨皮质,使骨皮质变薄,内缘出现压迹,骨质轻度膨胀。病灶呈分叶状,长轴与骨干顺行,常有轻度硬化边,穿破骨皮质时有轻度的骨膜反应。可合并病理性骨折(图 13-7-3)。

2. CT 除可显示X线片的特点外,对死骨检出及细微结构的显示方面敏感性提高。软组织密度均匀,平扫时 CT 值约27 ~ 40HU,增强后中度-明显强化,CT值上升约 20 ~ 25HU。颅顶还可清晰显示骨质破坏是以内板为主还是外板为主(图 13-7-4)。对颅底、眼眶、颞骨等重叠较多的部位显示更理想。眼眶受累者还可观察眼内肌受侵增粗,可形成眶内软组织肿块而突眼。脊柱的病灶可进一步了解椎管内是否有侵犯。长骨病灶穿破骨皮质时 CT 对层状的骨膜反应显示更清晰。

3. MRI 比 CT 更精确显示病变的范围以及与邻近结构的关系。软组织肿块在 $T_2WI$ 上均呈高信号,在 $T_1WI$ 上呈等或低信号,周围骨质无明显水肿。经治疗肿块消退后局部骨质硬化,在 $T_2WI$、$T_1WI$ 上均呈低信号。MR 在显示椎管内、颅内幕下受侵方面较 CT 更有优势。此外,部分尿崩症患者下丘脑-垂体轴受侵犯时,可见神经垂体在 $T_1WI$ 上的高信号消失、垂体柄增粗并强化明显等征象。

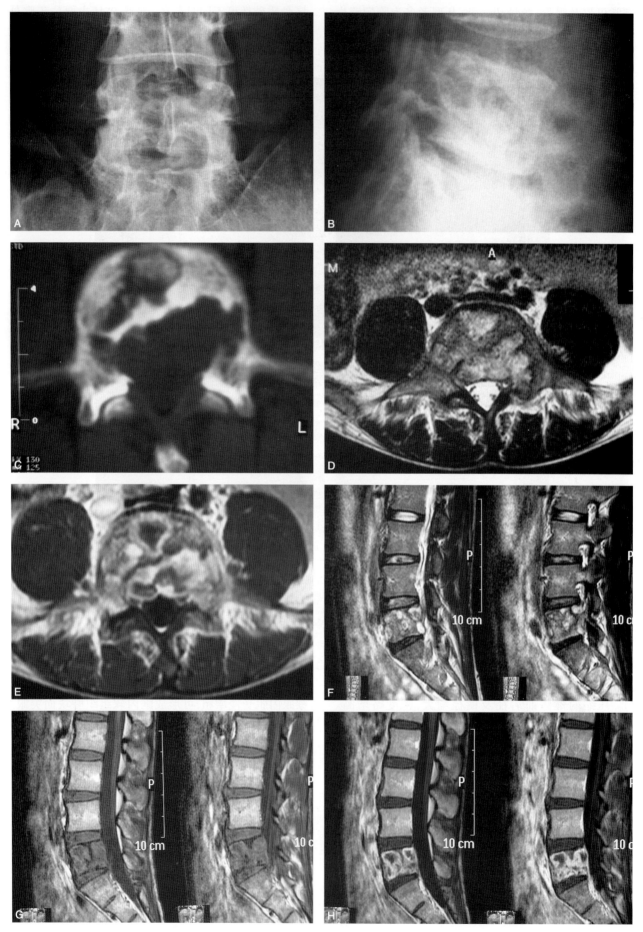

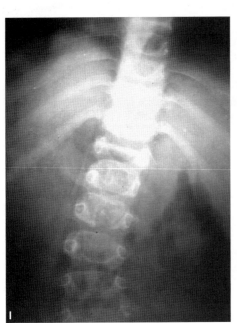
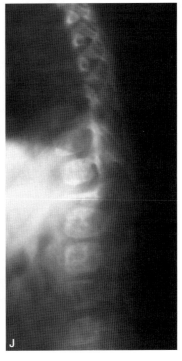

**图13-7-2　嗜酸性粒细胞肉芽肿**

A、B. L₅椎体破坏X线正侧位片；C. CT平扫；D. MRI T₂WI轴位；E. T₁WI轴位增强；F. T₂WI矢状位；

G. T₁WI矢状位平扫；H. T₁WI矢状位增强。I、J. 嗜酸性肉芽肿：扁平椎

**（四）鉴别诊断**

1. 溶骨性转移瘤　以乳腺癌最多见。各原发肿瘤的转移瘤各有特点。好发的部位与LCH相似，也可合并病理性骨折，椎体破坏时也可引起椎体塌陷且椎间隙不变窄。但患者年龄多较大，部分转移瘤不合并病理性骨折时也可致患者疼痛剧烈，与

EG全身症状多轻微不同。转移瘤呈穿凿样骨质缺损，膨胀不明显，边缘不规则、模糊，周围无明显硬化，穿破骨皮质但不合并病理性骨折时无明显骨膜反应。累及椎体的病变常可在椎旁形成软组织肿块。在CT或MR上软组织肿块呈周边环形强化可与EG鉴别。

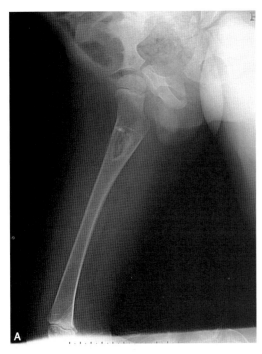
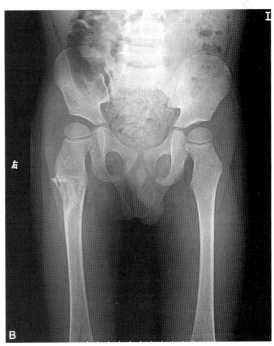

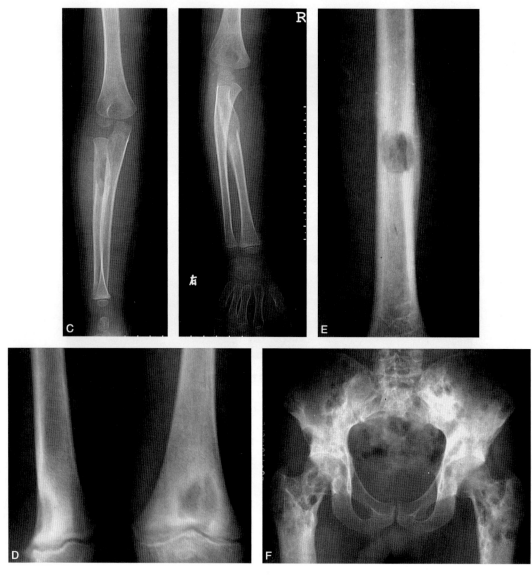

**图 13-7-3  组织细胞增生症 X**
A～C. 长骨破坏,黄色瘤病;D～F. 嗜酸性粒细胞肉芽肿

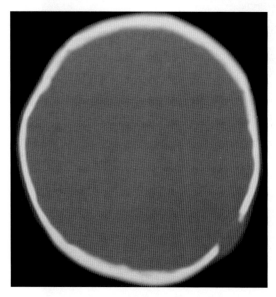

**图 13-7-4  黄色瘤病患者头颅 CT**

2. 骨髓瘤  好发的部位与 LCH 相似。但年龄多较大,全身症状明显,如继发贫血、体重减轻及肾功能不全所致的尿毒症等。实验室检查血浆蛋白质增高、尿本-周蛋白(+)。骨髓瘤多有广泛的骨质疏松,溶骨性破坏呈圆形穿凿状,边缘锐利,周围无硬化。骨髓瘤破坏数量较多,大小较接近。

3. 脊柱结核  病灶多在椎体,附件较少累及。椎体破坏明显时可塌陷,椎体前部塌陷邻近椎间盘受累致椎间隙变窄。X 线片所示椎旁冷脓肿在 CT、MR 上显示更清晰,增强后呈周边明显强化。

4. 骨囊肿  长骨的骨囊肿与 EG 相似,青少年多见,邻近干骺端,呈单房性圆形透亮区,长轴与骨干顺行,容易合并病理性骨折。但少数病灶呈多房状,膨胀明显,可见薄而完整的骨壳,周围骨质硬化不明显,合并病理性骨折时病灶内可出现"碎片陷落征"。在 CT 上病灶呈均匀的水样密度。MR 上因病灶内成分不一信号可有变化，但信号多较均匀，在 $T_2WI$ 呈明显高信号，且无强化，易与 EG 鉴别。

（梁碧玲　曾斯慧　陈建宇）

# 第八节　晶体沉着疾病

## 一、痛　风

### （一）概述与临床资料

痛风（gout）是一组由于嘌呤代谢紊乱所致的疾病，其临床特点为高尿酸血症，以及由此引起的痛风性关节炎反复发作、痛风石沉积和关节畸形等。既往一直认为国内痛风较少见，近年来其发病率有日趋增多的倾向。

人体内的嘌呤经过一系列代谢，最终形成尿酸排出体外。由于参与嘌呤代谢的酶先天性异常或某些不明因素导致代谢发生紊乱，使尿酸的合成增加或排出减少，均可引起高尿酸血症。当血尿酸浓度过高时，尿酸即以钠盐的形式沉积在关节、软组织、软骨和肾脏中，引起组织的异物炎症反应，从而导致痛风。根据血中尿酸增高的原因可分为原发性和继发性两大类。原发性痛风少数由于先天性嘌呤代谢紊乱，属遗传性疾病，大多数病因不明。继发性痛风可由肾病、白血病、药物等多种原因造成。根据痛风症状的轻重缓急，可以分为急性痛风与慢性痛风。痛风性关节炎是因尿酸盐在关节和关节周围组织以结晶形式沉积而引起的急性炎症反应。

本病好发于男性，男女之比约为 20:1，有家族性遗传倾向，可因精神紧张、疲劳、饮食过多、酗酒、局部受伤、外科手术和感染等诱发。痛风的临床发作具有一定的发展顺序，早期常无临床症状，血清尿酸盐含量正常或升高，之后可表现为单关节的急性痛风发作，多位于踝、手、腕、膝、肘关节，极少发生于盆骨、脊柱、肩等躯干部各关节。初次发作一般都在夜间，局部呈红、肿、热、痛与关节剧痛，还可出现高热、头痛、心悸、疲乏、厌食等症状，白细胞计数增高，血沉加快，血尿酸含量增高。关节症状可持续 3～10 天，也有数周后才缓解者。病情可自行缓解不留痕迹。关节病变常发生在手足小关节，约半数发生于第 1 跖趾关节。一般有反复发作史，间隔时间长短不同，大多数患者经过 1～2 年又会再次发作，且常为多关节同时发作。随反复发作次数的增多，可逐渐演变为慢性痛风性关节炎。进入慢性期后，多

个关节周围均有大量尿酸盐沉积形成痛风结节，并伴有广泛的骨和关节破坏。皮下痛风结节可破溃流出尿酸盐结晶。最后可形成关节强直、畸形。

### （二）病理学

1. 痛风主要的病理改变是尿酸盐结晶沉积于关节的软骨、滑膜、关节周围的韧带、腱鞘以及皮下组织中，引起炎症反应，形成痛风结节。尿酸盐沉积于关节软骨和滑膜的表面，导致滑膜增生和血管翳形成，关节软骨变性，软骨基质出现裂隙，并可破坏软骨下骨，形成穿凿样改变。随着关节软骨和关节骨皮质广泛的破坏和侵蚀，关节面不整齐，关节间隙变窄。晚期可造成关节变形和半脱位，关节边缘有骨赘形成，最后发生关节纤维强直或骨性强直。

2. 痛风周边骨质结构异常

（1）软管下骨的区域性可发展为囊性变。痛风中软骨下骨的囊样病灶可与关节腔相通，或表现为与关节腔无关的孤立性囊样透亮区。有时可见通过痛风骨侵蚀区的病理性骨折。

（2）骨质疏松改变：骨质疏松并非本病的特征并且骨质疏松较轻，即使在关节广泛破坏时也如此。骨质疏松可见于长期的痛风性关节炎，可能继发于骨的失用。

（3）骨内钙化沉积：出现痛风石和明显放射学异常的慢性痛风性关节炎患者中，约 6% 可出现骨内钙化沉积。病理检查证实，钙化发生在骨内尿酸盐沉积区，在大多数病例中，起自邻近关节，穿透软骨表面后延伸进入邻近的松质骨，这些尿酸盐沉积灶的钙化可因与慢性肾病（部分）相关的钙代谢异常而加重。痛风的骨内钙化最常见于手和足。放射学表现包括：局灶性或弥漫性钙化聚集，一般累及软骨下或韧带下骨性区域；伴有相邻关节病变时的骨破坏；并可累及关节周围软组织。其放射学改变与内生软骨瘤或骨梗死相似，这种相似性可用来解释有报道所述的痛风性关节炎与缺血性骨坏死共存的病例。

3. 痛风骨膜下骨性对合和增生性改变　痛风有时可见骨质增生。受累骨的骨端和骨干增大可形成。杵状掌骨、跖骨和指骨头（称之为蘑菇样变），以及尺骨茎突增大，和骨干肥厚。个别情况下，骨膜

骨性对合可发生于影像学正常的关节周围。在肌肉和肌腱附着点处可见不规则骨针，如跟骨、鹰嘴和髌骨，不过其发生率并不高于正常人群。也可见肌肥附着点附近的肌腱钙化。继发性骨关节炎病变在痛风关节中常见，其表现包括软骨下骨硬化和骨赘病。这些表现特别常见于第一跖趾关节、跗骨间区和膝关节，往往与痛风的其他表现相混淆。有时可见关节对位不齐和半脱位。痛风患者也可见椎间盘退行性病变，但这种相关性并不重要。

（三）影像学表现

1. X线表现　痛风性关节炎特征性的X线表现为软组织肿胀（肿块）和骨质破坏。X线表现晚于临床症状，在起病5~10年内常无任何异常改变，特别是骨质破坏多在起病10年后才出现。

（1）早期表现：为关节软组织对尿酸盐沉积的炎性反应，表现为偏侧性轻度软组织肿胀（或肿块），最好发于手足小关节，尤其是第1跖趾关节（80.4%）。呈圆形、卵圆形或梭形的均匀性密度增高影，周边可伴有或不伴有硬化边，附近的关节间隙正常。软组织肿胀可能是病变早期唯一的X线表现，为可逆性。沉积的尿酸盐对邻近骨质产生压迫和侵蚀时，骨皮质可出现浅弧状压迹或小圆形骨质缺损，亦可见花边状轻度骨膜增生。

（2）中期（进展期）表现：关节炎反复发作后，关节偏侧性软组织肿块进一步增大，密度增高，其内可见出现轻微钙化。邻近骨皮质出现不规则呈分叶状侵犯破坏，累及骨松质，边缘清楚或呈线样硬化，并向下累及骨松质，其边缘象骨刺样翘起，即所谓"悬挂边缘"征，为本病具有特征性意义的X线表现。关节软骨破坏，关节面趋向不规则或凹陷，继之关节间隙变窄，软骨下骨及骨髓内均可见痛风石沉积和局部骨质疏松（图13-8-1A~E）。

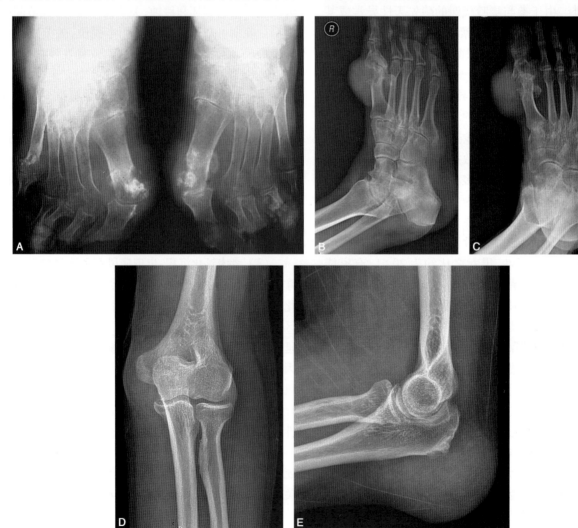

**图 13-8-1　痛风**

关节周围偏侧性软组织肿块，其内可见出现轻微钙化。邻近骨质出现不规则呈分叶状侵犯破坏，边缘清楚或呈线样硬化，关节间隙显著变窄或消失，导致关节畸形、脱位或半脱位。双足（A）、左足第一跖趾关节痛风结节（B）、左手（C）

（3）晚期表现 软组织肿块更加增大，多个肿块相连，呈哑铃状或分叶状，密度较高，内可见成堆的条片状钙化。大量痛风石沉着可使骨端关节广泛破坏，形成圆形、半圆形或波浪状大块骨质缺损，且互相融合成蜂窝状，内可见斑点状钙化影。跖（掌）骨远端和趾（指）骨两端因压迫而出现广泛的向心性骨质吸收，呈铅笔尖状畸形。关节骨端骨质增生膨大，关节面小骨赘形成。关节间隙显著变窄或消失，最后引起关节畸形和纤维性强直，甚至骨性强直。少见关节间隙增宽，引起关节脱位或半脱位。偶见骨破坏发生于远离关节的骨质内。

2. CT 表现 相比 X 线片，CT 对痛风石的显示有很好的优势。随着先进的三维建模和体积评估（遮蔽表面三维成像技术）的发展，CT 三维容积成像技术可以准确地分析痛风石的有无、数量、部位及大小。CT 有助于鉴别痛风石及其他皮下的非尿酸盐结节。而双源双能量 CT 能区分关节腔内的尿酸盐结晶和钙化结晶，诊断痛风和假性痛风。

3. MRI 表现 MRI 可以早期发现痛风患者的软组织及骨质破坏范围，以及亚临床的痛风石沉积。此外，研究还表明，尿酸盐的沉积是沿筋膜播散的，而非传统观点认为的呈放射状分布。同时 MRI 也能很好地评估痛风引起的滑膜损害。在正常情况下，滑膜很薄无法在 MRI 上显示，但当滑膜发生病理性增厚，MRI 就可以清晰地显示出来。慢性痛风患者滑膜的信号表现各异，但大部分情况下以等至低 $T_2$ 信号为主。尿酸盐沉积引起的慢性痛风在 MRI 上表现为关节周围软组织的肿胀，边缘清晰的骨质破坏，缺损骨质周边的硬化带以及滑膜的增厚。典型的痛风石在自旋回波 $T_1WI$ 上显示为低信号；在 $T_2WI$ 上信号可以多样化，以混杂等信号至混杂低信号为主，信号的高低与其内的尿酸盐含量有关。

（四）鉴别诊断

1. 类风湿关节炎 多见于青、中年女性，好发于双手近侧指间关节及腕关节，表现为游走性、对称性多关节炎。晚期可引起关节僵硬畸形，在慢性病变基础上反复急性发作易与痛风混淆。但其类风湿因子大多呈阳性，IgG 增高，血尿酸正常，无痛风结节。X线表现为以受累关节为中心，软组织呈梭形肿胀，有明显的普遍性骨质疏松，骨性关节面糜烂及软骨下小囊状的骨质缺损。晚期双手萎缩并向尺侧偏斜。

2. 银屑病关节炎 好发于手足远侧指（趾）间关节，大多为严重的周身皮疹性银屑病患者，关节症状随皮肤病损的起伏而加重或缓解，无痛风结节，血

清中尿酸含量不增高。X 线表现为关节面模糊或消失，间隙变窄，关节边缘小囊状骨质缺损，甲粗隆吸收变尖。

3. 假痛风性关节炎 多累及大关节如膝、肩、髋关节等，症状与痛风性关节炎类似，但无痛风石，关节液含有焦磷酸钙，而非尿酸结晶。X 线表现为双侧对称性关节软骨线状钙化或关节周围钙质沉积，常合并关节退行性改变。全身多发性大关节软骨表面及腰椎间盘、耻骨联合纤维软骨内钙化影，如线状、短条状，以及关节囊、肌腱韧带附着处钙化影。

## 二、假 性 痛 风

（一）概述与临床资料

Zitnan 和 Sitai 于 1960 年描述了关节软骨钙化并伴有类似痛风症状的综合征，命名为关节软骨钙化症，即假痛风（pseudogout）。McCarty 和 Gatter1962 年提出，患者的关节软骨钙化是由钙盐沉积于关节内的纤维软骨和透明软骨所致，这些钙盐以二羟焦磷酸钙为主，因此又称二羟焦磷酸钙沉着症（calcium pyrophosphate dihydrate disease，CPPD）。国内由王世山于 1988 年首先报道，病因不明。

本病多发生于 30 岁以上的中、老年人，无明显性别差异。Resnick 将本病的临床表现分为 7 型。Ⅰ型为假痛风，约占 10%～20%，特点是急性或亚急性、自限性关节炎发作，累及一个或数个小关节，发作时间为 1 天至数周，疼痛常较轻。Ⅱ型为假类风湿关节炎（pseudo rheumatoidarthritis），约占 2%～6%。为持续性、急性发作的关节炎，症状可持续 4 周至数月，同时有血沉加快。Ⅲ型为假骨关节炎（pseudo osteoarthritis），此型最常见，表现为慢性进行性关节炎，并可伴偶发急性感染表现。对称累及大关节，如膝、髋以及掌指关节、肘、踝、腕和肩关节。其特点是两侧对称受累并屈曲挛缩，特别是膝、肘关节。Ⅳ型为无症状性关节病（asymptomatic joint disease）。Ⅴ型为假神经性关节病（pseudo neuroarthropathy），约占 0～2%，为少见的临床类型，颇似神经性关节病。Ⅵ型为多种形态混合型（miscellaneous pattern），为本病最少见的类型，约占 0～1%。总之，CPPD 可表现为急性或慢性关节炎样，亦可无症状，或同一患者有多种临床表现。

（二）病理学

基本病理改变为关节纤维软骨和透明软骨的点状和条状钙化。纤维软骨的钙化表现为散在的点状

和线状的晶体沉积,透明软骨的钙化主要位于中间带,亦呈点状或线状。钙质沉着还可见于滑膜、关节囊、肌腱和关节内韧带。极少数还可累及硬脑脊膜和黄韧带。由于晶体在关节内和关节周围的沉着引起关节结构的损伤,可进一步引起关节的退行性变和关节软骨与关节固定结构的钙化。

**（三）影像学表现**

CPPD 晶体沉着病的 X 线表现大致包括三个方面:关节内软骨钙化、关节周围钙质沉着以及焦磷酸盐关节病。

1. 关节内软骨钙化　受累软骨包括纤维软骨和透明软骨。纤维软骨钙化最常累及膝关节的半月板、腕关节的三角软骨盘、耻骨联合、椎间盘的纤维环、髋臼唇和肩胛盂唇,还可累及肩锁关节和胸锁关节的纤维软骨盘。表现为关节腔中部增厚、粗糙和不规则的致密区。透明软骨钙化表现为平行于骨性关节面的细线样钙化,由覆盖关节面的透明软骨表层的薄层的钙质沉着所致。细线样钙化可完整或断续,常双侧关节对称出现。常见于膝关节、腕、肘、髋等关节(图 13-8-2A、B)。

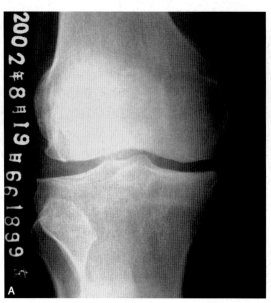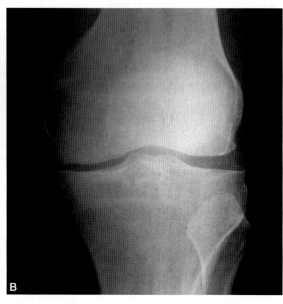

**图 13-8-2　假痛风性膝关节炎**
双侧对称性关节软骨钙化

2. 关节周围钙质沉着

（1）滑膜钙化:滑膜的钙化是 CPPD 常见的征象,通常与软骨钙化并存,但更为明显。最常见于腕部,尤其是桡腕关节周围、下桡尺关节、膝关节、掌指关节和跖趾关节,也可见于肱骨关节盂、肘、髋和肩锁关节。钙质沉着物呈云絮样,特别是在关节边缘,也可类似于特发性滑膜骨软骨瘤病。

（2）关节囊钙化:最常见于肘关节和跖趾关节,亦可见于掌指关节和肩肱关节。表现为团状、微细或不规则的线形钙化,可跨关节,还可能合并关节挛缩。

（3）肌腱、滑囊和韧带钙化:常见于跟腱、三头肌、四头肌和棘上筋腱以及肩峰下滑囊;有时还可见于髌骨上滑囊。钙化较薄,呈线形,可由骨边缘延伸至远处。

（4）软组织和血管钙化:某些患者可见软组织内和血管钙化,表现为边界不清楚的钙质沉着。软组织钙化最常见于肘、腕和骨盆区。

3. 焦磷酸盐关节病　CPPD 晶体沉着病的关节改变,较常见且具有一定的特征性。焦磷酸盐关节病可见于任何关节,最常见于膝、腕和掌指关节。通常为双侧性,但并非对称分布。焦磷酸盐关节病 X 线表现类似于退行性关节病,如关节间隙狭窄、骨硬化和关节面下囊肿形成等。与退行性关节病的不同点是:①除可累及负重大关节如膝、髋外,尚可累及腕、肘、肩等不负重关节。②易累及一定的小关节,如腕关节中的桡腕关节和小多角骨与舟骨间关节、膝关节的髌股关节、距跟舟关节等。③软骨下囊肿数目多且较大,可发生压缩骨折,有时可误为肿瘤样病变。④骨质破坏较严重且呈进行性加重,关节面塌陷、碎裂并可形成多数游离体,颇似神经性关节病。⑤关节周围可见骨赘形成,可很大或仅表现为关节面硬化。

**（四）鉴别诊断**

1. 痛风性关节炎　痛风常累及手足小关节,以

第1跖趾关节最常见,表现为关节软骨下的穿凿样骨质破坏。痛风患者的血清尿酸值明显升高。在X线片上很少见到软骨钙化,在关节周围软组织内可有痛风石钙化。

2. 甲状旁腺功能亢进 甲状旁腺素能引起骨钙解离,致血钙升高,并可引起关节软骨的钙化和关节周围软组织钙化,相似于假痛风。但甲状旁腺功能亢进症有骨质疏松引起的全身疼痛及骨痛等症状,且血钙升高。X线片上可见普遍性骨质疏松、骨膜下骨吸收和纤维囊性骨炎等,是与假痛风的重要鉴别点。

3. 神经性关节病 即 Charcot 关节,其增生肥大型可有关节囊和关节软骨钙化、关节间隙变窄和关节面硬化等改变,有时会与假痛风混淆。但 Charcot 关节的关节结构紊乱,临床有患病关节的痛觉减退或痛觉丧失等,两者鉴别不难。

4. 创伤性关节病 关节结构的损伤、出血可导致关节囊、滑膜、肌腱及韧带的钙化或骨化。关节内可见游离体,还可有关节间隙变窄、关节面硬化和关节端的囊变等,与假痛风类似。但创伤性关节炎有明确外伤史,多为单关节受累,可与假痛风鉴别。

5. 黑尿酸性关节炎 可出现膝、髋、肩关节内或关节周围软组织钙化,还可出现耻骨联合与椎间盘的钙化,与假痛风表现类似,但前者自婴儿期即出现尿色发黑等症状,且尿中可查到尿黑酸。

## 三、苯丙酮尿症

### (一)概述与临床资料

苯丙酮尿症(phenylketonuria, PKU)是一种少见的先天性代谢障碍疾病,最初由挪威的 Folling 医生于 1934 年首次报告。该症是苯丙氨酸羟化酶相关基因突变所致的常染色体隐性遗传病,男女发病率接近1:1,不同国家和地区 PKU 发病率有所不同,白种人新生儿中发病率较高,约为1/万。由于该症患者肝脏中苯丙氨酸羟化酶的缺乏,导致苯丙氨酸不能转化为酪氨酸,而蓄积在体内,引起中枢神经系统的损伤,同时导致酪氨酸、多巴、肾上腺素、黑色素等生理活性物质的合成障碍,引起一系列的病理改变。

本病的临床症状主要是智力低下、行为异常和癫痫,可有小头畸形;由于黑色素缺乏,患儿常表现为头发黄、皮肤和虹膜色浅。血液中蓄积的苯丙氨酸经旁路代谢后转化为苯丙酮酸、苯乙酸,自尿中大量排出,因此有鼠尿味;此外,患儿常合并湿疹,呕吐等。实验室检查最简单的诊断方法就是"尿布试验"即三氯化铁试验(正常结果为阴性)。也可直接测定血液中苯丙氨酸浓度进行诊断(正常值<2mg/dl)。

### (二)病理

苯丙酮尿症最常见的病理改变主要是髓鞘生成障碍,伴胶质细胞增生,海绵样变性,脑的成熟障碍,脑白质体积明显减少,大脑皮质分化不全,灰质、白质、基底核和背侧丘脑广泛的神经元缺失、钙化和异常血管形成,灰质异位,树突分支和突触棘的数量减少。此外还伴有黑质和蓝斑色素消失等。本病患者黑色素减少的原因主要是异常代谢物阻抑了形成黑色素所需的酶。

### (三)影像学表现

苯丙酮尿症的影像学改变主要表现为脑内异常,CT、MRI 可以明确显示,表现为脱髓鞘改变。本症的骨 X 线改变则很少引起人们的注意,其病理基础和发病机制尚不太清楚。一般可归纳为非特异性改变和特异性改变两类。非特异性改变:骨质脱钙,骨龄滞后,长骨干骺端杯口状膨大,临时钙化带增厚呈毛刷状等,以手腕部明显。特异性改变:长骨骨干条纹状改变、干骺端两侧缘鸟嘴状突起。该条纹状影与骨干相平行,位于松质骨内,可延伸至干骺端,主要见于尺桡骨和股骨等长管状骨。干骺端两侧缘呈鸟嘴状突起多见于股骨下端和胫骨上端等大的干骺端。当发现骨干条纹状改变,干骺端两侧缘鸟嘴状突起合并骨质脱钙、骨龄发育迟缓,应首先想到苯丙酮尿症的可能,结合临床表现及相关实验室检查,可以得出正确的诊断。

对于上述骨关节改变的病理学基础和发病机制尚不完全清楚。Schwahn 等认为血中高浓度的苯丙氨酸及其代谢产物不仅干扰脑的代谢,也严重干扰骨基质蛋白质的合成,由此引起骨骼的一系列变化。Allen 等研究结果显示苯丙酮尿症的全身矿物质测定和脊椎骨矿物质测定值显著低于正常对照组,因此认为苯丙酮尿症患者骨骼矿化减少,并且认为与营养缺乏无关,因为给予苯丙酮尿症患者服用高量的钙、磷和镁后再作矿物质测定,测量值仍低下。苯丙酮尿症患者骨骼的改变虽然相当多见,大约占83.7%,但还有少数患者 X 线检查无阳性发现。因此,对怀疑患有此病的患者均应摄手腕部、肘关节和膝关节的正位 X 线片,并需结合神经系统影像检察资料,以便作较全面的观察。

## （四）鉴别诊断

苯丙酮尿症患儿有较为特异的临床表现，再加上特殊的颅脑改变，一般来说诊断不难，单就其骨骼X线表现来说，需要与佝偻病鉴别。本症的干骺端改变与佝偻病有所不同，干骺端杯口状改变不伴有佝偻病所特有的干骺端临时钙化带模糊不清或消失，反而增厚，亦无骨骺软骨盘增宽，而且常常伴有骨骺成熟迟缓。

## 四、肝豆状核变性

### （一）概述与临床资料

肝豆状核变性（hepatolenticular degeneration，HLD），又称 Wilson 病（Wilson disease，WD），据欧美统计，本病发病率为 0.2/10 万。本病属常染色体隐性遗传性铜代谢异常疾病，但其铜代谢异常的机制，迄今尚未完全阐明，目前较公认的是：胆道排泄减少、铜蓝蛋白合成障碍、溶酶体缺陷和金属巯蛋白基因或调节基因异常等学说，铜在体内各脏器尤以大脑豆状核、肝脏、肾脏及角膜大量沉着，引起组织破坏，以肝、脑、肾等组织损害明显而出现各种症状。

临床主要表现为神经精神症状与肝脏症状两大方面，例如黄疸、肝脾肿大、肢体震颤、肌张力障碍、发声障碍、智力减退、性格改变等。此外还常出现角膜 K-F 环、溶血性贫血及肾脏症状如尿中氨基酸、葡萄糖、钙、磷及蛋白增加、比重低等。实验室检查主要包括血清铜蓝蛋白减低（<200mg/L），尿铜增加（>40μg/24h）。

### （二）病理

HLD 的病理改变主要表现在肝脏和脑组织。肝脏早期可出现脂肪变，之后进一步发展成肝硬化，表面有大小不等的结节，光镜示肝细胞严重坏死，肝纤维囊高度细胞浸润；萎缩的肝小叶内结缔组织明显增生，组织化学证明肝组织内不规则岛状分布的铜颗粒沉着。电镜下肝细胞质内出现大而不规则、

高电子密度的溶酶体，内含大小不一的致密颗粒和低密度脂滴，有界膜包绕，部分界膜不清，组化证实有大量铜沉积。大脑半球常呈现不同程度萎缩，基底核额断面见豆状核色素沉着加深，可见软化空洞灶；不少病例在额叶、丘脑、内囊等处出现软化灶。光镜：主要在基底核及其周围见小软化灶、脱髓鞘灶、异常血管增生灶及胶质细胞增生等，后者的特征变化是，出现变性星形细胞（Alzheimer Ⅰ 型细胞）和 Opalski 细胞，尤以变性星形细胞Ⅱ型最为常见。

### （三）影像学表现

由于肝豆状核变性主要引起肝脏及颅脑改变，骨关节改变则较少引起人们注意。HLD 骨与关节改变与人体内铜蓄积刺激肾小管致其功能异常有关，无特异性。其X线主要表现有骨质疏松、骨质软化、骨软骨炎、剥脱性骨软骨炎、小关节退行性变、关节骨端外形改变和肌腱韧带骨化等，以腕、掌指骨关节改变多见，也可见于膝关节或其他大关节。

（1）骨质软化或骨质疏松：包括佝偻病、骨折及假骨折等骨质异常。

（2）以骨及软骨变性，剥脱性骨软骨炎、软骨炎、小关节退行性关节病改变，包括关节面软化，关节骨缘骨分裂，关节旁骨化，关节面下囊性变，软骨下吸收等。

当小关节特别是手腕关节，出现短骨头变方，骨棱角状，关节间或关节缘出现碎裂小骨片，颅骨关节缘韧带骨化合并全身骨质脱钙时，应考虑到肝豆状核变性的可能性。

### （四）鉴别诊断

HLD 骨关节改变没有特异性，因此单凭骨关节影像学改变很难与其他引起同样改变的疾病鉴别，关键是结合临床表现和实验室相关检查来综合考虑。HLD 临床上具有较为特征性的症状体征，因此诊断本病并不困难。

（梁碧玲　张洁　陈建宇）

# 第九节　褐　黄　病

### （一）概述

褐黄病（ochronosis），是一种罕见的常染色体隐性遗传性疾病，最早由 Virchow 在 1866 年通过尸检所见报道和命名，是因机体缺乏尿黑酸氧化酶，使苯丙氨酸和酪氨酸的中间代谢产物尿黑酸不能被氧化分解，沉积于各种结缔组织（特别是软骨），使之颜

色变暗而得名。由于尿黑酸随尿液排出，在尿液中经碱化、氧化，使尿色变黑，故又称黑酸尿症（alkaptouria）。褐黄病发病率仅为 1/100 万，男女比例为 2：1，以男性多见。

### （二）临床表现

首发表现多为尿色改变，尿液暴露于空气后变

暗。因无其他症状,往往在出现脊柱或关节的症状时才得以确诊,从尿液颜色的改变到出现脊柱或关节症状常需历经数十年。主要受累的部位是脊柱和大关节,表现为受累部位的疼痛和僵硬。

典型褐黄病的主要症状为全身皮肤、巩膜、角膜色素沉着呈褐黄色,耳、鼻、软骨可变成蓝色。累积脊柱或关节时,则出现腰痛,躯干僵直,多发性关节痛,四肢活动不便等症状。鼓膜边缘灰黑色、听力常减退。尿酸沉积于主动脉瓣和二尖瓣则瓣膜变硬而出现杂音。男性患者常合并黑色的前列腺结石。

**(三)病理**

因机体缺乏尿黑酸氧化酶,使得尿黑酸不能被氧化分解,长期尿黑酸增加,产生褐黄色素,沉着于软骨、纤维软骨、纤维组织及肝、肾、心内,尤其见于软骨内,使软骨变色、弹性消失、变脆而易碎裂,并有关节面硬化、骨赘及关节间隙狭窄等。

骨、关节改变一般先侵蚀脊柱,继之膝、肩、髋等大关节先后被累及。累及椎体表现为广泛的椎间盘变性突出、间隙变窄、伴有致密性钙化和空泡化,最后引起骨性强直,其中进行性钙化和空泡化是本病最有特征性的表现。

四肢关节组织也因色素沉淀产生退行性变,关节软骨弹性丧失,滑膜纤维化硬度增厚,关节软骨下骨侵蚀和囊性变并有骨质致密、硬化以及骨赘形成,可导致关节强直。

**(四)影像学表现**

主要受累的部位是脊柱和大关节,大关节多为膝关节,其次为髋关节、肩关节,脊柱多累及胸、腰椎。

X线表现脊柱骨质疏松、多个椎间盘的变性突出、间隙变窄、伴有椎间盘致密性钙化和空泡化,其中进行性钙化和空泡化是本病最有特征性的表现。膝、肩、髋等大关节间隙变窄,软骨下骨硬化、囊腔形成,骨软骨游离体,边缘性骨赘和肌腱钙化、反应性的关节面硬化,椎间韧带受累,甚至最后引起骨性强直。与类风湿关节炎不同,通常不累及手足小关节。

四肢关节组织也因色素沉淀产生退行性变,关节软骨弹性丧失,滑膜纤维化硬度增厚,关节软骨下骨侵袭和囊性变并有骨质致密、硬化以及骨赘形成,可导致关节强直。关节滑膜呈绒毛状增生及色素沉着、关节液中有色素沉着的软骨碎屑。

**(五)鉴别诊断**

1. **强直性脊柱炎** 表现为进行性腰部钝痛、晨僵、明显的脊柱活动受限及非甾体抗炎药物治疗有效等特点。

2. **引起椎间盘变性和椎间隙变窄的疾病** 如脊柱骨骺发育不全、假性痛风、感染性椎间盘病变(如化脓性脊柱炎、布鲁氏菌病和脊柱结核)等。脊柱骨骺发育不全发生于少年男性,以胸椎受累为主而出现圆背畸形,患者往往有短肢体和短躯干,影像学上有脊柱楔形变和Schmorl结节等。假性痛风则以老年人多见,有关节发作性急性红肿热痛,X线片有大关节的软骨钙化,滑液可检查到焦磷酸钙结晶等,鉴别并不困难。脊柱退行性变以腰骶部受累为主,且骨赘形成明显。

(梁碧玲　洪国斌　陈建宇)

# 第十节　低磷酸酶血症

**(一)概述及临床表现**

低磷酸酶血症(hypophosphatasia,HPP)是一种由于骨碱性磷酸酶基因变异所引起的以血浆和组织中的碱性磷酸酶活性减低、骨化障碍为特征的少见的遗传性代谢病。本病于1948年由Rathbun命名,故又称Rathbun综合征。

低磷酸酶血症可见于婴幼儿、儿童及成人。根据临床症状出现的早晚分为新生儿型(先天性致死型)、婴儿型、儿童型和成人型,各型之间无截然分界,常是修复和好转交替进行。通常发病年龄越大,临床症状越不典型,病变亦相对较轻。新生儿型于出生后即出现颅骨软化、弯曲畸形及骨折等不表现,严重者出生时即为死胎。婴儿型常于生后1~6个月发病,表现为发育迟缓或停滞、颅缝增宽、囟门突出、胸廓畸形和四肢弯曲、肌张力减退等。儿童型表现为步态不稳、肢体弯曲畸形、牙齿发育不良等。龋齿和乳牙早脱常见。成人型常仅诉骨痛,易骨折以及小儿时期病变所遗留的轻重不等的骨畸形。

**(二)病理**

低磷酸酶血症好发于长管状骨的干骺端,主要表现为骨化障碍、软骨发育不全等。骨小梁排列不规则,骨样组织大量堆积,钙盐不能正常沉着,成骨减少。因钙盐不能正常骨化,继发高钙血症和尿钙增加,常于婴儿时期出现肾脏损伤、肾功能不全等。高钙血症使颅缝早闭。因牙质形成障碍,常致乳牙早脱。

**（三）影像学表现**

主要为骨矿化不足的表现：

（1）四肢管状骨的改变：文献报道管状骨的异常表现主要为长骨密度减低，长骨弯曲，干骺端增宽凹陷，临时钙化带变薄或消失，骨骺小，出现延迟，多发骨折。

（2）颅骨表现：颅骨骨化不全，可引起颅缝早闭，出现头颅狭小和颅压增高的 X 线表现。

（3）牙齿改变：牙齿矿化受阻，可引起牙齿畸形、严重牙周炎或龋齿，乳牙过早脱失。

（4）脊椎改变：成年人型表现腰椎轻度侧弯和腰椎上下终板密度增高，腰椎骨质密度基本正常。

（5）成年型与儿童型比较：成年型病情轻微，与婴儿型、儿童型不同，因成人型骨骺已闭合，所以不显示干骺、骨骺和临时钙化带的异常，但保留骨端增宽的异常。

X 线检查：轻者可有佝偻病样骨骼改变，表现为颅缝与囟门增宽、颅盖骨菲薄、骨化中心不规则等，不同于佝偻病的是干骺端受累的范围更长。重者表现为全身骨骼的骨化不全，甚至完全不骨化。儿童时期可见病变修复，重新骨化或遗留骨畸形及骨折，由于颅缝早闭可出现头颅狭小和颅压增高的 X 线征象。成人多表现为骨质疏松、骨折等。

**（四）诊断及鉴别诊断**

实验室检查和影像学检查是诊断本病的主要依据。

出生后表现肢体短小，弯曲和颅骨软化的病例需与成骨不全、颅锁骨发育不全或软骨发育障碍等疾病鉴别；乳牙早脱尚需与组织细胞增生症 X、颌骨感染及发生于齿、颌骨的肿瘤等疾病相鉴别。

有高钙血症的病例，主要依据 X 线检查与其他各种原因造成的高钙血症，如甲状旁腺功能亢进，婴儿特发性高钙血症或维生素 D 中毒等相鉴别。

本病的骨骼 X 线表现虽与佝偻病相似，但其血清钙、磷均正常，而碱性磷酸酶降低，经维生素 D 治疗无效，故不难鉴别。

（梁碧玲　洪国斌　陈建宇）

# 第十一节　医源性骨疾病

**（一）概述与临床**

临床上在使用药物治疗疾病的同时，由于药物本身的副作用，特别是使用不当时可引起许多疾病而造成骨关节病理性改变，称为医源性骨疾病。而肾上腺皮质激素是临床应用最广的药物之一，长期应用肾上腺皮质激素是医源性骨疾病的最主要病因，并有不断增多的趋势，长期应用肾上腺皮质激素能引起以下骨疾患：①骨缺血性坏死；②激素性关节病；③骨关节感染；④骨质疏松及骨折。骨缺血性坏死最多见于股骨头，其发病机制不明，目前较普遍接受的观点是脂肪代谢紊乱、骨内压升高、骨质疏松和激素的毒性作用、血管炎、前凝血状况及血管内凝血，而脂肪代谢紊乱被认为是其发病基础。激素可引起高脂血症和血管内脂肪栓塞，并可使骨髓内脂肪细胞增殖增大，使髓内压增高，骨血液循环障碍，营养物质和氧的供给减少，有毒代谢产物不能清除，最终导致骨细胞坏死。激素性关节病与激素抑制痛觉，致关节反复损伤有关，有学者认为属于 Charcot 关节病范畴，另有实验研究提示激素能影响软骨代谢，导致关节软骨变性坏死。激素所致的骨关节感染与激素使机体自然防御能力下降，易致潜伏的炎症蔓延有关。医源性骨质疏松的发病机制，则与 Cushing 病一样，故也被称为外源性 Cushing 病（exogenous Cushing disease）。

激素所致骨缺血性坏死多见于长期大量服用激素者，主要症状为关节突然疼痛或功能障碍。激素性关节病常发生于膝关节，常因外伤后于关节内注射泼尼松龙等而引起，临床特点为注射激素后原有症状可暂时缓解或反而加重，关节功能稍受限，但不会发生关节强直。

**（二）影像学表现**

1. X 线表现　股骨头缺血性坏死早期股骨头形态正常，关节间隙不变窄。但有局限性骨质密度增高区，在此密度增高区边缘可见骨质密度减低区，或股骨头持重区的软骨下出现新月状或窄带状密度减低区，亦可在股骨病变区内出现囊性病变。中期股骨头轻度变形、皮质断裂；关节面塌陷，呈"台阶征"，或股骨头基底处见平行的双皮质影（双边征），其中的外皮质线是碎裂骨的股骨头向外突出的边缘，系股骨头塌陷的早期征象。此期骨质密度不均匀，囊状破坏周围有新骨增生，或以骨质密度增高为主，关节间隙正常或变窄不定。晚期股骨头明显变形、塌陷、压缩或缺损，其内密度很不均匀，骨质硬化带或囊状破坏同时存在。关节周围明显骨赘形成,常伴关节半脱位。髋关节间隙变窄或增宽。关节面不规则主要见于股骨头,而髋臼缘在相当时期内仍可保持光滑锐利。这一点不同于常见的骨关节病。

2. 股骨头坏死的 CT 表现 正常股骨头外形光滑完整,骨小梁于股骨头中央稍粗,向股骨头表面呈放射状或伪足样分支排列。骨小梁由粗变细,延伸到股骨头表面,此即所谓的"星状征"。股骨头缺血坏死 X 线片发现病变较晚,早期股骨头缺血坏死 CT 扫描示股骨头完整无碎裂、或有轻微散在碎裂。从股骨头中央到表面有点状或小道样致密增生、星状征分支融合成丛簇状。晚期股骨头碎裂变形,于碎骨片之间有囊状骨吸收区,星状征明显变形或消失。

3. MRI 进展期股骨头缺血坏死 MRI 表现主要有三种形式:①股骨头上方邻近关节处 $T_1WI$ 出现均匀一致的低信号影,$T_2WI$ 病变区呈稍高信号强度。②$T_1WI$ 环状或带状的低信号区包绕着均匀或不均匀的高信号区。$T_2WI$ 环状低信号区的信号强度提高,低信号区宽度变窄,边缘较前模糊。其中均匀或不均匀的高信号区在 $T_2WI$ 几乎没有变化。③$T_1WI$ 股骨头部大片不规则的低信号区向股骨颈延伸,与正常的骨髓有清楚的边界。$T_2WI$ 病变区信号强度不规则的增加,所示病变部位的面积较前缩小。

4. 激素性关节病 X 线特点为关节面骨质局限性破坏消失,形成骨质缺损,关节间隙正常或稍变窄。骨质缺损与激素注入部位有关,多见于膝关节内缘,骨质脱钙不明显,髌下脂肪垫模糊但不全消失。关节周围软组织肿胀较轻、关节功能影响不大。本病与关节结核的鉴别点在于:①骨质缺损与注入部位有关,关节缘破坏局限,无沙砾样死骨及相对关节缘破坏;②关节骨质脱钙不明显;③关节间隙可正常或稍变窄,病愈后不会发生关节强直;④修复过程较结核为短;⑤经理疗或中药等治疗可缓解,而抗结核治疗无效。

5. 骨关节感染 以化脓性骨髓炎及关节炎比较常见,X 线表现与一般化脓性细菌引起者相似,由于同时有骨质疏松,有时可误诊为结核,但其发展远较结核为快。

6. 骨质疏松及骨折骨折 多发生在脊柱及肋骨。骨质疏松表现与 Cushing 病相同。

(梁碧玲 赵继泉 陈建宇)

## 参 考 文 献

1. 王云钊,曹来宾. 骨放射诊断学. 北京:北京医科大学中国协和医科大学联合出版社,1994
2. 陈灏珠. 实用内科学. 北京:人民卫生出版社,2005
3. Resnick D,Niwayama G. Diagnosis of Bone and Joint Disorders. 4nd ed. Philadelphia:WB Saunders Co,2002
4. 王振常. 医学影像学. 北京:人民卫生出版社,2012
5. 曾宪春,韩丹. 双能量 CT 成像在骨关节系统的应用进展. 中华放射学杂志,2013,47(10):958-960

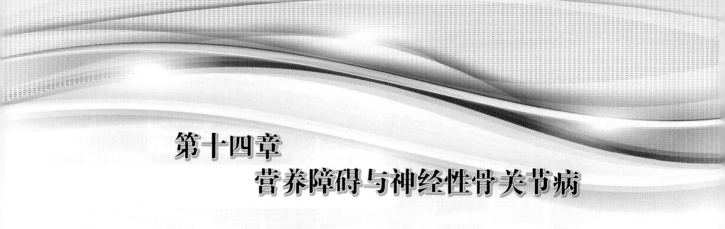

# 第十四章
# 营养障碍与神经性骨关节病

## 第一节　维生素 D 缺乏症

体内维生素 D 有两个来源,一是外源性,从食物中摄取获得,其中以蛋黄、牛奶、肉类、鱼肝油中含量最多;二是内源性,人体皮肤储存的麦角醇经日光紫外线照射后转变而来。麦角醇存在于胡萝卜、红薯等蔬菜中。维生素 D 具有调节、平衡体内钙、磷代谢的功能。维生素 D 缺乏时,胃肠道内钙的吸收降低,而磷与肠内的钙质结合,形成不溶性的磷酸钙,因而磷的吸收也减少。血中磷的减少,需要增加血钙的含量,以维持钙磷的平衡,从而需要从骨组织中游离出钙,使得已经钙化的骨组织脱钙或引起全身性的骨样组织钙化不足,造成骨质软化。病变在小儿长骨干骺端钙质吸收和沉积最为活跃的部位表现最为明显。在儿童时期骨骺尚未愈合前发病的称为佝偻病,在骨骺板闭合的成人则发生骨质钙化障碍,引起骨质软化症。

## 一、佝　偻　病

### (一)概述与临床表现

佝偻病多见于三岁以下的儿童,其中 6～12 个月发病率最高,称之为婴幼儿佝偻病。5 岁以上的儿童少见,称之为小儿或儿童佝偻病。新生儿佝偻病极少,多见于母亲在妊娠期患有骨质软化症者。患儿易激惹、烦躁、睡眠不安、夜惊,随着病情的进展出现智力发育差,肌肉松弛,四肢无力,腹部膨隆如蛙腹,手足抽搐,骨骼改变出现方形颅,颅骨指压时可有乒乓球感。胸椎后突,胸廓呈鸡胸,胸壁两侧出现沟状凹入,称为哈里森沟。肋骨前端出现串珠样增大改变。四肢长骨干骺端肥大,腕部以及踝部形成"手镯"、"脚镯"样改变。双下肢可呈"O"形腿或

"X"形腿改变。由于抵抗力低,患儿易出现上呼吸道感染、支气管炎、肺炎和消化不良等症状。

### (二)实验室检查与病理改变

佝偻病的特征是血液内钙和磷含量的关系紊乱。活动期血钙可正常或偏低,血磷降低,钙、磷比例(Ca/P)升高,可达 3.0～3.5(正常值为大约 1.95)。钙、磷含量乘积下降,常在 30 以下(正常值为 40 以上)。在佝偻病的活动期,可出现血碱性磷酸酶升高。

病理改变主要表现为骨骺板内软骨细胞虽然成熟,但基质中无钙盐沉着。先期钙化带内成熟软骨细胞增多、堆积,排列紊乱,由于运动、负荷和压力的影响而向骺板伸入。

### (三)X 线表现

1. 早期　发病数周后可出现骨端骨质疏松、模糊,骨骺板轻度增宽。先期钙化带区干骺端增宽,先期钙化带疏松,呈毛刷状伸入骺板。活动期:骨骺板由于缺少钙质沉积和骨化过程,骨骺板继续增宽。先期钙化带消失,边缘呈毛刷状,干骺端继续增宽、膨大(图 14-1-1、图 14-1-2)。

2. 恢复期　骨骺板逐渐变窄,直至恢复正常。干骺端开始出现细线状钙化(图 14-1-3)。

3. 后遗症期　已发生畸形者则保持不变,可见有膝内、外翻,骨盆、脊柱等畸形。双下肢可呈"O"形腿或"X"形腿改变(图 14-1-4、图 14-1-5)。另外患者还可出现颅骨囟门闭合延迟,颅骨骨质疏松,方形颅,常有缝间骨存在。胸廓呈鸡胸状,肋骨骨质疏松,肋骨与肋软骨交界处膨大呈串珠状(图 14-1-6),严重者可压迫肺组织出现压迫性肺不张,并可在此基础上并发感染,称为佝偻病肺炎。

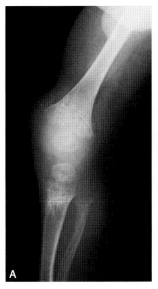
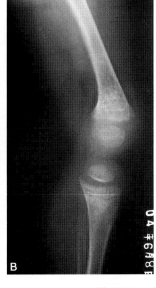
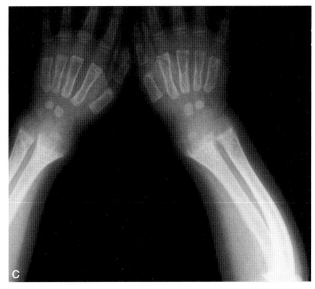

**图 14-1-1 活动期佝偻病**
左侧膝关节(A、B)以及双侧腕关节(C)骨端骨质疏松、模糊,骨骺板增宽。
干骺端增宽、膨大。先期钙化带疏松、消失,边缘呈毛刷状伸入骺板

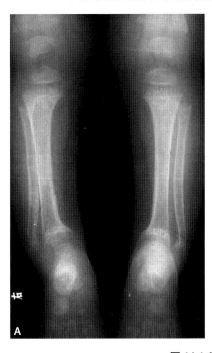
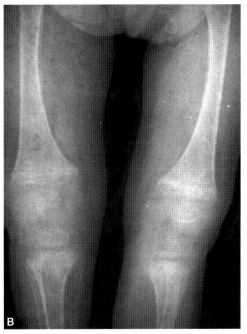

**图 14-1-2 活动期佝偻病**
双侧踝关节(A)以及双侧膝(B)关节骨端骨质疏松、模糊,骨骺板增宽。
干骺端增宽、膨大。先期钙化带疏松、消失,边缘呈毛刷状

## 二、骨质软化症

### (一)概述与临床表现

骨质软化症多见于食物中缺乏维生素 D 以及钙质的孕妇、老年多产的妇女,也可见一些肾功能障碍者,例如肾性佝偻病、Fanconi 综合征等。另外肠道吸收发生障碍,例如胃肠功能紊乱、肠动力加速等也可发生维生素 D 缺乏而导致骨质软化。

本病的临床表现不一,主要是因为骨质软化而引起的骨疼痛,肌无力和骨压痛,其中以脊柱和股骨最为明显。如血钙降低,则可出现抽搐。骨痛与肌无力同时存在,患者全身肌肉萎缩无力,常见特殊的蹒跚步态,称为"鸭步"。骨骼畸形为本病的重要体征,骨盆、胸廓和肢体可出现一系列的变形。脊柱后凸和椎体压缩可导致身高短缩。胸、肋

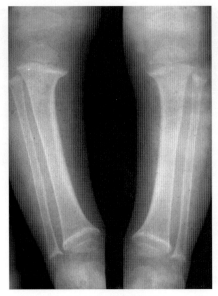

**图 14-1-3 恢复期佝偻病**
双侧膝关节和踝关节骨骺板逐渐变窄,恢复正常。干骺端先期钙化带出现致密线状钙化。下肢呈"O"形腿改变

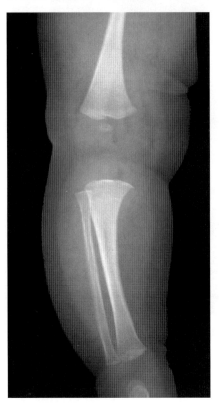

**图 14-1-4 佝偻病骨软化"O"形腿**
右侧下肢骨软化呈"O"形腿改变,干骺端先期钙化带恢复正常,呈细线状钙化

骨变形可引起胸壁显著突出。长骨因骨质软化而弯曲畸形。

**(二) X 线表现**

早期出现骨质疏松,轻者仅表现在腕部。骨皮

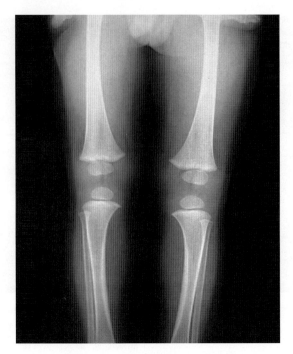

**图 14-1-5 佝偻病骨软化"O"形腿**
双下肢骨软化呈"O"形腿改变,干骺端先期钙化带恢复正常,呈致密线状钙化

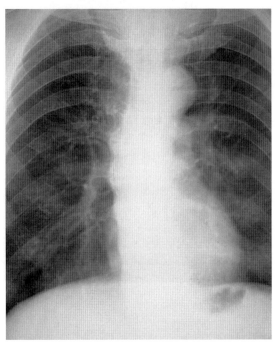

**图 14-1-6 佝偻病肋骨改变**
肋骨与肋软骨交界处膨大呈串珠状

质最初表现出密度降低,继而变薄(图 14-1-7)。髓腔透亮度随病变加重而逐渐增加。骨小梁首先是模糊不清,最终完全消失,并可出现多发囊状透亮区,骨密度可与周围软组织相似。

长骨在骨质疏松的基础上,可出现真、假病理性骨折,后者为横贯骨干的透亮线影,边界清楚,称为

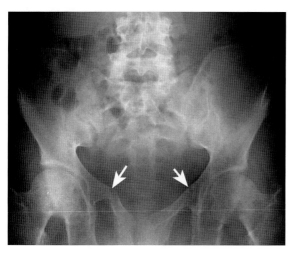

**图 14-1-7 骨盆正位 X 线片**

骨质软化的骨骼变形和假骨折线，骨盆内陷呈三角形，坐耻骨处可见对称性的、边缘光滑、无移位的低密线状"假骨折线"（箭头所示）（感谢上海瑞金医院丁晓毅教授提供图像）

Looser 带，见于肩胛颈、耻骨支、股骨颈、肋骨等处，常对称发生。

在骨骼的各种畸形中，以骨盆的三叶状或心状变形最为典型，表现为双侧髋臼以及骶骨岬向骨盆中心突入。椎体呈双凹变形或鱼椎样变为本病的另一个典型先改变。严重病例，颅骨可出现多发大小不一的透亮区，边界清楚，与骨髓瘤相似。但这些畸形改变并非本病所特有，而是严重缺钙骨质软化的结果。

### （三）鉴别诊断

本病轻型者需要与老年性骨质疏松鉴别，后者常无骨疼痛或压痛，骨盆常无三叶状或心状变形。肩胛颈、耻骨支、股骨颈、肋骨等处无假性骨折。本病严重者需要与多发性骨髓瘤鉴别，但本病尿中无本-周蛋白，无进行性骨质破坏。

# 第二节 维生素 C 缺乏症

### （一）概述与临床表现

维生素 C 缺乏症又称为坏血病，维生素 C 是经化学合成的维生素 C，在人体内不能合成，全依赖从食物中摄取。维生素 C 广泛存在于新鲜蔬菜和水果中。长期缺乏新鲜菜果，或长期感染对维生素 C 需要量增多时才会引起维生素 C 缺乏症。母乳中维生素 C 含量丰富，因而母乳喂养的婴儿很少发生维生素 C 缺乏症。患者几乎都是人工喂养的婴幼儿。半岁以内以及两岁以上的小儿很少发病。成年人偶见于偏食或饮食习惯怪僻者。

维生素 C 参与细胞氧化还原和某些氨基酸的羟化作用。同时维生素 C 也是硫酸软骨素形成的必要成分。维生素 C 缺乏时胶原蛋白合成障碍，使骨、牙的毛细血管内皮细胞之间的黏合质缺乏，血管壁通透性增加，引起出血倾向。同时骨黏蛋白、软骨黏蛋白的形成发生障碍，成骨细胞形成不足，或形成后不能产生正常的骨样组织，软骨骨化生成障碍，造成骨质疏松。另外，软骨的形成也受到一定的影响。骨骼生长最活跃的部位首先受累而且病变最重。

本病极少发生在半岁以内以及母乳喂养的小儿。本病很少单独发生，多合并有佝偻病。临床主要症状为患者全身乏力，营养不良，厌食，牙龈肿胀和出血，牙齿松动或脱落。肌肉和骨膜下出血引起肢体疼痛，好发于关节附近，如膝、肩、踝、腕等处，而髋和肘关节较少侵犯。关节肿胀，活动受限。皮肤出现瘀点或瘀斑。实验室检查：血清中的白细胞数目和维生素 C 浓度减低；维生素 C 耐量试验异常；凝血酶时间延长。临床诊断必须要有长期而明显的缺乏食用新鲜菜果的病史。

### （二）病理改变

骨骺板内成软骨细胞不能形成软骨基质，骨生长停止。先期钙化带内软骨细胞明显减少，软骨细胞成熟后不能被骨样组织代替，软骨堆积过厚。干骺端成骨作用被抑制，成骨细胞不能形成骨样组织，或被未分化的纤维细胞代替。骨骺、骨干、骨皮质内骨组织为大量的纤维细胞所代替，正常骨质显著减少。

### （三）X 线表现

骨骺板正常或增宽。干骺端增宽。先期钙化带增厚、密度增高，但不规则，并可呈碎片状，两侧尖刺状突起形成骨刺。在增厚的先期钙化带下方可见一透亮带，称为坏血病带。此带的宽度常与病程长短和病情的严重程度有关。骨干与骨皮质呈骨质疏松改变，骨小梁稀少，密度降低。骨皮质菲薄，似铅笔素描状。肋骨前端呈圆形膨大，为正常的两倍。骨骺中央密度降低，呈点状影或呈磨玻璃状，周边密度稍高，呈环状，多见于腕、跗骨，特别是跟距骨，在病变痊愈后数年仍可见到。严重时可见骨折和骨骺分离（图 14-2-1、图 14-2-2）。

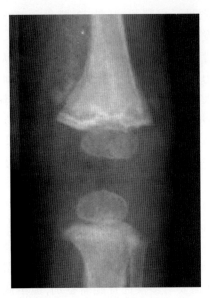

**图 14-2-1　维生素 C 缺乏症（一）**
左侧膝关节骨干与骨皮质呈骨质疏松改变，骨小梁稀少，密度降低。先期钙化带增厚、密度增高，但不规则，两侧尖刺状突起形成骨刺。在股骨下端增厚的先期钙化带下方可见一透亮带，称为坏血病带。骨骺中央密度降低，周边密度稍高，呈环状。股骨下端软组织内可见条、片状钙化，为血肿钙化所致

**（四）维生素 C 缺乏症合并佝偻病时的 X 线诊断问题**

维生素 C 缺乏症常与佝偻病同时存在。两者在 X 线上有共同之处，均好发于骨骼生长最快的部位，而且病变出现最早，也最明显。干骺端生长比骨骺以及骨干较快，因此要特别注意两者在干骺端的不同表现。

1. 以佝偻病为主维生素 C 缺乏症为次的情况下，骨端的维生素 C 缺乏症 X 线表现可以完全被掩

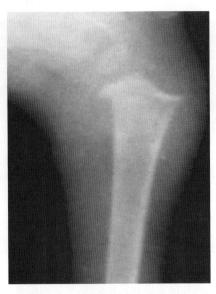

**图 14-2-2　维生素 C 缺乏症（二）**
左侧股骨上端骨干与骨皮质呈骨质疏松改变，骨小梁稀少，密度降低。先期钙化带增厚、密度增高，两侧尖刺状突起形成骨刺。在先期钙化带下方可见一透亮带坏血病线

盖，但以下情况可提示有维生素 C 缺乏症的存在。①临床有出血倾向；②在治疗佝偻病的过程中，维生素 C 缺乏症的征象逐渐显示出来；③如骨质极度疏松，骨小梁减少，骨皮质菲薄和骨膜下出血等征象，可提示合并有维生素 C 缺乏症。

2. 以维生素 C 缺乏症为主佝偻病为次的情况下，以下征象可提示合并有佝偻病存在。①在治疗维生素 C 缺乏症的过程中，佝偻病的征象逐渐显示出来；②在补充了足够的维生素 C 后，大量骨样组织形成，原来表现不明显的佝偻病征象更加突出。

# 第三节　维生素 A 过多症

**（一）概述与临床表现**

维生素 A 在动物性食物中含量丰富，例如乳类、蛋类和动物内脏；在不发达地区往往以植物来源的胡萝卜素作为体内维生素 A 的主要来源。维生素 A 是调节糖蛋白合成的一种辅酶，对上皮细胞的细胞膜起稳定作用，维持上皮细胞的形态完整和功能健全。维生素 A 是构成视觉细胞内的感光物质。维生素 A 缺乏可引起夜盲或眼干燥症等眼部特异性表现。维生素 A 是新骨形成和维持骨细胞正常功能必不可少的物质；维生素 A 缺乏可导致成骨细胞和破骨细胞的功能发生改变，导致骨组织形成障碍。维生素 A 参与软骨成骨，可维护骨骺软骨的发育生长，如缺乏可导致软骨和骨的生长停顿。维生素 A 过量

则可导致大量新生骨堆积于骨膜下，引起骨膜增厚。

儿童一次剂量超过 90mg 即可发生急性中毒。临床表现多在 1～2 天内出现。主要表现为嗜睡或过度兴奋、呕吐等颅内高压症状，皮肤红肿、脱皮，以手掌、脚底等处明显。慢性维生素 A 过多症主要是因为不遵医嘱长期摄入过量维生素 A 制剂引起。成人每天摄入 24～30mg，持续半年；或每天 9～12mg，超过 8 年可引起慢性中毒。婴幼儿每天摄入 15～30mg，超过 6 个月即可引起慢性中毒。首先出现的临床表现是食欲缺乏，体重减轻，继而皮肤干燥、脱屑，毛发干枯、脱发，唇干等皮肤黏膜损伤症状。出现长骨骨痛，可有大量新生骨堆积在骨膜下，使骨膜增厚。所有症状在停止服用后可迅速痊愈，但血中

的含量需要半年才能恢复。实验室检查：血浆维生素 A 水平明显增高，甚至可达 $500\mu g/L$ 以上。

### （二）X 线表现

急性维生素 A 中毒骨骼正常。慢性维生素 A 中毒可引起骨骼系统 X 线改变。长管状骨改变最为明显，可一条或多条骨同时发生，其中以双侧尺骨和桡骨最为常见，其次为锁骨外侧、肋骨、股骨上段、腓骨外侧缘等。长骨的基本改变是骨皮质向外增厚，常呈分层状，与骨皮质间有一透亮间隙，边缘可呈波浪状。骨端形态基本正常或骨骺板早期愈合。颅缝增宽，缝周骨质致密硬化。停止服用维生素 A 后，常在一个月后才开始出现新生骨质被吸收，数月后才能逐渐吸收、消退。

# 第四节　肾　性　骨　病

慢性肾衰是常见的内科重症，随着透析和肾移植等的应用，患者的生存期明显延长，然而肾性骨病仍在持续、缓慢地进展，引起骨痛、骨折、畸形等。肾性骨病的发病基础是肾小球衰竭或肾小管功能障碍。可分为肾小球和肾小管性骨营养不良两大类。肾小球性骨营养不良主要是肾小球对磷的滤过减少，血磷增高，从而血钙减低。肾小管性骨营养不良主要是近曲小管对磷的再吸收减少，从而血磷降低。

## 一、肾小球性骨营养不良

### （一）概述与临床表现

本病可分为先天性和后天性两类，先天性见于多囊肾、迷走血管压迫输尿管患者等；后天性见于肾盂肾炎、慢性肾小球肾炎等，该类患者约 25% 可发生肾性骨病。

本病的发生一般认为主要是由于抗维生素 D 现象和高血磷状态。凡影响维生素 D 的代谢，就会干扰维生素 D 对肠道吸收钙磷的作用，并直接影响骨样组织的钙化。因此，钙吸收和沉着不足是导致佝偻病和软骨病的发病基础。

当肾小球对磷的过滤减少，即出现高血磷时，血钙必减少，于是刺激甲状旁腺分泌增多，因而引起纤维性骨炎和软组织转移性钙化。血磷过高，部分经肠道排出。磷在肠道又可与钙结合成不易溶解的磷酸钙，后者不能吸收，于是进一步减少了钙在肠内的吸收。

在整个肾性骨病过程中的某一阶段，可出现骨质硬化。有时也可发生于维生素 D 治疗过程中，故有人认为是治疗的结果，而并非是原发性病变。也有人认为是骨质吸收过程中的代偿性成骨反应，或者是甲状旁腺素本身含有刺激成骨活动的成分。

本病多见于青少年，主要症状为肢体疼痛和压痛，还有肌无力和行动困难，故常被误诊为神经系统疾病。幼年起病，身体常矮小，严重者可合并骨骼变形，如骨盆畸形，弓形腿和脊柱畸形。化验检查：血磷增高，血钙正常或偏低，血非蛋白氮增高，碱性磷酸酶亦可增高。

### （二）X 线表现

1. **佝偻病表现**　多发生在生长快和承受重力的部位。骨质密度明显降低，骨小梁纤细而模糊，皮质变薄，干骺端呈杯口状，先期钙化带模糊，密度降低，其下有透亮带。干骺端呈毛刷状改变，轻度凹陷。由于钙盐沉积不足，骺软骨不断增生和厚度的增加，骨骺和干骺间距增宽，骨骺易发生移位或骨折。骨折常为双侧多发，骨骺与骨干可明显成角。双侧股骨头可出现骨骺滑脱，这是典型表现（图 14-4-1）。

2. **骨软化症的表现**　不常见，常见于成年人，表现为骨质密度减低，骨小梁模糊，骨盆以及负重长骨变形，两侧髋臼和耻骨支内陷。脊柱呈双凹变形、后突。骨干骨折和多发假骨折线。

3. **继发性甲状旁腺功能亢进表现**　病程长者骨质改变明显，主要表现为普遍性骨质疏松（图 14-4-2），皮质边缘出现虫蚀状骨质吸收，皮质边缘呈毛刺或花边状改变。颅骨表现为板障增厚，骨质密度降低，内外板结构不清。也可出现皮质内骨质吸收、骨内骨质吸收、韧带下骨质吸收。皮质内骨质吸收表现为与骨纵轴一致的骨皮质内线状透亮影；骨内骨质吸收表现为骨内多发囊状透亮区。骨骼可出现多发性纤维囊性骨炎，但较少见。

4. **骨硬化表现**　这是本病较特殊的征象之一。可广泛发生在脊柱、颅底和长骨骨端。表现为骨小梁增粗并相互融合，骨皮质增厚，皮、髓质分界不清，继而出现弥漫性骨质硬化，骨结构消失，严重者呈粉笔样结构。脊柱以腰椎最为明显，呈夹心椎表现，较有特征性（图 14-4-3）。椎体附件也可出现骨质硬化，骨轮廓不清，如毛刷样改变。颅底骨质硬化如象牙，颅骨各层结构不清，呈囊状变或海绵状结构。四肢骨质硬化以骨端明显，沿长骨皮质边缘可有不规则的花

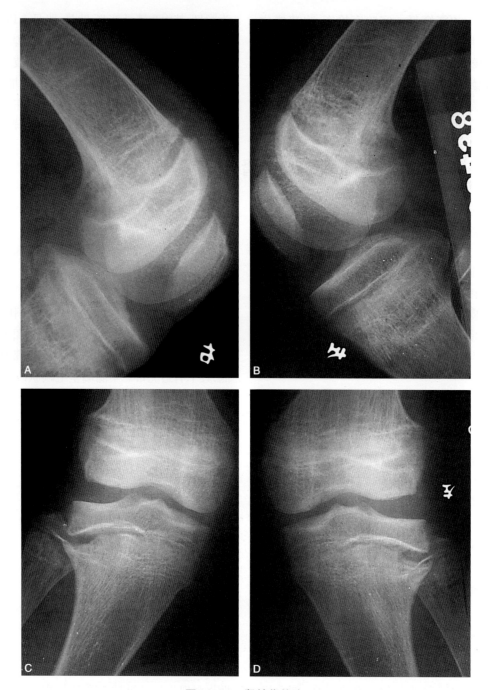

**图 14-4-1　肾性佝偻病**
双侧膝关节骨质密度明显降低,骨小梁纤细而模糊,皮质变薄,先期钙化带模糊,
密度降低,其下有透亮带。骨骺和干骺间距不均匀增宽

边样骨质增生,干骺端可有不规则的致密条纹影。也可表现为局限性骨质硬化,髓腔内或干骺端出现斑点状、带状致密影,呈对称或不对称性分布。

5. 软组织表现　常见异位钙化,表现为关节周围条状或斑片状钙化,也可见于肌腱、韧带附着处(见图 14-4-3),软组织的异位钙化经过合适的透析治疗或肾功能的改善,有可能减少消失(图 14-4-4,图 14-4-5)。血管壁的钙化常见于手足小血管或大动脉干。另外,关节软骨、半月板、角膜和结膜等处

也可出现钙化。

## 二、肾小管性骨营养不良

### (一)概述与临床表现

本病较肾小球性骨营养不良少见,多见于先天性肾小管功能失常。正常肾小管吸收糖、氨基酸、钠、磷酸盐和其他物质。维生素 D 只有在近曲小管上皮细胞内转化为具有活性的 1,25-二羟维生素 D。

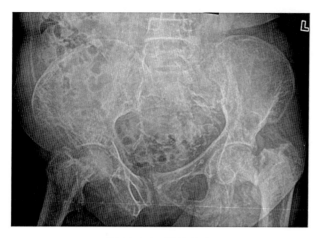

**图 14-4-2 肾性骨病**

女性 64 岁，多年肾衰竭肾透析治疗，X 线片示骨盆诸骨重度普遍性骨质疏松，合并双侧股骨颈骨折，盆腔及双侧大腿可见明显的血管壁钙化

本病破坏了合成 1,25-二羟维生素 D 的场所，降低了作用器官的效应，可导致佝偻病或骨软化症。因本病对常规剂量的维生素 D 治疗无效，必须加大剂量，故又被称为抗维生素 D 性佝偻病或骨软化症。

肾小管性骨营养不良引起的骨病有以下几种原因：

1. 抗维生素 D 佝偻病或骨质软化症 由于肾小管对磷酸盐再吸收发生障碍，导致尿酸盐增高，血磷降低。正常的维生素 D 不能在肝内或肾内转化为活性的代谢产物，维生素 D 不能发挥其作用，从而导致佝偻病或骨质软化症。本病多有家族史，多见于儿童，发生于少年或成年人均属于晚发型。通常男性的骨病较女性严重，女性骨改变大多较轻微。本病可伴发糖尿病，主要是因为肾小管对磷和糖再吸收发生障碍，这种糖尿病与胰腺无关(图 14-4-6)。

2. Fanconi 综合征 是一种以高磷尿症、高氨基酸尿、糖尿三联症为特点的遗传性疾病或后天获得性疾病。肾小管对磷酸盐、糖、多种氨基酸和蛋白质再吸收障碍而影响骨化过程，导致佝偻病或骨质软化症。它分为：①近曲小管 Fanconi 综合征，为先天性疾病，发病早，病情重，维生素 D 治疗效果不明显。因盐类再吸收障碍而发生骨软化，常发生病理骨折；②近曲和远曲小管 Fanconi 综合征，也为先天性疾病，常伴有解剖上的畸形；③药物引起的肾脏损害，如阿德福韦酯引起的近端肾小管损害的 Fanconi 综合征。临床上可出现低血磷性骨质软化症(图 14-4-7)、高氯性酸中毒和脱水表现。

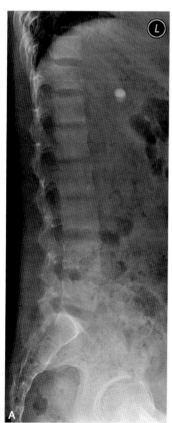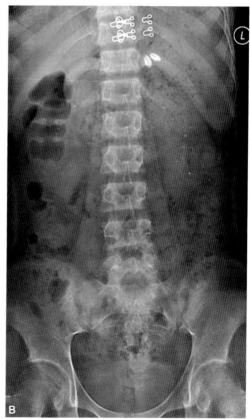

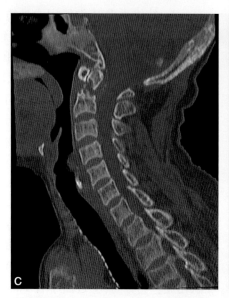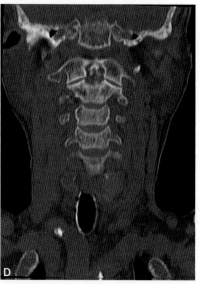

**图 14-4-3　肾性骨病**

A~B. 慢性肾炎患者的 X 线片显示诸椎体上、下缘出现边缘模糊的骨质密度增高带,呈"夹心椎"改变。C~D. 肾衰竭长期血透患者,近出现颈部疼痛不适,CT 重建显示明显骨质疏松,C₂ 椎齿状突基底部骨折,C₂~C₇椎体上下缘出现模糊的骨密度增高带,呈"夹心椎"改变

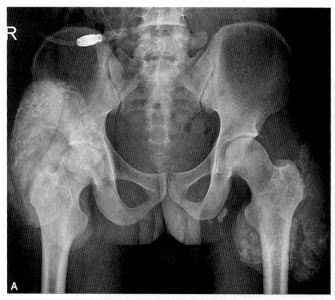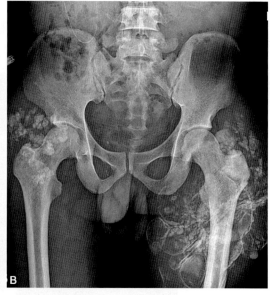

**图 14-4-4　肾性骨病软组织钙化的变化**

男性 45 岁双侧多囊肾肾衰竭患者,肾透析治疗多年。A. 2013 年发现双侧臀部及大腿软组织的异位钙化,右侧为明显;B. 经过持续的透析治疗,2016 年复查右侧软组织钙化减轻而左侧加重

3. 肾小管性酸中毒　远曲小管功能异常,使该处肾小管上皮细胞不能排出氢离子或形成氨离子,因而与钠离子的交换发生障碍,结果尿为碱性,尿中钙离子等多种阳离子(锌、钠、钙等)丢失过多可导致骨质软化,同时磷的再吸收发生障碍,尿磷增多,使骨质软化加剧。高尿钙可引起多发性尿路结石。

4. 眼、脑、肾综合征　也称为 Lowe 综合征,由于近曲和远曲小管均发生功能障碍,前者表现为对磷、葡萄糖、氨基酸的再吸收减少,后者表现为排碱功能失调。临床表现为低血磷性佝偻病,可伴有酸中毒。此外,本病尚有眼和中枢神经系统的多种异常。

本病可有家族因素,病程较长,发病年龄高于维生素 D 缺乏性佝偻病,发生于成年人为骨质软化症。常见的症状有四肢无力,骨骼痛和骨骼畸形。实验室检查:血钙低或正常,血磷低,碱性磷酸酶增高。

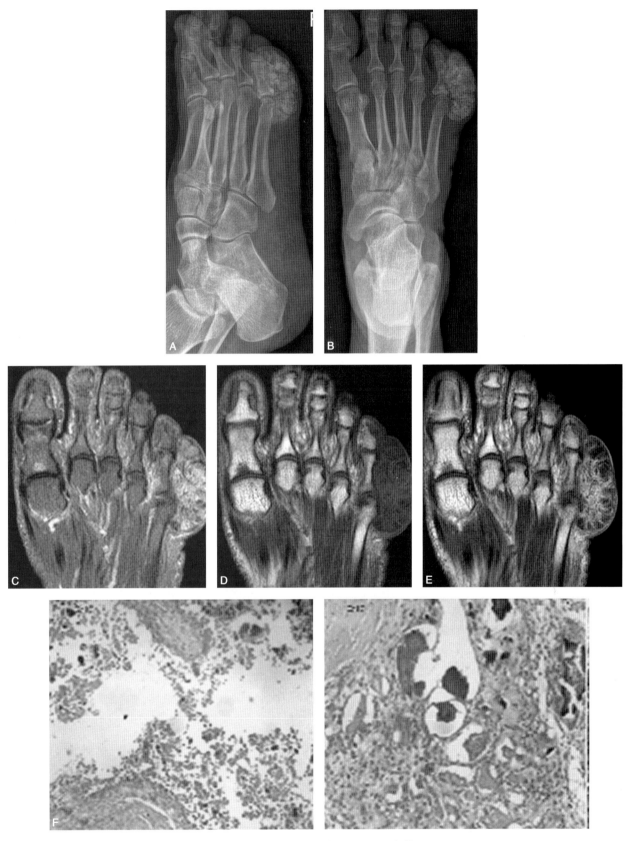

**图 14-4-5 肾性骨病的软组织异位钙化**

慢性肾炎肾衰竭患者发现右足第五趾旁质硬无痛性肿块 1 年多。A、B. X 线片示右足第 5 趾旁不均匀高密度肿块,边缘清楚,周围软组织层次清楚无肿胀。C～E. 依次为 $T_2W$、$T_1W$ 和增强 MR 扫描,肿块边缘清楚,内可见较多长 $T_1$ 长 $T_2$、增强无强化的异常低信号影。F. 病理显示肿块为大量的钙化

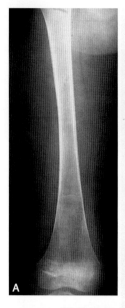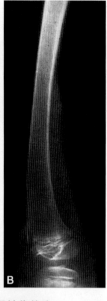

**图 14-4-6 肾性佝偻病**

股骨正侧位片骨质密度明显降低，骨小梁纤细而模糊，皮质变薄，股骨轻度向前弧形弯曲

**（二）X 线表现**

1. 佝偻病表现 骨骺愈合前呈佝偻病表现，愈合后呈骨质软化症表现。X 线表现和一般维生素 D 缺乏所致的表现基本相似。少数可见骨质密度增高，与一般的维生素 D 缺乏者有着明显的不同。骨质密度增加可能是因为钙化不全的骨基质过多所致，虽然骨基质钙化不全，但其增生过度，钙盐的总量超过了正常骨质。X 线表现为骨皮质增厚，密度不均匀。颅骨骨板增厚，尤其以内板明显。

2. 骨质软化症表现 骨质密度明显减低，骨骼轻度变形，以骨盆、脊柱为明显，可出现假性骨折线（Looser 带），或合并病理性骨折（图 14-4-8）。

3. 关节周围骨质增生 仅见于骨质软化症患者，表现为肌腱附着处骨化。

4. 肾区钙化 可见斑点状或成簇状钙化，尿路也可见结石，有时可有海绵肾的改变。

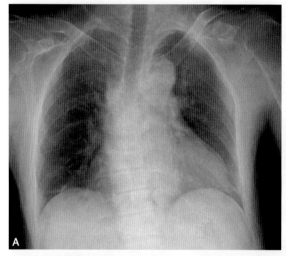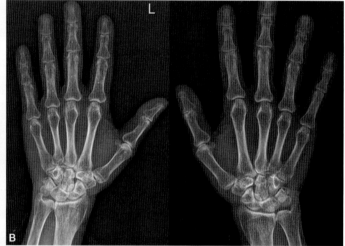

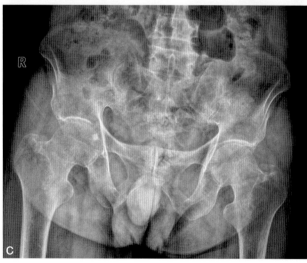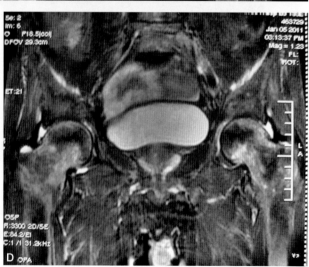

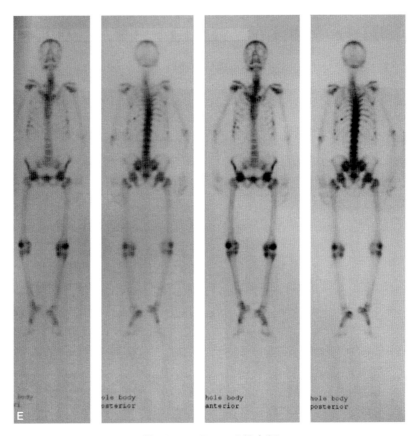

**图 14-4-7　Fanconi 综合征**

男,59 岁,长期服用阿德福韦酯后全身衰弱、骨痛半年;实验室提示肾功能受损,血磷低、血钙正常,乳酸尿伴氨基酸尿和糖尿。A～C. X 线片示普遍性骨质疏松,骨盆轻度变形提示骨质软化改变;D. 骨盆 MR 示双侧股骨颈应力性骨折;E. 全身 ECT 骨扫描显示肋骨多发代谢轻度异常活跃

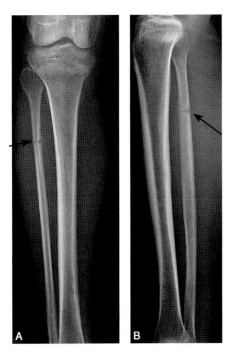

**图 14-4-8　M 40,全身骨痛,衰弱,低磷骨软化症患者,** 小腿 X 线片显示右侧腓骨上段可见横行透亮线,边缘较模糊,局部少量骨膜反应

### (三) 肾性骨病的鉴别诊断

1. 佝偻病　佝偻病的 X 线表现和生化改变与肾性骨营养不良相似,但佝偻病发病年龄较小,常在 6 个月～2 岁;病程短;长骨干骺端增宽和杯口状凹陷的程度较肾性骨营养不良明显。

2. 原发性甲状旁腺功能亢进　肾性骨营养不良继发甲状旁腺功能亢进的基本 X 线表现为佝偻病和骨质软化症,常伴有假性骨折;常出现脊柱、骨盆和肋骨等骨质硬化改变;很少发生"棕色瘤";软组织异位钙化多见于血管钙化。而原发性甲状旁腺功能亢进常见于成年人,很少有佝偻病和假性骨折;很少发生骨质硬化改变;骨膜下骨质吸收和"棕色瘤"多见;软组织异位钙化多见关节软骨和纤维软骨。

3. 氟骨症　肾性骨病引起骨质硬化以及骨皮质增厚,可与氟骨症类似。但后者有流行病史,患者骨膜增生广泛,尤其是肌腱韧带附着处有明显的骨化。

# 第五节 糖尿病性骨病

## 一、概述与临床表现

糖尿病是一种以血浆葡萄糖水平增高为特征的内分泌代谢疾病,主要是绝对或相对胰岛素分泌不足和高血糖素活性增高所引起的代谢紊乱。其特征是高血糖、糖尿、葡萄糖耐量降低。临床上主要是多饮、多食、多尿、烦渴、消瘦,病程较长者常并发心脑血管、肾、眼以及神经等病变。严重者可发生酮症酸中毒、高渗性昏迷等。常易并发化脓性感染、尿路感染、肺结核等。

## 二、病 理 改 变

糖尿病患者未给予适当的治疗,机体的蛋白质被利用转化为糖,因而可导致生成骨基质的材料—蛋白质缺乏,造成骨组织总量减少,出现骨质疏松。最早出现在躯干骨,可见骨小梁稀疏变细,皮质骨呈分层状。糖尿病性神经炎可使疼痛和本体感觉感受器传入冲动发生障碍,肢体的运动功能正常,在不自觉的情况下(如鞋不合适、热水和烤火烧伤、关节负荷过重等)关节易受到创伤,而反复、持久的创伤形成慢性关节损伤,此即糖尿病性 Charcot 关节病的发病基础。

糖尿病足是糖尿病的一种重要的并发症,在发达国家糖尿病足溃疡的发生率大约是 4%～10%。该病由 Dakley 于 1956 年首先提出,1999 年 WHO 在荷兰第三届国际糖尿病足会议上通过的《糖尿病足国际临床指南》定义为:与下肢远端神经异常和不同程度的周围血管病变相关的足部感染、溃疡和(或)深层组织破坏。糖尿病足病变的基础是神经和血管病变,而感染则加重其病变。由于周围神经病变所致的保护性感觉消失是导致足部溃疡最重要和最常见的并发症。糖尿病患者的周围血管病变发生率高,起病早,进展快,病情重,常累及胫前、胫后和腓动脉分叉以下,可引起骨质坏死(图 14-5-1)。足部坏疽的发生主要是由于在动脉粥样硬化的基础上血栓形成或溃疡斑块脱落栓塞所致。糖尿病患者白细胞功能和细胞免疫受损,在血管和神经病变存在的基础上,微小的创伤可引起微生物的侵袭和感染,并且易于扩散。

糖尿病性骨病的临床表现:皮肤瘙痒,干燥,无汗,皮肤有色素沉着。肢端感觉异常,感觉迟钝或消失,可出现踩棉絮感,间歇性跛行,下蹲困难。由于动脉硬化和狭窄导致肢端凉,肢端动脉搏动减弱或消失。皮肤溃疡经久不愈,甚至是足部坏疽或坏死。肢端肌肉萎缩,易出现韧带损伤。足部出现各种活动范围超过正常的、有异常活动的畸形,例如弓形足、锤状趾、鸡状趾、Charcot 关节等。

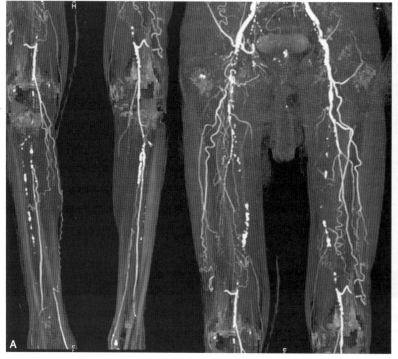
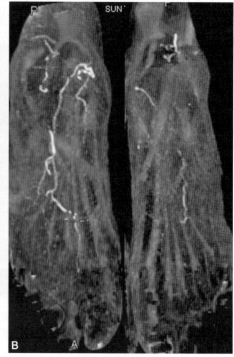

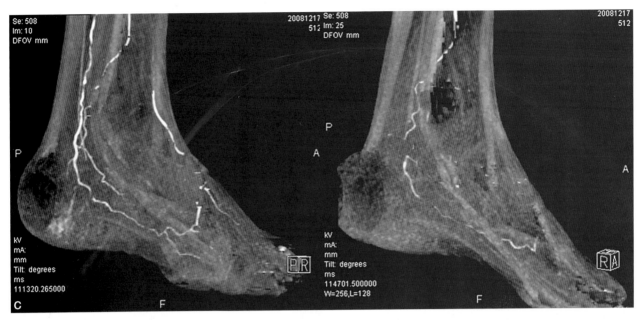

图 14-5-1　糖尿病足的下肢及足部动脉硬化和动脉血管狭窄、闭塞的 CTA 表现,多处动脉断续不连和
动脉粥样硬化的钙化斑块,以双侧小腿和足背为著,血供差致足跟部皮肤溃疡。

## 三、影像学表现

### (一) X 线/CT 表现

糖尿病骨病好发部位是足部的跖骨和趾骨,这是因为跖趾骨是足部的着力点,较为显露突出,易受物理机械性损伤;同时足部的小关节囊及韧带较为脆弱,亦易受损伤。

1. 骨质疏松　可呈弥漫性和局部性。早期骨质疏松不明显。当病变进展,合并感染再加上肢体废用时则易发现。局限性者常在足趾部内侧呈小斑点状骨质透亮区。弥漫性骨质疏松可见全身多骨(脊柱、骨盆尤其明显)骨密度降低,皮质变薄,骨小梁数目稀少,脊椎可出现楔形压缩性骨折和 Schmorl 结节。

2. 关节旁皮质骨缺损或吸收　多发生于趾骨和跖骨头,尤其是趾。骨质缺损边缘锐利,在此基础上可进一步发生溶解及吸收。趾骨骨干对称性变细(图 14-5-2)。

3. 糖尿病足感染的 X 线/CT 表现　几乎所有的糖尿病足感染都源自皮肤溃疡的蔓延,好发部位是前足部和足跟部,如果同时又合并神经关节病者可发生于中足部。皮肤软组织感染是由于免疫功能低下,糖代谢紊乱,组织内葡萄糖含量高,有利于细菌繁殖,而且组织缺血缺氧,机体修复能力差所致,也是本病患者就诊的主要原因。主要有两种情况:①急性软组织感染:通常由于足部皮肤受损而引起,也有少数是由于全身其他部位感染而继发,以蜂窝织炎最多见。

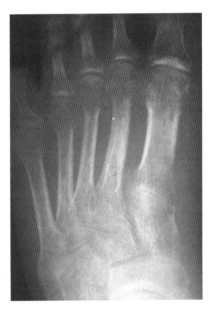

图 14-5-2　糖尿病足
足部弥漫性骨质疏松。跖趾关节旁皮质骨缺损
或吸收,关节间隙正常,未见骨质硬化改变

X 线表现为软组织肿胀,密度增高,伴有产气细菌感染时,于皮下、肌肉束间或内有低密度透气影。②足部溃疡感染:轻者 X 线可无阳性发现;当溃疡较深或合并窦道时,可见皮肤、软组织不规则缺损或凹陷。

足部的皮肤软组织感染如控制不好,形成溃疡或窦道可深达骨表面,引起局部的化脓性骨髓炎或骨关节炎。糖尿病足的骨髓炎都与皮肤溃疡关系密切。化脓性骨髓炎 X 线/CT 可表现为骨质疏松、骨质破坏和骨质硬化增生改变,甚至可有死骨形成(图 14-5-3)。

4. 神经性骨关节病的 X 线/CT 表现　①Charcot 关节:好发于中足部,偶有发生于踝、膝、肩部。糖尿病足的神经性骨关节病常起自中足部(midfoot),半脱位最早发生在第二跖跗关节,其次是距舟关节。X 线/CT 显示骨质密度正常、跖跗关节或骨质增生改变,关节结构紊乱,关节面骨质不规则碎裂,可见大小不等的游离体,关节周围软组织内可见有不规则骨碎片和钙化斑,关节半脱位,关节囊肿胀。②骨质增生和硬化:骨质硬化出现于骨吸收端或整个骨干,常意味修复过程。③骨膜新生骨:一般沿骨干生长,有时它是糖尿病性骨关节病的唯一 X 线表现(图 14-5-4)。

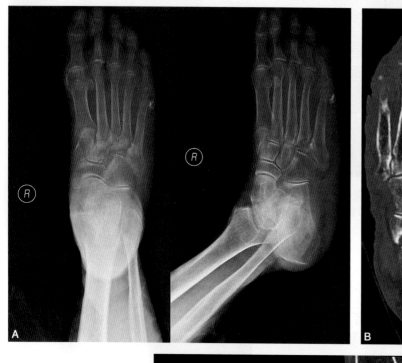
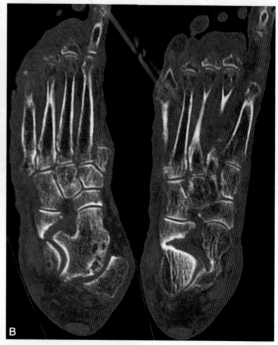
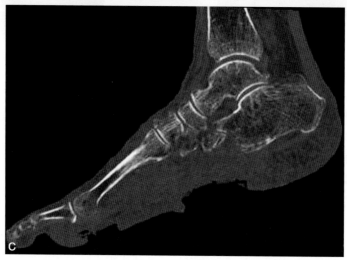

**图 14-5-3　糖尿病足,足底溃疡合并化脓性骨髓炎**
A. X 线片示右足诸骨普遍性骨质疏松,中、后足部软组织肿胀;B、C. CT 矢状面重建示足底部溃疡的软组织缺失和肿胀,局部的楔骨骨质疏松和骨质破坏

上述骨改变经及时治疗,破坏的骨骼外形可恢复正常,有些损害不可恢复,可残留一些具有特征性的 X 线征象。①第 2 跖骨头畸形,类似骨软骨病;②趾近节趾骨变短,可能骨质破坏或骨折后所致;③踝(膝)关节无痛性畸形;④趾间关节强直。充分认识这些改变,可引起对隐性糖尿病患者的注意,结合病史,作必要的实验室检查即可确诊。

**(二)MRI 表现**

MRI 检查的软组织分辨率高,可反映糖尿病足复杂的各种病理改变。

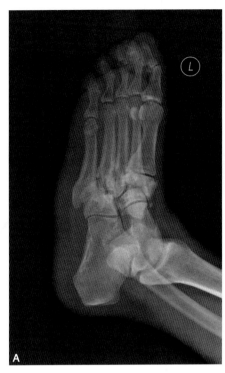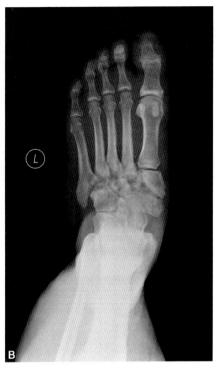

**图 14-5-4 糖尿病足合并神经性关节病，中足部跗跖关节关节结构紊乱，关节面骨质不规则碎裂，全足未见骨质疏松**

1. 血管病变 常规血管造影、MRI血管造影可显示受累动脉局部不规则狭窄、中断，动脉细小分支不显示，侧支循环血管形成等改变。软组织梗死区表现为梗死区边界清楚，增强后无强化，而其周围软组织由于反应性充血，增强后可见有强化。非感染性坏疽表现为局部软组织缺失，主要是远侧趾骨，局部坏疽区 $T_1$、$T_2$ 信号可无异常，也可伴有轻微的水肿。软组织内可见有积气，通常是气体通过皮肤溃疡处进入所致，并不意味着存在产气细菌（例如气性坏疽）。骨梗死表现为在骨髓中央可见纵行、蜿蜒状走行的信号异常灶，边界清楚、锐利，内部信号混杂，有脂肪信号，纤维组织信号，水肿信号。在 $T_2$ 上可见高、低信号的"双线征"，但在足部的短管状骨这种征象少见。

2. 软组织水肿/萎缩 软组织水肿在 $T_2$ 或 STIR 上呈高信号，增强后可见强度强化。晚期病例可见足部肌肉萎缩，肌肉内脂肪浸润。

3. 肌腱病变 肌腱滑膜炎表现为腱鞘内积液，滑膜增厚。肌腱内水样信号影的出现提示肌腱撕裂。肌腱退变表现为肌腱增厚或变薄，其内见边界不清的长 $T_1$ 长 $T_2$ 信号影。

4. 神经性骨关节病（Charcot 关节） 急性期软组织或关节周围组织水肿，增强后关节囊以及关节周围软组织有强化，关节内积液，关节半脱位或脱位，关节软骨下骨髓水肿。而慢性期软组织或关节周围组织水肿以及强化不明显，而软骨下囊变和骨质增生硬化明显，关节内可见游离体。晚期骨质坏死、塌陷或吸收，关节变形、半脱位或脱位（图 14-5-5）。

5. 蜂窝织炎 $T_1$WI 图像示皮下脂肪信号影消失，$T_2$WI 或 STIR 上呈高信号，增强后呈弥漫性强化，边界不清。

6. 窦道 呈水样信号的条带状影穿行于软组织中，增强后呈双线状强化，类似于轨道状。

7. 骨髓炎 主要是由于邻近溃疡、软组织感染直接侵犯所致，易累及足部和踝部。$T_1$WI 上骨髓高信号影消失，呈低信号改变，$T_2$WI 或 STIR 上呈高信号，增强后有强化，另外可见骨皮质破坏、骨膜炎改变。

8. 脓肿 软组织或骨内脓肿 $T_2$WI 或 STIR 上呈明显高信号灶，增强后呈厚环状强化，但在血管病变较严重的病例中，环状强化可能不明显。

## 四、鉴 别 诊 断

本病需与痛风鉴别，痛风有间歇性发作病史，血尿酸增高，受累关节旁软组织内痛风结节可引起偏心性肿胀、边缘性的穿凿状骨端破坏。糖尿病性骨关节病 X 线表现还需与一般化脓性骨髓炎、银屑病关节炎、麻风及其他原因所致的神经营养性骨关节病等鉴别。结合病史，各项实验室检查，诊断一般不难。

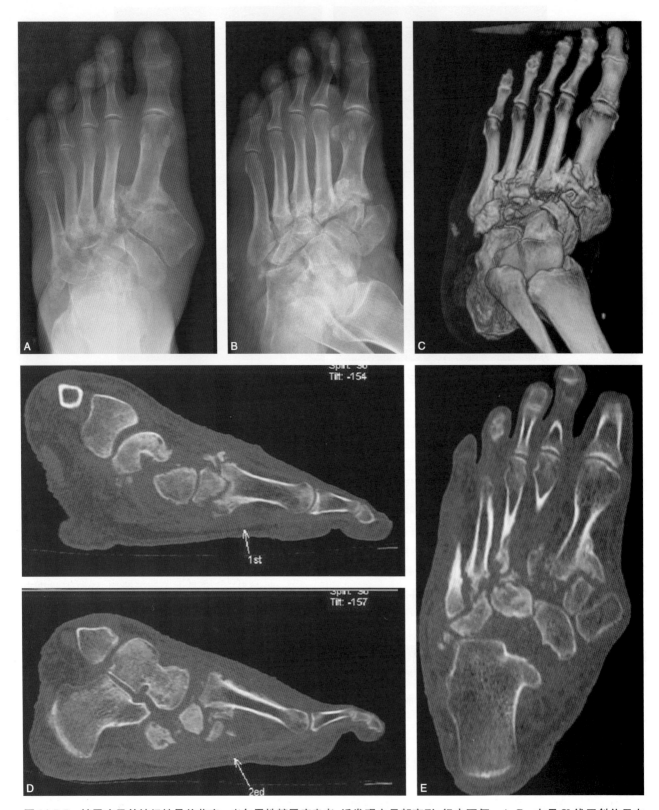

图 14-5-5　糖尿病足并神经性骨关节病。老年男性糖尿病患者,近发现左足部变形、行走不便。**A、B.** 左足 **X** 线正斜位示左中足部诸骨骨质密度正常,诸关节面破碎合并脱位或半脱位,尤以第 **1、2** 跖跗关节为明显,局部软组织轻度肿胀。**C ~ E.** 左足的 **CT** 重建更清楚显示骨性关节面的破碎和脱位情况

# 第六节　Charcot 关节

## 一、概述与临床表现

神经营养性骨关节病也称为 Charcot 关节,是由各种病因引起的中枢或外周神经损害,导致关节骨质崩解、碎裂、吸收,以致关节结构和功能紊乱的一种关节病。本病多见于脊髓痨和脊髓空洞症患者,也可见于截瘫、糖尿病、周围神经损伤、脊髓肿瘤、脊髓脊膜膨出等。结核、麻风病、酒精中毒、淀粉样变、恶性贫血、服用或关节内注射激素亦可引起本病。

本病病程长,进展缓慢。早期表现为关节肿胀、松弛,活动度异常,关节畸形,在活动或负荷的状态下均无感觉,痛觉减退或消失,深反射消失。发病多在 40 岁以后,可累及任何关节,但以四肢大关节多见,累及一个或多个大关节,约 75% 的病例累及下肢关节。在脊髓痨时受累的关节多为身体的承重关节,常见于髋、膝、踝、足、肩、肘关节以及脊柱。脊髓空洞症多累及上肢关节,以肩关节最为多见。糖尿病患者多累及足部。

## 二、病　理　改　变

由于关节的保护性感觉丧失,再加上局部软组织和骨的神经营养障碍,使关节囊、韧带和肌肉松弛,关节容易在反复的机械力作用下产生损伤,使关节韧带撕裂、松弛。关节囊肥厚,关节粘连,关节内纤维素沉积、骨化,关节大量积液。在关节的滑膜面

发生广泛的间变伴软骨化生,深层软骨钙化。关节在反复的机械力作用下产生损伤,引起关节软骨的磨损、糜烂和破坏,剥离,导致关节间隙变窄,其内可见纤维组织和纤维软骨。相对的关节面相互碰撞,引起进一步骨质破坏和反应性骨质硬化,骨性关节面变形、凹凸不平,边缘可有骨刺形成。骨碎片、剥脱的关节软骨进入关节腔或种植在滑膜均可逐渐长大(图 14-6-1)。韧带和骨端的破坏可导致关节不稳,引起关节半脱位或脱位。而关节不稳、脱位可进一步促进骨质硬化,甚至是骨折。骨旁和关节周围则可出现广泛的新骨形成和钙化。最后受累关节不再活动,产生骨质萎缩。神经营养性关节病和退行性关节病的病理改变有许多相似之处,但前者具有更明显的骨质破坏和关节囊的变化。

## 三、影像学表现

### (一) X 线/CT 表现

早期表现为大量的关节积液致关节囊明显肿大,关节间隙增宽,由于关节周围韧带松弛可引起关节半脱位,关节内常有大小不一的游离体。关节软骨发生磨损、破坏后,关节间隙不均匀变窄,关节面下不规则骨质硬化,关节边缘出现小的骨刺,甚至边缘小骨刺发生骨折,与退行性关节病相似。随着病程的进展出现典型的 X 线表现,关节软骨下骨质密度增高、硬化,骨质碎裂、吸收、塌陷,关节破坏加重,骨端变形。同时,骨质增生硬化,骨赘形成以及关节内骨碎片更为

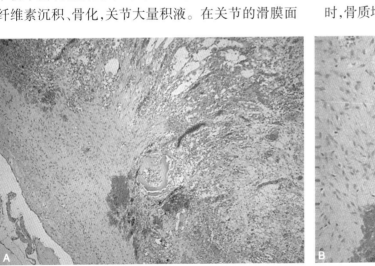
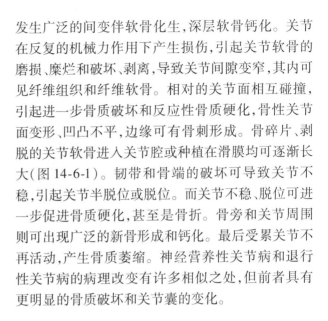
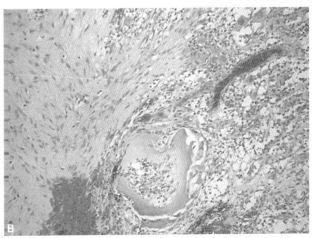

**图 14-6-1　神经性关节病**
病理片显示增生的滑膜内有散在的出血机化灶,游离的碎骨片和软骨碎片

明显。从而出现关节的正常结构消失,合并有脱位,骨旁和关节周围可出现广泛的新骨和钙化。同时出现骨质破坏和骨质硬化为特征的关节结构严重紊乱,这是神经营养性关节病的典型表现(图14-6-2)。

其硬化以及骨质碎裂的严重程度超过任何其他关节病。大量积液以及关节周围软组织肿胀,并常出现大量的钙斑,骨骼普遍性脱钙,软组织萎缩,常见于截瘫患者。

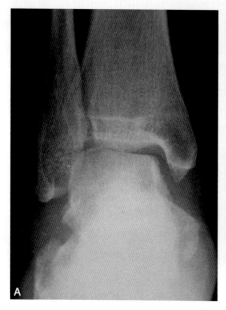
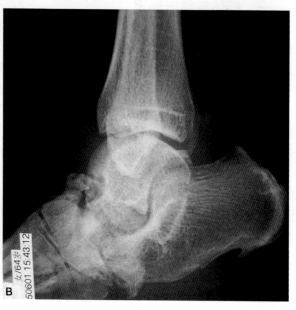

**图 14-6-2 踝关节神经性骨关节病**
踝关节骨质密度正常,距舟关节和跟骰关节间隙明显狭窄,骨性关节面破碎并有明显骨质增生硬化

脱落于关节内的软骨及骨碎片可形成游离体或种植于滑膜面,X线片或关节造影可显示。有的游离体出现在稍远离关节处,这表示它们位于膨胀扩张的关节囊的一些隐窝内,或进入邻近的滑膜囊肿内或存在于肌肉束之间。

髋关节和肩关节受累时,股骨头、股骨颈和肱骨头可被吸收,髋臼和肩胛盂也可部分破坏,可合并有骨硬化和游离体,破坏区邻近的骨膜下可出现新生骨(图14-6-3)。膝、踝关节受累时,常见骨端碎裂和

毁损,关节间隙内有大量骨碎片,骨旁有明显骨质增生。足部受累,趾间关节和跖趾关节破坏严重,趾骨头发生骨质吸收,细而尖,如铅笔尖样变形,且常伴发软组织慢性感染。脊柱之病变多发生在腰椎,早期两个相邻椎体的相对面骨质密度增加,椎体边缘有大的骨赘,椎间隙不对称地变窄。椎体可发生前后或侧方滑脱和后突畸形。晚期椎体骨质破坏、碎裂,并有大量的新骨形成,骨旁和关节旁出现骨碎片(图14-6-3)。

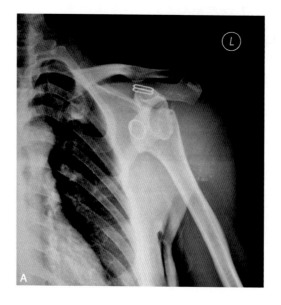

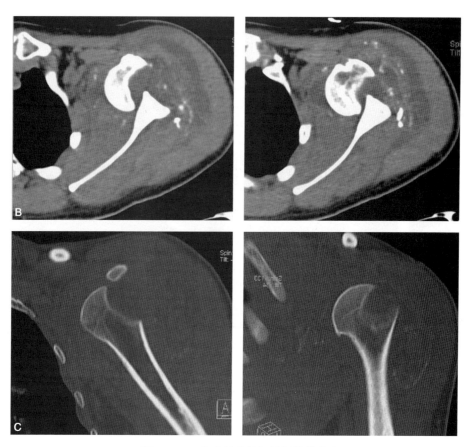

**图14-6-3  左肩关节神经性骨关节病**

颈部脊髓空洞症患者,轻微活动后肩关节脱位。A为X线片,B为CT横轴位,C为CT
重建,均显示左肩关节脱位,骨质密度正常,肱骨头后份可见明显的边缘硬化的骨质缺
失,肩关节囊内可见较多游离的骨碎片

以增生为主的Charcot关节X线骨改变较有特
点,诊断一般不难。而吸收为主的Charcot关节X线
片骨改变特征不多,因而诊断常有困难,易误诊为恶
性骨肿瘤。X线片最大的不足就是软组织分辨率
低,难以判断关节周围软组织块影是否为真正的肿
块,因此Charcot关节的诊断仅依靠X线片是不够

的,还需其他影像学手段辅助。CT对骨改变的显示
不如X线片直观,也不能清楚显示软组织块影内的
各层结构,对X线片有一定的补充价值。软组织分
辨率高是MRI的优势,它能完好地显示软组织块影
内的各层结构,并能很好地显示具有特征性的关节
囊改变,有助于判断软组织块影是否为真正的肿块。

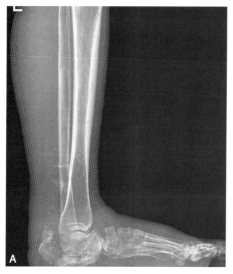

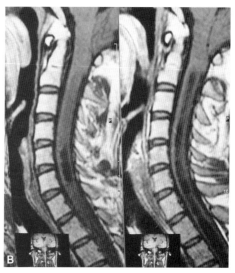

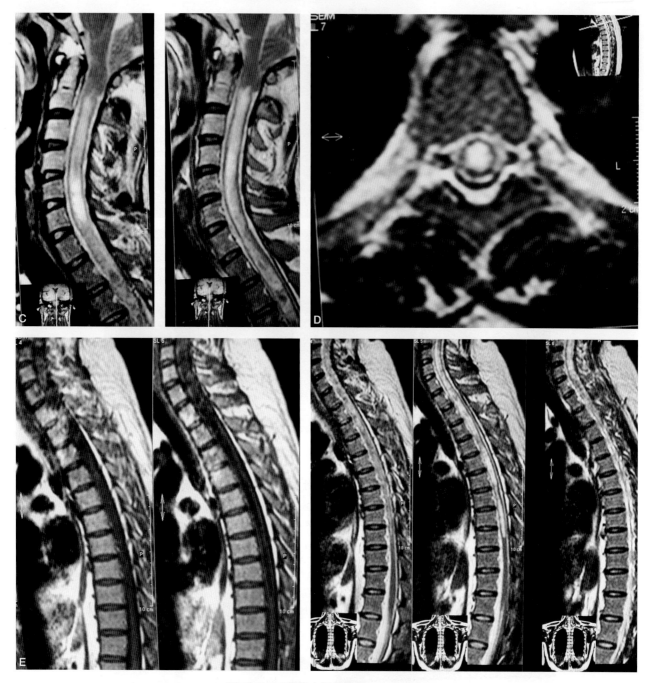

**图 14-6-4　脊髓空洞伴有 Charcot 关节**

踝关节距骨、跟骨骨质破坏、碎裂和毁损，关节的正常结构消失，骨旁和关节周围大量新骨和钙化(A)；矢状位
$T_1WI(B、E)、T_2WI(C、F)$ 及横断位 $T_2WI(D)$ 颈、胸髓增粗，其内见条带状长 $T_1$ 长 $T_2$ 脑脊液信号影

**（二）MRI 表现**

1. 受累关节骨改变　增生为主 Charcot 关节表现为受累骨增大、突起，突起部中央信号与骨髓近似，外周厚薄不均与骨皮质信号近似；吸收为主 Charcot 关节骨端破坏吸收，缺失的骨端为软组织块影取代；有时受累骨邻近骨髓腔内还可见多发小片状水肿。

2. 关节周围软组织块影　病理上主要是关节

囊内积液、增厚的关节囊壁及囊壁外肉芽组织血管翳、坏死骨组织、骨碎片等组成。MRI 清楚显示软组织块影的各层结构。从内向外依次为关节囊内积液、关节囊壁及囊壁外的其余软组织块影。关节囊壁不均匀增厚、松弛及拉长，在关节周围、骨干旁或肌间隙内呈伪足状伸延，与邻近同样改变的滑囊一起，形成不规则多分叶状改变，囊壁 $T_1WI$ 呈稍低信号，$T_2WI$ 为稍高信号，注射 Gd-DTPA 后明显强化。最外层块影 $T_1WI$ 信号常稍低于关节囊壁,强化程度也略较囊壁轻。囊壁及块影内有时杂以多发小条片、块状 $T_1WI$ 及 $T_2WI$ 均为低信号的游离碎骨片。

**(三) 鉴别诊断**

1. 退行性关节病　有运动障碍及疼痛症状,但无感觉减退或消失,X 线像无明显骨破坏及关节结构紊乱。

2. 血友病性关节病　有明显的出血史,关节囊内积血致关节囊肿胀,密度增高。充血可引起关节周围骨疏松和骨骺生长加速,骨性关节面可出现侵蚀以及软骨下骨小梁吸收、塌陷,但不易出现关节排列及结构紊乱,也没有关节内外的游离碎骨片。

3. 痛风性关节炎　有间歇性发作病史,血尿酸增高,易累及足趾、跖趾关节。受累关节旁软组织内痛风结节可引起偏心性肿胀、边缘性的穿凿状骨端破坏。一般缺少骨疏松,无明确的骨质增生硬化,无严重关节结构紊乱,这些都是不同于神经营养性关节病的。

4. 类风湿关节炎　病变易侵犯近端指间关节和四肢的远端关节,骨端无毁损性骨质吸收,有游走性关节肿胀疼痛病史,血清类风湿因子阳性。

5. 化脓性脊柱炎　有发热和中毒症状,有骨桥形成,但无椎体碎裂和椎旁碎骨片。

(刘庆余　陈建宇　梁碧玲)

**参 考 文 献**

1. 郎志谨. 肾性骨病的影像学诊断. 医师进修杂志,2002,25 (5):14-16
2. 李娴,梁碧玲. 糖尿病足的影像学表现. 中华医学会放射学分会骨关节专业学组第十二届影像学术会议论文集,2010
3. 孟悛非,周春香,陈应明,等. Charcot 关节的影像表现. 中华放射学杂志,2003,37(5):428-432
4. 王云钊,梁碧玲. 中华影像医学:骨肌系统卷. 第 2 版. 北京:人民卫生出版社,2012
5. Morrison WB, Ledermann HP. Work-up of the diabetic foot. Radiol Clin N Am,2002,40:1171-1192
6. 陈灏珠主编. 实用内科学. 第 12 版. 北京:人民卫生出版社,2005
7. 李济生. 糖尿病足命名及分型刍议. 中国实用医药,2008,3(8):91
8. 张磊,金真,许樟荣. 磁共振血管造影对糖尿病足及下肢动脉病变的诊断价值. 中国临床康复,2004,8(18):3626-3627
9. 蒋春雨,王建波,程永德,等. 糖尿病足患者下肢血管 MRA 与 CTA 诊断对比研究. 影像诊断与介入放射学,2015,24(3):220-224
10. 徐俊. 国际糖尿病足工作组关于糖尿病足感染的诊断与处理指南(摘译). 中华糖尿病杂志,2015,7(7):405
11. 国际糖尿病足工作组. 糖尿病足国际临床指南. 许国樟,敬华,译. 北京:人民军医出版社,2003
12. 王玉珍,许樟荣. 国际糖尿病血管疾病会议纪要. 中华糖尿病杂志,2005,13(5):152-153

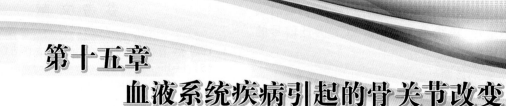

# 第十五章
# 血液系统疾病引起的骨关节改变

## 第一节 贫 血

### 一、地中海贫血

#### （一）概述

地中海贫血（mediterranean anemia）于 1925 年由 Cooley 首先描述，故亦称 Cooley 贫血（Cooley anemia），又称为成红细胞性贫血。由于本病主要集中发病于地中海沿岸国家，故称之为地中海贫血。在我国的东南沿海及西南地区亦有发病。

#### （二）病因及病理

本病为常染色体显性遗传性血液病，有明显的家族史和种族性。是一组由于控制血红蛋白珠蛋白肽链的 mRNA 量的缺乏，因而珠蛋白的部分肽链在数量上合成减少或不能合成，造成血红蛋白成分改变，导致红细胞寿命缩短而引起的慢性溶血性贫血。

正常血红蛋白由 4 个亚铁血红素和一个珠蛋白分子结合而成，而珠蛋白又由 4 种不同的多肽链构成，即 α、β、γ、δ。珠蛋白肽链中合成障碍多见于 β 链（β 地中海贫血），其次为 α 链（α 地中海贫血）。β 链合成减少或缺失，导致 α 链相对过剩，未与 β 链结合的 α 链很不稳定，容易发生沉淀，在红细胞和幼红细胞中形成包涵体，附着于红细胞膜，使红细胞变僵硬，可塑性减退，当通过微循环时（特别是脾脏）即有大量红细胞被破坏。这种包涵体尚能影响红细胞膜的功能，缩短红细胞的寿命，使红细胞大量减少和造血组织呈代偿性增生，以及大量不甚成熟的红细胞进入血液循环，又被单核-吞噬细胞系统破坏，形成临床上慢性进行性溶血性贫血。骨髓造血组织的增生，可使骨髓腔扩大、增宽，皮质变薄，骨小梁吸收，还可继发纤维组织的增生和硬化。

#### （三）临床表现

1. 轻型 患者无症状（又称静止型）或轻度贫血，脾脏不肿大或轻度肿大。

2. 重型 即 Cooley 贫血。大多在满周岁前出现慢性进行性贫血，伴有黄疸、脾脏肿大、骨关节疼痛、发育迟缓和颅面畸形等。

3. 中间型 病情及临床表现介于轻重两型之间，可伴有骨骼改变。

#### （四）实验室检查

血象中见红细胞大小不一，可见靶形、泪滴形红细胞、有核红细胞和红细胞碎片等。骨髓象中红系增生活跃，以中晚幼红细胞占多数，粒红细胞比例倒置。血红蛋白电泳可测到 Hb F 和 Hb $A_2$ 增高。

#### （五）影像学表现

1. X 线表现

（1）短管骨：小儿的短管骨均为红骨髓，早期出现掌、距骨等改变。主要表现有：①骨质普遍疏松，骨小梁萎缩、吸收和变形；②骨髓腔扩大，皮质变薄、外突，使骨干呈方柱形；③在骨小梁吸收同时可伴有残存的骨小梁反应性增粗、硬化，相互交织构成粗糙的网格状，犹如"花生壳"样外观，或如粗纱布状。

（2）长管状骨：病变首先开始于干骺端，特别是股骨和肱骨的远端，表现为：①骨髓腔扩大，骨小梁压迫变形、萎缩吸收，或粗糙而模糊，同时可见纤维组织增生、硬化，与残存的骨小梁相互交织，形成粗糙的网格状；②骨皮质由内向外逐渐吸收变薄，甚至膨胀外突，并逐渐向骨干方向发展，最终导致骨干变方柱形，或呈"荡桨"状畸形。

（3）颅骨：颅骨改变较显著且具有特征性，但可与其他骨骼改变不呈平行关系。表现为颅骨板障普遍吸收或呈颗粒状骨质吸收，随着造血组织的过度增生,板障显著增宽,外板萎缩变薄,或完全吸收消失。板障之间可出现细针状的骨小梁,垂直于骨内板,呈放射状排列,宛如竖直的短发,在顶骨和额骨尤为明显。一般颅内板改变不显著。

(4)躯干骨:某些中间型病例,由于发病年龄较大,其四肢长管状骨的红骨髓已经基本脂肪化,骨髓增生仅发生于躯干骨,如脊柱、骨盆、胸骨、肋骨等。表现为骨质疏松,骨密度普遍性减低,骨髓腔加大,骨皮质变薄。脊柱骨可呈"鱼椎状",易并发病理性骨折,肋骨增宽,特别是中前段,呈"飘带"状使肺野几乎全被肋骨所遮盖(图15-1-1、图15-1-2)。

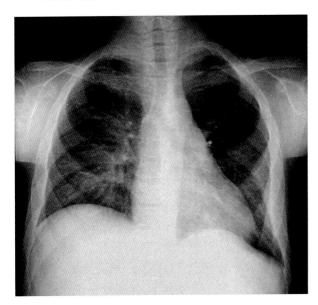

**图15-1-1 地中海贫血胸部**
X线片见肋骨增宽,几乎遮盖整个肺野;肋骨及肩关节
周围各骨骨质疏松,其内可见小片状密度减低区

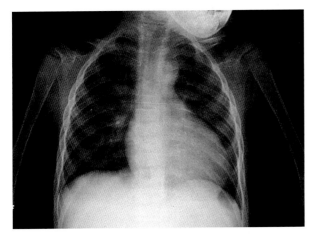

**图15-1-2 地中海贫血**
X线所见肋骨增宽,肋骨及肩关节周围各骨
骨质疏松,其内可见小片状密度减低区

(5)髓外造血表现:地中海贫血常有肝脾脏的肿大。当贫血较重时,骨内的红骨髓可代偿性增生,有时在脾脏内、肋骨旁也可出现类红骨髓样组织,为髓外造血。

2. CT表现 CT上除显示X线片中所见到的骨髓腔扩大和骨皮质变薄外,还能发现髓外造血所致的异常影像,主要表现为在肋骨皮质旁、或椎管内外可见软组织肿块,平扫时呈软组织样等密度。

3. MRI表现 MRI中见骨髓腔内MR信号异常,与正常骨髓MRI相比较,在$T_1WI$上骨髓呈均匀性或弥漫性信号减低,在$T_2WI$上呈等信号,Gd增强后无明显强化,其病理基础为在地中海贫血患者的骨髓中,红骨髓异常增生,取代黄骨髓,使后者减少或消失,而后者是正常骨髓腔MRI $T_1WI$高信号的主要原因。MRI对地中海贫血患者上述改变的显示较X线片敏感,能显示病情早期骨髓异常改变。另外,MRI对髓外造血的显示亦较X线片和CT敏感,尤其对椎管内的异常造血组织的显示,可类似椎管内占位病灶。在肋骨头附近可见梭形软组织肿块,在$T_1WI$上呈等信号,$T_2WI$上较肌肉略高信号,可多发(图15-1-3、图15-1-4)。

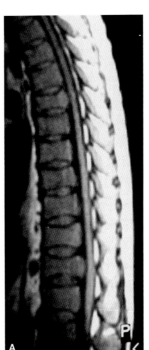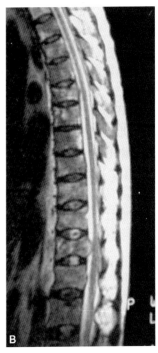

**图15-1-3 地中海贫血脊柱骨髓逆转**
地中海贫血骨髓逆转,成人地中海贫血脊柱骨髓$T_1WI$表现为弥漫性低信号(A),$T_2WI$为不均匀中、高信号,为红骨髓的代偿性增生(B)

**(六)诊断和鉴别**

地中海贫血的诊断不难,主要依靠典型的临床表现、相关的实验室检查和家族遗传史。影像学上出现特征性表现对诊断本病亦有重要的参考价值。

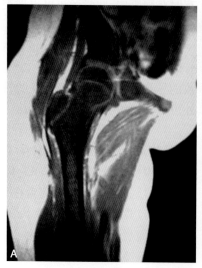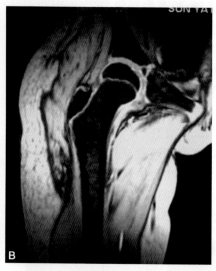

**图 15-1-4　地中海贫血股骨骨髓逆转**

重型 β 地中海贫血儿童,$T_1$WI 显示股骨骨髓逆转,股骨头、大转子骨骺及股骨颈内基本为红骨髓,
股骨干仍有黄骨髓存在(A),在反相 GE 序列上红骨髓与黄骨髓的分布更为清楚(B)

影像学诊断上需要鉴别的疾病有:先天性球形细胞贫血;缺铁性贫血;戈谢病;白血病骨髓病变。

## 二、缺铁性贫血

### (一)概述与临床

缺铁性贫血(iron deficiency anemia,IDA)是最常见的一种贫血,属获得性贫血。据 WHO 调查世界人口的 10% ~20% 存在不同程度缺铁。我国缺铁性贫血在儿童、妇女及老人的患病率达 9.2% ~48.3%。占贫血的50%。本病主要见于儿童及青壮年妇女。

### (二)病因及病理

人体内的铁可分为两部分:①功能性铁,包括存在于血红蛋白、肌红蛋白、各种细胞内的酶和辅酶及血浆中运输的铁;②储存铁,主要是铁蛋白和含铁血黄素,这部分铁在机体需要时可转化为功能性铁。

任何原因所致的铁的丢失过多或铁质摄入不足,均可导致正铁血红蛋白合成的减低,引起缺铁性贫血。由于贫血红骨髓代偿性增生,造血组织面积明显增加,但骨小梁和骨髓整体结构无破坏。

### (三)临床表现

起病缓慢,在贫血出现之前可有神经、精神症状,如乏力、烦躁、头晕等,儿童有注意力不集中和性格改变。少数儿童可有发育障碍、侏儒症和其他营养不良症状。严重者可出现指甲变脆、扁平,肝脾肿大及面部、肢体水肿等。

化验检查血象为小细胞低色素性贫血,可见到异型红细胞。骨髓象见红细胞系统增生活跃,出现各期幼稚细胞,并有形态异常。

### (四)影像学表现

1. X 线表现　缺铁性贫血所致的骨骼改变主要为红骨髓代偿性增生所引起的骨髓腔扩大,一般以颅骨改变最为显著,表现为板障轻度到中度增宽,外板萎缩变薄,板障骨小梁增粗、变浓,并可见与颅骨板障垂直的放射状骨针,犹如竖起的短发。以顶骨和额骨最显著,整个颅骨增厚、密度增高。

长管状骨多无明显改变,四肢短管状骨,特别是双手为本病在管状骨的较为敏感部位,主要表现为明显而广泛的骨质疏松、皮质变薄、骨小梁萎缩,但关节面和关节间隙保持正常。

2. MRI 表现　缺铁性贫血的骨髓增生,其信号表现与正常的红骨髓相似,在正常小儿,难以与正常红骨髓区分。当患者年龄较大骨髓出现转换后,此时发生的贫血可表现为椎体外周的红骨髓增生明显,而中心脂肪化的部分减少,在 MRI 的 STIR(脂肪抑制序列)上表现为中央低信号区缩小,而周围的高信号区明显扩大。

### (五)诊断和鉴别诊断

1. 白血病骨髓浸润　详见有关章节。
2. 地中海贫血　详见有关章节。

## 三、再生障碍性贫血

### (一)概述

再生障碍性贫血(aplastic anemia, AA)简称再障,是一种造血干细胞疾病,其特点是骨髓造血组织显著减少,代之以脂肪组织,最后总造血功能衰竭。再障分为原发性和继发性。本病在我国并不少见,各年龄组皆有,多见于 10 ~ 30 岁青少年。欧美国家再障的发病率为 2.2/10 万 ~ 2.4/10 万,60 岁以上老年人高达 43.6/10 万。

### (二)病因及病理

病因不十分明了,可能由化学毒物、放射性物质或免疫性损伤等作用于骨髓造血干细胞或其微环境,减少了正常血细胞的更生能力而引起本病。主要的病理改变有:①骨髓造血组织面积显著减少,增生程度减低,红骨髓被脂肪组织所替代;②红细胞、粒细胞增生减低,巨核细胞明显减少或消失,淋巴细胞比例增高;③非造血细胞浸润,以浆细胞及肥大细胞数量增多为主;④骨髓基质改变有水肿、静脉窦扩张充血、血窦显著减少,骨小梁容量减少。

### (三)临床表现

主要临床表现为进行性贫血、出血(皮肤黏膜出血点,内脏或颅内出血)、发热、感染,一般无肝、脾、淋巴结肿大。临床上按病变程度轻重及病情进展缓急,分为急性型、慢性型和重型。

实验室检查显示血红蛋白显著减低,红细胞、粒细胞和血小板均明显减少。骨髓检查造血细胞明显减少,至少显示一个部位增生不良。

### (四)影像学表现

1. X 线表现　一般骨骼密度和形态改变不明显。

2. MRI 表现　未经治疗的再生障碍性贫血,表现为脊柱、骨盆、四肢近端等正常应含红骨髓的部位,红骨髓面积逐渐减少,为黄骨髓代替。MRI 表现为骨髓腔内在 $T_1WI$ 上呈现明显的均匀高信号,$T_2WI$ 上呈均匀稍高信号,而在脂肪抑制序列中(STIR)呈均匀低信号,提示骨髓腔内以脂肪成分为主。经过恰当治疗后,已黄骨髓化的骨髓可出现逆转换,在黄骨髓内出现增生的红骨髓岛,此时患者椎体 MRI 信号为在 $T_1WI$ 上呈局灶性的高、低信号混合分布,呈“盐和胡椒”征,在 $T_2WI$ 上呈均匀等信号及在等信号中见小灶状的高信号灶,STIR 上呈局灶性的高、低信号混杂分布,高低信号分布与 $T_1WI$ 上相反(图 15-1-5)。

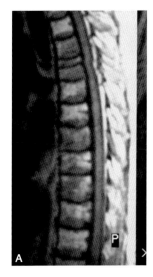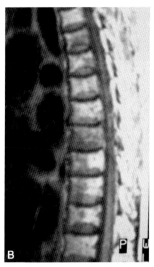

**图 15-1-5　再生障碍性贫血**

脊柱骨髓在 $T_1WI$(A)表现为弥漫性高信号,但在弥漫性高信号的背景内可见斑片状低信号的红骨髓岛,这些红骨髓岛增强后无强化(B),均为治疗后改善的表现

### (五)诊断和鉴别

治疗后的再生障碍性贫血需与淋巴瘤骨髓侵犯、多发性骨髓瘤、转移瘤鉴别。

# 第二节　白　血　病

### (一)概述

白血病(leukemia)是白细胞的恶性血液病,其特点是血液和骨髓中白细胞数量和质量发生异常,异常的白血病细胞浸润全身组织和器官。本病在我国占人体恶性肿瘤的第 7 位,全国年平均发病率为 2.76/10 万 ~ 2.87/10 万,男性多于女性,男女之比为 1.54∶1 ~ 2.0∶1。各种年龄都可发病,以青年人及儿童最好发,居首位。

白血病的分类:依据自然病情和白血病细胞的形态,分为急性白血病和慢性白血病。急性白血病又分为急性淋巴细胞性白血病、急性非淋巴细胞性白血病;慢性白血病分为慢性粒细胞性白血病、慢性嗜酸性粒细胞白血病、慢性嗜中性粒细胞白血病、慢性淋巴细胞性白血病。在各种年龄的发病中,急性粒细胞性白血病在各年龄组中占相当的比例(31.5% ~ 46%),在<20 岁和 20 ~ 40 岁两组中居首位;急性淋巴细胞性白血病多见于 10 岁以下儿童;慢性粒细胞性白血病多见于 20 岁以上成人;而慢性淋巴细胞性白血病主要发生在 40 岁以上中老年。

### (二)病因及病理变化

白血病的病因尚不明确,与遗传和基因突变有关,另外,放射线、氯霉素及苯类化合物为白血病的高危因素。

白血病进展迅速,常超出造血系统而累及全身各系统。急性白血病浸润比较集中,常形成肿块,对组织的破坏较为严重;慢性白血病对组织的浸润较弥散,损害较缓和。在骨关节系统中的病理改变主要为白血病细胞骨髓内增生、浸润所致。慢性白血病的增生和浸润较广泛而弥漫,多为结节性,主要在红骨髓区,长管骨的黄骨髓亦可被取代。白血病的瘤组织呈灰红色或黄绿色。伴有骨小梁吸收变薄和骨细胞萎缩,有时亦可见骨内膜下新骨形成及骨组织硬化;白血病细胞浸润累及骨膜则可出现骨膜反应。在关节上的改变主要表现为滑膜组织的白血病细胞浸润,滑膜水肿和结节状增厚。

绿色瘤(chloroma)是一种表现特殊的以粒细胞为主的白血病继发性改变,因肿瘤间质内有均匀的绿色色素附着而得名。主要为骨髓原始白细胞增生,向骨膜下及周围软组织浸润,在骨表面形成结节或肿块,肿块切面呈绿色,暴露于空气中或阳光下则迅速消退。镜检肿瘤主要由多数不成熟的粒细胞构成,细胞之间被细的网状基质所联系,亦可见出血、坏死。

### (三)临床表现

急性白血病主要见于儿童和青年,成人则少见,主要表现为发热、出血、贫血、肝脾和淋巴结肿大。有时出现中枢神经系统症状,如恶心、呕吐、头痛、嗜睡等。由于白血病细胞的浸润,发生牙龈肿痛、出血

和溃疡。骨关节受累时可引起局部隐痛,偶为剧痛,局部可形成向外隆起的结节。

慢性白血病主要发生于成人,起病缓慢,除发热、出血、贫血等症状外,在慢性粒细胞白血病中脾脏肿大显著,可伸至盆腔常引起压迫症状。在慢淋中则以显著的广泛性淋巴结肿大为特征,通常见于颈部、腋下及腹股沟等处。纵隔淋巴结肿大可压迫上腔静脉、气管、食管和喉返神经。

绿色瘤则以颅面部肿块为其特征性表现,多见于眼眶及颞骨,常伴有眼球突出、眼肌麻痹、复视或视物模糊。侵及脊髓或神经根时则可出现大小便失禁等瘫痪症状。

实验室检查:是确诊白血病的主要依据,急性白血病中周围血内白细胞总数轻度增多,一般不超过$30\times10^9$/L,晚期可明显增多,约半数病例白细胞不增多。慢性白血病中白细胞大量增多,通常在$100\times10^9$/L以上,可高达$1000\times10^9$/L是确诊的依据。血小板显著减少。骨髓象中有核细胞增生活跃至极度活跃,粒:红比例增多。

### (四)影像学表现

1. X线表现 白血病骨病变常见于儿童,成人较少见。儿童急性淋巴细胞性白血病的骨骼破坏可早在周围血象改变之前2~3个月出现,骨骼X线检查阳性率可达95%。

(1)儿童白血病骨病变的X线表现(图15-2-1):

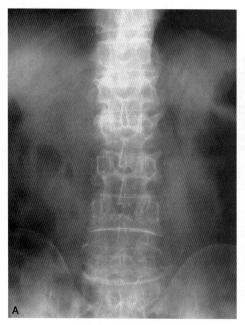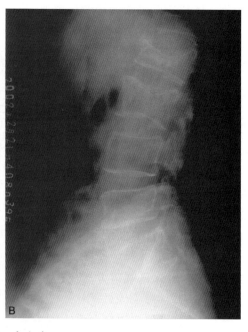

**图 15-2-1 白血病**

X线正位(A)及侧位(B)片:腰椎各椎体骨质密度明显减低;第1、2、3及5腰椎被压缩,
其中第1、2腰椎明显楔形变,边缘清晰,无明显增生硬化;各椎间隙未见明显异常

①长骨骨端之横行低密度透亮线或透亮带,前者宽度不超过1mm,后者可达2~3mm,也称为"白血病带"。见于干骺端骨板邻近,一般横贯干骺端,但早期可不完全横越。②溶骨性病变,发生率仅次于干骺端透亮带,病变类似小点样破坏区,或为较大的破坏区,局限性或弥漫性,全身诸骨均可受累,但最常见于长骨松质骨并向骨干扩展。③骨膜反应,最常见于长骨,但亦可见于短管骨和肋骨,通常多伴有其他改变,为白血病细胞在骨膜下浸润,刺激骨膜成骨的结果。④骨硬化,多与溶骨性病变同时存在,呈斑片状密度增高影。

　　(2)成人白血病骨病变的X线表现:成人白血病中骨病的发生率远较儿童为少,约为10%~15%,绝大多数为慢性白血病,其中以慢性淋巴细胞性白血病居多,急性白血病中很少出现骨病。①表现为一致性骨密度减低,为白血病组织增殖引起骨吸收所致。以脊椎、肋骨、颅骨和骨盆为显著。脊椎改变尤为突出,可伴发双凹变形或椎体塌陷。②局限性骨破坏区,大小不等,可累及各个部位,包括手、足之短管状骨。而在骨转移瘤中一般不累及肘、膝远端之骨。③骨膜反应,可同时伴有骨皮质侵犯。

　　2. MRI表现　MRI是诊断白血病骨关节病变的最佳检查方法。白血病肿瘤细胞浸润骨髓组织,由异常增生的瘤细胞替代正常的脂肪组织,在SE序列$T_1WI$上正常骨髓脂肪组织高信号消失,表现为弥漫性的均匀或不均匀低信号,其信号变化的程度取决于骨髓内病理变化程度,骨髓内瘤细胞增生越活

跃$T_1WI$上信号就越低,异常信号就越均匀;$T_2WI$表现为高信号,Gd增强后可出现明显强化,在STIR序列上正常骨髓内脂肪呈低信号而瘤细胞增生活跃则可在低信号背景中产生异常高信号,病变程度越严重异常信号越明显。白血病化疗后,骨髓内白血病细胞逐渐减少消失,在$T_1WI$上表现为原骨髓内的低信号,不均匀性或均匀性地恢复,甚至出现高信号的黄骨髓样信号,当此过程为不均匀性发生时,骨髓内信号多表现为病灶的内部为低信号的白血病组织,而病灶的外周为已发生脂肪化的高信号黄骨髓(图15-2-2)。

　　(五)绿色瘤的影像学表现

　　1. X线表现　绿色瘤好发于颅面骨,特别是眼眶附近,其次为胸骨、肋骨、脊柱、骨盆和长管骨。发生于眼眶骨附近者亦向骨表面生长,形成结节样肿块,表现为膨胀性骨质破坏,骨皮质明显隆起或被突破,向软组织浸润。肿瘤侵及骨膜可将骨膜掀起,或形成"光芒"状的瘤骨。

　　2. CT表现　病灶局部可见软组织肿块,呈等密度,周围骨质破坏,边界可较清楚。

　　3. MRI表现　与白血病骨髓信号表现类似。

　　(六)诊断和鉴别诊断

　　白血病的诊断主要依靠病史和临床实验室检查结果,影像学表现虽然具有一定的特征性,只能作为诊断的参考和评估病情预后,一般不作为定性诊断。当出现绿色瘤时影像表现和鉴别诊断较为重要,应注意与其他骨肿瘤性病变相鉴别,白血病病史是诊断的重要依据。

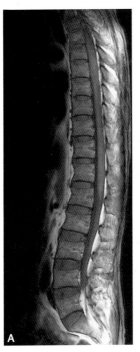
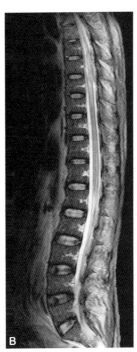
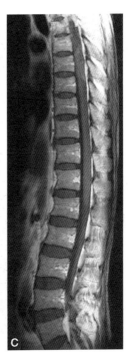

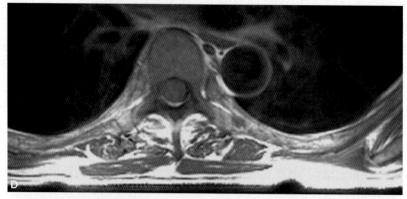

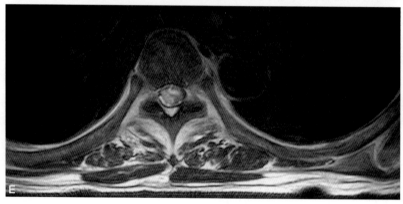

**图 15-2-2　白血病骨髓侵犯**

MRI 扫描见椎体骨髓腔内 MRI 信号异常，$T_1WI$ 上呈斑点状及片状等、低混杂信号（A），在 $T_2WI$ 上呈明显低信号（B），增强扫描后椎体内强化，信号趋于均匀一致（C）。肋骨骨髓腔和骨皮质亦见异常 MR 信号，皮质有破坏（D、E）。椎管内见软组织肿块为白血病椎管内侵犯（C）

# 第三节　淋　巴　瘤

骨恶性淋巴瘤分为原发和继发。原发者起源于骨髓淋巴组织，临床上极为罕见，继发者为骨外恶性淋巴瘤的骨转移或直接侵犯，通常先出现淋巴结和肝脾肿大，以及周围血中淋巴细胞增多。晚期原发和继发的均可有广泛骨质破坏和周围血中白血病样改变，两者难以区分。

## 一、骨原发恶性淋巴瘤

### （一）概述

骨原发恶性淋巴瘤（primary lymphoma of bone，PLB）分为霍奇金病（Hodgkin's diseases）和非霍奇金淋巴瘤（Non-Hodgkin's lymphoma），占原发恶性骨肿瘤的 4.2%～7.2%；国外统计骨原发恶性淋巴瘤约占结外恶性淋巴瘤的 4.7%～6.4%。肿瘤可单发或多发，可发生于任何年龄组，成年男性多见，儿童和女性较少，发生于儿童的预后较成人好。

诊断骨原发恶性淋巴瘤必须符合以下标准：①肿瘤的首发部位或症状必须在骨骼，可累及骨皮质及邻近软组织，并经病理组织学证实与骨外淋巴瘤相似；②临床及其他各种辅助检查未发现其他系统组织有原发肿瘤；③发现骨破坏 6 个月后才出现其他部位恶性淋巴瘤的症状和体征；④全身情况较好，而骨内肿瘤局限期较长。

### （二）病因及病理变化

与其他部位恶性淋巴瘤一样，本病的病因不十分清楚。骨原发恶性淋巴瘤在组织学上以 B 细胞型非霍奇金淋巴瘤多见，其次为 T 细胞型非霍奇金淋巴瘤，而霍奇金病仅见个别报道。肿瘤可侵犯到骨的任何部位，但最常见的部位依次为远端肢体的长骨、肩胛骨、骨盆、中轴骨、颅骨和颌骨。病变通常为单发并在骨内局限性生长，极少数可见多灶或多部位同时生长。瘤组织在骨髓腔内广泛溶骨性浸润生长，其间骨小梁可以保存，但多已经变形、变细小；也可直接浸润至骨小梁内,累及骨细胞陷窝,呈骨质溶解改变,甚至穿破骨骺板,直接侵犯关节软骨。瘤细胞也可从内骨膜处侵蚀骨皮质,呈虫蚀状缺损,并沿哈弗氏管(Haversian canal)浸润,呈筛孔状改变,病灶进而相互融合呈斑片状,边界模糊不清。瘤细胞侵蚀骨皮质内侧,其外层骨膜又增生成骨,呈膨胀性改变,当瘤细胞穿破骨皮质侵及软组织,则形成软组织肿块,且易发生病理性骨折。早期骨骼的外形和破坏性改变可不明显,后期通常在病变骨周围形成较大的软组织肿块,在长管状骨时可以包绕骨干的大部甚至360°,扁平骨时穿过骨质两侧形成软组织肿块。

## (三) 临床表现

骨原发恶性淋巴瘤可发生于任何年龄组,无明显的年龄好发期,男性多于女性,男女之比为2∶1。本病病情发展缓慢,病史较长,可达一年。好发部位为长管状骨的骨干、脊椎、颌骨和颅骨。临床主要表现有不同程度的局部疼痛、软组织肿胀或局部肿块,累及关节者有关节疼痛和功能障碍。多数外周浅表淋巴结不肿大,可有发热、神经根压迫症状和病理性骨折。实验室检查外周血象可正常。

## (四) 影像学表现

1. X线表现　X线表现多种多样且缺乏特异性。根据肿瘤骨破坏的X线形态,将其分为浸润型、溶骨型、硬化型、混合型和囊状膨胀型。以浸润型和溶骨型多见,硬化型和囊状膨胀型少见。发生在长管状骨时多见于中上段,早期表现为骨髓腔内小范围的松质骨侵蚀破坏,逐渐发展成大片状受侵破坏,表现为虫蚀样及筛孔状浸润性骨破坏,破坏区边缘不清楚,部分边缘可有轻度硬化。进一步发展肿瘤侵袭到骨皮质,引起骨皮质变薄、虫蚀样不规则破坏,少有骨膜反应。侵犯到骨外时可在局部形成软组织肿块,边界较清楚。发生在扁平骨的病灶呈穿凿样骨缺损或单一的大块状骨质破坏;发生在椎体者在椎体内可见片状密度减低区,随着病情发展可引起溶骨性破坏和骨质压缩变扁,椎间隙基本正常。晚期可并发椎旁软组织肿块和椎管内压迫。成骨型较少见,在一些青少年骨原发恶性淋巴瘤中可见到骨内病灶骨密度呈磨玻璃样均匀性增高,正常骨小梁结构消失,严重者呈象牙质样,常侵犯多骨或数个脊椎椎体部,附件很少累及(图15-3-1)。

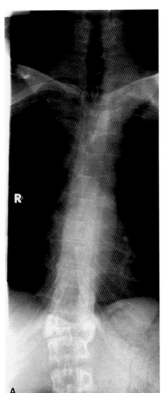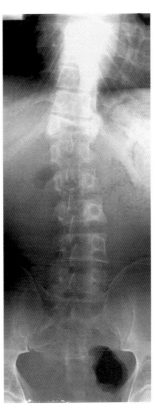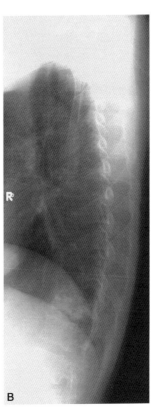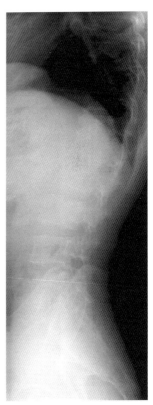

**图15-3-1　椎体原发性骨淋巴瘤**

X线片示:胸、腰椎生理曲线以$T_{12}$为中心向后稍突出;脊柱侧凸;$T_{12}$椎体见增生硬化,
其内可见小囊状透亮区,椎体变扁,左侧椎弓根模糊

2. CT 表现　CT 显示松质骨和骨皮质的侵蚀破坏较 X 线更早期和敏感。主要表现为虫蚀样溶骨性破坏、骨皮质不连续等,骨髓腔内可出现软组织样肿块。当发生软组织侵犯形成软组织肿块时,CT 显示肿瘤的大小和范围更清楚,肿块呈等密度或略高密度,边界清楚。增强扫描骨髓腔内的肿块和周围软组织中的肿块可出现同等程度的强化,呈中度到明显强化,且强化较均匀,少见肿块内坏死液化和囊变等。在 CT 扫描中有时发现发生在下颌骨、枕骨斜坡等不规则骨中的恶性淋巴瘤,骨皮质和骨质外形结构可保持正常,在骨髓腔内或骨质周围可见略高密度的软组织肿块影(图 15-3-2A、B)。

3. MRI 表现　MRI 能清楚显示骨髓内的病变和周围软组织肿块,且明显优于 X 线和 CT,尤其是在

STIR 序列上,将背景脂肪高信号抑制呈低信号后突出显示病变部位的异常高信号,呈斑片状或地图样,边界模糊不清;在 $T_1WI$ 上骨内病灶呈低信号,接近软组织样信号,骨皮质完整;$T_2WI$ 上不均匀高信号,较正常骨髓信号为低,但高于周围软组织信号。Gd-DTPA 增强扫描病变呈中等度强化(图 15-3-2 ~ 图 15-3-4)。

（五）诊断和鉴别诊断

骨原发性淋巴瘤临床非常少见,术前影像学上往往难以作出正确的诊断,最终的诊断需要病理学检查。但本病亦有一些临床和影像学上的特点:①起病缓慢,病史较长,影像表现与临床症状不尽相符;②病骨形态可以完整,或虽有溶骨性骨质破坏,但少见恶性肿瘤中常见到的骨膜反应;③周围软组织肿块边界清楚,强化明显。

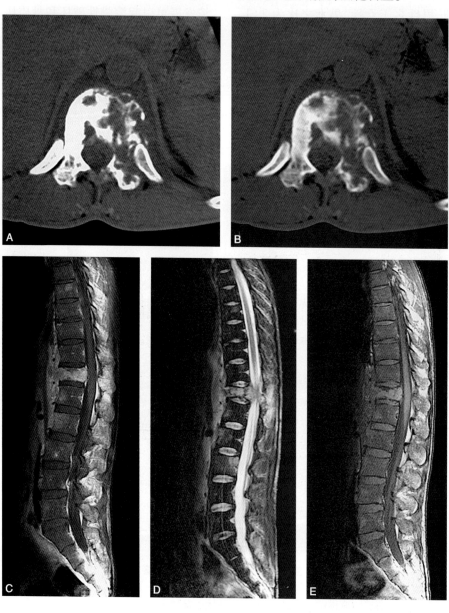

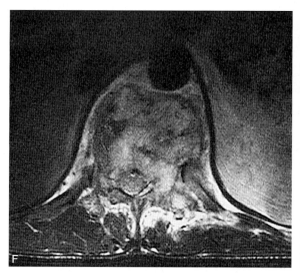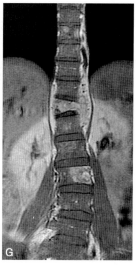

**图 15-3-2　脊柱外周非特异性 T 细胞淋巴瘤**

腰椎 CT 扫描见椎体及左侧椎弓根呈溶骨性破坏,破坏区呈不规则形低密度,椎旁可见软组织影(A. 软组织窗;B. 骨窗)。MRI 扫描见 $T_{12}$、$L_3$ 椎体形态和信号异常,在 $T_1WI(C)$ 和 $T_2WI(D)$ 上均呈略高信号,其余椎体呈较低信号,$T_{12}$ 椎体明显压缩,椎旁见软组织肿块,增强扫描见病变椎体和椎旁肿块明显强化(E、F、G)

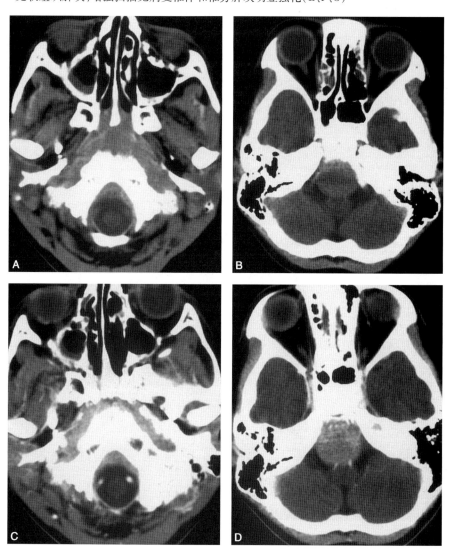

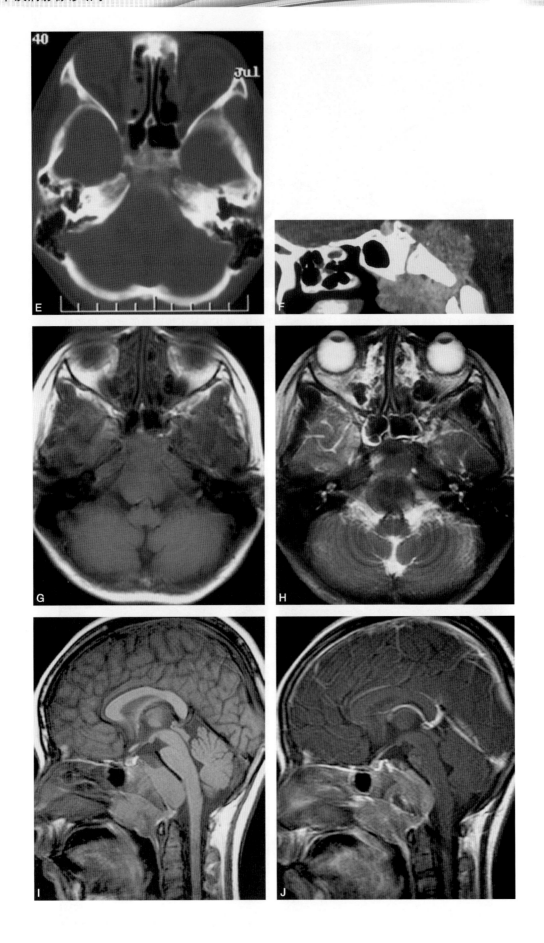

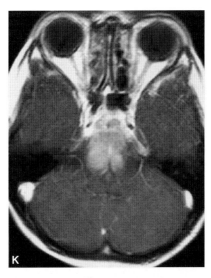

**图 15-3-3　枕骨斜坡区原发性骨淋巴瘤**

CT 扫描见枕骨斜坡周围明显软组织肿块(A、B),增强扫描后肿块明显均匀一致性强化(C、D),骨皮质边缘不规则,未见明显骨质破坏,形态尚完整(E、F)。MRI 扫描见枕骨斜坡松质骨内 MRI 信号异常,$T_1WI$ 上呈等信号(G),$T_2WI$ 呈略高信号(H),肿块位于斜坡前后,$T_1WI$ 上呈等信号(I),$T_2WI$ 呈略低信号,增强扫描后肿块明显均匀一致性强化,边界清楚(J、K)

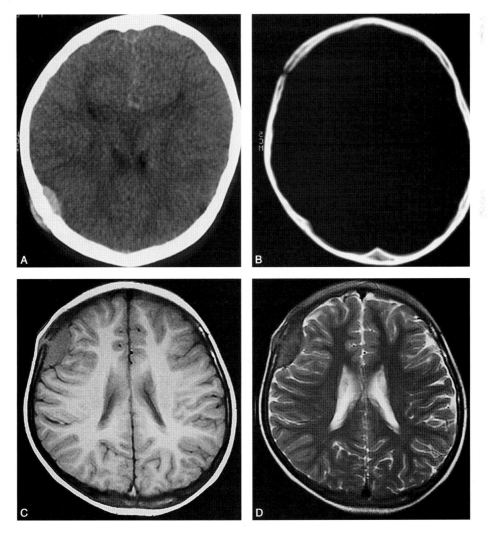

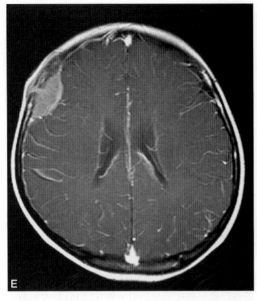

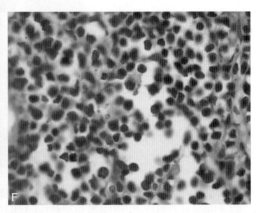

**图 15-3-4　颅骨原发性淋巴瘤**

CT 表现:右额部颅骨内板及外板处见高密度影(A),局部颅骨呈溶骨样破坏(B),局部可见软组织样密度影,边界清楚。MRI 表现:右额部等 $T_1$(C)及 $T_2$ 病变(D),最大径 3cm 左右,病变累及颅骨内外板和板障,头皮软组织明显肿胀。增强扫描见病变区呈均匀中度强化,可见脑膜强化(E),病理片显示淋巴瘤细胞(F)

需要鉴别的病变有:①溶骨型的骨肉瘤;②骨髓瘤;③骨转移性肿瘤;④尤因肉瘤/PNET。

## 二、恶性淋巴瘤骨关节侵犯

### (一)概述

原发于淋巴结或淋巴结外淋巴组织(原发骨淋巴瘤除外)的恶性淋巴瘤,可直接或经血行播散侵犯骨关节组织引起骨关节改变,其中霍奇金病(HD)较少侵犯结外器官,非霍奇金淋巴瘤(NHL)约有 5% ~ 15% 发生骨关节侵犯。而有骨改变者约 77% 侵犯中轴骨,23% 侵犯四肢骨;而非霍奇金淋巴瘤具有跳跃性侵犯及较多的结外侵犯特点,约有 25% ~ 45% 累及骨髓,且以中轴骨为主。

### (二)影像学表现

1. X 线表现　恶性淋巴瘤的继发性骨侵犯与原发性骨淋巴瘤在影像学上表现相似,溶骨性骨质破坏伴受累骨的广泛性骨质疏松是最常见的 X 线表现,好发于长管状骨的骨干、干骺端等,对称性发病、多发、可引起关节面破坏、关节间隙狭窄及关节周围软组织肿块为继发性骨淋巴瘤特有的 X 线表现(图15-3-5)。

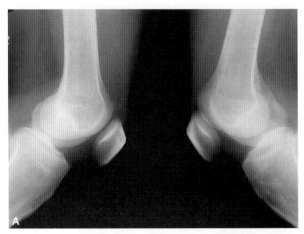

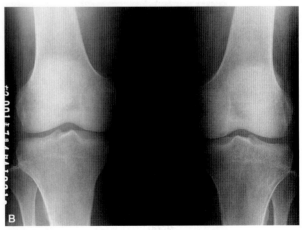

**图 15-3-5　淋巴瘤骨关节侵犯**

X 线片示:左股骨下段、左胫骨上段见斑点状、斑片状骨质破坏区,边缘模糊,其内可见斑片状骨质增生硬化表现

2. CT 表现　见原发性骨淋巴瘤。

3. MRI 表现　恶性淋巴瘤侵犯到骨髓时可在骨髓内形成结节或肿块，表现为多发灶状、斑片状或块状异常信号影，呈长 $T_1$、长 $T_2$ 改变，以在 STIR 序列图像上表现最为敏感。当侵犯到椎体时容易引起椎旁软组织肿块和椎管内侵犯，软组织肿块常呈梭形，侵犯范围较大，椎管内侵犯多位于硬膜外并有环绕脊髓呈纵行生长的趋势，部分病灶可侵犯至硬膜囊内，肿瘤生长可呈套鞘状包绕脊髓神经根，肿块常大于骨侵犯的范围。可不伴有椎体的压缩性骨折。肿块在 $T_1WI$ 上呈较低信号；在 $T_2WI$ 呈高信号，边界较清楚，增强扫描有明显强化。MRI 对淋巴瘤骨关节侵犯的早期诊断较其他任何影像检查方法早期和敏感，能发现无骨质破坏的骨髓内浸润，对软组织肿块，尤其是椎管内的肿块显示较其他影像方法更加准确和清楚。

# 第四节　浆细胞病

浆细胞病是由于单克隆浆细胞异常增生进而出现单克隆免疫球蛋白或其多肽链亚单位合成异常增多的一组疾病。临床上根据单克隆浆细胞增殖的程度，浆细胞病分为恶性与良性浆细胞病。恶性浆细胞病包括多发性骨髓瘤、单发性骨髓瘤、巨球蛋白血症、重链病及原发性淀粉样变性。良性浆细胞病的单克隆浆细胞呈良性或反应性增生，主要是继发于多种慢性炎症、结缔组织病等，亦有一些原因不明的良性单克隆高免疫球蛋白血症。

## 一、多发性浆细胞性骨髓瘤

### （一）概述

多发性浆细胞骨髓瘤（multiple plasma cell myeloma）是恶性浆细胞病中最常见的一种类型，又称为浆细胞病（plasmacytoma）、浆细胞骨髓瘤（plasma cell myeloma），简称多发性骨髓瘤（multiple myeloma，MM）。本病在我国的发病率约为 2/10 万 ~ 4/10 万，发病年龄 2 岁 7 个月至 80 岁，74% 发生于 40 岁以上的中老年人，少数亦可见于青少年。男性发病率略多于女性，其比率约为 1.5∶1。在国外本病的发病率为 1/10 万 ~ 3/10 万，占原发骨肿瘤的 9.63%，恶性骨肿瘤的 17.64%。

正常浆细胞演变至恶性浆细胞是一个多级转换的进程。意义未明的单克隆免疫球蛋白血症（monoclonal gammopathy of undetermined significance，MGUS）和冒烟型多发性骨髓瘤（smoldering multiple myeloma，SMM）具有骨髓瘤的遗传学特征，是多发性骨髓瘤的前期病变阶段。当 MGUS 和 SMM 出现骨髓病变时即发展为多发性骨髓瘤。2010 年国际骨髓瘤工作组（IMWG）提出的多发性骨髓瘤诊断标准为血清或尿中检出 M 蛋白，骨髓浆细胞≥10%，有贫血、高钙血症、肾功能不全和骨骼破坏或系统性淀粉样变性；MGUS 诊断标准为血清 M 蛋白<30g/L；骨髓浆细胞<10%；无骨髓病变。SMM 诊断标准为血清 M 蛋白≥30g/L，骨髓浆细胞≥10%，无骨髓病变。

### （二）病因和病理改变

本病起源于红骨髓，恶性浆细胞广泛浸润全身骨髓，破坏骨小梁，瘤细胞穿破骨皮质，浸润骨膜和周围软组织。多发性骨髓瘤所引起的骨质破坏是因肿瘤分泌一种可溶性因子，刺激破骨细胞活性。骨质破坏广泛时部分残留的骨小梁可构成蜂窝状外观。约 8% ~ 15% 的骨髓瘤患者并发淀粉样变性，这些物质沉积于关节滑膜、关节囊、关节软骨和关节周围软组织，引起关节病变。

镜下观察，瘤细胞主要有以下两型：①小细胞型：为分化较好、较成熟的骨髓瘤细胞，呈圆形或椭圆形，与浆细胞相似，较多见；②大细胞型：为分化较差的不成熟骨髓瘤细胞，核分裂较多见，有时甚至似网状细胞，故又称为网状细胞型骨髓瘤，较少见。以上两肿瘤细胞常混杂存在，一般以一种为主。

### （三）临床表现

多发性骨髓瘤虽发生于骨骼，但因瘤细胞产生各种异型免疫球蛋白，并累及多个系统，故可引起一系列较复杂的症状和体征，表现为全身无力、体重减轻、骨骼疼痛及腰背部痛，易发生病理性骨折和肿块。有继发性贫血和出血倾向、反复发作肺部感染和肾功能不全，当发生淀粉样变性关节病时可出现腕、肘、肩关节疼痛、肿胀，股骨颈病理性骨折或皮下结节等。

实验室检查血浆球蛋白增高，白/球蛋白比例倒置。血清中出现大量单克隆免疫球蛋白，血清蛋白电泳可发现"M"带。尿中出现本-周蛋白，周围血液涂片可见大量瘤性浆细胞，称为浆细胞性白血病（plasmacytic leukemia）。骨髓穿刺涂片如浆细胞超过 3% 则为不正常，超过 10% 即可诊断为浆细胞骨髓瘤。

**（四）影像学表现**

1. X线表现

（1）约10%的患者虽然骨髓穿刺已经确诊为本病，但骨骼的X线表现无异常所见。

（2）广泛性骨质疏松：表现为骨密度减低，骨小梁变稀少、变细，骨皮质变薄。在脊椎常伴有胸腰椎压缩，肋骨常有病理性骨折。

（3）多发性骨质破坏：X线上可出现以下几种表现：①虫蚀状、斑片状骨质破坏，边缘模糊不规则。好发于扁平骨，如肋骨、骨盆，但少见于颅骨；②囊状纤维性改变，有时伴有轻度膨胀。以肋骨多见；③穿凿样破坏，呈多发大小不等的圆形或类圆形骨破坏灶，边缘清楚无硬化改变。少数病例可出现边缘硬化性改变，有的边缘模糊，主要见于颅骨穹隆部；④大片状溶骨性破坏，边缘模糊，有的稍呈膨胀性改变，有的并发病理性骨折，多见于四肢管状骨（图15-4-1～图15-4-4）。

（4）骨质硬化性改变：很少见，可分为四种类型：①破坏与硬化同时混合存在；②破坏灶周围有硬化缘；③病灶周围有放射状骨针；④弥漫性、多发性硬化。

（5）关节改变：病变侵及关节发生淀粉样变性时出现关节异常，倾向于多关节侵犯和双侧性，最常累及腕、肩、肘和髋关节。表现为关节软骨下骨质疏松，分界清楚的软骨下囊肿，当滑膜增生时出现压迫性侵蚀，关节间隙变窄，关节周围软组织肿胀。发生于脊柱者椎体骨性关节面及脊柱小关节发生囊变，小关节面模糊，凹凸不平。

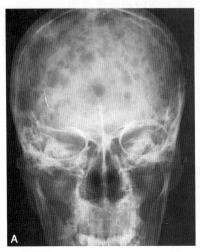
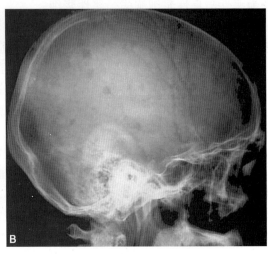

**图15-4-1　颅骨多发骨髓瘤**

A. X线正位片示颅骨骨质疏松，多发穿凿样骨质破坏区，无硬化边；B. X线侧位片示分散穿凿样骨破坏区

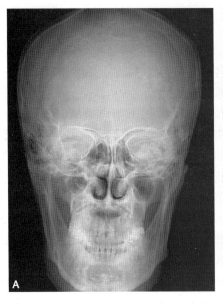
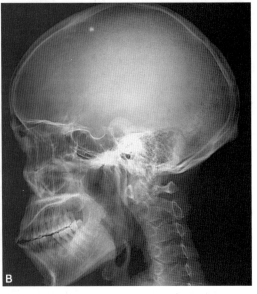

**图15-4-2　骨髓瘤**

X线片示颅骨可见多发性穿凿性骨质破坏，边缘较清晰

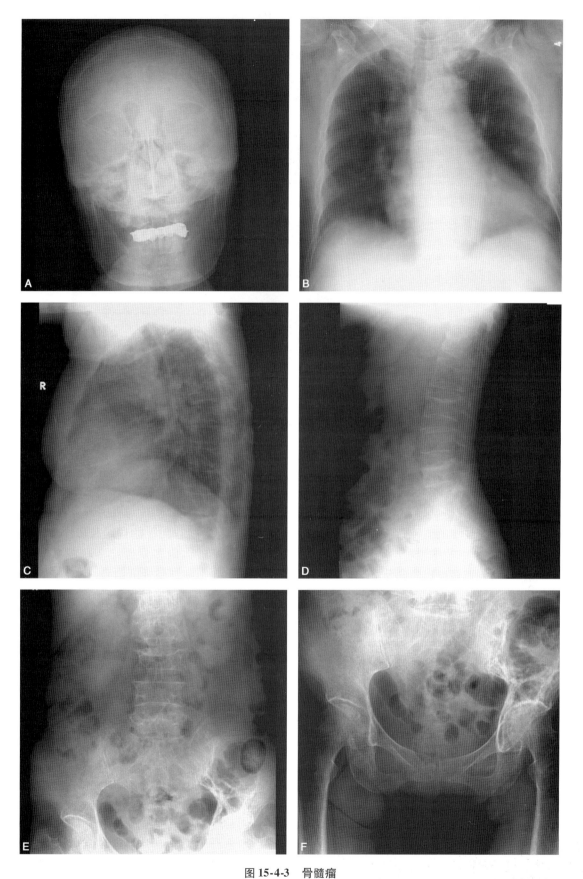

**图 15-4-3　骨髓瘤**

A. 颅骨见多个大小不等的圆形穿凿破坏,边缘比较清晰,周围无硬化,骨质密度减低;B~F. $T_5$、$L_1$、$L_3$、$L_5$ 椎体变扁,
呈楔形改变;椎间隙无明显变窄;左锁骨、左侧多根肋骨、左髂骨、双侧股骨上段均可见溶骨性骨破坏

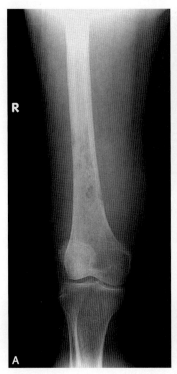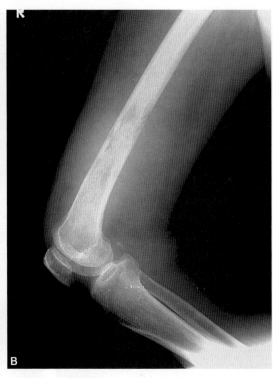

**图 15-4-4　骨髓瘤**
X 线片示右股骨下段和髌骨上部可见多发虫蚀状骨质密度
减低区,边缘模糊,未见明确骨膜反应

（6）软组织改变:肋骨骨髓瘤可形成胸膜下结节或皮下软组织肿块,累及脊椎时可形成浓密的软组织肿块,但很少跨越椎间盘水平至相邻椎旁软组织。

2. CT 表现　CT 显示的骨质改变类型与 X 线片大致相同,可呈多发性、边缘锐利的小圆形骨质破坏,伴有薄层硬化边缘或轻度皮质膨胀,部分表现为大块状骨质破坏,呈圆形或类圆形骨硬化灶或破坏区周围硬化缘。肿瘤突破骨皮质多形成较为局限的

软组织肿块,边界清楚,颅骨骨髓瘤多表现为板障内多发低密度溶骨性骨质破坏病灶,内外板可完整或缺损(图 15-4-5、图 15-4-6)。

3. MRI 表现　MRI 对骨髓改变非常敏感,能显示 X 线和 CT 检查阴性的骨髓腔病灶。MRI 表现为骨髓腔内或椎体内多发性结节状或弥漫性异常信号,在 $T_1WI$ 上病灶呈现低信号,$T_2WI$ 上呈高或较高信号,以脂肪压抑序列为明显。Gd-DTPA 增强扫描病灶有强化(图 15-4-7 ~ 图 15-4-10)。

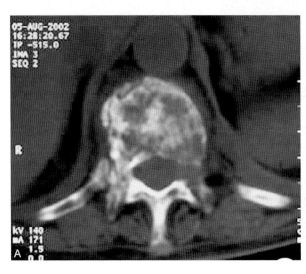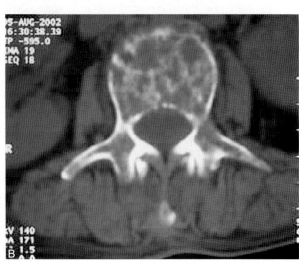

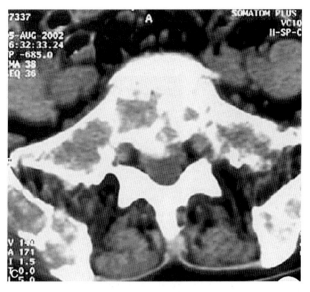

**图 15-4-5　脊柱多发性骨髓瘤**
CT 平扫示第 2、12 胸椎(A、B)、第 1 骶椎(C)及髂骨多发不规则溶骨性骨质破坏,边缘不清楚,无骨质硬化

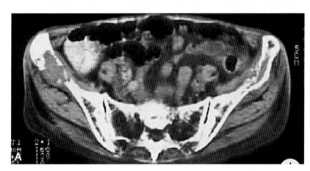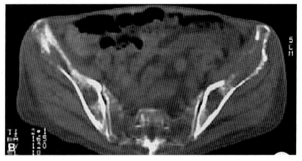

**图 15-4-6　骨盆多发性骨髓瘤**
CT 平扫软组织窗(A)、骨窗(B)示骨盆多发大小不等骨质破坏区,无硬化边,
骨皮质破坏,无骨膜反应,局限性软组织肿块形成

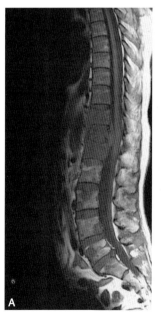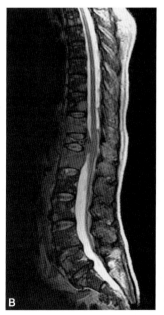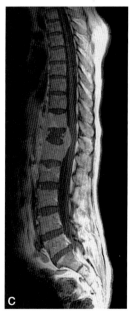

**图 15-4-7　椎体多发性骨髓瘤**
MRI 平扫 $T_1WI$ 上见多个椎体呈异常低信号(A),$T_2WI$ 上呈高信号(B),大小不等,
并可见压缩性骨折。增强扫描见病灶强化与椎体呈等信号(C)

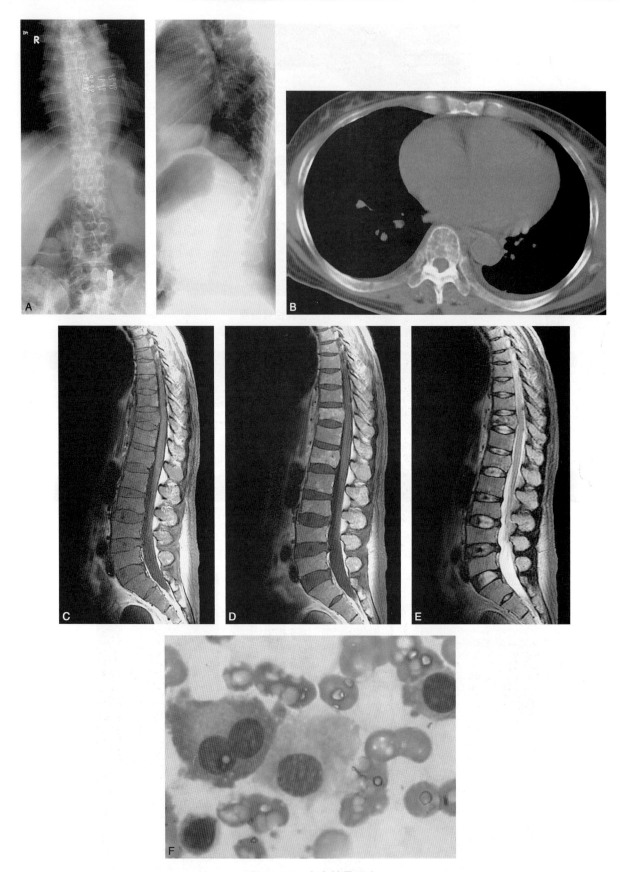

**图 15-4-8　多发性骨髓瘤**

X 线片见胸椎椎体多发异常斑片状低密度影(A)。CT 骨窗见椎体和肋骨多发类圆形低密度透光区,边界清楚(B)。MRI 矢状位 $T_1WI(C)$、$T_2WI(D)$ 上见多个椎体异常信号影,部分椎体有变形,增强后病灶强化(E),骨髓涂片中显示异常的浆细胞(F)

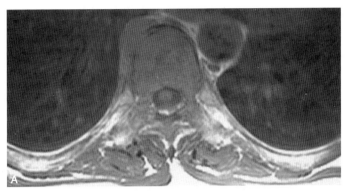

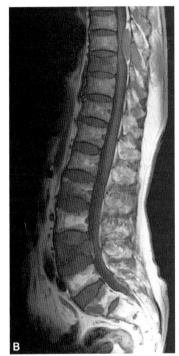

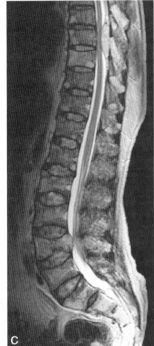

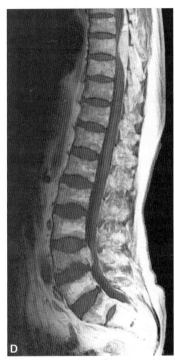

**图 15-4-9 多发性骨髓瘤**

MRI 扫描见脊柱多个椎体信号异常，$T_1WI$ 呈低信号（A、B），$T_2WI$ 上呈明显高信号（C）；椎体压缩变形，胸 8 平面椎管内硬膜外可见软组织肿块影。增强扫描后椎体和硬膜外病变有明显强化（D）

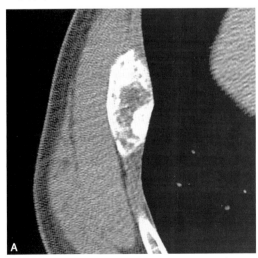

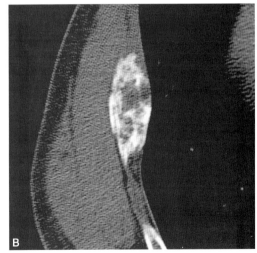

**图 15-4-10 肋骨单发性骨髓瘤**

CT 扫描见右侧肋骨局限性膨胀性改变，骨皮质变薄，骨髓腔内见大小不等之异常低密度影，周围未见骨膜反应和软组织肿块

**（五）诊断和鉴别诊断**

根据骨髓瘤的好发年龄和临床表现,应对患者的骨骼进行影像学检查,X线片可对全身骨骼进行检查,应包括主要的含红骨髓多、易受侵犯部位的骨骼,如颅骨、肋骨、胸骨、骨盆和脊柱等。一般能发现骨质异常改变,但早期患者可表现正常。MRI对发现骨髓改变要明显优于X线和CT。本病的确诊应结合血清免疫学和骨髓检查作出。

鉴别诊断中应注意和下列病变相鉴别:

（1）骨质疏松:老年性骨质疏松骨皮质完整,颅骨正常,症状无进行性加重,MRI上骨髓信号正常。

（2）骨转移瘤:转移瘤大小不一,边缘模糊不清,病灶间的骨质密度正常。如发现原发病灶则易于鉴别。阳性椎弓根征(椎体破坏、椎弓根保留)和肋骨及锁骨轻度膨胀性骨质破坏,则多见于骨髓瘤。

（3）骨巨细胞瘤:多见于中青年,好发部位为骨端,单发多见,很少多发,影像上呈"皂泡"状、膨胀性、偏心性及溶骨性骨质破坏。肿瘤内部密度(信号)多表现不均匀,边缘可见骨嵴。

## 二、单发性骨髓瘤

**（一）概述**

单发性骨髓瘤(solitary myeloma),又称单发性浆细胞瘤(solitary plasmacytoma)、单发性浆细胞骨髓瘤(solitary plasma cell myeloma),是一种单克隆浆细胞异常增生的罕见肿瘤。临床上很少见,其中约1/3经随访可转变为多发性骨髓瘤。因此,单发性骨髓瘤必须有严格的诊断标准:

（1）单骨单发病灶,经活检证实为骨髓瘤。

（2）全身其他骨骼多次骨髓活检和X线检查均正常。

（3）全身症状不明显,化验检查正常。

（4）3年以上随访病灶无扩散。

**（二）病因和病理改变**

单发骨髓瘤的病理改变与多发骨髓瘤的病理改变完全相同。

**（三）临床表现**

单发性骨髓瘤在临床上发病年龄较多发性骨髓瘤年轻7.9岁,平均51岁。单发性骨髓瘤可发生于全身躯干骨的各部,最多累及的单骨是椎体、骨盆,20%发生于单根肋骨、锁骨和肩胛骨,较少发生于下肢长管状骨。主要表现为局部疼痛和肿块。邻近关节病变可致关节功能障碍,全身症状不明显。实验室检查正常。

**（四）影像学表现**

1. X线表现　病变早期出现较小范围的松质骨破坏,随病变进展呈单房型、多房型、溶骨型和硬化型。单房型和多房型边界清楚,可有轻度膨胀;多房型内有明显的骨性间隔,粗大扭曲或呈皂泡状,随病变扩大可转变为溶骨型。溶骨型则表现为虫蚀状或大片状骨破坏,边界清楚或模糊。硬化型少见,可为全病灶硬化或溶骨伴硬化。

发生于长骨者多表现为沿骨长轴发展的皂泡状样改变,一般范围较长,可有膨胀,但不显著。

发生于椎体者多为溶骨型,其次为皂泡状和硬化型,椎体常被压缩变形,严重者骨质可完全破坏。

发生于肋骨者易发生病理性骨折,有的可出现软组织肿块。

2. CT表现　CT所见显示的骨质改变类型与X线片大致相同。主要为骨髓腔内膨胀性生长的低密度肿块,骨皮质变薄,边界清楚(图15-4-10)。

3. MRI表现　MRI对骨髓改变非常敏感,能显示X线和CT检查阴性的骨髓腔病灶。但定性诊断需结合X线表现征象。

**（五）诊断和鉴别**

本病临床少见,必须结合多方面检查结果作出诊断。

鉴别诊断中主要应与骨巨细胞瘤相鉴别。骨巨细胞瘤主要好发部位为骨端,易横向发展,膨胀显著,病灶边缘多数可见到骨嵴。而单发骨髓瘤多沿骨长轴发展,一般膨胀较轻或不膨胀。

# 第五节　骨髓异常增生综合征

## 一、概　　述

骨髓异常增生综合征(myelodysplastic syndrome,MDS)是骨髓造血细胞增殖和分化发生异常的一类疾病,现认为是一种骨髓多功能造血干细胞的克隆性疾病。主要表现是外周血中全血细胞减少,但骨髓呈现增生活跃,并伴有三系细胞(髓系、红系和巨核系)程度不等的病态造血及一定数量的幼稚细胞增多。首例MDS病例由Hamilton于1949年报道,此后对类似患者出现 10 余种命名。1980 年 FAB 协作组织根据这类患者均存在骨髓造血功能低下、有增生异常表现和白血病化趋势,将其统称之为骨髓异常增生综合征,并将其分为 5 型,这种命名和分类已经被国际上广泛接受。

MDS 有原发和继发之分,两者在临床表现上有一定的不同。继发者多见于放化疗、接触化学物质、HIV 感染等。临床上还可见某些疾病(如某些血液病、恶性肿瘤、感染、中毒等)出现与 MDS 相似的血液学改变,称之为伴发性 MDS,可出现在基础病临床诊断之前、中、后阶段,临床上应注意鉴别。

有研究表明约 50% 的 MDS 病例在病程中可并发骨髓纤维化。骨髓纤维化(myelofibrosis,MF)又称原发性骨髓硬化症(primary myelosclerosis)、髓样化生、骨硬化型贫血、骨髓增生综合征等。也有人认为骨髓纤维化是 MDS 的一种亚型。因骨髓成纤维组织等间质异常增生,逐渐取代骨髓造血组织,并发生硬化的慢性血液病,发病原因不明,发病大多在 50 岁以后。在国外,近年来有发生于儿童的报道,可见于 4 个月到 10 岁,以 3 岁以前多见。

## 二、病因和病理变化

本病病因不明。骨髓穿刺和活检是诊断本病的主要病理基础,当造血组织所占容量的比例≥90% 时称为极度活跃型;50% ~ 89% 为明显活跃型;35% ~49% 为活跃型;≤34% 为增生减低型。同时可见一系或多系的病态造血。红系病态造血在标本组织内见幼稚红细胞成熟障碍,即处于同一阶段的幼稚红细胞堆积在一起,形成病态幼稚红细胞岛。粒系病态造血,见 3 ~5 个以上的原粒与早幼粒细胞聚集成簇,位于小梁间区,称为幼稚前体细胞异常定位,属 MDS 特征组织病理学改变。巨核细胞病态造血呈现巨核细胞大小不等,形态异常。同时可见骨髓组织内纤维组织明显异常增生,基质内出血、间质组织水肿。由于受病态造血的影响,骨小梁模糊,甚至减少。

## 三、临　床　表　现

骨髓异常增生症在临床上可见于 9 ~80 岁的

各年龄组,平均发病年龄在 50 岁左右,男性略多于女性,男女之比约为 2∶1,国内外尚无确切的发病率统计。临床上起病缓慢,主要表现为慢性贫血、肝脾肿大和皮肤、消化道、鼻腔出血等。部分合并有骨髓纤维化的患者中容易出现食管静脉曲张等肝硬化的临床表现。实验室化验检查见一系或多系血象减低,外周血中出现幼稚细胞,泪滴状红细胞为其较特征性的表现。骨髓穿刺及活检是诊断本病的重要依据,活检标本中见病态造血和纤维组织异常增生。

## 四、影像学表现

### (一) X 线表现

早期或轻度病例可无异常改变。X 线上的主要异常表现有骨小梁模糊,病骨呈现磨玻璃样改变。随病情发展病骨密度普遍增高,骨小梁增粗、致密、融合,呈骨质硬化性改变。骨髓腔模糊不清。有时在高密度的骨质内可见小颗粒状、斑片状低密度影。椎体受侵时病变椎体呈现"夹心椎"样改变。见不到骨质吸收、破坏和骨膜反应,病变骨和关节形态基本正常。

### (二) CT 表现

与 X 线表现基本相同。

### (三) MRI 表现

MRI 显示本病的阳性率较 X 线和 CT 明显提高。主要表现为病变骨质呈弥漫性信号减低,或在等信号的背景中出现多发大小不等的斑点状、斑片状的异常低信号。以在股骨上端、髂骨和腰椎表现最为明显。

## 五、诊断和鉴别诊断

本病的诊断主要依靠骨髓穿刺或活检来进行确诊,影像表现无特异性。

X 线上出现类似影像表现时需要与石骨症、氟骨症以及成骨性转移瘤相鉴别;MRI 上应与其他原因引起的贫血、铁质沉积、白血病骨髓侵犯等相鉴别。

## 第六节 血 友 病

### 一、概　　述

血友病(hemophilia)是一种隐性遗传性凝血功能障碍性疾病,由女性遗传,男性发病。分为三型:分别是缺乏抗血友病球蛋白所致的血友病甲型(又称凝血因子Ⅷ缺乏的血友病A);缺乏血浆凝血活酶成分所致的血友病乙型(又称凝血因子Ⅸ缺乏的血友病B)和缺乏血浆凝血活酶前质所致的血友病丙型(又称凝血因子ⅩⅠ缺乏的血友病C)。前二者以隐性特征性连遗传,临床表现极相似,均可伴有骨关节改变;后者以显性特征性连遗传,临床表现轻微,极少发生骨关节改变。三者中以血友病A(hemophilia A,HA)最多见,占80%以上;血友病B(hemophilia B,HB,又称为Christmas病)次之,占12%~15%;血友病C(hemophilia C,HC)少见。

### 二、病因和病理改变

血友病由于凝血机制障碍,自发性或轻微外伤后出血不止。发生在骨内、关节内或骨骼周围软组织内的反复出血,使骨和(或)骨关节发生一系列病理变化。血友病性骨关节病(hemophilic arthropathy)常累及容易受伤和承重的四肢大关节,其发病部位依次为膝关节、肘关节、踝关节和髋关节,而肩关节极少受累。主要由于关节腔内反复出血,含铁血黄素沉着,引起慢性滑膜炎和滑膜增厚、绒毛增殖、关节囊增厚等,滑膜被损伤产生软骨下出血。纤溶酶和细胞内铁沉着堆积引起组织蛋白酶D释放,导致进一步的炎症反应和关节软骨进行性破坏。软骨破坏先从边缘开始,逐渐向中央蔓延,形成大片骨质破坏,并有代偿性骨质增生。反复发作致关节损伤严重者可有关节脱位、半脱位和关节纤维性或骨性强直。生长发育期关节腔内反复出血,引起骨骺提前出现,过度发育,并提前与干骺端愈合。血友病性假肿瘤(hemophilic pseudotumor)临床少见,发病率为1%~2%,其发病部位依次为股骨、胫骨、髋骨、跟骨、尺骨和桡骨,同一病例中可有多骨被侵犯。发生机制与下列因素有关:①骨内反复出血,血肿增大,压力增加,致使骨质溶解,进一步导致骨质膨胀、破坏;②骨膜下出血,使骨膜掀起,骨皮质血供障碍,发生广泛坏死;③软组织血肿,压迫邻近骨骼,致使骨质破坏。

### 三、临 床 表 现

血友病的主要临床表现是出血,自幼发病。自发或轻微外伤后出现皮下大片淤血或肌肉深部血肿。黏膜出血以鼻、牙龈出血多见。当发生关节内出血时则出现关节肿痛,以膝关节、肘关节多见,长期的反复关节内出血可继发血友病性关节炎,导致关节畸形和功能障碍,易误诊为关节结核或类风湿关节炎。60%的病例有典型的家族史。

实验室检查:血小板计数、出血时间、血块收缩时间正常。试管法凝血时间延长(轻型正常),凝血酶原消耗不良,白陶土部分凝血活酶时间(KPTT)延长(正常值31.5~43.5秒,超过正常值10秒为延长)。因子Ⅷ促凝成分(Ⅷ:C)及Ⅷ:C的抗原(Ⅷ:CAg)呈平行下降。根据Ⅷ:C水平将血友病A分为重型<2%;中间型2%~5%;轻型5%~25%;亚临床型25%~45%。基因检查可发现基因突变点和异常编码区。

### 四、影像学表现

#### (一)X线及CT表现

1. 关节内出血　早期X线表现为关节囊软组织肿胀,密度增高,随病程延长或反复多次出血后,关节周围软组织呈弥漫性萎缩,关节囊肿胀显得更加明显,部分患者可在血肿后出现软组织钙化,或者合并骨膜下血肿钙化。

2. 关节间隙不规则狭窄　关节面凹凸不平、硬化增生和囊性变,或有因关节边缘凹陷所致的假性骨刺,见于关节出血史较长者。严重者并发关节脱位、半脱位,关节纤维性或骨性强直。

3. 股骨髁间凹、尺骨鹰嘴窝增宽、增深,为本病特征之一。

4. 生长发育期患儿关节腔内出血,使关节组成骨发育加速,骨端或骨骺增大、变方,以致膨大的骨端与骨干不成比例。可出现骺早闭改变致骨骼生长停止。

5. 血友病性假肿瘤表现　表现为患部明显的软组织肿块,病变位于骨内和骨旁软组织内,骨髓腔内有多房囊状不规则溶骨性骨破坏,骨皮质菲薄,边缘硬化,伴有侵蚀性破坏,病变穿破骨皮质形成软组织肿块,肿块内可有少量斑点状钙化,两端可见袖口状骨膜反应、垂直状骨膜增生,有时可并发病理性骨折(图 15-6-1、图 15-6-2)。

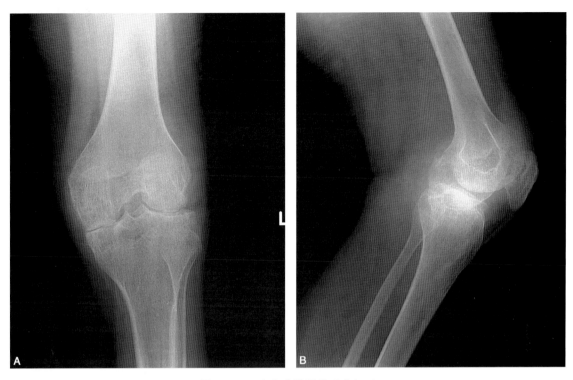

**图 15-6-1　血友病性关节改变(一)**

X 线片示:构成左膝关节各骨骨纹理稀疏,骨密度减低,其内见散在大小不等的低密度区,关节面欠光整,关节面硬化,关节间隙狭窄,股骨髁间凹明显变深,变凹。周围软组织明显肿胀

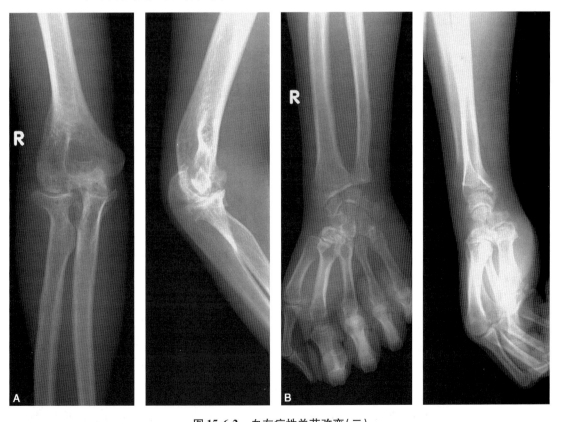

**图 15-6-2　血友病性关节改变(二)**

X 线片示:右肘关节及腕关节各骨骨质疏松明显;可见虫蚀样骨质破坏,关节囊及周围软组织肿胀明显

### （二）MRI 表现

MR 显示血友病性骨关节改变较 X 线和 CT 更早期和敏感。关节内的急性出血在 $T_1WI$ 和 $T_2WI$ 均为高信号，亚急性和慢性出血在 $T_1WI$ 可呈等信号或略高信号，在 $T_2WI$ 上由于含铁血黄素的沉积使病变区边缘呈低信号，关节囊内液体仍呈高信号改变，为关节出血的特征性表现。滑膜和关节囊明显增厚，在 $T_1WI$ 和 $T_2WI$ 上呈肌肉样等信号，Gd-DTPA 增强后有明显强化。晚期发生关节骨质改变时形态上同 X 线和 CT 所见，关节面下的硬化性病灶在 $T_1WI$ 和 $T_2WI$ 上均呈异常低信号，坏死早期或囊性变病灶在 $T_2WI$ 上呈高信号。当形成假肿瘤时在 MRI 上表现为混杂不均的异常信号，增生的纤维肉芽组织在 $T_1WI$ 和 $T_2WI$ 上呈软组织样信号，陈旧性出血在 $T_1WI$ 上呈高信号，在 $T_2WI$ 上呈高信号、边缘可形成低信号环(图 15-6-3)。

## 五、诊断和鉴别诊断

血友病的诊断主要依靠临床表现、家族遗传病史和实验室检查。影像学检查只作为发现本病在骨关节方面的改变，但在临床病史不明确的情况下，需要与下列疾病相鉴别：

1. 关节结核 病程较长，可有结核病史，膝、髋关节较多见。病变关节肿胀，可有冷脓肿形成，在 CT、MRI 上出现关节滑膜边缘环形强化。骨性关节面的边缘和非承重面可出现小的骨质侵蚀破坏，邻近骨骼骨质疏松明显。儿童患者由于病变关节滑膜充血，骨骺可出现过度生长、骺早闭等改变。

2. 类风湿关节炎 长期、慢性病史，双侧关节对称发病，以小关节为主。实验室检查出现抗"O"、类风

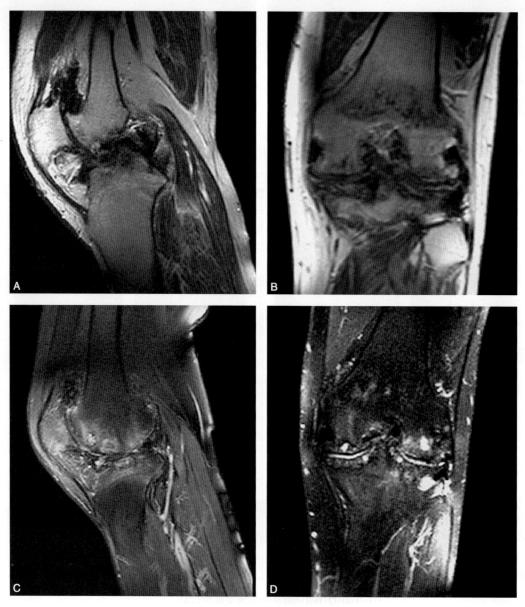

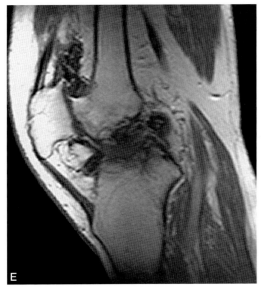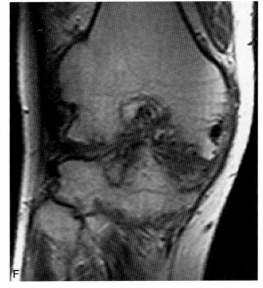

图 15-6-3　血友病性关节改变（三）

MRI 扫描见膝关节内结构紊乱，关节囊及滑膜明显增厚，在 $T_1WI$ 上见异常低信号影，为含铁血黄素沉积所致，关节面凹凸不平，关节间隙明显变窄，关节软骨破坏，不连续，关节面下骨质缺损（A、B），在 $T_2WI$ 脂肪抑制序列上呈明显高信号，提示有水肿（C、D），增强后增厚的滑膜外周有条状轻度强化（E、F）

湿因子阳性等。

3. 良、恶性骨肿瘤　血友病性假肿瘤兼有良、恶性骨肿瘤的某些影像学特征。如将该病误认为原发性骨肿瘤而进行临床处理，将会导致严重的后果，临床上应引起高度重视。密切结合病史和实验室检查是鉴别本病的关键。

# 第七节　髓外造血

## 一、概　述

髓外造血（extramedullary hematopoiesis）多见于肝脏、脾脏、淋巴结、纵隔等。发生在骨骼系统中的髓外造血最常见于肋骨、纵隔和脊柱旁。

## 二、病因和病理变化

髓外造血病因不明，可能由以下因素引起：①代偿性增生：当骨髓造血不能满足机体需要时，髓外造血可补充其不足，见于继发骨髓异常增生综合征、再生障碍性贫血等疾病；②反应性增生：骨髓肿瘤性增生时，肝、脾、淋巴结及其他部位内的处于冬眠状态的造血干细胞同时被异常刺激所激发产生髓外造血；③由邻近肋骨、椎体骨髓组织直接扩散蔓延形成髓外造血。发生髓外造血的骨皮质具有广泛性的筛孔样侵蚀，周围肿块外具有完整的纤维包膜并与骨膜相连续，肿块内可见骨小梁结构并呈垂直方向通过骨皮质筛孔与骨内小梁相连续。此种髓外造血被限制在骨皮质外骨膜下，而非软组织内。

## 三、临床表现

髓外造血临床少见，多继发于原发病变的基础上。临床上可无明显异常表现，或出现原发病变的临床表现，如贫血、肝脾肿大等。

## 四、影像学表现

X 线和 CT 表现：胸部见纵隔影增宽，外缘呈波浪状改变，肋骨前端膨大呈杵状。有时在膨大的肋骨周围可见一软组织密度影，呈晕圈状。严重者肋骨周围异常增生的造血组织将肋骨包埋，并长期刺激骨膜骨化，形成新骨将原肋骨包埋在其中构成"肋中肋"征象，为特征性的髓外造血表现。偶尔可见肋骨体部形成局限性巨大肿块，突向肺内，形成肋骨骨瘤。颅骨改变呈分叶状，是由于颅缝处不增厚所致，颅骨板障增厚，皮质变薄，甚至颅骨外板消失。额骨垂直部增厚明显，枕骨增厚以粗隆以上为著，乳突、鼻窦气化不良。

## 五、诊断和鉴别诊断

本病的影像学诊断需密切结合临床病史和相关的实验室检查结果。影像学上的鉴别诊断需注意与纵隔肿瘤、各种原因的贫血所致的骨骼系统改变等鉴别。局部较大软组织肿块时还需要与骨的原发和继发性肿瘤相鉴别。

# 第八节　血红蛋白病

血红蛋白病(hemoglobinopathy)是由于血红蛋白分子结构异常或珠蛋白肽链异常所引起的一组遗传性疾病。分为两大类:一类是珠蛋白数目异常造成的生成障碍性贫血(地中海贫血);另一类是珠蛋白分子结构异常引起的异常血红蛋白病。现分别加以叙述。

## 一、珠蛋白生成障碍性贫血

### (一) 概述

珠蛋白生成障碍性贫血原名地中海贫血(thalassemia)、海洋性贫血,现定义为由于遗传的基因缺陷致使血红蛋白中的一种或一种以上珠蛋白合成缺如或不足所导致的贫血或病理状态,称为珠蛋白生成障碍性贫血,又称为 Cooley 贫血。本病在东南亚亦高发,在我国,广东、广西、四川发病率高,其次为长江以南地区,北方少见。因其基因缺陷的复杂多样,缺乏的珠蛋白链类型、数量、临床表现不同,由此本病实际为一组疾病,其分类根据所缺乏的珠蛋白链种类及缺乏程度予以命名和分类。在我国,多见为 α 珠蛋白生成障碍性贫血及 β 珠蛋白生成障碍性贫血。

### (二) 病因、病理和临床表现

1. α 珠蛋白生成障碍性贫血　为 α 珠蛋白链合成不足的结果。引起本病的基因异常多数是基因缺失,而临床表现的严重程度与异常 α 基因的数目相平行。如 α 珠蛋白生成障碍性贫血患者无症状,基本不需治疗。最严重的是胎儿水肿综合征,病儿在围生期内死亡。中间类型为血红蛋白 H 病,患儿出生时仅有轻度贫血,随着年龄增长症状加重,出现慢性贫血及黄疸,肝脾肿大,在感染、妊娠及服用氧化剂药物病情加重。但不影响发育,骨骼改变轻微。

2. β 珠蛋白生成障碍性贫血　为 β 珠蛋白链合成不足所致。因引起 β 碱基突变的种类有 50 种以上,故本病亚型众多,临床症状差异较大,轻型可无症状,而以纯合子珠蛋白生成障碍性贫血为重,表现为渐进性贫血,肝脾肿大,黄疸,食欲缺乏,精神不振,下肢慢性溃疡,易继发感染、出血,继发性血色病,心肌损害,垂体功能低下,内分泌功能障碍等,死亡的主要原因是感染、出血及心肌损害。骨骼方面改变可见髓外造血征象(罕见有肝脏的局灶性髓外造血的报道)、生长发育迟缓、骨髓腔因骨髓代偿性增生而扩大增宽,骨皮质变薄,患儿可表现为头颅增大,额、顶部、面颊隆起,鼻梁塌陷,上颌和牙齿前突的特殊面容。外周血血红蛋白不同程度下降,骨髓增生活跃,红系增多。

### (三) 影像学表现

1. X 线表现

(1) 颅骨表现最常见、最具特征性,板障普遍吸收或呈颗粒样缺损,板障增宽,甚至厚达 2cm,外板萎缩变薄或吸收;板层间出现细针状小梁呈辐射状或直立毛发样排列,以顶骨和额骨最明显。颌面部表现为颧骨、上、下颌骨膨隆、畸形、咬合不良,鼻窦气化不良。

(2) 短骨呈现骨质普遍疏松,骨小梁吸收变形;髓腔扩大,皮质变薄外突,使骨干呈柱形。在骨小梁吸收的同时,可伴有纤维组织增生硬化,交织成粗糙的网格状,犹如"花生壳"样或粗纱布状。如患儿度过青春期,则骨骼可逐渐修复,骨小梁重建,骨密度增高,骨皮质增厚,骨外形接近正常。

(3) 长骨首先表现为髓腔扩大,骨皮质变薄,骨小梁压迫变形、吸收、萎缩,或粗糙而模糊,同时纤维组织增生硬化,与残存的骨小梁交织成网格状,并逐渐向骨干方向发展,最后骨干呈"垒球棒"状或船桨样,特别在近躯干的长管骨明显,胫骨出现横线,但骨小梁排列仍规整。

(4) 躯干骨表现为骨质增生,髓腔扩大,骨皮质变薄等。椎体呈鱼椎状,易发生病理性骨折,亦可只表现为骨质疏松。肋骨膨大增宽,以中前段明显,呈杵状肋,肋间隙变窄,使正位胸片上肺野几乎完全被肋骨遮盖,有些病例见皮质下透亮线,肋骨头骨膜下造血肿块影。(图 15-8-1)

另外骨骼表现为发育异常,如二次骨化中心出现延迟、骨骺和干骺过早愈合等。

2. CT 表现　除以上 X 线表现外,严重病例还可见椎体附近的髓外造血,多发生在上胸段的后肋、椎肋关节、骶前区。表现为椎管内硬膜外中等密度肿块,边界较清晰,增强后中度强化。

除骨骼改变外,CT 还可发现长期输血所致铁质沉积于髓外造血系统和单核-吞噬细胞系统使肝、脾、淋巴结等密度增高,贫血所致心脏增大。Wong Y 等曾报告肝实质内类肿瘤病变,多见为多发,亦可

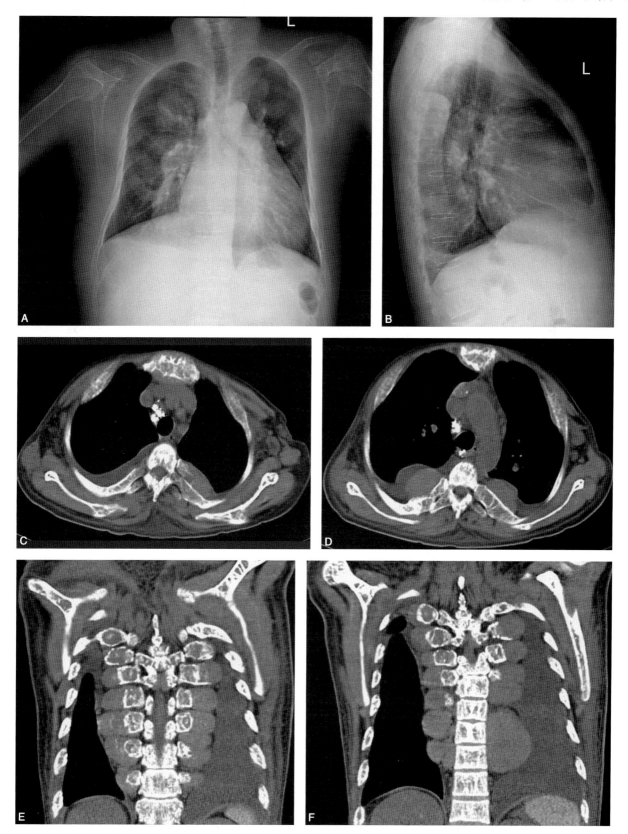

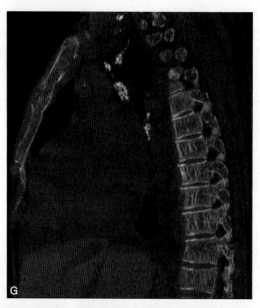

**图 15-8-1 地中海贫血患者的髓外造血导致的肋骨和胸骨的骨质膨大增宽,皮质变薄和软组织肿块**

孤立病灶,平扫为不均匀略低密度为多,边界较清晰,增强后病灶随着时间推移逐渐强化致中等强度,中央可见星状低密度(可能为纤维瘢痕组织)不强化。

3. MRI 表现 在脊柱检查上有明显优势,部分 X 线片无阳性发现者在 MRI 上有明显的信号异常。椎体的形态无异常改变,无局灶性骨质异常信号,$T_1WI$ 显示椎体信号普遍性均匀减低,$T_1$ 值延长,$T_2WI$ 为均匀等信号;相似的改变亦可见椎间盘,但出现概率小,并且需用特殊序列检查。部分椎体亦可发生形态变化,如轻度变扁呈子弹头样,椎体附件略粗大。另外可见椎管内外多发软组织肿块,表现生长方向平行于脊柱,为硬膜外均匀中等的略长 $T_1$ 略长 $T_2$ 信号,增强后中等度强化,压迫脊髓或硬膜囊,并证实为髓外造血,有些病例冠状位可见胸椎两旁多发增大的肋骨头及软组织影。

髂骨、股骨上段骨髓 $T_1WI$ 弥漫性、均匀性信号减低,$T_2WI$ 为等信号影。

肝脏由于长期输血治疗出现弥漫性铁质沉积而显示在 $T_1WI$ 及 $T_2WI$ 上的信号均减低,局灶性髓外造血病灶可见肿块影,表现为 $T_1WI$ 和 $T_2WI$ 上低于肝脏和肌肉组织的不均质低信号影,或 $T_1WI$ 低于肝脏、$T_2WI$ 略高于肝脏信号,增强后不均匀强化,而肝脏弥漫性铁质沉积更能突出病灶;病灶中央星状高 $T_2$ 信号在延迟扫描出现强化。

**(四)诊断和鉴别诊断**

1. 镰状细胞贫血 颅骨骨刺局限于顶骨;长骨骨皮质增厚,髓腔小,颇似慢性骨髓炎。椎体压缩畸形,椎间隙增宽。

2. 戈谢病 极少侵犯颅骨和手足骨,而地中海贫血则相反。

3. 白血病 虽然椎体信号改变相似,但无椎体及其附件、肋骨等变形。

## 二、异常血红蛋白病

**(一)概述**

异常血红蛋白病(hemoglobinopathies、sickle cell diseases)是一组遗传性由于珠蛋白基因突变导致珠蛋白肽链结构发生异常的血红蛋白分子病。又可分为:镰形细胞贫血症;血红蛋白 M 病;不稳定血红蛋白病;氧亲和力改变的血红蛋白病。90% 以上的分子结构异常表现为珠蛋白链中单个氨基酸的替代,可发生于任何一种珠蛋白链,但 β 珠蛋白链异常较为常见。虽然异常血红蛋白已在全世界发现近 600 种,但多数不引起临床症状,在此仅叙述具有临床意义的异常血红蛋白病(表 15-8-1)。

**(二)病因、病理和临床表现**

镰状细胞贫血症(sickle cell anemia;drepanocyte anemia)是一大类以 HbS 存在为特征的疾病,又称血红蛋白 S 病,其分子病理为 β 链的第 6 位碱基突变,致使蛋白翻译从谷氨酸变为缬氨酸,导致红细胞"镰变"。

镰状细胞贫血为常染色体显性遗传疾病,主要见于黑种人。由于镰变红细胞在微循环中易破坏溶血,以及血液黏滞性增加使微循环障碍,故产生组织器官损伤的后果,引起溶血性贫血和骨髓组织代

**表 15-8-1　具有临床意义的异常血红蛋白病**

1. 镰状细胞贫血症(sickle cell anemia;drepanocyte anemia)
(1) 镰状细胞性状(杂合子)
(2) 镰状细胞贫血(纯合子)
(3) 双杂合子状态
血红蛋白 S-β 珠蛋白的生成障碍性贫血
血红蛋白 C 病
血红蛋白 D 病
2. 不稳定血红蛋白
先天性变性珠蛋白小体(Heinz 小体)溶血性贫血
3. 氧亲和力增高血红蛋白
家族性红细胞增多症
4. 血红蛋白 M
家族性紫绀症

偿性增生,骨血管栓塞、出血、感染、纤维变和新骨形成等,累及骨包括骨盆、股骨、胫骨及腓骨,引发骨组织中的黄骨髓逆转为红骨髓。患者半岁后逐渐出现症状和体征,有多器官受损的表现,如生长发育不良,贫血,肝脾肿大,易感染,充血性心力衰竭,肾功能不全,视网膜病变,脑血栓形成,下肢皮肤慢性溃疡,阴茎的异常勃起等。在感染和低氧条件下,可诱发"镰状细胞危象",出现血管栓塞和溶血的一系列症状,如急、慢性腹痛、胸背痛、四肢疼痛等。高于30%的成年患者出现负重部位-股骨头前上部的缺血性坏死;儿童患者易合并沙门菌感染出现长骨的骨髓炎。高于26%的患者出现神经系统症状,脑梗死最常见,可无症状,6 岁以上患病儿童出现脑梗死的概率是正常儿童的 200 倍,未采用输血治疗者概率更高,并且梗死面积大小可能与 HLA 类型有关。急、慢性的血管无菌性炎症及闭塞可引起 Moyamoya病。在国外报道罕见本病可合并淋巴瘤、多发骨髓瘤及白血病。一般来说,儿童纯合子症状严重,成人杂合子症状轻。

不稳定血红蛋白、氧亲和力增高血红蛋白、血红蛋白 M 临床差异较大,多数表现轻微,有些仅为红细胞增多,发绀,末梢毛细血管扩张,轻度溶血或贫血,在感染及服用某些氧化剂类药物的情况下,病情加重。一般预后较好,但急性溶血危象及血栓形成是死亡的主要原因。骨骼方面改变为骨髓的代偿性增生。

**(三)影像学表现**

1. X 线表现　本病的 X 线表现不如珠蛋白生成障碍性贫血明显,骨骼改变较轻微而局限,一方面因骨髓造血组织过度代偿性增生使骨皮质变薄,骨质疏松,另一方面骨梗死又可导致骨小梁增加和骨质硬化,骨坏死。

(1) 颅骨:类似珠蛋白生成障碍性贫血,但较轻,范围小。

(2) 扁骨和长骨:外形不变,骨质溶骨性破坏,呈大小不等的骨质缺损,小的如颗粒状,较大者为类圆形囊状骨缺损,长骨的干骺端较为明显,骨膜增生使得髓腔变小,骨皮质增厚,有类似于骨纤维异常增殖症的改变,但骨密度不均,有散在分布骨缺损区。常在股骨头和肱骨头可见骨梗死后引起的骨软骨坏死,表现为骨骺密度增高及碎裂,干骺端为不规整杯口状,关节面下囊变,股骨颈粗短,颈干角变小,髋臼变浅。幼儿骨梗死表现为溶冰状骨皮质破坏,密度不均,可伴有骨增生硬化。髓腔内梗死可见长条状致密影,严重者可发生全骨干广泛坏死。较大儿童常出现干骺的局限性梗死,好发于股骨远端和胫骨近端,表现为楔形骨密度增加,干骺端可伴有囊变。本病易继发沙门菌和金黄色葡萄球菌属感染,出现溶骨性破坏,死骨形成及斑点状骨增生。

(3) 脊椎骨:成人的骨质吸收主要表现在脊椎骨,呈纱网状,骨质变薄,椎体变形呈双凹形或"鱼椎"状。

2. MRI 表现　MR 检查其意义在于能有效地观察骨髓组织的信号改变及病变范围和程度。病变区骨髓信号在 $T_1WI$、$T_2WI$ 呈低或中等信号,与肌肉组织信号相近,比脂肪组织信号低。骨髓过度增生,表现为斑片状、节段性或弥漫性长 $T_1$ 长 $T_2$信号,骨髓呈信号减低。梗死多发生在晚期,多见于股骨头和长骨干骺端,最多见胫骨,并向骨干蔓延,表现为不均匀略长 $T_1$ 略长 $T_2$ 信号,呈类圆形、三角形或不规则形,边缘较清晰,常位于骨松质中央,随后,梗死灶逐渐向长 $T_1$ 长 $T_2$ 信号过渡,周围见环形低信号硬化带。当骨髓组织出现广泛含铁血黄素沉着时,骨髓在 $T_1WI$ 及 $T_2WI$ 上均为低信号。出现股骨头缺血性坏死变形时,$T_1WI$ 为弥漫性低信号区,在 $T_2WI$ 为多灶性低信号区,同时 $T_2WI$ 缺乏其他类型股骨头坏死的代表肉芽组织增生的边缘性高信号影。

另外镰状细胞贫血性骨梗死合并沙门菌感染可引发骨髓炎,MRI 图像的信号特征与骨梗死相仿,但出现骨皮质受累,还可见超出梗死区的广泛性骨髓水肿、软组织肿胀及窦道等。

MRI 在镰状细胞贫血症患者的全身扫描中起着重要作用,除以上所述,在神经系统中的应用广泛,能发现发生在脑实质的梗死及脑实质外的硬膜外血肿。梗死多发生在额叶及顶叶皮质，大小不等，大脑后动脉则受累少，用弥散成像及灌注成像能早期准确发现病灶，MRA 可显示较大动脉的狭窄和闭塞，如颈内动脉、大脑中动脉，并显示 Moyamoya 病的脑底动脉环异常血管。另外有学者发现本病 $T_1$ 值在皮质及基底核神经核团则较正常人低，并与年龄相关，而白质不明显。

肝脾增大，由于含铁血黄素沉积而使得 $T_1WI$ 和 $T_2WI$ 均信号减低，类似的变化亦可在胰腺、肾脏上出现，并且可见肝、脾大小不一的梗死缺血灶，呈长 $T_1$ 长 $T_2$ 信号，合并感染时信号增高。超过一半的患者出现肾脏肿大，可见皮、髓质的梗死灶及脓肿。

# 第九节　畸形性骨炎

## 一、概　　述

1876 年，James Paget 首先报道 6 例局限性骨重建异常的病例，后命名为 Paget 病（Paget's disease），也称畸形性骨炎（osteitis deformans）或变形性骨炎。以骨重建增加、骨肥大、骨结构异常，致骨痛和畸形为特点，可出现神经系统、心血管系统等严重并发症。本病在国外较常见，北欧和北美发病率最高，亚洲少见，我国更少见。在美国 60 岁以上人群中本病患病率高达 3%，且有明显的地域性，但很少在 40 岁以前发病，男性明显多于女性，国外约为 3∶2，国内为 4∶1。平均发病年龄在 55 岁（国内报道为 44 岁）。全身骨骼均可发病，以骨盆发病率最高，约占 78%，其次为股骨、胫骨、胸椎、颅骨等。可单骨发病，也可多骨同时发病。

## 二、病因和病理变化

本病病因不明，其本质既非炎性病变亦非肿瘤性病变。多数学者认为与病毒性感染有关，有人证实在破骨细胞中存在副黏液病毒，故本病可能由于病毒感染导致破骨细胞活性增高，骨吸收增强，随之骨母细胞反应性增生，形成新骨，骨重建的结构紊乱。也有学者研究认为本病与外伤、遗传、内分泌紊乱等因素有关。其明显的区域性发病及受累家族中多个成员发病，均提示遗传因素在病因上起重要作用。

畸形性骨炎的病理改变是破骨与成骨同时进行，交替出现，反复演变。①骨溶解期：骨质以吸收为主，破骨加速。由于骨质大量吸收而引起纤维组织增生，患部可有局限性骨质疏松；②混合性骨溶解和成骨期：病变继续发展，明显新骨出现，骨质增生，新生的粗大骨小梁代替了原有的正常骨小梁，排列紊乱。有时在同一部位既有破骨现象又有成骨现象；③晚期：硬化期骨的破坏性吸收后不久逆转为成骨细胞的作用，在骨质吸收处可产生新生骨，成骨细胞贴近已经变形肥大的骨小梁，很像许多小骨片拼凑起来的镶嵌状结构，骨小梁之间为高度富于血管的纤维组织。有些病例患骨可呈囊状多孔样结构，这是由于骨质吸收与演变的结果。

## 三、临床表现

本病发展缓慢，病程较长，早期无任何自觉症状，当出现症状体征而就诊时，临床上很难确定发病时间。随着病情进展，出现骨和关节疼痛是畸形性骨炎最常见的临床表现，占 80% 以上，关节疼痛常与 X 线表现不平衡，部分病例临床上无症状，做其他检查时偶然发现。根据发生病变的骨骼不同，临床上可有不同的表现形式，发生在颅骨及颜面骨者出现头颅增大，变形，听力减退或丧失以及狮面等；发生在骨盆下肢骨时出现创伤性关节炎表现以及病骨弯曲变形等；发生在脊柱骨时引起神经根受压和脊髓压迫症状。当受累骨质>30% 时，可出现明显的心排出量增加，即高排出状态。发生病理性骨折是本病常见的并发症，发生率为 15%，且愈合缓慢，约有 40% 左右的病例可不愈合。约有 5%～10% 的病例可恶变为骨肉瘤、纤维肉瘤和骨巨细胞瘤。化验检查发现有血钙增高和尿钙排泄量增加。另外，血化验检查发现碱性磷酸酶（AKP）升高，血清 AKP 的升高水平与病变范围成正比，反映骨吸收和形成率之间的变化。24 小时尿羟脯氨酸（HP）升高对诊断本病亦有参考价值。

## 四、影像学表现

### （一）X 线表现

根据本病在 X 线上的表现，分为三型：①海绵型，也称松质骨型，较常见，以骨质疏松为主，多发小的骨吸收似海绵状外观；②硬化型，以骨修复为主，骨密度增高，松质骨小梁消失呈磨砂状，少见；③混合型，最多见，骨质破坏吸收与增生修复同时存在。本病共同的 X 线表现特点为：病变广泛，无论发生在长骨、扁骨、还是椎体，共同特点是病变范围广泛，常是整个骨或大部分骨受累；由于本病发展过程中骨质吸收破坏和增生修复交替进行，长骨病变表现为骨干增粗，髓腔变小或模糊不清，骨纹结构紊乱肢体发生应力性弯曲畸形；颅骨病变一般先累及外板，而后侵及内板外板出现骨质疏松而同时内板呈现骨质硬化表现，继之出现颅骨骨壁增厚，内外板界限不清，板障内可见囊状破坏及大小不等的棉团样钙化，颅缝消失，头颅逐渐增大；病变发生在脊柱时，椎体变扁变宽，骨纹模糊不清，椎体边缘增白致密，犹如方框一般。本病在 X 线上很少见到骨萎缩、骨膜增生和钙化。若病变生长突然增快，疼痛加剧，骨质以破坏为主并骨膜反应及软组织肿块，则可能预示发生恶变（图 15-9-1～图 15-9-4）。

**（二）CT 表现**

CT 较 X 线具有更高的密度分辨率，在观察病灶内部细微结构部分有其优势，对显示病灶内的网状、小囊状、局部斑片状及磨砂玻璃样改变较 X 线清晰。颅面骨病变 CT 扫描时见骨外形结构明显变形、增大，

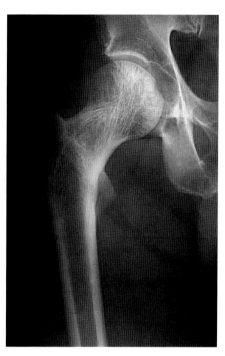

**图 15-9-2　股骨颈畸形性骨炎**
股骨头、颈增粗、变形，密度增高，其内可见粗大不规则的骨梁，未见明显骨质破坏灶，骨皮质光整

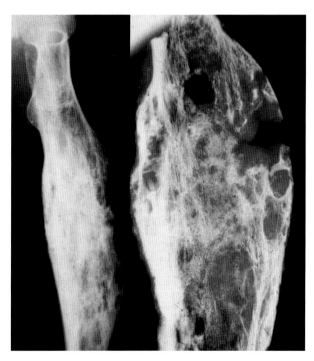

**图 15-9-1　畸形性骨炎与病理标本 X 线片对比**
股骨干明显增粗变形，其内可见粗大骨梁和大小不一的囊状病变，骨结构紊乱。骨皮质增厚，其内见粗大不规则的骨梁。部分骨皮质中断

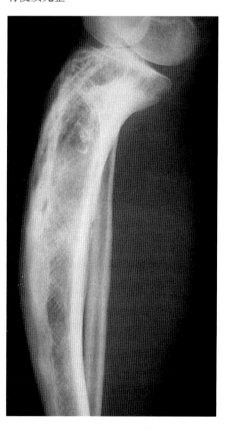

**图 15-9-3　胫骨畸形性骨炎**
胫骨增粗，向前弯曲变形，胫骨密度增高，其内可见粗大的骨梁和不规则的骨质破坏灶，髓腔显示不清，骨皮质增厚、不规则

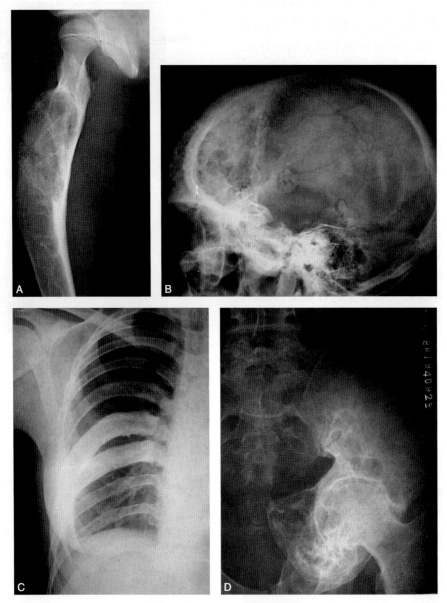

**图 15-9-4　多骨畸形性骨炎**
左侧髋臼、右侧股骨中上段、颅骨以及右侧第 7、8 肋骨均可见骨骼增粗、变形,密度
增高,其内可见大小不一的骨质破坏灶和囊变区。骨皮质增厚与变薄并存

密度增高,内外板明显不规则增厚,板障区呈海绵样蜂窝状结构,呈典型的三明治样改变。有时在板障内可见略高密度的软组织样肿块影。椎体病变 CT 扫描时见椎体明显膨大、变形,在膨大变形的椎体内可见一接近正常大小椎体的椎体皮质结构,形成椎体"骨中骨",病变同时累及横突和棘突等椎体附件,外周可见变薄的骨皮质样结构,内部呈软组织样密度。

### (三) MRI 表现

MRI 检查畸形性骨炎的表现与 CT 相似,病变在 $T_1WI$ 和 $T_2WI$ 呈等或略低信号,增强扫描病灶呈不均匀强化,与周围组织之间界限清楚。

### 五、诊断和鉴别诊断

畸形性骨炎在国内较少见,影像学诊断比较困难,同时具有良性和恶性骨病的影像学表现特征。更多时需要结合病史和临床表现。本病病史较长,发病缓慢为其临床特点,在动态观察中可见同一病变部位溶骨性破坏与增生修复交替出现,骨皮质多数保持完整连续,见不到骨膜反应。但本病可恶变为骨肉瘤、纤维肉瘤、软骨肉瘤、骨巨细胞瘤等,当临床上病变生长迅速、出现骨膜反应以及碱性磷酸酶明显增高时多提示有恶变。

需要进行鉴别诊断的主要病变有:骨纤维异常增生征;硬化性骨髓炎;骨肉瘤;骨巨细胞瘤。

（李绍林　钟群　张雪林）

## 参 考 文 献

1. Dutoit JC,Vanderkerken MA,Anthonissen J,et al. The diagnostic value of SE MRI and DWI of the spine in patients with monoclonal gammopathy of undetermined significance,smouldering myeloma and multiple myeloma. Eur Radiol,2014,24(11):2754-2765

2. Dietrich O,Biffar A,Reiser MF,et,al. Diffusion-weighted imaging of bone marrow. Semin Musculosklet Radiol,2009,13(2):134-144

3. 牛金亮,梁聪聪,李俊峰,等. 急性白血病椎体骨髓浸润的扩散加权成像研究. 中华放射学杂志,2011,45(9):807-811

4. Horger M,Claussen C,Kramer U,et al. Very early indicators of response to systemic therapy in lymphoma patients based on alterations in water diffusivity--a preliminary experience in 20 patients undergoing whole-body diffusion-weighted imaging. Eur J Radiol,2014,83(9):1655-1664

5. Giles SL,deSouza NM,Collins DJ,et al. Assessing myeloma bone disease wi th whole-body diffusion-weighted imaging:comparison with x-ray skeletal survey by region and relationship with laboratory estimates of disease burden. Clin Radiol,2015,70(6):614-621

6. Littooij AS,Kwee TC,Barber I,et al. Whole-body MRI for initial staging of paediatric lymphoma:prospective comparison to an FDG-PET/CT-based reference standard. Eur Radiol,2014,24(5):1153-1165

7. Herrmann K,Queiroz M,Huellner MW,et al. Diagnostic performance of FDG-PET/MRI and WB-DW-MRI in the evaluation of lymphoma:a prospective comparison to standard FDG-PET/CT. BMC Cancer,2015,15:1002

8. Derlin T,Bannas P. Imaging of multiple myeloma:Current concepts. World J Orthop,2014,5(3):272-282

9. Röllig C,Knop S,Bornhäuser M. Multiple myeloma. The Lancet,2015,385(9983):1033-1036

10. 张海波,薛华丹,李烁. 多发性骨髓瘤的影像学进展及临床意义. 中国医学科学院学报,2014,36(6):671-674

11. 侯健,刘胯. 影像学检查在多发性骨髓瘤诊疗中的作用. 中华血液学杂志,2013,34(4):359-362

12. Baur-Melnyk A,Buhmann S C,Schoenberg S,et al. Whole-body MRI versus whole-body MDCT for staging of multiple myeloma. AJR Am J Roentgenol,2008,190(4):1097-1104

13. 沈君,洪国斌,成丽娜,等. 骨髓 MRI 在重型 β 地中海贫血造血干细胞移植中的价值. 中国医学影像技术,2008,24(5):738-742

14. 李绍林,张雪林,韩慧霞,陈斌. 骨原发性恶性淋巴瘤影像学诊断与组织病理对照研究. 南方医科大学学报,2007,27(2):201-204

15. 沈君,梁碧玲. 白血病骨髓磁共振成像的定量测定. 癌症,2003,22(3):291-294

16. 沈君,梁碧玲,王海彦,等. 淋巴细胞性与髓细胞白血病脊柱骨髓的 MRI 表现. 中山大学学报医学科学版,2003,24(3):270-273

17. 沈君,梁碧玲. 常见血液病的骨髓磁共振成像. 中国医学计算机成像杂志,2003,9(5):338-348

18. Hall-Craggs MA;Porter J;Gatehouse PD;et al. Ultrashort echo time(UTE)MRI of the spine in thalassaemia. Br J Radiol. 2004,77(914):104-110

19. Vogel M,Anderson LJ,Holden S,et al. Tissue Doppler echocardiography in patients with thalassaemia detects early myocardial dysfunction related to myocardial iron overload. Eur Heart J,2003,24(1):113-119

20. Gallagher PG, Chang SH, Rettig MP, et al. Altered erythrocyte endothelial adherence and membrane phospholipid asymmetry in hereditary hydrocytosis. Blood, 2003;101(11):4625-4627

21. Paydas S. Sickle cell anemia and hematological neoplasias. Leuk-Lymphoma. 2002,43(7):1431-1434

22. Hoppe C,Klitz W,Noble J,et al. Distinct HLA associations by stroke subtype in children with sickle cell anemia. Blood,2003,101(7):2865-2869

23. 黄仲奎,龙莉玲. 血液病 MRI 诊断. 北京:科学出版社. 2009

# 第十六章
# 骨缺血性坏死与骨软骨炎

骨软骨炎（osteochondritis）即骨无菌性坏死（aseptic necrosis），名称多样，或以最初报告者的姓氏命名，但本症的病理过程上无一般炎症改变，故以无菌性坏死或骨缺血性坏死（ischemic necrosis）为佳。由于本病发生的原因多种，因此在称呼命名上较为复杂，较为合理的是采用骨缺血坏死并冠以发病部位的方法。另外，也可沿用习惯的分类方法，如分为特发性骨缺血性坏死、外伤性骨缺血坏死，还有根据病因分类，如潜水病、血红蛋白病等。骨缺血性坏死几乎可发生于所有的长骨骨端、骨突及短骨的骨化中心，但较常见于股骨头、胫骨结节、椎体骺板、腕舟骨、月骨、跗骨及跟骨（表 16-1-1）。大多数为单发，少数可双侧和对称性发病。凡活动度大、负重强的关节，承受肌腱牵拉力大的骨突（如胫骨结节和跟骨骨骺）最好发。男性多于女性；发病年龄以 3～30 岁为多，平均 17 岁；发生于股骨头及跗骨的发病年龄最小，约 3 岁左右；腕月骨最晚，平均 23 岁。

表 16-1-1　常见骨缺血性坏死的好发部位和年龄

| 病名 | 发病部位 | 好发年龄（岁） | 可能的发病机制 |
| --- | --- | --- | --- |
| Legg-Calvé-Perthes 病 | 股骨头 | 4～8 | 骨坏死,可能由于外伤 |
| Freiberg 梗死 | 跗骨头 | 13～18 | 创伤导致骨坏死 |
| Kienböck 病 | 腕月骨 | 20～40 | 创伤导致骨坏死 |
| Köhler 病 | 足舟骨 | 3～7 | 骨坏死或骨化进程改变 |
| Panner 病 | 肱骨小头 | 5～10 | 创伤导致骨坏死 |
| Thiemann 病 | 掌指骨头 | 11～19 | 骨坏死,创伤 |
| Osgood-Schlatter 病 | 胫骨结节 | 11～15 | 创伤 |
| Blount 病 | 胫骨近端骺 | 1～3（婴幼儿） | 创伤 |
|  |  | 8～15（青少年） | 创伤 |
| Scheuermann 病 | 椎体椎间盘连接部 | 13～17 | 创伤 |
| Sinding-Larsen-Johansson 病 | 髌骨 | 10～14 | 创伤 |
| Sever 征象 | 跟骨 | 9～11 | 骨化的正常变异 |
| van Neck 征象 | 耻骨坐骨软骨结合 | 4～11 | 骨化的正常变异 |

本病可谓是一种古老的疾病,早在古希腊名医 Hippocrates 即有描述,但只有在近代医学快速发展后才逐渐揭开其谜底。1860 年西方学者阐释了骨坏死的病理大体表现,1888 年 Twynham 首次报道了一例潜水患者的股骨头坏死。骨坏死无一般的炎症病理反应,但和许多因素紧密相关,如先天性解剖发育上的易感性、创伤、皮质类固醇增多、酗酒、妊娠、不适当减压、放射性损伤、血红蛋白病和自身免疫性疾病、某些代谢性疾病、化疗、器官移植等都与骨坏死的发生相关。其发病机制仍有争议,又相互补充支持,可概括为:1. 血管壁的完整性受到损害;2. 骨内血管受挤压;3. 血管内梗阻。

目前普遍认为骨坏死并非是一种单一疾病，而是由多因素共同引起的一组疾病，但通过一种共同途径导致骨坏死。但大多认为外伤是比较多见的原因，可直接引起骨骺周围组织及血管的损伤或功能障碍，最终导致骨缺血性坏死。另外凡活动度大、负重强的关节易发生，承受肌腱牵拉力大的骨突部位好发，活动多且经常受压的小关节附近的骨骺也好发。而非创伤性骨缺血性坏死最终表现为血管内凝血，作为中间机制，可以被各种危险因素所激活（骨内脂肪栓塞、内毒素 Shwartzman 反应）、过敏（Arthus 和过敏性）反应、蛋白分解酶和凝血激酶（组织因子）释放、恶性肿瘤、神经外伤、妊娠等一些前栓塞情况、脂肪相对过量等可能是继发骨缺血性坏死的原因。

根据病理过程，本病分期有多种，如 Florida 六期分类体系、Philadelphia 七期分类体系、法国四期分类体系等，现代分类体系则分为四期同时亦被国内学者普遍接受：Ⅰ期，以梗死和修复为主；Ⅱ期，以修复受阻和骨折为主；Ⅲ期，以塌陷为主；Ⅳ期，以骨关节炎为主。虽然各期的病理改变是交错重叠存在，而以某个时期的某种改变为突出，最终形成不可逆的退行性骨关节病。

临床表现因发生部位不同而症状各异，通常病程长，症状较轻，局部可有肿胀、疼痛、运动障碍和肌肉痉挛等。

影像学检查为临床诊断提供最可靠依据。普通 X 线对于病变的定位、定性及鉴别诊断上起着重要作用。经过多年的发展，CT 在骨骼系统的诊断中，已成为成熟可靠的重要检查方法。CT 的断层成像具有高密度分辨率，能通过测量组织的 X 线衰减系数发现一些微小病变，特别是能充分有效显示解剖关系复杂、结构重叠的中轴骨关节的解剖结构和病变，而 CT 值对组织成分判定具有决定性意义，并且可采用不同的窗宽、窗位观察，必要时可重建观察骨软骨关节面。因此 CT 对于骨小梁的变化、关节面下小囊变及硬化、小骨折线比 X 线片敏感，有助于早期诊断。MRI 及 $^{99m}$ 锝（$^{99m}$Tc）核

素检查能更敏感地发现早期病变，MRI 的多方位扫描及其信号特点，对于骨的内部结构及 CT 无法显示的骨内病变，都能得到较为满意的显示；而且特殊的扫描序列如脂肪抑制序列很好地显示骨髓水肿，梯度回波序列可显示关节软骨的形态改变，均为诊断提供有利证据。

骨缺血性坏死的影像学表现有：

1. X 线片表现　在病变早期，可无 X 线异常征象，或可见局限性骨质疏松，骨小梁结构模糊等；中期则出现骨坏死区的骨密度增高，骨小梁塌陷、病骨碎裂、骨骺线增宽，可显示围绕死骨的透亮环；晚期病变修复，新生骨骨化及坏死骨吸收，病骨密度和形态趋于正常，但骨骺变形，关节面塌陷，负重关节畸形。

2. CT 表现　早于 X 线发现病变，能清楚显示骨小梁细微变化，骨内小囊变区，软骨下骨折，关节面微小的隆突或塌陷。早期正常骨小梁结构模糊或消失，呈磨玻璃样略高密度影，周围多有更高密度硬化带围绕，较具有诊断特征。随后出现中央低密度坏死及周围硬化带，并可见少量气体征；晚期条带状低密度区呈明显高低密度混杂改变，并出现关节退变征象。

3. MRI 表现　早期脂肪抑制序列可显示骨髓水肿，继而 $T_1WI$ 上高信号的骨髓脂肪内出现信号减低条带影，$T_2WI$ 为高或低信号强度改变，或出现"双线征"，即病变区边缘出现并行的外周低信号内侧高信号环状双线影，内侧高信号环由肉芽组织、充血水肿区构成，而外周为反应性硬化缘，表现为低信号，也有认为"双线征"是病变边缘肉芽组织与周围骨髓脂肪信号的化学位移改变，在影像诊断上有一定特征性；晚期则囊变区及硬化区明显，并伴骨关节退变。

4. 核素扫描　早期见异常的放射性稀疏区或"冷区"，为骨组织血供减低及骨梗死所致；中期成骨反应增加，梗死边缘部位增生活跃，可见放射性核素增加；愈合期则见广泛性放射性浓聚。骨三相显像能提供更多的信息。

## 第一节　特发性骨缺血坏死

除外伤直接损伤骨骼导致骨缺血性坏死以外，任何原因不甚明了的骨缺血性坏死都可通称特发性骨缺血性坏死（idiopathic bone necrosis），特发性骨缺血性坏死好发于发育期间的青少年，并且可有家

族集中现象，多为整个骨骺（继发骨化中心）的坏死。但是，随着医学技术的发展，许多被认为原因不明的骨缺血性坏死，其生理及病理基础渐渐为人们所认识，因此特发性骨缺血性坏死实际为一组原因

各异的骨缺血性坏死疾病,并包括了部分继发性骨缺血性坏死。在此分述如下。

## 一、儿童股骨头(骨骺)骨软骨病

### (一)概述

儿童股骨头(骨骺)骨软骨病(childhood osteochondrosis of capitular epiphysis of femur)又称Legg-Calvé-Perthes病、扁平髋、青年性畸形性骨软骨炎、青年性髋关节病等。3~14岁为好发年龄段,平均7岁,高峰为5~9岁,男性多发,单侧多见,双侧先后发病者往往病情较轻。

### (二)病因与病理变化

股骨头的血供在发育过程中并非一成不变。5岁前股骨头骨骺主要依靠骺外侧动脉和下干骺动脉供应;5~9岁则仅有一支骺外侧动脉供血;9岁以后靠骺外侧动脉和内骺动脉供应。由此可见,5~9岁是股骨头发育过程中血供最脆弱的时期,无论何种因素,只要影响到血供障碍,本病即可发生。因此先天性解剖缺陷起着决定性因素,外伤则被普遍认为是相关性最大的原因,即便是无骨折的轻微损伤。好发部位为股骨头的前外份,逐渐累及全骺。

发病初期,股骨头因血供障碍发生变性、关节周围充血水肿,骨干端骨质疏松,可持续数周至半年。之后逐渐坏死骨吸收、新骨形成,可持续1年~3年,在此阶段治疗可完全恢复。如病程继续发展,则出现股骨头和髋臼变形,即扁平髋。

### (三)临床表现

病程和缓,主要症状有患侧髋部疼痛,常向腰、膝部放射,乏力、跛行,可有间歇缓解期。患肢稍短,轻度屈曲,并有内收畸形,外展与内旋稍受限。病程平均为4~4.5年,一般不发生关节强直。值得注意的是部分患者始终无明显症状。

### (四)影像学表现

1. X线表现 早期(FicateⅠ期)骨质改变不明显,关节囊软组织肿胀。FicateⅡ期表现为股骨头骨化中心小,骨密度增高。还可出现股骨头前外上部碎裂,有一条和多条的骨折线(即卡菲骨折),骨骺轻度扁平,关节间隙内侧增宽。另外早期还可见骨骺前外侧骨密度减低,骨骺骨性关节面下出现纤细的新月形透光线影(新月征)。股骨颈也可变粗短,干骺线不规则增宽,其附近骨质疏松囊变(外上方处称Grge征,中心部位称Gill征)。髋关节内积液。泪痕与颈唇距增大(Waldenstrm征)。

FicateⅢ期(进展期)以修复为主的骨骺坏死同时进行,表现为坏死骨质碎裂成多个小致密骨块,或大小不等的囊变区,骨骺线不规则增宽、模糊,股骨头中心密度增高,股骨颈粗短,局部骨质疏松及囊变更明显,骨骺线增宽且不规则,可见早期愈合,关节间隙宽或正常。

FicateⅣ期(晚期)若得到及时治疗,骨骺及骨结构可完全恢复。但多数股骨头出现蕈样或圆帽状畸形,骨骺碎裂;股骨颈粗短,大粗隆升高,并发髋关节半脱位,颈干角变小,髋臼角增大,髋臼增大而浅,外形不规则,骨赘出现,关节间隙变窄,继发性退行性骨关节病(图16-1-1~图16-1-3)。

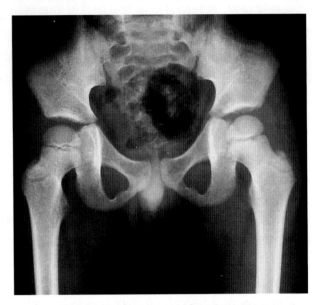

图16-1-1 儿童股骨头(骨骺)骨软骨病早期

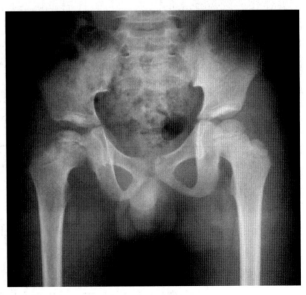

图16-1-2 股骨头缺血性坏死
右侧股骨头骨骺变扁,骨骺密度增高,不均匀,内有密度减低区及其周边的骨质硬化

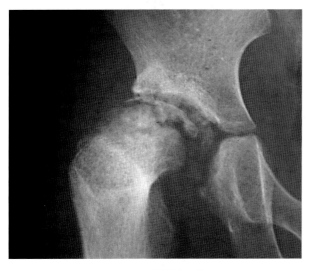

**图 16-1-3　股骨头缺血性坏死**
右侧股骨头骨骺变扁、碎裂,骨骺密度不均匀增高,股骨颈扁短增宽,并可见骺线下有密度减低区及其周边的骨质硬化

2. CT 表现　初期可见关节囊肿胀及少量关节积液和关节内滑膜增厚。骨骺出现延迟,骨骺变小,密度均匀增高,骺软骨较正常侧明显增厚。骨骺上方

或全部因重力作用受压变扁塌陷,内部出现骨折线,前上部骨性关节面下可见新月形的密度减低区(新月征)。随着病程进展,高密度骨骺内出现多发大小不等的囊状、条带状或不规则低密度区,骨骺节裂呈多个高密度硬化骨块。

3. MRI 表现　MRI 是诊断本病最早期的影像学检查方法。与 X 线片相比,在 X 线上股骨头形态骨质正常的病变可在 MRI 上早期反映出来,表现为股骨头骺前外份 $T_1W$ 呈等低信号、$T_2W$ 为边缘稍模糊的高信号强度影,甚至出现"双线征"。Gd-DTPA增强后可见局部小的不强化的死骨区。因此,在MRI 用于诊断本病后,Hungerford 和 Lennox 把临床上无症状、X 线片无改变,但 MRI 显示有"双线征"者定义为本病的 0 期。随着病程进展,出现骨骺变扁,呈略长 $T_1$ 略短 $T_2$ 信号,可同时出现条带状、结节状及不规则同样信号影,骺软骨及骺板软骨厚薄不一。近骨骺板处是类圆形长 $T_1$ 长 $T_2$ 信号结节,伴长 $T_1$ 短 $T_2$ 信号边缘和(或)干骺端大部分呈现长 $T_1$ 等或长 $T_2$ 信号,股骨颈粗短(图 16-1-4)。

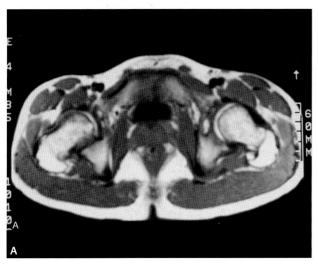

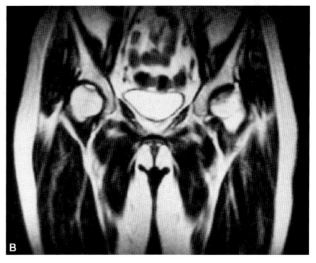

**图 16-1-4　股骨头缺血性坏死**
双侧股骨头骨骺及骺线下区均可见异常信号影,$T_1WI$(A)为低信号,$T_2WI$(B)为高信号,
外有宽窄不等的低信号环绕(双线征),股骨头变形

4. 核素扫描　三相显像中动脉相见患侧血供低于健侧;血池相见患侧斜率增高,提示静脉回流障碍;静态相见放射性核素浓集,典型者早期见股骨头外上方有放射性稀疏区,中期见坏死部位的放射性稀疏区周围有放射性浓聚。

(五) 诊断和鉴别诊断

1. 化脓性髋关节炎　发病急,临床症状重,股骨头的关节面和关节软骨首先发生改变,骨质破坏迅速,骨增生明显,关节间隙早期增宽,继而变窄消

失,晚期常有关节骨性强直;股骨头(骨骺)缺血性坏死则发病缓,症状轻,股骨头主要表现为软骨下骨质坏死囊变,压缩性骨折、碎裂,骨密度增高,骨增生轻,关节间隙略宽或正常,不发生关节骨性强直。

2. 髋关节结核　股骨头骨骺局限性骨质破坏,进行性加重,甚至骨骺完全消失,干骺线模糊,股骨颈外形无明显变化,骨质疏松广泛,可见明显的死骨形成,髋臼受累破坏,关节间隙早期即有变窄,晚期可见纤维性强直。

517

3. 退行性骨关节病 多数为老年人，骨增生及关节面下囊变显著，关节间隙变窄，股骨头骨骺变形轻，一般不出现股骨颈粗短及髋内翻；股骨头骨骺缺血性坏死在晚期可出现退行性骨关节病。

4. 先天性发育不良性髋关节脱位 病史明确，脱位明显，髋外翻，髋臼小，股骨颈不增粗，数年后可发生缺血性坏死；股骨头骨骺缺血性坏死则症状轻，股骨头骨骺病变明显，股骨颈粗短，髋内翻，髋臼宽浅。

## 二、成人股骨头缺血性坏死

### （一）概述

成人股骨头缺血性坏死（avascular necrosis of femoral head in adult）的发病率呈逐年升高，已远远超过儿童股骨头骨骺缺血性坏死，当然，与检出手段提高有明显关系，CT、MRI 及 PET 的应用，尤其是后两者能早期发现病变，提高诊断率。除部分发生在外伤后（15.2%）以外，多数患者有长期或大量应用类固醇激素病史（44.1%），有酗酒史者占 11.1%。患者发病年龄 18 ~ 84 岁，高峰年龄 30 ~ 60 岁（76.8%），男女比例为 2.75∶1，单侧多见，但大约60% 的患者最终累及双侧股骨头。

### （二）临床表现

本病的临床表现以疼痛为主，多为首发症状，程度不一，多表现为关节深部和腹股沟区的疼痛，约半数伴有膝周放射痛。早期仅有髋关节压痛，"4"字征和托马斯征阳性；晚期活动受限，臀部及下肢肌肉萎缩、屈曲内收畸形，肢体短缩。

### （三）影像学表现

股骨头坏死的世界骨循环研究学会（ARCO）国际骨坏死分期标准：

0 期：病理检查阳性，其他检查阴性。

Ⅰ 期：骨扫描和（或）MR 阳性，其他阴性。

Ⅰ-A：MR 检查病变范围小于股骨头 15%；

Ⅰ-B：MR 检查病变范围占股骨头 15% ~ 30%；

Ⅰ-C：MR 检查病变范围大于股骨头 30%。

Ⅱ 期：X 线检查阳性，股骨头无塌陷。

Ⅱ-A：MR 检查病变范围小于股骨头 15%；

Ⅱ-B：MR 检查病变范围占股骨头 15% ~ 30%；

Ⅱ-C：MR 检查病变范围大于股骨头 30%。

Ⅲ 期：半月征和、或股骨头塌陷，未涉及髋臼。

Ⅲ-A：正侧位 X 线片上半月征小于股骨头 15%，或塌陷<2mm；

Ⅲ-B：正侧位 X 线片上半月征占股骨头 15% ~ 30%，塌陷 2 ~ 4mm；

Ⅲ-C：正侧位 X 线片上半月征大于股骨头 30%，塌陷 4mm 以上。

Ⅳ期：股骨头扁平或塌陷，关节间隙变窄，骨性关节炎改变。

股骨头坏死的影像学分期标准见表 16-1-2。

表 16-1-2　影像学分期标准

|  | 0 期 | Ⅰ期 | Ⅱ期 | Ⅲ期 | Ⅳ期 | Ⅴ期 |
|---|---|---|---|---|---|---|
| X 线 | 影像学检查未见异常 | 正常或仅见少许骨小梁模糊 | 骨小梁模糊，及轻度骨质疏松改变 | 股骨头内斑片状骨硬化与不规则囊变透亮区，股骨头变形不明显 | 关节面塌陷变形，关节面下可见骨硬化及透亮区，附近出现"新月征"，关节间隙变窄 | 股骨头不完整失去正常结构，可见大块骨碎裂、塌陷及关节肥大畸形，髋臼增生硬化和囊变等退行性变，关节间隙明显变窄 |
| CT | 影像学检查未见异常 | 显示正常骨小梁星芒状结构增粗，扭曲变形及斑片状高密度硬化区 | 股骨头内骨小梁星芒状结构消失，骨硬化区和局限性囊变区两者交替存在 | 股骨头负重关节面塌陷变形，出现"新月征"及轻度骨碎裂和关节面明显骨碎裂 | 股骨头变形和碎骨片，关节内出现游离体，可合并髋臼囊变和硬化性改变 | 股骨头不完整失去正常结构，可见大块骨碎裂、塌陷及关节肥大畸形，髋臼增生硬化和囊变等退行性变，关节间隙明显变窄 |
| MRI | 影像学检查未见异常 | 显示负重关节面下 $T_2WI$ 高信号，$T_1WI$ 低信号影 | 正常黄骨髓信号被长 $T_1$ 长 $T_2$ 信号取代，以 STIR 序列为明显，显示新月形异常信号影，边缘可见"双边征" | 斑点状、小囊状或线条状低信号，部分呈高信号，呈不规则低、等、高混杂信号，冠状位见股骨头明显塌陷 | 除股骨头变形和信号混杂不均外，见髋臼硬化和囊性变软骨完全剥脱，关节囊增厚 |  |

股骨头缺血性坏死的影像学表现见图 16-1-5 ~ 图 16-1-7。

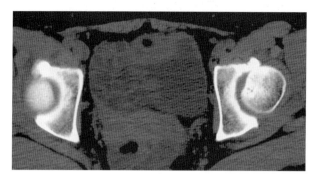

**图 16-1-5　股骨头缺血性坏死（一）**
CT 扫描见左侧股骨头内密度增高，骨小梁结构模糊、消失，并可见类圆形低密度区

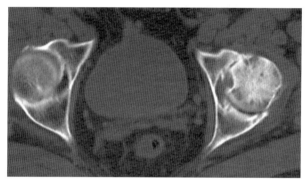

**图 16-1-6　股骨头缺血性坏死（二）**
CT 扫描见左侧股骨头内骨小梁结构模糊，密度增高，关节面下可见类圆形低密度区

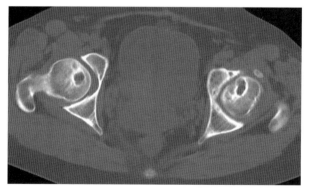

**图 16-1-7　双侧股骨头缺血性坏死**
双侧股骨头内可见椭圆形、圆形低密度透光区，周围可见带状高密度硬化边

值得强调的是本病早期 MRI 和核素的改变。可直接显示髓腔组织的异常变化，故比 X 线片和 CT 敏感，能较早作出诊断；另外，STIR 序列是检出病变最敏感的序列。早期股骨头内大片状长 $T_1$ 长 $T_2$ 信号，弥漫分布于股骨头、颈，并可延伸至粗隆间。随后股骨头前上部边缘出现异常信号带，在 $T_1WI$ 上高信号的股骨头前上部骨髓脂肪内出现信号减低条带

影，$T_2WI$ 为低信号或"双线征"，即负重区出现外周低信号并内侧高信号环，内侧高信号环由肉芽组织、充血水肿区构成，而外周为反应性硬化缘，表现为低信号，有一定特征性。关节间隙可见积液，但量不多。增强扫描后，早期股骨头坏死区为低灌注，呈延迟性强化。病变发展到晚期时，股骨头开始变形，软骨下塌陷，关节囊肿胀及积液，滑膜增厚；股骨头出现新月形坏死区，$T_1WI$ 为低信号，$T_2WI$ 为高低信号混杂，增强后存活组织强化（图 16-1-8、图 16-1-9）。

核素及 PET：早期即能发现病变，比 X 线早 2 ~ 6 个月，亦有报道较 MRI 发现病变早。股骨头呈弥漫性或局限性稀疏，数周或数月后呈单纯性浓集，在稀疏区域周围有浓聚现象为特异性表现，即表现为"炸面圈"样改变。

**（四）诊断和鉴别诊断**

1. 退行性骨关节病　多见于老年人，关节间隙狭窄（以外上侧明显），关节软骨变薄及骨质增生（髋臼及股骨头）明显，$T_1WI$ 及 $T_2WI$ 可见关节软骨局部变薄及表面不整，无"双线征"和股骨头变形。退行性髋关节炎可出现局限于承重部位骨性关节面下的滑液囊肿，形态规整，为长 $T_1$ 长 $T_2$ 信号，无股骨头塌陷。

2. 暂时性骨质疏松　MRI 可出现类似股骨头坏死长 $T_1$ 长 $T_2$ 信号，但不出现典型的双线征，短期随访异常信号可消失。

3. 化脓性骨髓炎　临床症状明显，关节周围软组织水肿广泛，除股骨头外易累及股骨颈和骨干大部分，且骨质破坏明显。

4. 骨纤维异常增殖症　好发年龄 5 ~ 15 岁，症状轻。病变广泛，无条带状低密度区和线样征。病骨有一定膨胀性，骨皮质变薄但完整，髓腔内纤维组织增生，并夹杂着软骨、骨样组织和新生骨。MRI 显示病变范围较广泛，侵犯股骨的一段或大部，$T_1WI$ 为低信号，$T_2WI$ 为低或混杂信号。

5. 类风湿髋关节炎　类风湿因子阳性。X 线的最早改变为关节间隙狭窄，而后侵及骨性关节面，这是其特点。髋臼可变形成蘑菇状，但无死骨。

6. 髋关节结核　多继发于身体其他部位结核病灶，分为单纯滑膜结核、骨结核和全髋结核，3 种类型发展到晚期则称为全关节结核，而无法分型。患者有明显结核中毒症状，病程长，症状轻微，托马征及"4"字征试验阳性。滑膜型表现为关节囊增厚、关节腔内积液及周围软组织肿胀，增强扫描关节囊明显强化，骨质疏松明显。单纯骨结核多在骨骺或

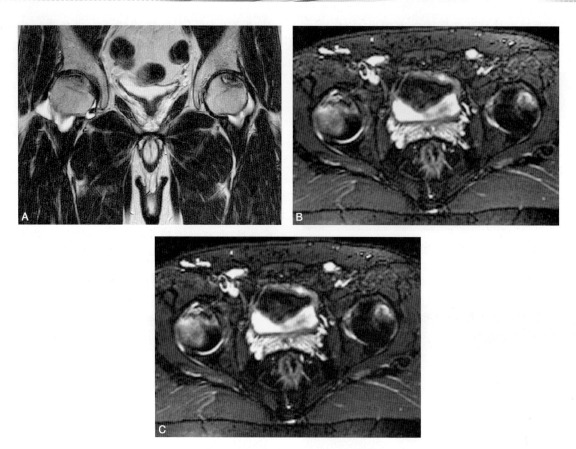

**图 16-1-8 双侧股骨头缺血性坏死**

MRI 扫描见双侧股骨头负重关节面区异常信号影,$T_1WI(A)$ 和 $T_2WI(B)$ 均呈低信号区内混杂斑点状高信号,
左股骨头出现双线征。脂肪抑制像上见股骨头内有片状高信号,为松质骨内水肿(B)

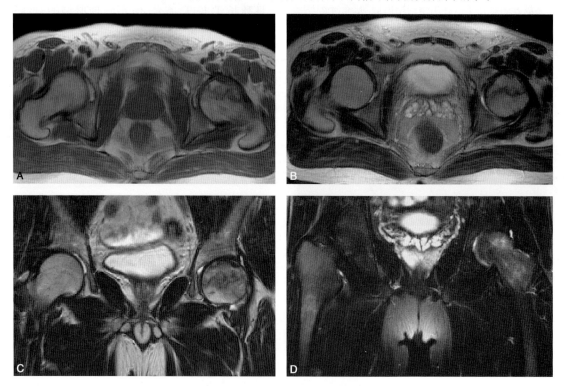

**图 16-1-9 左侧股骨头无菌性坏死**

MRI 扫描见左侧股骨头形态不规则,在 $T_1WI(A)$ 和 $T_2WI(B、C)$ 均可见等低混杂信号,
$T_2WI$ 脂肪抑制像(D)上股骨头内呈异常高信号

干骺端结核的基础上出现关节周围软组织肿胀及关节骨质破坏,关节间隙变窄出现晚且不对称。也可引起股骨头脱位或纤维性强直。

7. 股骨头骨骺缺血性坏死　多发生于 3～14 岁,早期可仅表现为滑膜炎,关节软骨可见增厚,随后出现骨骺扁平,密度不均匀增高,碎裂成多个致密骨块,股骨头不规则变形。故 X 线片上出现髋关节间隙增宽,MRI 显示股骨头骨骺呈长 $T_1$ 长 $T_2$ 信号改变和髋板增厚,股骨颈粗短。

## 三、胫骨结节骨骺缺血性坏死

### (一)概述

胫骨结节(骨骺)缺血性坏死(avascular necrosis of tibial tuberosity)又称 Osgood-Schlatter 病,好发于 10～13 岁爱好体育运动的男孩,成人亦可发病。单侧多发,右侧多见。可有局部外伤史,或髌韧带损伤。

### (二)临床表现

临床上多数有外伤史,局部疼痛、肿胀,在股四头肌用力收缩时疼痛剧烈,压痛点在髌腱的胫骨附着处,髌腱部增厚,胫骨结节明显突出。

### (三)影像学表现

1. X 线表现　早期髌韧带肥厚肿胀,在髌韧带下多个骨碎片,之后髌韧带远端出现游离的圆形、卵圆形或三角形骨化影;胫骨上端骨骺不规则增大,密度不均,碎裂形成大小不一形态各异的骨片,可伴有向上移位;骨骺下方有囊变,胫骨干骺端前缘常有范围超过骨碎片的骨缺损区;后期胫骨结节骨质可恢复正常或骨性突起明显,碎片亦可存留在髌韧带内(图 16-1-10、图 16-1-11)。

2. CT 表现　与 X 线片相似,早期见髌韧带增粗,韧带下多个骨片。随后髌韧带内见游离的类圆形或三角形钙化影。胫骨干骺端前缘较大的软组织密度骨缺损区出现,胫骨结节骨骺不规则增大,密度不均或节裂呈大小不等、形态不一、排列不齐的骨块,并常向上方移位。病变修复后胫骨结节可恢复正常。移位的骨骺与胫骨结节愈合形成较大的骨性隆起,也可游离于髌韧带内或下方。

3. MRI 表现　早期可见胫骨结节长 $T_1$ 长 $T_2$ 水肿征象,Hirano A 等描述二次骨化中心的部分撕脱,晚期部分撕脱的二次骨化中心完全从基底部分离,在愈合期大部分患者撕裂分离的二次骨化中心骨性愈合。

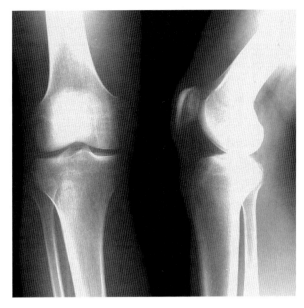

**图 16-1-10　青少年骨软骨缺血性坏死(一)**
左侧胫前结节见游离小骨片,大小约 0.3cm×0.3cm;局部骨密度不均,见密度减低区;胫骨结节下方与骨干轻度分离;局部软组织肿胀

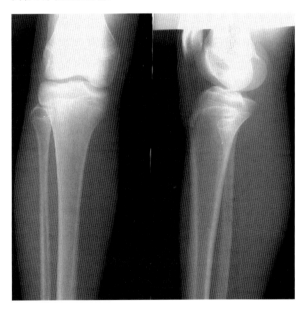

**图 16-1-11　青少年骨软骨缺血性坏死(二)**
X 线:右侧胫前结节见两块游离小骨片;局部骨密度不均;胫骨结节下方与骨干轻度分离;局部软组织肿胀

### (四)诊断和鉴别诊断

正常的胫骨结节骨骺化骨中心于 11～12 岁出现,表现为一个或多个边缘光滑、间隙匀称的骨块,18 岁时与骨干愈合,少数骨骺不与骨干愈合者需注意区别。

1. 撕脱性骨折　有明显外伤史,局部剧痛及肿胀,游离骨块部分边缘毛糙不齐并明显移位。

2. 退行性骨关节病　伴有膝关节退变,韧带附着处骨质增生明显,呈不规则骨性隆起,无多发骨块。

## 四、胫骨内髁（骺板）缺血性坏死

### （一）概述

胫骨内髁（骺板）缺血性坏死（avascular necrosis of medial condyles of tibia）又称 Blount 病，多发生于婴儿或儿童。婴儿多双侧发病，改变较轻。儿童多在 6 岁后发病，常为单侧。

### （二）影像学表现

1. X 线表现　胫骨内髁增大变形，并向内下后方倾斜伸展而呈现鸟嘴状，干骺端内侧下陷，也可向内尖角状突出。骺线邻近骨质斑点状或不规则硬化。骨干内侧弯曲，呈膝内翻，内侧皮质增厚。国外学者近年提出测量胫骨干骺端-骨干角（tibial metaphyseal-diaphyseal angle，TDMA）和骺线-干骺端角（epiphyseal-metaphyseal angle，EMA）有助于诊断，1~3 岁幼儿 TMDA ≥11°，EMA>20° 时最有可能发生本病。TMDA 在 8°~11° 之间则需随访以明确诊断。

2. MRI 表现　胫骨内侧骨骺骨化延迟，骺线及其周围改变为骺线内侧凹陷变宽，小片的软骨突入干骺端，内侧胫骨骨骺及内侧干骺端水肿。下肢内翻畸形，股骨内侧髁亦可见软骨增厚，信号异常。

### （三）诊断和鉴别诊断

Turner 综合征：染色体遗传性疾病，骨化中心出现时间正常，但闭合延迟，骨骺发育障碍，普遍性骨质疏松。胫骨内侧髁明显增大并下移，超过胫骨平台，并有掌指骨改变。

## 五、成人膝关节缺血性坏死

### （一）概述

成人膝关节缺血性坏死国外报道发生率高，国内孙金霜、李雪松等报道中老年人发病，高峰年龄为 30 岁~60 岁。病因不明，但可疑为动脉硬化或外伤所致，可伴有关节退行性变，并有自愈倾向。发生部位多为持重关节面的软骨下骨质，因股骨髁仅由髁动脉供血，并且扇形分布直达关节面而无吻合支，所以易发生缺血性坏死。临床主诉为膝关节疼痛，可伴有活动受限。

### （二）影像学表现

1. X 线及 CT 表现　病变部位骨小梁模糊，骨质稀疏，而后出现软骨下透光囊变区及混杂的硬化带，可伴有退行性骨关节病（图 16-1-12）。

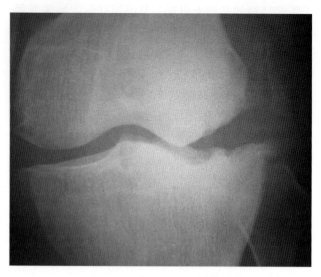

图 16-1-12　膝关节缺血性坏死
左股骨下端外髁关节面及相应的胫骨外髁关节面塌陷，骨质增生硬化伴部分骨质缺损

2. MRI 表现　早于 X 线发现骨髓水肿，呈长 T1 长 T2 信号，而后在长 T2 信号周围渐渐出现信号减低，最后出现软骨下混杂信号，由低信号带围绕高信号病灶，可不出现典型的"双线征"。

## 六、腕月骨缺血性坏死

### （一）概述

腕月骨缺血性坏死（avascular necrosis of lunate bone）又称 Kienböck 病、月骨骨质软化症（lunatomalacia）、损伤型骨质疏松症、慢性骨炎等。腕月骨是上肢骨发生缺血性坏死的最常见部位。在腕骨中，月骨最小、活动度最大、稳定性最差，其血供主要来自掌侧腕前韧带，在手腕背曲 90°、月骨旋转 30° 的位置时，月骨受到的压力最大，因而导致缺血性坏死的发生。另外，尺骨的解剖变异产生压迫和尺骨撞击综合征也容易引起本病发生。本病好发于 20~30 岁的手工操作者，如纺织工人、洗衣工、风镐手等，男性发病率高于女性 3 倍，右手是左手的 5 倍。

### （二）临床表现

以疼痛为主，无力，活动受限，僵硬，局部压痛明显。

### （三）影像学表现

1. X 线与 CT 分期：依据 Decoulx 等：Ⅰ 期，弥漫性的骨小梁硬化，月骨外形正常；但因为临床无症状，故很少能在 X 线片上看到此期表现。Ⅱ 期，月骨外形仍保持正常，在增高的硬化骨小梁中，可见微小囊变影。Ⅲ期,特征性的表现为月骨骨折和进展性骨质塌陷;X线片常显示骨外形伸展变扁,近端骨质密度增高。CT能较好显示骨折。此期还可根据腕骨的稳定性分为Ⅲa、Ⅲb两期,Ⅲb期不稳定的可靠征象是环征"ring sign",由掌骨远端成角舟骨形成。月骨的高度可评价变形的程度。还有其他一些学者提出的测量方法多种,如掌骨分数、腕骨的长度与第三掌骨的比值等。Ⅳ期,表现为月骨周围的骨关节炎,关节间隙变小,软骨下硬化,骨赘出现;有时表现为关节松弛(图16-1-13、图16-1-14)。

2. MRI表现 早期在桡腕关节内有积液的长$T_1$长$T_2$信号,$T_1$WI可见局灶性或弥漫性低信号影,$T_2$WI加脂肪抑制相可见信号增高;随后在月骨桡侧端见低信号线,脂肪抑制相见月骨局灶性信号增高,

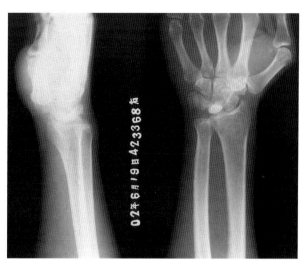

**图16-1-13 月骨缺血性坏死**
右腕关节月骨新月状轮廓变形,体积缩小。骨密度明显增高,正常骨小梁消失,关节间隙未见异常

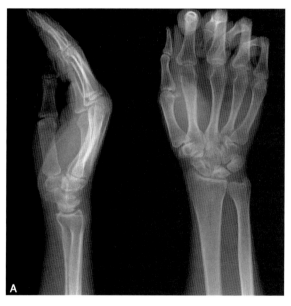

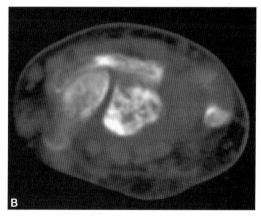

**图16-1-14 右腕关节月骨缺血性坏死**
A. X线片见月骨正常骨小梁结构消失、模糊,呈明显不均匀异常高密度;B. CT扫描骨窗见月骨形态尚完整,松质骨内密度不均,可见斑片状和条状高密度影中间伴有片状低密度区

增强后强化,但形态无明显变化;接着在冠状位及矢状位上可见月骨变形,周围间隙增大,病灶信号混杂,还可见舟骨的旋转性半脱位;晚期病灶呈弥漫性低信号,内可见囊变,月骨塌陷更明显或完全碎裂,同时见腕关节退行性关节病。

**(四)诊断和鉴别诊断**

1. 月骨骨折 有明确外伤史及骨折线。

2. 二分舟骨 为先天变异,表现为双侧发生,骨块边缘光滑,骨小梁正常,临床无症状。

3. 月骨结核 骨质破坏为主,累及关节及其他腕骨。

## 七、腕舟状骨缺血性坏死

腕舟状骨缺血性坏死(avascular necrosis of carpal scaphoid)又称Preiser病。舟骨的血供来自桡背侧部,远端血管丰富,近端血供差,易发生缺血性坏死,但几乎所有的患者均继发于舟状骨骨折,特别是近侧部位的骨折。临床和X线、CT表现与月骨缺血性坏死相似,但囊状透亮区常见(图16-1-15)。特别提出的是X线易漏诊,在拍摄时应多角度,国外多采用5种位置:腕关节的尺偏正位片、半旋前位尺偏

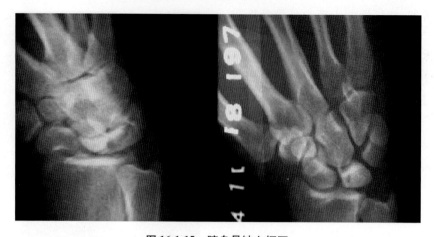

**图 16-1-15　腕舟骨缺血坏死**
X 线片可见舟骨密度增高,内部密度不均匀,有囊性低密度区

斜位片、中立位侧位片及握拳后的正、侧位片,多角度观察,能减少漏诊。

## 八、腕三角骨缺血性坏死

### (一)概述

腕三角骨缺血性坏死(avascular necrosis of triangular bone)少见,是由于尺骨阳性变异(尺骨长于桡骨)产生尺骨撞击综合征,压迫月骨和三角骨导致的缺血性坏死。首发症状为尺侧腕痛,易误诊为腕部软组织或三角纤维软骨损伤。但当尺骨变异被纠正后,骨坏死可逆转为正常骨结构。

### (二)影像学表现

MRI:能很好显示尺骨撞击综合征的尺骨头和尺侧腕骨特征性的软骨纤维化,典型部位是三角骨腰部,早期可见骨髓长 $T_1$ 长 $T_2$ 水肿,随着时间推移,$T_2WI$ 高信号逐渐增强,并形成透镜样改变,晚期出现双环征或双线征,即 T2WI 在高信号坏死区中有低信号带,亦为"三明治"样改变。

## 九、跖骨头骨骺缺血性坏死

### (一)概述

跖骨头骨骺缺血性坏死(avascular necrosis of metatarsal head)又称 Freiberg 病,为跖骨二次骨化中心的缺血性坏死。因第二跖骨最长,跖趾关节较固定,第二跖骨负重较大,易发病。因此好发第二跖骨,偶发第三跖骨。发病年龄 13~20 岁,女性多见,单侧发病为多。

### (二)临床表现

大多有外伤史,或从事某些职业如纺织工、服务员、护士等,局部疼痛明显,间歇性跛行。局部压痛,病趾略短,纵轴撞击痛明显,跖趾关节活动受限,部分有扁平足,临床症状数年后可消失。

### (三)影像学表现

X 线及 CT:早期跖骨头骨骺外形正常或略扁宽,密度均匀增高,有细小不规则透光区,周围骨质疏松;进展期跖骨头增宽、扁平呈杵状变形,骨密度增高并伴有斑点状、类圆形软组织密度透光区;关节面平直、凹陷、中断、缺失或不规则,病变区与正常骨质交界区模糊或有高密度硬化带,跖趾关节不规则凹陷如喇叭口,并见其内有坏死游离骨片,骨干短粗如杵状,相对的趾骨关节面肥大。晚期关节内有游离骨片,并出现退行性骨关节病(图16-1-16)。

## 十、跗舟骨缺血性坏死

### (一)概述

跗舟骨缺血性坏死(avascular necrosis of tarsal scaphoid)又称 Köhler 病,好发于 3~10 岁儿童,高峰年龄 5~6 岁。男性多见,单侧多,多有外伤史。成人亦见本病,发病年龄 20~50 岁,女性多见。

### (二)临床表现

症状轻重不一,可出现局部疼痛、触痛,足背肿胀,跛行,本病可自愈。

### (三)影像学表现

X 线:幼儿期发病的早期表现为骨骺碎裂,周围骨质疏松。舟骨已发育好的较大儿童最先表现为骨密度不均匀增高,而后舟骨变形,厚度为正常的 1/2~1/4,边缘不整可见裂隙。晚期愈合后可恢复正常,亦可见骨轮廓不规则,但骨结构正常

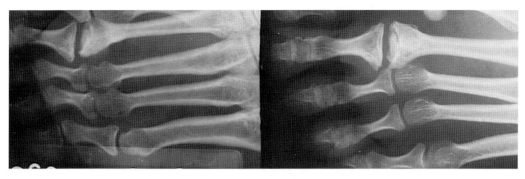

**图 16-1-16　跖骨头骨骺缺血坏死**
第二跖骨头塌陷变扁，骨质密度增高，内可见一坏死骨片，相应的趾骨头增宽、硬化。
MR 显示跖骨头在 $T_1WI$ 上呈低信号，$T_2WI$ 上呈高信号，并关节间隙内积液

（图 16-1-17）。

成人可无阳性征象，也可有舟骨密度增高、碎裂及楔形变。

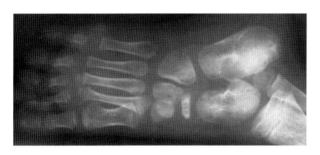

**图 16-1-17　足舟骨缺血性坏死**
足舟骨变扁，骨质密度增高

**（四）诊断和鉴别诊断**

儿童发育期间，舟骨可出现边缘不整和裂纹，以及多点骨化，为正常变异。

## 十一、跟骨骨突骨骺缺血性坏死

**（一）概述**

跟骨骨突骨骺缺血性坏死（avascular necrosis of calcaneum apophysis）又称 Sever 病，为跟骨粗隆骨骺的缺血性坏死。多见 8～12 岁女性，双侧发病多见，可自愈，可有外伤，症状为足跟疼痛。

**（二）影像学表现**

X 线：跟骨粗隆的骨骺变小，扁平，外形呈不规则波浪状。骨密度增高，呈斑块状、虫蚀状，并碎裂。骨骺线不规则增宽，跟骨体形态尚正常，周围诸骨可出现骨质疏松（图 16-1-18）。

**（三）诊断和鉴别诊断**

正常儿童跟骨粗隆骨骺自 8 岁出现，16 岁与跟骨体愈合，其骨骺可因多点骨化呈分节状密度增高，边缘可不齐，需随访区别本病。

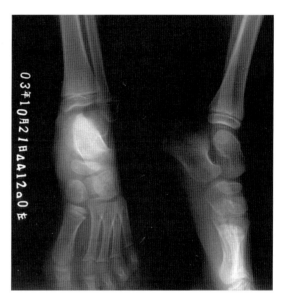

**图 16-1-18　跟骨缺血性坏死**
左跟骨后骨骺密度不均匀增高，可见
形状不规则的坏死游离碎骨片

## 十二、距骨缺血性坏死

**（一）概述**

距骨缺血性坏死（avascular necrosis of talus）又称 Diaz 病。距骨的血供比较丰富，发生缺血性坏死较为少见，但距骨是下肢持重的力学支撑点，故在病理状态下可发生骨缺血性坏死。其发病机制主要为：血管完整性受损、血管受到挤压、血管狭窄或梗阻，可见于外伤、结缔组织病、代谢病、长期激素使用史等。距骨的缺血性坏死多为单侧发病。

**（二）影像学表现**

1. X 线表现　早期可无阳性发现，软骨下局部不均匀的密度增高，有小压缩骨折线，内见多发的囊性透光区，还可见骨软骨碎片，距骨体变形变扁，滑车低平。晚期并发退行性骨关节病时可见边缘骨质增生。

**2. CT 表现** 采用层厚 1.5mm 横断面和冠状位检查,并作矢状位重建。早期即可发现软骨下的小骨折线,随后见距骨顶部小囊变及碎裂,晚期见退行性骨关节病。

**3. MRI 表现** 40%~50% 的距骨颈部骨折伴有距下关节撕裂,可出现距骨缺血性坏死,早期软骨下骨小梁压缩,于距骨穹隆上方见坏死灶,$T_1WI$ 为局灶性低信号,$T_2WI$ 为高信号,脂肪抑制相显示清晰,而骨髓水肿在 12 个月内缓解;接着见软骨下囊变及碎裂的骨片,低信号的硬化带,增强后其外围可出现强化;晚期以低信号及高信号混杂影存在,并见退行性骨关节病。

## 十三、楔骨缺血性坏死

### (一)概述

楔骨缺血性坏死(avascular necrosis of cuneiform bone)少见,成人发病,多有外伤史。临床症状为局部肿痛或触痛。

### (二)影像学表现

X 线及 CT 表现:为骨质密度增高。随后,楔骨变小,外形不规则,并出现裂隙或条带状软组织密度透光区。其中,病骨内为环形或伴环形软组织密度条带所包绕的致密死骨,极具特征。相邻关节间隙正常或增宽。

## 十四、髌骨缺血性坏死

### (一)概述

髌骨缺血性坏死(avascular necrosis of patella),是发生在髌骨下极的一种综合征,又称为 Sinding-Larsen 病或 Larsen-Johansson 病。多见 7~14 岁儿童,男性多见,多有外伤史,一般半年内自愈。临床症状常有疼痛,局限性压痛和软组织肿胀及跛行。本病与胫骨结节骨软骨炎相似,且有两病同时发生的报道。髌韧带的上端附着在髌骨下缘,下端附着在胫骨结节,外伤和慢性牵拉作用,造成韧带损伤可能与本病的发病有关。

### (二)影像学表现

**1. X 线表现** 髌骨边缘模糊、密度增高,同时伴有骨质疏松,可有碎骨片脱落。但因正常生长髌骨形态变异多,有时诊断较为困难。

**2. CT 表现** 骨骺小,边缘模糊,密度增高,间有带条状、类圆形或不规则软组织密度透光区。

**3. MRI 表现** 除髌骨大小及外形改变外,骨骺信号减低,并出现类圆形、条带状或不规则形长 $T_1$ 长 $T_2$ 信号。

### (三)诊断和鉴别诊断

儿童生长期髌骨形态变异较大,其外形可不规则,双侧可大小不一,但不出现类圆形或不规则形低密度区及信号改变。

## 十五、坐骨结节骨骺缺血性坏死

### (一)概述

坐骨结节骨骺缺血性坏死(osteochondritis of epiphysis of ischial tuberosity)多发生于从事剧烈体育运动的青少年。本病一般发生于坐骨结节骨骺闭合前,常有明显的牵拉创伤史和反复损伤史,单双侧均可发病。

### (二)临床表现

急性期有臀部剧痛、肿胀、跛行,活动后加剧;慢性期主要为坐骨结节部位隐痛不适和活动受限。

### (三)影像学表现

X 线:坐骨结节撕脱骨折后表面不规则,下缘有骨折线,分离的骨骺碎片呈长条状或半月形排列于坐骨下缘。随后坐骨结节轮廓模糊,骨骺密度增高。当骨骺碎片与坐骨结节愈合时,表现为坐骨结节外下缘局限性突出,密度增高。骨骺碎片也可出现钙化并游离于坐骨结节周围。

## 十六、坐骨耻骨缺血性坏死

### (一)概述

坐骨耻骨缺血性坏死(avascular necrosis of ischium-pubis)又称 van Neck 征,为一种少见病,发病年龄均在青春期前的 5~8 岁,部位为坐骨耻骨的软骨结合处。与外伤有明显相关性,但亦有观点认为是生长发育过程中的变异。临床分为无症状及有症状,表现为大腿根部、会阴部疼痛及行走疼痛,可发现坐骨耻骨结合部隆起并压痛。

### (二)影像学表现

**1. X 线表现** 骨盆正位片见坐骨耻骨结合部局限性膨隆,中央区有透光改变,密度不均,皮质完整,无死骨及骨膜反应。

**2. CT 表现** 坐骨耻骨结合部膨隆,中央有低密度灶,皮质可完整或中断,断端边缘不齐,无骨膜反应及软组织肿胀。

### (三)鉴别诊断

需与骨肿瘤、骨髓炎、骨结核区别。

## 十七、椎体原发性骨化中心缺血性坏死

### （一）概述

椎体原发性骨化中心缺血性坏死（vertebral osteochondrosis of primary ossification center）又称扁平椎、Calvé病、椎体骨软骨炎、脊椎畸形性骨软骨炎等，为椎体原发骨化中心的缺血性坏死。本病病因复杂，被认为可由多种疾病引起的晚期继发性畸形，其中最常见是嗜酸性肉芽肿。有关本病存在较大争议，部分学者认为是原发骨化中心的骨软骨病，但缺乏病理学证据，也有人认为扁平椎就是嗜酸性肉芽肿的表现。本病多见于2~15岁儿童，好发于下胸段，单个椎体多见，也可多发。

### （二）临床表现

临床症状为腰背酸痛，局部压痛明显，可伴有脊椎后突畸形，活动受限，但症状多逐渐减轻。

### （三）影像学表现

1. X线和CT表现　早期见纵隔胸膜反折线处梭形增宽，病椎边缘毛糙，椎体前半部变扁呈楔形，密度增高，局部脊椎后突。椎体可继续发展成为盘状或形似铜钱，椎体前后径及横径增宽，椎间隙多增宽，椎弓根少累及（图16-1-19）。有时病椎附近可有小碎骨片。由于儿童骨化中心再生能力强，病椎可逐渐恢复或接近正常，后突畸形可逐渐纠正。

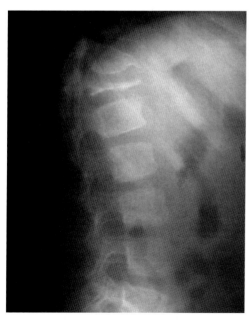

**图16-1-19　青少年骨软骨缺血性坏死**
第12胸椎变扁呈盘状，骨质密度增高；
第11胸椎前半部变扁呈楔形，密度增高

2. MRI表现　脊柱呈现后突或伴有侧弯畸形，椎体为盘状或形似铜钱，及前半部变扁呈楔形，前后径和横径增宽，$T_2WI$大多呈均匀高信号，增强后强化，椎间盘多增宽，有时伴有椎管继发性狭窄，脊髓受压。

### （四）诊断和鉴别诊断

1. 脊椎结核　多有肺结核，病椎骨质密度减低，内有斑点状死骨，前部塌陷明显，椎间隙变窄，有椎旁脓肿，椎体变形融合致使脊椎成角后凸畸形。

2. 椎体病理性骨折　有原发病变的影像存在，多可累及椎体附件。

## 十八、椎体骺板（继发骨化中心）缺血性坏死

### （一）概述

椎体骺板缺血性坏死也称为椎体骨软骨病（spinal osteochondrosis）、青年型驼背（Juvenile kyphoscoliosis）、休门病（Scheuermann disease），和Scheurmann-May病等，有人认为这是一种与常染色体变异有关的疾病，并见孪生子共同罹患的报道，也可发生于外伤及手术后。主要病变是椎体骺板缺血性坏死和软骨疝。在负重的情况下，椎间盘的薄弱处出现碎裂，髓核穿过椎间软骨板进入椎体形成软骨疝。而胸段髓核病变偏前，影响椎体发育，发生楔形变，最后骺板与椎体骨性融合，使椎体呈楔形改变而终生为脊柱后凸或侧凸畸形。国外报道发生率为0.4%~8.0%，好发年龄青春期，高峰年龄14~16岁，男性远多于女性，未成年人参加过重体力劳动易罹患此病，常为多个椎体，以负重大的下胸段至上腰段为好发部位。

### （二）临床表现

临床表现主要是腰背疲劳和疼痛，卧位休息后可缓解。下胸段脊椎呈典型的圆驼状，侧凸或伴有后凸畸形。国外报道发生在上胸段时出现椎体旋转，脊柱后凸畸形，压迫臂丛神经及颈部血管，可引起胸廓出口综合征及偏头痛。

### （三）影像学表现

1. X线和CT表现　主要为椎体骺板出现延迟并呈现疏松、分节或密度增高、轮廓不清、形态不规则。椎体和骺板间匀称透明线不规则增宽，椎间盘变窄，椎体呈阶梯状或楔形变，多个椎体楔形变使脊柱呈典型的圆驼状后凸及侧凸。椎体前缘不齐，上下缘阶梯状凹陷，椎体相邻面常有Schmorl结节，边缘硬化，多位于椎体前中部，椎间隙多正常。恢复期椎体结构与外形可趋于正常，但脊柱后凸及侧凸不变（图16-1-20）。

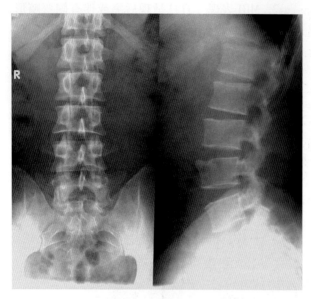

**图16-1-20 青少年椎体骺板（继发骨化中心）骨软骨缺血性坏死**
第4腰椎椎体外上缘呈尖角状密度增高；
未见骨质破坏、折断现象

2. MRI表现 椎体前窄后宽呈楔形，病椎前部上下缘局限性凹陷呈阶梯状变形，前缘可不整齐。脊柱生理曲度改变形成典型的圆驼状后凸，可伴有侧凸。椎间隙正常和略窄，受累及椎体上缘和（或）下缘终板形态结构不规则，可见Schmorl结节影，呈长$T_1$长$T_2$信号改变，亦可为长$T_1$短$T_2$，边缘有低信号线围绕，为修复期所见。发生在上胸段，出现胸廓出口综合征及偏头痛症状时，应用各方位扫描则可显示受压迫的臂丛神经，MRI显示上腔静脉受压。

**（四）诊断和鉴别诊断**

脊椎结核：椎体骨质破坏，呈长$T_1$长$T_2$信号，有不规则硬化带，椎间隙变窄，椎旁冷脓肿。

## 十九、成人椎体缺血性坏死

**（一）概述**

成人椎体缺血性坏死（avascular necrosis of the vertebral body in adult、Kummell disease）常见于骨质疏松及长期使用皮质类固醇激素患者，继发于非肿瘤性的椎体压缩骨折。

**（二）影像学表现**

1. X线表现 多显示椎体压缩变扁，与骨质疏松压缩骨折类似，见椎体内线样或水平裂纹，亦可显示类圆形气体征。

2. CT表现 椎体前中部内线样、类圆形或不规则形液性和（或）含气空洞，伴有高密度硬化边缘。

3. MRI表现 椎体前部内出现线样液性和（或）气体空洞，空洞多呈类圆形或横行宽带状；病灶为$T_1WI$低信号，$T_2WI$高信号，边界较清晰，增强后无强化，椎体压缩明显，不典型者椎体无变形，仅有局灶性病变。

**（三）诊断和鉴别诊断**

病理性骨折：骨破坏区不规则形，无硬化带，可见软组织密度或信号。

## 二十、剥脱性骨软骨炎

**（一）概述**

剥脱性骨软骨炎（osteochondritis dissecans）又称Künig病，为关节软骨及软骨下骨的局部无菌性坏死，并非真正的炎症病变，实际为骨骺或骨端局限性缺血性坏死。本病与多种因素有关，如先天性发育、内分泌、外伤、动脉栓塞、低毒力感染等，并有报道2%~4% Legg-Calve-Perthes病的患者可发展为本病。病理改变有骨质的局限性坏死和增生，出现死骨及周围增生硬化、关节游离体、纤维软骨等。在骨骺愈合前发生此病，常累及大部乃至整个骨骺；在骨骺愈合后发生则表现为软骨下局限性缺血坏死。发病年龄16~25岁，15岁以下少见，最多见从事体育运动人员，男性发病是女性的四倍。好发部位股骨内、外髁（60.9%）、股骨头、髌骨后面及内侧髁、桡骨头、肱骨头、跟骨、距骨滑车、距骨和足舟骨等，单发多见，少数多发者呈对称性发病。

**（二）临床表现**

常见为关节疼痛，关节内异物感、游离体感，可有关节弹响、交锁、肿胀、运动障碍等。

**（三）影像学表现**

1. X线表现 早期关节面下骨质疏松，逐渐出现坏死或小骨块剥脱，典型表现为一个或多个圆形或卵圆形高密度骨块，通常小于2cm，位于病骨的骨性凹陷窝内，周围有透明环。如病变仅局限于软骨，则可无骨质缺损。数月或数年后骨软骨碎片可完全剥脱进入关节腔成为游离体。此游离体边缘光滑，可长期存留或被吸收，但病骨的骨质缺损则不变，关节面不规则。可合并骨骺早熟出现过早愈合。严重者晚期出现退行性骨关节病（图16-1-21）。

2. CT表现 扫描线应与关节面垂直，才能良好显示病灶，故检查方法极为重要，如距骨应行冠状位扫描等。对于早期病变及X线片易漏诊的特殊部位，CT扫描往往能发现关节骨端的小病灶及关节内的小游离体。可见病灶位于关节软骨下，呈类圆形高密度

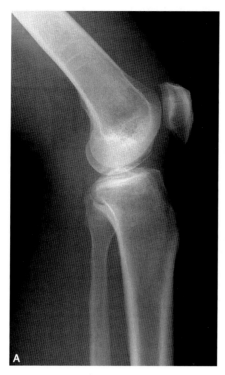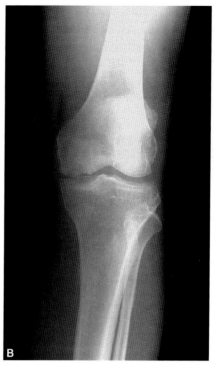

**图 16-1-21　膝关节剥脱性骨软骨炎**
左股骨下端内髁关节面下可见一密度减低区,周围有骨质增生硬化,内有一死骨片

或正常密度骨块,长径在数毫米至数厘米之间,周围骨密度减低。随后,骨块周围形成环形软组织密度透光带,并可向所包绕的高密度或正常骨块不均匀渗透,形成混杂密度影。透光带外环绕高密度硬化带。当骨块脱落形成游离体时,原骨块位置遗留局限性软组织或液性密度凹陷缺损区,并见边缘高密度硬化带。在轴位图像中,剥脱的骨软骨片可无移位,也可与基底部分离成为游离体,游离体可出现大小不一的钙化,边缘清楚光滑或不规则。在矢状位和冠状位重建及三维重建图像中可见关节面的不规则缺损。

3. MRI 表现　对于股骨内侧髁的扫描,CT 无法做到与关节面垂直使得敏感性下降,而 MRI 是最好的替代方法。早期见关节软骨有不完全缺损及关节软骨与骨质交界面有明显小碎裂高信号影,病灶呈与关节面平行的卵圆形,$T_1WI$ 呈低信号、混杂信号或正常;$T_2WI$ 信号不均匀增高或正常,周围为并行的肉芽组织带和(或)骨质增生硬化带,肉芽组织带在 Gd-DTPA 增强后呈条带状强化;低信号的骨质增生硬化带不强化,但其外围可有片状长 $T_1$ 长 $T_2$ 信号区并轻度强化,为骨髓水肿区。病骨关节面软骨变薄、翘起或中断分离及缺损。晚期坏死病灶髓腔侧边缘可出现明显的长 $T_2$ 信号线,关节腔内少量积液。

**(四)诊断和鉴别诊断**

外伤性游离体:有外伤史,可见骨折存在。

## 二十一、耻骨联合缺血性坏死

**(一)概述**

耻骨联合缺血性坏死(avascular necrosis of symphysis public)又称非化脓性耻骨骨炎、耻骨联合关节炎、Pierson 病。病因复杂,外伤及内分泌因素起着重要作用。好发于男性泌尿系手术后及 30 岁以下的孕、产妇。病因不明,发病机制还存有争议,部分学者认为是一种骨软骨炎,但也有人认为是非化脓性耻骨骨炎,还有人认为是低毒性细菌感染。

**(二)临床表现**

临床表现为单侧或双侧耻骨联合部剧痛和局限性压痛,下肢活动困难,数月或数年后自愈。

**(三)影像学表现**

X 线及 CT 表现:早期无异常,且影像表现与临床症状不同步。可见耻骨联合间隙增宽,宽度可达 6~48mm(正常人宽度 4~6mm),间隙内见中心性或偏心性纵行带状透明影,呈长条状、分叉状或水滴状。耻骨局限性骨质密度增高,可出现小囊变及虫蚀状骨质破坏,严重者呈边缘锐利的弧形切迹,无撕裂骨块及死骨;骨破坏开始于耻骨上下缘或联合处,逐渐向正常骨质发展,晚期出现破坏区边缘硬化,耻骨联合间隙变窄(2~4mm)(图 16-1-22)。

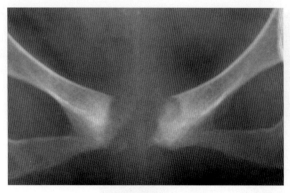

**图 16-1-22　耻骨联合缺血坏死**
耻骨联合间隙增大,关节面虫蚀状骨质破坏,
破坏区边缘有骨质硬化

**（四）诊断和鉴别诊断**

1. 耻骨结核　破坏区多为囊状,内见沙粒状死骨,周围骨质疏松,耻骨变形,易形成寒性脓肿或瘘管。

2. 耻骨化脓性骨髓炎　局部红肿热痛,常单侧发病,一般不超过耻骨联合,骨增生和破坏较为广泛,骨膜反应性增生明显,易发生瘘管,痊愈后骨结构紊乱。

# 二十二、髋臼骨骺缺血性坏死

**（一）概述**

髋臼骨骺缺血性坏死(osteochondritis of acetabular epiphysis)又称 Brailsford 病,好发年龄为 12 ~ 15 岁,可单、双侧发病。主要症状为髋部及下肢疼痛,运动后加重。

**（二）影像学表现**

X 线表现:表现为髋臼发育不良,髋臼宽而浅,倾斜度增大,变形。Y 形软骨骨化层紊乱,并可出见多囊状透亮区,周围有广泛的不规则骨质硬化。髋关节有程度不同半脱位。随后股骨头骨骺相应增大、扁平或呈新月形,骨质内有囊变区。少数股骨头骨骺轻度滑脱。晚期髋臼骨质增生形成退行性骨关节病(图 16-1-23)。

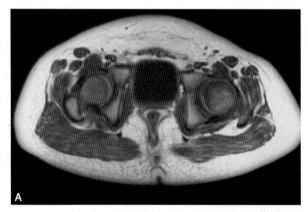
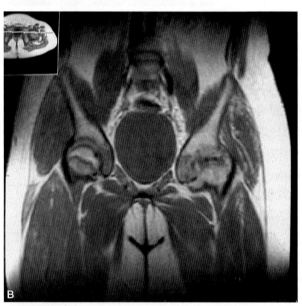

**图 16-1-23　髋臼骨骺缺血性坏死**
左侧髋臼发育不良,髋臼宽而浅、变形;Y 形软骨表现为混杂的 $T_1WI$ 低信号(A),
冠状面(B)股骨头骨骺相应增大、骨质内有囊变及硬化

**（三）诊断和鉴别诊断**

诊断要点:幼年发病,髋臼软骨骨化层无增厚,无致密和碎裂,股骨头常萎缩,颈部不增粗。

# 二十三、肱骨头及肱骨大结节缺血性坏死

**（一）概述**

肱骨头及肱骨大结节缺血性坏死(avascular nec-rosis of head of humerus and greater tubercle),本病较为少见,见于青壮年患者,男性多发,单侧发病,右侧多见。有外伤及脱位史,并有酗酒及服用类固醇激素。

**（二）临床表现**

主要症状为肩关节活动障碍,肱骨上端局部疼痛及压痛。

**（三）影像学表现**

1. X 线及 CT 表现　早期可无异常发现,继而肱骨头或肱骨大结节内骨小梁塌陷,不规则密度增

高,肱骨头及大结节变形及碎裂,也可出现游离骨,附近骨质局限性不规则密度减低或囊变,部分见高密度硬化边缘。

2. MRI 表现　能早期发现软骨下骨髓水肿的信号变化;随后可见骨外形保持正常,但关节软骨轻度变薄,进而关节软骨表面不规则,关节软骨下骨质有小碎裂和塌陷为低信号影,但不累及关节盂;晚期肱骨头变形明显,出现退行性骨关节炎。

# 第二节　外伤性骨缺血性坏死

## (一)概述

外伤性骨缺血性坏死(traumatic osteonecrosis)是常见的骨折合并症之一。当发生骨或关节内骨折时,容易损伤骨的滋养动脉而造成骨的血供障碍,最终导致缺血性坏死;当骨折后处理不当时亦可出现同样后果;因此股骨颈骨折、股骨头脱位、股骨头骺分离、肱骨头骨折、腕舟骨骨折、距骨体部骨折和(或)脱位、第2、3跖骨头不全骨折、髌骨横行骨折、椎体压缩性骨折等都可继发骨缺血性坏死。

## (二)病理变化

外伤性骨缺血坏死后骨小梁结构最初保持不变;当新生毛细血管和增生的结缔组织、成纤维细胞、巨噬细胞向坏死的骨组织内延伸时,可逐渐将坏死的骨髓和死骨清除;随着死骨的不断被吸收,周围存活的骨髓内也产生反应性新生骨;这些病理变化是产生各种影像学征象的病理基础。

## (三)临床表现

本病发病缓慢,症状出现较晚,主要症状是局部或关节疼痛、骨折不愈合、活动障碍、肌肉痉挛等。

## (四)影像学表现

可观察到原有的骨折等损伤性改变,而骨缺血性坏死在骨损伤一个月之后才逐渐在X线片上表现出来,CT表现类似于X线,但更清晰地显示一些轻微的改变。

1. X线及CT表现　初期为骨坏死期,因与周围失用性骨质疏松相比,坏死骨仍保持原有的骨小梁结构,故显示坏死骨组织呈相对均匀一致的密度增高区。

中期为死骨吸收期,此时新生毛细血管及肉芽组织对死骨进行清除,死骨边缘骨质疏松,初起时不明显,仅表现边缘毛糙,随后界线清晰,逐渐形成囊状或带状骨质破坏区,并逐渐扩大范围。

晚期为关节变形、骨质增生期,一方面由于坏死骨组织边缘被肉芽组织吸收,可发生病理性骨折;囊状破坏区较大时可造成关节塌陷;特别是持重关节可发生严重的关节变形,发生在股骨头则为典型的软骨下透明区,亦称"新月征"系坏死骨折的表现。另一方面随着死骨不断被清除,周围存活的骨髓内

产生成骨活动,在骨吸收区的周边,出现骨质增生硬化,而表现出密度增高。上述这些变化征象可综合交错出现,分期则不能截然分开。

最后可继发骨性关节炎,即创伤性关节炎(traumatic arthritis)。当骨折线累及关节面、骨骺或骺板损伤致骨端发育畸形、严重的关节扭伤或脱臼后,均可因关节软骨受损而产生继发的关节退行性变。多发生于膝、踝、肘、肩和髋关节,表现为骨性关节面模糊、中断、消失,继而骨性关节面硬化,关节间隙变窄或宽窄不均匀。此外还继发骨端增大,骨唇增生,盂唇骨化,骨赘形成、关节变形,关节囊肥厚,关节内游离体等,有时还合并关节周围软组织内钙化和骨化(图16-2-1)。

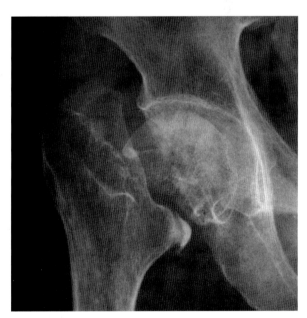

**图 16-2-1　外伤性股骨头缺血坏死**
股骨颈头下不稳定骨折,股骨头尚未塌陷,关节面下可见密度不均匀,有囊变区,周围存在骨质增生硬化

2. MRI 表现　MR检查被认为是目前检查和诊断外伤后骨坏死较敏感和准确的诊断方法。虽然早期MR可无任何异常改变,随着骨坏死的发展,在坏死区与正常骨组织之间出现较为特征性的异常信号改变,即在 $T_1WI$ 上呈线样或带样低信号影,在 $T_2WI$ 上可见双线征,内侧坏死组织或新生的肉芽组织呈高信号,外周增生硬化的新生骨组织呈低信号。

3. PET表现  有报道认为放射性核素检查对于骨折后的继发性骨缺血性坏死有极大的帮助。但由于受外伤及治疗处置等因素的影响,核素显像必须注意检查时机,并需动态随访观察。外伤后2周内出现核素放射性缺损,并在6~8周内仍未出现放射性充填者则预后不佳,可能发生早期骨缺血性坏死;4~6个月骨折线仍见明显线形浓聚,患侧/健侧大于2.50者预示骨折不愈合;1.5年后患侧仍为放射性浓聚,股骨头/髂比大于2.03±0.75者可能发生晚期骨坏死;如股骨头远端发生放射性稀疏,周围有不同程度的放射性浓聚,则提示为中期骨缺血性坏死。

# 第三节  减 压 病

## (一)概述

一般认为,人们在高气压环境中,体内溶解的气体量随着气压增加的倍数而相应增加。离开高气压环境回到常压环境时,如果减压速度过快,幅度过大,体内各处溶解的气体(主要是氮气)可成为气泡,在血管及细胞的内外形成微小气泡,通过阻塞、挤压等一系列生化改变,引发病理变化和临床症状,即减压病(decompression disesae、dysbaric disorders)。减压病是一种职业性疾病,出现在潜水员、隧道工、沉箱工、飞行员、高气压舱内的工作人员及研究人员,发病率各家报道不同,但总体表明无正规健康监护的渔业人员发病较高。

## (二)病因和病理变化

本病的病理机制尚未完全明了,除上述观点外,亦有认为在高气压环境下静脉回流障碍,引发高凝状态及快速降压时气体的逸出为主要致病因素。

减压性骨坏死的发病机制:脂肪内的氮气溶解量是血液的5倍,因此富含黄骨髓的骨骼如肱骨、股骨、胫骨等,在减压时容易产生较多的气泡,这些气泡阻塞了骨骼的滋养血管而导致骨缺血性坏死。最多见肱骨上段及股骨上段,可见一个或多个骨骼骨质改变,患者无症状,但当病变扩展到关节面时,则出现疼痛,活动时加剧。有研究显示血清降钙素与骨破坏有相关性。

## (三)临床表现

按照发病时间可大致分为两类:急性减压病和慢性减压病。

1. 在减压后短时间内(36小时内)或减压过程中发病者为急性减压病,约90%病例是在高气压环境作业后30~240分钟内发病,少数在减压过程中发病,罕见24~36小时后发病。

首发且常见症状发生在皮肤,因皮肤毛细血管被小气泡阻塞挤压时,出现血管闭塞或充血及扩张,皮肤缺血和淤血形成大理石样斑纹,多出现在皮下脂肪较多的胸、腹、背、前臂、大腿等处。感瘙痒,并伴有灼热和蚁行感。症状持续数小时,热水浴可促进缓解。

典型表现为肌肉关节疼痛,是由于关节、肌腱、韧带、骨膜中的气泡压迫末梢神经引起,呈钻痛、跳痛、刺痛、撕裂痛、刀割痛等,发生于肩、肘、膝、髋等大关节为多。患者常表现强迫体位,被称为弯痛(bends)。若不及时治疗可发展为慢性减压病。

发生于其他系统的血管栓塞可出现相应的系统症状。如出现听力障碍、前庭功能紊乱、视觉功能障碍、头痛、意识障碍的神经症状,脊髓受损则表现为急性贯通性脊髓病,表现为感觉、运动障碍,低血容量性休克的循环系统症状,肺毛细血管栓塞引起胸闷及胸骨后疼痛的呼吸系统症状,剧烈腹痛的消化系统症状。

仅表现皮肤症状者为轻型,有骨关节症状者为中度减压病,出现其他系统症状体征者则为重型减压病。

2. 急性减压病未及时治疗或未彻底治愈而遗留长期的肌肉关节疼痛等症状者称为慢性减压病。疼痛发生的位置与急性减压病基本一致,但在一定高压环境下症状明显改善。轻者外观和X线检查无异常,重者发生减压性骨坏死(dysbaric necrosis,DON)一般出现在7个月后,甚至数年后出现。

## (四)影像学表现

骨梗死发生于任何部位,但以长骨松质部分最多见,依次为股骨两端、肱骨下端、胫腓骨两端、肱骨及桡骨下端,多呈对称性分布,大小不一,可为数毫米至延伸至患骨大部分。

1. X线表现  X线显示初期仅为局灶性骨小梁紊乱、模糊不清或消失,逐渐形成周围环绕以硬化环的空腔样囊变,即斑点状透亮区,四周为硬化影,国外学者描述形态为带条状、辫状、气泡状、多囊斑状四种,体层片上显示清晰,为骨质破坏与修复共存的表现。之后则可见到形态、密度各异的致密斑片、斑块、条纹等,为胶原增生与钙化的表现。不同时期的病灶可在同一个骨骼上出现。当出现骨端关节面受到损伤时,则可见关节面粗糙不平、斑点状、囊样破坏区,边缘不清、骨膜反应增生、死骨及赘骨形成,最终出现骨质肥大畸形等(图16-3-1)。

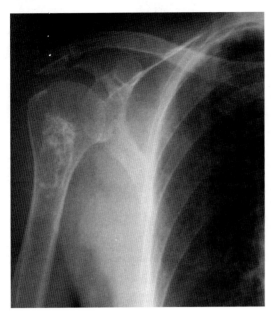

**图16-3-1 减压病**
右侧肱骨髓腔内可见蚯蚓状、线状、无定形的
钙化,边界清晰,无骨膜反应及骨质破坏

2. CT表现 骨骼改变主要包括骨端松质骨内条带状及斑块状硬化高密度影,以及骨小梁粗大紊乱,骨干髓腔钙化、骨膜增生和骨皮质增厚。条带状高密度硬化多围绕呈类圆形、三角形或不规则地图状的软组织密度影或囊变区,硬化带宽度约为1~3mm,位于松质骨内。晚期出现退行性改变。

3. MRI表现 急性期或亚急性期松质骨内类圆形、三角形或不规则梗死灶,$T_1WI$为略低信号或等低信号混杂,边缘由肉芽组织和(或)新生骨形成的低信号带包绕,周围可有骨髓水肿所致的略低信号片状影;$T_2WI$梗死灶信号不一,周围水肿区为高信号影。晚期梗死灶出现长$T_1$长$T_2$信号,边缘为低信号线,周围水肿消失。骨髓钙化呈斑片状低信号,骨干增粗。

减压病的分期以X线为根据。

Ⅰ期:肱骨、股骨或胫骨局部骨致密区、致密斑片条纹或小囊变透亮区,骨改变面积上上肢不超过肱骨头投照面积的1/3,下肢不超过股骨头投照面积的1/3。

Ⅱ期:上肢或下肢的骨改变面积均超过肱骨头或股骨头投照面积的1/3,或出现大片的骨髓钙化。

Ⅲ期:本病累及关节,关节面模糊、破坏、变形、死骨形成,关节间隙不规则或狭窄,髋臼或肩关节盂破坏、变形、赘骨形成等。

**(五)诊断和鉴别诊断**

诊断依据则根据病史及加压治疗后症状体征明显改善的特点,肱、股、胫骨的头端的X线有以上所述特异性表现,另外,$^{99m}$锝($Tc^{99m}$)核素扫描可查出早期异常浓聚病灶。

鉴别诊断:

(1)骨岛:呈类圆形,直径约3~10mm,边缘清晰锐利,密度均匀,骨纹理存在,长期无变化;减压病的骨致密区形态不定,大小不一,边缘较模糊,密度不均匀,骨纹理变形或消失,并且病灶可扩大。

(2)生理性透亮区:位于肱骨头上外侧方,两侧对称,周围无硬化边而内部骨纹理纤细稀疏。

# 第四节 骨 梗 死

**(一)概述**

骨梗死(bone infarction)是指发生于骨干和干骺端的骨细胞及骨髓细胞因缺血而引起的骨组织坏死,最常见于潜水作业人员,故以往称之为潜水减压病,但除潜水减压致本病以外,还有其他许多因素亦可导致骨梗死,统称为非潜水性骨梗死。其中较常见的因素是大量应用激素和免疫抑制剂,此外酗酒、外伤、胰腺炎、脂肪代谢紊乱和接触一些特殊化学物质(如溴)等亦可导致骨梗死。好发于股骨下段、胫骨上段。常双侧发病,但以一侧较重而另一侧相对较轻。有关骨梗死的分类较为混乱,本章仅讨论发生在四肢长管状骨的非潜水性骨梗死的影像学诊断。

**(二)病因及病理变化**

四肢长管状骨的骨髓腔内的营养血管细小,分支稀少,同时骨皮质坚硬,血管栓塞和血管外受压均缺乏缓冲余地,容易导致局部骨髓组织血供障碍,骨髓内的造血细胞和骨细胞因缺血而坏死。骨髓腔内的脂肪细胞耐受缺血的能力较骨细胞强,发生坏死相对较晚,且坏死后需较长时间才能崩解,并发生胶样化和液化。梗死边缘的正常骨组织生成血管和肉芽组织迂曲包绕梗死区,并逐渐纤维化。胶样物质钙化并进一步骨化形成新生骨组织。梗死区逐渐被纤维组织、胶样物质和新生骨组织充填,死骨逐渐吸收,局部被瘢痕组织代替。偶尔骨梗死可能恶变为成骨肉瘤、纤维肉瘤和恶性纤维组织细胞瘤。

**(三)临床表现**

本病在临床上主要见于有应用激素、长期酗酒者,偶尔也可发生在无任何诱因的患者,任何年龄均可发病,以 20 ~ 60 岁多见,平均发病年龄在 40 岁左右,男女发病率无明显差异。病程几天到几年不等。主要临床表现为患部疼痛,当病变累及关节时可有关节活动障碍。化验检查无特殊。

**（四）影像学表现**

1. X 线表现　早期 X 线上无明显异常,难以发现本病的早期变化,有时可见片状低密度影,边界模糊不清,反应骨组织的早期缺血性坏死;当病变区钙化或骨化较明显时,X 线上表现为病变局部的骨密度增高或骨质硬化(图 16-4-1)。

2. CT 表现　CT 的密度分辨率较 X 线高,反应骨质密度改变较 X 线敏感。早期虽然有坏死骨发生,但 CT 上可无异常表现;此后骨质稀疏逐渐明显,CT 上表现为在骨髓腔内见片状异常低密度,边界模糊不清,死骨密度逐渐增高;晚期病变骨质内出现坏死囊变、硬化和骨质稀疏共存,表现为多个圆形或椭圆形低密度影,边缘可见斑点状、条状或花环形异常高密度,CT 值可达 1000HU,边界清楚,中央呈软组织样等密度。

3. MRI 表现　MRI 是诊断骨梗死早期改变最理想的检查方法,尤其是 $T_2WI$ 脂肪抑制(FS)序列能反映出骨髓腔内的早期水肿和坏死。早期病变呈斑点状或斑片状的 $T_1WI$ 略低信号,$T_2WI$ 上呈等或略高信号,加 FS 则显示病变更加清楚,后期随着纤维肉芽组织形成和边缘的钙化、骨化,在病灶的边缘出现迂曲花边状异常信号带,$T_1WI$ 和 $T_2WI$ 上均呈低信号,$T_2WI$ 上显示分层状结构,内层为增生的纤维肉芽组织呈高信号,外层为钙化和骨化组织呈低信号。有时病变可呈多发,病灶有融合趋势,形成不规则形,呈典型的"地图板块"样结构。部分病例病变可

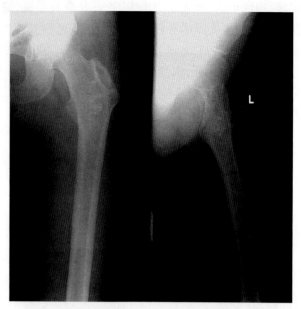

**图 16-4-1　骨梗死**
左股骨上段见花边状密度增高影,边缘清晰

发生在关节面下,造成关节面下骨质破坏,其影像表现与发生在骨干上的病变表现相同,可与骨干病变相延续或呈"小岛状"。并有关节腔积液。

**（五）诊断和鉴别**

本病的诊断需要结合病史和临床资料,多数患者有使用激素或免疫抑制剂,以及外伤的病史,但也可发生在无任何病史的患者,称为特发性骨梗死。早期 X 线、CT 无明显异常改变,而 MRI 是诊断早期病变的最佳方法。晚期病变诊断比较容易,影像上表现为坏死囊变、纤维肉芽组织增生和骨化硬化同时存在,形成不规则的"地图板块"状结构。

鉴别诊断上需要与结核性骨关节病病变相鉴别。有时还需要与内生骨软骨瘤相鉴别。

# 第五节　放射性骨坏死

**（一）概述**

放射性骨坏死(osteoradionecrosis)多为医源性,由放射治疗所致。多见鼻咽癌局部照射后颅底骨的坏死(发生率 5% ~22% )及颌面部肿瘤照射后的下颌骨坏死,还可发生在任何受照射治疗范围之内的骨骼,如骨盆、胸椎等,并且在脊柱区域的放射治疗可引起放射性脊髓炎。发生时间则各家报道不一,有人提出 6 个月后即可出现,并可发生在这之后的任何时间;亦有人认为在初次照射后的 3 ~15 年,或再次照射后的 7 个月至 2 年,而个体差异也导致放射敏感性差异及放射耐受性差异,引起放射性骨坏死的最低照射剂量因人而异。

**（二）病因和病理改变**

放射性骨缺血性坏死的发病机制为放射后的供血动脉损伤,包括血管内膜炎及狭窄闭塞,导致骨质的低供氧、低灌注和微循环衰竭,局部组织的急剧坏死和广泛的死骨形成,以及软组织坏死、脱落、骨骼裸露。另外有文献指出放射性坏死也和骨本身结构有一定关系,放射总剂量大于 70Gy 时易发生放射性骨坏死。

**（三）临床表现**

临床表现与病骨部位有关。发生在颞骨者可有

外耳道脓性或血性分泌物,听力下降,张口受限,鼻咽部出血及伴有恶臭,多伴有头痛。亦可有放射性脑损伤的表现及脑神经损伤症状。纤维鼻咽镜见鼻咽部黏膜组织坏死,肉芽组织增生,鼻咽与蝶窦相通等。颌周组织红肿热痛,口内外瘘管形成,张口受限,放射性牙周病等。

在脊椎椎体者常为局部疼痛,患者述颈、胸、腰部痛,伴有脊髓损伤时有神经平面受损症状,如肢体运动、感觉障碍等。急性期时表现 Lhermitte 征(患者头向前屈曲时,发生突然的、短暂的电击样感觉),继而四肢麻木无力,运动障碍,最后而且最常见的是慢性、进行性的脊髓炎。

### (四)影像学表现

1. X 线表现　病变骨组织骨小梁增粗,正常骨纹理结构模糊,病灶区骨质密度下降,同时在病灶内夹杂着斑点、团块状密度增高影,病灶周边模糊,边界不清,也可有骨质硬化带。严重病例可有骨折线。

2. CT 表现　轴位及冠状位扫描均有助于诊断,骨皮质首先破坏,颅底骨破坏可伴部分骨质缺失,可累及全部颅底骨,以蝶骨最多见,颞骨次之。骨体表面暴露在气腔内,可失去软组织覆盖,死骨形成,附近软组织肿胀,内可见小气泡影,增强后轻度或中度强化。上颌骨密度增高的硬化性骨炎,上颌窦壁破坏。乳突气房内液性或软组织密度影(图 16-5-1)。

3. MRI 表现　MRI 能发现早期放射性骨坏死。下颌骨骨髓 $T_1WI$ 为不均匀低信号,$T_2WI$ 为高信号,增强后明显强化,与病骨邻近的咬肌及翼内外肌肿胀,呈略低 $T_1$ 信号,$T_2WI$ 为高信号,增强后明显弥漫强化。乳突气房内为长 $T_1$ 长 $T_2$ 信号,Yoshioka H 等描述骨盆的放射性骨炎,认为脂肪抑制序列能较好显示病变,信号可随着时间推移而变化;在 $T_1WI$ 上骶骨及髂骨广泛性低信号,$T_2WI$ 上骶髂关节附近为极低信号影,远离关节处为混杂信号,最远处则为高信号,增强后病骨呈轻、中度不规则强化,还可伴有内脏的放射性损伤表现(图 16-5-2)。

4. PET 表现　病变范围较小时显示为局灶性放射性浓聚,病变广泛则显示中心部位放射性稀疏,周围为放射性浓聚。

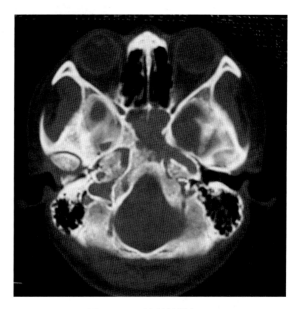

**图 16-5-1　放射性骨坏死**
斜坡基底部及蝶骨体骨质部分缺如,边缘不规则,直接与蝶窦、左侧颈内动脉管相通。斜坡及蝶骨体非骨质缺损区骨质稀疏,呈筛网状骨质破坏

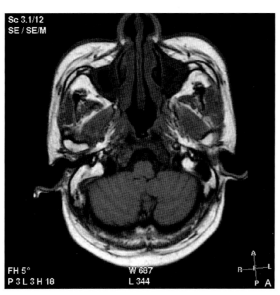

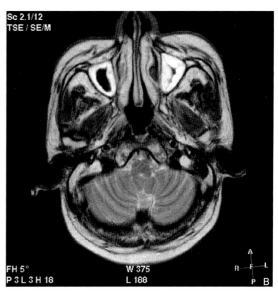

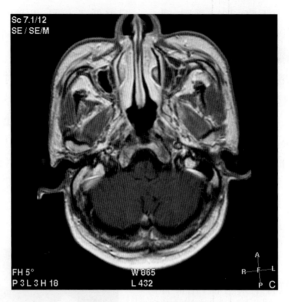

**图 16-5-2　放射性骨坏死**

斜坡放射性骨坏死,斜坡前缘软组织及骨质缺损,被液体填充,T₁WI 轴位平扫呈等信号(A);T₂WI 轴位平扫呈高信号(B);T₁WI 轴位增强,斜坡前缘软组织及骨质缺损区无强化(C);斜坡非骨质缺损区 T₂WI 轴位平扫呈高低混杂信号,T₁WI 轴位平扫示正常脂肪高信号消失,增强呈不均匀轻度强化

（李绍林　钟群　张雪林）

# 第六节　SARS 感染后骨坏死

2003 年我国严重急性呼吸综合征(SARS)疫情出现后,为抑制异常的免疫病理反应,减轻全身炎症反应状态及肺的渗出、损伤,防止或减轻后期的肺纤维化,多数病情相对较重的 SARS 患者均应用了不同剂量的糖皮质激素进行治疗,取得了良好的治疗效果。但随后部分 SARS 康复者出现了骨坏死现象,并引起广泛的关注。

激素在临床中广泛使用于器官移植、红斑性狼疮、类风湿关节炎等疾病中。短期大剂量的激素对于无骨坏死易患基础疾病者其发生骨坏死的危险度较低,而长期大剂量的激素应用在 SLE、RA 等易患骨坏死的疾病其增加骨坏死的风险为 4% ~ 52%。SARS 疫情之后,在对 SARS 康复者进行追踪中,陆续有 SARS 康复者发生骨坏死的报道,发病率自 5% ~ 32.6%。而骨坏死无特异性临床表现,往往已发生骨坏死者并无临床症状。而普通的 X 线检查不能发现早期的骨坏死,MRI 能在普通 X 线片出现改变、甚至是出现临床表现之前检测出早期骨骼缺血坏死,是骨缺血坏死诊断及分期的金标准。

MRI 上,激素引起的骨关节改变包括骨髓水肿,缺血坏死,关节积液。SARS 患者中出现的骨缺血性改变与此一致(图 16-6-1 ~ 图 16-6-3)。且感染 SARS

后患者的髋关节或髋关节常可见少量的关节积液,但 SARS 康复者出现的关节积液是否具有确定的意义及其形成的原因尚不清楚。我们对 148 例感染 SARS 现已康复医务人员的下肢进行 MRI 追踪,在 42 例未使用激素治疗者中,无 1 例发生骨坏死。而在 106 例使用激素治疗中,8 例发生骨缺血性改变,5 例为骨坏死,1 例为骨梗死,另有 2 例为骨髓水肿,骨坏死的发病率为 5.7%(6/106),低于北京地区的 32.6%（137/420）,与香港地区的 5%（12/254）接近。并通过多因素 Logistic 回归提示,激素累积剂量是骨缺血性改变的主要危险因素。Griffith 等对香港地区的 SARS 康复者的追踪研究中,通过 Logistic 回归也发现激素累积剂量是骨坏死的最重要危险因素,激素累积剂量小于 3g 的骨坏死风险为 0.6%,高于 3g 的为 13%。而程晓光等对北京地区 SARS 康复者的追踪研究中,通过多因素 Logistic 回归分析发现激素平均剂量和平均使用时间是发生骨坏死的危险因素。以上各地区的研究均提示激素治疗可导致 SARS 康复者骨坏死的发生。此外,北京地区 28 例未用激素的患者中有 1 例发现有股骨干骨梗死征象。

SARS 康复者发生骨坏死,其主要原因是激素的使用。激素性骨坏死的确切机制仍不清楚,目前多

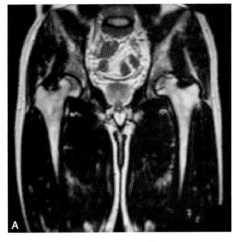
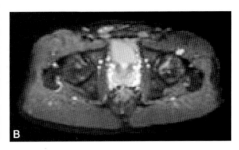

**图 16-6-1　SARS 康复者双侧股骨头坏死**

男,38 岁,激素累积剂量 9.015g,双髋关节 $T_1WI$ 冠状位(A)显示双侧股骨头
软骨下坏死灶,STIR 横断位(B)上反应区为线状高信号

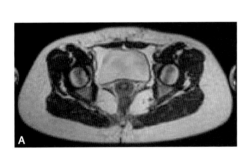
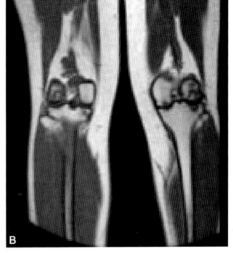

**图 16-6-2　SARS 康复者双侧股骨头、股骨髁及胫骨髁坏死**

女,32 岁,激素累积剂量为 10.2g,髋关节 T2WI 横断位(A)显示双侧股骨头前上方软骨下骨坏死灶,
膝关节 $T_1WI$ 冠状位(B)显示双侧股骨髁、胫骨髁多处坏死灶,呈"双线"征

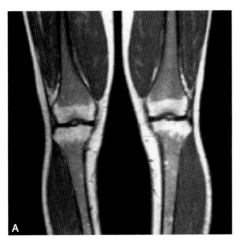
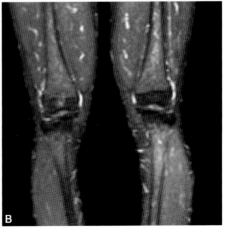

**图 16-6-3　SARS 康复者双侧股骨胫骨骨髓水肿**

男,31 岁,激素累积剂量 3.88g,膝关节冠状位 $T_1WI$(A)显示双侧股骨胫骨骨髓水肿,
双侧骨髓腔弥漫性低信号,STIR(B)上信号普遍增高

认为是激素导致骨髓内脂肪增生,继而引起骨内压增高,静脉血流受损,同时软骨下血管及毛细血管内脂肪性栓塞引起血管阻塞。但 SARS 可累及全身多数组织和器官,在骨髓中也发现有病毒存在,尸检也发现 SARS 患者肺动脉内膜肿胀,内可见纤维素栓子。以上说明 SARS 感染本身能导致骨坏死的可能尚不能排除。

(沈君 梁碧玲 陈建宇)

## 参 考 文 献

1. 蒋学祥,王霄英,肖江喜. MRI 在 SARS 患者骨坏死随访中的应用. 中国医学影像技术,2003,19(10):1279-1280

2. 胡平,梁宏. 临床核素影像诊断学. 广州:广东科学技术出版社,2003:220-228

3. 张玮,黄立新,董天华,等. $^{99m}$Tc-SZ-63 放免显像在激素性骨坏死实验研究中的应用. 中华核医学杂志,2002,22(1):37-39

4. Hirano A,Fukubayashi T,Ishii T,et al. Magnetic resonance imaging of Osgood-Schlatter disease:the course of the disease. Skeletal Radiol,2002,31(6):334-342

5. Craig JG,van-Holsbeeck M,Zaltz I. The utility of MR in assessing Blount disease. Skeletal-Radiol,2002,31(4):208-213

6. Davids JR,Blackhurst DW,Allen BL Jr. Radiographic evaluation of bowed legs in children. J Pediatr Orthop,2001,21(2):257-263

7. Craig JG;Cramer KE,Cody DD,et al. Premature partial closure and other deformities of the growth plate:MR imaging and three-dimensional modeling. Radiology,1999,210(3):835-843

8. Gustavel M,Beals RK. Scheuermann's disease of the lumbar spine in identical twins. AJR Am J Roentgenol,2002,179(4):1078-1079

9. Boutin RD,Januario JA,Newberg AH,et al. MR imaging features of osteochondritis dissecans of the femoral sulcus. AJR Am J Roentgenol,2003,180(3):641-645

10. Hutter CD. Dysbaric osteonecrosis:a reassessment and hypothesis. Med Hypotheses,2000,54(4):585-590

11. Gebhard KL,Maibach HI,et al. Relationship between systemic corticosteroids and osteonecrosis. Am J Clin Dermatol,2001,2(6):377-388

12. Chong J,Hinckley LK,Ginsberg LE. Masticator space abnormalities associated with mandibular osteoradionecrosis:MR and CT findings in five patients. AJNR Am J Neuroradiol,2000,21(1):175-178

13. Yoshioka H,Nakano T,Kandatsu S,et al. MR imaging of radiation osteitis in the sacroiliac joints. Magn Reson Imaging,2000,18(2):125-128

14. 于成福,杨艺,曹子文,李绍林. X 线、CT 在减压性骨坏死早期诊断中的价值. 临床放射学杂志,2012,31(6):848-851

15. 传染性非典型肺炎(SARS)诊疗方案. 中华医学杂志,2003,83(19):1731-1752

16. Griffith JF,Antonio GE,Kumta SM,et al. Osteonecrosis of Hip and Knee in Patients with Severe Acute Respiratory Syndrome Treated with Steroids,Radiology,2005,235:168-175

17. 程晓光,屈辉,刘薇,等. 严重急性呼吸综合征康复患者骨缺血性坏死患病率的 MRI 筛查研究. 中华放射学杂志,2005,39:791-797

18. 沈君,梁碧玲,曾庆思,等. 广州市传染性非典型性肺炎康复者骨坏死 MRI 普查初步报告. 中华医学杂志,2004,84:1814-1817

19. Nicholls JM,Poon LL,Lee KC,et al. Lung pathology of fatal severe acute respiratory syndrome. Lancet,2003,361:1773-1778

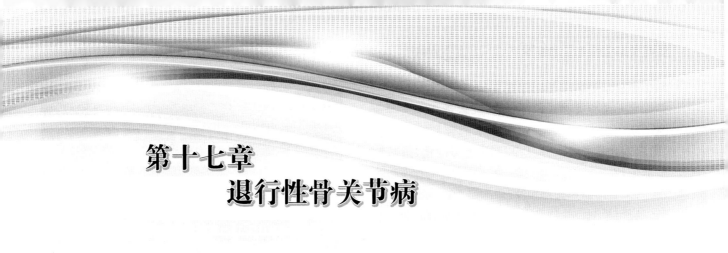

# 第十七章
# 退行性骨关节病

## 第一节　脊椎外部位退行性疾病

### 一、四肢关节退行性疾病

#### （一）概述

退行性骨关节病（degenerative osteoarthritis，DOA）也称骨性关节炎（osteoarthritis，OA），是以可动关节的关节软骨退变、关节面和其边缘形成新骨为特征的一组非炎症性病变。以放射学检查为依据，45岁以上者约14%~30%患有此病。

#### （二）病因和病理改变

一般认为本病与衰老、多次轻微外伤、关节结构失稳、内分泌失调等因素有关。当关节软骨受损后，表面不规则，使其下骨质受力不均匀而破坏及发生反应性硬化。关节面的边缘可形成骨赘（osteophyte），原因不清楚，组织学上为成熟的骨质，活动期其远端有软骨。软骨改变主要为水含量减少、表层侵蚀或磨损而引起软骨变薄，严重的可完全被破坏而剥脱。关节液通过关节软骨微小缺损，长久压迫其下方组织可引起关节软骨下滑液囊肿形成。肉眼可见受累软骨变色，呈褐灰色或黄灰色，变薄。初期尚光滑，随后软骨面变为粗糙，以后出现侵蚀、囊变和不同程度的溃疡，导致局部肿胀、龟裂、软骨大面积脱落，暴露出软骨下骨。囊变周围是致密纤维组织和反应性新生骨，其内可有黏液。囊变的关节面侧常有裂隙。晚期可见关节内游离体（loose body）。游离体多由软骨退行性变、碎片脱落而来，并可发生钙化及骨化。

#### （三）临床表现

本病分为原发性和继发性两类；原发性者最多见，见于老年人，为随年龄增长关节软骨退行性变的结果。继发性者为任何原因引起的关节软骨破坏所致，如创伤、感染后修复期。临床上起病缓慢，好发于髋关节、膝关节、指间关节、脊椎等关节。以关节活动不灵、疼痛为主要症状。

#### （四）影像学表现

1. X线表现　本病几乎可侵犯全身任何关节，包括滑膜关节和软骨连接。X线上显示以下特点：

（1）关节间隙变窄：为最常见的早期征象。

（2）软骨下骨质硬化：为关节软骨下广泛的密度增高，在邻关节面区最显著，向骨干侧逐渐减轻；后期软骨下囊变很常见，可以单个或数个并存，表现为圆形、类圆形透光区，边缘清楚，常由窄硬化带。

（3）滑膜关节退行性变还可以引起滑膜增生，关节囊肥厚，韧带增生、钙化和骨化，关节盂唇骨化。

（4）骨赘形成：骨赘开始可表现为关节面边缘变锐利，以后为关节面周缘的骨性突起，呈唇样或鸟嘴样。

（5）严重者晚期出现关节失稳、关节变形、游离体等。临床症状往往不与X线表现的严重程度相关。

2. CT表现　检查复杂关节时扫描线与关节面垂直、或薄层CT扫描后冠状面和（或）矢状面重建显示病变较好，如脊柱、髋关节等。CT显示骨性关节面、关节面下骨小梁和关节内游离体等明显好于X线片，敏感性和特异性高，是检查和诊断退行性骨关节病最理想的方法。后期引起滑膜炎关节积液时，CT比X线片敏感，表现为关节囊扩张，内为均匀液体性密度影。

3. MRI表现　MR是唯一可以直接清楚显示关节软骨的影像学方法。早期软骨肿胀$T_2WI$上为高信号，以后软骨内出现小囊、表面糜烂和小溃疡；

MRI 上显示关节软骨增厚或变薄,信号不均匀。后期局部纤维化 $T_2WI$ 上为低信号,软骨变薄甚至剥脱。MR 同时还可显示关节面下的骨和松质骨改变,表现为囊变或水肿,$T_2WI+FS$ 上呈高信号;$T_1WI$ 呈低信号。

**（五）诊断和鉴别诊断**

应与早期神经营养不良性关节病和强直性脊柱炎相鉴别。早期神经营养不良性关节病关节面下骨质硬化程度与边缘骨赘形成和关节间隙变窄不成比例,关节内、外有大量不规则软组织钙化,临床上局部痛温觉下降,关节活动受限不明显。强直性脊柱炎最早侵犯骶髂关节,脊柱呈竹节状强直而非横行骨赘及骨桥,椎间小关节早期受累、间隙变窄或强直、周围韧带及关节囊钙化骨化,椎间隙一般无改变。

## 二、滑膜关节退行性变

1. 软骨被侵蚀,X 线表现为关节间隙变窄。MRI 显示早期关节软骨改变,变薄、信号不均匀,甚至软骨剥脱等。

2. 软骨下成骨和血管增生,X 线表现为骨质增生硬化。

3. 软骨下滑液渗入或骨挫伤,形成软骨下囊肿。关节软骨下囊肿是滑膜关节退行性关节病的重要且突出表现。该囊肿并不是真正的囊肿,其内无上皮内衬,也不是一个均匀的空腔,但这已是通用的命名了。软骨下骨囊肿多出现在增厚的小梁之间,常为多发,大小不等(2~20mm),常呈梨形,单发或大于 20mm 的囊肿并不多见。囊肿形成原因还存在争议。一种学说认为滑液渗入后形成的;而另外一种学说认为是骨挫伤后骨小梁吸收后形成。其实这两种学说是在两种不同病理条件下形成的囊肿。应强调的是软骨下囊肿并非退行性关节病所独有,还可见于其他病变,如骨性关节炎、类风湿关节炎、焦磷酸钙沉着症、骨坏死、骨内腱鞘囊肿及肿瘤等。

4. 骨膜及滑膜增生,滑膜和韧带附着处骨化,形成骨赘。

5. 坏死骨被吸收,X 线表现为关节塌陷。

6. 骨与软骨节裂,X 线可见关节内游离体。

7. 关节囊肥厚、韧带增生钙化,盂唇骨化,X 线表现为关节增大变性或滑液囊肿形成(图 17-1-1 ~ 图 17-1-4)。

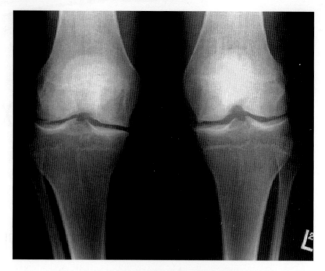

**图 17-1-1　双膝关节原发性退行性骨关节病**
X 线正位片示双膝关节面骨质硬化、不光滑,
边缘骨刺形成,关节间隙不均匀狭窄

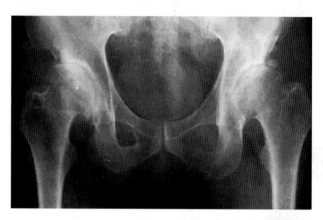

**图 17-1-2　双髋关节原发性退行性骨关节病**
X 线正位片示双髋关节面骨质增生硬化,边缘骨赘形成,
关节间隙不均匀性狭窄

## 三、腘 窝 囊 肿

腘窝囊肿又称 Baker 囊肿,多与关节损伤有关,特别与半月板撕裂关系密切,多发生在腓肠肌和半膜肌滑囊。任何年龄都可发病,男性多见,临床表现为局部肿块,有时可伴疼痛。腘窝囊肿为以囊性肿物,囊壁由纤维组织组成,厚薄可不一,内壁光滑,可呈分房性,囊内含有清或浊的液体,也可为黏液性或血性液体。

MRI 表现有一定特征性,表现为圆形或椭圆形囊性肿物,壁可厚可薄,内面光滑,壁 $T_1WI$ 和 $T_2WI$ 均为等信号,病灶内部信号均匀,$T_1WI$ 上呈等或略低信号,$T_2WI$ 上呈高信号。病灶周围组织结构清晰,无侵犯、肿胀。

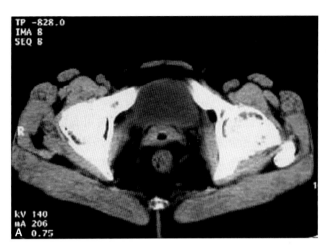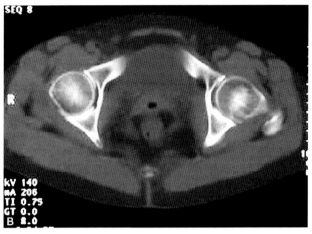

**图 17-1-3  双髋退行性骨关节病**

CT 平扫（A、B）示双髋关节间隙不均匀狭窄，关节面硬化，边缘骨赘形成

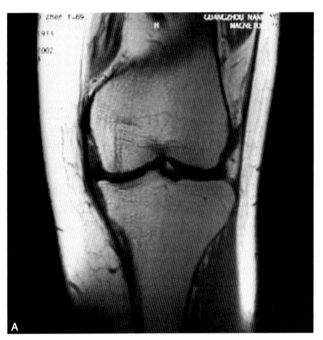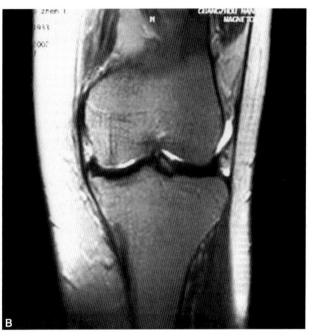

**图 17-1-4  膝退行性关节病**

MRI 平扫示膝关节间隙不均匀狭窄，关节面毛糙，边缘骨赘形成，$T_1WI$（A）、
$T_2WI$（B）均为低信号，关节腔少量积液，呈长 $T_1$ 长 $T_2$ 改变

### 四、软骨关节退行性变

脊柱以外的两个大的软骨性关节是耻骨联合和胸骨柄体连接部，这两个关节都可发生退变。耻骨联合退变时，其中央部出现裂隙样空腔，并逐渐扩大且不规则，继之，可见软骨下硬化。其上下可形成骨赘，但囊变不常见。X 线表现与感染或炎症变化相似。

与年龄有关的胸骨柄体连接部的退变为纤维软骨中央部的变性坏死，吸收后导致裂隙或空腔形成，其邻近骨面可出现不规则且伴有骨质增生硬化。尤

以外伤后明显。

### 五、纤维性联合及纤维附着处退变

老年人的肌腱、骨间韧带及骨间膜，特别是它们在骨的附着部的退行性变是较为常见的。在纤维性联合，如胫腓骨间膜及尺桡骨间膜以及韧带附着处均可发生纤维退变、纤维束断裂及骨增生。X 线上显示骨赘及骨刺形成以及肌腱、韧带钙化。这些变化可因外伤或慢性应力作用而加重。这些变化还可见于强直性脊柱炎及其他脊柱关节病。

## 第二节　脊椎退行性疾病

### （一）概述

脊椎退行性疾病（degenerative spondylosis）为骨关节退行性疾病中最常见者，多为生理性老化过程，一般不引起明显症状。遗传性、自身免疫性、急性创伤或慢性劳损等原因，也可促使脊椎发生退行性变。

### （二）病理和病理改变

脊椎退行性变包括椎间盘、椎间小关节和韧带的退变。

椎间盘退行性变包括：①纤维环退变：多发生于20岁以后，出现网状、玻璃样变及裂隙样改变，并向四周膨出，退变处可有钙盐沉着；②软骨终板退行性变：表现为软骨细胞坏死、囊变、钙化和裂隙；③髓核退变：晚于纤维环退变，主要表现为脱水、碎裂，有时可出现气体（真空现象）和钙化。

椎间小关节退行性变：多为椎间盘退行性变以后导致的椎间小关节异常活动和失稳所致。早期表现为损伤性滑膜炎，随之出现关节软骨损伤，关节间隙变窄，软骨下骨质增生、硬化，边缘部骨赘形成，关节囊松弛、钙化，关节脱位等。

韧带退行性变：脊椎失稳引起周围韧带受力增加，出现纤维增生、硬化、骨化或钙化。脊椎骨骼改变：椎间盘变性可引起相邻椎体发生骨髓水肿、脂肪沉积和骨质增生。

继发改变：上述诸结构的退行性变可引起椎管、椎间孔及侧隐窝的继发狭窄。

### （三）临床表现

本病一般无明显的临床症状，或只有颈、腰背部僵硬和（或）疼痛，并发椎间盘突出、椎管狭窄和脊椎滑脱等病变时，常压迫脊髓、神经根和血管，引起相应的临床症状和体征。

### （四）影像学表现

1. X线表现　脊柱生理弯曲度消失，变直、侧弯，甚至反向弯曲；椎间隙变窄，椎间盘内"真空"征，髓核钙化；椎体终板骨质增生、硬化，边缘部唇样骨赘形成，重者可连成骨桥；椎间小关节间隙变窄，关节面增生硬化，关节突变尖及脊椎不稳，如前移、异常旋转等。侧位片测量椎管矢状径对骨性椎管狭窄有诊断意义：一般颈椎矢状径正常>13mm，10～13mm为相对狭窄，<10mm为狭窄；腰椎管矢状径正常>18mm，15～18mm为相对狭窄，<15mm为狭窄。

2. CT表现　椎间盘向四周均匀膨出于椎体边缘，其后缘正中仍保持前凹的形态。硬膜囊前缘及椎间孔内脂肪可受压，脊髓可有或无受压移位。膨出的椎间盘外周可有弧形钙化，有时可显示椎间盘"真空"征和髓核钙化。骨结构改变多表现为椎体边缘部唇样增生、硬化。黄韧带肥厚、钙化表现为椎板内侧软组织密度影增厚、密度增高，硬膜囊侧后缘受压、移位。后纵韧带肥厚、钙化或骨化可发生于一个节段，也可连续或不连续的累及多个节段，表现为椎管前壁椎体后缘的圆形或椭圆形高密度影，边缘清楚。CT上测量径线较X线片更精确，扫描层面需与椎间盘平行，骨性椎管矢状径同X线片参考值，椎弓根间距<20mm为狭窄，侧隐窝矢状径<2mm为狭窄，椎间孔宽<2mm为狭窄。

3. MRI表现　椎间盘变性表现为椎间隙变窄，$T_2WI$椎间盘髓核信号减低或消失，失去正常结构。椎间盘积气和钙化在$T_1WI$和$T_2WI$上均为低信号或无信号区。纤维环退变可表现为纤维化内或边缘出现异常信号影，尤其是在$T_2WI$上显示线样高信号提示纤维环撕裂；椎间盘膨出显示为纤维环信号影向四周均匀膨隆超出椎体边缘，硬膜囊前缘和两侧椎间孔脂肪呈光滑、对称弧形压迹，高信号的髓核仍位于纤维环之内。椎体边缘骨质增生或骨赘表现为椎体终板前后缘骨皮质呈三角形外突的长$T_1$和短$T_2$信号。相邻椎体终板及骨髓信号常有三种改变：①长$T_1$长$T_2$信号，病理基础为椎体终板破裂，富血管的肉芽组织侵入邻近的骨髓中，致$T_1$、$T_2$时间延长，增强扫描有明显强化（modic Ⅰ型）；②短$T_1$中等$T_2$信号，病理基础为椎体终板下骨髓内脂肪沉积明显增多（黄骨髓转换）（modic Ⅱ型）；③长$T_1$短$T_2$信号，代表椎体终板的骨质增生、硬化表现（modic Ⅲ型）。X线片和CT只能显示最后一种改变。黄韧带、后纵韧带的肥厚、钙化或骨化均表现为长$T_1$短$T_2$信号，有时与周围骨结构不易区分。

### （五）诊断和鉴别诊断

本病影像学表现具特征性，一般不需要与其他病变鉴别。

## 一、椎间（骨）软骨病

退行性变限于椎间盘称为椎间软骨病，若邻近椎骨也受累则称为椎间骨软骨病。髓核、纤维环及软骨终板也可出现病理改变,髓核脱水变干变脆,内部出现裂隙并向纤维环延伸,X线可见线状或环形椎间盘真空征。当椎间盘退行性变加重,髓核裂隙及空腔增大,且累及纤维环,导致椎间盘变扁,X线显示椎间隙变窄。这种改变在病理上还包括纤维环外层膨出、软骨终板退变、中断和消失,导致椎体的骨性终板增生硬化。椎间盘的物质向椎骨内疝入,形成Schmorl结节。纤维环的软骨增生也可疝入椎体内,形成软骨结节。髓核还可向后突出。该病多见于下部颈椎和下部腰椎。CT和MRI检查可以清楚显示Schmorl结节的数目、部位及其周围的反应性骨增生。软骨结节根据其部位可分为髓质型和皮质型两种。

## 二、畸形性脊椎病

Schmorl认为本病的病理改变为椎间盘纤维环边缘发生退变,纤维环外层Sharpey纤维与椎体缘附着处断裂,允许椎间盘物质向前或向前外侧移位。当邻近髓核比较正常时,退变较轻,椎体大的骨刺往往发生在髓核退变轻微之处。而椎间盘明显退变的部位,反而骨赘较轻。移位的椎间盘物质使前纵韧带受牵拉,应力作用于韧带在椎体的附着处则出现以椎体前外侧面为主的骨膜性骨增生。纤维环深层纤维增生,向软骨化生,经软骨内成骨而形成骨刺。增生的骨刺可向水平方向突出,形成骨唇,亦可向垂直方向延伸,形成钩形骨刺。因骨刺向四周膨隆,故称为畸形性脊椎病。

## 三、颈椎退行性变

### (一)概述

颈椎退行性变化骨赘可发生在椎体Luschkl关节的钩突处和椎间小关节周围的后面。颈椎的退行性变也可在椎体周围发生严重骨质增生、钩突增生和神经孔狭窄,但不一定会引起临床症状。只有神经根炎或神经根受到慢性刺激时,疼痛或活动受限较明显。位于椎体后部的骨赘可使脊髓受压。位于前面的骨赘可引起交感神经干的功能障碍。颈椎前缘的巨大骨赘向前压迫食管,可出现食管异物感或吞咽困难。椎小关节边缘的骨赘还可引起神经根和脊髓受压的症状。

### (二)临床和病理

颈椎退行性变导致椎间隙狭窄具特殊意义,早期为椎间盘纤维软骨变性、软骨板碎裂、髓核变性和空腔形成,而后椎间盘狭窄或边缘膨出,椎旁韧带增生肥厚,骨质硬化,骨赘形成,压迫邻近神经根和椎动脉,使症状加重。骨质增生可使侧隐窝缩小,甚至细小的突出物即可产生严重压迫症状。椎体后缘骨质增生,椎间盘膨出、突出,椎板和后面的韧带增厚,突入椎管内,压迫脊髓,如不伴神经根受压,可出现一长段脊髓病的症状和体征,容易误诊为脊髓疾病。颈椎间盘变性及其继发改变常引起脊椎不稳症,包括边缘骨质增生、骨赘形成、韧带肥厚和骨化等,引起脊柱滑动、旋转、曲度异常和椎管狭窄等综合征。

颈椎病的分期与诊断:

从病理上可分4期:①颈椎病前期:无临床症状,但椎管内有异常改变,如X线表现有椎间盘变性、突出和骨质增生改变;②颈椎病症期:此期有包括间盘突出、纤维环膨隆的椎间盘退行性改变并引起各种症状。但多数症状是可逆的;③骨源性颈椎病期:此期由于骨质增生压迫脊髓、神经根和(或)椎动脉而出现症状,并造成局部或广泛的持续性压迫症状不能缓解;④脊髓变性期:病理特点为脊髓组织部分或大部分被纤维组织和神经胶质所代替。临床分为6型:颈型、神经根型、脊髓型、交感神经型、椎动脉型和食管压迫型。

### (三)影像学表现

1. X线表现　早期颈椎间盘退变X线表现为颈椎生理前凸消失,甚至后凸;多个位置投照均可看到骨质增生,椎间隙变窄,椎间小关节和钩突关节增生硬化和骨刺形成,椎间盘真空、髓核钙化、纤维环钙化以及椎间盘软骨板下积气等征象。

2. CT表现　可更好地显示椎间盘变性、突出、真空、髓核钙化等表现,可清楚显示硬膜囊的大小和神经根受压情况,可直接测量椎管和侧隐窝的矢状径。脊髓造影CT可显示凸向椎管内的各种占位性病变,对颈椎病与脊髓肿瘤的鉴别诊断帮助较大。椎动脉造影或DSA检查一般用于有椎动脉受压症状或已决定手术者。

3. MRI表现　以矢状面和轴位扫描为主,必要时加脂肪抑制技术和冠状面扫描。MRI对脊髓和脊神经根显示最佳。退变早期,椎间盘内纤维软骨黏液样变性,$T_2WI$为高信号,与髓核界限不清,呈扩大的高信号区。晚期,退变的纤维环和髓核纤维化,水分丢失,$T_1WI$和$T_2WI$均为低信号,而且椎间盘的高度下降,间盘中的真空、裂隙呈低信号强度,不如 CT 敏感。脊髓变性在 $T_2WI$ 上为高信号。轴位像可以清楚显示椎间盘的膨出、突出和对脊髓的压迫。

## 四、关节突关节退行性关节病

本病可累及任何脊柱节段,以中下颈椎、上中部胸椎及下腰段多见。脊柱骨突关节退行性关节病的病理改变及发展过程与发生在其他滑膜性关节者相同。关节软骨退变、坏死而变薄,部分性或完全性剥脱。暴露的软骨下骨增生、硬化。在 X 线上将出现关节间隙变窄,关节面不平滑、骨硬化及骨刺样增生;还可合并关节内骨性或软骨性游离体,但是很难被显示。CT 薄层扫描及其后处理技术有利于显示脊柱骨突关节的退行性变,尤其是在斜矢状位层面上容易看到关节间隙变窄,关节面不规则硬化,甚至出现真空现象或滑膜囊肿。因关节囊松弛而出现椎体滑动,称为退行性变或假性脊椎滑脱症。

## 五、椎肋关节退行性关节病

椎肋关节位于肋骨头与椎体之间,以及肋骨颈、结节和横突之间,此关节的退行性变以发生在第 11、12 椎肋关节为著。因邻近肋骨和椎体的影像重叠,X 线片难以显示,需进行 CT 扫描检查。

## 六、退行性脊椎病的并发症

退行性脊椎病并发脊椎椎体排列异常包括椎体向前滑脱症和向后滑脱症,不伴有脊椎峡部裂,以发生在 $L_4 \sim L_5$ 间最常见且明显,$L_4$ 位于腰椎弯曲的顶点,横突小,得到韧带的支持少,很容易滑动,此外 $L_4$、$L_5$ 间的骨突关节面较 $L_5$ 和 $S_1$ 更近于矢状方向,所以 $L_4$、$L_5$ 间更容易滑动。X 线上表现为骨关节病(关节间隙变窄、关节面硬化及骨刺形成)及上位椎体前滑,有的还有椎间骨软骨病的 X 线征象,如真空征、椎间隙变窄、椎体骨质硬化等。还有一种不伴脊椎峡部裂的退行性脊椎滑脱症为椎间骨软骨病的后滑脱,易见于脊椎滑动大的部位,特别是常累及 $L_1 \sim L_2$ 或 $L_3 \sim L_4$,因为椎间盘退变、变矮,邻近椎体相互接近及其相应关节突滑动,上节脊椎向后滑脱而称为后滑脱。X 线表现有椎间骨软骨病的典型变化,如真空现象、椎间隙变窄、椎体边缘硬化及小的骨刺以

及椎弓关节不稳和半脱位。

1. 老年性脊椎后凸 继发于纤维环退变的脊椎后凸称为老年性脊椎后凸,后凸发生后,椎体前缘相互抵触加速了邻近纤维环的退变。在纤维环裂隙内有血管增生伴出血,以后在纤维环内逐渐出现纤维及骨组织,而椎间盘前部转化为骨。X 线表现与椎间骨软骨病相似,该病的椎体反应性骨硬化更靠前些。椎体前缘的骨增生很少是大量的,当骨性融合时,骨刺可被吸收,形成比较光滑的脊椎轮廓。

2. 椎间盘脱出 椎间盘脱出与髓核和纤维环变性有关。向前、向外脱出导致畸形性脊椎病,向上、向下脱出形成椎体软骨结节;向后脱出的椎间盘突向椎管内引起脊髓和(或)神经根压迫症状。

3. 椎管狭窄 退行性变引起的椎体和椎间小关节骨质增生、后纵韧带和黄韧带增生、肥厚、钙化和骨化,导致椎管狭窄,可在 X 线片、CT 和 MRI 扫描测量椎管前后径、左右径和侧隐窝区。颈椎椎管矢状径小于 10mm 为绝对狭窄,大于 13mm 可排除狭窄,胸椎椎管狭窄较少。腰椎椎管矢状径及横径的正常下限分别为 15、20mm,胸椎及腰椎椎管矢状径小于 15mm 为狭窄,小于 13mm 为绝对狭窄。腰椎椎管前后径小于 11.5mm,颈椎椎管小于 11mm,椎弓根间距小于 16mm,面积小于 $1.45cm^2$ 可认为是椎管狭窄。椎管狭窄分为中央型(特点为明显的马尾性间歇性跛行,而无神经根痛和阳性体征);神经根管或侧隐窝型(主要表现为根性神经痛而无明显的间歇性跛行)和混合型(既有间歇性跛行又有根性神经痛)。

4. 腰椎后缘软骨结节(lumbar posterior marginal cartilaginous node,LPMCN) LPMCN 又称椎体后缘撕脱骨折,系指发生于椎体后缘的软骨结节,其 X 线特征性改变为椎体后缘局部骨质缺损,其后有一骨块突入椎管,以 $L_4$ 最为好发,其次为 $L_5$ 和 $L_2$,多位于椎体后下缘,少数在后上缘,一般为单个椎体发病,也可多发,侧位片上椎体后下(上)缘有弧形或切迹状骨质缺损,边缘硬化或毛糙不整,与骨损区相对应,有类圆形、锥形或不规则骨块,前缘多毛糙,后下缘为光滑的皮质,全部或部分与椎体分离,其间有透亮间隙,宽约 $2 \sim 4mm$ 不等,部分骨块与椎体相连续,呈唇样伸向椎管。相连椎间隙多正常,少数可以轻度变窄。组织学上均系透明软骨和退变的椎间盘组织。患者较少有新近的外伤史,X 线表现也与新骨折不同;椎体后角缺损呈圆形或分叶状,并绕以硬

化边,CT扫描证实为软骨结节,与椎缘骨相似;形态上颇似椎缘骨的反转现象,如"面镜观"。其发生可能与椎缘骨相同,可能是在青少年时期在先天解剖缺陷的基础上,骨突环与椎体连接间的薄弱区存在骨化障碍。在漫长的活动中,脊柱不断承受弯曲和压缩作用,促使椎间盘组织疝入椎体与骨突间的薄弱区,并逐渐扩大,形成边缘型软骨结节,骨突环后段被挤压进入椎管并继续骨化形成骨块,最终构成软骨结节的后壁。总之先天性解剖缺陷是原因,慢性创伤是动力,起催化作用,而LPMCN是结果。临床上发病缓慢,病史长,少有外伤史,以20~30岁多见,均有明显的腰腿痛病史。

5. 椎缘骨 又称边缘骨、椎前边缘软骨结节(anterior marginal cartilage node,AMCN)、永存骨骺和椎角离断等,系发生于椎体边缘的三角形骨块,发病机制尚不统一,椎间盘疝出说现今已被公认,是根据髓核造影时对比剂进入骨块与椎体间的透亮间隙而确认为髓核脱出或其后遗表现。曹来宾认为椎缘骨可能先有发育上的缺陷,而后在外伤或其他因素等的影响下诱发髓核脱出,自薄弱的骨软骨连接处疝入到椎体骨骺并将之离断,于是形成了与椎体分离的三角形骨块。椎体先天发育缺陷是因,髓核疝出是果。症状无特征性,多数有腰腿痛、活动受限,但不影响劳动,半数以上患者从无

症状,多因体检或因外伤摄片时偶尔发现。X线表现:腰椎最多见,尤以$L_4$多见;一般为单发,绝大多数发生在椎体前部的上角或下角,正位片无显示,侧位片表现为大小不一的三角形骨块,后缘为一斜角,周边硬化如皮质,内为骨松质;与骨块相对应的椎体前缘为斜形缺损,边缘也硬化,骨块与椎体之间夹有一厚薄不一的透亮带。少数骨块可向前上方移位。CT检查:主要表现为椎体前部有半圆形或梭形骨质缺损区,约占椎体前1/3,边缘硬化,其中有游离骨块横于缺损区前方,呈长条或节段状,密度不均,与椎体分离。应与板间骨鉴别,后者为椎间韧带的钙化,位于椎间隙最前端的正中,呈等腰三角形,基底平齐于椎体前缘,尖端指向椎间盘。MRI:椎体前或后上、下缘骨缺损区与同层面椎间盘等信号,周围硬化带呈长$T_1$短$T_2$信号,游离的骨块亦呈长$T_1$短$T_2$信号。可同时显示硬膜囊或脊髓受压、变形及移位。

## 七、小关节综合征

小关节综合征(facet syndrome)是指各种原因引起的椎间小关节退行性变,导致下背部和下肢疼痛、活动障碍,常伴有脊椎序列异常和椎间盘变性(图17-2-1~图17-2-6)。

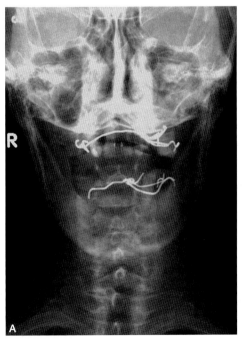
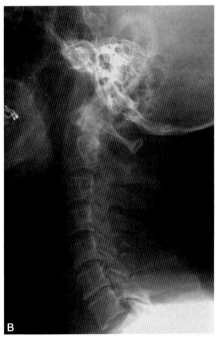

**图 17-2-1 颈椎退行性骨关节病**
侧位X线片示颈椎生理曲线以$C_{5/6}$、$C_{6/7}$椎间隙为中心向后突成角;颈椎椎体缘
见唇状骨质增生影,后缘较明显;正位示部分钩椎小关节变尖、模糊

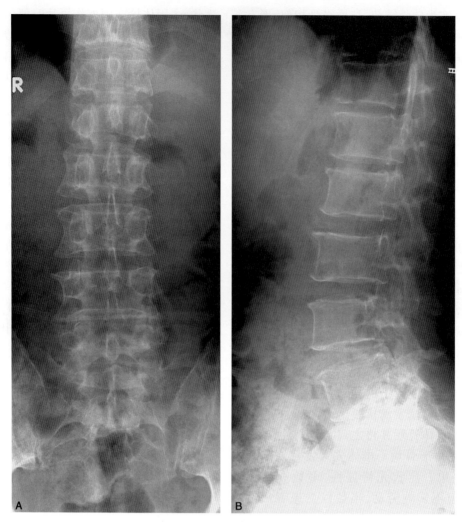

**图 17-2-2 腰椎退行性骨关节病**
腰椎生理曲线变直;椎列连续;各椎体缘
均见不同程度唇刺状骨质增生影

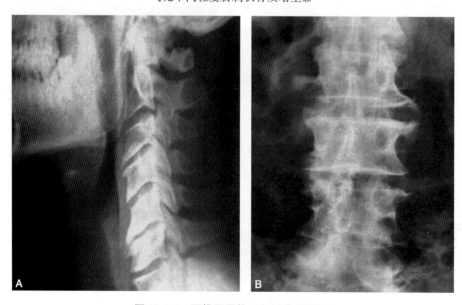

**图 17-2-3 颈椎及腰椎退行性骨关节病**
A. X线侧位片示颈椎曲度变直,椎间隙狭窄,椎体边缘明显骨质增生;B. X线正位片示
腰椎诸椎体边缘骨质增生,呈唇样改变,椎间隙不均匀变窄,腰椎侧弯

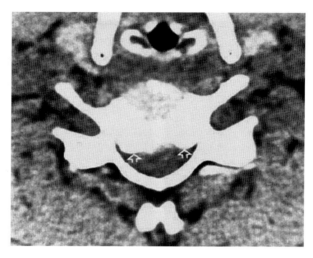

**图 17-2-4 C<sub>6</sub>退行性骨关节病**
CT 平扫示 C$_6$椎体骨质增生,向后方突出,压迫硬膜囊(箭头)

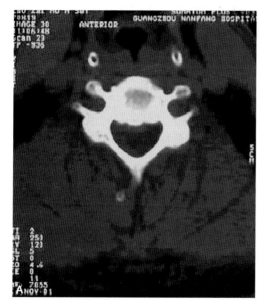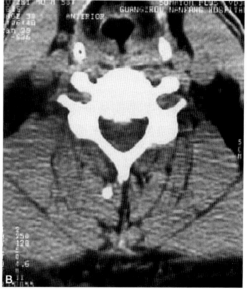

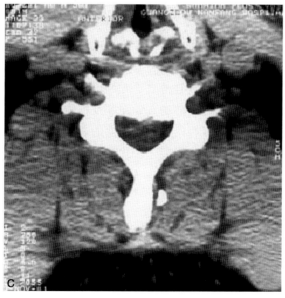

**图 17-2-5 颈椎退行性骨关节病**
CT 平扫示 C$_6$(A、B)、C$_7$(C)椎体骨质增生,边缘毛糙

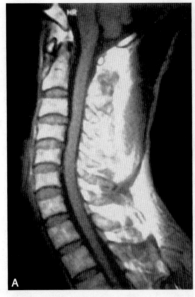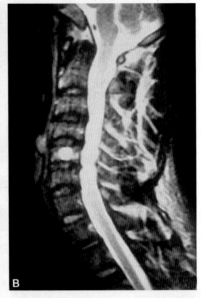

**图 17-2-6　颈椎退行性骨关节病**

MRI 平扫示颈段诸椎体骨质前、后缘增生,呈唇样变,$T_1WI$(A)、$T_2WI$(B)均为低信号,压迫硬膜囊;$C_5$椎体内血管瘤,$T_1WI$(A)为等信号,$T_2WI$(B)为均匀高信号

1. X 线表现　椎间小关节面增生、硬化,关节间隙变窄,关节边缘部骨赘形成及关节面下囊变,以斜位片显示较佳。

2. CT 表现　更清楚的显示小关节面的增生硬化等表现,还可显示关节腔内"真空"征象,骨性关节面凹凸不整,关节面下囊变,关节囊钙化。侧隐窝、椎间孔或椎管变形、狭窄,椎间小关节半脱位或

脱位等。部分病例可同时伴有椎间盘变性、突出,椎体滑脱、侧弯等征象。

3. MRI 表现　关节面增生、硬化、边缘部骨赘及关节囊钙化一般呈长 $T_1$ 短 $T_2$ 低信号,关节面下囊变呈长 $T_1$ 长 $T_2$ 信号,关节内"真空"征呈长 $T_1$ 短 $T_2$ 信号。MRI 还可直接显示椎管变形、侧隐窝及神经根管狭窄,硬膜囊受压变形及脊髓内异常。

# 第三节　弥漫性特发性骨质增生症

## (一)概述

弥漫性特发性骨质增生症(diffuse idiopathic skeletal hyperostosis,DISH)由 Resnick 1975 年提出并建议命名,多见于中、老年人,男性较多见,以脊椎前、外侧缘的骨化及脊椎以外韧带和肌腱插入部的骨质增生为特征。此病病因不明,有人认为与内分泌失调、高血糖、肥胖有关,进展缓慢,临床症状轻微且无特征性,而 X 线表现较特殊,常为放射科医生作出诊断。曾经常用的名字有硬化性骨质增生症或 Forestier 病。该病的骨质增生可以发生在全身骨骼,但以脊椎最为多见,在脊椎以颈椎最好发。Resnick 提出诊断此病的 3 个诊断标准:①至少在连续 4 个椎体的前外侧有钙化或骨化,伴或不伴椎体骨赘;②受累脊柱的椎间盘无明显变性征象,如真空或椎体边缘骨硬化;③无椎间小关节的骨性强直,无

骶髂关节侵蚀、硬化或骨性强直存在。

## (二)病因和病理改变

主要病理改变是脊柱前纵韧带、椎旁结缔组织和纤维环的退行性变伴血管增生,慢性炎症的细胞浸润及椎体前缘的骨膜新骨形成。钙化最初见于椎体前的邻近部位,镜下观察前纵韧带内可见灶性钙化和骨化。早期,骨化邻近的椎间盘表现正常,随着病情的发展,椎间盘纤维环纤维退变,外周撕裂,伴有纤维组织的前侧方膨胀,骨化发生在纤维环和前纵韧带的混合纤维内。大体标本上可见整个脊柱前外面套上一层光滑的骨皮质。此病发生在胸椎区域,缓慢向头侧和尾侧延伸。病理变化有两型:1 型:病变是以椎前及椎旁竹节状或波浪状骨化为主要表现,为前纵韧带的纤维进行性增生、肥厚、钙化、骨化,偶尔也可见软骨内成骨。X 线表现为沿椎

体前缘出现均匀的或分层状钙化和骨化,跨越椎间隙,不伴椎间盘前突,故骨化是连续的;2 型:除上述病理变化外,还伴有椎间盘特别是纤维环一系列的退行性变化,如椎间盘突出、椎间盘真空和纤维环钙化等,故在平椎间隙的椎前骨化区内因椎间盘物质突入而形成切割状,使前纵韧带骨化影不连续。胸椎段 DISH 具有右侧较重的倾向。

（三）临床表现

本病临床症状比较轻微,常见的主诉为下背部疼痛和强直,颈部的进展性疼痛,以及骨赘压迫食管所致的吞咽困难,少数病例椎体后缘骨肥厚、骨赘或伴有后纵韧带骨化压迫脊髓和神经根,可产生肢体麻木、感觉减退、无力、行走不便、尿失禁、性功能减退及较严重的疼痛等,并可查到神经病学的相关体征,少数患者需行外科治疗。部分患者血沉可以轻度加快。

（四）影像学表现

1. X 线表现 胸椎为 DISH 的典型受累区,异常钙化和骨化以下胸椎多见,最常见于 $T_7 \sim T_{11}$。主要表现为椎体前侧方前纵韧带广泛连续的骨化或钙化及韧带附着部椎体边缘的骨质增生。DISH 的前纵韧带骨化表现为连续的致密条状或波浪状影（1 型病灶）和不连续致密影,尤其在平于椎间隙的水平出现透亮间隙,如切割状（2 型病灶）;晚期骨化多凹凸不平,特别在椎间盘水平;椎体上下缘骨赘形成,但椎间盘维持相对高度,骨赘多为爪形,并常与椎体前方骨沉积融合,往往在椎间盘保持完整的水平,骨形成最严重。根据其 X 线特征 DISH 容易确诊。也可有脊柱外表现如在四肢各处肌腱韧带骨化、关节旁骨赘形成,在骨盆、跟骨、髌骨、胫骨结节等处也可见增生性骨化。

2. CT 表现 CT 表现为椎体后方有不同程度的线状或斑块样高密度影,椎体前缘骨质增生以前上缘向上或前下缘向下生长,酷似象牙,且常相互连接形成骨桥。颈椎改变多见于第 4 ~ 7 椎体,表现为椎体前缘大量唇样骨质增生,多累及相邻的 4 个椎体以上。CT 扫描在显示钙化和骨化方面优于 X 线检查。

3. MRI 表现 MRI 上椎体前、外侧缘前纵韧带骨化在 $T_1WI$ 和 $T_2WI$ 均呈带状低信号影,邻近的硬膜囊及脊髓不同程度受压,继发椎管狭窄。对显示脊髓继发性改变明显优于 X 线和 CT 检查。

（五）诊断和鉴别诊断

DISH 为退行性骨关节病的一种特殊类型。预后较好,少有严重并发症。应注意与强直性脊柱炎相鉴别。

1. 强直性脊柱炎 二者均可出现骨质增生,韧带钙化而使脊椎变为竹节状,只是 DISH 的小关节和骶髂关节正常。

2. 颈椎病 二者均有骨质增生,但颈椎病多合并椎间隙狭窄,颈椎病的骨质增生是向前或向后而不是 DISH 的向上或向下生长的特点,颈椎 DISH 还可伴有全身其他部位的骨骼及肌肉附着处的特征性改变。值得注意的是两者可能并存。

# 第四节 脊柱后纵韧带钙化或骨化

（一）概述

颈椎后纵韧带骨化（ossification of posterior longitudinal ligament,OPLL）在亚洲黄种人发病率较高,在我国占颈椎病患者的 0.54% ~ 0.88%。于 1960 年由日本的 Tsukimoto 首先报道,1964 年由 Terayama 正式命名为后纵韧带骨化,在我国 1980 年起才有此病报道,因 CT 机的广泛应用,诊断率不断提高。其确诊有赖于特征性 X 线表现,X 线片所显示的骨化韧带的厚度与神经症状有密切关系。

（二）病因和病理变化

本病病因尚不明,多数学者认为与退行性变有关,可能与下列因素有一定关系:①椎间盘突出,突出可引起椎前静脉丛微小出血和后纵韧带损伤,这种损伤反复发生,导致后纵韧带增厚骨化,并由损伤区逐渐向两端发展;②颈椎退行性变,颈椎退行性变易使后纵韧带发生损伤变性,继而发生钙化和骨化;③可能与遗传、感染、生活习惯、环境因素、内分泌障碍及钙磷代谢等因素有关。病理上以韧带改变或骨化为特征,最常见于中段颈椎（$C_3 \sim C_5$）,偶有累及胸椎及腰椎者。不同厚度的线状或斑块状影紧邻椎体后缘,但两者之间通常有一透亮间隙,受累段椎间隙常无异常,但椎体常显示边缘性骨刺。

（三）临床表现

有不同程度的肢体感觉异常,部分有肢体运动障碍或痉挛性瘫痪,颈部活动时头痛、头晕甚至晕厥,颈肩部及上肢疼痛,四肢麻木,肢体运动无力,四肢肌或手内在肌萎缩等。

**（四）影像学表现**

1. X线表现　OPLL具有特征性X线表现，显示椎体后缘骨化带，紧贴椎体后面，并与椎体间有一狭窄透亮线。但有时受增生的椎体后缘、肥大的钩突及椎后关节的遮蔽，使骨化显示不清楚。CT扫描显示更清楚；不易误诊。广泛的OPLL可能与畸形性脊柱病或强直性脊柱炎相似。畸形性脊椎病的骨刺通常沿椎体的前外侧缘存在，后缘的骨增生较轻或无。另外骨刺起自邻近椎体缘且向水平方向延伸，故其表现与OPLL的垂直方向的线状骨化是不同的，强直性脊柱炎的韧带性骨赘开始于纤维环的外围纤维，以纵行方向由一个椎体延伸到另一个椎体，以前及外侧缘最明显。

2. CT表现　CT图像上显示椎体后缘正中或偏侧存在骨化块向后突入椎管，根据其横断面的外形，

可分为：①平板形，其骨化的游离缘平滑，骨化厚薄均匀，呈板状；②蕈伞形，其骨化的游离缘宽，而基底部较窄，呈蕈状；③山丘形，其基底部宽，骨化游离缘凹凸不平，似山丘状，此类型最多见。后纵韧带骨化长度及厚度不一，可累及多个椎体，一般情况下骨化长度和厚度呈正比关系，骨化可连续不断，也可有间断，通常近椎体边缘骨化较厚，有时难与合并椎体后缘骨质增生鉴别。可继发不同程度的椎管狭窄，引起脊髓压迫，以$C_{4/5}$最多见。螺旋CT三维重建能清晰显示颈椎后纵韧带骨化的范围、厚度及形状，多角度直观逼真的观察病变，克服常规X线片和普通CT只能单角度观察病变的局限，提高诊断准确性，并有助于手术入路设计，有助于理解骨化的复杂性，是最好的检查方法，应该常规使用。CT对骨化显示最敏感（图17-4-1）。

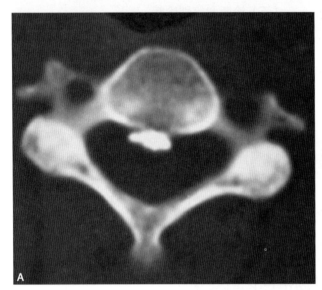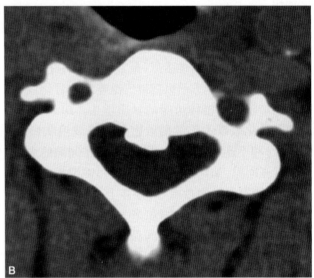

**图17-4-1　后纵韧带骨化**
CT扫描见颈椎椎体后方有一结节状致密骨样结构影，硬脊膜囊和脊髓受压

3. MRI表现　OPLL在MRI上表现为椎体后缘隆起性病变，$T_1WI$呈低信号，部分在低信号内可见等或高信号，$T_2WI$亦为低信号，部分低信号内可见等信号影；对硬膜囊、神经根的压迫显示最清楚，可敏感显示脊髓水肿、变性、坏死和囊变等信号改变。OPLL的MR信号强度与其病理改变有关，后纵韧带由于慢性劳损、创伤、炎症等因素的作用，逐渐发生肿胀、硬化、钙化和骨化，因此，其MR信号可不均匀，$T_1WI$上低信号内的等或高信号区，可能与骨化的韧带内成骨区含骨髓组织或脂肪浸润有关；$T_2WI$上低信号内的等信号，可能与韧带损伤导致的胶原蛋白含量增高和弹力纤维组织间黏液性变有关。$T_1WI$因为脑脊液为低信号，对后纵韧带骨化较难区

别，而$T_2WI$脑脊液为高信号，可清楚显示OPLL的大小、形状和范围，是首选的检查序列。MRI对OPLL确定治疗方案和估计预后很有价值，是颈椎OPLL最理想的检查方法。叶滨滨等结合X及CT按形态分型：①连续型，骨化部分的边缘超过椎体达椎间盘，有时可连续多个椎体；②分节型，骨化部分仅限于椎体水平内未超过椎体的边缘；③局限型，骨化部分仅限于椎间盘水平；④混合型，介于连续型与其他两型之间。根据骨化灶或周边的信号强度分为有信号组和无信号组，有信号组又分为高、等、低信号区。信号与病理的关系：无信号区病理显示大量骨细胞存在；低信号区一般发生在椎间盘与骨化部位之间，为大量增生的纤维软骨细胞；等信号区位于

骨化的边缘,内为增生肥厚的纤维软骨内的许多新生小血管;高信号区一般出现在骨化灶内,仅见连续型和混合型,病理显示为富含脂肪细胞的骨髓组织(图17-4-2)。

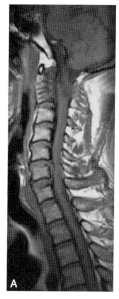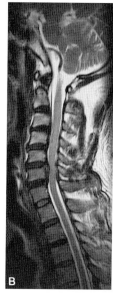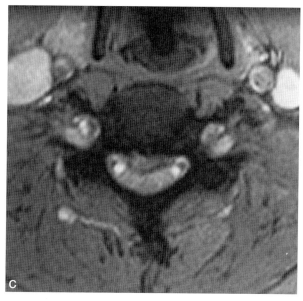

**图 17-4-2　显示后纵韧带骨化**

MRI 扫描见 $C_6$ 平面椎体后缘有一长条状异常信号影,$T_1WI$ 上呈等偏低信号(A),$T_2WI$ 上呈明显低信号(B、C),局部硬脊膜囊受压消失,脊髓亦有受压

### (五)诊断和鉴别诊断

朱岩等病例报告显示颈椎后纵韧带骨化是颈椎的常见病,多为颈椎病的一种表现。椎体后缘的骨质增生及骨帽与颈椎后纵韧带难以鉴别,骨帽是正常椎体后缘的一部分,位于中线,正好封住椎体静脉所产生的低密度区的后缘,在 CT 上呈小而规则的半圆形突起,它与椎体后缘融成一体,而颈椎后纵韧带骨化与椎体后缘之间常有一条窄的间隙;平板形、蕈伞形骨化容易与骨质增生鉴别,而山丘形骨化与骨质增生较难鉴别,骨质增生通常位于中线两旁,不连续成带状,而山丘形后纵韧带骨化位于中线上,上下延续可见骨化和椎体后缘之间的间隙。

(李绍林　钟群　张雪林)

# 参 考 文 献

1. 王云钊,屈辉,孟悛非,等. 骨关节影像学. 北京:科学出版社,2010
2. 吴恩惠. 医学影像诊断学. 北京:人民卫生出版社,2001
3. 秦东京,马爱武,张培功,等. 颈椎后纵韧带骨化的 MRI 分析. 实用放射学杂志,2003,19(2):135-137
4. 孟家晓. 弥漫性特发性骨质增生症 36 例 X 线及 CT 分析. 现代中西医结合杂志,2000,9(13):1255-1257
5. 胡毓亮. 滑膜软骨瘤病 X 线征象分析. 医学影像学杂志,2004,14,(9):742-744
6. Wong WC,Cheng PW,Chan FL. MRI appearance of synovial chondromatosis in the temporomandibular joint. Clin Radiol,2001,56:773
7. 刘庆余,陈建宇,沈君,等. 腰椎轴向负荷 MRI 对腰椎退行性疾病诊断的影响. 中华放射学杂志,2008,42(3):253-257
8. 陈建宇,刘庆余,梁碧玲,等. 椎间盘源性下腰痛的 MRI 和椎间盘造影的相关性研究. 中华放射学杂志,2008,42(8):871-876
9. 余太慧,梁碧玲,钟镜联,等. T1ρMRI 对膝关节软骨退行性变的临床应用价值. 影像诊断与介入放射学,2014,23(2):111-116
10. 李永,陈建宇,蔡兆熙,等. 腰椎间盘早期退变定量. MRI 研究的新进展. 国际医学放射学杂志,2014,37(6):560-563

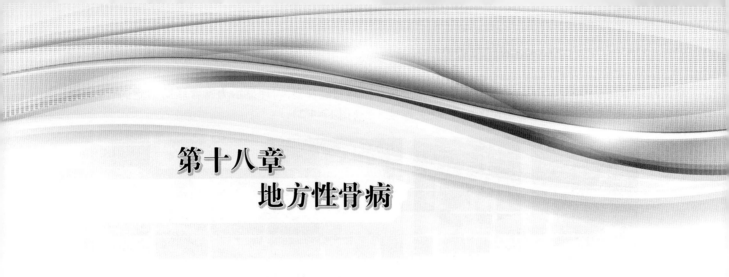

# 第十八章
# 地方性骨病

## 第一节　地方性氟骨症

氟是人类营养所必需的微量元素之一,也是正常机体的组成部分。人在高氟环境下生活而引起一系列症状称为氟中毒,这是一种全身性的慢性疾病。慢性氟中毒引起的骨关节损害为氟骨症,有两种类型:工业性氟骨症和地方性氟骨症。

地方性氟骨症是因持续食用氟含量过高的水或食物导致骨组织慢性中毒所致。临床主要表现为氟斑牙和氟骨症。氟斑牙的主要表现为牙釉质白垩、着色、缺损样改变以及严重磨损。氟骨症的主要表现为腰腿痛、全身关节疼痛,活动受限,骨骼变形,甚至截瘫。

### 一、流　行　病　学

我国慢性氟中毒流行病区有下列几种。

1. 干旱、半干旱地带高氟区　分布在我国东北、内蒙古、河北、山东、山西、陕西、宁夏、甘肃、西藏,都是浅层地下高氟水,最高含氟量达32.0mg/L。

2. 深层高氟地下水　主要分布在渤海湾平原一带,例如天津塘沽、大港以及河北沧州等地区,最高含氟量达7.0mg/L。

3. 温泉水高氟区　分布于广东、福建、安徽、山东以及华北、西北等温泉地带,最高含氟量达24.0mg/L。

4. 高氟岩矿区　主要分布在萤石高氟岩矿或磷灰石矿区。

5. 高氟食盐、高氟茶病区　分布在我国四川一些地区。

6. 高氟煤烟污染病区　在我国分布甚广,主要是云、贵、川、鄂、陕西汉中以及安徽、北京等地区。

### 二、临　床　表　现

各年龄组均可发病,以青壮年发病较高。女性的病情一般较男性重。高氟地区的儿童身体生长、发育受到影响。患者常有食欲缺乏,全身乏力。疼痛常见于腰背部,逐渐累及四肢关节,包括手足关节,多呈持续性,劳动后加重,休息后减轻,无关节红肿现象。病情较重者常出现关节功能障碍,脊柱和四肢关节活动受限,肌张力增高,特别是肘、肩、髋、膝关节僵硬,肘关节屈曲畸形。严重病例出现弯腰驼背,胸廓塌陷、脊柱僵直、骨盆变形、髋臼内陷。氟骨症可引起椎间孔、椎管狭窄,压迫脊髓、脊神经,最初引起四肢或躯干的某一部位麻木,感觉减退,肢体无力和萎缩,并逐渐加重,以后可发展为四肢瘫痪、完全性瘫痪,大小便失禁。氟骨症引起骨质疏松软化者,易发生身体多处骨折。

氟斑牙是成釉细胞氟中毒变性的结果。出现最早而且最显著。主要累及恒齿,好发于切牙和犬齿的唇侧面,轻者呈白垩状、黄褐色或黑褐色,重者则牙表面不平,有浅窝或凹陷,釉质变脆易折。有时牙的上、下切面被磨成一平滑的棕黄色分层环状断面。氟斑牙出现远较氟骨症为早,故可视为慢性氟中毒早期诊断的重要征象。

### 三、实验室和病理改变

1. 实验室检查　有不同程度的贫血,尿中氟含量明显增高。

2. 病理改变　进入血液中的氟有75%与血浆蛋白质结合,其余以离子状态存在于血浆中。氟对骨和牙齿有较强的亲和力。氟离子与骨骼中的羟磷灰石晶体表面的羟基进行交换,转变为氟磷灰石而沉积于骨组织中。

氟骨的重量较正常骨组织明显增加,骨质致密,粗糙变白,皮质增厚,髓腔变窄或消失,骨的脆性增加,韧度减低。肌腱、韧带、骨间膜均有不同程度的骨化。镜下,致密骨骨板排列紊乱,Haversian 系统大而不清,皮质增厚和海绵化。海绵骨骨小梁粗大,骨小梁间有不规则钙化组织和骨样组织,并延伸到肌肉的附着点,形成粗糙的骨组织。氟中毒可直接损害骺板软骨、骺软骨,引起软骨内成骨障碍。

## 四、影像学表现

### (一) X 线表现

X 线检查是诊断氟骨症最可靠的方法。氟骨症的主要改变为骨质硬化或疏松以及附着韧带、骨间膜骨化。可累及全身所有骨骼,其中以躯干骨(骨盆、椎体和肋骨等)受累最早且最为明显。长管状骨近端较远端明显,愈向末端改变愈轻微。颅骨和手足骨较少受累,仅见于严重的晚期病例。

氟骨症的 X 线诊断主要依据为:①骨骼密度改变,并依之分为硬化、疏松软化和混合三型;②骨周改变,包括肌腱、韧带和骨间膜附着处的骨化;③关节损害,引起氟关节症;④骨关节继发性畸形;⑤骨发育障碍和异常等方面。

全身不同骨骼的 X 线表现(以硬化型最多,占80%～90%以上)如下:

1. 骨盆　表现为骨盆骨密度普遍性增高,轻者仅为骨小梁交叉点骨质增多,呈砂粒状改变。病变进展骨纹增粗并交织成粗厚的网眼。严重者,骨纹和网眼模糊不清,骨盆致密如象牙质样密度。同时髂腰、骶髂和闭孔韧带可见钙化,少数骶结节和骶棘韧带亦可钙化。老年患者髋关节囊可发生钙化或合并髋关节退行性变。髂骨翼可见同心圆形生长线或带,髋臼上方多层弧形横骨梁(图 18-1-1、图 18-1-2)。

2. 脊椎　也是氟骨症发生改变较早的部位,以腰椎最明显,向上有逐渐递减的趋势。X 线表现为骨密度增高和骨小梁增粗,边缘模糊,并交织成粗大网眼,呈粗纱布样。若骨小梁融合则骨密度呈象牙质样改变。椎弓根和棘突根部的环形边界消失。横突和棘突粗厚,边缘毛糙不整齐,相邻棘突可发生骨性融合。椎旁韧带骨化,早期在附着点呈小刺状或鸟嘴状。两个相邻椎体可形成"骨桥",多个椎体的

"骨桥"使脊柱呈"竹节状"。此外,黄韧带、后纵韧带亦可骨化(图 18-1-3)。

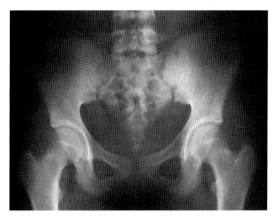

**图 18-1-1　氟骨症**
骨盆、股骨上端骨密度普遍性增高,
骨纹增粗交织成粗厚的网眼

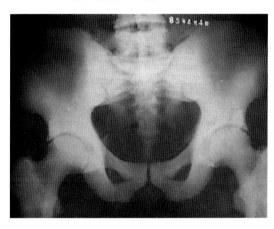

**图 18-1-2　氟骨症**
骨盆密度普遍性增高,骨小梁增粗模糊不清,骨盆致密
如象牙质样密度。骶棘韧带部分钙化

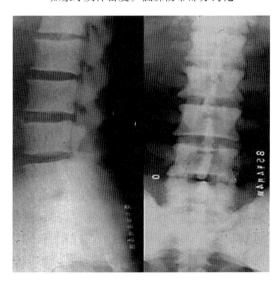

**图 18-1-3　氟骨症**
腰椎密度增高,骨小梁增粗、融合,呈象牙质样改变,
椎体边缘小刺状或鸟嘴状骨质增生

3. 胸廓和肋骨　部分患者胸廓可呈漏斗形。肋骨骨小梁斑点状密集，骨纹增厚，呈粗纱布状。严重者骨纹理显示不清而呈象牙质样密度。肋骨可明显增宽，肋间隙相应变窄甚至完全闭塞。肋间肌附着处的钙化，以肋骨下缘明显，呈淡薄的波浪状或刺状，愈向下部肋骨愈明显。胸骨、肩胛骨和锁骨亦呈均匀性密度增高（图18-1-4）。

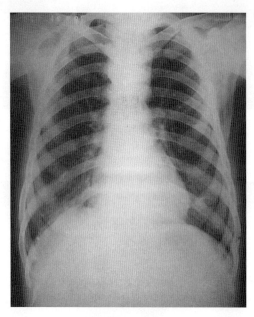

**图 18-1-4　氟骨症**
肋骨骨小梁增厚，呈粗纱布状，
密度增高，肋骨增宽膨大

4. 四肢　长骨近端骨质硬化比远端明显，向远端依次减弱，表现为骨质密度增高，骨皮质增厚，骨小梁粗厚。骨表面隆突部位和肌腱附着处骨化，呈边缘毛糙的玫瑰刺状。尺桡骨和胫腓骨的骨间膜钙化最为显著，是氟骨症定性诊断指征。骨间膜骨化都是从骨皮质表面隆起，轻者呈轻微隆起的骨化影，中度者呈带状、片状、羽毛状，重度者骨皮质周围广泛骨化，尺桡骨间可互相连接。此外，尚可见胫骨后方比目鱼肌腱的骨化。手、足骨一般在病变晚期和严重时才波及（图18-1-5）。

5. 骺板软骨、骺软骨　慢性氟中毒可引起软骨内成骨障碍，骨间断性生长，在X线上表现为骨骺端有多条生长线；骨骺中有多层环状生长线；骨骺端有骺下疏松带，成人氟骨症的骨骺下区，呈现一厚薄不一的带状疏松区，多见于髂骨翼、坐骨结节和四肢长管骨的干骺端，是生长期的骺板软骨骨化过程发生障碍所致；骨骺端"密-疏-密"带即层状生长带，也可见于髂骨翼和坐骨结节处。

6. 头颅骨改变　多见于晚期病例，颅骨内、外板增厚，密度增高，板障显示不清，可见棉团状骨化（见图18-1-5B）。枕骨粗隆增厚，边缘毛糙不整齐。

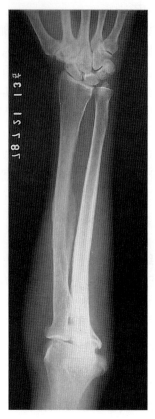

**图 18-1-5　氟骨症**
尺桡骨骨质密度增高，骨小梁粗厚，
尺桡骨骨间膜钙化

骨质疏松型氟骨症：骨小梁普遍性变细小，骨皮质变薄；或骨小梁稀疏、紊乱、模糊，骨质密度减低。椎体呈磨玻璃样密度减低，周边硬化，椎体呈双凹状变形，椎间隙相对增宽。在氟病区有骨质疏松者必须伴有前臂、小腿骨间膜骨化才能诊断为疏松型氟骨症。

骨质软化型氟骨症：主要为疏松的骨小梁表面有类骨质形成或新生骨钙化不足。X线表现为：骨小梁变细小，模糊，有假性骨折线和骨质软化变形，骨性关节面模糊、消失。在儿童可见骺线增宽，骨骺端先期钙化带模糊，毛刷状改变，骨骺端膨大。

混合型氟骨症：兼有硬化型和骨质疏松软化型的特点，同时存在不同程度的骨质增生和骨质吸收。

氟骨症尚可出现骨膨大改变，表现为骨骼膨大致密，一般以躯干骨和四肢骨近端最明显，向四肢远端递减。典型者四肢骨粗大并弯曲，皮质变薄或增厚，髓腔增宽或变窄，骨纹粗大，结构如粗网，颇似畸形性骨炎表现。另外氟骨症可出现一些特殊的X线表现：四肢和骨盆血管钙化，主要是在髂内、外动脉，尺、桡动脉,胫前、后动脉等中型动脉。另外半月板、关节软骨、椎间盘也可出现钙化。

氟关节症:氟中毒可直接引起关节软骨变性、坏死,关节囊、韧带、肌腱、骨间膜附着处纤维软骨退变、增生、骨化。氟中毒引起的关节改变多发生于肘关节和髋关节。表现为:①骨性关节面模糊、中断、消失,称为关节软骨下骨质吸收;②关节软骨下囊变;③关节间隙狭窄、增宽或宽窄不均;④骨性关节面增厚、硬化;⑤骨端增大呈蘑菇状变形;⑥关节囊膨隆,关节内游离体;⑦关节周围韧带、肌腱附着处骨化,特别是肘部肱骨内、外上髁屈伸肌腱骨化。

### (二) CT 表现

氟骨症患者均有不同程度的椎体骨质硬化增生、后纵韧带、黄韧带骨化,可导致椎间孔和椎管狭窄,压迫脊髓和神经根,这是氟骨症患者的主要并发症。在 CT 上后纵韧带骨化表现为椎体后缘正中或偏侧呈骨质样高密度影向后方突入椎管内,横切面呈小圆形、横条形、半圆形、三角形,与椎体后缘之间有狭窄的线样低密度间隙。黄韧带骨化在 CT 上表现为椎管内背侧靠近椎板处不同程度骨样密度影,不均质,可呈线状、结节状或弥漫性骨化,广泛多发,骨化黄韧带含氟量明显超出正常值。CT 能清楚显示韧带骨化,尤其是小于 2.0mm 的后纵韧带骨化,但不能直接显示脊髓受压的程度以及脊髓内的病理改变。

地方性氟中毒病区,氟骨症患者可出现记忆力减退,情绪不稳定,头痛,共济失调等中枢神经系统功能障碍等症状,患者脑 CT 表现为:脑实质(皮质部)密度增高,呈硬化性改变。脑组织可出现不同程度的钙化,主要是枕叶、顶叶,表现为脑皮质出现大小不一的结节状高密度影。这可能是氟钙结合物在脑组织中大量沉积的结果。

### (三) MRI 表现

氟中毒后由于骨组织内成骨活动增强、大量不含氢质子矿物盐沉着和骨髓脂肪含量减少、分布不均而导致椎体信号强度减低。脊柱 MRI 表现为:在 $T_1$ 和 $T_2WI$ 上所有椎体信号强度均匀或不均匀减低,以 $T_1WI$ 明显。后纵韧带骨化表现为由前向后压迫硬膜囊或脊髓前缘纵行的不规则索条状低信号影,以颈段和上胸段明显,均呈连续型,即后纵韧带骨化连续 2 个椎体水平以上,跨越椎间盘水平。黄韧带骨化在 $T_1$ 和 $T_2WI$ 上表现为位于椎管后方由后向前压迫硬膜囊或脊髓后缘的团块状、三角形低信号影。后纵韧带和黄韧带骨化内可出现中等信号区,为含

脂肪的骨髓,可作为韧带骨化与钙化的鉴别要点之一。骨化的黄韧带、后纵韧带压迫脊髓,导致脊髓水肿、髓鞘脱失、胶质增生和软化,使脊髓内出现 $T_1$ 等或低信号,$T_2$ 高信号灶。另外氟化物的毒性作用可直接导致脊髓前角细胞损伤,MRI 上脊髓内也可出现异常信号灶。

后纵韧带和黄韧带骨化可继发于外伤、糖尿病、甲状旁腺功能亢进、强直性脊柱炎以及弥漫性特发性骨质增生症等疾病,应注意鉴别。

### (四) 鉴别诊断

氟骨症具有特征性的 X 线改变,诊断一般不难,但需与下述疾病作鉴别。

1. **强直性脊柱炎** 不少氟骨症患者脊柱周围韧带骨化呈竹节样,颇似强直性脊柱炎。但后者病变多由骶髂关节下 1/3 开始,呈锯齿状破坏,逐渐向上发展,间隙模糊而变窄。椎间小关节亦逐渐受累,终致强直。氟骨症大多数为密度增高,骨小梁粗厚,骨间膜骨化,较少侵犯关节,不难鉴别。

2. **石骨症** 石骨症全身所有骨骼,包括手、足骨均有明显骨硬化,骨小梁消失,髓腔闭塞。氟骨症发病以躯干为主,向四肢递减,较少累及手足骨,骨骼有粗大骨纹和骨周间膜骨化。石骨症和氟骨症均可出现:骨盆、髂骨翼深浅相间的弧状致密线;脊椎上下缘致密,中间骨质疏松,呈"夹层椎"表现;四肢骨横行带状致密影,但石骨症的疏密界线要更明显和清楚。更重要的是石骨症并非生活在高氟流行区,无氟斑牙和骨间膜骨化。

3. **致密性骨发育不全** 为一少见的全身骨密度增高的骨发育异常,具有石骨症的骨硬化和锁骨、颅骨和指(趾)骨末端发育不全的特点。临床上为头大面小、颅缝不闭合、下颌骨发育不良和指、趾骨粗短,呈杵状,常较轻微的外伤即可发生骨折。X 线表现为全身骨密度普遍性增高,颅骨和四肢骨尤为明显,与氟骨症的骨硬化以躯干为主向四肢递减、手足骨一般不累及不同。长管骨皮质增厚而致密,髓腔狭窄,末节指、趾骨变尖或缺损,韧带和骨间膜无骨化,与氟骨症不同。

4. **成骨型骨转移癌** 以躯干和四肢长骨近端受累多见。肿瘤多来自前列腺癌、鼻咽癌、胃癌和肝癌等。转移灶周围可产生明显或广泛的反应性骨质增生,X 线表现为广泛骨质硬化,但多为散在性,分布不均。在骨质硬化中总是可见到中心破坏区,即癌灶,而且在骨质硬化中看不到粗大的骨小梁。无骨间膜和韧带骨化,可与氟骨症鉴别。

5. 肾性骨病 X 线表现可呈骨质硬化、疏松、软化、混合性改变,与氟骨症极为相似,单纯从 X 线表现很难鉴别开来,但流行病学、临床和肾功能检查等方面两者有明显的不同。

# 第二节 大 骨 节 病

## 一、概述与临床资料

大骨节病是在儿童发育期出现关节软骨、骺软骨以及骺板软骨变性、坏死为基本病变的地方性骨病。1859 年 Kaschin 首先报道,1906 年 Beck 作了详细描述,又称为 Kaschin-Beck 病。本病的病因尚不清楚。可能与硒和硫酸根离子的缺乏以及食物镰刀菌污染等因素有关,存在多种病因学说,例如生态环境学说;镰刀菌毒素学说;饭、水有机物中毒学说等。大骨节病在我国流行甚广,主要分布在我国东北至西藏的一个狭长高寒地带,包括黑龙江、吉林、辽宁、内蒙古、山东、河南、山西、陕西、四川、新疆等高寒、红土高原、丘陵地带。

发病年龄较小,一般为 3～15 岁儿童。患者临床表现与发病年龄、受累部位和病变程度有关。发病越早,关节畸形和骨发育障碍越严重,症状和体征越明显,易导致侏儒。大骨节病多为对称性发病,主要累及四肢关节,以手、足、踝、肘关节最为常见和严重。大骨节病疼痛开始于关节明显增粗之后,常为多关节,对称性,特别是膝、踝关节。典型症状:初期为四肢疲乏,前臂和小腿肌肉萎缩,而后骨端粗大、关节肿胀、变形、疼痛、运动受限。髋关节屈曲挛缩,肱骨变短,行走步态不稳,呈鸭步。重症患儿有扁平足,跟骨外翻,跟骨结节变短,膝外翻,髋内、外翻等。实验室检查:血清碱性磷酸酶升高。

## 二、病 理 改 变

本病组织学改变主要是软骨的营养不良造成软骨内成骨的骨骼发生软骨萎缩、变性、坏死和软骨细胞增殖成熟障碍。全身各部位软骨均可发病,但主要累及四肢长骨的关节软骨、骺软骨和骺板软骨,导致管状骨的发育障碍和骨畸形。病变首先侵犯骺软骨板和关节软骨,引起软骨坏死和软骨细胞增殖成熟障碍,软骨细胞增殖成熟障碍表现为软骨细胞柱数量减少、排列不齐,细胞柱间距和细胞间距增大,软骨细胞松散,细胞变小,肥大细胞减少。在病变轻微时,可单独存在,病变严重时,多与软骨坏死并存。

软骨坏死和软骨细胞增殖成熟障碍引起骺软骨的早期骨化和提前愈合,使管状骨的纵径生长停止而变短。骺软骨退变、破坏之后,在软骨坏死区之周围出现软骨细胞增生,可形成大的软骨细胞团,造成局部软骨组织增厚,继而发生横骨梁形成,坏死软骨灶内的坏死物质被增生的、富含血管的肉芽组织所吸收、移除、然后机化、钙化、骨化,同时可有软骨内成骨。最终造成骨发育障碍和结构异常。这些改变以支持体重的下肢,如踝、膝关节最为显著。其他的继发性病理改变尚有关节囊增生肥厚、关节边缘软骨增生骨化,更加导致关节变粗和骨端增大。

### (一) X 线表现

本病为一全身对称性发病的骨关节病,常先累及手、足、踝和肘关节。根据手指骨的 X 线表现可将大骨节病分为七个类型。

1. 干骺型 见于骨骺核化骨以前,发病最早,以 3～7 岁最多。病理上显示骺软骨板坏死,是大骨节病的早期损害。X 线改变限于干骺端。

2. 干骺骨骺型 见于骨骺核出现以后,干骺闭合以前。发生于学龄及青春期。代表骺软骨板全层坏死,同时引起干骺侧及骺终板的生长障碍,为干骺型的进一步发展。X 线上病变范围广泛,包括骨骺核和干骺端病变。

3. 骨端型 见于干骺闭合前后,4～19 岁发病,以 16 岁左右为发病高峰代表骨端关节软骨的坏死,常发生于骺部损害治愈后,亦可作为早期原发损害。X 线上病变见于没有骨骺的骨端或干、骺已闭合的骨端。

4. 干骺骨端型 发生于 4～15 岁。为骺软骨板和骨端关节面皮质受到损害的反映,代表干骺损害未治愈而骨端又受到侵犯。

5. 干骺骨骺骨端型 发生于骺线闭合前任何年龄。代表骨骺软骨全层坏死及骨端软骨的严重破坏,为儿童大骨节病最严重的类型。

6. 骨关节型 见于骺线闭合之后。代表骺板软骨、关节软骨坏死后修复和代偿性增生,也是干骺骨骺骨端型在骺线闭合后的晚期改变。X 线上关节的两个相对骨端都有损害,似肥大性骨关节病,但畸形严重,范围较广。

7. 非典型大骨节病　见于任何年龄，任何手指骨无改变或改变不足以确诊为大骨节病者（如单纯趾骨、距骨损害和短肱骨畸形等），均属本型。

X线不能反映大骨节病的原发性病理改变（软骨坏死，软骨细胞增殖成熟障碍），但是软骨坏死后的吸收，以及吸收过程中的新骨形成、继发性骨发育障碍，X线可清楚显示。大骨节病主要改变在四肢关节。在骨骺线闭合前，最早改变为干骺端先期钙化带变薄、中断、模糊、或呈波浪状边缘，以后骨骺端可出现不同程度的向内凹陷，凹陷底部出现不同程度的硬化，轻者骨小梁结构紊乱，重者出现较宽的硬化带或多层硬化线。骨骺端凹陷是坏死软骨区不能成骨，而周围的正常软骨组织继续成骨所形成的影像改变。骨骺软骨坏死引起的X线表现为：骨骺周围钙化带变薄、钙化带中断；骨骺关节面粗糙，局部致密、硬化。骨骺核形态不整，边缘模糊而凹凸不平，呈波浪状或锯齿状，有时可破裂或部分消失，碎裂的骨骺可形成关节游离体。骨骺常陷入内凹的干骺端中央部，因过早愈合，故见骨骺与骨干相连。在骨骺线闭合后，骨长径停止发育，骨端呈喇叭口状粗大变形，中央凹陷、硬化，骨小梁紊乱，关节面破坏而模糊和凹凸不平，骨性关节面硬化，骨端囊变。后期骨质常硬化，关节间隙也因关节软骨变性而变窄，也可因骨端关节面破坏而使间隙显得较宽。关节间隙宽窄不一时，可引起关节半脱位或内外翻畸形。关节旁软组织内可见不规则形游离小体。成人大骨节病，显然是儿童发育期大骨节病变的晚期修复、后遗畸形的关节改变，全身各关节都可发生不同程度的关节退行性变以及继发性增生改变，这种改变多为多发性、对称而不均衡，X线表现为骨节增大，骨干缩短以及关节变形，骨端缺损，特别是跟骨缩短、距骨扁，是大骨节病区别于其他关节退行性变的重要鉴别依据。

8. 大骨节病的其他表现　生长障碍线的形成是由于软骨坏死后其周围的软骨细胞增生、修复，形成软骨细胞团，从而导致骨的阶段性发育障碍而形成。多条生长障碍线客观地显示了病变呈间歇性发作。

身体各部位的表现如下：

（1）掌、指骨：改变常见而多发。指骨病变多发生在近节和中节指骨，尤以第2、3、4指易累及。远节指骨之远端则多不受侵犯。掌骨情况与指骨基本相同。病变多发生在掌、指骨有骨骺的一端为其特点。病变一般为自干骺端损害开始，以后累及骨骺部，再导致骨端改变，最后为骨关节损害。早期为先期钙化带增宽、致密，呈锯齿状，中央部可出现不同程度的凹陷。骨骺核周围钙化带模糊，呈波浪状或锯齿状，有时可破裂或部分消失，碎裂之骨骺可形成关节游离体。骨端早期可见中央性凹陷，继而骨质破坏，可出现碎骨片。干、骺愈合后骨端呈膨大畸形，关节面不整、硬化。关节间隙因骨端凹陷而增宽，或因关节软骨破坏而狭窄。晚期骨干呈粗短畸形或关节半脱位。

（2）腕：一般腕骨改变常伴掌骨近端改变，以头状骨和钩状骨损害多见而早发。早期为骨质疏松，继而骨质发生破坏，外缘不整、硬化。严重者腕骨体积变小，相互拥挤，关节间隙变窄。

（3）肘：肘部病损仅次于手和踝。肘部骨骺较多，出现病损和愈合时期参差不齐，因而发生病变后所形成的畸形也较复杂。常见的畸形为鹰嘴窝加深，鹰嘴突和肱骨下端均增大，桡骨头粗大变形，尺、桡骨长短不齐而发生尺桡上关节半脱位，还可见关节游离体，骨性关节面硬化。

（4）肩：改变主要在肱骨上端，早期近侧干骺端轻度变形，外缘不规则，骨骺变形、早期愈合。晚期肱骨头大而不规则，颈部和肱骨干粗短。肩峰、喙突及关节盂亦可受累。

（5）足：改变与手部相类似，但出现较晚。以第1、2跖骨远端的损害较多而明显，可形成扁平足。

（6）踝：以距骨损害最常见且严重。早期胫距关节间隙狭窄，继而距骨关节面硬化，并呈波浪形不平。后期距骨颈缩短，体积小而密度增高，滑车部低平，头部上翘。踝关节呈现粗大畸形，关节面硬化，凹凸不平。胫距关节和舟距关节边缘均可有明显骨质增生。跟骨可有类似改变，因其骨骺早期愈合，故跟骨多变短而扁平。有时可见关节内游离体（图18-2-1）。

（7）膝：髌骨后边缘不整，胫骨平台可变凹陷；关节面骨质硬化并有骨刺形成；关节间隙常狭窄。严重者股骨髁缺如，关节间隙增宽。由于内、外髁发育不平衡，常形成膝内、外翻畸形。

（8）髋：股骨头骨骺外形不规则，干骺端破坏和密度不均。因持重关系，早期股骨头即变扁平，关节间隙变窄，髋臼边缘不整齐，骨质硬化并有骨刺形成，可见髋臼加深而向骨盆内突出。干、骺愈合后，股骨颈增粗，粗隆增大。

（9）脊椎：脊椎损害较少，见于儿童与青年。主要改变在椎体，表现为椎体变扁，椎体上、下缘不整齐，有波浪状骨质硬化，或凹陷性缺损。椎间隙常宽

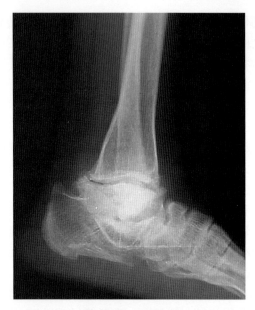

**图 18-2-1　大骨节病**
踝关节呈现粗大畸形,胫距关节间隙狭窄,
跟骨变短而扁平

窄不匀。颈、胸、腰椎均可累及,以下胸及上腰椎较显著。

## (二) CT 检查

大骨节病检查首选 X 线,CT 扫描能较 X 线更清晰显示骨端的退行性改变,关节的游离小体和关节的非感染性积液。CT 能清楚显示关节面的硬化、凹陷及骨端的囊变及缺损,尤其是对深部关节、脊椎关节、有无椎管狭窄能更清晰的显示,对大骨节病的诊断是有利的补充。但对骨骺早期改变帮助不大。MRI 对大骨节病的骨骺愈合前后各期都很有帮助,可清晰显示骨骺的形态和部分早期愈合的改变,尤其是有脊髓和神经受压症状的患者,可清晰显示寰枢关节有无脱位,脊髓和硬膜囊的受压程度。

## (三) 鉴别诊断

根据骨骺的 X 线表现和发病的地区性,大骨节病的诊断一般不难。但需与以下疾病鉴别。

1. 退行性骨关节病　退行性骨关节病发病年龄相对较大,主要以关节面的硬化和边缘骨赘形成为主要表现,无骨端的缺损及膨大。结合流行病学病史不难鉴别。

2. 类风湿关节炎　多为女性,以累及关节滑膜为主。实验室检查类风湿因子阳性。类风湿关节炎可见关节边缘骨质侵蚀、吸收,伴有手足小关节肿胀。晚期关节半脱位,关节强直及关节旁的骨质疏松,与本病不同。

# 第三节　地方性克汀病

## 一、概述与临床资料

胚胎期和生后早期缺碘是导致地方性克汀病的主要病因。因甲状腺激素合成不足,而引起脑和机体生长发育障碍。我国主要分布在云贵高原、河北、内蒙、黑龙江、山东等地的丘陵地带。

临床分为两型:黏液水肿型和神经型。克汀病的症状和体征主要为不同程度的智力低下,体格矮小,听力、语言障碍(即呆、小、聋、哑)。严重者可出现神经运动障碍,有的还出现黏液水肿以及其他甲状腺功能低下的症状。

## (一) 精神发育迟缓

特征是智力低下和社会适应困难,可伴有某种精神和躯体疾病,均在发育成熟前发病。神经发育迟缓是诊断克汀病的必备条件。

## (二) 聋哑

其中以神经型聋哑更严重。主要是胚胎期或出生后第八对脑神经和内耳发育不良所致。全聋和大脑发育不良导致语言障碍。

## (三) 性发育落后

外生殖器和第二性征发育迟缓。

## (四) 生长发育延迟和克汀病面容

克汀病患者常可见典型的面部表现:面宽,额短,眼距宽,鼻梁宽扁,唇厚,耳大,舌头粗大常伸出口外,眼睑肿等。骨骼发育明显迟缓表现为骨龄落后,骨骺发育不良,骨化中心出现延迟。身材矮小,下部躯干短小,头部较大,囟门闭合延迟,手宽而指短,扁平足多见。行走不稳,呈鸭步。

## (五) 甲状腺肿大

部分患者有 Ⅰ～Ⅱ 级甲状腺肿大。

## (六) 甲状腺功能低下症

可出现食欲缺乏,黏液水肿,嗜睡怕冷,皮肤粗糙少汗,反应迟钝,体格发育明显迟缓。

## (七) 神经、运动功能障碍

严重的患者有大脑神经、锥体系病变所引起的表现:肌紧张、肌张力增高、腱反射亢进、病理反射出现症状。膝反射亢进或迟钝。踝阵挛。少数患者瘫痪无力,下肢痉挛,亦有癫痫发作。

## 二、实验室检查与病理改变

### （一）甲状腺吸碘率

地方克汀患者其中甲状腺摄取碘率较非流行区正常人为高。显示碘饥饿状态。血清蛋白结合碘较正常儿童低。尿碘含量偏低。血清甲状腺素低于正常值,而促甲状腺素高于正常值。

### （二）病理改变

甲状腺重量减轻、萎缩,腺体内有小结节存在,或有广泛性纤维化、钙化和囊性变。腺垂体常增大。软骨内化骨中心的出现和干骺愈合均延迟,导致管状骨发育生长明显受阻。另外牙齿发育受阻,萌芽延迟。膜内化骨一般不受影响。皮肤呈黏液水肿,性功能发育迟缓。

## 三、X 线表现

### （一）骨发育生长（骨龄）延迟

骨龄延迟是早期诊断的重要指标。延迟范围 8 个月至 13 年,平均 3 年左右。

1. 骨骺发育不良　为本病的另一个特征性改变,即所谓"克汀病样骨骺",有下列表现。①骨骺碎裂:呈斑点状（又称点彩状骨骺）,多见于股骨头和尺骨远端和腕骨;②泡沫状骨骺:骨骺边缘清晰呈环状,而其中央骨疏松如泡沫,多见于股骨下端和跟骨、腕骨和髌骨;③假骨骺:可见于第 3 掌骨和跖骨近端;④骨骺硬化;⑤锥形骨骺:干骺呈半月状凹陷,相对应的骨骺呈尖锥状嵌入。掌骨常较指骨短缩、增粗,尤以远端明显,腕骨拥挤、骨质硬化和破碎现象。部分患者掌骨征阳性并有指骨优势表现。

2. 骨骺端改变　年龄愈小,干骺端变化愈明显。常见干骺增宽,先期钙化带致密而增厚,呈波浪状或锯齿状。接近骺线的骨干常出现多条生长障碍线,但不是克汀病所特有。

3. 二次骨化中心改变　骨化中心出现延迟,主要是腕、跗骨化骨核以及管状骨二次骨化中心出现延迟。骨骺闭合延迟。

### （二）颅骨

患者颅底异常缩短并颅底凹陷。颅骨内、外板和板障层次不分。鼻窦和乳突气化不良。此外,囟门、颅缝闭合以及牙齿萌出均延迟。偶见有短头畸形型。

### （三）骨盆

骨盆狭窄,髋臼变浅。幼年患者股骨头可见骨化中心呈多个小骨化灶融合成一个密度不均的骨化中心,边缘不规则,较正常为小。骨骺愈合后,股骨头变扁而颈部粗短,呈髋内（外）翻,亦可见并发股骨头缺血坏死。

### （四）脊椎骨

二次骨化中心的出现和愈合均延迟,椎体变扁,椎间隙增宽,脊柱常有后突畸形,以胸、腰段最显著。严重者腰椎呈鸟嘴状或楔状变形。

重病区患者可出现骨质疏松改变,骨质密度减低,骨皮质变薄。

### （五）治疗后 X 线检查

X 线表现不仅在本病的普查筛选和早期诊断有一定价值,亦可作为判断疗效的主要依据。

治疗后　①骨骺密度增高,其中点状透亮区缩小,骨骺密度有均匀一致的趋势;②治疗后生长发育障碍线密度减低,数量减少;③治疗后骨龄均有不同程度的增加,骨骺的大小也相应增加,骨的横径和长径都有所增长;④治疗后先期钙化带变规则、增厚。

## 四、CT 表现

克汀病临床表现有智力低下、听力、语言障碍、肢体瘫痪、肌张力增高,深反射病理征阳性等神经精神异常。患者颅脑 CT 检查有以下表现:脑发育不良和不同程度的脑萎缩。表现为大脑额叶、颞叶脑皮质和髓质厚度变薄,顶、枕叶厚度也较薄,皮、髓质分界不清,脑沟增宽,脑室系统扩大。大脑半球各叶、尾状核头、胼胝体和丘脑 CT 值降低,以颞叶最为显著,说明克汀病患者大脑半球皮质和髓质都有比较广泛的发育不良。脑干也有受累的表现,特别是以脑桥多见,中脑、延髓、小脑也有波及。脑萎缩程度个体差异较大,黏液水肿型皮质萎缩较明显,而神经型髓质萎缩较显著。另外患者脑内钙化发生率增加,主要是苍白球、小脑齿状核钙化,以黏液水肿型多见。

## 五、鉴 别 诊 断

本病的骨关节改变仅从某一部位和某一征象并无何特殊性,应密切结合临床资料,全面分析。软骨发育不全和 Ollier 软骨发育不良虽均为侏儒,也有斑点状骨骺,但一般结合流行病地区及临床资料全面分析,患者无甲状腺功能不全的临床表现,不难区分。

（刘庆余　陈建宇　梁碧玲）

# 参 考 文 献

1. 尚国燕,时钟孚,王小林,等. 贵州省地方性克汀病颅脑 CT 研究. 中国地方病学杂志,1989,8(4):209-212

2. 陈云亭,韵得中,李肇宪,等. 地方性克汀病的颅脑 CT 研究. 中华医学杂志,1988,68:194-197

3. 孟宪才,骆效宏,陈培忠,等. 氟骨症病人神经损伤及其 CT 检查分析. 中国地方病学杂志,1993,12(3):189-190

4. 朱成方,王福仑,单海滨,等. 氟骨症所致椎管狭窄的 CT 诊断(附 19 例分析). 实用放射学杂志,1999,15(10):617-618

5. 张永利,王琦,郭亚茹,等. 地方性氟骨症的脊柱 MRI 表现. 中华放射学杂志,2004,38(10):1051-1055

6. 马民,刘红光,王其军. 大骨节病的 X 线及 CT 诊断. 实用医学影像杂志,2003,4(2):83-85

7. 陈永祥,王三祥,张江甲,等. 氟骨症病人脑组织 CT 检查结果分析. 中国地方病防治杂志,1999,14:106-107

8. 荣独山. X 线诊断学-骨关节眼耳鼻喉. 上海:上海科学技术出版社,2000

9. 王云钊,曹来宾. 骨放射诊断学. 北京:北京医科大学和中国协和医科大学联合出版社,1994

10. 曹来宾. 骨与关节 X 线诊断学. 济南:山东科学技术出版社,1981

11. 陈灏珠. 实用内科学. 第 12 版. 北京:人民卫生出版社,2005

# 第十九章
# 风湿类关节疾病

## 第一节　风湿热性关节疾病

风湿热(rheumatic fever)是由 A 组 B 型溶血性链球菌感染后引起的一种常见的反复发作的急性或慢性全身性结缔组织非化脓性炎症,主要累及心脏、关节、中枢神经系统、皮肤和皮下组织。临床上以心脏炎、关节炎为主,可伴有发热、毒血症、皮疹、皮下小结节、舞蹈病等。而关节改变为多关节炎和畸形性非侵蚀性关节病(Jaccoud 关节病)为特点。

### (一)流行病学及发病率

自 20 世纪 80 年代中期以后,急性风湿热在全球范围内的发病率,以 1987 年美国盐湖城风湿热暴发流行为开端,欧洲其他国家也相继发生流行。近 10 年来,发病率在美国上升到 0.7‰,日本和英国均为 0.06‰,1992—1995 年我国东、南、西、北、中五省 5~18 岁中小学生易感人群 22 万人,发现急性风湿热年发病率为 0.2‰。急性风湿热一般认为寒带与温带发病率最高,在我国的四川最高和广东最低,南方高于北方,农村多于城市。急性风湿热发病年龄以 5~15 岁较多,3 岁以下发病极少,高峰在 8 岁。关节炎是风湿热的最常见的表现,急性期发生率约为 75%,典型表现是游走性多关节炎,侵犯关节多为大关节,尤以膝、踝、肘、髋等大关节多见,手足小关节及脊柱较少受累。

### (二)病因与发病机制

1. A 组 B 型溶血性链球菌感染　现已公认急性风湿热是由 A 组 B 型溶血性链球菌感染后所引起的全身结缔组织非化脓性免疫反应性炎症。

2. 遗传因素　人们已经观察到并非所有 A 组 B 型溶血性链球菌感染后的人群都会发生急性风湿热,即便是链球菌严重感染者,也只有 1%~3% 出现风湿热。急性风湿热史发生于部分人群的事实明确提示宿主遗传易感性的存在。近年来有作者从风

湿热患者的 B 细胞表面发现遗传标志物 883+,用这种抗原的抗血清检测急性风湿热患者,阳性反应为 72%。采用杂交瘤技术培育的单克隆抗体,对不同地区急性风湿热患者 B 细胞 883+进行检测,阳性率为 92%~100%。而该标记物在健康人群的阳性率仅为 15%~20%。证明风湿热与遗传有密切的关系。

3. 急性风湿热的发病机制　尚不十分明了,一般认为急性风湿热在一定的遗传背景上由 A 组 B 型溶血性链球菌感染后诱发的免疫反应性疾病。体液免疫和细胞免疫均参与了本病的发生。

### (三)病理

风湿热是全身性结缔组织的炎症,早期以关节和心脏受累最为常见,主要表现为关节滑膜充血和水肿,滑膜下结缔组织中有黏液变性、纤维素样变性和炎性细胞浸润,有时在关节周围组织可见少数 Aschoff 小体形成。关节腔内浆液及少量纤维素渗出,渗出液易被吸收,不产生关节畸形。

### (四)临床表现

急性风湿热的关节炎占 75% 以上,近年来随着心脏炎比例的下降,关节炎比例有所上升,其特点如下:①本病以大关节受累为主。有报道 142 例风湿关节炎患者中,受累关节依次为膝(71.8%)、踝(55.6%)、肘(31.9%)、肩(29%)、腕(14.8%)、手和足指(趾)间关节(5.6%)及脊柱(4.8%)。②受累关节多呈对称性和多个关节的关节炎,关节周围软组织肿胀,伴发红、发热、疼痛及关节功能障碍。近年来的病例发现,关节炎约占 57%,关节痛约占 70%。③游走性关节炎为本病的特点。④本病关节炎可以完全吸收和痊愈,一般不伴有关节骨质破坏及关节畸形。但极少数患者急性风湿热反复发作,

可以出现手或足变形,多见于掌指关节,呈尺侧偏移及半脱位,称 Jaccoud 关节病。

急性风湿热的实验室检查以 A 组 B 型溶血性链球菌感染为证据,即为抗链球菌菌体外产物抗体检查:抗链球菌溶血素"O"(ASO):ASO 滴度超过 1:400 为阳性,咽拭子培养阳性,以及血沉增快和 C

蛋白增高能够更好地反映 A 组 B 型溶血性链球菌感染情况,并可反映炎症存在。

**(五)X 线表现**

主要表现为关节周围软组织肿胀,但无关节结构破坏,有时可显示轻度骨质疏松。当风湿热消退后,一般不遗留关节后遗症(图 19-1-1、图 19-1-2)。

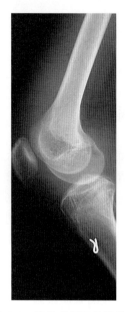

**图 19-1-1　膝关节风湿热性关节炎**
膝关节髌上囊及髌下脂肪垫肿胀

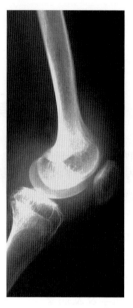

**图 19-1-2　膝关节风湿热性关节炎**
膝关节髌上囊及髌下脂肪垫肿胀

# 第二节　类风湿关节炎

## 一、概　　述

类风湿关节炎(rheumatoid arthritis,RA)是一种以侵蚀性、对称性多关节炎为主要表现的慢性、全身性自身免疫病。本病以女性多发。以关节滑膜最先受累,继而累及关节软骨和软骨下骨质。侵犯全身多个关节,受累关节多呈对称性分布。此外,还侵犯身体其他组织如韧带、肌腱、心包、心内膜及胸膜等组织。RA 早在 1800 年即有学者开始描述,1876 年 Garrod 首先提出 RA 这一术语,直到 1922 年才被英国皇家风湿病协会和 1941 年美国风湿病学会正式采用。

1987 年美国风湿病学会(ACR)修订的 RA 分类诊断标准广泛应用于临床工作,随着甲氨蝶呤、生物制剂等改善风湿病情的抗风湿药(DMARDs)的临床应用,疗效明显改善,同时实验室和影像学技术都有了明显的进步,原有的诊断方法和标准不能满足早

期诊断 RA 的临床需求。2010 年美国风湿病学会(ACR)和欧洲抗风湿病联盟(EULAR)提出了新的分类标准和评分系统。

**(一)流行病学**

类风湿关节炎几乎见于所有的种族和民族。我国大陆地区的 RA 患病率约为 0.2%~0.4%。我国北京郊县、广东农村(1984 年)和山东(1996 年)类风湿关节炎的患病率分别为 0.34%、0.32% 和 0.36%。类风湿关节炎可发生于任何年龄,男女患病比例约 1:3,以 30~50 岁为发病的高峰。

**(二)病因及发病机制**

本病病因及发病机制尚不清楚,但一般认为本病为多种因素诱发机体的自身免疫反应,导致以滑膜炎为基础的关节炎性病变。目前研究认为类风湿关节炎发病可与下列因素有关。

1. 遗传因素　大量的研究表明,RA 的发病与遗传因素密切相关。在类风湿关节炎的家族中,本病的发病率要比健康组人群高 2~10 倍,而患者在

近亲中类风湿因子阳性率为健康组人群的 2～3 倍。在同卵双生子皆患病率为 12%～30%，高于异卵双生子(4%)，这些均提示遗传因素在类风湿关节炎发病中的作用。类风湿患者中 HLA-DR4 阳性率为 40%～71%，而正常人群为 10%～40%。HLA-DR4 阳性者患类风湿的相对危险性是阴性者的 5～7 倍。我国第五次全国风湿病学会议(1993 年)上有学者报道，我国汉族人类风湿关节炎患者 HLA-DR4 阳性率为 43%～54%，而正常人为 14%～25%。说明类风湿关节炎的发病有家族遗传和种族遗传性。

2. 感染(环境)因素　目前尚未有证实的导致本病的直接感染因子，但是一些感染可以通过激活 T、B 淋巴细胞，分泌炎症因子并产生自身抗体，影响 RA 的发病及病情的进展，一般认为感染因素可能是触发 RA 自身免疫反应的始动因子。对类风湿关节炎的感染病因有两种假说，第一种为感染物侵入和持续存在于靶组织，特别是滑膜组织内，通过组织对感染物的免疫反应而致病。第二种为免疫系统效应细胞因免疫调节反应的紊乱而丧失识别能力，类风湿关节炎对某些微生物产生了高免疫反应。

3. 免疫紊乱　免疫紊乱是 RA 的主要发病机制，关节滑膜内活化的 CD4$^+$T 细胞和 MHC-Ⅱ型阳性的抗原呈递细胞(antigen presenting cell APC)浸润，关节滑膜组织中的某些特殊成分或体内产生的内源性物质被 APC 视为自身抗原呈递给活化的 CD4$^+$T 细胞，启动特异性免疫应答，导致关节的炎症。不同的 T 细胞克隆和巨噬细胞因不同的抗原激活，产生不同的细胞因子，促使关节滑膜慢性炎症并破坏关节软骨，导致关节畸形。其中 IL-1 是导致全身症状及 C 反应蛋白升高和血沉增快的主要原因。B 细胞的活化产生不同的自身抗体，如类风湿因子、抗环瓜氨酸肽抗体等，免疫球蛋白及自身抗体形成免疫复合物，经补体激活可以诱发炎症。

4. 性激素　女性的发病率高于男性，提示性激素可能参与 RA 的发生，有认为雌激素促进类风湿关节炎的发生，而孕激素则可能减轻病情或防止类风湿关节炎的发生。

## 二、病　　理

类风湿关节炎的病理改变主要为滑膜炎和血管炎，滑膜炎是关节表现的基础，血管炎是关节外表现的基础。

正常滑膜附着于关节面和关节软骨的边缘，反折于关节囊纤维层的内面作其衬里。滑膜组织分两层结构，靠近关节的滑膜内层及滑膜下层。滑膜内层又称作滑膜衬里层，约 1～3 层细胞，由多形性的滑膜细胞和滑膜细胞间质组成，不含纤维成分，也无血管和淋巴管；内膜下层为疏松结缔组织，含有丰富的血管和淋巴管，作为滑膜的基底其血供丰富。滑膜没有基底膜，可分泌和吸收滑液，可促进关节液与内膜下血管进行物质交换。

关节滑膜炎可分成渗出期及增生期，一般表现为渗出期过渡到增生期，或渗出与增生同时出现。急性渗出期，病变的滑膜充血、水肿，毛细血管增生且通透性增高，故有较多浆液渗出到关节腔内，关节液的产生大于重吸收，便会出现关节积液。慢性期滑膜细胞增生活跃，以 A 型滑膜细胞(巨噬细胞样细胞)增生较 B 型细胞明显，细胞层可由 1～3 层增厚达 5～10 层或更多。另外，新生血管和纤维组织增生和机化，致滑膜不规则增厚，表面形成许多小绒毛突入关节腔内，形成血管翳，尤以在滑膜和软骨连接处为明显。大量增生的纤维组织、新生血管和炎性细胞形成血管翳，侵蚀性长入软骨或骨表面，阻断了软骨从滑膜液中获取营养，使软骨表面形成糜烂和溃疡。

随着病变进展，可出现关节面下骨侵蚀，由于正常关节表面附着有关节软骨，在非承重关节面无软骨覆盖，仅由滑膜覆盖，被称为"裸区"，滑膜增生形成的血管翳首先侵犯非承重面无软骨覆盖的关节裸区，因此血管翳早期容易侵蚀关节的边缘区域。关节面下骨髓或血管翳侵蚀骨质周围可出现骨炎改变，表现为边缘模糊的局部病灶含水率增加、炎症细胞骨内浸润，可能是骨侵蚀的"前驱"表现。

此外，增生的滑膜细胞、巨噬细胞及中性粒细胞等炎性细胞释放的蛋白多糖酶和胶原酶降解软骨基质中的蛋白多糖和胶原，从而加重软骨破坏。滑膜炎症可致纤维素性渗出，吸收机化，造成相对关节面纤维性强直。关节囊纤维化，韧带肌腱松弛，肌肉痉挛、萎缩，可导致关节挛缩、半脱位，造成关节畸形。由于关节畸形，活动受限，而出现邻近骨质疏松和肌肉萎缩。另外，还可出现类风湿血管炎和类风湿结节形成。

## 三、临　床　表　现

本病发病率女性多于男性，女性发病率约为男性的 3 倍，好发生于 35～50 岁。本病临床个体差异大,60%~70%患者以缓慢隐匿的方式起病,在数周或数月内逐渐出现掌指关节或腕关节等四肢小关节肿痛、僵硬等,发病时常伴乏力、食欲减退、体重减轻、全身不适等症状,有些患者可伴有低热。晚期出现半脱位、畸形及关节周围肌肉萎缩。除关节表现外,皮肤可出现类风湿结节,可有肺间质病、心包炎、心瓣膜和主动脉受累等心血管受累表现,还可有神经系统、骨髓等内脏受累表现。

关节症状是 RA 最突出的表现,关节病变虽可侵犯四肢任何关节,但以手和足的小关节和腕关节多见,也可见于肘、膝和踝关节,而且多呈对称性受累,以膝、踝关节受累为首发者较少见,起病初期可能表现为少关节炎,随病程进展才出现典型的 RA 表现,当出现少关节炎时需要周围型脊柱关节炎鉴别。RA 关节炎的特点:伴有明显的持续时间较长的晨僵,关节疼痛和触痛是最突出的主诉,关节肿胀,晚期出现关节畸形和活动障碍。寰枢关节及颈椎也可能受波及,颈椎的椎体与椎间盘连接部是脊柱病变的受累部位,其余脊柱较少受累,寰枢关节可出现半脱位,齿状突侵蚀、破坏。

临床分期主要分为早期 RA 和中晚期 RA,早期RA 的界定目前尚存在不同的划分标准,比较普遍采用的是按病程可分为早期(病史≤2 年)和中晚期RA 组(病史>2 年)和根据病变影像学表现可分为早期影像学 RA(软组织肿胀,骨质疏松和骨髓水肿)和晚期影像学 RA(关节间隙狭窄、骨质侵蚀、破坏和关节强直)两种方法。在病程的早期(病史≤2年)即可出现骨侵蚀等晚期影像学 RA 表现,也有学者认为按病程分,早期 RA 是指病史≤1 年。

本病实验室检查主要有:

类风湿因子(rheumatoid factor,RF)是抗人或动物 IgG 分子 Fc 片段上抗原决定簇的特异性抗体。70% 类风湿关节炎患者可检测到 RF 阳性,RF 并不是 RA 的特异抗体,其他的感染、自身免疫性疾病及5% 的正常人可出现低滴度的阳性,RF 阴性者也不能排除 RA。

抗角蛋白抗体谱,包括抗核周因子(AFP)抗体、抗角蛋白(AKA)抗体、抗聚角蛋白微丝(AFA)抗体和抗环瓜氨酸肽(CCP)抗体。抗 CCP 抗体在抗体谱中对诊断 RA 的敏感性和特异性高,已经在临床普遍运用并纳入 2010 年 ACR/EULAR 新的 RA 分类诊断标准中。

血沉和 C 反应蛋白为类风湿关节炎非特异性指标。但可作为判断类风湿关节炎活动程度和病情缓解的指标。在活动期,血沉增快,C 反应蛋白升高。

## 四、影像学表现

### (一)RA 影像学技术的选择

X 线片是 RA 的最基本、运用最广泛的影像学检查方法,美国风湿病学会(ACR)1987 年修订的分类标准采用的是 X 线片的标准,而 X 线片不能直接显示 RA 的主要病理学变化——滑膜炎,只能通过关节结构变化来间接显示,敏感性低,不能早期显示RA 的影像学表现。基于 X 线片的分类诊断标准对不典型的 RA 和早期 RA 可能出现误诊或漏诊。另外随着甲氨蝶呤、生物制剂等改善风湿病情抗风湿药(DMARDs)的临床应用,类风湿关节炎患者受益明显,尽早开始规范治疗可以改善患者的预后和防止畸形发生,因此 2010 年美国风湿病学会(ACR)和欧洲抗风湿病联盟(EULAR)提出了新的分类标准和评分系统。新的诊断和治疗策略的运用,对影像学提出了新的要求,大大促进了 RA 的影像学的迅速发展,特别是 RA 的 MRI 成像的进展。

类风湿关节炎的影像学评价手段包括核素成像、超声、X 线片、CT、磁共振。核素成像具有较高的敏感性但是特异性较低;X 线片是类风湿关节炎运用最广泛的手段,但是在疾病的早期阶段(病程<1年)显示病变的典型骨质侵蚀表现阳性率较低,少于20%~25%,不能早期敏感的诊断 RA;CT 及三维重建成像技术等运用,对细微病变和解剖结构复杂关节,如寰枢关节、髋关节等,CT 能够更早期、清晰显示关节间隙狭窄和关节面下骨质破坏,关节端的骨质增生和关节脱位等关节结构变化,提供比 X 线片检查更多的诊断信息。CT 可显示关节周围软组织肿胀及其密度的改变,但不如 MRI 敏感;超声直接显示 RA 的滑膜炎和骨侵蚀病变,是最常用于评价类风湿关节炎的影像学方法,但是超声检查具有检查者依赖性,不能显示骨髓水肿;MRI 软组织分辨率高,能多扫描方位显示骨、软骨破坏,软组织肿胀及关节积液,是唯一能直接显示提示骨炎的骨髓水肿表现影像学方法,能早期、敏感的显示 RA 的病理变化。MRI 对发现类风湿关节炎患者的早期关节破坏敏感性远高于 X 线片。晚期 RA 表现为关节结构破坏,X 线片、CT 及 MRI 对关节结构破坏可以良好的显示,但对晚期 RA 关节结构的评价,仍需对关节炎症活动度(滑膜炎程度及骨髓水肿程度)进行评价,MRI 仍然具有不可替代的优势。

腕关节等全身骨关节 X 线片要求：手和腕关节的 X 线检查一般采用标准正位片检查，照片野包括尺桡骨远端、腕骨、掌骨及所有的指骨，一般采用 DR 成像，选用合适的管电压和管电流保证良好的骨-软组织分辨率，要求能清晰显示关节周围软组织和骨小梁。有文献认为手和腕关节的半旋后斜位（豆状骨位）能更好显示三角骨、豆状骨和掌骨头桡侧、近节指骨基底部的早期侵蚀病变，在早期 RA 患者可以增加该体位照片（图 19-2-1）。其他全身关节的 X 线检查要求包括两个相互垂直的位置图像（正侧位）或正位+斜位图像。下肢负重关节的负重位 X 线片检查能更早期显示关节软骨破坏引起的关节间隙狭窄。

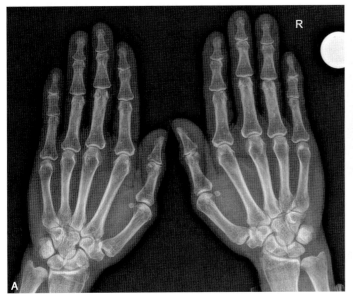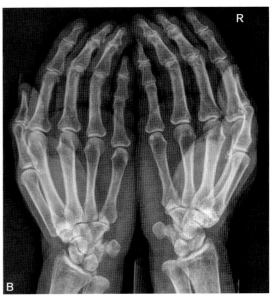

**图 19-2-1　双手类风湿关节炎，手正位片+半旋后斜位**
女，66 岁，反复多关节痛 20 年，加重 1 个月，诊断为类风湿关节炎，半旋后斜位能更好
显示三角骨、豆状骨和掌骨头桡侧、近节指骨基底部的早期侵蚀病变

腕关节等全身关节的 CT 成像要求：采用关节的正常生理解剖位成像（大多采用标准的 X 线正位成像体位），高分辨各向同性容积成像，螺距小于 1，一般需要采用两个不同的卷积核成像，一个进行软组织密度重建（卷积核 20 ～ 35），一个进行高分辨骨算法重建（卷积核 60 ～ 75），重建层面厚度小于等于 1mm，层间距小于层厚以减少阶梯状伪影。

腕关节 MRI 成像对扫描范围、序列及增强扫描时间等有不同的要求，具体参数如下：MRI 扫描必须包括尺桡骨远端、掌指关节、近侧指间关节；MRI 扫描的序列必须包括两个不同的扫描方位（轴位及冠状位）、$T_1W$ 平扫和增强扫描（增强扫描最好采用压脂序列）、$T_2W$ 压脂序列或短时反转恢复序列（STIR）；推荐扫描层厚为 3 ～4mm，层间距 0.3 ～ 0.4mm。增强扫描时间窗：要求对比剂注射后的 5 分钟内扫描，大于 10 分钟的延迟时间扫描由于滑膜分泌作用，钆对比剂能弥散进入关节液内，造成对关节滑膜的误判。

### （二）RA 的影像学表现

类风湿关节炎的影像学表现与病理改变有直接关系（表 19-2-1），其基本影像学征象主要为：滑膜炎、骨髓水肿、关节软骨破坏，骨质疏松和软骨下骨破坏、肌腱和韧带异常、关节畸形和强直。RA 的早期影像学表现主要表现滑膜炎（关节及周围软组织肿胀）、骨髓水肿、骨质疏松，晚期出现关节间隙狭窄和关节侵蚀破坏等结构破坏的表现。

**表 19-2-1　类风湿关节炎病理学改变**
**对应的基本影像学表现**

| 病理学表现 | 影像学表现 |
| --- | --- |
| 滑膜炎和关节积液 | 软组织肿胀，关节间隙增宽，MRI 可显示关节积液 |
| 骨炎 | 骨髓水肿 |
| 充血 | 骨质疏松 |
| 血管翳破坏软骨 | 关节间隙狭窄，MRI 可显示软骨变薄、破坏 |
| 血管翳侵蚀关节裸区 | 边缘性骨侵蚀 |
| 血管翳破坏软骨下骨 | 骨破坏和软骨下骨囊变 |
| 纤维性或骨性强直 | 骨性强直 |
| 关节囊和韧带松弛，肌肉挛缩 | 关节畸形，脱位或半脱位 |

1. 滑膜炎 滑膜炎是关节滑膜炎症渗出的急性或慢性炎症变化,包括位于关节内的滑膜和位于滑囊、肌腱的滑膜,在X线片和CT上表现关节周围或滑囊、肌腱软组织肿胀,是本病早期最常见的影像学征象,关节软组织肿胀以手、腕最常见,也可见于肘、膝、踝等关节。一般关节滑膜炎表现为对称性的梭形肿胀(图19-2-4A),当合并关节囊炎、滑液囊炎、腱鞘滑膜炎时,关节周围软组织肿胀可以是不对称的,肿胀的软组织可呈分叶状或结节状。RA关节滑膜炎的MRI表现为滑膜增厚,形成滑膜血管翳,急性期的滑膜血管翳水肿,T₂WI上信号较高(低于液体信号),增强强化明显(图19-2-2B),慢性滑膜血管翳为纤维性滑膜,多为晚期出现,T₂WI上信号较低,可以强化。慢性滑膜增生,绒毛可以脱落在关节腔内,形成"米粒体",MRI上可以显示绒毛脱落形成的关节腔内结节(图19-2-2C~D)。腱鞘炎表现为

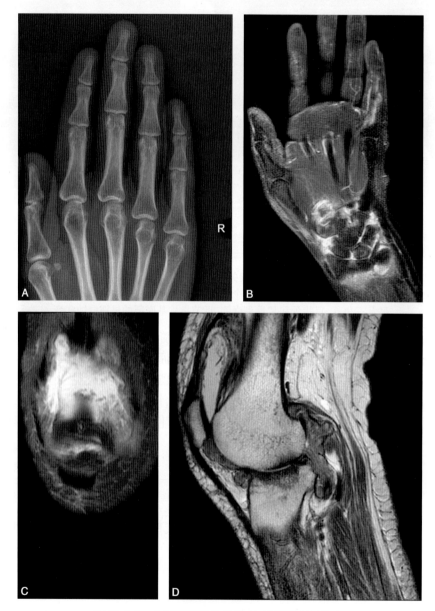

**图19-2-2 右手类风湿关节炎,右膝类风湿关节炎**

A. 类风湿关节炎右手第2~5近侧指间关节软组织梭形肿胀;B. T₁WI增强MRI图像,显示类风湿关节炎腕关节滑膜炎,滑膜明显增厚、强化;C~D. 膝关节类风湿关节炎,膝关节滑膜广泛滑膜炎和关节积液,导致关节周围和关节囊肿胀,表现为膝的髌上囊扩张积液,腘窝滑囊明显肿胀,滑膜慢性增生,MRI上可以显示绒毛脱落形成的关节腔内"米粒体",T₂WI矢状位显示膝关节关节间隙变窄或消失,关节软骨及骨质侵蚀,关节边缘部(T₂WI矢状位胫骨外侧平台后部)侵蚀缺损,软骨下骨增生硬化,表现为T₁WI信号减低(C图为T₂WI-FS,D图为T₂WI)

腱鞘积液、腱鞘滑膜增厚、强化。对增强 MRI 检查评价滑膜炎有扫描时间窗的的限定,一般要求注射对比剂后 5 分钟内扫描。因为增强后随时间延长,对比剂随关节液分泌进入关节腔内,可出现关节液强化,易引起滑膜炎的误判。关节滑膜炎症渗出可导致关节积液,在 X 线片和 CT 上表现为关节间隙增宽而 MRI 能直接显示关节腔内的液体影像。

2. 骨髓水肿　X 线片和 CT 均不能显示骨髓水肿,高频超声不能穿透骨皮质,也不能良好显示骨髓水肿。MRI 软组织分辨率高,能反映骨髓由于炎症渗出和炎症细胞浸润而出现骨髓含水量增高(MRI

的 $T_2WI$ 信号增高)及毛细血管增生和通透性增加(MRI 增强出现强化)的表现。MRI 骨髓水肿/骨炎定义为松质骨内边缘模糊的 $T_2WI$ 高信号,反应局部病灶含水率增加、炎症细胞骨内浸润,反映了骨炎的病理学改变(图 19-2-3A)。骨髓水肿可以单独存在或位于骨侵蚀病变的周围,骨髓水肿为可复性病变,骨髓水肿表现并不是类风湿关节炎的特异表现,骨髓水肿还可见于骨髓炎、骨折和退行性骨关节病等能引起软骨下骨髓内细胞和血管增多的病理情况,但是发生在腕关节等特定部位的骨髓水肿对类风湿关节炎的早期诊断有重要的意义。

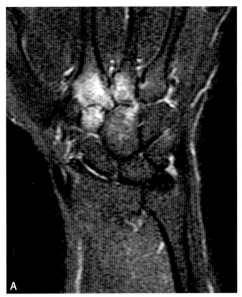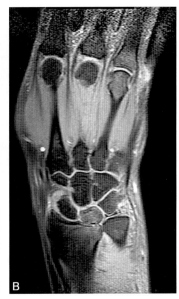

**图 19-2-3　手类风湿关节炎**

A. 类风湿关节炎腕关节 MRI STIR 图显示骨髓水肿,表现为第 2~3 掌骨近端和小多角骨、头状骨的松质骨内边缘模糊的 $T_2WI$ 高信号,反应局部病灶含水率增加、炎症细胞骨内浸润,反映了骨炎的病理学改变。B. MR $T_1WI$-FS 图类风湿关节炎的月骨桡骨侧关节软骨变薄、缺失,MRI 能直接显示关节软骨的形态,表现为关节软骨的变薄、软骨缺损

3. 关节软骨破坏　关节滑膜增生与软骨表面接触,产生酶性破坏和(或)对关节软骨代谢产生干扰,可引起软骨外形的改变,表现为软骨表面凹凸不平和软骨变薄,X 线片和 CT 不能直接显示关节软骨,表现为关节间隙的狭窄。CT 关节造影和 MRI(包括常规 MRI 和关节造影 MRI)能直接显示关节软骨的形态,表现为关节软骨的变薄和表面凹凸不平,甚至软骨缺损(见图 19-2-3B)。MRI 定量成像新技术,如 $T_2$-mapping 技术和 $T_1\rho$ 技术能在软骨形态变化前更早期定量评价软骨成分的变化。

4. 关节面下骨质改变包括骨质疏松,骨侵蚀、软骨下囊变和骨质增生硬化。

急性滑膜炎时,软骨面下骨髓可转变成疏松的

纤维骨髓,同时炎症反应也可影响骨细胞功能,出现骨转换加速,在影像学上表现为骨质疏松。骨质疏松是类风湿关节炎早期常见的 X 线征象。本征象主要与发病时的症状严重程度及病程有关,骨质疏松多发生于骨端(图 19-2-4),早期表现为局限性,而晚期即呈弥漫性骨质疏松。其发生的原因可能与疼痛、关节强直失用、充血、神经营养变化等有关。轻度骨质疏松的 X 线表现为局部骨小梁变细和减少,骨质透亮度增加,骨皮质厚度仍正常;中度为骨密度普遍减低,骨小梁稀少模糊,并有囊状透亮区,骨皮质变薄;重度骨质疏松常表现为关节周围及邻近的骨密度显著减低,骨小梁显示不清,骨皮质菲薄,关节面模糊或消失。骨性强直的病例,常表现为重度

骨质疏松。CT 多平面重组成像能清晰显示骨质疏松表现,可测量骨皮质厚度,结合定量 QCT 还能准确测量骨密度。MRI 检查不能直接显示骨质疏松,但可以从骨皮质厚度、骨小梁情况(高分辨 $T_1$WI 不压脂序列)间接评价骨代谢情况。

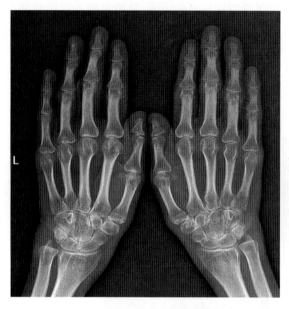

**图 19-2-4 手类风湿关节炎**
女,45 岁,类风湿关节炎 1 年半,双手腕骨、掌指关节和指间关节骨质疏松,骨质疏松发生于骨端,相对局限性,骨干骨皮质仍正常,晚期可出现弥漫性骨质疏松

关节非承重面(关节裸区)没有软骨的保护,增生滑膜首先侵蚀关节裸区,形成关节边缘骨端对称性分布的骨侵蚀,骨侵蚀可进展至整个关节。X 线片、CT和 MRI 均能显示,但是 MRI 对骨侵蚀的敏感性高于X 线片。骨侵蚀是不可逆性病变,骨侵蚀在 MRI 诊断要求:两个扫描方位上显示的位于关节边缘部位(关节裸区)边界清晰的骨病损,至少在一个扫描方位上观察到骨皮质破坏,信号表现为 $T_2$WI 压脂或 STIR 序列的高信号,$T_1$WI 正常骨皮质低信号消失,骨髓 $T_1$WI 高信号消失,增强扫描可以强化(图 19-2-5A)。骨侵蚀和骨髓水肿的区别是后者病变边缘模糊,骨侵蚀周围可出现骨髓水肿。在慢性滑囊和肌腱炎亦可观察到邻近区域骨侵蚀的影像学表现。

关节软骨破坏、坏死和退变,滑膜血管翳侵蚀软骨下骨质,形成软骨下囊变(图 19-2-5B)。软骨下囊肿可能含有液体和炎性滑膜。软骨下囊肿形成可能和关节腔内的压力增加和关节软骨的破坏有关,关节压力增高可通过软骨下囊肿减压,其他的减压机制有滑膜囊肿和窦道形成。

继发骨关节炎:RA 时关节滑膜炎症破坏关节软骨,关节的运动导致关节软骨磨损加剧,病理上表现为软骨破坏和软骨下骨小梁增厚、囊肿形成及骨赘。RA 合并骨关节炎时,两者的影像学表现会重叠,如

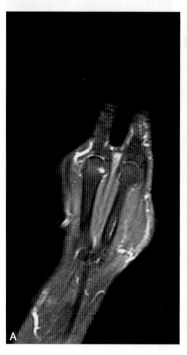
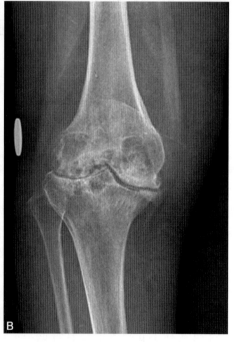

**图 19-2-5 右手类风湿关节炎,右膝关节类风湿关节炎**
A. 类风湿关节炎第 3 掌骨头骨侵蚀,表现为 STIR 序列的高信号,边缘清晰,增强扫描可以强化。B. 膝关节类风湿关节炎,关节软骨破坏和滑膜血管翳侵蚀软骨下骨质,形成软骨下囊变;内侧关节面下骨塌陷,并发展为膝内翻畸形(A 图为$T_1$WI-FS+C)

RA 患者的髋关节和膝关节等承重关节出现软骨下骨质硬化时,病理学上和影像学上均不能区分 RA 表现和继发骨关节炎改变,但是如果有特殊表现(如多部位、多骨病变)或出现少见骨关节炎部位时,支持 RA 的诊断。晚期还可出现关节面骨质增生、硬化,这些结构破坏表现均能在 X 线片、CT 和 MRI 上清晰显示。

软骨联合关节病变:耻骨联合、椎间盘和胸骨柄等软骨联合性关节也可受累,发生率较低,病理学基础为软骨下骨炎,伴有慢性炎症细胞浸润、血管纤维组织侵入和破骨细胞活力增加,出现关节间隙狭窄、骨硬化和软组织肿胀的影像学表现。椎间盘的骨软骨连接处的病变好发于颈椎,有研究认为是由于颈椎的钩椎关节(Luschka 关节)和胸椎的椎肋关节滑膜炎的继发改变,也有研究认为 RA 的脊柱病变是由于椎间盘椎体连接处的破坏是由于慢性椎体不稳所引起。

5. 肌腱和韧带异常　晚期 RA 肌腱和腱系膜的病理学表现为肉芽组织形成,可导致肌腱变粗,肌腱局部坏死,与类风湿皮下结节类似,肌腱可呈结节状,肌腱的这些改变可导致关节的运动障碍或畸形,RA 还可出现肌腱断裂。X 线片和 CT 不能直接显示肌腱的这些改变,MRI 能显示肌腱的病变,表现为肌鞘积液(图 19-2-6)、肌腱增粗变性和肌腱中断表现。

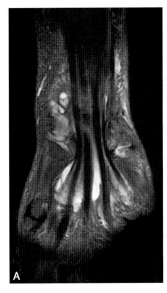
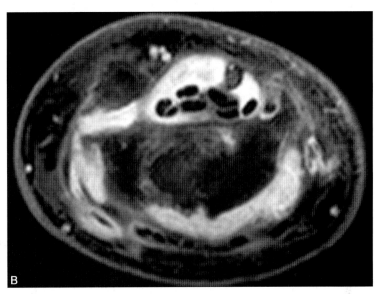

**图 19-2-6　腕关节类风湿关节炎**
类风湿关节炎的手腕腱鞘积液,冠状位和轴位图像显示腱鞘呈长 $T_2$ 信号
的积液信号及腱鞘滑膜强化(A 图为 STIR,B 图为 $T_1$WI-FS+C)

RA 的附着点炎较脊柱关节炎少见而且相对轻微,肌腱炎或局部滑囊炎在指(趾)骨中段肌腱和韧带附着处形成薄层骨膜反应和羽毛状骨膜增生。这些变化最后可与骨皮质融合而使骨干增粗,骨膜下新生骨也可被完全吸收而不留痕迹。

6. 关节半脱位和关节强直　均为晚期类风湿关节炎表现。关节周围软组织肿胀消退及肌肉萎缩,关节囊受累、松弛,关节面破坏而不相适应,肌腱挛缩和断裂等,可出现关节脱位、半脱位和关节畸形(图 19-2-7),特别是掌指关节手指出现向尺侧偏移,此乃为手部类风湿关节炎特征性影像学表现。MRI 能直接显示受累关节囊、肌腱和韧带病变的影像。

造成手部关节畸形的病理基础为:①掌指关节(MCP)滑膜炎引起的关节肿胀和炎症造成关节囊及周围支持组织松弛,关节不稳定;②在 MCP 关节,伸指肌腱帽和桡侧支持韧带的松弛或断裂,使伸指肌腱向尺侧滑脱,屈指肌腱力量相对加强;③因炎症刺激,骨间肌挛缩,这些因素综合作用结果造成近节指骨基底向掌侧脱位,手指向尺侧偏移,近节指间关节过伸掌指关节屈曲畸形以及腕关节向尺侧偏斜。

关节强直可分为纤维性和骨性强直两种。纤维性强直由于关节间隙一致性明显变窄,但骨性关节面尚光滑尚存在,其主要是关节软骨坏死和关节软骨严重破坏,导致关节间隙狭窄,且凹凸不平而引起的纤维性愈合。而骨性强直多见于腕关节,亦可见于膝、髋关节和脊椎。表现为关节间隙消失,关节面两端骨质接触融合,骨小梁连接于骨质两端,并变为松质骨结构,形成了真正的关节骨性融合。

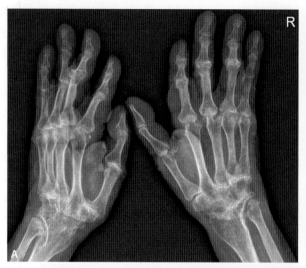
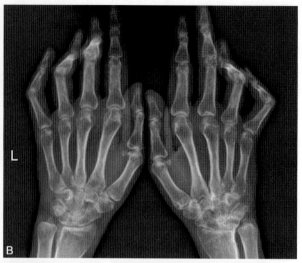

**图 19-2-7　手类风湿关节炎**
A. 双手明显骨质疏松,多个腕骨、掌骨和桡尺骨骨质破坏,正常关节间隙消失,关节骨性强直,
B. 显示多发近侧指间关节半脱位,双侧腕关节间隙狭窄

　　以上六种表现为类风湿关节炎从早期到晚期的基本影像学征象,而在不同的关节,其表现又具有各自特征性表现,现将类风湿关节炎各关节病变的影像学表现分述如下:

　　(1)手和腕关节:手部是类风湿关节炎最常累及的部位(图 19-2-8、图 19-2-9),早期表现为滑囊炎、肌腱炎改变,病变以掌指关节和近端指间关节的表现最具特征性。表现为软组织肿胀,近侧指间关节呈对称性梭形肿胀,是本病最有诊断意义的征象,

指间关节以 2~5 近侧指间关节和掌腕关节常见,而远侧指间关节较少见。第 2、3 掌指关节桡侧及中指近侧指间关节、尺骨茎突较早期即可出现边缘性骨质侵蚀,2~4 指尺侧近侧指间关节囊附着处骨质边缘模糊,腕骨的骨质侵蚀呈虫蚀状改变。RA 的骨侵蚀多首先发生于裸区,且更易于发生于桡侧,骨质边缘性侵蚀以桡侧面较尺侧面为明显,掌骨头的掌桡侧受累最重。而拇指则以指间关节的远侧指骨基底部尺侧拇指屈肌长头附着处第 1 掌指关节的骨质侵

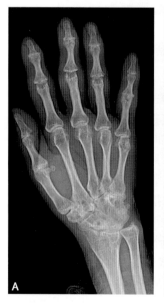
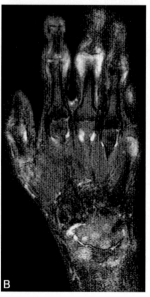
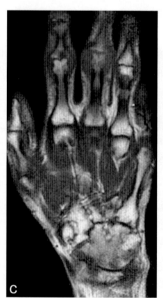
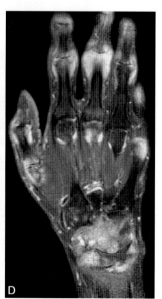

**图 19-2-8　手类风湿关节炎**
女,57 岁,全身多发关节肿痛 20 余年,有晨僵现象,活动后有所缓解,天气潮湿及寒冷可诱发;CRP 30.59mg/L,RF 85.81U/ml,
ESR 155mm/h,抗 CCP 3.959U/ml。左手 X 线片显示,腕骨骨质疏松、关节间隙变窄和骨侵蚀,掌指关节、近侧指间关节软组织
梭形肿胀、关节间隙狭窄和骨侵蚀;MRI 显示骨髓水肿、关节间隙狭窄和融合、骨侵蚀破坏的变化,掌指关节、近侧指间关节滑
膜增厚,关节间隙变窄、骨髓水肿和骨侵蚀(B 图为 STIR,C 图为 $T_1WI$,D 图为 $T_1WI$-FS+C)

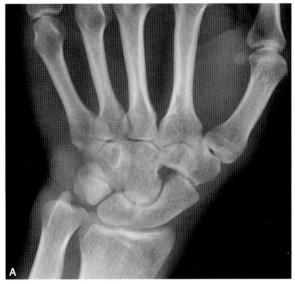
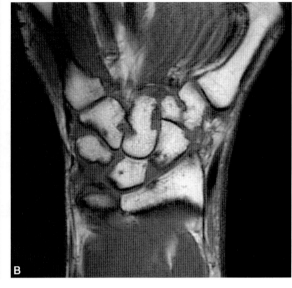

**图 19-2-9 腕关节类风湿关节炎**

男,31 岁,类风湿关节炎患者,X 线片显示尺骨茎突远端软组织肿胀,不能显示骨侵蚀,MRI 的 $T_1WI$ 能清晰显示骨侵蚀,表现为骨皮质 $T_1WI$ 低信号的局部中断和骨皮质下结节状边缘清晰的 $T_1WI$ 低信号(B 图为 $T_1WI$)

蚀为特征。晚期多数患者出现各种手部畸形,手部 X 线异常的特征性表现是掌指关节的尺偏,可合并掌屈,也可合并掌指关节半脱位。手指的特征性畸形是"纽扣状"(boutonniere)和"鹅颈状"(swan-neck)畸形。根据关节破坏程度可将 X 线改变分为 4 期(表 19-2-2)。

**表 19-2-2 类风湿关节炎的 X 线分期**

| 分期 | 标准 |
|---|---|
| Ⅰ 期(早期) | 1. X 线检查无骨质破坏性改变[a] |
| | 2. 可见骨质疏松 |
| Ⅱ 期(中期) | 1. X 线片显示骨质疏松,可有轻度的软骨破坏,伴或不伴有轻度的软骨下骨质破坏[a] |
| | 2. 可有关节活动受限,但无关节畸形[a] |
| | 3. 关节邻近肌肉萎缩 |
| | 4. 有关节外软组织病变,如结节或腱鞘炎 |
| Ⅲ 期(严重期) | 1. X 线片显示有骨质疏松伴软骨或骨质破坏[a] |
| | 2. 关节畸形,如半脱位、尺侧偏斜或过伸,无纤维性或骨性强直[a] |
| | 3. 广泛的肌萎缩 |
| | 4. 有关节外软组织病变,如结节或腱鞘炎 |
| Ⅳ 期(终末期) | 1. 纤维性或骨性强直[a] |
| | 2. Ⅲ 期标准内各条 |

注:[a] 各期标准的必备条件(引自 JAMA,1949,140:659-662.)

(2)肘关节:肘关节是类风湿关节炎的好发部位之一,常双侧受累,以优势肢体侧更加明显。影像学病理基础是病变早期主要侵犯滑膜组织,随后可相继累及骨以及韧带、肌肉等关节周围软组织,严重者骨质破坏,关节畸形,甚至半脱位、脱位。由于关节积液和关节囊增厚导致关节周围的脂肪垫被推移,X 线片表现为在肱骨的远端形成典型的"八"字征(图 19-2-10A),是早期 X 线表现的常见征象,MRI 可以直接显示关节积液和关节滑膜炎表现。关节邻近骨质疏松,关节间隙变窄及骨质侵蚀,桡骨头、尺骨喙突及肱骨远端、鹰嘴的骨侵蚀及变形为病变的典型影像学表现(图 19-2-10B~C,图 19-2-11A)。晚期常见关节半脱位畸形和骨性强直(图 19-2-11B)。MRI 可以直接显示关节积液、骨髓水肿和滑膜炎表现,显示骨侵蚀较 X 线片敏感(图 19-2-12)。肘关节可单独受累,但常常为全身多关节炎中的一部分。

(3)肩关节:广义的肩关节应包括盂肱关节、肩锁关节、胸锁关节和肩胛胸壁关节,一般情况下所谓的肩关节是指盂肱关节而言。类风湿关节炎肩关节发病率在各关节发病率中位居第 7 或第 8 位,大约占 60%。本病的骨质侵蚀可见于肩胛盂、关节盂边缘及肱骨头,以肱骨大结节最为明显,形成不规则形侵蚀及囊变(图 19-2-13),肩关节间隙变窄,伴有肱骨头向上半脱位,随着病变发展,关节盂也可见到骨质侵蚀。如病变侵犯胸锁关节,即显示锁骨侧关节面模糊,关节面下骨质常出现小囊状缺损,缺损边缘可有硬化环。如病变侵犯肩锁关节,即两侧关节面出现不规则缺损,缺损边缘可见骨质硬化反应。RA 侵犯肩袖时,肩袖撕裂表现为 $T_1WI$ 正常低信号的冈上

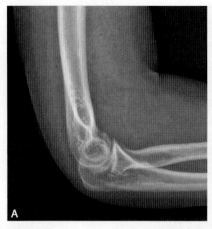
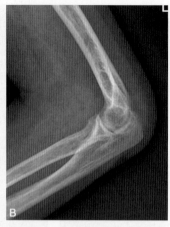
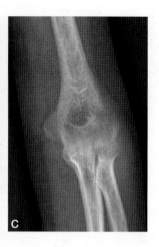

**图 19-2-10　肘关节类风湿关节炎**
A. 类风湿关节炎肘关节,肘关节囊肿胀,肱骨背侧及内侧关节囊推移,呈"八字"征,关节间隙变窄;
B ～ C. 类风湿关节炎肘关节,肘关节关节间隙变窄,周围软组织肿胀

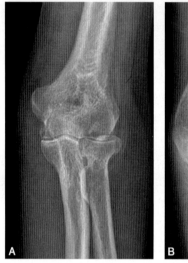
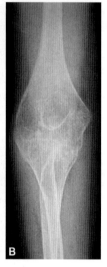

**图 19-2-11　肘关节类风湿关节炎**
A. 类风湿关节炎肘关节,滑车和肱骨小头骨侵蚀破坏,肘关节间隙变窄;
B. 类风湿关节炎肘关节,肘关节间隙消失,骨性强直

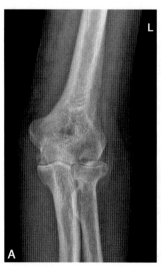
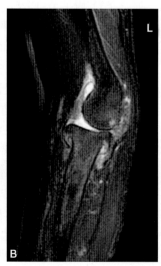
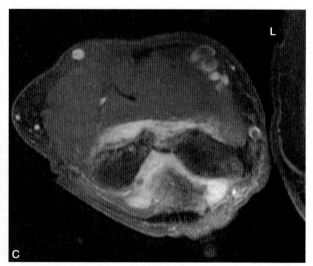

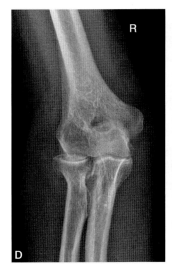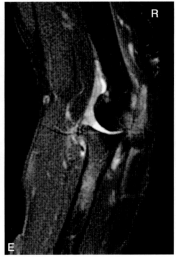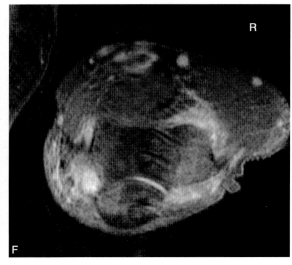

**图 19-2-12　双肘关节类风湿关节炎**
MRI 显示双侧肱骨下段见骨侵蚀（矢状位图），而 X 线片仅显示软组织肿胀和关节间隙变窄
（BE 图为 STIR，CF 图为 T$_1$WI-FS+C）

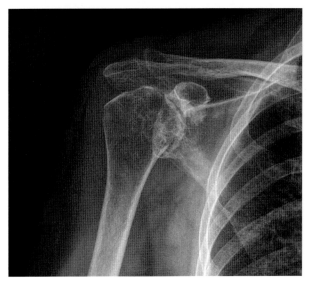

**图 19-2-13　肩关节类风湿关节炎**
右肩关节软骨破坏，并见骨性关节面骨质增生硬化，关节间隙消失

肌腱部分或完全中断，变为中~高信号（图 19-2-14）。

（4）膝关节：类风湿关节炎常累及膝关节，有10% 左右的类风湿关节炎的患者以膝关节为首发部位，有 1/3 的患者疾病的早期即有膝关节受累症状，90% 以上的患者最终累及膝关节。本病多为女性，年轻时发病，临床上表现为膝关节常对称性受累，由于关节滑膜广泛滑膜炎和关节积液，导致关节周围和关节囊肿胀（图 19-2-15A），表现为膝的髌上囊扩张积液，周围脂肪线模糊，髌下脂肪垫密度增高，腘窝滑囊明显肿胀。随着病变进展，关节间隙变窄或消失，关节软骨及骨质侵蚀，关节边缘部（裸区）侵蚀缺损，软骨下骨呈小囊状破坏区（图 19-2-15B~D）。晚期可出现关节面下骨塌陷，并发展为膝内

翻、或膝外翻、屈曲畸形或半脱位等畸形（图 19-2-15B~C）。膝关节附近偶然可形成相当大的假囊肿。膝关节 MRI 可清楚显示股骨和胫骨的内、外髁及髌股关节的改变，可显示这些部位关节透明软骨的缺损，边缘和软骨下的侵蚀（图 19-2-15C~D）。并可见关节积液，在 T$_2$ 加权像上表现为均一的高信号。

（5）踝关节：约 4% 类风湿关节炎患者临床表现为踝关节首先受累，而踝关节类风湿关节炎较膝、腕、手或足关节少见。由于胫距关节滑膜肥厚时，显示关节囊和关节周围肿胀。早期患者常表现为骨质疏松，可有胫距关节间隙狭窄，随着病情发展，关节间隙变窄，出现骨侵蚀及继发性踝关节骨性关节炎，最后关节面严重塌陷，甚至强直（图 19-2-16、图 19-2-17）。

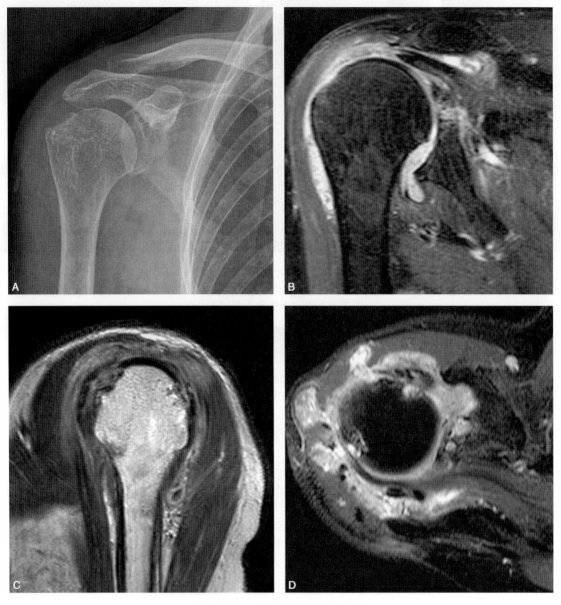

**图 19-2-14　右肩关节类风湿关节炎**
X 线片显示肱骨大结节表面较毛糙,MRI 可以直接显示关节滑膜的增厚和对关节面的侵蚀破坏、
冈上肌腱断裂,滑膜慢性增生绒毛脱落,形成米粒体(B、D 图为 STIR,C 图为 $T_1$WI+C)

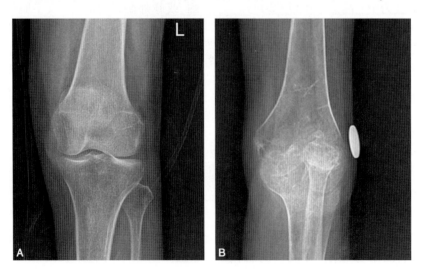

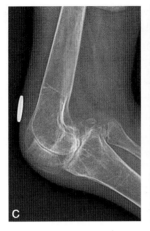
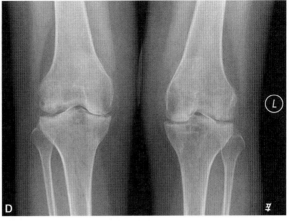

**图 19-2-15 膝关节类风湿关节炎**

A. 正位片示股骨内髁上软组织明显肿胀,髌上脂肪垫上移,膝关节间隙变窄;B～C. 类风湿关节炎膝关节正侧位片显示关节间隙亦变窄,关节纤维性强直并屈曲畸形;D. 类风湿关节炎双膝关节 X 线片显示双膝关节对称性受累,膝关节软骨破坏,关节软骨下骨质、内侧平台及股骨内髁关节面下侵蚀缺损,破坏区边缘骨质增生硬化

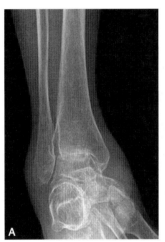
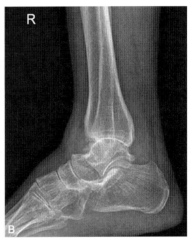

**图 19-2-16 踝关节类风湿关节炎**

X 线片显示踝关节软组织肿胀,骨质疏松,踝关节间隙变窄,关节面硬化。

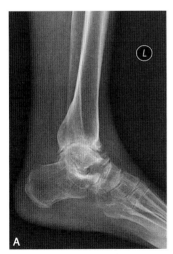
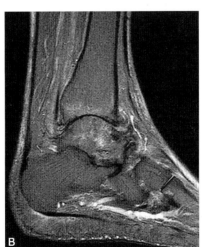
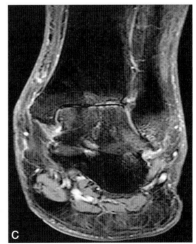

**图 19-2-17 踝关节类风湿关节炎**

X 线片及 MRI 显示踝关节间隙明显变窄,关节面骨质增生硬化,MRI 能显示 X 线片不能显示的踝关节骨髓水肿,关节滑膜增厚和强化(B 图为 STIR,C 图为 $T_1WI-FS+C$)

（6）足：足是类风湿关节炎最常侵犯的部位之一，早期表现为关节软组织肿胀，继而出现骨质疏松和骨质侵蚀破坏（图19-2-18）。足的骨质侵蚀主要累及跖趾关节和近端趾间关节，关节内外侧缘小的骨质侵蚀，可有跖骨两侧层状骨膜反应和跖骨端局限性骨质疏松。足跗关节则出现骨质侵蚀及关节间隙变窄，表浅的边缘性或中心性骨侵蚀及软骨下骨硬化，并可合并骨性强直（图19-2-19）。由于类风湿关节炎使足部诸多关节的滑膜、韧带、肌腱及骨组织结构遭到不同程度的破坏，晚期可出现跖趾关节和跗关节的脱位畸形，出现足外翻、跖趾关节脱位、槌状趾或前、中后足其他畸形，并可见趾籽骨半脱位（位于第1和第2跖骨头之间，是第一跖趾关节累及籽骨表现），破坏足深横韧带可致韧带松弛引起横弓塌陷。

类风湿关节炎患者可出现足跟部滑囊炎、跟腱炎，但不如脊柱关节炎常见，X线表现为跟骨结节跟

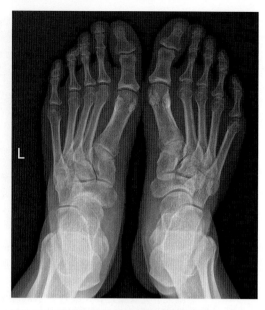

**图19-2-18 双足类风湿关节炎**
双足跖趾关节周围软组织肿胀，
右侧第5跖骨头骨侵蚀

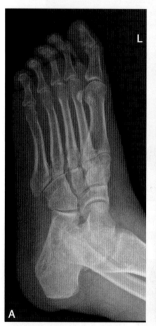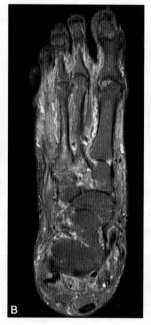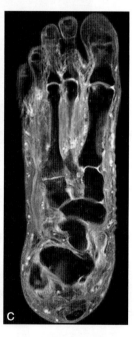

**图19-2-19 左足类风湿关节炎**
左足第2~3跖跗骨关节间隙狭窄，骨性关节面硬化，MRI显示软组织肿胀和骨髓水肿，
增强扫描显示骨髓强化和滑膜炎（B图为STIR，C图为$T_1$WI-FS+C）

腱附着处的软组织肿胀，正常脂肪垫消失。当跟腱附着处出现跟腱炎时，跟后上方可出现反应性骨质增生，表现为类风湿骨炎改变。

（7）髋关节：类风湿关节炎常累及髋关节，受累率可达10%~33%，多为双侧性，单侧受累仅占3%。早期典型X线表现为关节间隙变窄，一般以中心部较明显，可引起股骨头向心性内移，病变晚期，常合并骨质退行性变，股骨头塌陷呈蘑菇状改变、股

骨头半脱位及股骨头向内上移位及髋臼向盆腔内突（图19-2-20A），可认为是类风湿关节炎较有特征的髋部X线征象。如病变继续发展，则出现关节强直（图19-2-20B）。RA髋关节MRI表现为软骨的侵蚀、关节间隙的狭窄（图19-2-21）、骨侵蚀及滑膜增生。滑膜增生表现为增厚的软组织斑块状影，在$T_1$加权像和$T_2$加权像上呈中等信号，常可见到关节积液和滑膜囊内积液，积液在$T_2$加权像上呈高信号。

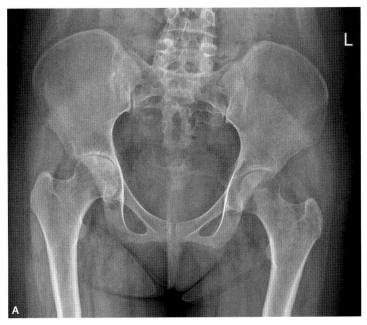
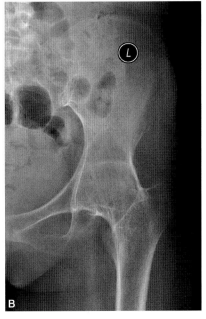

**图 19-2-20 髋关节类风湿关节炎**
A. 类风湿关节炎髋关节,双侧髋关节间隙变窄,右侧较重,以中心部较明显,骨性关节面硬化,
引起股骨头轻度向心性内移;B. 类风湿关节炎病变晚期呈骨性强直

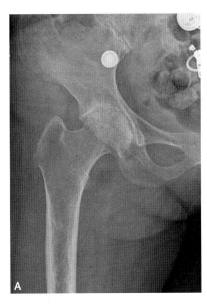
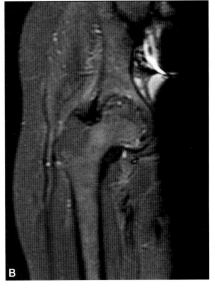

**图 19-2-21 髋关节类风湿关节炎**
髋关节间隙变窄,以中心部较明显,骨性关节面硬化,引起股骨头轻度向心性内移,
MRI 能显示关节,关节软骨的破坏及关节间隙狭窄,软骨下小囊变(B 图为 STIR)

(8) 中轴关节:类风湿关节炎累及中轴关节较少出现,可累及骶髂关节及颈椎,尤其是寰椎和枢椎,严重者可出现寰枢关节半脱位,极少累及胸腰椎。

颈椎受累的类风湿关节炎以下颈段常见,一般症状较轻,如病史长达十年以上者,约有 1/3 病例发生寰枢椎脱位,寰枢椎受累与周围关节病变程度相一致,即如手部小关节破坏和畸形越严重,寰枢椎脱位就越容易发生。

寰枢椎前间隙(寰齿间隙)正常成年人超过 2.5mm、儿童超过 5mm 即可诊断为寰枢椎半脱位。由于齿状突后的横韧带将其固定在寰椎前弓的后面,当颈部屈伸时可防止关节分离。齿状突前后各有一滑膜关节,滑膜的炎症导致韧带附着处的松弛,引起寰枢关节的水平或垂直半脱位。当出现半脱位时,采用颈椎屈曲位照片显示最佳。由于颈椎是由

577

滑膜性关节、软骨性关节、滑膜性和软骨性双重性质的钩椎关节构成,当类风湿关节炎累及颈椎时,韧带和肌腱在骨的附着部及颈软组织就可出现较为明显的 X 线表现,枢椎齿状突骨质侵蚀,并可完全破坏或发生病理骨折,终板表面不规则,早期可类似 Schmorl 结节。由于椎小关节受侵蚀而导致半脱位,关节间隙狭窄和硬化,棘突变短变细。CT 显示寰枢椎半脱位及局部肉芽肿形成。MRI 显示寰枢椎之间滑膜肥厚,团块状血管翳形成,侵蚀齿状突和寰椎前弓,合并寰枢椎半脱位,颈椎矢状面 MRI 成像可清楚显示类风湿关节炎慢性滑膜炎及小关节的破坏程度以及延髓、脊髓和硬膜囊受压迫的程度(图 19-2-22)。

Wolfe 等认为颈椎的常见早期表现有 6 种:齿状突侵蚀、寰枢半脱位、骨小关节表面侵蚀、颈 4~7 骨小关节硬化、椎间隙狭窄和骨质增生,除半脱位和骨小关节表浅侵蚀以外,其他 4 种表现随病程延长有进展。而寰枢关节半脱位可有 5 种表现:寰枢前移;

齿状突上移;寰椎向外侧半脱位,正位片上齿状突与寰椎两边侧块间隙不对称;寰椎前弓下移;齿状突严重侵蚀,导致寰椎前弓后移。由于颈椎周围韧带增厚、小关节软骨侵蚀破坏,关节间隙变窄、消失、导致颈椎关节强直。

类风湿关节炎累及胸腰椎较少见,当椎体受累时,表现为椎间隙变窄,椎体软骨下骨质边界不规则,局部终板侵蚀,及骨质增生硬化。

骶髂关节及耻骨联合:在类风湿关节炎慢性或病变较为严重的患者中,少部分患者病变累及骶髂关节,可单侧或双侧受累,一般表现为轻度关节面下骨质密度减低和侵蚀,以髂骨侧为主,并可出现关节面下骨糜烂和小缺损区,可合并轻度关节间隙变窄和轻度反应性骨质硬化,偶有骨性融合。本病不常累及耻骨联合,耻骨联合一旦受累,X 线可表现与骶髂关节所见的软骨下骨侵蚀,轻度骨硬化和关节间隙变窄等征象。

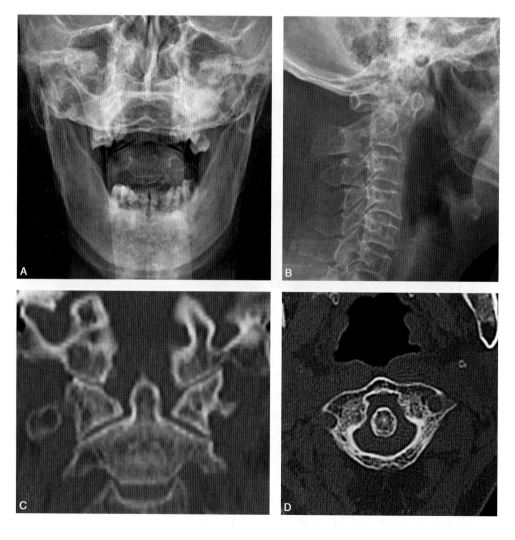

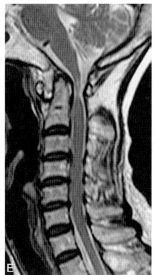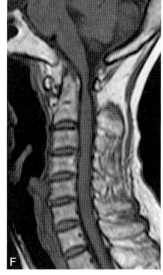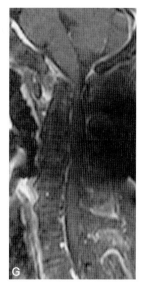

**图 19-2-22　寰枢关节类风湿关节炎**

X 线片和 CT 显示寰椎前弓迁移,齿状突前间隙增宽,齿状突与双侧侧块间隙基本对称,MRI 除了能显示齿状突前间隙改变外,还能显示关节间隙内滑膜增生,形成血管翳,椎管狭窄对脊髓的压迫和脊髓的萎缩、变性(E 图为 $T_2WI$,F 图为 $T_1WI$,G 图为 $T_1WI-FS+C$)

## 五、RA 的诊断和鉴别诊断

### (一)诊断

RA 的临床诊断主要依靠临床表现、实验室检查及影像学检查。目前的诊断普遍采用美国风湿病学会(ACR)1987 年修订的分类标准(表 19-2-3),但是这个诊断方法存在缺陷,对于不典型的 RA 和早期 RA 可能出现误诊或漏诊。2010 年美国风湿病学会(ACR)和欧洲抗风湿病联盟(EULAR)提出了新的分类标准和评分系统,提高了诊断的敏感性,为早期诊断和早期治疗提供了重要的依据,值得注意的是该系统是分类标准而不是诊断标准,在临床工作中必须结合患者的具体情况以降低误诊率。

2010 年美国风湿病学会(ACR)和欧洲抗风湿病联盟(EULAR)的分类标准和评分系统

分为两个部分:

(1)患者至少有 1 个关节的滑膜炎,且经临床、超声或 MRI 确诊,若不能用其他疾病更好地解释关节肿胀的原因,且有典型的放射学骨侵蚀表现者,即可明确诊断为 RA;

(2)若无典型的骨侵蚀,则根据 RA 评分系统进行评分(表 19-2-4)。最高分为 10 分,若积分为 6 分或 6 分以上的患者,则可诊断为 RA。

**表 19-2-3　美国风湿病学会(ACR)1987 年修订的分类标准**

| 条件 | 定义 |
| --- | --- |
| 1 晨僵 | 关节及其关节周围晨僵持续至少 1 小时 |
| 2 ≥3 个关节区的关节炎 | 医生观察到下列 14 个关节区(双侧近端指间关节、掌指关节、腕、肘、膝、踝和跖趾关节)中至少 3 个关节区有软组织肿胀或积液(而不是单纯骨隆起) |
| 3 手关节炎 | 腕关节、掌指或近端指间关节区中,至少有一个关节区肿胀 |
| 4 对称性关节炎 | 左右两侧关节同时受累(两侧近端指间关节、掌指关节或跖趾关节受累时,不一定绝对对称) |
| 5 类风湿结节 | 医生观察到骨突起部位、伸肌表面或关节旁的皮下结节 |
| 6 血清 RF 阳性 | 任何检测方法证明血清中 RF 含量升高(该方法在健康人群中阳性率小于 5%) |
| 7 X 线改变 | 在手和腕后前位 X 线片上有典型的类风湿关节炎改变:必须包括骨质侵蚀,或受累关节或其邻近有明显骨质脱钙 |

注:其中 7 条中满足 4 条以上可诊断类风湿关节炎,第 1 条至第 4 条存在至少 6 周(引自 Arthritis Rheum,1988,31:315-324)

**表 19-2-4　2010 年美国风湿病学会(ACR)和欧洲抗风湿病联盟(EULAR)的分类标准和评分系统**

受累关节情况

| 受累关节情况 | 受累关节数 | 得分(0~5) |
|---|---|---|
| 中大关节 | 1 个 | 0 |
| | 2~10 个 | 1 |
| 小关节 | 1~3 个 | 2 |
| | 4~10 个 | 3 |
| 至少 1 个为小关节 | 大于 10 个 | 5 |
| 血清学 | | 得分(0~3) |
| RF 或抗 CCP 抗体均阴性 | | 0 |
| RF 或抗 CCP 抗体至少 1 项低滴度阳性 | | 2 |
| RF 或抗 CCP 抗体至少 1 项高滴度(>正常上限 3 倍)阳性 | | 3 |
| 滑膜炎持续时间 | | 得分(0~1) |
| <6 周 | | 0 |
| >6 周 | | 1 |
| 急性时相反应物 | | 得分(0~1) |
| CRP 或 ESR 均正常 | | 0 |
| CRP 或 ESR 增高 | | 1 |

受累关节指关节肿胀疼痛;小关节包括:掌指关节、近端指间关节、第 2-5 跖趾关节、腕关节,不包括第 1 腕掌关节、第 1 跖趾关节和远端指间关节;大关节指肩、肘、髋、膝和踝关节。

**(二)鉴别诊断**

类似类风湿关节炎的关节病变较多,RF 及 X 线征象虽具有重要的诊断意义,但并非类风湿特有,X 线应与下列疾病鉴别:

1. 与强直性脊柱炎鉴别　见表 19-2-5。

2. 反应性关节炎(Reiter 综合征)　本病多侵犯男性,发病年龄多在 20~40 岁。为无菌性尿道炎、结膜炎和关节炎三联症为基本特征。本病好发于膝、踝、足关节,亦可见于指间关节、肩、髋以及骶髂关节。具有多发性、受累关节不对称,骨关节表现主要为肌腱附着点明显压痛,HLA-B27 常阳性。

3. 骨性关节炎　多发生于中年以后,随年龄增长发病率增加,有典型的好发部位,好发于双手的远端指间关节和髋、膝等负重大关节,承重大关节。活动时关节痛加重,可有关节肿胀和积液。部分患者

的远端指间关节出现特征性赫伯登(Heberden)结节,而在近端指关节可出现布夏尔(Bouchard)结节。骨性关节炎严重时可出现关节间隙变窄、骨质硬化和关节面中部骨质侵蚀缺损,关节边缘增生或骨赘形成,无骨质疏松,很少出现对称性近端指间关节、腕关节受累,无类风湿结节,晨僵时间短或无晨僵,ESR 多为轻度增快,而 RF 阴性。而类风湿关节炎则主要累及近端指间关节和掌指关节,并以骨质侵蚀为主,并常伴有周围骨质疏松,类风湿因子一般阳性,2010EULAR 标准中未将第一掌腕关节、第一跖趾关节等小关节骨性关节炎的好发部位列入分类诊断标准中。

**表 19-2-5　强直性脊柱炎与类风湿关节炎鉴别要点**

| 鉴别要点 | 强直性脊柱炎 | 类风湿关节炎 |
|---|---|---|
| 家族史 | 有 | 一般无 |
| 遗传学特点 | HLA-B27 阳性者多 | HLA-DR4 阳性者多 |
| 发病年龄 | 20~30 岁 | 30~50 岁 |
| 性别 | 男性多见 | 女性多见 |
| 类风湿因子 | 阴性 | 多为阳性 |
| 受累关节 | 少关节、非对称、大关节多见下肢多于上肢 | 多关节,对称性,小关节多见上肢多于下肢 |
| 骶髂关节 | 大多受累 | 很少受累 |
| 脊柱 | 受累全部(自下而上) | 仅累及颈椎 |
| X 线表现 | 非对称性侵蚀性关节病伴新骨形成、关节强直和骶髂关节炎 | 对称性侵蚀性关节病 |

4. 外周型脊柱关节炎(如银屑病关节炎)　影像学上为末端炎(附着点炎)的表现,MRI 上末端炎表现为肌腱、韧带和关节囊附着部位的肿胀和 $T_1WI$ 上的高信号,边缘模糊,增强扫描可以强化,邻近软组织和骨髓水肿改变,银屑病关节炎发病前或病程中出现银屑病的皮肤或指甲病变,好发于远端指间关节,较少发生关节周围骨质疏松和骨质侵蚀,晚期的银屑病关节炎能表现为骨质增生、骨质溶解(铅笔头样畸形和指端骨溶解),可有关节畸形,但对称

性指间关节炎较少,RF 阴性。而类风湿关节炎以关节滑膜炎及骨质侵蚀为特点,骨侵蚀发生在关裸区的典型部位,这与末端炎发生在肌腱、韧带、关节囊附着点的骨侵蚀不同。

5. 其他关节炎　痛风性关节炎患者大多血尿酸增高,慢性重症者有痛风石形成,第一跖趾关节是典型的好发位置,也可侵犯膝、踝、肘、腕及手关节;创伤性关节炎发生在创伤骨折的基础上;系统性硬化及系统性红斑狼疮等其他风湿病均可有关节受累,但是这些疾病多有相应的临床表现和特征性自身抗体,一般无骨侵蚀,这些与类风湿关节炎有明显不同。不典型的 RA 还需要与感染性关节炎和风湿热等鉴别。

## 六、影像学在治疗后随访中的作用

RA 的治疗明确了首要目标是达到临床缓解,临床缓解的定义是指无明显炎症活动的症状和体征,低疾病活动度可以作为备选目标。由于 MRI 监测 RA 病变的敏感性明显升高,可能会出现 RA 临床进展停止,但通过新的影像学方法,如超声、MRI 等发现这类患者仍有亚临床的持续存在的滑膜炎,随诊过程中影像学仍有进展的 RA 临床缓解与骨结构破坏的分离现象,对临床缓解与结构破坏分离的患者,应用更敏感的影像学方法评估,并调整治疗方案。

超声检查廉价,简便,可以用来评价 RA 的病变部位、范围、滑膜炎及其程度、关节积液、软骨及骨质病变、肌腱病变等。高频超声能通过检测类风湿关节炎的滑膜厚度、彩色多普勒滑膜血流信号来反应滑膜炎的严重程度,可以定量检测及随访。

MRI 定量或半定量病变滑膜炎、骨髓水肿或骨侵蚀:磁共振弥散加权成像,动态增强扫描、MRI 评分等定量、半定量方法正在运用于临床,DWI 成像不仅能提高 MRI 诊断疾病的效能,通过测量 ADC 值、动态增强扫描测量强化率,强化斜率,容积转移常数(Ktrans),能量化滑膜炎,骨髓水肿的程度,并作为治疗反应的检测;MRI 半定量评分方法运用较多的是 OMERACT(Outcomes of Rheumatoid Arthritis Clinical Trails)的类风湿关节炎 MRI 评分系统,包括骨髓水肿评分、滑膜炎及骨侵蚀评分,能半定量评价和随访病变。

MRI 评分系统中目前国内外多应用国际类风湿磁共振评分系统(OMERACT RAMRIS, the Intentional Outcome Measures in Rheumatology Clinical Trials, OMERACT, Rheumatoid Arthritis MRI system, RAMRIS)进行评分,以实现 RA 的 MRI 量化分析。虽然此评分系统在纵向调查研究中的重复性受到一定质疑,但国外一些图谱标准及滑膜及骨侵蚀体积计算软件的公布一定程度上修正了其不足之处,目前仍被国外多数研究广泛采用。具体如下:

手腕 MRI 滑膜炎的评分,滑膜炎的轻度、中度、重度将滑膜炎分为 3 个等级(1~3 分);观察手腕部多个部位并进行分数累加,评价部位包括远端桡尺关节、桡腕关节、腕骨间及腕掌关节(第一腕掌关节除外),掌指关节滑膜炎包括 2-5 掌指关节。根据滑膜增生强化程度进行半定量分级,3 处腕关节最高计 9 分,4 处掌指关节最高计 12 分,具体评分方法如下:

0 分:不强化或无明显强化;

1 分:轻度滑膜炎,滑膜总体积或厚度的 1/3 强化;

2 分:中度滑膜炎,滑膜总体积或厚度的 2/3 强化;

3 分:重度滑膜炎,滑膜总体积或厚度的全层均强化。

骨侵蚀:骨侵蚀根据被侵蚀骨质的体积百分比将骨侵蚀分为 10 个等级,评分分为 1~10 分共 10 个等级。所观察区骨质减少 0~10% 记为 1 分,10%~20% 记为 2 分,如此类推。需要观察的骨头包括:第 2~5 掌指关节面下 1cm 范围(即掌骨头和近节指骨近端 1cm 范围内)、8 块腕骨、第 1~5 掌骨基底部、桡骨远端、尺骨远端。根据骨侵蚀占被评价骨的容积进行评分,腕骨被评价骨容积为其整块骨头,其他长骨,被评价骨容积从其关节面(如关节面缺失,取其估计的最佳位置)至深 1cm 处。具体评分标准见表 19-2-6。

表 19-2-6　骨侵蚀评分

| 评分 | 侵蚀程度 | 评分 | 侵蚀程度 |
|---|---|---|---|
| 0 分 | 无侵蚀 | 6 分 | 51%~60% |
| 1 分 | 1%~10% | 7 分 | 61%~70% |
| 2 分 | 11%~20% | 8 分 | 71%~80% |
| 3 分 | 21%~30% | 9 分 | 81%~90% |
| 4 分 | 31%~40% | 10 分 | 91%~100% |
| 5 分 | 41%~50% | | |

手腕 MRI 骨髓水肿的评分,根据骨髓水肿体积百分比将骨髓水肿分为 3 个等级(1～3 分)。根据骨髓水肿占骨体积的比例评价每块骨,共 23 处,腕 15 处,即桡骨远端、尺骨远端、掌骨近端 5 处和腕骨 8 处;掌指关节 8 处,即 2-5 掌骨远端和近节指骨近端。腕骨评价整块骨骼,长骨评价从关节面至深度 1cm 处。0 分:无骨髓水肿,1 分:水肿体积为 1%～33%,2 分为 34%～66%,3 分为 67%～100%。

评分可参考 EULAR-OMERACT 提供的参考图谱。

# 第三节 脊柱关节炎

## 一、概述及分类标准的演变

脊柱关节炎(spondyloarthritis,SpA,过去曾称为血清阴性脊柱关节病或脊柱关节病)是一种以累及脊柱和外周关节,或关节及韧带和肌腱为主要表现的慢性炎症性风湿病的总称,该组疾病包括:强直性脊柱炎(ankylosing spondylitis,AS)、银屑病关节炎(psoriatic arthritis,PsA)、反应性关节炎(reactive arthritis,ReA)、炎性肠病关节炎(inflammatory bowel disease arthritis)、幼年脊柱关节炎和未分化脊柱关节炎,脊柱关节炎最典型的疾病是强直性脊柱炎。该组疾病有以下共同特点:①累及中轴关节,影像学上有不同程度的骶髂关节炎;②炎症性外周关节炎常累及下肢关节,并为不对称性;③血清类风湿因子阴性;④与 HLA-B27 有不同程度的相关;⑤有不同程度的家族聚集倾向;⑥病理变化常出现在肌腱端周围和韧带附着于骨的部位(肌腱端炎);⑦在临床表现上各种脊柱关节炎之间常相互重叠。按 SpA 患者的临床表现,可将 SpA 分为以中轴关节表现为主的中轴 SpA 和以外周关节表现为主的外周 SpA,而这 2 种亚型间存在部分重叠。骶髂关节是最常见的中轴型脊柱关节炎受累部位,晚期可造成受累的骶髂关节、脊柱等关节的畸形。

对脊柱关节炎的认识,经历了不同的阶段,起初一些学者认为脊柱关节炎与类风湿关节炎是同一类疾病,后来认识到脊柱关节炎与类风湿关节炎的不同,而且由于血清类风湿因子阳性与阴性的患者的临床和影像学表现不同,提出血清阴性脊柱关节炎,后来为了避免与血清阴性类风湿关节炎的混淆,简化为脊柱关节病,2009 年国际脊柱关节炎评估学会(ASAS)认为"脊柱关节炎"更能体现炎症在疾病中的重要意义。

脊柱关节炎是的分类诊断标准从 1961 年的 AS 分类标准至现今仍在不断的变化中,1961 年国际医学科学组织协会在罗马召开的研讨会上首次提出了 AS 的分类标准,称为 1961 年的罗马标准(表 19-3-1)。该标准包括 5 项临床指标和 1 项影像学指标。

**表 19-3-1　1961 年的罗马 AS 分类标准**

| | 临床指标 |
| --- | --- |
| ① | 下腰部疼痛伴僵硬至少持续 3 个月以上,休息后不缓解 |
| ② | 胸部疼痛僵硬 |
| ③ | 腰椎活动受限 |
| ④ | 胸廓扩张受限 |
| ⑤ | 有虹膜炎或其后遗症的病史或证据 |
| 影像学指标 | X 线显示 AS 双侧骶髂关节变化特点(这需排除双侧骶髂关节骨关节炎) |
| 确诊 AS | 须满足 X 线双侧 3～4 级骶髂关节炎,加上至少 1 条临床标准;或至少 4 条临床标准 |

罗马标准中的临床指标多偏向于主观标准,在 1966 年于纽约召开的国际研讨会上,国际医学科学组织协会对 1961 年的罗马标准进行的修改(表 19-3-2),删减了低特异性的"胸部疼痛、僵硬"和低敏感性的"葡萄膜炎"这 2 条临床指标,同时对其他 3 条临床指标及骶髂关节 X 线分级(表 19-3-3)进行了更详尽的描述,使之更加具有客观性。

1977 年 Calin 等提出了炎性腰背痛的标准(表 19-3-4),认识到 AS 的慢性腰背痛与其他疾病引起的慢性腰背痛(如机械性腰背痛)的不同,1984 年对纽约标准进行了修改,突出了炎性腰背痛与其他腰背疼痛的区别,在诊断方面重新调整了 X 线骶髂关节炎的地位,对其诊断进行了改良,形成了沿用至今的 AS 诊断标准(表 19-3-5)。

**表 19-3-2　1966 年的纽约 AS 分类标准**

| 临床指标 | |
|---|---|
| ① | 腰椎前屈、后伸、侧凸 3 个方向活动受限 |
| ② | 腰背疼痛史或现在症 |
| ③ | 胸廓扩展范围小于 2.5cm（在第 4 肋间隙水平测量） |
| **诊断** | |
| 肯定的 AS | 双侧 3~4 级骶髂关节炎伴 1 项及以上临床表现；单侧 3~4 级或双侧 2 级骶髂关节炎伴第①项或第②+③项临床表现 |
| 可能的 AS | 双侧 3~4 级骶髂关节炎而不伴临床表现者 |

**表 19-3-3　1966 年骶髂关节 X 线分级**

| 骶髂关节 X 线分级（0~4 级） | |
|---|---|
| 0 级 | 正常骶髂关节 |
| 1 级 | 可疑的改变 |
| 2 级 | 微小异常，局限性的侵蚀、硬化，关节间隙无改变 |
| 3 级 | 肯定异常，中度或进展性骶髂关节炎，伴有以下≥1 项变化：侵蚀、硬化、增宽/狭窄或部分强直 |
| 4 级 | 严重异常，完全性关节强直 |

**表 19-3-4　1977 年 Calin 等提出了炎性腰背痛的标准**

| 炎性腰背痛 | |
|---|---|
| ① | 发病年龄<40 岁 |
| ② | 背痛时间>3 个月 |
| ③ | 隐匿起病 |
| ④ | 伴晨僵 |
| ⑤ | 活动后改善 |
| 诊断 | 满足 5 条中至少 4 条可诊断炎性腰背痛 |

**表 19-3-5　1984 年纽约修订的 AS 分类标准**

| 临床指标 | |
|---|---|
| ① | 下腰痛持续≥3 个月，活动后减轻，休息后不缓解 |
| ② | 腰椎前屈、侧屈和后伸活动受限 |
| ③ | 扩胸度范围较健康同龄人和同性别者减少 |
| 放射学骶髂关节炎标准 | |
| ① | 单侧骶髂关节炎 3~4 级 |
| ② | 双侧骶髂关节炎 2~4 级 |
| 诊断 | |
| 肯定 AS | 满足放射学标准和临床标准 1~3 中的任何 1 条 |
| 可能 AS | 或符合放射学标准而不具备任何临床标准，除外其他原因所致骶髂关节炎者 |

骶髂关节炎的 X 线诊断存在局限性，只能识别炎症所致的结构改变而非炎症本身，1984 年修订的纽约标准只能发现较晚期的骶髂关节炎，从出现 AS 临床表现到确诊 AS 可能需要 5~10 年的时间，有早期 AS 临床特点的患者骶髂关节 X 线表现多为正常，从正常到出现 X 线表现的骶髂关节炎需要数年，因此 1984 年的纽约标准无法诊断出现骶髂关节炎 X 线表现之前的早期的 AS，AS 的诊断可能会滞后。因此，在 20 世纪 70~80 年代，欧洲的学者们提出了脊柱关节病及血清阴性 SpA 等概念，来描述临床上出现的具有 AS 部分特征，同时不能满足 1984 年修订的纽约标准的不同于类风湿关节炎的患者。法国的 Amor（表 19-3-6）和欧洲脊柱关节病研究小组（ESSG）（表 19-3-7）提出了 SPA 的分类标准。在这两项分类标准然保留有 X 线骶髂关节炎的标准，但只是众多评分标准中的一条，不再处于重要的位置，而且标准中均未包含 MRI 标准，Amor 的标准从一个整体来评价早期的 SpA，ESSG 的标准则倾向于 SPA 的两个方面：炎症性脊柱疼痛及非对称性或以下肢关节受累为主的滑膜炎。这两个分类标准使得对 SPA 的研究进入了一个新纪元。

由于 1961 年~1984 年基于 X 现表现的分类诊断标准过于严格，不能早期诊断 AS，而降低 AS 致残率、抑制病情进展的关键是早期诊断并尽早治疗。在明确诊断 AS 的患者与无 X 线骶髂关节炎的早期患者的比较中，疾病的活动度、疼痛的程度、治疗的需求及生活质量上的影响并无明显差异，这提示无

### 表 19-3-6　Amor 分类标准

| 评分标准（临床症状或过去史） | 评分 |
| --- | --- |
| ①夜间或早晨腰背痛伴晨僵 | 1 分 |
| ②非对称性的少数关节炎 | 2 分 |
| ③左右交替的臀部疼痛，相互影响到右侧或左侧 | 1 分或 2 分 |
| ④腊肠指（趾） | 2 分 |
| ⑤足跟部疼痛或其他明确的肌腱附着点炎 | 2 分 |
| ⑥虹膜炎 | 2 分 |
| ⑦ 在关节炎发作时或前 1 个月内伴有非淋菌性尿道或宫颈炎 | 1 分 |
| ⑧ 在关节炎发作时或前 1 个月内有急性腹泻 | 1 分 |
| ⑨ 有银屑病病史或龟头炎和（或）炎症性肠炎（溃疡性结肠炎或克隆恩病） | 2 分 |
| ⑩ 放射学的发现：骶髂关节炎（双侧≥2级或单侧≥3 级） | 3 分 |
| 遗传学背景：HLA-B27 阳性和（或）AS、Reiter 综合征、虹膜炎、银屑病或慢性病家族史 | 2 分 |
| 非甾体抗炎药（NSAIDs）治疗后 48h，风湿病的症状明显消除或改善，停药后 48h 疼痛复发 | 2 分 |
| 诊断（上述 12 条标准评分） | 达到 6 分可归类为 SPA |

### 表 19-3-7　ESSG 分类标准

| | |
| --- | --- |
| 主要标准 | ①炎症性脊柱疼痛；②不对称性或以下肢关节受累为主的滑膜炎 |
| 其他标准 | ①阳性家族史；②银屑病；③炎性肠病；④在关节炎发作以前有尿道炎、宫颈炎或急性腹泻；⑤臀部两侧交替性疼痛；⑥肌腱端病；⑦骶髂关节炎 |
| 诊断 | 满足 1 项或 2 项主要标准，再加上其他标准的 1 项，即可考虑为 SPA |

X 线骶髂关节炎可能是同一疾病的不同时期的表现。有两项国外研究发现 MRI 显示活动性骶髂关节炎者分别在 3 年和 7 年后出现了 X 线骶髂关节炎表现，说明 MRI 活动性骶髂关节炎能诊断早期 AS。活动性骶髂关节炎的 MRI 阳性定义见表 19-3-8。

### 表 19-3-8　骶髂关节炎的 MRI 阳性定义

活动炎症的 MRI 表现包括：骨髓水肿/骨炎、滑膜炎、附着点炎和关节囊炎

出现高度提示 SpA 的骨髓水肿/骨炎，出现在典型的解剖学区域（软骨下和关节旁骨髓）

不伴有骨髓水肿/骨炎单独出现的滑膜炎、附着点炎或关节囊炎不足以定义 MRI 阳性

结构损伤，如脂肪沉积、骨硬化、侵蚀或骨性强直提示之前可能有过炎症，不伴有骨髓水肿/骨炎而单独出现的结构破坏不足以定义阳性 MRI

层面要求：①一个 MRI 切面如果只有一处提示活动性炎症的信号（如骨髓水肿），要求在至少 2 个连续切面显示骨髓水肿病变；②如果单一层面存在一处以上的骨髓水肿，那么单纯这一个层面就足够

引用自：Defining active sacroiliitis on magnetic resonance imaging（MRI）for classification of axial spondyloarthritis：a consensual approach by the ASAS/OMERACT MRI group，Ann Rheum Dis，2009，68：1520-1527.

为了早期诊断，早期治疗以及系统评价 SpA 的目的，2003 年 ESSG 成员及全球各国 AS 专家组成了国际 SPA 评估小组，并于 2009 年公布了 ASAS 推荐的中轴型 SPA 分类标准（表 19-3-9）。ASAS 同时对炎性腰背痛的标准进行了修改（表 19-3-10），相比于以往的标准，删减了发病时间>3 个月，同时增加了夜间痛，使得静息痛更加突出，对于<3 个月的炎性腰背痛能更早的诊断，进一步推进了早期诊断 SPA 的目的。ASAS 于 2010 年发布了外周型 SPA 分类标准（表 19-3-11）。ASAS 分类标准可以更明确的区分中轴型和外周型的 SPA。

### 表 19-3-9　2009 年 ASAS 推荐的中轴型 SPA 分类标准

| | |
| --- | --- |
| SPA 的特征 | ①炎性腰背痛；②关节炎；③肌腱端炎（足跟）；④葡萄膜炎；⑤指（趾）炎；⑥银屑病；⑦克罗恩病/溃疡性结肠炎；⑧对 NSAIDs 治疗反应好；⑨有 SPA 家族史；⑩HLA-B27 阳性；CRP 升高 |
| 影像学提示骶髂关节炎 | ①MRI 提示与 SpA 高度相关的骶髂关节活动性炎症（骨髓水肿和骨炎的急性炎症表现）、或②明确的放射性骶髂关节炎影像学改变（根据 1984 年修订的纽约标准） |
| 诊断 | 影像学提示骶髂关节炎加上≥1 个 SPA 特征；或 HLA-B27 阳性加上≥2 个其他 SPA 特征 |

表 19-3-10　ASAS 炎性腰背痛的标准

| 炎性腰背痛 | |
|---|---|
| ① | 发病年龄<40 岁 |
| ② | 隐匿起病 |
| ③ | 活动后改善 |
| ④ | 休息后不能改善 |
| ⑤ | 夜间痛(晨起后改善) |
| 诊断 | 满足以上 5 条中的 4 条考虑存在炎性腰背痛 |

表 19-3-11　2010 年 ASAS 外周型 SPA 分类标准

| 诊断 | 目前无炎症性背痛,出现关节炎、附着点炎或趾炎中的任一项目,加上≥1 个 SPA 表现;或加上≥2 个 SPA 表现 |
|---|---|
| 加上以下≥1 个 SPA 表现 | 葡萄膜炎、银屑病、炎性肠病、前期感染史、HLA-B27 阳性、影像学骶髂关节炎(X线或 MRI) |
| 加上以下≥2 个 SPA 表现 | 关节炎、附着点炎、趾炎、炎性下腰痛史、SPA 家族史 |

从 1961 年的分类标准至 2009 年的分类标准,影像学骶髂关节炎在分类标准中一直占据重要的位置,影像学不仅能客观的显示脊柱关节炎的改变,在病变的诊断和治疗、随访及预后评价中具有重要的作用。SpA 不同的影像学检查方法的特点如下(表 19-3-12)

表 19-3-12　SpA 不同的影像学检查方法的特点

| 影像学方法 | 特点 |
|---|---|
| X 线片 | 最基本、首选的检查方法,价廉,空间分辨力高,临床广泛运用 |
| CT | 能多方向重建显示解剖重叠结构及显示早期、细微病变 |
| 磁共振 | 软组织分辨率高,能显示骨髓水肿(骨炎)、滑膜炎等 X 线片和 CT 不能显示的病变,亦能良好显示关节结构的破坏 |
| 高频超声 | 可显示滑膜炎、肌腱炎、附着点炎 |
| 核素成像 | 敏感性高,特异性低 |

X 线片检查仍然是脊柱关节炎首选、必要和基本的影像学检查方法和基线资料,X 线片空间分辨率高,检查方便易得,费用低廉。目前数字化 X 线摄影(DR)技术的运用,辐射剂量减低,图像数字化,能进行对比、骨算法和图像放大等后处理,显示骨小梁结构和细微骨侵蚀破坏等优于传统 X 线片。

CT 成像解决了 X 线片的组织结构重叠问题,具有良好的密度分辨率。高分辨容积扫描和 CT 三维重建技术的运用,能比 X 线片更早期、敏感发现关节间隙狭窄、关节软骨下囊变和骨硬化、关节强直等表现。对骶髂关节 Ⅰ ~ Ⅱ 级病变的检出率明显提高,能发现 X 线片不能检测到的更多细微病变。

MRI 是最优势的脊柱关节炎影像学检查方法,能清晰显示骶髂关节、脊柱关节的活动性炎症,显示关节软骨、软骨下骨、韧带、滑膜和关节囊部分的变化,其显示关节结构的早期变化的敏感性与 CT 相当,能显示 X 线片和 CT 不能显示的骨髓水肿、骨髓脂肪沉积。但是,MRI 检查亦有检查时间长,需要使用增强对比剂和不适用于幽闭恐惧者和有金属置入物禁忌进行 MRI 检查者等缺点。

超声检查可用于附着点炎、肌腱炎、滑膜炎和骨侵蚀的显示,对浅表病变显示病变较容易,深部病变由于声波衰减和骨骼阻挡,较难清晰成像,另外超声检查具有操作者依赖性。

放射性核素检查敏感性高,特异性较差,在脊柱关节炎的主要表现为病变区血流量和代谢活动高于正常组织而出现核素浓聚,能早于 X 线片 2 ~ 6 个月显示异常改变。

## 二、强直性脊柱炎

AS 是一种慢性、进行性自身免疫炎性疾病,其病变主要累及骶髂关节、脊柱骨突关节、椎肋关节、坐骨结节和椎旁韧带、股骨大粗隆等,可伴有关节外表现。病变继续发展,严重者导致脊柱畸形和关节强直。本章主要阐述 AS 临床、病理和影像学表现的特征。

### (一)流行病学

AS 的患病率在各国报道不一,我国 AS 患病率约 0.25%,男女之比约为 2 ~ 3∶1,女性发病较缓慢且病情较轻。发病年龄通常在 13 ~ 31 岁,高峰为 20 ~ 30 岁,40 岁以后及 8 岁以前发病者少见。

### (二)病因及发病机制

AS 的病因未明,目前研究认为,环境因素与遗传特性(易感性)是导致发病的两个重要因素。已证实 AS 的发病和人类白细胞抗原(HLA)-B27 密切相关,并有明显家族聚集倾向,健康人群的 HLA-B27 阳性率因种族和地区不同差别很大,我国为 2% ~

7%,而 AS 患者的 HLA-B27 的阳性率在我国患者高达 90% 左右,提示本病与 HLA-B27 相关。HLA-B27 基因有几十种不同的亚型,目前的基因研究提示与某些基因亚型呈正相关,如 HLA-B2702、HLA-B2704 和 HLA-B2705 等。但是大约 80% HLA-B27 阳性者并不发生 AS,而大约 10% 的 AS 患者为 HLA-B27 阴性。因此,不能认为 HLA-B27 阳性者必定会发生 AS,而 HLA-B27 阴性者必定不会发生 AS,更不能认为 HLA-B27 阳性就是 AS。HLA-B27 阳性者,或有 AS 家族史者,患 AS 的可能性和危险性明显增多。环境因素中,一般认为可能和泌尿生殖道的沙眼衣原体和肠道的某些病原菌感染有关,可能是这些病原体激发了机体的炎症应答和免疫应答,引起组织的损伤。

### (三)病理

AS 的病理性标志和早期表现之一为骶髂关节炎。骶髂关节的解剖特点复杂,由两个组织结构不同的区域构成,下半部分是由透明软骨覆盖的关节面形成的软骨性关节,关节前部骶侧的软骨厚度厚于髂侧;上部分背侧是韧带联合部分,由关节内的骨间韧带联合形成,关节面形态凹凸不平,相互紧密嵌合。

本病主要的病理变化为非特异性滑膜炎,病变关节可见炎性细胞浸润及纤维素沉着,炎症性渗出较轻,而增生明显,滑膜增厚和绒毛增生,而血管翳较轻,纤维增生后,可出现软骨化生及软骨内化骨,以致引起关节强直或关节囊骨化。关节组织炎变的主要部位是纤维软骨,以及软骨下骨质、关节囊、纤维环、韧带、附着处等。AS 早期,病变以肌腱、韧带、关节囊及其邻近的骨组织充血、水肿、圆形细胞浸润和肉芽组织形成,受累骨组织局部同时发生骨质破坏和骨质增生。如病变继续发展,骨质增生较骨破坏明显,而骨质增生逐渐向邻近的韧带、关节囊和肌腱组织伸延。较严重的病者,脊柱后纵韧带、棘间韧带、关节囊、关节突以及骶髂关节前后的韧带都可形成骨化,最后,导致脊柱呈"竹节"样改变、强直。

外周关节的滑膜炎在组织学上与类风湿关节炎(RA)难以区别。肌腱附着点炎为本病的特征之一,是指肌腱、韧带和关节囊等附着于骨关节部位的非特异性炎症、纤维化以至骨化。

强直性脊柱炎对骨代谢的影响主要有两方面,一方面出现骨形成,另一方面常存在骨质疏松的表现。滑膜炎、局部骨侵蚀和软骨破坏的同时也出现显著的新骨形成,在脊柱、骶髂关节和外周关节形成骨桥、关节强直。骨质疏松发生机制尚未完全阐明,可能是炎症、失用性、药物、遗传因素等的共同作用结果。

### (四)临床表现

本病发病通常隐蔽,发展缓慢,早期偶有腰背部或骶髂部疼痛和僵硬,疼痛多在一侧且为间断性,几个月之后疼痛多在双侧性并为持续性。清晨或久坐、久站后腰背部疼痛加重并伴僵硬感,活动后疼痛及僵硬可缓解,数月或数年后可出现胸或颈椎疼痛,进行性脊柱运动受限甚至畸形。

最典型和常见的表现为炎性腰背痛,可出现不同部位的肌腱端的相应附着点症状。

AS 好发于躯干关节,尤以骶髂关节、椎肋关节以及椎间盘为著。骶髂关节几乎都不同程度受累及。有人认为髋关节受累约占 50%,肩关节和膝关节约为 30%,国内有报告外周关节受累占 43%,主要侵犯髋、肩、膝、手、腕、足部。但是部分患者可能以下肢大关节痛为首发症状,常为非对称性、反复发作与缓解,较少伴发骨关节破坏。

关节外症状:葡萄膜炎和虹膜炎等。

本病实验室检查:活动期患者血沉增快,血清 C 反应蛋白增高,RF 阴性,HLA-B27 阳性率约 90%。

### (五)影像学表现

1. 骶髂关节　骶髂关节的影像学检查主要有 X 线片(ASAS 推荐包括双髋关节的全骨盆照片)(图 19-3-1)、CT 和磁共振成像。双侧骶髂关节明确的病变和炎症性腰痛的表现就足以诊断,但 X 线片只能显示慢性骨质改变,不能评估病变是否为急性炎症,诊断往往滞后,对于 X 线片阴性的患者,CT 对骶髂关节结构改变较 X 线片敏感,一般用于确定早期骨侵蚀或关节内强直的存在。MRI 是最优势的脊柱关节炎影像评价手段,显示骶髂关节活动性炎症,显

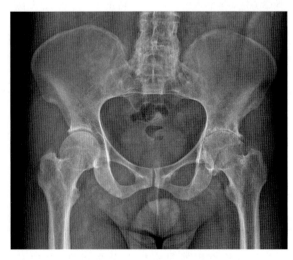

**图 19-3-1　强直性脊柱炎**
X 线片,ASAS 推荐包括双髋关节的全骨盆照片,
显示双侧骶髂关节骨性强直,左侧髋关节炎

示关节软骨、软骨下骨、韧带、滑膜和关节囊部分的变化,其显示关节结构的早期变化的敏感性与 CT 相当。

（1）X 线表现:一般采用骶髂关节常规正位照片,辅加斜位显示最佳。根据本病骶髂关节改变的 X 线表现一般分为 0 ~ Ⅳ级共五级（见表 19-3-3,图

19-3-2A ~ E）。由于 AS 既累及骶髂关节的滑膜部分又累及韧带部分,而且常以髂骨侧侵蚀为明显。病变一般从骶髂关节的下 1/3 处开始,多呈双侧对称性。早期主要表现关节面模糊,软骨下出现局限性毛糙或小囊变,以髂骨缘较骶骨缘出现早和明显,但关节间隙大多显示正常,关节周围轻度骨质疏松,

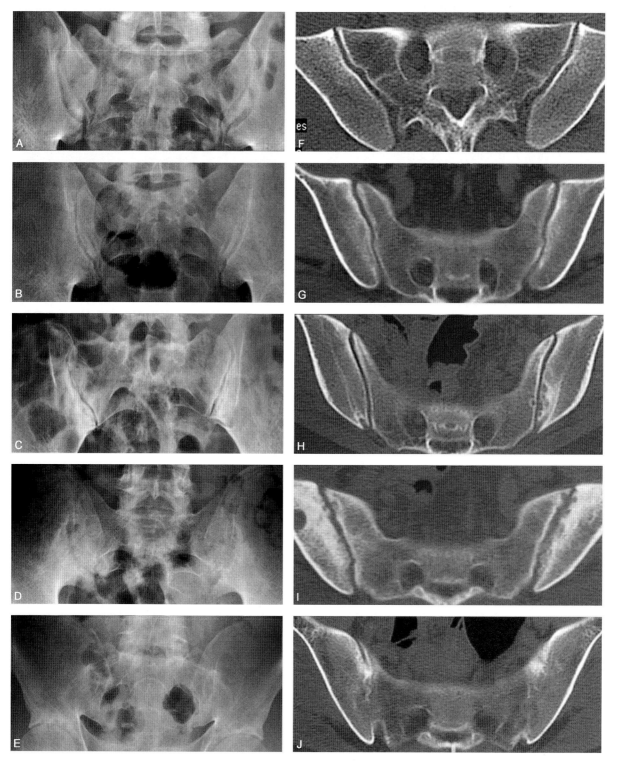

**图 19-3-2　强直性脊柱炎**
从上到下分别显示 X 线和 CT 骶髂关节炎 0 ~ Ⅳ级

病变中期,表现关节软骨破坏,关节间隙宽窄不一,关节面不规则,呈毛刷状或锯齿状及囊变,继而出现关节面下骨质反应性增生硬化,关节不规则狭窄以及纤维性或部分骨性强直,AS 的骨硬化范围常较广,边界模糊,与退行性变时出现的硬化表现不同。晚期关节上 1/3 微动关节部可完全骨化,关节间隙变窄或消失,并可见粗糙的骨小梁通过关节间隙,出现骨性强直,关节软骨硬化带消失,此后,周围骨硬化将减轻,骨密度可恢复正常。

(2) CT 表现及分级:当关节面侵蚀明显时,常规 X 线片检查即可确诊,而早期病变 X 线片显示尚不明确时,CT 检查显示早期骨质改变有较大的帮助。对骶髂关节炎和脊椎关节炎有重要的诊断价值,尤其是对骶髂关节炎的骨质改变诊断最敏感(较 X 线敏感一个级别)和最准确(能准确判定关节间隙的宽窄,骨皮质的中断,软骨下侵蚀和囊变等)。随着 CT 广泛应用于临床,在早期骶髂关节改变,CT 对诊断骶髂关节炎早期表现的重要征象是关节面的侵蚀,破坏区周围的多形性软骨下骨硬化和关节内的缺损均能清楚显示。参照 AS 的 X 线分级标准 CT 分级及表现如表 19-3-13、图 19-3-2F ~ J 所示。

表 19-3-13　AS 骶髂关节 CT 分级

| AS 骶髂关节 CT 分级 | 表现 |
| --- | --- |
| 0 级 | CT 表现正常或仅有关节面模糊 |
| I 级 | 关节面模糊、局限性骨质疏松及软骨下骨质轻度糜烂,但关节间隙及韧带关节正常 |
| II 级 | 关节面模糊,局限性骨质疏松和硬化,软骨下骨质破坏和微小囊变,关节间隙基本正常及关节面局部糜烂或正常。这种改变多见于髂骨侧关节面,骨质侵蚀和囊变多见于滑膜关节的中下部 |
| III 级 | 软骨下骨质有明显破坏和弥漫性硬化,关节边缘模糊并呈现毛刷状或锯齿状,骨质疏松和囊变也明显增多,少数可见骨皮质中断,关节间隙呈现不规则狭窄或宽窄不均,关节骨质破坏,可有部分强直 |
| IV 级 | 全部关节呈现严重性骨质破坏,硬化和骨质疏松、关节完全强直 |

注:参照本书第 1 版

(3) MRI 表现:MRI 检查对 AS 早期诊断较 X 线片和 CT 显示更为准确,既能显示骨髓水肿和关节滑膜增厚和积液的活动性炎症,也能显示慢性病变对关节结构的破坏。

骶髂关节 MRI 扫描策略:至少包括两个扫描方位(平行第 1-3 骶骨长轴的斜冠状面扫描、垂直于第 1-3 骶骨的斜轴位扫描,观察骶髂关节上部的韧带关节可采用常规冠状面扫描)的全骶髂关节的 MRI 扫描,扫描序列包括 FSET₁WI,STIR/T₂WI 压脂序列,相同扫描参数的 $T_1WI$ 压脂平扫和增强扫描(图 19-3-3)。

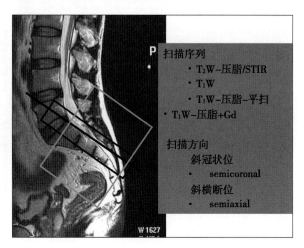

图 19-3-3　骶髂关节 MRI 扫描策略,显示骶髂关节 MRI 扫描方向和基本序列

骶髂关节急性炎症的 MRI 表现为骨髓水肿/骨炎、滑膜炎,关节囊炎及附着点炎(图 19-3-4、图 19-3-5),慢性炎症(结构破坏)的 MRI 表现为软骨下骨硬化、骨侵蚀、关节周围脂肪沉积和关节强直(图 19-3-6D),各种不同影像学表现特点见表 19-3-14。骶髂关节骨髓水肿是非特异性的表现,可以见于健康人群和非特异的背痛人群,而脂肪浸润、骨侵蚀、滑膜炎等很少出现在健康人群。但是不伴有骨髓水肿/骨炎,而单独存在其他急性炎症表现或慢性炎症表现不能定义为 MRI 阳性骶髂关节炎(见表 19-3-8 骶髂关节炎的 MRI 阳性定义)。联合骶髂关节骨髓水肿和其他的 MRI 异常表现,可能会增加中轴型脊柱关节炎的诊断特异性。

MRI 的定量及半定量的分析能够作为骶髂关节炎的治疗效果的客观评价。弥散加权成像(DWI)和动态增强扫描成像是无创的 MRI 功能成像技术,通过测量病变的 ADC 值、绘制病变强化时间-信号曲线测量最大强化率、曲线斜率等,量化诊断病变的炎症程度及检测及治疗反应。半定量评分运用较多的是加拿大风湿病协会的 SPARCC 评分方法,SPARCC

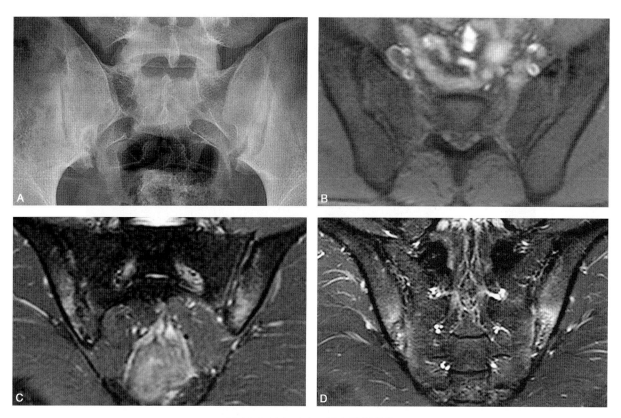

**图 19-3-4(A~D)　强直性脊柱炎**

男,21 岁,反复腰骶部疼痛伴晨僵 1 年,HLA-B27 阳性,CRP 升高和 ESR 加快。X 线片显示双侧骶髂关节 Ⅱ 级骶髂关节炎,MRI 显示关节面下骨髓水肿,软骨及骨侵蚀破坏,软骨下骨轻度硬化。双侧骶髂关节滑膜强化(B 图为 $T_1$WI-FS,C 图为 STIR,D 图为 $T_1$WI-FS+C)

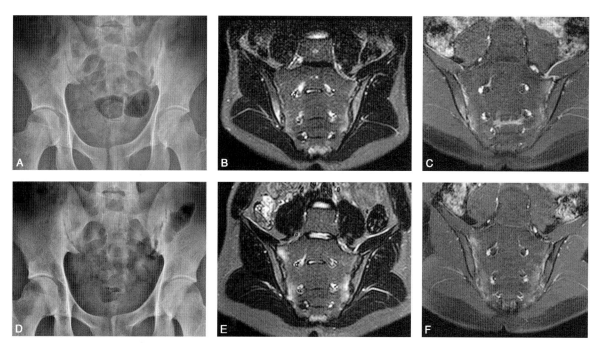

**图 19-3-5　强直性脊柱炎**

男,19 岁,右臀痛 2 年余,CRP 升高和 ESR 加快。X 线片显示双侧骶髂关节 Ⅱ 级骶髂关节炎,MRI 显示关节面下骨髓水肿,轻度骨侵蚀破坏和滑膜强化,D~F 是 1 年后复查,显示病变进展,骨水肿、骨侵蚀和滑膜炎均加重(B、E 图为 STIR,C、F 图为 $T_1$WI-FS+C)

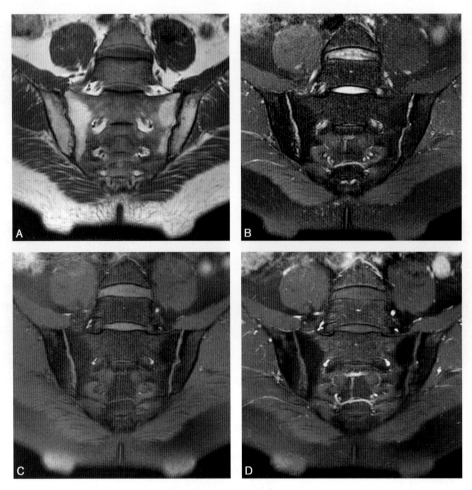

**图 19-3-6　强直性脊柱炎**

男,34 岁,强直性脊柱炎治疗后,HLA-B27+,MRI 显示双侧骶髂关节面下骨髓脂肪浸润,代表结构性损伤,关节软骨毛糙、破坏,脂肪浸润为结构损伤,非活动性病变( A 图为 $T_1$WI,B 图为 STIR,C 图为 $T_1$WI-FS,D 图为 $T_1$WI-FS+C)

**表 19-3-14　骶髂关节 MRI 表现的影像学基础**

| 影像学表现 | MRI 影像学表现解析 |
| --- | --- |
| 骨髓水肿 | 表现为软骨下或关节周围骨髓的 STIR 序列图上高信号(在单一层面至少出现两处病灶或两个以上层面显示同一处病灶),$T_1$ 压脂增强图上高信号反映血管形成,为骨炎表现 |
| 滑膜炎 | 滑膜增厚和炎性血管翳增生,在 $T_1$ 加权压脂增强图上为高信号,单独滑膜炎不足以诊断骶髂关节炎,需伴有其他表现 |
| 附着点炎 | 韧带、肌腱在骨骼上附着处 STIR 及 $T_1$ 压脂增强图上高信号 |
| 关节囊炎 | 与滑膜炎相似,骶髂关节前后关节囊 STIR 及 $T_1$ 压脂增强图上高信号,前关节囊深入髂骨和骶骨骨膜,表现为附着点炎,关节囊炎可延伸至邻近骨膜 |
| 骨侵蚀 | 关节边缘骨缺失,$T_1$W 序列图上皮质骨中等信号,STIR 图上高信号,增强扫描呈高信号改变 |
| 软骨破坏 | 关节面软骨信号变化及关节软骨显示表面不规则,早期常以髂骨侧为主,随病变进展,侵蚀灶逐渐增大,骶骨关节面软骨亦出现侵蚀 |
| 软骨下骨硬化 | 表现为关节面下距关节面大于 5mm 的带状低信号病灶 |
| 脂肪浸润 | 病灶内骨髓 $T_1$W 不压脂图像上呈高信号 |
| 强直或骨桥 | 骶髂关节关节间隙变窄,骨桥及强直表现为各个序列低信号 |

引自:Sacroiliitis Associated with Axial Spondyloarthropathy:New Concepts and Latest Trends,radiographics,2013 Volume 33,Issue

评分可以较好地反映疾病的活动,还有 Leeds 评分系统、Aarhus 评分系统、Sieper/Rudwaleit 评分系统、柏林 Hermann/Bollow 评分系统。

加拿大脊柱研究联合会(SPARCC)MRI 指数是目前骶髂关节最常用的 MRI 评价方法。SPARCC 评分方法骶髂关节 $T_2$-STIR 斜冠状位标准扫描中选取显示滑膜部的中央 6 个层面进行评分,记分按以下 3 个方面分别计算:①累及范围记分(共 48 分):每个层面的每一侧骶髂关节划分为 4 个象限,每一区域

内出现高信号骨髓水肿计 1 分,无计 0 分,6 个层面双侧骶髂关节总分 48 分(图 19-3-7);②水肿强度记分(共 12 分):每个层面每一侧骶髂关节病灶信号强度接近或超过同层髂前静脉信号强度加 1 分,6 个层面双侧骶髂关节总分为 12 分;③水肿深度记分(共 12 分):每个层面每一侧骶髂关节水肿病灶深度超过 1cm 加 1 分,6 个层面双侧骶髂关节总分为 12 分。总分为累及范围记分+水肿强度记分+水肿深度记分,共 72 分。

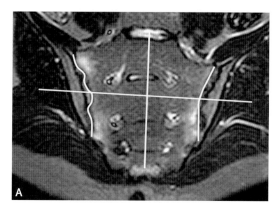 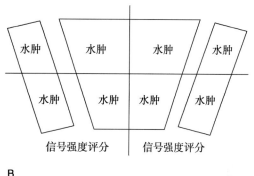

**图 19-3-7　SPARCCMRI 指数评分方法示意图**
A. 选取 6 个层面中的一个(STIR 序列);B. 相应层面水肿和信号强度评分示意图

Leeds 磁共振评分系统采用 $T_2$-STIR 斜冠状位扫描序列,同时评价急性和慢性病变,从关节上 1/3 处作一水平线将骶髂关节分上下部分,每个部分分成髂骨侧和骶骨侧,左右侧关节共 8 个部位分别分级评价骨髓水肿。无病灶计 0 分,病变范围<25%(轻度)记 1 分,病变范围 25% ~ 75%(中度)记 2 分,病灶范围>75% 记 3 分,总分 0 ~ 24 分。以前后两次扫描同一病变的评分差值判断病变的变化,水肿消退减 3 分,中度改善减 2 分,轻度改善减 1 分,无改善为 0 分,轻度恶化加 1 分,中度恶化加 2 分,重度恶化加 3 分。慢性病变与纽约标准相似,按侵蚀、硬化程度分 0 ~ Ⅳ 级(0 ~ 4 分),分布评估双侧骶髂关节,总分 0 ~ 8 分。

Aarhus 磁共振评分系统采用 STIR、$T_1$WI、$T_1$WI-FS 和 $T_2$WI 的斜冠位或斜轴位序列评价急慢性病变,每侧关节旁骨质分 4 个象限,两侧关节共 16 个象限,急性病变分别评价 16 个象限的骨髓水肿、骨髓强化各评 0 ~ 3 分,总分 0 ~ 48 分。每侧关节(韧带部和软骨部)分 2 个部分共 4 个关节间隙部分,关节间隙强化评分 0 ~ 3 分,4 个关节部分总分 0 ~ 12 分。骨髓+关节间隙评分共 0 ~ 60 分。慢性病变按每个象限侵蚀、硬化各评 0 ~ 3 分(16 个区域),关节间隙各评 0 ~ 3 分(4 个区域),骨质和关节间隙评分

总分共 0 ~ 60 分。

Sieper/Rudwaleit 磁共振评分系统采用斜冠位 STIR 序列评价骶髂关节活动性炎症,每侧关节的骶骨和髂骨侧单独评分,双侧关节共评价 4 个区域,总分 0 ~ 12 分,具体分数评价标准为:无水肿记 0 分,水肿范围<25% 记 1 分,水肿范围 25% ~ 50% 记 2 分,水肿范围>50% 记 3 分。

柏林 Hermann/Bollow 磁共振评分系统采用 STIR 斜冠位序列,每侧关节分 4 个象限,双侧关节共 8 个评价区域,按水肿信号增高程度评分 0 ~ 4 分,总分 0 ~ 32 分,计分标准为:无高信号记 0 分,局限于关节腔或侵蚀灶内信号增高记 1 分,关节旁小范围高信号区记 2 分,关节旁中等大小高信号区记 3 分,关节旁大面积高信号区记 4 分。

2. 脊柱病变　脊柱病变通常是由骶髂关节自下而上发展而来,有进展上行性的特点,即由骶髂关节向上累及腰椎、胸椎,严重者晚期甚至累及颈椎,很少有跳跃发病。AS 累及脊柱的主要改变为:椎体骨炎、脊柱小关节炎、椎骨受侵蚀、Andersson 病变、椎体周围韧带钙化、椎间盘退行性变、脊柱变直或后突畸形、脊柱半脱位、脊柱和小关节(肋椎关节)骨性强直、普遍性骨质疏松和骨折、椎间盘钙化、晚期"竹节椎"形成。在 AS 中,方形椎及竹节椎形成是

强直性脊柱炎的特征性表现。Andersson 病变引起的脊柱不稳、后突畸形是较常见的需要外科手术干预的 AS 脊柱病变。

AS 脊柱病变的影像学表现主要有以下几点：

（1）Romanus 病变：在椎体上下缘终板和椎间盘结合部的前角或后角的炎症，引起局灶性炎症和骨质增生硬化，为非侵蚀性病变，称为 Romanus 病变（或椎角炎），Romamus 病变引起椎体前、后角增生硬化，在 X 线片或 CT 上呈扇形或三角形高密度影，称为"亮角征"，活动期 Romanus 病变在 MRI 上表现为 $T_1WI$ 低信号，$T_2WI$ 压水序列高信号，增强扫描出现强化，呈现"MR 亮角征"改变，代表局部骨髓水肿/骨炎；慢性病变在 $T_1WI$、$T_2WI$ 上均为高信号，代表局部骨髓脂肪退变，部分病变可表现局部脂肪退变合并周围骨炎表现（图 19-3-8A ~ B）。椎体炎一般出现在 AS 的早期。

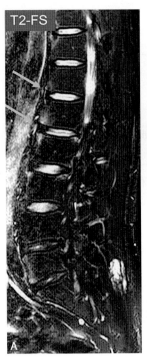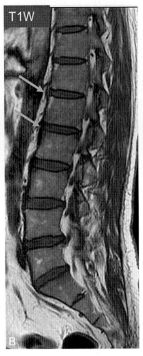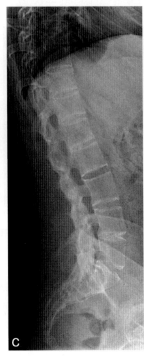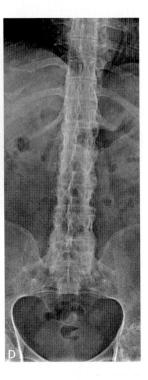

图 19-3-8　强直性脊柱炎

A ~ B. 显示活动期 Romanus 病变，在 MRI 上表现为 $T_1WI$ 低信号，$T_2WI$ 压水序列高信号，呈现"MR 亮角征"改变，代表局部骨髓水肿/骨炎；C ~ D. 方形椎形成，由于 Romanus 病变和前纵韧带的骨化充填椎体的正常前凹缘和椎体前面的骨膜下成骨充填导致方形椎体（A 图为 STIR，B 图为 $T_1WI$）

（2）方形椎：方椎形成是 Romanus 病变进一步进展的结果，方椎的形成有多种产生机制：Romanus 病变使椎体缘磨光或形成硬化的角，以致椎体前缘失去正常的凹面，前纵韧带的骨化充填椎体的正常前凹缘和椎体前面的骨膜下皮质吸收或骨膜下成骨充填所致方形椎体；椎体之间形成的骨桥或韧带骨化也是本病的一个特征性表现。由于正常腰椎前缘有明显内凹，故方形椎易见于腰椎（见图 19-3-8C ~ D），而正常胸椎前缘较平直，所以椎体方形变不易显示。腰椎的方椎有特殊的诊断意义。方形椎一般见于 AS 的中期。

（3）关节突关节炎：椎小关节受累，出现关节面侵蚀破坏，表现为关节面模糊、毛糙，后出现关节面小囊变和关节面下骨质硬化，关节间隙狭窄，随着病变加重，最终关节强直（图 19-3-9）。关节突关节受

累的 MRI 表现为关节积液、滑膜炎、关节边缘骨侵蚀和骨髓水肿表现。晚期表现为关节硬化和骨性强直，在 MRI 均为低信号且关节融合。

（4）竹节椎（bamboo spine）：是晚期 AS 的表现，竹节锥形成主要是韧带不断骨化的过程，亦有称之为韧带性骨赘（syndesmophytosis），韧带骨化的特点是与脊柱的长轴一致的纵向生长，不向侧面或前方扩展。另外，同时反映纤维环本身的骨化，并可侵及邻近的前纵韧带及椎旁结缔组织。韧带骨化以脊椎的前面及侧面为著，最后连接各椎间隙，晚期强直性脊柱炎广泛的韧带骨化成波浪状形状，加上两侧椎小关节的强直，最终共同构成典型竹节状脊柱，称之为"竹节椎"（图 19-3-10）。此时，椎间隙一般仍保持正常，但严重时可出现狭窄和硬化。棘突的棘上

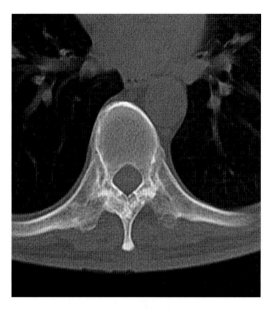

**图 19-3-9　强直性脊柱炎**
椎小关节受累,关节面模糊、毛糙,关节面下
骨质硬化和部分关节强直

韧带和棘间韧带骨化加上双侧椎小关节的强化,在正位 X 线片上呈现出三条纵向平行走形的致密线影。

（5）Andersson 病灶:AS 导致其椎间盘椎体连接部的侵蚀性破坏,称之为 Andersson 病灶（图 19-3-11）,

可以分为椎间盘中央型、边缘型和弥漫型。这种异常是由多种因素所造成,包括炎症、椎间盘疝入、压缩性损伤、骨折伴假关节、椎弓关节失稳等征象。

（6）骨质疏松和骨折　由于 AS 是慢性进行性病变,在 AS 中期可有轻度骨质疏松,长期患病的患者脊柱强直后,椎体可出现明显的骨质疏松,较容易引起脊柱应力性骨折和脊柱后凸畸形（图 19-3-12）。椎体的应力性骨折也称为不全骨折（insufficient fracture）、Andersson 骨折和脊柱假骨折（pseudoarthrosis）,明显的骨质疏松增加骨脆性和脊柱强直导致脊柱的生物力学改变,可自发或在轻微的外力下出现骨折。发生在椎间盘平面者称为横贯椎间盘骨折,发生在椎体者称为横贯椎体骨折（图 19-3-13）。由于脊柱强直后脊柱的最弱点位于椎间隙水平,或者因为 Andersson 病变,大多数骨折为横贯椎间盘骨折或横贯椎间盘骨折合并椎体骨折,骨折常累及关节突和椎板。横贯性骨折引起脊柱部位和神经受压迫症状,脊柱出现局部后突畸形。X 线片和 CT 表现为骨质密度减低和低密度骨折线出现,出现假关节时骨折线较宽,骨折线周围骨质增生硬化明显;MRI 上骨折线呈 $T_1WI$ 低信号,$T_2WI$ 高信号,骨折合并假关节

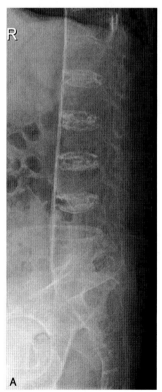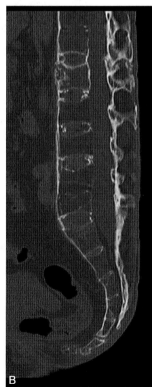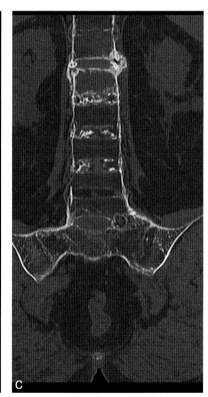

**图 19-3-10　强直性脊柱炎**
竹节椎形成,韧带和纤维环不断骨化,与脊柱的长轴一致的纵向生长,韧带骨化以脊椎的前面及侧面为著,构成典型竹节状脊柱,CT 能清晰显示椎体前方和双侧面韧带骨化,还能显示 X 线片不能显示的 $T_{12}/L_1$ 水平骨化韧带的局部中断和周围反应性增生硬化

形成是骨折后的修复性改变,出现假关节时骨折线较宽,骨折线内退变的髓核和增生修复的肉芽组织和纤维结缔组织在 $T_1WI$ 呈低信号,在 $T_2WI$ 呈不均匀高信号(取决于病变内残留的髓核、水肿的病变、

硬化病变和肉芽组织的比例),增强扫描出现不均匀强化。当外伤后新发腰背痛,持续性加重的局限性腰背痛或脊柱迅速后凸畸形时,需要注意合并椎体的应力性骨折。

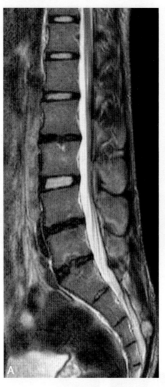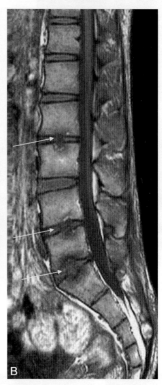

**图 19-3-11   强直性脊柱炎**
AS 导致椎间盘椎体连接部的侵蚀性破坏(白箭)
(A 图为 $T_2WI$,B 图为 $T_1WI$)

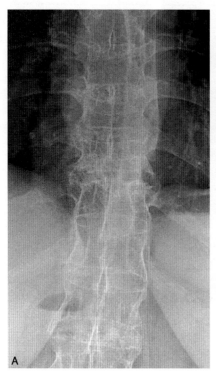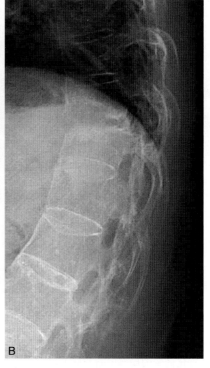

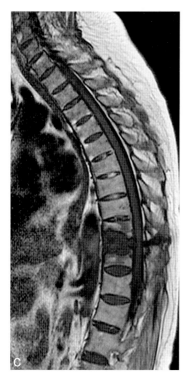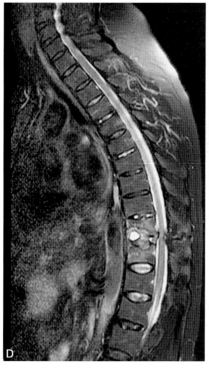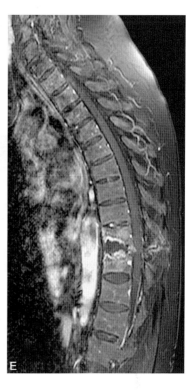

图 19-3-12　强直性脊柱炎

女,49 岁,反复腰骶部疼痛 10 余年,加重伴腰背痛,患者病程长,出现明显的骨质疏松,发生在 $T_{10} \sim T_{11}$ 椎间盘平面的横贯椎间盘骨折,骨折累及关节突和椎板,引起局部后突畸形和局部脊髓受压,X 线片出现低密度较宽的骨折线,骨折线周围骨质增生硬化明显;MRI 上骨折线呈 $T_1WI$ 低信号,$T_2WI$ 高信号,骨折线较宽,考虑骨折合并修复性改变的假关节形成,骨折线内退变的髓核和增生修复的肉芽组织和纤维结缔组织在 $T_1WI$ 呈低信号,在 $T_2WI$ 呈不均匀高信号,增强扫描出现不均匀强化(C 图为 $T_1WI$,D 图为 STIR,E 图为 $T_1WI$-FS+C)

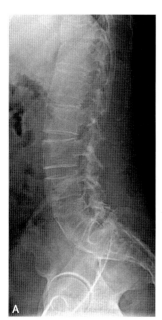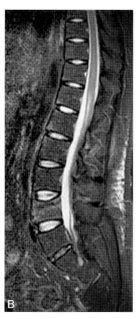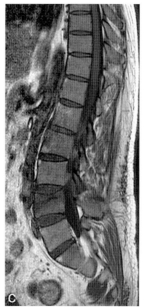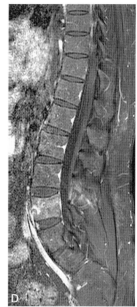

图 19-3-13　强直性脊柱炎

强直性脊柱炎 8 年,X 线片显示骨质疏松和椎体方形变,MRI 能敏感显示 $L_4$ 椎体横向骨折并向后累及附件(经椎体骨横贯折),骨折线表现为 $T_1WI$、$T_2WI$ 低信号,周围见 $T_2WI$ 高信号水肿带,骨折线无增宽,未合并假关节形成(B 图为 STIR,C 图为 $T_1WI$,D 图为 $T_1WI$-FS+C)

AS 脊柱病变的 MRI 半定量分级：

加拿大脊柱研究联合会（SPARCC）MRI 指数是目前脊柱 AS 最常用的 MRI 评价方法。该方法采用 T2-STIR-矢状面图像记分，选取水肿最严重的 6 个椎体纳入记分（图 19-3-14）。区域记分：每个椎体分成 4 等份，每 1 区水肿计 1 分，每个椎体共 4 分，共计 3 个矢状面。每个椎体总得分为 4×3＝12 分，6 个椎体共 12×6＝72 分。强度记分：与脑脊液信号相当计 1 分，共 3 层，每个椎体强度总分 3 分，6 个椎体共 18 分。深度记分：水肿深度大于 1cm 计 1 分，共 3 层，每个椎体深度记分共 3 分，6 个椎体共 18 分。总分：72＋18＋18＝108 分

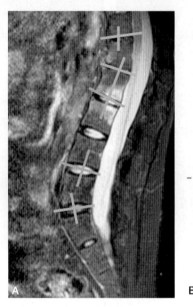
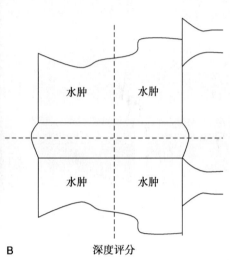

**图 19-3-14 SPARCC 脊柱 MRI 指数评分方法**
采用 T₂-STIR-矢状面图像记分，选取水肿最严重的 6 个椎体纳入记分。
A. 选择的一个层面；B. 是每个椎体单位的评分方法示意图

3. 周围关节 髋关节是本病最常见累及的外周关节，约占 28%～50%，且可为两侧受累。可有下列 X 线表现：①骨质疏松；②髋关节间隙狭窄，髋臼加深；③股骨头及髋臼软骨下囊肿；④股骨头及髋臼骨质破坏；⑤股骨头移位；⑥Köhler 泪滴内移、缩小、变形或消失；⑦骨赘形成；⑧圆韧带骨化。髋关节受累时关节间隙一般表现为均匀性狭窄，关节周围明显骨赘形成，可出现股骨颈环形骨赘，关节间隙均匀性狭窄和骨赘并存是 AS 累及髋关节的特点（图 19-3-15）。除髋关节外，其他关节包括盂肱关节、肩锁关节、胸锁关节、肘关节、膝关节、踝关节、颞下颌关节等均可受累。

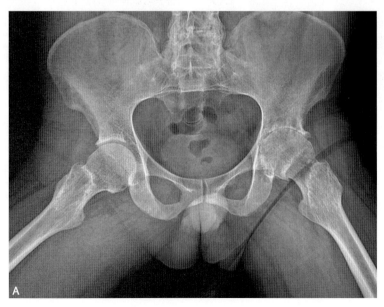

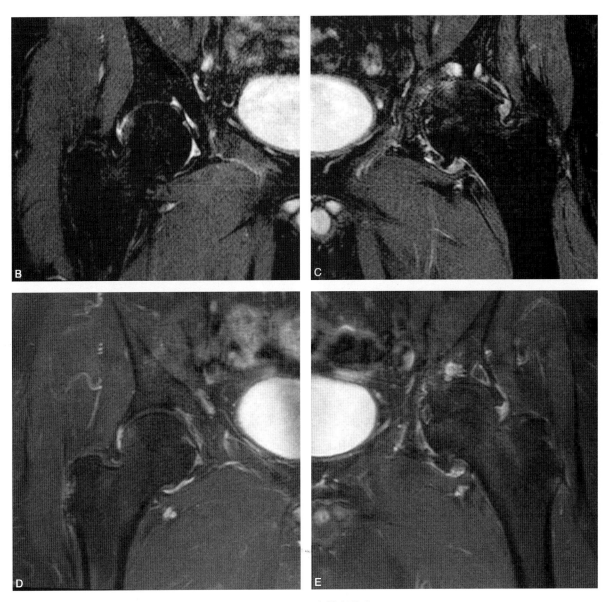

**图 19-3-15 强直性脊柱炎**

强直性脊柱炎累及双髋关节,表现为髋关节骨质疏松,关节间隙狭窄,股骨头及髋臼软骨下囊肿,关节间隙一般表现为均匀性狭窄和关节周围股骨颈环形骨赘,双股骨头向心性内移位(左侧为重),左侧 Köhler 泪滴内移、缩小;MRI 除了能显示 X 线片显示的病变外,还能显示骨髓水肿和滑膜炎的表现(BC 图为 $T_2$WI-FS,DE 图为 $T_1$WI-FS+C)

4. 骨炎

在某些部位较为特征性的表现,如在坐骨结节,股骨大粗隆,耻骨联合,跟骨结节等肌腱附着处出现骨膜增生,表现为"羽毛状"状改变(图 19-3-16),局部骨质增生、硬化及囊状侵蚀破坏。

**(六)诊断与鉴别诊断**

1. AS 的诊断 在 AS 的临床及 X 线的诊断中,目前国内外仍沿用 1984 年修订的纽约标准。该标准较为严格,是基于放射学 X 线的骶髂关节炎证据的分类标准,AS 患者中骶髂关节和脊柱的放射学改变的发生率很高,在长期随访的 AS 确诊病例中,有 90% 以上的患者会出现骶髂关节的 X 线改变,50% ~ 70%

的患者会出现 X 线片可见的邻近椎骨的骨性强直或椎小关节的强直,这些都表明了 X 线改变在 AS 诊断中的地位,但是依赖放射学 X 线诊断证据的 SpA 诊断分类标准有一定局限性,不能诊断没有 X 线表现的早期 AS,基于临床症状及 X 线片表现来诊断 AS 可能会滞后 8-11 年,不适合于 X 线片阴性的脊柱关节炎的诊断,而有 MRI 骶髂关节活动性炎症而 X 线片尚不能达到诊断标准的,有相当比例的患者在 3-7 年后才出现骶髂关节炎的 X 线表现,因此依赖 X 线证据可能会导致诊断的延误,患者确诊 AS 时大多已不是疾病早期,部分患者可能会错过了早期治疗的机会,而产生这种诊断延迟的原因之一是

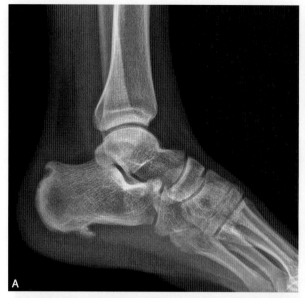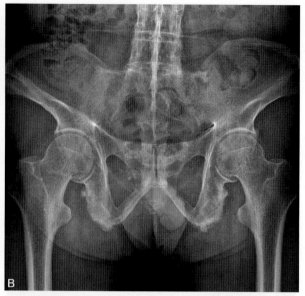

**图 19-3-16 强直性脊柱炎**
强直性脊柱炎在跟骨和坐骨结节肌腱附着处出现骨膜增生,跟骨局部骨质增生、
硬化及囊状侵蚀破坏,坐骨结节表面表现为羽毛状改变

SpA 患者从出现临床症状到出现骶髂关节炎 X 线表现需经历一定的时间;1990 年 Amor 分类标准和 1991 年欧洲脊柱关节炎研究组制定了 ESSG 分类标准仍不能满足早期诊断 SpA 的要求,不适用于无骶髂关节 X 线表现的患者,也未采用更加敏感的评价骶髂关节表现的影像学方法。MR 是目前软组织分辨率最高的临床影像学技术,能够良好的显示骶髂关节病变相应的的病理学改变,2009 年国际脊柱关节炎协会制定了脊柱关节炎的分类标准(ASAS 标准,见表 19-3-9)第一次将 MRI 作为早期诊断手段及临床客观的评价指标纳入诊断标准中,脊柱关节炎的诊断标准提出影像学的骶髂关节炎的表现,包括 X 线片(按照 1984 年的纽约标准,X 线改变阳性病例)或 MRI(活动性炎症的 X 线表现阴性的病例)。

2. 鉴别诊断 在 AS 的诊断中,临床上除具有一定的特征外,X 线检查可发现骨、关节病变的发展情况,是目前不可少的检查手段。而 AS 主要是与 RA 鉴别(表 19-3-15)。

强直性脊柱炎与反应性关节炎、银屑病关节炎、炎症性肠病关节炎的鉴别。三种疾病均为脊柱关节炎大类疾病中的一种,三种疾病有相似之处(共 7 点,见本章总论),但三者又有不同,反应性关节炎发作前有泌尿道感染或消化系统感染的证,龟头炎(Reiter 综合征)和溢脓性皮肤角化症。银屑病可出现皮疹和指(趾)甲的改变,有助于鉴别诊断,炎症

**表 19-3-15 强直性脊柱炎与类风湿关节炎鉴别要点**

| | 强直性脊柱炎 | 类风湿关节炎 |
|---|---|---|
| 家族史 | 有 | 一般无 |
| 遗传学特点 | HLA-B27 阳性者多 | HLA-DR4 阳性者多 |
| 发病年龄 | 20~30 岁 | 30~50 岁 |
| 性别 | 男性多见 | 女性多见 |
| 类见湿因子 | 阴性 | 多为阳性 |
| 受累关节 | 少关节、非对称、大关节多见下肢多于上肢 | 多关节,对称性,小关节多见上肢多于下肢 |
| 骶髂关节 | 大多受累 | 很少受累 |
| 脊柱 | 受累全部(自下而上) | 仅累及颈椎 |
| X 线表现 | 非对称性侵蚀性关节病伴新骨形成,关节强直和骶髂关节炎 | 对称性侵蚀性关节病 |

性肠病有消化系统的症状,临床表现为溃疡性结肠炎和克罗恩病。

骶髂关节炎与感染、肿瘤、骶骨骨折、致密性骨炎及退变等疾病鉴别。感染性骶髂关节炎常常跨越解剖分界并广泛播散至软组织(图 19-3-17A);骶骨原发肿瘤也可表现为骨髓水肿,常见骨巨细胞瘤及脊索瘤可膨胀较明显,而较少见淋巴瘤、骨肉瘤等除骨髓水肿外,尚可见明显肿块形成(图 19-3-17B);骶骨骨折一般有明显外伤史,影像学上可见骨折线,但骶骨应力不全性骨折可无明显外伤史,但病变发生在较特定的位置,部分可出现典型"H"型骨折线表

现(图 19-3-17C);致密性骨炎多见于中年女性,特别是生育后妇女,双侧髂骨关节面下三角形骨质硬化,骶髂关节间隙未受累(图 19-3-17D);骨赘形成、囊变和关节真空征是退行性骨关节炎的表现,患者年龄一般较大,但正常 30 岁以上的健康志愿者也可表现为骶髂关节不均匀硬化,局部关节间隙狭窄,关节面下边界模糊的骨硬化,特别是发生在髂骨侧等退行性变的表现。

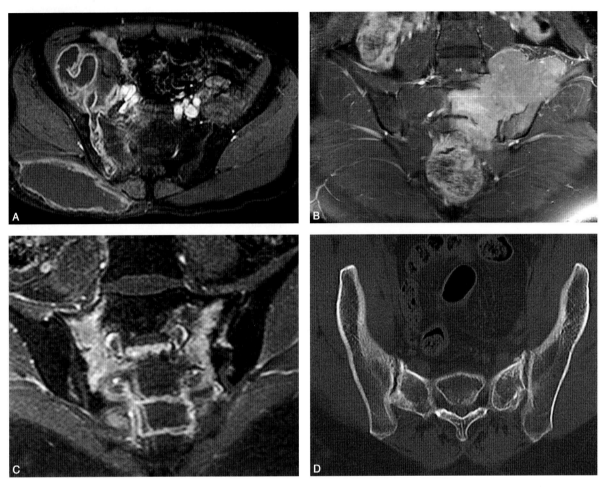

**图 19-3-17 强直性脊柱炎的鉴别**
鉴别诊断,分别是感染(结核)、肿瘤、应力性骨折和骨关节炎(A ~ C 图为 $T_1$WI-FS+C)

**(七)特殊类型强直性脊柱炎**

1. 晚发型强直性脊柱炎或(迟发型 AS) 1991 年 Calin 等提出晚发型 AS,定义为 >35 岁发病的患者,以后的文献对发病年龄没有明确定义,目前多倾向于将大于 40 岁或大于 45 岁的患者定义为晚发型 AS。晚发型 AS 的临床表现与成人发病型的 AS 相似,髋关节受累相对少见。

2. AS 合并其他自身免疫性疾病 如 AS 合并 RA,AS 合并 SLE,AS 合并硬皮病、AS 合并皮肤血管炎、AS 合并自身免疫性溶血性贫血等。

## 三、反应性关节炎

**(一)概述**

反应性关节炎(reactive arthritis,ReA)是一种发生于某些特定部位(如肠道和泌尿生殖道)感染之后而出现的关节炎。因为与人类白细胞抗原(HLA)-B27 的相关性、关节受累的模式(非对称性、以下肢关节为主)以及可能累及脊柱,因此被归于脊柱关节炎的范畴。它曾被称为 Reiter 综合征(具有典型尿道炎、结膜炎和关节炎三联征者)。1916 年德国医生 Hans Reiter 首先报告 1 例急性痢疾患者在发病后 8 天出现结膜炎、尿道炎和关节炎三联征,命名为 Reiter 综合征,具备三项者为完全型,具备其两项者为不完全型。1969 年 Ahvonen 首先将其命名为 ReA,由于 Hans Reiter 医生观察对象是监狱中的犯人,基于伦理考虑,目前已被广泛采用反应性关节炎的称谓。

本病主要有 3 种起病形式:泌尿生殖道感染(非淋病性尿道炎后发病型)、肠道感染(细菌性腹泻后发病型)和呼吸道感染(链球菌感染后发病型)。前者主要见于 20～40 岁男性,因衣原体或支原体感染泌尿生殖系统后发生。肠道感染者男女发病率基本相等,肠道感染菌多为革兰阴性杆菌,包括致贺菌属、沙门菌属、耶尔森菌属及弯曲杆菌属等。呼吸道感染主要有链球菌、肺炎衣原体等引起的扁桃体、气管和肺部炎症后出现的关节炎。

ReA 的发病机制尚未完全明确,发病与感染、遗传标记(HLA-B27)和免疫失调有关,某些病原体感染后,病原体或其某些组分通过某些特定的途径被运输到关节,由于 HLA-B27 等遗传因素的作用,不受免疫宿主清除而持续存在,引发宿主机体产生体液和细胞免疫反应,从而引发 ReA。患者亲属中骶髂关节炎、强直性脊柱炎和银屑病发病数增加。

本病的病理改变,主要表现为关节滑膜组织呈急性、亚急性或慢性非特异性炎症改变。急性期有滑膜血管充血,纤维素性渗出,中性多形核粒细胞、淋巴细胞及浆细胞浸润,滑膜细胞和纤维细胞增生。慢性期有血管翳形成及软骨侵蚀,有时伴骨溶解及新骨形成。韧带及关节囊附着点的炎症性病变是 ReA 病变活动的常见部位。

本病多见于青年男性,男女发病比例为 3∶1～9∶1,国外的发病率在 0.06%～1%,国内尚无相关的流行病学数据报道。

### (二)临床表现

1. 关节炎　首发症状以急性关节炎多见,典型的关节炎出现在尿道或肠道感染后 1～6 周,呈急性发病。主要表现为寡关节炎、背部疼痛和附着点炎。关节炎多为单一或少关节炎,非对称性分布,下肢多见,呈现伴有关节周围炎症的腊肠样指(趾)。关节炎一般持续 1～3 个月,个别病例可长达半年以上。主要累及膝、踝等下肢大关节和足部小关节,肘关节和手部小关节也可受累,肩、腕、肘、髋关节受累相对少见,受累关节发热、肿胀、剧痛和触痛,膝关节常有明显肿胀及大量积液。背部不适常放射到臀部和大腿,在卧床休息和不活动时加重,多系骶髂关节炎所致,常为非对称性,及经常伴发韧带骨赘。附着点炎的典型表现是跟腱或跖底筋膜附着点炎,其他的受累部位有坐骨结节、髂嵴、胫骨粗隆和肋骨。初次发病症状通常在 3～4 个月内消退,并可恢复正常,但有复发倾向。某些患者可在反复发作过程中发生关节畸形、强直、骶髂关节炎和(或)脊柱炎。

2. 关节外症状

(1)全身症状:一般在感染后数周出现发热、体重下降,严重的出现倦怠无力和大汗。

(2)泌尿生殖道炎症:典型患者是在性接触或痢疾后 7～14 天发生无菌性尿道炎、旋涡状龟头炎,也可以出现自发缓解的出血性膀胱炎或前列腺炎。旋涡状龟头炎为阴茎龟头和尿道口无痛的浅表性红斑溃疡,见于 20%～40% 的男性患者。女性患者可表现为无症状或症状轻微的膀胱炎和宫颈炎,有少量阴道分泌物或排尿困难。

(3)皮肤黏膜表现:超过 50% 的患者可出现皮肤黏膜症状。溢脓性皮肤角化症、指甲角化、一过性浅表口腔溃疡是常见的皮肤黏膜表现。眼部症状:1/3 的 ReA 患者可出现结膜炎,5% 的患者出现急性前葡萄膜炎(虹膜炎),重症者可导致失明,角膜炎、角膜溃疡、表面巩膜炎、视神经和球后神经炎、前房出血也可见于持续性或慢性患者。心脏表现可以包括主动脉病变和传导异常。

(4)实验室检查:在急性期可有白细胞增高,血沉加快,C 反应蛋白增高,慢性患者可出现轻度正细胞性贫血,补体水平可升高。75%～95% 的患者为 HLA-B27 阳性,血清类风湿因子阴性。免疫荧光法用特异抗血清可检测尿道或宫颈涂片的沙眼衣原体。

### (三)影像学表现

在疾病早期,可无异常表现或出现软组织肿胀,关节炎反复发作 20% 可出现骨关节 X 线异常表现,最具特征的受累部位是足小关节、跟骨、踝关节和膝关节,在中轴骨包括骶髂关节、脊柱、耻骨联合和胸肋关节。主要表现为受累关节和肌腱附着处骨质侵蚀及骨化。

1. 骶髂关节炎　多呈非对称性,在疾病早期约 10% 的患者出现骶髂关节炎,慢性期 ReA 最终有约 70% 出现骶髂关节炎,X 线片表现为关节间隙变窄、侵蚀和反应性硬化。CT 扫描对骶髂关节侵蚀显示较为清楚,对了解关节破坏情况有较大的帮助,MRI 能直接显示炎症,出现骨髓水肿和滑膜炎(图 19-3-18)。

2. 周围关节炎　下肢较上肢受累多见,外周关节表现为滑膜炎(图 19-3-19)和附着点炎,在肌腱附着处的坐骨结节、大转子、跟腱及跖底筋膜附着部位,出现骨膜反应和骨侵蚀,表现为反应性骨刺以及绒毛状周围骨膜新生骨形成。足部受累可进展成残缺性关节炎,在 Reiter 综合征称此为 Launois 畸形。

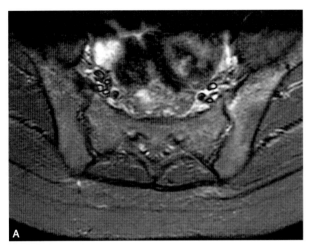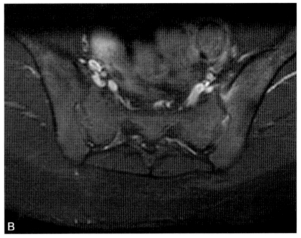

**图 19-3-18　反应性关节炎**
男,24 岁,反复腰痛 2 年,四肢关节痛 2 月,MRI 显示左侧骶髂关节炎(非对称性),
出现骨髓水肿和滑膜炎(A 图为 STIR,B 图为 $T_1WI$-FS+C)

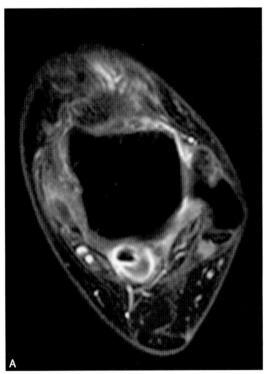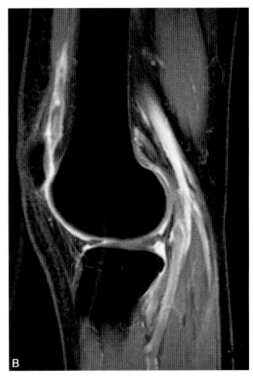

**图 19-3-19　反应性关节炎**
A. 男,24 岁,反复腰痛 2 年,四肢关节痛;B. 男,30 岁,双膝关节痛 2 个月,左踝痛 10 天,
诊断为反应性关节炎,MRI 显示踝关节及膝关节滑膜增厚、强化(A、B 图为 $T_1WI$-FS+C)

在脊柱受累为非对称性,可表现为粗大的、非边缘性不典型韧带增生,分布不连续,呈节段跳跃,也可见不对称性节段性椎旁骨化或钙化,多见于下 3 个胸椎及上 3 个腰椎,椎体方形变不明显。

（四）诊断与鉴别诊断

ReA 是一种与特定部位感染相关的脊柱关节炎,其骨质侵蚀、破坏改变与其他血清阴性关节病变所见大致相同,在诊断时,需注意寻找泌尿生殖道或肠道前驱感染的证据,结合临床表现,如尿道炎、关节炎和结膜炎三联症,或漩涡状龟头炎和溢脓性皮肤角化病等,同时具备脊柱关节炎常见的临床表现,如典型的外周关节炎表现,如以下肢为主的非对称性寡关节炎,常有肌腱端炎、眼炎、炎性下腰痛、阳性家族史以及 HLA-B27 阳性等,有以上表现者诊断并不困难。

目前多沿用 1996 年 Kingsley 与 Sieper 提出的 ReA 的分类标准(表 19-3-16)。

表 19-3-16

| 外周关节炎 | 下肢为主的非对称性寡关节炎 |
|---|---|
| 加上 | |
| 前驱感染的证据 | ①如果 4 周前有临床典型的腹泻或尿道炎,则实验室证据可有可无<br>②如果缺乏感染的临床证据,必须有感染的实验室证据 |
| 排除 | 排除引起单或寡关节炎的其他原因,如其他脊柱关节炎、感染性关节炎、莱姆病及风湿热 |
| 其他(不是 ReA 确诊必须具备的条件) | HLA-B27 阳性,ReA 的关节外表现(如结膜炎、虹膜炎、皮肤、心脏与神经系统病变等),或典型脊柱关节炎的临床表现(如炎性下腰痛、交替性臀区疼痛、肌腱端附着点炎或虹膜炎) |

本病需银屑病关节炎、风湿热、肠病性关节炎、白塞病鉴别。

银屑病关节炎好发于中年人,起病多较缓慢,ReA 主要与其 5 种临床类型中的非对称性少关节炎型相鉴别。此型常累及近端指(趾)间关节、掌指关节、跖趾关节及膝和腕关节等四肢大小关节,少数可以遗留关节残毁。银屑病关节炎患者常有银屑病皮肤和指(趾)甲病变,有助于鉴别。但是小部分反应性关节炎与银屑病关节炎可有类似皮损表现,而且 X 线表现也极为相似,因此有时鉴别较困难。

风湿热多见于青少年,发病较急,起病前 2~3 周多有链球菌感染史,临床上常有咽痛、发热和四肢大关节为主的游走性关节炎,关节肿痛消退后不遗留骨侵蚀和关节畸形,患者还常同时伴发皮肤环形红斑、心脏炎,检查外周血白细胞增高,抗链球菌"O"抗体升高。

肠病性关节炎可有类似 ReA 的急性非对称性少关节炎外,伴有明显的胃肠道症状如反复腹痛、脓血便、里急后重等,纤维结肠镜检查可以明确克罗恩病或溃疡性结肠炎的诊断。

白塞病基本病变为血管炎,有反复口腔黏膜、生殖器溃疡并伴眼炎。虽可有关节病、关节炎,但通常较轻。本病有较为特异的皮肤损害,如针刺反应、结节红斑等。可有动脉栓塞和静脉血栓形成。

# 四、银屑病关节炎

## (一)概述

银屑病关节炎(psoriatic arthritis,PsA)是一种与银屑病相关的炎性关节病,具有银屑病皮疹并导致关节和周围软组织疼痛、肿、压痛、僵硬和运动障碍,部分患者可有骶髂关节炎和(或)脊柱炎。病程迁延、易复发、晚期可关节强直,导致残疾。约 75% PsA 患者皮疹出现在关节炎之前,同时出现者约 15%,皮疹出现在关节炎后者约 10%。该病可发生于任何年龄,高峰年龄为 30~50 岁,无性别差异,但脊柱受累以男性较多。美国的 PsA 患病率为 0.1%,银屑病患者约 5%~7% 发生关节炎。我国 PsA 患病率约为 1.23‰。

## (二)临床表现

本病起病隐袭,约 1/3 呈急性发作,起病前常无诱因。

1. 关节表现　关节症状多种多样,除四肢外周关节病变外,部分可累及脊柱。受累关节疼痛、压痛、肿胀、晨僵和功能障碍,依据临床特点分为 5 种类型。60% 类型间可相互转化,合并存在。

(1)单关节炎或少关节炎型:占 70%,以手,足远端或近端指(趾)间关节为主,膝、踝、髋、腕关节亦可受累,分布不对称,因伴发远端和近端指(趾)间关节滑膜炎和腱鞘炎,受损指(趾)可呈现典型的腊肠指(趾),常伴有指(趾)甲病变,此型患者约 1/3~1/2 可演变为多关节炎类型。

(2)远端指间关节炎型:占 5%~10%,病变累及远端指间关节,为典型的 PsA,通常与银屑病指甲病变相关。

(3)残毁性关节炎型:占 5%,是 PsA 的严重类型,好发年龄为 20~30 岁,受累指、掌、跖骨可有骨溶解,指节为望远镜式的套叠状,关节可强直、畸形,常伴发热和骶髂关节炎,皮肤病变严重。

(4)对称性多关节炎型:占 15%,病变以近端指(趾)间关节为主,可累及远端指(趾)间关节及大关节如腕、肘、膝和踝关节等。

(5)脊柱关节病型:约 5%,男性,年龄大者多见,以脊柱和骶髂关节病变为主,常为单侧。下背痛或胸壁痛等症状可缺如或很轻,脊柱炎表现为韧带骨赘形成,严重时可引起脊柱融合,骶髂关节模糊,关节间隙狭窄甚至融合,可影响颈椎导致寰椎和轴下不全脱位。

也有学者将 PsA 分为 3 种类型：①类似反应性关节炎伴附着点炎的单关节和寡关节炎型；②类似类风湿关节炎的对称性多关节炎型；③类似强直性脊柱炎的以中轴关节病变为主(脊柱炎、骶髂关节炎和髋关节炎)，伴有或不伴有周围关节病变的脊柱病型。

2. 皮肤表现　根据银屑病的临床特征，一般可分为寻常型、脓疱型、关节病型及红皮病型 4 种类型。皮肤银屑病变好发于头皮及四肢伸侧，尤其肘、膝部位，呈散在或泛发分布，要特别注意隐藏部位的皮损如头发、会阴、臀、脐等；皮损表现为丘疹或斑块，圆形或不规则形，表面有丰富的银白色鳞屑，去除鳞屑后为发亮的薄膜，除去薄膜可见点状出血(Auspitz征)，该特征对银屑病具有诊断意义。存在银屑病是与其他炎性关节病的重要区别，皮肤病变严重性和关节炎症程度无直接关系，仅 35% 二者相关。

3. 指(趾)甲表现　约 80% PsA 患者有指(趾)甲病变，而无关节炎的银屑病患者指甲病变为20%，因此指(趾)甲病变是 PsA 的特征。常见表现为顶针样凹陷。炎症远端指间关节的指甲有多发性凹陷是 PsA 的特征性变化，其他有甲板增厚、混浊、色泽发乌或有白甲、表面高低不平、有横沟及纵嵴，常有甲下角质增生，重者可有甲剥离。有时形成匙形甲。

4. 其他表现　少数患者有发热、体质量减轻和贫血全身症状。7%~33% 患者有眼部病变，如结膜炎、葡萄膜炎、虹膜炎和干燥性角膜炎等；接近 4%患者出现主动脉瓣关闭不全，常见于疾病晚期，另有

心脏肥大和传导阻滞等；肺部可见上肺纤维化。部分患者可有附着点炎表现，特别在跟腱和跖腱膜附着部位，足跟痛是附着点炎的表现。

**(三)影像学表现**

典型的银屑病关节炎的影像学表现为附着点炎、骨吸收或骨溶解、非对称性骶髂关节炎。按照受累部位不同，分成外周关节炎和中轴关节炎两部分。

周围关节炎：周围关节骨质有破坏和增生表现。末节指(趾)骨远端有骨质溶解、吸收而基底有骨质增生，呈跳棋子样表现；可有中间指骨远端因侵蚀破坏变尖和远端指骨骨质增生，两者造成铅笔帽(pencil-in-cup)样畸形，或望远镜样畸形；受累指间关节间隙变窄、融合、强直和畸形。长骨骨干可有绒毛状骨膜炎(图 19-3-20A~C)。

中轴关节炎：表现为不对称骶髂关节炎，关节间隙模糊、变窄、融合。椎间隙变窄、强直，不对称性韧带骨赘形成，椎旁骨化，其特点是相邻椎体的中部之间的韧带骨化形成骨桥，并呈不对称分布(图 19-3-20D)。

X 线片是银屑病关节炎的基本检查方法，对小关节病变 X 线片能清晰显示病变，对大关节或解剖结构较复杂的部位(如骶髂关节及脊柱关节等)，CT对病变的显示较 X 线片敏感，能早期显示细微病变。MRI 能清晰显示滑膜炎、软骨破坏、附着点炎及骨髓水肿表现(图 19-3-21)，对病变的显示敏感性高于 X 线片和 CT。高频超声检查可显示软组织肿胀的原因，区分滑膜炎与腱鞘炎，滑膜炎表现为滑膜增厚；而肌腱炎受累肌腱增粗，回声减低，可显示腱鞘积液。

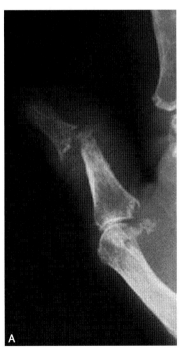
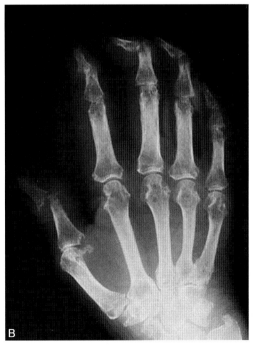

A　　B

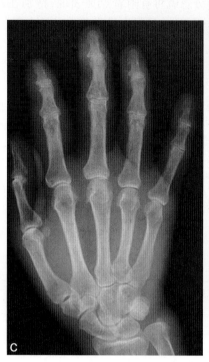
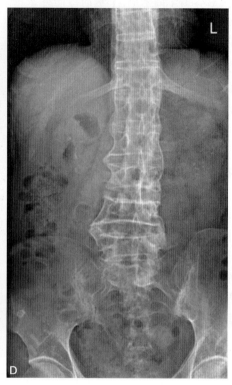

**图 19-3-20　银屑病关节炎**

A、B. 手末节指骨远端有骨质溶解、吸收而基底有骨质增生,呈跳棋子样表现,拇指近节因侵蚀破坏变尖和远端指骨骨质增生,两者造成铅笔帽(pencil-in-cup)样畸形;C. 显示受累指间关节间隙变窄;D. 显示中轴关节炎:表现为不对称骶髂关节炎,关节间隙模糊、变窄、融合,腰椎不对称性韧带骨赘形成,椎旁骨化

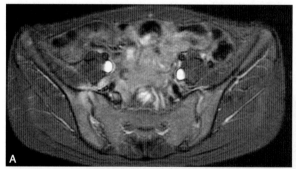
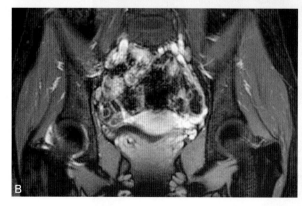
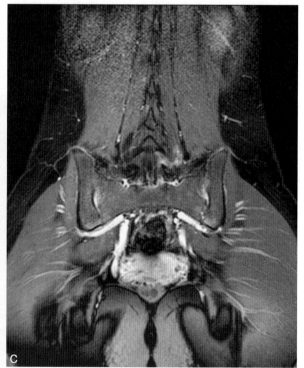

**图 19-3-21　银屑病关节炎**

女,16 岁,皮疹 3 年,多关节痛 2 个月,HIA-B27+,诊断为银屑病,MRI 显示双侧骶髂关节和右侧髋关节滑膜炎(A 图为 STIR,B、C 图为 $T_1$WI-FS+C)

## （四）诊断与鉴别诊断

关于 PsA 的诊断标准，目前尚未统一，较简单而实用的标准有 Moll-Wright 的 PsA 分类标准：①至少有 1 个关节炎（可为外周关节炎、骶髂关节炎或脊柱炎）并持续 3 个月以上；②至少有银屑病皮损和（或）1 个指（趾）甲上有 20 个以上顶针样凹陷的小坑或甲剥离；③血清 IgM 型 RF 阴性（滴度<1∶80）。

银屑病患者有上述炎性关节炎表现即可诊断。因部分 PsA 患者银屑病出现在关节炎后，此类患者的诊断较困难，应注意临床和放射学线索，如银屑病家族史，寻找隐蔽部位的银屑病变，注意受累关节部位，有无脊柱关节病等来作出诊断并排除其他疾病。

银屑病关节炎需与类风湿关节炎、强直性脊柱炎、骨关节炎鉴别。

与类风湿关节炎（RA）鉴别：二者均有小关节炎，但 PsA 有银屑病皮损和特殊指甲病变、指（趾）炎、附着点炎，常侵犯远端指间关节，RF 阴性，特殊的 X 表现如笔帽样改变，部分患者有脊柱和骶髂关节病变；而 RA 多为对称性小关节炎，以近端指间关节和掌指关节，腕关节受累常见，可有皮下结节，RF 阳性，X 线以关节侵蚀性改变为主。

与强直性脊柱炎（AS）鉴别：侵犯脊柱的 PsA，脊柱和骶髂关节病变不对称，可为跳跃式病变，发病常在年龄大的男性。症状较轻，有银屑病皮损和指甲改变；而 AS 发病年龄较轻，无皮肤、指甲病变，脊柱、骶髂关节病变常呈对称性。

与骨关节炎（OA）鉴别：二者均侵蚀远端指间关节，但 OA 无银屑病皮损和指甲病变，可有赫伯登（Heberden）结节，布夏尔（Bouchard）结节，无 PsA 的典型 X 线改变，发病年龄多为 50 岁以上老年人。

## 五、炎性肠病关节炎

### （一）概述

炎症性肠病关节炎（inflammatory bowel disease arthritis）是与 IBD 相关的一种关节炎，是脊柱关节炎中的一种。炎症性肠病（inflammatory bowel disease，IBD）包括溃疡性结肠炎（ulcerative colitis，UC）和克罗恩病（Crohn disease，CD），在病理上表现为直肠与结肠慢性溃疡性炎性疾病和胃肠道炎性肉芽肿为特征。尽管两病在临床和病理表现上有许多不同，但均累及肠道黏膜和黏膜下层引起慢性炎症，

同时两者的关节炎表现也很相似，故两病合并的关节炎可认为是一种疾病。关节炎在炎症性肠病中的发生率为 2%～26%。男女发病率相似，呈慢性过程，反复发作，外周关节炎的表现常随肠道炎症活动而加重。关节炎多出现在肠道表现之后，部分可同时出现，也有关节炎为首发症状，给炎症性肠病关节炎的临床诊断带来困难。

炎性肠病关节炎可以表现为外周关节炎、中轴关节炎（包括下腰痛、骶髂关节炎和强直性脊柱炎（ankylosing sDondylitis，AS）、附着点炎、指趾炎等症状。CD 患者较 UC 更易发生外周关节炎，主要受累关节为膝关节和踝关节，表现为寡关节、非对称性关节炎，仅有少数患者发展为典型的 AS。

关节炎可分为外周关节炎型（寡关节病和多关节病两种亚型）和中轴关节型两型。

寡关节病亚型多呈自限性、非对称性分布，累及关节不超过 5 个，以四肢大关节为主，膝关节最多见，症状通常不超过 3 个月，一般不导致关节畸形，与肠道病变活动相平行。

多关节病亚型受累关节多于 5 个，以对称性小关节病变为主，掌指关节最常受累，受累关节表现为红、肿、热、痛，一般不导致关节畸形，与肠道病变活动相不平行。

中轴关节炎型，受累关节包括骶髂关节、伴或不伴发脊柱炎，可伴发其他关节及周围炎表现，如肌腱附着点炎，肌腱炎、腊肠趾、骨关节周围炎等。

### （二）临床表现

为少数关节、非对称性、一过性和游走性关节痛，以及复发和消退交替出现等，以及脊椎僵直与疼痛、结节性红斑和葡萄膜炎。本病外周关节炎的病者血清类风湿因子阴性和 HLA-B27 阴性，而脊柱炎的病者 HLA-B27 抗原阳性。

### （三）X 线表现

分为外周关节炎和中轴性关节炎两种：

1. 外周型关节炎　大关节和下肢关节受累比小关节和上肢关节受累多见，如膝、踝和手、腕、足关节均可受累。主要表现通常限于软组织肿胀和局部骨膜炎，可也有广泛的骨膜新生骨形成。

2. 中轴型　骶髂关节炎和脊柱炎表现与强直性脊柱炎的改变相似（图 19-3-22、图 19-3-23）。有报告骶髂关节炎的患病率为 10%～20%，脊柱炎的患病率为 7%～12%。骶髂关节表现为对称性受累（可不对称），关节周围骨质增生硬化明显。可同时合并关节面侵蚀、增宽或强直性改变。

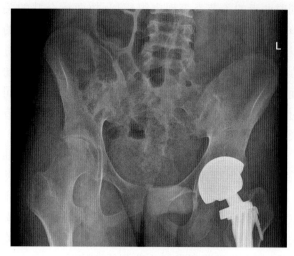

**图 19-3-22 炎症性肠病关节炎**
男,20岁,溃疡性结肠炎,双侧骶髂关节
及右侧髋关节炎,关节间隙狭窄

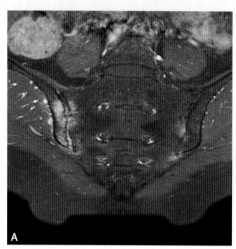 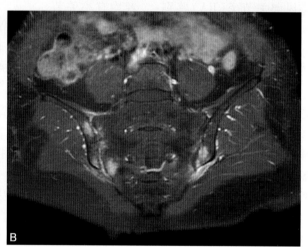

**图 19-3-23 炎症性肠病关节炎**
女,44岁,炎性肠病关节炎。A. 显示双侧骶髂关节炎(骨炎和滑膜炎);B. 半年后复查显示
炎症加重(A、B图为 $T_1$WI-FS+C)

## 六、幼年脊柱关节炎

幼年脊柱关节炎(juvenile spondyloarthropathies or juvenile spondlarthriris,JSpA)是脊柱关节炎这一大组疾病中的一种,是一组16岁以前起病、表现各异的疾病或综合征组成,包括非分化型和已分化型,已分化型包括幼年强直性脊柱、幼年银屑病关节炎、幼年反应性关节炎(包括幼年赖特综合征)、幼年肠病性关节炎和幼年强直性跗骨窦炎,而未分化型仅仅具备脊柱关节病的临床特点,但是不符合任何一种已分化型JSpA诊断标准的病例。其中症状出现在16岁以前的强直性脊柱炎定义为幼年型强直性脊柱炎(juvenile onset ankylosing spondlitis,JAS)。

幼年型和成人型的的SpA临床表现不同,以外周关节炎和附着点炎为主要表现,近年来分类上与成人的有所差异,在国际风湿病联盟(ILAR)对幼年特发性关节炎(JIA)分类中,大多数JSpA被归类为"附着点炎症相关的关节炎(ERA)",但是"幼年脊柱关节病"仍然被沿用。幼年性强直性脊柱炎的病因不明,具有高度遗传性,是与HLA-B27、HLA-B60、TNF-α基因等易感基因相关的疾病,在遗传因素和环境因素共同作用下致病,环境致病因子中,肠道、泌尿生殖道感染是引起本病的重要因素之一。

**(一)临床表现**

发病年龄通常在6岁以上,男性占绝大多数,男孩的发病早于女孩,可有腹泻或外伤史,部分有脊柱关节炎家族史,临床表现有4类。

1. 外周关节炎 多以下肢非对称性大关节的少或寡关节炎,部分随病程进展,可出现双侧受累。以膝关节、髋关节和踝关节等大关节为主,髋关节受累较成人强直性脊柱炎更常见,还可累及足的跖骨、趾骨及跗骨关节以及肩胛、胸肋、肘、腕和手等大小关节。趾(指)受累时呈现为腊肠趾(指)。

2. 附着点炎 常见位置为跟骨跟腱、跖底筋膜,还可建议髌骨下韧带、髂嵴、胸肋连接、坐骨结节、大转子等处及骶髂关节、椎间盘、椎体周围韧带。X线表现为附着成的韧带骨化,骨赘形成、骨质侵蚀和囊性变。

3. 中轴脊柱关节受累 表现为骶髂关节和脊柱受累。出现腰骶部疼痛、骶髂关节压痛。可放射到臀部或大腿区,交替性臀部痛提示骶髂关节炎。儿童期可有骶髂关节的X线改变而无症状和体征。

腰椎受累时出现腰痛、晨僵、活动受限，严重时可累及胸椎及颈椎出现胸背痛及颈部痛，活动受限。脊柱活动受限主要是由于附着点炎所知，晚期主要由于骨性强直所致。

4. 关节外症状　部分患者可出现发热、疲劳、贫血、消瘦等全身症状，可出现葡萄膜炎、消化系统、泌尿系统和呼吸循环系统受累的症状

实验室检查，包括 HLA-B27 检查（血清型分型或基因分型），急性期反应物检测（血沉和 C 反应蛋白等）及血清类风湿因子检查，这些检测没有特异性，可以反映炎症活动情况及排除 RA 的诊断。

**（二）影像学表现**

主要累及骶髂关节，而骨质改变要在发病几年后才会显示出来，并常首先累及骶髂关节，早期骶髂关节表现为关节面模糊，间隙增宽及关节面骨质受侵蚀，继而出现骨质硬化，关节间隙变窄，随着病程发展，最后可发生部分关节强直或完全强直。而本病在四肢关节中，以髋关节受侵蚀最为严重，亦可能为本病的首发部位，其影像学表现为关节囊肿胀，关节面模糊，关节面下不规则骨质硬化，关节间隙变窄，最后可形成骨性强直，关节盂唇可出现骨质增生。

幼年强直性脊柱炎（juvenile ankylosing spondylitis，JAS）系指 16 岁以前发病的强直性脊柱炎。好发于 6～13 岁儿童，男性占绝大多数，男孩较女孩发病率高 5 倍。几乎均以外周关节炎起病，主要为肌腱端炎或外周关节炎，或者是肌腱端炎外周关节病综合征为其早期特征性表现。受累关节的分布与成人型不同，周围关节更常受累，最初表现为不对称性少关节受累的周围关节病，数年后可出现骶髂关节改变，中晚期骶髂关节受侵蚀表现与成人 AS 表现相似。而髋和肩关节在四肢大关节中最常受累，而跖趾关节在小关节中最常受累。实验室检查显示 HLA-B27 阳性、类风湿因子阴性及脊椎关节病家族史对本病的诊断有支持意义。

JAS 与 JRA 的诊断与鉴别诊断见表 19-3-17。

## 七、分类未定的脊柱关节病

未分化脊柱关节病（undifferentiated spondyloarthropathies，uSpA）是具有血清学阴性脊柱关节病（seronegative spondyloarthropathies，SpA）的临床、实验室甚至放射学特点，而又不符合目前任何一种肯定 SpA 诊断标准的临床症状谱，它不是一种独立的疾病，可单独存在或联合存在。uSpA 的命名最先由 Burn 在

1982 年提出，部分 uSpA 演变为某种典型的 SpA，部分为 SpA 的流产型，或者属于某种重叠综合征。

**表 19-3-17　JAS 与 JRA 的诊断与鉴别诊断**

| | JAS | JRA |
|---|---|---|
| 性别 | 男性多见 | 女性多见 |
| 受累关节 | 非对称性，小关节及多关节发病 | 多为多关节对称性发病 |
| 部位 | 下肢关节首先发病、几乎都累及骶髂关节 | 以上肢关节受累为主，很少累及骶髂关节 |
| HLA-B27 | 阳性 | 阴性 |
| X 线表现 | | |
| 手足小关节 | 发病较轻 | 多且较重、手腕关节肿胀明显 |
| 骨质疏松 | 轻 | 明显 |
| 关节囊肿胀 | 轻 | 明显 |
| 骨骺增大变形 | 一般无 | 有，膝关节球形增大、方髌 |
| 脊柱受累 | 常侵犯腰椎 | 主要侵犯上颈椎（寰枢椎） |
| 肌腱、韧带 | 附着处骨化和骨侵蚀 | 少见 |

uSpA 临床表现多样，有炎性脊柱痛、骶髂关节炎，外周关节炎、胸肋部痛足跟痛等肌腱端炎，也可以有很多关节外表现，如眼炎、急慢性胃肠炎或泌尿系统炎症、口腔或生殖器溃疡、结节性红斑、手背或足背可凹性水肿、肺纤维化、坏死性脓皮病及血栓性静脉炎等，少数患者还可有主动脉及心脏传导系统病变等。以上各种表现可在疾病病程中独立出现，uSpA 不同症状中腰痛和周围关节炎发生率最高。

uSpA 起病多隐匿，可以在任何年龄组发病，较晚起病者亦不少见。关于 uSpA 的转归，以往认为会演变为某一种分类明确的 SpA，主要是 AS，时间大多发生在 10 年内，但演变为其他风湿性疾病（如 ss、RA、SLE、BD、MCTD 等）少见。总之，uSpA 也是一种异质性疾病，临床表现多样，有遗传倾向，预后差异大。部分患者可进展为强直性脊柱炎、银屑病关节炎及肠病性关节炎等其他脊柱关节病，个别病例可以演变转化为其他风湿性疾病，影响预后，所以对 uSpA 患者定期复查随访至关重要。

诊断分类未定的脊柱关节病需认识脊柱关节炎的临床特征（见总论），诊断上必须符合脊柱关节炎的诊断标准，常用的诊断标准为 ESSG 或 Amor 标准。

# 第四节 幼年特发性关节炎

儿童时期慢性关节炎是一组滑膜炎症性改变的疾病,它们的起病方式、病程和转归都各不相同,推测病因也不相同。国际风湿病学会联盟儿科常委专家组(classification taskforce of pediatric standing committee of international league of associations for rheumatology,ILAR)在2001年将16岁以下儿童的持续6周以上的不明原因关节肿胀,称为幼年特发性关节炎(juvenile idiopathic arthritis,JIA),以取代过去在美国称为幼年类风湿关节炎(juvenile rheumatoid arthritis)、在英国和欧洲称为儿童慢性关节炎(juvenile chronic arthritis)的两个分类标准。该病的发病率约为1/1000,其症状常持续至成年,并可能导致严重的长期健康障碍,包括躯体残疾。

早在400多年前,人们就认识到青春期前出现的慢性关节炎。直到上一世纪中叶,才有学者报道儿童的慢性关节炎。到1897年,Still描述了本病在病因、病理和临床表现等方面与成人慢性关节炎不同,患者除有关节症状外,还可有发热及单核-吞噬细胞系统增生的表现如皮疹、淋巴结和肝脾肿大等,

故被命名为Still病。目前临床上对该类疾病采用ILAR(2001年)和ACR(2011年)的分类标准。

## 一、幼年特发性关节炎的分类及临床表现

根据2001年ILAR的分类,把幼年特发性关节炎分为七类(详见表19-4-1):

1. 全身型幼年特发性关节炎(systemic JIA)
2. 少关节型幼年特发性关节炎(oligoarticular JIA)
3. 多关节型幼年特发性关节炎(polyarticular JIA)(类风湿因子阴性)
4. 多关节型幼年特发性关节炎(polyarticular JIA)(类风湿因子阳性)
5. 银屑病性幼年特发性关节炎(psoriatic JIA)
6. 与附着点炎症相关的幼年特发性关节炎(enthesitis related JIA)
7. 未定类的幼年特发性关节炎(undefined JIA)

表19-4-1 幼年特发性关节炎的分类(ILAR)

| 分类 | 分类标准 | 排除 |
|---|---|---|
| 全身型关节炎 | 关节炎伴有发热至少2周,并有以下1项或多项的表现:①短暂性、非固定性红斑样皮疹;②全身淋巴结肿大;③肝肿大和(或)脾肿大;④浆膜炎 | ①、②、③、④ |
| 少关节型 | 发病初6个月内有1~4个关节炎症状,有2种类型:①持续性少关节炎,整个病程中关节累及<4个;②扩展性关节炎,于病程6个月后受累关节>4个 | ①、②、③、④、⑤ |
| RF阴性多关节炎 | 发病6个月内受累关节4个以上 RF阴性 | ①、②、③、④、⑤ |
| RF阳性多关节炎 | 发病6个月内受累关节4个以上 RF阳性 | ①、②、③、⑤ |
| 银屑病关节炎 | 关节炎伴银屑病或关节炎伴下列中2项:①指(趾)炎;②指甲异常(肿胀、凹陷或指甲脱离);③一级亲族中有银屑病史 | ②、③、④、⑤ |
| 附着点炎相关性关节炎 | 关节炎伴附着点炎,或关节炎/起止点炎至少伴下列中2项:①骶髂关节压痛和(或)炎性脊柱病;②HLA-B27阳性;③男性8岁后发生关节炎;④强直性脊柱炎,起止点炎相关性关节炎骶髂关节炎伴炎性肠病,反应性关节炎伴一级、二级亲族中有急性前尿道炎 | |
| 未分类的关节炎 | 持续存在6周以上的原因不明关节炎,但不符合上述任何一类关节炎或符合上述两类以上关节表现 | |

注:排除项目①患者或一级亲属有银屑病;②HLA-B27阳性男性关节炎患者,且8岁后发病者;③强直性脊柱炎,起止点相关的关节炎,骶髂关节炎伴炎症性肠病,一级亲属有反应性关节炎或急性前尿道炎;④在3个月以上时间内至少2次IgM类风湿因子阳性;⑤有全身幼年性特发性关节炎

近年来关于 JIA 治疗措施虽已取得重大进展，极大提高了患儿中、短期疗效，但远期预后仍较差。为了制定关于 JIA 最有效最安全的治疗方案，美国风湿病学会（ACR）参照最近制定的慢作用药物（DMARDs）在类风湿关节炎应用和糖皮质激素诱导性骨质疏松的治疗指南，制定关于 JIA 的治疗建议。该建议认为 2001 年 ILAR 的分类太复杂，不适合临床实践情况，难以针对不同的 JIA 亚型制定不同的临床干预方案。因此 ACR 为了简洁表示 JIA 的临床决策建议，提出"治疗组别"替代 ILAR 关于 JIA 局部分类标准。由于详尽描述全身型关节炎的临床表现不切实际，在治疗建议中将全身型关节炎分为活动性全身症状组合活动性关节炎组。ACR 在 2011 年的建议中提出将 JIA 分为 5 个治疗组别（表 19-4-2），并描述了 5 个组别预后不良的临床表现及疾病活动水平的评估标准（表 19-4-3 ~ 表 19-4-7），根据循证医学的原则，提出了治疗的更新要点。

**表 19-4-2　ACR（2011）对幼年特发性关节炎的分类建议**

| 1 | ≤4 个关节炎组 |
|---|---|
| 2 | ≥5 个关节炎组 |
| 3 | 活动性骶髂关节炎组 |
| 4 | 全身型关节炎具有全身症状组（无关节炎症状） |
| 5 | 全身型关节炎具有关节炎症状组（无全身症状） |

**表 19-4-3　≤4 个关节病变的关节炎组预后不良的特征和疾病活动度**

预后不良特征（必须符合 1 条）
　髋关节炎或颈椎关节炎
　踝关节炎或腕关节炎和炎症标志物异常水平持续时间延长或升高
　放射学检测有损伤的表现（骨质侵蚀或关节间隙缩小）
疾病活动度水平
　低活动度（必须符合全部条件）：
　　一个或更少的活动性关节炎
　　ESR 和 CRP 水平正常
　　医师整体评估疾病活动<3/10
　　患者/家长的整体评估疾病状况<2/10
　中度疾病活动（不符合低或高度疾病活动标准）：
　　较低度疾病活动标准至少多 1 个或更多的项目
　　并且较高度疾病活动标准特征少于 3 个项目
　高度疾病活动（必须满足至少 3 个条件）：
　　活动性关节炎≥2 个
　　ESR 或 CRP 水平高于正常上限的 2 倍
　　医师整体评估疾病活动≥7/10
　　患者/家长的整体评估疾病状况≥4/10

**表 19-4-4　≥5 个关节病变的关节炎组预后不良的特征和疾病活动度**

预后不良特征（必须符合 1 条）
　髋关节炎或颈椎关节炎
　RF 阳性或抗环瓜氨酸肽抗体阳性
　放射学检测有损伤的表现（骨质侵蚀或关节间隙缩小）
疾病活动度水平
　低活动度（必须符合全部条件）：
　　4 个或更少的活动性关节炎
　　ESR 和 CRP 水平正常
　　医师整体评估疾病活动<4/10
　　患者/家长的整体评估疾病状况<2/10
　中度疾病活动（不符合低或高度疾病活动标准）：
　　较低度疾病活动标准至少多 1 个或更多的项目
　　并且较高度疾病活动标准特征少于 3 个项目
　高度疾病活动（必须满足至少 3 个条件）：
　　活动性关节炎≥8 个
　　ESR 或 CRP 水平高于正常上限的 2 倍
　　医师整体评估疾病活动≥7/10
　　患者/家长的整体评估疾病状况≥4/10

**表 19-4-5　骶髂关节炎组预后不良的特征和疾病活动度**

预后不良特征
　任一关节的放射学检测有损伤的表现（糜烂或关节间隙狭窄）
疾病活动水平
　低活动度（必须符合全部条件）：
　　正常背屈
　　ESR 和 CRP 水平正常
　　医师整体评估疾病活动<4/10
　　患者/家长的整体评估疾病状况<2/10
　中度疾病活动（不符合低或高度疾病活动标准）：
　　较低度疾病活动标准至少多 1 个或更多的项目
　　并且较高度疾病活动标准特征少于 2 个项目
　高度疾病活动（必须满足至少 2 个条件）：
　　ESR 或 CRP 水平高于正常上限的 2 倍
　　医师整体评估疾病活动≥7/10
　　患者/家长的整体评估疾病状况≥4/10

**表 19-4-6　伴有全身症状（但无关节症状）的全身型关节炎预后不良的特征和疾病活动度**

预后不良特征
　6 个月内出现显著活动的表现：发热，炎症指标升高，或是需要进行全身性糖皮质激素治疗
疾病活动水平（2 个等级）
　活动性发热和医师整体评估疾病活动<7/10
　活动性发热和高度疾病活动特征（如明显的浆膜炎等），这些病变特征导致医师整体评估疾病活动≥7/10

表 19-4-7　伴有关节症状（但无全身症状）的全身型
关节炎预后不良的特征和疾病活动度

预后不良特征（必须符合 1 条）
　髋关节炎
　放射学检测有损伤的表现（糜烂或关节间隙狭窄）
疾病活动水平
　低活动度（必须符合全部条件）：
　　4 个或更少的活动性关节炎
　　ESR 和 CRP 水平正常
　　医师整体评估疾病活动<4/10
　　患者/家长的整体评估疾病状况<2/10
　中度疾病活动（不符合低或高度疾病活动标准）：
　　较低度疾病活动标准至少多 1 个或更多的项目
　　并且较高度疾病活动标准特征少于 3 个项目
　高度疾病活动（必须满足至少 3 个条件）：
　　8 个或更多的活动性关节炎
　　ESR 或 CRP 水平高于正常上限的 2 倍
　　医师整体评估疾病活动≥7/10
　　患者/家长的整体评估疾病状况≥5/10

## 二、JIA 的病因及发病机制

本病的病因尚不清楚，可能与多种因素，如感染、免疫和遗传有关。

1. 遗传因素，很多资料证明 JIA 与遗传因素有关，HLA-B27 与肌腱韧带附着点的炎症性关节炎相关；HLA-DR4 与儿童血清阳性型 JIA 及成人 RA 相关。HLA-DR8、HLA-DR6 和 HLA-DR5 被认为是易发 JIA 的基因位点。

2. 免疫因素免疫调节异常被认为是发病机制中重要部分，而这些免疫学异常表现为：①外周血 CD4+T 淋巴细胞增加；②部分患者血清、关节液或滑膜中出现类风湿因子、抗核抗体，血清中炎症细胞因子增加，血清免疫球蛋白浓度增高。

3. 感染因素有许多关于细菌、病毒、支原体和衣原体感染与 JIA 病变有关的报道，但是都不能证实是诱发本病的原因。

可能是某些细菌或病毒的特殊成分作用于有遗传背景的人群，激活 T 淋巴细胞，使淋巴细胞活化、增殖并分泌大量的炎症性细胞因子，引起免疫损伤。

## 三、JIA 的病理改变

JIA 关节炎表现为关节滑膜增生、水肿，慢性滑膜炎形成血管翳，滑膜中有大量的炎症细胞，滑膜慢性增生呈绒毛状突起，增厚的滑膜侵蚀骨性关节面的裸区（即无关节软骨覆盖的非承重关节面）形成局部的骨质破坏，延伸至软骨表面，侵蚀关节软骨和骨质，慢性病变引起关节面下骨质囊变和骨质增生硬化。关节非特异性水肿、充血，淋巴细胞和浆细胞浸润及纤维蛋白渗出，关节充血可引起局部骨质疏松。晚期关节纤维性或骨性融合。关节周围可出现肌腱炎、骨膜炎。

## 四、JIA 诊断中影像学技术的应用

影像学诊断在 JIA 的诊断中有重要作用，包括评估病变的范围和严重程度，观察治疗效果，发现并发症，引导关节内药物注射治疗等。

由于风湿性病变药物治疗的研究进展，新的抗炎药物以及生物制剂的应用，可以有效控制早期炎症，避免关节破坏和畸形等后遗症出现。因此，影像学为临床提供 JIA 的早期诊断依据信息对患儿的治疗决策是很重要的。

X 线片是临床上长期用于诊断和随访类风湿关节炎病变的常规影像学检查，由于儿童时期关节软骨较厚，限制了 X 线片发现骨侵蚀的早期表现，而且滑膜炎和骨炎等炎症表现不能从 X 线片中直接表现出来，基于以上情况 X 线片诊断早期 JIA 是十分困难的。X 线片作为 JIA 的基本影像学检查方法，是 JIA 评价关节结构的标准，但是不能评价骨质侵蚀前的关节炎症病变，其价值在于初步排除其他原因引起的关节肿痛并可作为后续随访的基线资料。

超声检查和对比剂增强的 MRI 在显示关节滑膜和软骨变化方面有明显的优势，同时没有电离辐射损伤的副作用，在 JIA 的早期诊断中有十分重要价值。超声检查简便易行，可筛查多个关节，不需要使用镇静药。超声检查能显示滑膜增生、关节积液、软骨厚度、软骨和骨皮质侵蚀、腱鞘炎等，应用高频超声（12~15MHz）进行诊断时需注意病变要在两个相互垂直的平面上显示；对滑膜血管化和充血的分级是应用彩色多普勒成像和超声声学造影检查。超声显示滑膜炎和关节积液较 X 线片敏感，能探测到亚临床期的滑膜炎，特别是在手足小关节。并可在超声引导下进行关节腔药物注射、抽液或滑膜活检。

MRI 具有良好的软组织和骨髓分辨率，多参数、多方向成像，能用于评价滑膜、关节软骨、生长板软骨、骨髓、骨皮质和软组织的病理性变化。应用于 JIA

表 19-4-8　MR 扫描序列要求

| 序列 | 观察要点及要求 |
|---|---|
| $T_1$ W-SE 或 $T_1$ W-FSE 序列 | 骨髓水肿和骨侵蚀 |
| $T_2$W-脂肪抑制序列或 STIR | 骨髓、软骨、肌腱和关节与腱鞘积液<br>扫描方向要求:至少有两个相互垂直的扫描方向或一个具备各向同性扫描方向 |
| 钆对比增强 $T_1$ W-脂肪抑制序列 | 显示滑膜炎、鉴别滑膜炎与积液、纤维化的血管翳<br>扫描时间要求:对比剂注入 5-10 分钟内完成<br>扫描方向要求:至少有两个相互垂直的扫描方向或一个具备各向同性扫描方向 |

检查的设备最好是场强≥1.5T 的具有可接受的信噪比的 MR 设备。对比剂增强 MRI 是检查滑膜炎最敏感的方法,对早期病变 MRI 能早于临床体查检测到滑膜炎(潜在的预后因子)表现,MRI 是唯一能显示骨髓水肿的影像学方法,对骨侵蚀和骶髂关节炎的显示,MRI 比 X 线片或超声敏感 2 倍以上,也有助于发现关节外炎症病变的影像学表现,如肌腱炎和附着点炎。高分辨 MRI 软骨成像能清晰显示关节软骨的病理学;MRI 的功能成像,如 $T_2$-mapping 能定量测量软骨的 $T_2$ 弛豫时间,能量化软骨病变。但是 MRI 扫描时间较长,对较小患儿需要用镇静药物和对比剂。

## 五、影像学表现

JIA 的好发部位是四肢关节,多关节累及是其特点。但中轴骨骼如颈椎、骶髂关节、甚至颞下颌关节也可累及。病变早期临床症状明显而影像学改变轻微,随病变的进展骨关节的改变逐渐出现,选择合适的影像学检查方法对发现病变和诊断评价是十分重要的。

### (一) X 线片

JIA 的早期 X 线片表现是非特异的,常表现为软组织肿胀、关节渗出(关节间隙增宽)和骨质疏松。早期骨质疏松常继发于关节炎,疏松多位于关节周围,进展期由于活动减少和类固醇激素的运用而出现弥漫性骨质疏松(图 19-4-1)。

持续性滑膜炎可导致骨侵蚀,但由于儿童关节软骨较厚,骨侵蚀较成人 RA 少见,骨侵蚀需在关节软骨严重破坏后累及骨后才出现,但是同时由于儿童有血管化的不成熟软骨的存在,可有部分修复关节结构的功能,这些是成人不具备的能力(图 19-4-2)。

多关节型较少关节型更易出现普遍性骨侵蚀和关节间隙狭窄,虽然骨侵蚀可发生在关节面的任何位置,但是最好发位置为关节边缘滑膜反折和韧带嵌入部(裸区)较少软骨覆盖区。关节间隙狭窄是由于关节软骨变薄和逐渐缺失所致,是不可逆性表现。膝关节是 JIA 最常累及的关节,因此对下肢关节,负重位 X 线片更能早期发现关节间隙异常、下肢不等长或关节错乱的表现(图 19-4-3)。

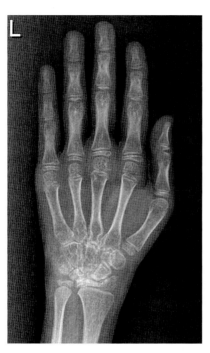
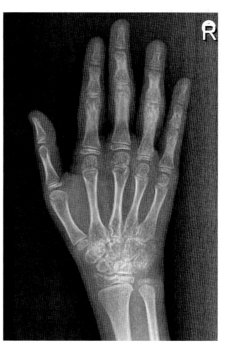

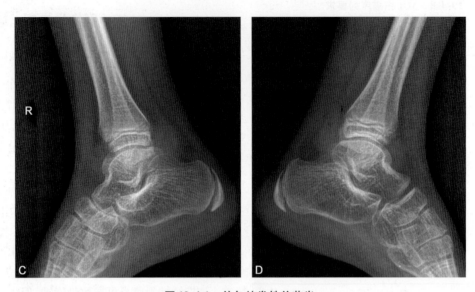

**图 19-4-1 幼年特发性关节炎**

女,8 岁,JIA,双手和双踝关节 X 线片表现为软组织肿胀和骨质疏松,骨质疏松位于关节周围,可能是继发于关节炎,由于关节软骨变薄和逐渐缺失导致双腕关节关节间隙狭窄,是不可逆性表现

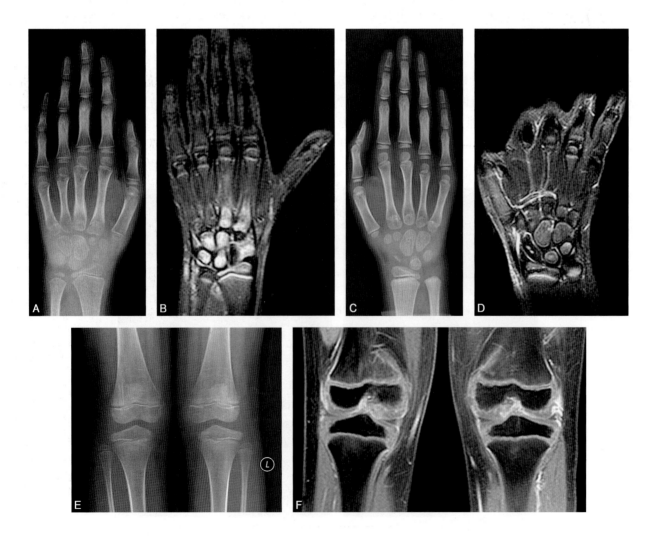

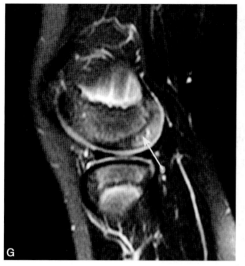
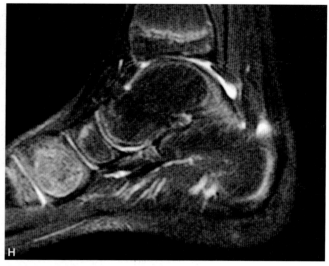

**图 19-4-2 幼年特发性关节炎**

男,8 岁,JIA,持续性滑膜炎导致右手骨质疏松,导致受累腕骨骨龄发育较对侧加快。但由于儿童关节软骨较厚,骨侵蚀较成人 RA 少见,左膝关节滑膜增厚侵蚀软骨,但 X 线片未见骨侵蚀;由于儿童有血管化的不成熟软骨的存在,可有部分修复关节结构的功能,这些是成人不具备的能力,MRI 显示双膝关节骨骺软骨血管化,骨骺充血,T$_2$WI-FS 信号增高,增强可"辐轮状"强化的 MRI 表现。多关节型较少关节型更易出现普遍性骨侵蚀和关节间隙狭窄

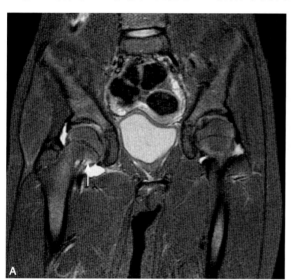
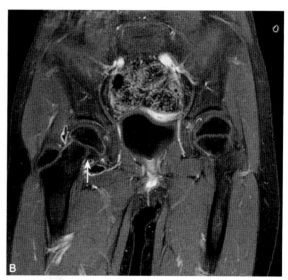

**图 19-4-3 幼年特发性关节炎**

女,9 岁,JIA-MR 髋,右髋关节滑膜炎并侵蚀股骨颈部,骨侵蚀好发位置为关节边缘滑膜反折和韧带嵌入部(裸区)较少软骨覆盖区

JIA 的骨膜炎较成人 RA 常见,常出现在掌骨和跖骨,表现为骨增大,呈方形变。骨膜炎需要与关节内、关节囊和关节周围的钙化鉴别,可糖皮质激素治疗后出现,原因未明,好发于膝关节周围,由羟基磷灰石组成,可能与创伤和组织坏死有关。

进展期 JIA 的影像学表现包括关节强直、生长失调和关节排列错乱。关节强直是持续到成人期长期存在的、严重的关节病,文献报道在 JIA 发病后 3-5 年出现,常发生在腕骨、跗骨和上段颈椎的骨突关节。生长失调是不同于成人关节炎的 X 线表现特点,可显示骨骺过度生长和骨骺早闭引起肢体长度的改变,这些表现反映了不成熟软骨的独特结构,包

括生长潜能、富含透明软骨和骨骺血管化,生长失调更好发于起病年龄小的患者。局部充血可导致骨骺增大、成熟加快和骨化过度。膝关节周围的骨骺增大可导致髁间凹切迹增宽和髌骨下缘方形变,这是 JIA 的特征表现,但也可见于血友病关节病。JIA 早期加快生长导致受累下肢相对增长。在手部,腕骨过早骨化导致骨龄大于年龄。长期病患成熟加快导致生长骨骺板过早融合和骨骺的破坏,导致肢体短缩或关节排列错乱,关节排列错乱表现为半脱位、脱位或屈曲和伸展畸形,可出现在任何关节,好发于手和足部。与成人 RA 的手尺侧偏斜不同,JIA 的特征表现为手的桡侧偏斜(图 19-4-4、图 19-4-5)。

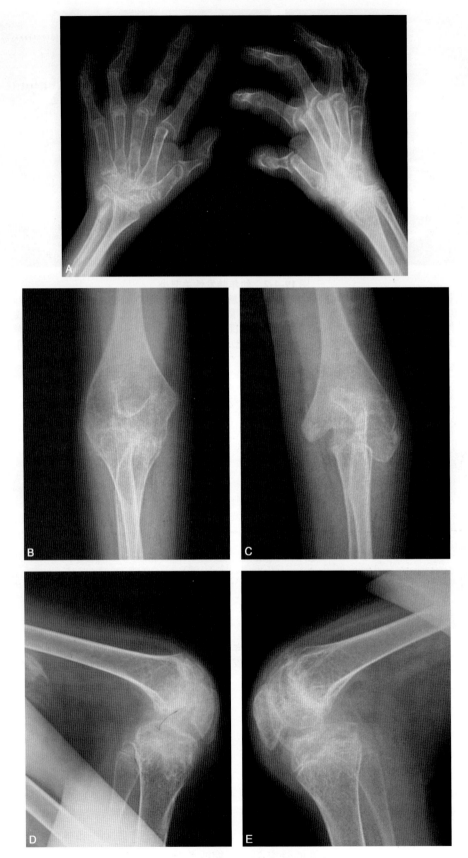

**图 19-4-4　全身型幼年特发性关节炎**

女,13 岁,全身型 JIA,慢性关节炎导致多关节结构破坏,关节排列错乱导致手小关节
及膝关节关节屈曲畸形,肘关节强直(包括骨性强直和纤维性强直),由于慢性充血,骨
骺生长过快,股骨下段球形增大,骨骺早闭

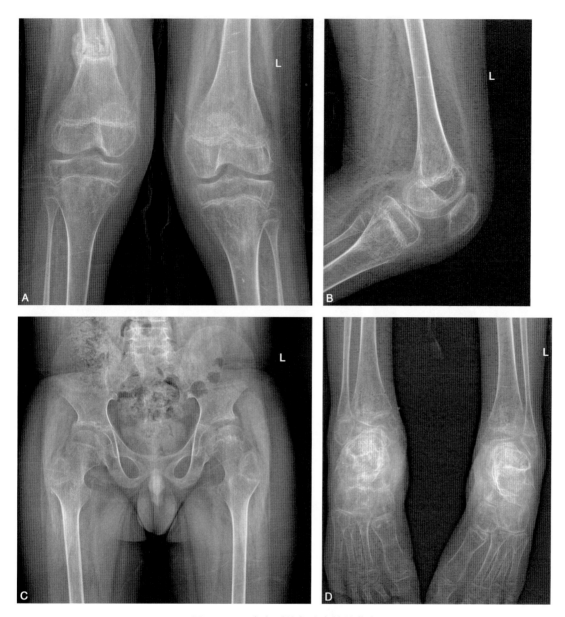

**图 19-4-5　全身型幼年特发性关节炎**
男,10 岁,全身型 JIA,慢性关节炎慢性充血,骨骺生长过快,股骨下段球形增大,
骨骺早闭;全身骨质疏松,右股骨下段陈旧性骨折

## (二) MRI

MRI 可以很好地显示 JIA 的滑膜炎、关节周围炎症和关节积液、骨髓水肿、骨质侵蚀和肌腱腱鞘炎症和积液等病变。虽然不同亚型的 JIA 的受累外周关节可能不同,但是受累的四肢关节,不管是大关节还是小关节,急性期还是慢性期,影像学表现相似。

1. 四肢关节　滑膜炎定义为滑膜的增厚和早期强化,对比剂增强 MRI 是检查滑膜炎最敏感的方法,增强检查能区分 MRI 平扫时信号相似的滑膜炎与关节积液,虽然滑膜炎是非特异的表现,但在炎症性关节炎代表活动性关节炎的表现,临床缓解患者出现滑膜炎仍然提示活动性炎症。滑膜炎的进一步

发展,滑膜增生形成血管翳,表现为 $T_2WI$ 高信号的关节液体衬托下的条索状、分叶状稍低信号影,小片段的增生滑膜出现纤维素样坏死,脱落如关节腔内,形成米粒样小体,米粒小体提示慢性滑膜炎,可出现在 JIA、慢性低毒感染(如结核性关节炎)或色素沉着绒毛结节性滑膜炎中(图 19-4-6、图 19-4-7)。

关节周围炎症(包括骨膜炎和附着点炎)和肌腱炎的 MRI 表现为 $T_2WI$ 信号增高(含水量增加)和增强扫描强化,与滑膜炎不同,$T_2WI$ 显示肌腱含水量增加的信号改变而不需要增强就可以诊断腱鞘炎。肌腱炎好发于踝关节周围和腕关节的伸肌腱,踝关节的肌腱炎发生率高, 表现出与踝关节积液相

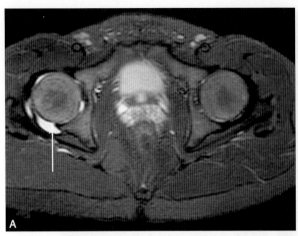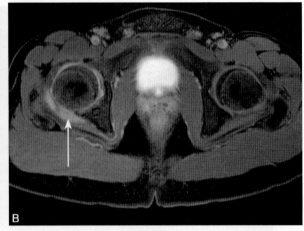

**图 19-4-6　幼年特发性关节炎**

男,12 岁,JIA-右髋关节 MR 显示右髋关节滑膜炎,表现为 $T_2WI$ 高信号,增强扫描强化

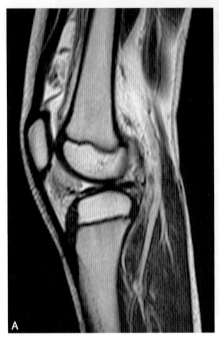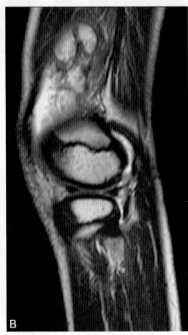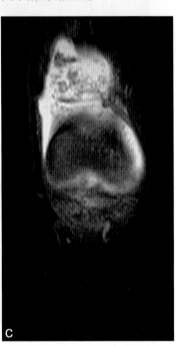

**图 19-4-7　幼年特发性关节炎**

男,7 岁,JIA-膝关节慢性滑膜炎,关节腔内滑膜脱落,形成"米粒"样小结节

似的临床体查表现。附着点炎(起止点炎)是指肌腱或韧带在骨附着处的炎症,好发于跟腱嵌入跟骨部位,MRI 表现软组织肿胀,$T_2WI$ 信号增高,附着点处肌腱和韧带增粗,邻近骨髓水肿和滑液囊增大,还可出现钙化,附着点骨赘、骨侵蚀或骨皮质不规则的骨骼改变(图 19-4-8)。

骨髓水肿表现为骨内边缘模糊的 $T_2WI$ 高信号,$T_1WI$ 低信号,从病理学角度骨髓水肿的称谓可能不够准确,其反映的是骨炎的改变,表现为骨内炎症细胞浸润而不是含水量增加。MRI 是唯一能显示骨髓水肿的影像学手段(图 19-4-9)。

骨侵蚀与骨髓水肿的 MRI 信号相似,但病变边缘清晰,MRI 和超声上表现为位于近关节区病变,至少两个层面可以显示而且至少有一个层面显示骨皮质中段破坏,增强扫描在骨缺损病变内出现强化,提示为活动性的富血管的血管翳对骨骼的侵蚀(见图 19-4-3)。

关节炎症可导致软骨的不规则性退变和破坏,在骨骼发育未成熟的儿童可出现生长软骨的长期炎症充血,出现"辐轮状"强化的 MRI 表现,导致骨骺过度生长。在儿童软骨厚,具有自我修复能力而且血供丰富,软骨侵蚀不常见,但是随年龄增加和持续性、进展性炎症,可出现软骨的变薄和侵蚀(图 19-4-2,图 19-4-10,图 19-4-11)。

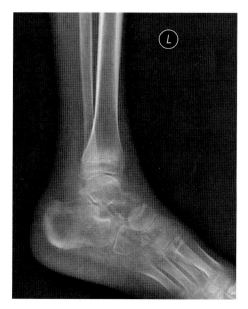

**图 19-4-8　附着点相关关节炎**
男,15 岁,ERA,跟腱和跖底筋膜附着点肿胀,
附着点骨质表面毛糙,出现骨质吸收破坏,同
时还显示踝关节囊肿胀,足跗骨骨质疏松

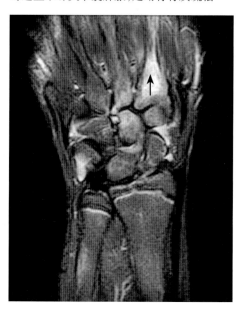

**图 19-4-9　多关节炎型幼年特发性关节炎**
多关节型 JIA,MRI-STIR 显示骨髓水肿,表现
为受累第 2 掌骨基底部内边缘模糊的 $T_2WI$
高信号影(↑)

2. 骶髂关节　ERA 型中约 30% 出现骶髂关节
炎,出现骶髂关节炎者对某些一线的治疗方案反应
较低,而且骶髂关节预示患儿可能出现永久的残疾,
如脊柱运动障碍等,而骶髂关节活动性炎症患儿在
晚期才出现炎性背痛表现,因此推荐骶髂关节 MRI
作为具有脊柱关节炎临床特点(如男性、起病年龄较
大、前葡萄膜炎、髋关节炎等)的 JIA 患儿的常规
检查。

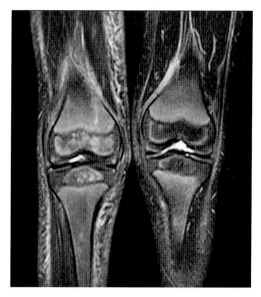

**图 19-4-10　幼年特发性关节炎**
女,3 岁,JIA-膝 MR,慢性关节炎可导致膝关节发
育未成熟的儿童可出现生长软骨的长期炎症充
血,MRI-$T_2WI$ 压脂显示右膝股骨下端和胫骨上
端骨骺充血,信号增高,长期病变可导致骨骺过
度生长

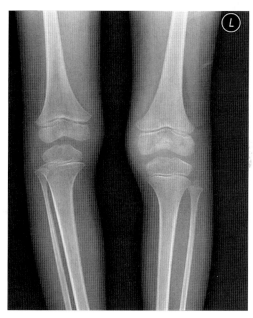

**图 19-4-11　幼年特发性关节炎**
男,5 岁,JIA,左膝关节慢性滑膜炎,软组织肿胀,
慢性炎症引起骨骺过度生长,双下肢不等长

骶髂关节结构复杂,骶髂关节 X 线片(AP 位、双
斜位、Ferguson 位)评价者间差异较大。MRI 对软组
织病变敏感,相比于 X 线片,能早于 X 线片 5～10 年
发现病变,而且能显示 X 线片和 CT 不能显示的骨髓
水肿病变,另外没有电离辐射是 MRI 的另一优点。

MRI 表现为骶髂关节水肿,$T_2WI$ 信号增高,关
节面下邻近区域骨髓水肿或骨炎(以压水 $T_2WI$ 序

列和 STIR 序列显示最好),关节面侵蚀破坏(T$_1$WI 序列显示最清晰)和滑膜炎(增强序列中显示强化的滑膜)。这些病变是位于关节面下或关节旁,至少在两个连续的层面图像上显示。MRI 增强扫描对显示滑膜炎、肌腱炎和附着点炎优于 MRI 平片。骶髂关节炎治疗后可出现脂肪沉积,需要与活动性炎症鉴别。髋关节炎在 ERA 中发生率高,骶髂关节 MRI 检查时最好同时检查髋关节(图 19-4-12)。

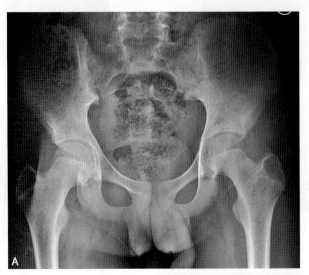

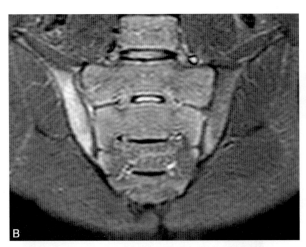
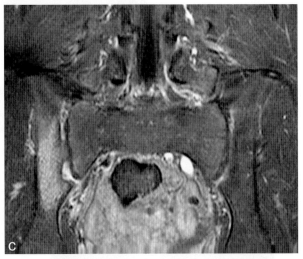

**图 19-4-12  幼年特发性关节炎**
男,15 岁,双骶髂关节炎,MRI 表现为骶髂关节骨髓水肿,表现为关节面下邻近区域骨髓含水量增加(STIR 序列显示),关节面侵蚀破坏和滑膜炎(T$_1$WI+C)。MRI 增强扫描对显示滑膜炎、肌腱炎和附着点炎优于 X 线片。骶髂关节炎常是对称性的,但 JIA 的骶髂关节炎可以是不对称性的,本例右侧骶髂关节炎较左侧严重

骶髂关节炎常是对称性的,但 JIA 的骶髂关节炎可以是不对称性的,晚期可出现骶髂关节强直,但发生率低。

3. 颈椎  文献报道多达 60% 的 JIA 患儿出现颈椎炎症的临床表现,JIA 累及颈椎多见于多关节型 JIA 或全身型 JIA,临床表现为颈部僵硬和活动受限,X 线片的表现为椎小关节强直,可累及颈椎多节段,最常累及 C$_2$ ~ C$_3$ 水平,椎体常发育不良。寰枢关节滑膜增生可引起齿状突骨侵蚀,寰枢关节炎症,韧带功能障碍可导致寰枢关节不稳。在较小的儿童

患者还可出现颅底凹陷症,齿状突突入颅底内(齿状突超过 McGregor 线 4.5 mm 以上)(图 19-4-13)。

4. 颞下颌关节  颞下颌关节受累在各型 JIA 中的发病率较高,可高达 17% ~ 87%,儿童 JIA 颞下颌关节受累是引起颞下颌关节生长紊乱的高危因素,引起口腔颌面部畸形和功能障碍。急性期受累颞下颌关节症状常较轻微,可能容易忽视或低估颞下颌关节病变。X 线片不能显示急性炎症改变,可显示慢性炎症所致的关节骨侵蚀表现。增强扫描的 MRI 检查可清晰显示颞下颌关节病变,可显示滑膜强化、

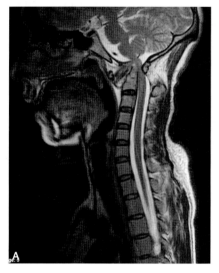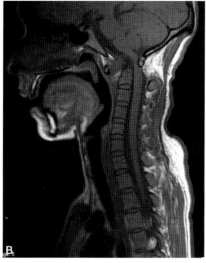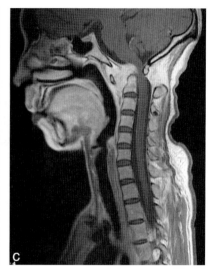

**图 19-4-13　颅底凹陷症**

MRI 可见颈椎 $C_2$ 齿状图向上凸向颅底,相应节段脊髓 $C_2$ 水平受压

关节积液和骨髓水肿等提示活动性炎症的表现,4岁以下患儿容易出现颞下颌关节受累,因此 MRI 能早期发现病变并有助于确定针对性治疗方案。

### (三)超声

超声检查的操作简便,对四肢关节表浅部位的检查效果较好。滑膜炎在超声上表现为关节内不可压缩的组织影像,一般回声略低于皮下脂肪回声并可出现多普勒血流信号。腱鞘炎的超声表现为肌腱腱鞘增厚,呈低回声或无回声,可出现多普勒血流信号。附着点炎超声表现为附着点低回声增厚,或表现为正常肌腱和韧带嵌入部正常纤维结构的消失。

(蔡兆熙　梁碧玲)

# 参　考　文　献

1. 中华医学会风湿病学分会. 类风湿关节炎诊断及治疗指南. 中华风湿病学杂志,2010,14(4):265-270

2. Narvaez JA, Narvaez J, De Lama E, et al. MR imaging of early rheumatoid arthritis. Radiographics,2010. 30(1):143-163

3. Ejbjerg B, McQueen F, Lassere M, et al. The EULAR-OMER-ACT rheumatoid arthritis MRI reference image atlas:the wrist joint. Ann Rheum Dis,2005,64(Suppl 1):i23-47

4. Conaghan P, Bird P, Ejbjerg B, et al. The EULAR-OMER-ACT rheumatoid arthritis MRI reference image atlas: the metacarpophalangeal joints. Ann Rheum Dis,2005,64(Suppl 1):i11-21

5. Aletaha D, Neogi T, Silman AJ, et al. 2010 Rheumatoid arthritis classification criteria:an American College of Rheumatology/European League Against Rheumatism collaborative

6. 葛均波,徐永健,梅长林等. 内科学. 第 8 版. 北京:人民卫生出版社,2013. 1-944

7. Resnick D. 骨与关节疾病诊断学. 第 2 版. 王学谦,等主译. 天津:天津科技翻译出版公司. 2009

8. 中华医学会风湿病学分会. 银屑病关节炎诊断及治疗指南. 中华风湿病学杂志,2010,14(9):631-633

9. 中华医学会风湿病学分会. 强直性脊柱炎诊断及治疗指南. 中华风湿病学杂志,2010,14(8):557-559

10. 沈彬,裴福兴,邱贵兴. 强直性脊柱炎的诊断与治疗骨科专家共识. 中华骨科杂志,2012,32(9):895-898

11. 黄烽. 强直性脊柱炎. 北京:人民卫生出版社,2011

12. 古洁诺. 脊柱关节炎和强直性脊柱. 北京:科学出版社,2013

13. 中华医学会风湿病学分会. 反应性关节炎诊断及治疗指南. 中华风湿病学杂志,2010,14(10):702-704

14. Navallas M, Ares J, Beltran B, et al. Sacroiliitis associated with axial spondyloarthropathy:new concepts and latest trends. Radiographics,2013,33(4):933-956

15. Rudwaleit M, van der Heijde D, Landewe R, et al. The development of Assessment of SpondyloArthritis international Society classification criteria for axial spondyloarthritis (part Ⅱ):validation and final selection. Ann Rheum Dis,2009,68(6):777-83

16. Zeidler H, Amor B. The Assessment in Spondyloarthritis International Society (ASAS) classification criteria for peripheral spondyloarthritis and for spondyloarthritis in general:the spondyloarthritis concept in progress. Ann Rheum Dis,2011,70(1):1-3

17. van den Berg R, de Hooge M, Rudwaleit M, et al. ASAS modification of the Berlin algorithm for diagnosing axial spondy-

loarthritis: results from the SPondyloArthritis Caught Early (SPACE)-cohort and from the Assessment of SpondyloArthritis international Society (ASAS)-cohort. Ann Rheum Dis,2013,72(10):1646-53

18. 全国儿童风湿病协作组,儿童风湿病诊断及治疗专家共识(一). 临床儿科杂志,2010,28(10):984-991

19. Sheybani EF,Khanna G,White AJ,et al. Imaging of juvenile idiopathic arthritis: a multimodality approach. Radiographics,2013,33(5):1253-1273

20. 屠志强,蔡宇波,曹兰芳. 2011 年美国风湿病学会关于幼年特发性关节炎的治疗建议. 实用儿科临床杂志,2011,26(21):1689-1692

21. 张娅,陈建宇,蒋新华,等. 强直性脊柱炎脊柱骨折的影像学表现. 中国医学影像技术,2010,26(8):1534-1537

22. 杨泽宏,陈建宇,蒋新华,等. 强直性脊柱炎骶髂关节 MRI 表现与炎症活动的相关性. 中国医学影像技术,2011,27(1):158-161

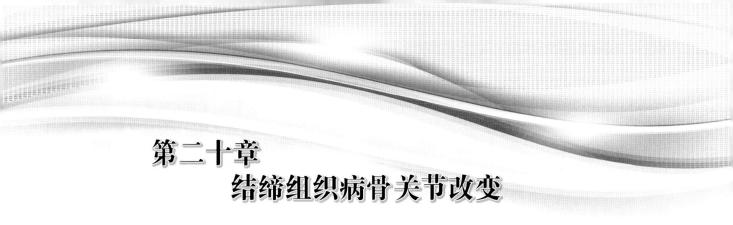

# 第二十章
# 结缔组织病骨关节改变

结缔组织病是 1969 年由大高裕一首先提出，一般是指结缔组织和血管有广泛炎症损害和纤维蛋白样物质沉积的一类疾病。其基本的病理改变是结缔组织黏液样水肿、炎性坏死、类纤维蛋白变性和成纤维细胞增生。该类疾病包括常见的系统性红斑性狼疮、皮肌炎、多发性肌炎、进行性系统性硬化症、结节性多动脉炎、混合性结缔组织病、风湿热和类风湿关节炎等。该类疾病有下列共同特点：临床上常为全身性疾病，侵犯多组器官；多数伴有皮肤损害；疾病间可互相转化和并存；多有自身免疫性血清学异常；X 线所见骨关节表现比较相似，好侵犯手、腕、足等周围小关节，中轴骨关节少累及。

## 第一节　系统性红斑狼疮

**（一）概述**

系统性红斑狼疮（SLE）多发生于青年女性，是累及全身多脏器的自身免疫性炎症性结缔组织病，其主要表现有面颊部蝶形红斑、胸膜炎、心包炎、肾小球肾炎和精神症状，而且肌肉、骨骼系统经常受累。

1. 流行病学　SLE 广泛分布于世界各地，其确切发病率尚不清楚，国内 1985 年对上海市纺织职工 3.2 万人的调查中，患病率为 70.41/10 万；1992 年有作者对广州邮电职工及某城镇 2.6 万人的调查中，患病率为 30.13/10 万。SLE 的年发病率随地区、种族、性别、年龄而有差异。女性显著多于男性，育龄男女之比约为 1:8~1:9，老年人与幼儿男女比约为 1:2~1:3。发病年龄以青壮年为多，20~40 岁发病者约占半数。

2. 病因和发病机制　本病病因及发病机制至今尚未阐明，大量研究显示遗传、内分泌、感染、免疫异常和一些环境因素与本病的发病有关。

（1）遗传因素：人类家系调查的结论认为本病是一种多基因遗传背景的疾病，对位于第 6 对染色体上的 HLA Ⅰ 类、Ⅱ 类和 Ⅲ 类基因以及非 HLA 基因如 T 细胞受体基因已进行了深入的研究。目前认为 HLA Ⅱ 类基因较 Ⅰ 类基因与 SLE 的相关性更为明显。至于 HLA 与 SLE 相关的分子基础，初步研究结果显示，一些 HLA-Ⅱ 基因位点所共有的特定序列（指基因所编码的氨基酸序列）与 SLE 患者中许多自身抗体的产生有关，即不同的 HLA 等位基因点中的"共有表位"决定某种自身抗体的产生，因此带有"共有表位"的不同等位基因可产生相同的自身抗体。SLE 的遗传相关基因可能影响免疫调节、蛋白降解、多肽的转运、免疫反应、补体、单核-吞噬细胞系统、免疫球蛋白、细胞凋亡和性激素等一方面或若干方面，这些不同的基因缺陷的共同作用，导致明显的特异性反应，产生各种病理过程和不同的临床表现。

（2）内分泌因素

1）雌激素及其代谢异常：SLE 在育龄期女性的患病率比同龄男性高 9~15 倍，而青春期前和绝经期后的女性患病率仅略高于男性，这与育龄期女性雌激素/雄激素比值显著增高有关。

2）激素受体（estrogen receptor，ER）：临床免疫研究证实在胸腺组织和非胸腺淋巴样组织、骨髓组织、各类免疫细胞及红细胞、内分泌系统和中枢神经系统以及具有免疫调节功能的下丘脑腹侧核上均具有丰富的 ER，部分红斑狼疮患者存在雌激素受体表达异常。

3）泌乳素（prolactin，PRL）：由 198 个氨基酸组成的 PRL 在很大程度上属于生殖类激素。基础免疫学研究显示胸腺、骨髓、脾、淋巴结及外周血单核细胞表达泌乳素及泌乳素受体。临床观察发现女性 SLE 患者妊娠期血清 PRL 基础水平增高，升高的水平与 ANA 滴度和临床疾病活动指标呈正相关。

（3）感染：近年来引起关注的逆转录病毒被认为是 SLE 的可能病因。已发现 SLE 小鼠和病人体内存在多种抗逆转病毒抗体。最近报告 SLE 患者抗 HIVP24gag（HIV，人类免疫缺陷病毒）蛋白抗体阳性率为 36%，且抗 Sm 抗体能够与 HIVP24gag 抗原起反应。亦有人认为 SLE 的发病与结核或链球菌感染有关。

（4）物理因素：

1）自身抗原调变：已有报道紫外线可使 DNA 形成抗原性强的胸腺嘧啶二聚体，刺激产生相应抗体或使 DNA 性态不稳定发生基因突变，导致 SLE 发病。

2）影响免疫调节细胞功能和免疫介质释放：已证实紫外线有影响巨噬细胞处理抗原的能力和影响 T 抑制细胞活化，在遗传素质的 SLE 患者中可引起 IL-1、TNF-α、前列腺素 E、蛋白质分解酶、氧自由基和组胺释放。

（5）药物：药物性狼疮是指因服用了某种药物后所致的狼疮，常见的药物包括芳香胺类、肼类、巯基化合物、苯类等，这些药物都是通过乙酰化途径进行代谢的。药物性狼疮患者多为慢乙酰化者，提示含有游离胺或肼结构的药物是发病诱因，具体机制不明。

（6）免疫异常：一个具有 SLE 遗传素质的人，在上述各种因素的作用下，使机体正常的自身免疫耐受力破坏，发生多种免疫异常，包括：

1）淋巴细胞功能亢进：B 细胞过度增殖、自发产生多克隆免疫球蛋白和多种自身抗菌物质。

2）T 细胞失平衡：包括循环性 T 淋巴细胞减少；抗淋巴细胞抗体存在；T 抑制细胞功能下降；辅助性 T 细胞活性增高；T 细胞对抗原有丝分裂原刺激的增生反应受损。

3）细胞因子表达异常。

4）淋巴细胞凋亡异常：有资料表明，从 SLE 患者外周血分离的淋巴细胞其凋亡细胞数增加，且凋亡细胞与正常细胞的比例与 SLE 活动性成正比。

**（二）病理改变**

SLE 的基本病理变化是结缔组织的黏液水肿，纤维蛋白样变性和坏死性血管炎。黏液样水肿见于疾病早期，发生在基质；纤维蛋白样变性是自身免疫球蛋白、补体和 DNA 等抗原以及纤维蛋白混合构成的嗜酸性无结构物质，沉积于结缔组织而成，像结缔组织变性；中、小血管壁的结缔组织发生纤维蛋白样变性，甚至坏死，血栓形成，出血和

局部缺血等病变，构成坏死性血管炎。在关节滑膜活检显示滑膜炎表现，炎症程度较类风湿关节炎为轻，血管翳以及骨和软骨的侵蚀极少见。关节炎时的滑膜病理改变为局灶性纤维素坏死，并有滑膜细胞增殖，血管周围常出现单核细胞浸润及纤维素坏死。

**（三）临床表现**

系统性红斑狼疮发病好发于青中年女性，临床表现多种多样，可出现皮疹（约 80% ～85%）、发热（约占 92% 以上）、肾损害（约 75%）、心血管损害（约 50% ～89%）以及呼吸系统、神经系统、消化系统、淋巴系统和眼损害的相应症状，骨关节是最常受累的系统之一（约占 95% 以上）。95% 的患者有关节痛，78% 的患者有关节炎。关节疼痛或肿胀可在多系统损害之前发生。关节病变多为对称性分布，全身关节均可受累，以近侧指间关节最多见，即侵犯手部小关节及膝、腕、肘等关节，其他关节较少受累。

免疫学检查：

1. 自身抗体　SLE 中约 80% ～95% 的病例抗核抗体 ANA 呈阳性反应，反复测定，累积阳性率接近 100%。抗体 ds-DNA 抗体和抗 Sm 抗体（又称 SLE 标记抗体）特异性较高。抗 Sm 抗体阳性率为 21% ～30%。抗 Ro/SSA 抗体在 SLE 中的阳性率为 30% ～40%，在 SCLE 中阳性率 63%。抗核糖体 RNP（rRNP）抗体在 SLE 中阳性率为 10%，抗磷脂抗体、梅毒血清学试验假阳性可出现在部分患者血清中。

2. 免疫球蛋白　活动期血 IgG、IgA 和 IgM 均增高，尤以 IgG 为著，非活动期病例增多不明显或不高。

3. 血清补体测定　75% ～90% SLE 患者血清补体减少，尤其在活动期，以 C3、C4 为著。

**（四）影像学表现**

本病 X 线主要表现如下：

1. 对称性多发性骨关节炎　以手足小关节多见，为对称性非特异性软组织肿胀、关节周围局限性骨质疏松。

2. 指间关节畸形性非侵蚀性周围关节炎　手部表现可显示其特征性，发生率约占 5% ～40%，但手部畸形表现不一致，最典型的表现是对称性侵犯多个指间关节，近节指间关节过伸，远节指间关节屈曲，形成"鹅颈"畸形和"纽扣状"畸形，即近节指间关节屈曲，远节指间关节过伸，掌指关节尺偏移位及第一掌腕关节半脱位畸形，但常不伴有明显的关节间隙狭窄和骨质侵蚀改变（图 20-1-1）。

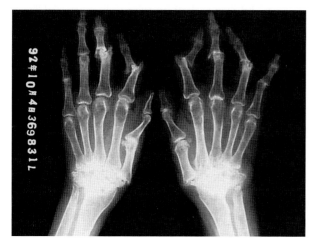

**图 20-1-1　SLE 手改变**
多个指间关节对称性侵犯,近节指间关节过伸,远节指间关节屈曲,形成"鹅颈"畸形,掌指关节尺偏移位,伴有腕关节间隙狭窄和骨质侵蚀

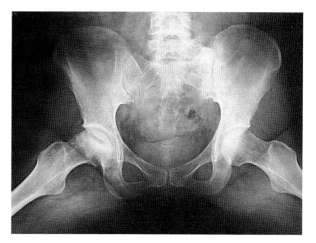

**图 20-1-2　SLE 伴右侧股骨头坏死**
右侧股骨头轻微塌陷,股骨头下可见囊变区,
周围有模糊的骨质硬化

3. 缺血性骨坏死　发生率约为 2.7% ~ 40%。好发于股骨头、肱骨头、股骨髁和胫骨平台,也可见于舟骨和掌骨,骶髂关节炎少见。其发病机制不清,可能与激素治疗或原发病病程有关。X 线显示骨性关节面硬化,骨结构塌陷变形,软骨下囊变以及继发性退行性骨关节炎改变(图 20-1-2)。

4. 软组织钙化　见于关节周围和血管,好发于下肢皮下软组织,其发生率为 7%,钙化可呈线形或结节状局灶或局限性斑片状,在邻近皮肤溃疡、炎症或坏死处出现弥漫性或局限性钙沉积亦不少见。邻近关节的钙化可表现为大小不同的单发或多发钙化灶,见于关节周围软组织,个别病例可发生于关节囊。但也有认为,关节周围钙化罕见。

5. 肢端硬化和末节指、趾骨末端吸收,肢端硬化多见于指骨末端,可与骨吸收同时存在,末节指骨末端骨吸收呈囊状和较规则的骨质吸收现象。

**(五)诊断**

本病病因不明,临床变化多端,诊断困难。现多采用美国风湿病协会(ARA)1997 年对 SLE 的修订标准,共 11 项如下:蝶形红斑;盘状狼疮;光敏感;口腔溃疡;非侵蚀性关节炎;蛋白尿(>0.5g/d)或尿细胞管形;癫痫发作或精神病;胸膜炎或心包炎;溶血性贫血或白细胞减少($<4\times10^9$/L)或淋巴细胞减少($<1.5\times10^9$/L)或血小板减少($<100\times10^9$/L);抗 ds-DNA 抗体或抗 Sm 抗体或抗磷脂抗体阳性;荧光抗核抗体阳性。

符合以上四项或四项以上才能确诊,该诊断标准的敏感性和特异性都可达 96%,如结合皮肤狼疮带试验或活组织检查,更可提高诊断率。

Byowters 认为持续两年以上的类风湿关节炎而无骨质破坏,SLE 的可能性更大。由于关节受累均处于疾病活动期,因而关节受累可作为 SLE 活动和复发的诊断要点之一。

# 第二节　进行性系统性硬化症

**(一)概述**

进行性系统性硬化症(progressive systemic sclerosis,PSS)又称系统性硬皮病(systemic scleroderma),是一种以小动脉或微血管功能异常及广泛结缔组织硬化为特点的自身免疫性疾病,由于小血管痉挛或阻塞常表现有 Raynaud 现象。本病分为两种类型:肢端型和弥漫型,其中肢端型包括 CREST 综合征亚型。此外,若结缔组织硬化仅累及局部皮肤称为局限性硬皮病。本病分布遍及全世界,美国于 1971 年调查发病率为 2.7/100 万,女性是男性的 3 ~ 4 倍。本病任何年龄均可发病,以 20 ~ 50 岁居多,儿童相对少见。

病因和发病机制:

1. 遗传因素　根据部分患者有明显家族史,在重症患者中 HLA-B8 高发生率及患者一级亲属中有染色体异常,显示本病发生可能与遗传有关,其遗传的特征可能在 X 染色体的显性等位基因上。

2. 感染因素　不少患者发病前常有急性感染,

包括咽喉炎、扁桃体炎、肺炎、猩红热、麻疹、鼻窦炎等。

3. 免疫异常 系统性硬化症常有广泛的免疫异常。主要表现为：外周血淋巴细胞中 T 辅助细胞（CD4⁺）增加，T 抑制细胞（CD8⁺）减少；B 淋巴细胞增加，体液免疫增强，90% 的患者血清中有颗粒型或核仁型抗核抗体；本病常与系统性红斑狼疮、干燥综合征、多发性肌炎及类风湿关节炎等结缔组织病并存。

4. 结缔组织代谢异常 系统性硬化症的皮肤和脏器纤维化是由于过多细胞外基质如葡聚多糖和纤维连接蛋白沉积的结果。

5. 血管异常 患者多有 Raynaud 现象，不仅限于肢端，也发生于内脏血管。

**（二）病理改变**

系统性硬化症的皮肤病变可分为三期：肿胀期，硬化期及萎缩期。早期损害，胶原纤维束肿胀和均一化，胶原纤维间和血管周围有以淋巴细胞为主的浸润；晚期损害，真皮明显增厚，胶原纤维束肥厚、硬化，血管壁增厚，管腔变窄，甚至闭塞。皮肤腺萎缩，汗腺减少。内脏损害主要为间质及血管胶原纤维增生及硬化。

**（三）临床表现**

1. Raynaud 现象 多为系统性硬化症患者的首发症状，见于 90% 以上的本病患者。典型的发作为指（趾）末端发作性苍白、青紫和潮红三相反应，多由寒冷或情绪激动诱发，伴有局部麻木、疼痛，一般遇暖后缓解，时间长短不一，多为几分钟至十几分钟。Raynaud 现象经常发作可出现局部营养性改变，如指（趾）尖皮肤点状坏死、萎陷及瘢痕。严重者可出现指、趾末端发凉、青紫、指腹变平、坏疽，末节指骨吸收、溶解、变短或截指。

2. 皮肤病变 按病变发展依次经历肿胀期、硬化期和萎缩期。早期皮肤肿胀、有紧绷感，其后皮肤硬化，坚实发紧，不易捏起，继而发展至皮肤、皮下组织萎缩，皮肤直接黏附于骨面。

3. 关节损害 70%～97% 的系统性硬化症在病程中出现关节症状，约 30%～65% 的患者是以关节损害作为本病的始发症状。最常见的表现是关节疼痛、肿胀、积液和晨僵。关节疼痛为对称性，以指、腕和膝关节常见，也可累及其他关节。

4. 内脏损害 内脏器官纤维化引起功能减退。消化系统受累可表现为吞咽困难、反流性食管炎、吸收不良；肺部受累表现为呼吸困难、肺功能试验异

常、肺炎、肺动脉高压等；心脏受累表现为心包炎、心律失常、心功能不全等；肾脏受累可出现蛋白尿、血尿、肾功能不全等。

5. CREST 综合征 包括皮肤钙化（calcinosis）、雷诺现象（Raynaud phenomenon）、食管功能异常（esophageal dysmotility）、肢端硬化（sclerodactyly）和毛细血管扩张（telangiectasia）。

6. 实验室检查 系统性硬化患者血清中可检出多种自身抗体，抗 Scl-70 抗体是弥漫性型系统性硬化症的标志性抗体，阳性率为 60%；抗着丝点抗体为 CREST 综合征的标志性抗体；血清 ANA 阳性率达 90% 以上。

**（四）影像学表现**

1. 手部 主要为骨质疏松、指端骨质吸收变短（图 20-2-1）、指端软组织萎缩变细及指端或关节周围软组织钙化。如原发病变在软组织内，以指尖的软组织萎缩和骨、软组织坏死为特征。

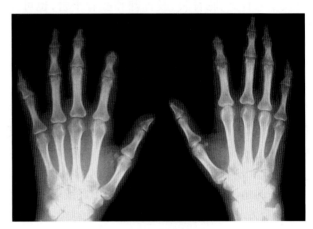

**图 20-2-1 硬皮病**
双手指端骨质吸收变短，指端软组织萎缩变细

2. 肩肘关节可发生关节软骨坏死，下桡尺关节、跖趾关节和膝、髋大关节亦可发生骨与软骨侵蚀性破坏。

3. 皮肤纤维变硬，特别是手指远端，可见骨质吸收。严重者发展至中节或近节指骨。

4. 组织钙化，尤其是在远指和关节周围，也可见关节内钙化。侵蚀性关节病改变合并钙化可提示硬皮病的存在。另外，由于纤维化而导致关节挛缩。

5. 关节间隙狭窄、侵蚀和半脱位均可出现，并可见骨质吸收所致远侧指间关节的"铅笔套"样畸形以及近侧指间关节骨吸收和关节间隙狭窄。腕骨间和桡腕关节常变狭窄、侵蚀及拥挤，类似类风湿关节炎改变。

6. 骨质吸收，足骨、肋骨、锁骨远端和下颌骨常

见骨质吸收。

**（五）诊断**

2013 年美国风湿病学会（ACR）/欧洲硬皮病实

验研究组（EULAR）发布系统性硬化症（SSc）分类标准,见表 20-2-1。

本病需与成人硬肿病,混合结缔组织病鉴别。

**表 20-2-1　ACR/EULAR 系统性硬化症分类标准**

| 主要条目 | 亚条目 | 权重/评分 |
| --- | --- | --- |
| 双手指皮肤增厚并延伸至掌指关节（足以诊断） | — | 9 |
| 手指皮肤增厚（仅计最高评分） | 手指肿胀 | 2 |
| | 指端硬化（远节 PIP 延伸至 MCP 及近节 PIP） | 4 |
| 指端损害（仅计最高评分） | 指尖溃疡 | 2 |
| | 指尖凹陷性瘢痕 | 3 |
| 毛细血管扩张 | | 2 |
| 甲襞毛细血管异常 | — | 2 |
| 肺动脉高压和（或）间质性肺病（最高 2 分） | 肺动脉高压 | 2 |
| | 间质性肺病 | 2 |
| 雷诺现象 | | 3 |
| SSc 相关抗体（最高 3 分） | 抗着丝点抗体 | 3 |
| | 抗拓扑异构酶 I 抗体（抗 Scl-70） | |
| | 抗 RNA 聚合酶Ⅲ抗体 | |

注:总得分为各项最高评分的总和。总得分>9 分即可归类为系统性硬化症患者

# 第三节　皮肌炎与多发性肌炎

**（一）概述**

皮肌炎（dermatomyositis, DM）和多发性肌炎（polymyositis, PM）是一组病因不明的炎症性肌病综合征。临床上最常累及四肢近端肌群、颈部和咽喉部肌群,表现为对称性进行性肌无力,自发疼痛和压痛,皮肌炎可有特征性皮损;病理上则以横纹肌纤维变性和间质炎性改变为特征。作为系统性疾病,DM/PM 还常累及多种脏器,伴发肿瘤和其他结缔组织疾病。

1. 流行病学　DM/PM 的发病率目前尚未清楚,由于诊断标准及诊断手段不统一,各家报道差异较大。估计发病率为 0.05/10 万 ~0.84/10 万,随着对本病的认识和诊断水平的提高,本病的发病率呈上升趋势。本病见于任何年龄,但有两个高峰期。一个在 10~15 岁,另一个高峰期是在 45~60 岁,大于 60 岁的仅占 9%,50 岁以上发病的多发性肌炎和皮肌炎患者较常合并恶性肿瘤或表现为包涵体肌炎。另外有研究表明,伴发恶性肿瘤者平均年龄约为 60 岁,而合并其他结缔组织病的患者平均年龄在

35 岁左右。女性发病率是男性的两倍。种族不同也影响多发性肌炎和皮肌炎的发病,据报道日本人发病率最低,而黑人发病率最高。

2. 病因及发病机制

（1）遗传因素:通过对人类白细胞抗原（HLA）的研究发现,HLA-DR3 阳性个体发生多发性肌炎和幼年皮肌炎的频率增加。几乎全部抗 Jo-1 抗体阳性的患者均存在 HLA-DR50 抗原,并且 HLA-B8、HLA-DR3 和 HLA-DR6 的频率也较高。成人多发性肌炎伴血管炎患者多存在 HLA-B14。

（2）感染因素:研究发现许多感染如病毒感染、细菌感染、真菌和原虫感染与本病有关,儿童皮肌炎的发病与病毒感染的关系密切,多发性肌炎患者常检出抗鼠弓形虫 IgM 抗体。

（3）免疫因素:DM 和 PM 患者往往有血清免疫球蛋白的增高,血清中可检测出多种自身抗体,抗Jo-1 抗体的阳性率最高,抗甲状腺抗体、抗核抗体、类风湿因子等也可为阳性,在合并其他结缔组织病的患者体内自身抗体的检出率更高。这些现象反映

本病患者体液免疫的异常。然而多种研究认为细胞免疫在本病中发挥主导作用,其依据在于多发性肌炎和皮肌炎活检肌肉组织中可见炎症细胞浸润,多为淋巴细胞和巨核细胞。其中 T 淋巴细胞可通过产生一种毒素破坏肌细胞,也可直接破坏肌细胞。同时由于 T 辅助细胞功能不足和 T 抑制细胞功能过高,或 B 细胞本身功能不全,造成患者免疫球蛋白降低和补体水平下降。机体免疫监督功能缺陷,加剧肌肉组织的破坏过程。

(4)肿瘤因素:本病还常伴发恶性肿瘤,有人提出可能是由肿瘤抗原引起的免疫改变,而导致 DM 和 PM 的发生。

**(二)病理**

本病肌肉的基本病理改变是肌纤维变性、坏死和炎细胞浸润,肌细胞再生及后期纤维化和肌萎缩等。其中炎细胞浸润为本病的特征性改变,表现为肌纤维间质和血管周围淋巴细胞、巨噬细胞浸润,血管壁水肿、坏死、内膜增厚、管腔狭窄及闭塞。横纹肌纤维局灶性或广泛性透明变性或空泡变性,肌纤维部分或整条坏死。

**(三)临床表现**

临床上绝大多数的患者表现肌无力,可累及全身任何部位的肌肉,以四肢近端骨骼肌和颈部肌肉受累较多。本病皮肤损害多种多样,通常在面部特别是上眼睑发生紫红色斑,逐渐弥漫地向前额、颞部、耳前、颈和上胸部 V 字区等扩展,头皮耳后部亦可累及,以眼睑为中心出现眶周不同程度水肿性紫色红斑片,具有一定特征性。四肢肘膝尤其是掌指关节和指间关节伸面出现紫红色丘疹、斑疹,以后变萎缩,有毛细血管扩张、色素减退和上覆细小鳞屑,偶见溃破,有毛细血管扩张和瘀点,亦具有特征性,在甲根皱襞可见僵直毛细血管扩张和瘀点,有助于诊断。

实验室检查:绝大部分患者急性期有一系列血清激酶包括肌酸激酶(CK)、醛缩酶(ALD)、乳酸脱氢酶(LDH)、门冬氨酸氨基转移酶(AST)以及丙氨酸氨基转移酶(ALT)的升高,其中 CK 和 ALD 特异性较高;取疼痛和压痛明显的受累肌肉进行肌电图检查,可表现为肌源性而非神经源性损害;此外,患者血清肌红蛋白可升高,尿肌酸排除增多,部分患者可出现抗 Jo-1 抗体、抗核抗体、抗甲状腺抗体、类风湿因子等阳性,血清免疫球蛋白升高,贫血、红细胞沉降率升高、白细胞增多等。

**(四)影像学表现**

1. 软组织钙化 DM 和 PM 最具特征性的是软组织钙化,在炎性病程愈合期的四肢、腋窝、腹股沟和腹壁的皮下和肌肉间的钙化,分布范围可相当广泛,但无内脏钙化。其钙化类型多样,可为深在的片块状、浅在块状、深在线状及皮下网状、囊状钙化。但一般较硬皮病的钙化为细,多呈条状或线状及结节状的钙化影。另外,早期可表现为皮下和肌肉水肿,肌肉体积加大,密度增高,肌肉间隔增厚,皮肤肌肉界限模糊不清,以胸壁、大腿及腓肠肌为明显。

2. 骨关节改变 皮肌炎少见累及骨和关节,但关节周围软组织可出现肿胀和钙化,以掌指和指间关节为明显,由于软组织纤维化而导致关节挛缩和畸形。骨质改变表现为骨质侵蚀,可见于下桡尺、掌指、近节指间、远节指间关节和尺骨茎突处,局部屈曲畸形。更具特征性的是拇指指间关节的桡侧半脱位或脱位,即所谓"拇指松滑征"。另有人认为骨质改变有指端骨溶解和骨质疏松。

**(五)诊断与鉴别诊断**

DM 和 PM 的诊断依据有:①典型皮损;②对称性四肢近端肌群和颈部肌无力;③血清肌酶升高;④肌电图为肌源性损害;⑤肌肉活检符合肌炎的病理改变。确诊 DM 需第 1 项加上其他 3~4 项,确诊 PM 需除第 1 项外的其他 4 项。

本病应注意与硬皮病、系统性红斑狼疮、重症肌无力、甲状旁腺功能亢进、维生素 D 中毒等病变引起的软组织钙化鉴别。

# 第四节 结节性多动脉炎

**(一)概述**

结节性多动脉炎(polyarteritis nodosa)是一种累及中、小动脉全层的节段性坏死性血管炎,随受累动脉的部位不同,可仅局限于皮肤(皮肤型),也可波及多个器官或系统(系统型),以肾脏、心脏、消化及神经系统受累最常见。

**(二)病因和发病机制**

本病的病因尚未明确。目前一般认为感染如乙型肝炎病毒、巨细胞病毒、人类免疫缺陷病毒(HIV)以及链球菌感染与本病关系密切,其他因素如药物、肿瘤等可能与本病有关。该病的发生机制可能是免疫复合物沉积引起的 III 型变态反应,也可能与血管内皮细胞损伤大量炎症因子释放有关。

### (三) 病理

结节性多动脉炎属于中、小血管性血管炎,可累及全身所有的中、小肌性动脉,其特征是血管壁的炎症和坏死,血管病变呈节段性,引起的小动脉瘤和血管阻塞,机化后可使受损血管呈节段性纤维化。部分患者血管壁有免疫复合物的沉积。炎症早期时,可见到大量中性粒细胞和嗜酸性粒细胞的浸润。但后期则以单核细胞为主。

### (四) 临床表现

本病男女均可发病,以男性多见,根据其发病部位可分为皮肤型和系统型。

皮肤型:为局限于皮肤及皮下组织,好发于足、踝关节附近及小腿,并向心性地发展至大腿、臀部、上肢、躯干、面、头皮和耳垂亦可累及,常以结节为特征,一般为 0.5~1.0cm 大小,坚实,单个或多个,多个结节多发生在网状青斑的基础上。表面呈玫瑰红、鲜红或近正常皮肤颜色,结节常有自发性疼痛和压痛,可沿血管呈线状分布。由于局部血管受损,组织缺血,可产生瘀斑、坏死或溃疡。

系统型:为急性或隐匿起病,绝大部分患者有皮肤损害,其皮肤表现与皮肤型无明显差别,但皮疹发生更急,易出现出血、大疱、急性梗死及溃疡。常有不规则发热、乏力、关节痛、肌痛、体重减轻以及其他器官系统的中、小动脉受累所表现的相应症状。

关节痛或关节炎见于 70% 的患者,多侵犯下肢大关节,不对称,不引起关节畸形。

实验室检查无特异性。

### (五) 影像学表现

一般无特殊可见,少数病例可出现手足管状骨的骨膜增生。

### (六) 诊断

主要根据特征性的皮肤损害,多系统受累,多项实验室检查异常以及皮肤、肌肉、肾等组织病理检查示中、小动脉炎症性、坏死性、阻塞性全层性血管炎等予以诊断,并区分皮肤型或系统型。

# 第五节 混合结缔组织病

### (一) 概述

混合性结缔组织病(mixed connective tissue disease,MCTD)是 Sharp 于 1972 年提出的一种新的结缔组织病。该病的特征为临床上有类似系统性红斑狼疮(SLE)、系统性硬皮症、多发性肌炎和类风湿关节炎的混合表现,并伴有血清学上高滴度的抗 RNP 抗体。

### (二) 病因及发病机制

本病与 SLE、硬皮病等一样,是一种系统性自身免疫病。免疫遗传研究显示本病与 HLA-DR4、DR5 抗原密切相关,表明 MCTD 有一不同于 SLE 的特定的免疫遗传学背景。

免疫学检查发现患者有 B 淋巴细胞功能亢进和 T 抑制性淋巴功能减低。高滴度的抗 RNP 抗体是 MCTD 的特征性免疫学改变。

有多项调查显示隆乳硅移植增加 MCTD 发病风险,此外,也有学者认为该病的发生与病毒感染有关。

### (三) 病理

本病最突出的皮肤组织病理学表现是广泛的增殖性血管性病变,血管的炎症性浸润不明显。这类病变可发生在大动脉如肾动脉和主动脉,亦可发生于小动脉如指、趾动脉及桡、尺动脉。本病的肺动脉高压与血管腔显著狭窄相关,而不是由于肺间质的纤维化所致。Sharp 认为无纤维素样改变,倾向于累及大血管以及极少纤维化,这三点是本病与硬皮病在组织学的基本区别点。

### (四) 临床表现

本病以女性发病较多,约占 80%,好发于 30~60 岁年龄,以 30 岁左右多见,但儿童和老年亦可罹患。症状不一,常兼有硬皮病、SLE、皮肌炎和多发性肌炎的特征。Raynaud 现象是 MCTD 最常见的皮肤表现,且常在早期即已出现;手部弥漫性肿胀伴指端变细成腊肠样改变;SLE 样的蝶形红斑、硬皮病样和皮肤异色症样皮肤损害、皮肤钙沉积等。患者可出现多发性关节痛和关节炎、肌肉痛和肌无力、食管蠕动异常以及胸膜炎、间质性肺炎、肺弥散功能障碍等系统症状。

实验室检查:典型的血清学特征为:高滴度的斑点型 ANA;高效价的抗 nRNP 抗体;抗 Sm 抗体阴性;抗 dsDNA 抗体罕见阳性;补体水平正常或偏高。

### (五) 影像学表现

影像学表现复杂多样,但不具特征性,具体表现如下:

1. 软组织 关节软组织肿胀,肌肉萎缩。
2. 关节间隙变窄 关节周围钙化、半脱位、边缘侵蚀、鹅颈样畸形、指端骨质吸收或硬化等改变(图 20-5-1)。

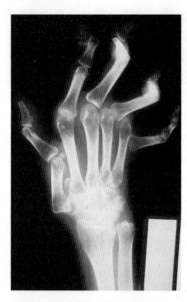

**图 20-5-1 混合型结缔组织病**
多个指间关节及掌指关节脱位，
呈天鹅颈样变形

3. 关节周围或弥漫性骨质疏松 受累关节分布类型可类似类风湿关节炎，但远指间关节可受累，周围关节病可不对称。侵蚀改变可以是类风湿关节炎和银屑病关节炎发病部位的混合表现。可出现类似系统性红斑狼疮和类风湿关节炎的指骨尺偏和半脱位改变。

4. 心包及胸腔积液、肺间质性改变、蜂窝肺、风湿性肺炎等改变。

5. 消化系统可有胃肠蠕动减低、扩张或呈憩室样改变。

**（六）诊断与鉴别诊断**

目前国际上对 MCTD 尚无统一的诊断标准。但多数学者认为 Sharp 标准的特异性较高。

Sharp 诊断标准：①重度肌炎；②肺部损害：肺部一氧化碳弥散功能（DLCO）<70% 或肺动脉高压或肺组织活检示肺血管增殖性损害；③Raynaud 现象或食管蠕动功能异常；④手肿胀或指端硬化；⑤抗 ENA 抗体滴度≥1∶10 000，且抗 $U_1$RNP 抗体阳性，抗 Sm 抗体阴性。确诊需符合上述 4 项或以上标准且抗 Sm 抗体阴性。X 线诊断结合手部软组织、关节间隙、手指畸形、手指远端骨质吸收等综合考虑。

本病需与硬皮病、SLE、皮肌炎和多发性肌炎、重叠综合征等相似表现的疾病鉴别。

（邓星河　谭国珍）

# 第六节　结　节　病

**（一）概述与临床资料**

结节病（sarcoidosis）可侵及多个系统，但骨骼受侵比较少见。以 20 ~ 40 岁较多见，女性发病较高。结节病性关节炎以累及大关节为主，有时小关节也可受影响，表现为单发性或多发性关节炎，症状与风湿或类风湿关节炎类似。

临床上除其他系统受犯的症状之外，可有病指（趾）疼痛和梭形肿胀或结节状隆起。结节病的最常见骨关节炎表现为急性多关节炎，可发生于结节病早期，受影响的关节表现为疼痛、红肿。膝关节和踝关节最常受累，其次为肘、腕、肩关节。一般而言，关节 X 线片正常，但常伴有双肺门淋巴结肿大、发热和结节红斑。临床上将急性结节病关节炎、结节红斑与双肺门淋巴结肿大称为 Lofgren 综合征。

**（二）X 线表现**

X 线片上大多表现为数毫米至 1cm 左右的圆形或卵圆形囊状透光区，常位于骨端近关节面的松质部。透光区的边界可清楚或模糊，邻近骨质多无增生性反应。病灶一般不侵犯关节，偶尔侵及骨皮质，可造成局部缺损并不引起骨膜增生。此外，也可表现为局部骨小梁增粗，呈不规则的疏松网状排列；有时骨皮质同样受累则皮质和胸部 X 线表现等其他资料才能作出诊断。

结节病所致的急性关节炎常能自愈，预后良好，通常无须激素治疗，可试用非激素类抗炎药物。慢性进行性结节病可并发慢性关节炎，常有持续或反复的关节疼痛与变形、肺纤维化、皮肤狼疮样病变。

（吴卓　陈建宇　梁碧玲）

# 第七节　多中心网状组织细胞增生症

**（一）概述与临床资料**

网状组织细胞增生症是一种较少见疾病，临床上包括不累及系统的单发或多发的皮肤网状组织细胞肉芽肿（reticulohistiocytoma，RH）和同时累及皮肤关节的多中心网状组织细胞增生症（multicentric reticulohisiocytosis，MR）。本病主要发生于成人，偶见于儿童,其平均发病年龄为 43 岁。女性多见,占 60% ~75%。50% 的病例有多关节炎,其特点为弥漫性、对称性、进行性和破坏性。与类风湿关节炎相似,本病常侵犯手指的末节指间关节,约 1/4 患者可发生致残性关节病变。

多中心网状组织细胞增生症的特征性表现为无症状的红褐色丘疹、结节,有时伴有肌肉及关节症状,临床上常误诊为皮肌炎。可具有严重的骨骼和关节破坏,大约三分之二患者首先出现多关节炎,在数月或数年(平均 3 年)后出现多发皮肤结节。多关节炎为对称性,类似于类风湿关节炎,可侵犯所有外周关节包括远端指(趾)关节,也可影响脊柱及颞下颌关节。晨僵可以是早期症状,受累关节可出现红肿疼痛,关节腔积液。显著的远端指(趾)关节破坏是本病的显著特征之一。40% ~50% 的患者关节炎经过 7 ~

8 年的发展出现残毁性关节炎。晚期手指呈望远镜样手指。本病的关节破坏程度似乎与发病年龄成反比。

**(二) X 线表现**

X 线是侵蚀性变化,可从滑膜到关节面,造成关节间隙增宽,软骨消失,软骨下骨吸收,特别是指关节骨质疏松,部分指骨可有囊样骨缺损。类风湿因子一般阴性。显示快速进展的对称性关节破坏具有软骨缺损,软骨下骨质吸收与轻度症状相比明显不对称的改变。该病特征如下:①从关节缘向内扩展的境界清晰的侵蚀;②关节间隙增宽,以后变窄;③指(趾)关节间、掌指和跖趾关节明显改变;④早期齿突侵蚀导致半脱位,严重的寰椎关节损害;⑤锁骨远端侵蚀;⑥骨膜反应轻微或缺乏;⑦与侵蚀性改变的严重程度相比,骨质疏松不明显;⑧明显的无钙化的软组织结节(图 20-7-1)。

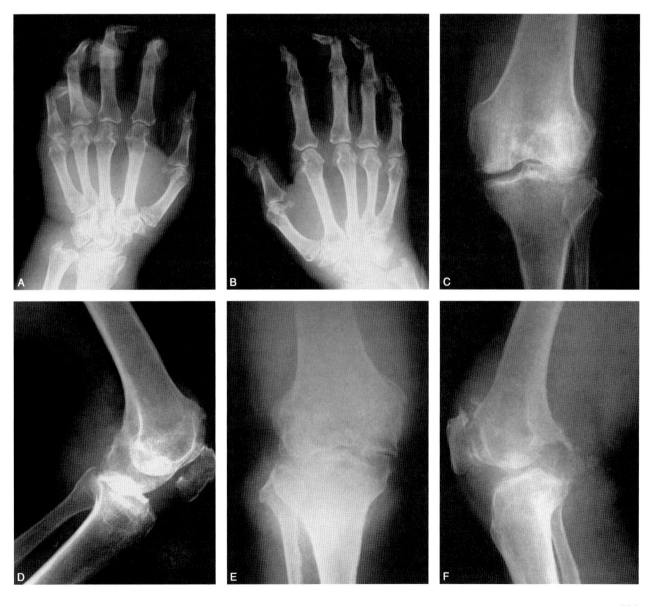

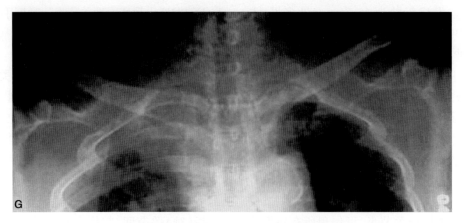

**图 20-7-1　多中心网状组织细胞增生症**

A、B. 双手末节指间关节破坏,关节间隙狭窄,出现脱位和半脱位,指间关节可出现边缘性骨质侵蚀;C ~ F. 双膝关节边缘性骨质破坏,同时出现髌韧带骨化和关节间隙狭窄,关节周围软组织肿胀,右膝关节外侧可见无钙化的软组织结节;G. 双侧锁骨远端骨质侵蚀和破坏

（三）鉴别诊断

1. 骨关节炎　侵蚀开始时呈中央性。

2. 类风湿关节炎　显著的软骨缺损,早期骨质减少。

3. 血清阴性脊柱关节病　伴有边缘不轻的骨膜炎。

（吴卓　陈建宇　梁碧玲）

# 参 考 文 献

1. Kohli M, Bennett RM. Sacroiliitis in systemic Lupus erythematosus. J Rheumatol, 1994, 21: 170-171

2. Weissman BN, Rappaport AS, Sossman JL, et al. Radiographic findings in the hands in patients with systemic lupus erythematosus. Radiology, 1978, 126: 313-317

3. 黄少弼,肖征宇,曾庆馀. 系统性红斑狼疮骨关节肌肉表现. 中华骨科杂志,1996,16(11):742-746

4. 陈志刚. 关节病影像诊断学. 西安:陕西科学技术出版社,1999:130-131

5. 王云钊,兰宝森. 骨关节影像学. 北京:科学出版社,2002

6. 陈灏珠. 实用内科学:下册. 北京:人民卫生出版社,2001

7. ass LW, Blocka Kln, Clements PJ, et al. Skeletal findings in progressive systemic sclerosis (scleroderma). AJR, 1981, 136: 1121-1126

8. Resnick D, et al. Intra-articular calcification in scleroerma. Radiology, 1977, 124: 685-688

9. Kemp Harper RA, Jackson DC. Progressive systemic sclerosis. Br J Radiol, 1965, 38: 825

10. 施桂英. 关节炎概要. 北京:中国医药科技出版社,2000

11. Ozonoff MB, Flynn FJ. Roentgenologic features of dermatomyositis of childhood. AJR, 1973, 118: 206-212

12. Blane CE, White SJ, Braunstein EM, et al. Patterns of calcification in childhood dermatomyositis. AJR, 1984, 142: 397-400

13. 陈顺乐,沈乐,杨虎天,等. 混合性结缔组织病是否为一独立性疾病. 中华内科杂志,1996,35(10):694-697

14. van den Hoogen F, Khanna D, Fransen J, et al. 2013 classification criteria for systemic sclerosis: an American College of Rheumatology/European League against Rheumatism collaborative initiative. Arthritis Rheum, 2013, 65 (11): 2737-2747.

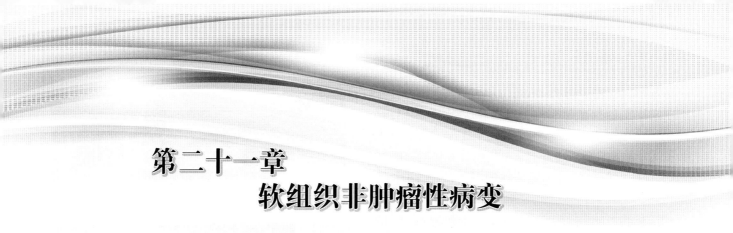

# 第二十一章
# 软组织非肿瘤性病变

躯体的软组织来源于中胚层,其组织结构多种多样,如肌肉、筋膜、肌腱、腱鞘、滑囊、滑膜以及神经、血管等,病变亦远较来源于内、外胚层组织结构复杂。

软组织结构之间密度差异较小,普通 X 线检查有一定的限度,仅对其中某些密度差异明显,或软组织内病变已引起骨的损害以及骨病变向骨外蔓延而致软组织改变者能显示,进行诊断。多数而言,软组织病变与周围组织的密度无显著差异,此时对于位于躯体浅表位置的宜选择超声检查,对于位于深层的病变则宜选用其他检查方法如 CT 或 MRI。由于 CT 的密度分辨率高,所以软组织、骨与关节都能显得较清楚,尤其是对于软组织病变引起邻近骨的改变或软组织内异物。肌肉骨骼系统最适于做 MRI 检查,因为它独特的成像原理,软组织分辨率高,MRI 具有多向平面成像的功能,应用表面线圈可获得各关节部位的清晰图像,使神经、肌腱、韧带、血管、软骨等其他影像检查所不能分辨的细微结构清楚显示。在软组织病变的诊断方面,磁共振成像明显优于 CT。但 MRI 对于软组织病变存在组织学定性诊断难的问题,对于血肿、钙化、血管瘤、脂肪性肿瘤能够作出组织学诊断,而对于多数软组织肿瘤难以做到组织学诊断,但能清晰显示病变的范围及其邻近的解剖关系,对于病变的良恶性的判断有一定帮助。血管造影检查可了解病变的供血情况,对软组织肿瘤的良、恶性肿瘤的确定、手术的选择,均有一定的帮助。

## 第一节　软组织钙化与骨化

软组织钙化,是由于软组织内的钙盐沉着引起。钙化为密度均匀或不均匀的无结构的致密影,而骨化则可见有排列不规则的松质骨的结构。钙化与骨化往往是一个病理过程的不同阶段,骨化之前总先出现钙化。机体软组织内的钙化,几乎均为病理性。可分为营养不良性钙化(组织变性、坏死或出血、外伤、感染,如肌腱、韧带、筋膜、关节囊的钙化,外伤后出血性钙化,慢性炎症、结核性脓肿的钙化)、转移性钙化(甲状旁腺功能亢进)、肿瘤性钙化(软骨类肿瘤、畸胎类肿瘤和血管瘤的钙化)和其他原因引起的钙化(如长期肌内注射或截瘫后的钙化)。

钙化为无定性状,其形态、范围和密度可多种多样,且与病变的性质、部位和范围有关。X 线检查,能显示钙化或骨化的部位、形态和范围。有时可根据钙化的形态来推测病变的性质。CT 显示钙化最为敏感,尤其对于解剖部位复杂及细微的钙化的显示。而 MRI 由于其本身的成像机制,对于显示钙化不及 CT,但对于显示软组织内钙化的前期改变时 MRI 又优于 CT。

## 一、骨化性肌炎

骨化性肌炎(myositis ossificans)多发生于外伤或烧伤后,尤其是外伤后。可发生于任何易受外伤的部位,但以肘部和臀部多见。由于严重的外伤,软组织内出血。血肿形成后,逐渐机化、钙化以至骨化。其原因不明。早期,机化的血肿内有大量新生血管和成纤维细胞,病理上类似肉瘤样改变。约 1 个月后,病灶的外围出现钙化,并逐渐向中心区扩展。4～5 个月后,逐渐骨化,外围为致密的钙斑或骨组织,中部为低密度的类骨质。其后,病灶慢慢缩小,甚至消失,或与邻近的骨融合形成一骨块。临床表现多有明确的外伤史。早期,伤处疼痛,并可扪及包块,可有压痛,邻近关节活动受限。后期,肿块可缩小,并逐渐变硬,多无明显症状,或仅有局部活动不便。

骨化性肌炎,由新鲜血肿到逐渐机化、最后骨性肿块形成的整个过程,不同阶段可有不同的表现。早期阶段,可仅在 MRI 上出现受累肌肉边界模糊、较大范围的水肿。外伤 3～4 周后,X 线片可显示淡薄的无定形钙化影。邻近的骨可出现骨膜反应。此时 CT 可早于 X 线片显示特征性的层状钙化。1 个月后,病灶局限,边界清晰的层状钙化出现,并向中心渐进性发展。与邻近的骨皮质之间,有一透亮间隙相隔。4～5 个月后,骨化开始,肿块内除斑片状钙化外,多可见有网状致密影。而后,骨化逐渐明显,呈条纹状或层状结构,与肌束方向平行,肿块逐渐缩小,软组织成分逐渐减少,主要为骨性成分组成。典型的成熟的骨化灶,可见清楚的骨小梁结构。有时可表现为病灶边缘致密,中部较淡,蛋壳样囊状改变,最终病灶将形成片状或块状骨块(图 21-1-1～图 21-1-6)。

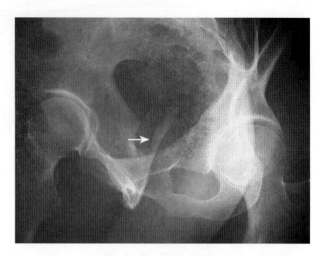

**图 21-1-2　骨化性肌炎**
外伤后,右侧坐骨下方及坐骨结节处可见条状骨块形成,
骨块内有皮质及骨小梁结构

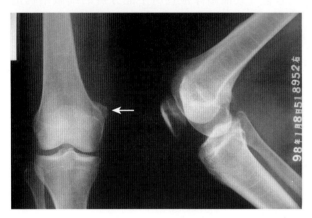

**图 21-1-1　骨化性肌炎**
右股骨远端内侧软组织局部肿胀,内有一成熟骨块

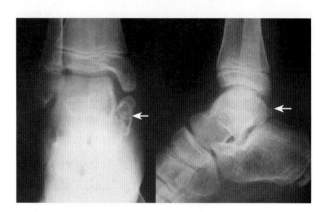

**图 21-1-3　骨化性肌炎**
外伤后骨化性肌炎,右踝关节内侧软组织内
可见成熟的骨块影

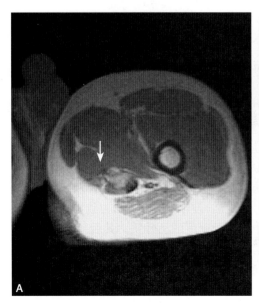
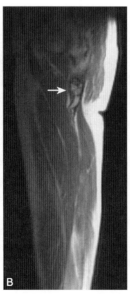
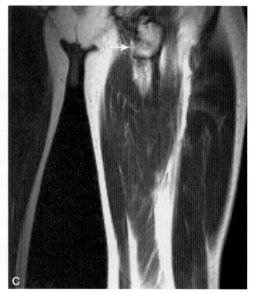

**图 21-1-4　骨化性肌炎**
A. $T_1WI$ 横断位;B. $T_1WI$ 矢状位;C. $T_2WI$ 冠状位。左股骨大收肌水肿,表现为边界模糊的异常信号,
在水肿区内可见类圆形的骨性肿块,内有脂肪性 $T_1WI$ 及 $T_2WI$ 高信号的骨髓

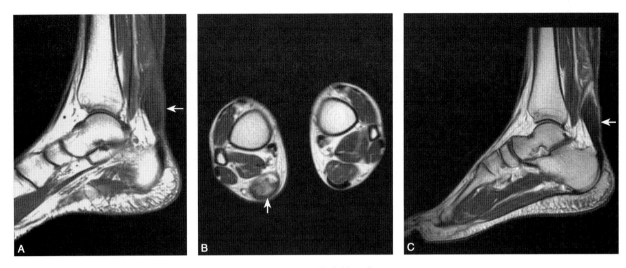

**图 21-1-5　骨化性肌炎**

A. T₁WI 矢状位；B. T₂WI 横断位；C. 增强后 T₁WI 矢状位。骨化性肌炎的早期表现,右侧比目鱼肌内
可见局灶性水肿,边界模糊,T₁WI 为低信号,T₂WI 为高信号,增强后无强化

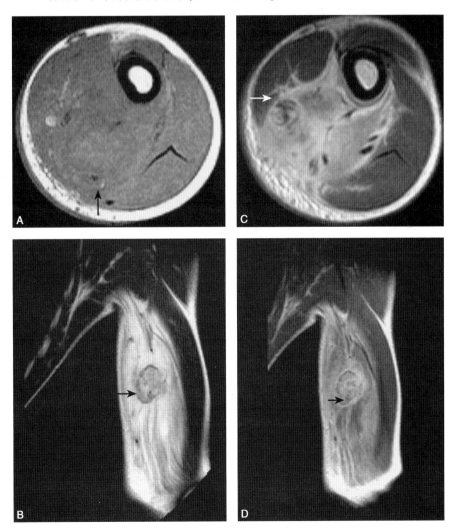

**图 21-1-6　骨化性肌炎**

A. T₁WI 横断位；B. T₂WI 矢状位；C. 增强后横断位；D. 增强后矢状位。左侧肱三头肌
大范围的水肿,沿肌束分布,在水肿区内可见一类圆形的肿块,为尚不成熟的骨块,内有
钙化影,增强后边缘强化,内部也可见不均匀的强化表现

骨化性肌炎,需与皮质旁骨肉瘤、骨外骨肉瘤、骨外软骨肉瘤及骨外软骨瘤鉴别。①皮质旁骨肉瘤好发于腘窝处,肿瘤常环绕骨干生长,有密度较高的瘤骨形成,无正常骨结构,病灶与附着骨间虽有一透亮间隙,但不完全分开。②骨外骨肉瘤较少见,瘤骨位于肿瘤的中央区,外围区较淡或无瘤骨。而骨化性肌炎的钙化或骨化位于瘤骨的周围,至成熟骨块形成时无软组织肿块存在。③骨外软骨肉瘤罕见,多有较大的软组织肿块,肿瘤特征性的环状或斑片状钙化多位于肿瘤中心区,外围的钙化较淡而分散。④骨外软骨瘤少见,好发于手足部或长骨附近,肿瘤的骨化位于中心区,多伴有不同形态的钙化,尤以环状钙化为特征。无外伤史,肿瘤可缓慢增大,并有明显临床症状等有助于鉴别。

## 二、进行性骨化性纤维发育不良

进行性骨化性纤维发育不良(fibrodysplasia ossificans progressive)亦称进行性骨化性肌炎,主要特点是自幼儿期即出现自上而下的横纹肌纤维间、肌腱、腱鞘和筋膜等发生进行性骨化,同时多伴有其他先天性发育异常。非常少见,属先天性遗传病,有家族性发病趋向,病因不明。病变始于结缔组织,而肌肉为继发受累。病变开始于肌肉间的纤维组织而非肌纤维本身,最初为肌肉的腱鞘和肌束的纤维组织炎性肿胀和纤维渗出性细胞浸润。而后在炎性纤维组织和有成纤维细胞浸润的肌纤维束内,以及血管周围的纤维组织均出现肿胀,变性及萎缩。最后,纤维组织化生为骨组织。此种骨化过程系分段进行,极少连续进行,可累及人体所有骨骼肌。到晚期,关节囊,关节软骨亦可相继骨化造成关节的骨性强直。

临床上,拇指与大脚趾有特征性变形,本病多在儿童期发病。表现为反复发作的局部软组织肿胀,局部红热肿胀并疼痛。数日后,症状消退,留有硬性肿块。数周后,硬块可缩小并逐渐骨化。病变呈间断进行,持续发展,原病灶可完全消失或骨化,新病灶相继出现。多由颈项、背部开始,向上、下肢发展。背侧多于腹侧,多呈对称性分布;上肢多于下肢,分布多不对称。咬肌亦可受累,导致张口活动受限,进食困难。累及胸壁时可导致胸廓膨胀受限,呼吸困难,导致肺炎。常因全身关节固定,肌肉强直而致残。早期不宜对肿块进行穿刺活检,以避免刺激而引起病灶过早骨化。

病变常由项韧带开始,逐渐向下扩展至肩带肌、胸壁肌、脊柱韧带和腰大肌。后期,骨盆肌亦可骨化。早期,临床出现症状时,X线片多无阳性发现,或仅为软组织肿胀。急性症状消退后,病变处出现较淡的点条状或不规则形钙化,而后密度逐渐增高,范围也扩大,形成条带状或大片状钙化,沿肌束、肌腱或韧带走向分布。直至4~5个月,病灶逐渐骨化,与周围软组织界限清楚。肌腱附着处的骨化常呈山羊胡须样表现。肌腱部位呈骨赘样突出,而肌间、韧带等骨化则呈片条或块状,其间可见骨小梁结构,少数尚可形成骨髓腔。项韧带的骨化多呈发辫状,上起枕外粗隆,下与脊柱棘间韧带骨化影像连续。腰大肌的骨化常呈两侧对称的三角形。胸大肌则呈自外上向内下斜形的扇形条纹影。躯干部位广泛的骨块,甚至与中轴骨形成关节。有时,关节周围软组织也可出现发生骨化。晚期,由于关节固定活动受限,可出现全身失用性骨质疏松,严重者尚可出现肩、髋关节半脱位。本病常同时伴有双侧对称性拇指(趾)先天性畸形,如外翻畸形、第1跖骨变短变形、拇指过小或过大畸形等。有的尚可有斜指、小指末节向桡侧弯曲、小指中节发育不良。其他如,双侧胫骨外生骨疣、脊柱椎体前后径变短、腰椎椎管矢状径狭窄、颈椎小关节进行性融合、髋关节半脱位、髋臼发育不良。CT可显示早期肌肉内的水肿,肌肉和结缔组织内的细微钙化,以及骨化性病灶的解剖位置及邻近关系。而MRI可显示早期肌肉水肿,其改变不具特异性。

## 三、瘤样钙质沉着症

瘤样钙质沉着症(tumoral calcinosis)少见,由于磷代谢异常所致,男女发病相等,多自10~20岁起病。此病较多见于黑人,可呈家族性发病。生化上,常有高磷酸盐血症及维生素D过高。病理改变主要为脂肪及结缔组织变性,并有不规则钙盐沉着。瘤样钙质沉着症常呈结节状,好发于大关节附近,尤其是髋部,从不侵入关节内。

临床表现为,皮下或深层软组织内的肿块,为缓慢生长的无痛性肿块,最常见于髋、肘部,次为肩部和足部。肿块溃破时,可流出灰白色物。有时可伴有长骨骨干的肿胀、疼痛,皮疹及钙化等。

影像学表现为好发于大关节附近软组织内的钙化性肿块,位于大关节的伸面,可为多部位或广泛发病(图21-1-7)。最常见累及髋关节,尤其是大转子及坐骨处。其次是肩、肘、足部。而膝关节很少受累。钙化的肿块，缓慢增大，多呈结节状，内部钙化不规则，呈无定形结构，有时内可见钙液平面，并常融合成巨大菜花状肿块。偶尔，在颅骨及长骨的髓腔内可见到斑片状钙化，甚至出现骨膜反应。

表现为枕外粗隆的刺样突起，或合并其下端附着点的骨刺，或起于韧带中部呈条状、或分节状，最后融合为一长条状骨块。髂腰、骶棘、骶结节韧带以及前后纵韧带，黄韧带和棘间韧带等均为骨化好发部位（图 21-1-8 ~ 图 21-1-10）。

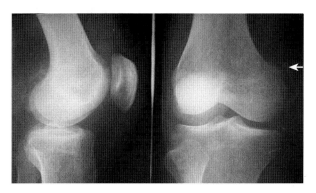

**图 21-1-8　副韧带钙化**
右膝关节内侧副韧带钙化，可见沿股骨内髁的纵行钙化

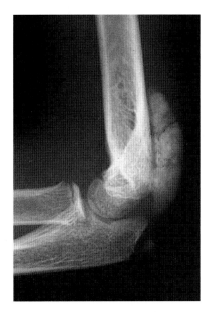

**图 21-1-7　瘤样钙质沉着症**
左肘关节伸面可见钙化，
呈结节状融合成肿块

本病应与痛风、血肿钙化以及钙化性关节周围炎等相鉴别。痛风钙化多在关节周围，尤其是足部小关节，相邻的关节边缘或其邻近的骨骼可有穿凿样骨质破坏缺损。血肿钙化多有外伤史。钙化性关节周围炎最常见于肩部，多为条状或梭形，结合临床不难鉴别。

## 四、肌腱、筋膜及韧带骨化

肌腱、筋膜和韧带的骨化多属于退变的一部分，与慢性积累性损伤有关，如跟腱的骨化、足底跖筋膜的骨化（即跟骨骨刺）和项韧带的骨化，常合并于其他退行性改变。首先出现钙化而后形成骨化。肌腱、筋膜的骨化，通常开始于骨表面的粗糙和隆起的部位，并呈刺样突起。韧带的骨（钙）化可起于两端、一端、中间或分段，并可融合成一体。肌腱、筋膜和韧带的骨（钙）化，X 线片上其形态由附着的起止点及走形而定。常见的如跟骨跖筋膜附着处的跟骨骨刺，跟骨结节后上方的尖角形骨刺，肱三头肌腱于尺骨鹰嘴处所形成的骨刺，股四头肌腱在髌骨或胫骨（结节）边缘所形成的刺样骨化。项韧带骨化，可

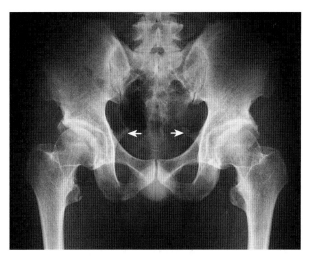

**图 21-1-9　骶结节韧带钙化**
双侧骶结节韧带钙化，表现为由坐骨结节向
骶骨方向的条状的钙化

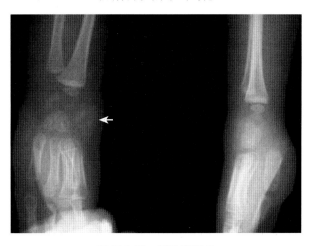

**图 21-1-10　腕关节钙化**
腕关节桡侧韧带内钙化，呈团状，密度不均

## 五、脉管系统的钙化

少数系生理性表现(如侧脑室脉络膜丛球的钙化),多属病理性。X 线检查不仅可确定钙化的有无、大小、形态、部位和范围等,有的还可根据其表现推断其病理性质。如动脉粥样硬化,常表现为与主动脉长轴一致的线条状钙斑,可呈双轨状,长带状,或整个动脉壁的钙化,最常见于降主动脉,尤其是腹主动脉(图 21-1-11)。有的连续到两侧髂总动脉,甚至向下延续至下肢的动脉。冠状动脉的钙化,是冠心病的重要根据。高血压的动脉壁钙化,常见于主动脉弓顶部,呈弧线状。梅毒性心脏病的血管钙化常见于升主动脉根部。动脉瘤也可钙化,多呈断续的弧线形或囊状致密影。躯干和四肢软组织的血管瘤,可出现散在的圆点状、纽扣状钙化。盆腔小静脉血栓中的钙化,特称为静脉石,多呈小的圆形致密影,约 2～6mm,边缘光滑清楚。常见于盆腔内盆壁,单发或多发,或见于双侧。淋巴结的钙化,大多由结核引起。常见于颈部和胸(肺门、纵隔)、腹部(肠系膜),呈圆形或卵圆形的轮廓,密度不均匀,内有颗粒状或斑点状钙化,边缘清楚。结核性淋巴结钙化常为多发,少数单发。

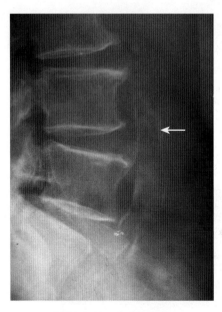

**图 21-1-11　主动脉钙化**
腰椎前方,腹主动脉壁双轨状钙化,分别
为腹动脉壁前后壁的钙化

## 六、关节周围钙化

一般认为与慢性损伤有关,可能属骨关节退变的一部分,或软组织的退行性改变。

### (一)肩关节周围钙化

多在中年以后,男性多于女性,右侧多于左侧,约半数见于冈上肌腱。病理改变主要为肌腱纤维的退变及无菌坏死,部分病例合并肌腱和黏液囊的钙质沉着。由于钙化常见于冈上肌腱,故也称为冈上肌腱炎。主要症状为肩部疼痛、关节运动障碍、尚可有肩部肌肉痉挛或萎缩和局部压痛。压痛点常在肩峰的外下方,相当于冈上肌腱的止点。肩部作伸屈活动时,常可闻及弹响。

肩关节周围钙化,是诊断肩关节周围炎的重要依据。钙化的形态、密度和大小表现不一,可呈密度不均的颗粒状,也可呈密度均匀的条状或梭形。钙化常见于肱二头肌大结节附近的软组织内(图 21-1-12)。也可见于肱骨干的近段和肩峰附近的软组织中。冈上肌腱的钙化向深层及邻近扩展,可呈帽状,覆盖于肱骨大结节处。此种表现表明钙化不仅局限于肌腱,而且累及黏液滑囊。肩部诸骨可出现骨质疏松和肌肉萎缩。肩关节周围钙化应注意与肩部的撕脱性骨折鉴别。后者多有明确的外伤史,撕脱下的骨片内有骨皮质或松质骨的骨性结构。

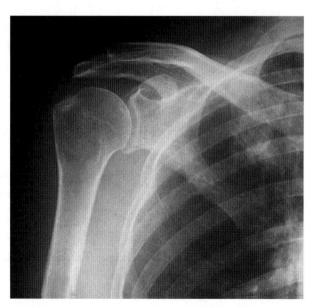

**图 21-1-12　肩关节钙化**
右肩关节大结节状钙化,为肩袖肱二头肌腱附着处的钙化

### (二)髋关节钙化

发生率仅次于肩部,多见于中年以后。可因肌腱、韧带或关节囊变性引起,而积累性损伤可使退变早出现或加速其进展。钙化常为偶然发现。钙化好发于股骨大转子上方或其外侧,其次为髂前下棘附

近。少数可在股直肌腱内,髋臼上缘和坐骨结节附近,以及大转子下方臀大肌内。X 线表现为大小,形态不一的钙化,可为小点状或大块状。早期钙斑多淡如云雾,边界不清,而后,逐渐致密,并呈颗粒状、小滴状、或呈蛋壳状。钙化可自发或于治疗后缩小,以至完全吸收。

**（三）肘关节周围钙化**

较少见,与慢性积累性损伤有关,如"网球肘",多见于肱骨髁附近,其形态不定,可为不规则致密影,或呈带状。应与肱骨髁撕脱性骨折或关节鼠相鉴别,后者多有外伤史,撕脱性骨折表面残缺不整,有与之对应的可见到骨结构的游离骨片。

**（四）手腕部钙化**

较少见,可在指末端腹侧软组织内,或关节旁。应注意与软组织或邻近皮质软骨瘤鉴别,后者钙化多为环状或斑点状(见图 21-1-10)。

**（五）膝部钙化**

1. 肌腱和韧带钙化 膝部外伤后,常累及侧副韧带而发生钙化(骨化),以胫侧副韧带钙化较常见。X 线表现为股骨内上髁附近的软组织内纵行的钙化,其大小、长短及厚薄可不一。早期因钙斑密度较淡,往往不易显示,久后钙化的密度逐渐增高,并可骨化(图 21-1-13)。

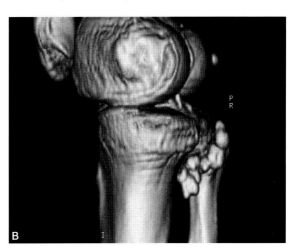

**图 21-1-13 膝关节钙化**
A. MPR;B. VR。右膝关节腓骨下头处可见多个粒状钙化,多排 CT 图像重组显示钙化位置在腓骨小头肌腱内和滑囊周围

2. 半月板钙化 原发性半月板钙化,多为骨关节退变的一部分,常见于老年人。钙化的半月板,轮廓增大,内可见横向的层状致密影,往往两侧对称,并常合并滑液囊和肌腱的钙化(图 21-1-14)。半月

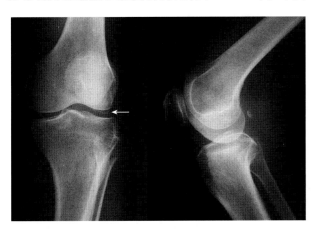

**图 21-1-14 半月板钙化**
左膝关节半月板钙化,表现为沿关节面走行的关节间隙内横行条状钙化

板外伤后的钙化,为继发性钙化,多见于运动员,内外侧半月板均可受累,钙化的形态多不规则或不完整,须注意与假痛风鉴别。

3. 滑液囊钙化 最常见于膝关节,因其周围的滑液囊较多,如髌上、髌下囊和腘后囊等。钙化通常表现为条带形、弧线形、片状、结节状、斑点状或斑块状等(图 21-1-15)。

**（六）踝关节周围钙化**

极少见,可于外伤后。钙化形态、大小不一,可呈线状、带状或斑片状。

## 七、寄生虫钙化

**（一）猪囊尾蚴病**

又称囊虫病,是由人吞食链状绦虫(猪肉绦虫)的虫卵后,在十二指肠内孵化,幼虫(囊尾蚴)随血运播散至人体的各组织而发病。这些幼虫死后即可

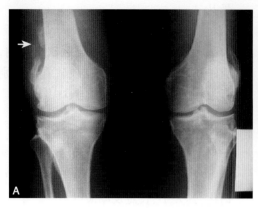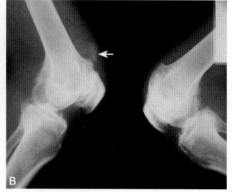

**图21-1-15　右膝关节滑囊钙化**
A. 正位；B. 侧位。双侧膝关节滑囊髌上囊内钙化，呈类圆形、结节状

钙化。囊虫钙化的形态有多种多样，疏松结缔组织及脑内者多为类圆形，而肌肉内则常呈卵圆形，一端尖细另一端圆钝。囊虫钙化的密度不均匀。平均长为1.2cm，宽约0.3cm。在肌肉中囊虫的钙化，长径与肌纤维方向一致。囊虫钙化虽可遍及全身，但以头部及躯干较多，四肢较少。

**（二）棘球蚴病**

又称包虫病，是人感染了细粒棘球蚴绦虫的幼虫（棘球蚴，即包虫）所引起。幼虫经肠壁进入肠系膜血管到达门静脉系统，大多被阻拦于肝脏（70%），少数可达肺部（30%），其他如脑、肾、肌肉、骨骼等均可受累，但少见。幼虫死后可钙化，以肝棘球蚴病钙化率最高约占65%，肢体软组织内较少。X线表现为弧线或环状，厚壳状，浓密团状或结节状和弥散点条状等钙化。

## 八、软组织肿瘤钙化

含有成骨或成软骨组织成分的软组织肿瘤，无论良恶性，均可发生不同形式和程度的钙化或骨化。有些软组织肿瘤，可通过组织化生而产生瘤骨或瘤软骨。部分肿瘤因瘤内出血、坏死或合并炎症而出现钙化。

**（一）错构瘤、皮样囊肿或畸胎瘤等**

因含有软骨成分，出现钙化，或因含有骨块或牙齿等，而出现致密的钙化/骨化影。

**（二）软组织软骨瘤**

最好发于手足部，次为长管骨外，少数见于头部皮下。其基本结构可分三种类型：①肿瘤全部为软骨结构，最外层为一纤维包膜，内为瓷白或灰白的透明软骨。肿瘤较小时，瘤内可有各种形态的钙化，后者整个肿瘤完全钙化，或仅有不完整的钙化

壳。②骨软骨结构此型可分为两个类型，一类外围为致密骨或钙化壳，中心为松质骨，类似管状骨骨骺的化骨，软骨基质也可有钙化灶；另一类外围为致密骨或钙化壳，中间为软骨，其内可钙化或出现囊变区，类似膜内和软骨内化骨的混合型。③完全为骨结构者少见，亦可分为两个类型，一类为致密骨型，肿瘤密度高，无结构，形似膜化骨的致密骨瘤，另一类为松质骨型，肿瘤大部分为松质骨，其外围尚有一薄层透明软骨包绕，类似软骨内化结构。

**（三）软组织软骨肉瘤**

最常见于臀部和下肢软组织内，均有较大的软组织肿块，最大可达20cm以上，多为长圆形，长轴与骨干纵轴方向一致。肿块与周围正常组织间界限模糊；肌间脂肪影消失。瘤内80%以上有不同形态和密度的钙化，呈分叶或结节状。有的中心部钙化较致密，呈斑片状及环状，外围者较淡，呈片状或绒毛状。

**（四）其他**

1. 截瘫后软组织钙化　各种原因引起的脊髓的横贯损伤（截瘫），常可出现软组织钙化，肌肉萎缩和骨关节改变，其发生率可达50%左右。钙化通常在脊髓损伤1~6个月后出现，发展较快。多位于受损脊髓节段的平面以下，最常见于骨盆、大腿和膝关节周围。钙化（骨化）可单发或多发，发生于髋部者可呈絮状或团块状，常包绕于关节周围。膝关节周围的钙化则多呈小片状或条状，沿股骨髁边缘分布，大多在内髁处。大腿部的钙化（骨），常分布于骨干周围的肌腱与结缔组织内，还可伴有骨膜增生。骨关节伴随改变，可出现截瘫平面以下的失用性骨质疏松，以骨盆和下肢骨最明显，严重者并可发生骨折；甚至Charcot关节形成。

2. 烧伤后关节旁钙(骨)化 常见于髋肘部。多在烧伤一年后发生。钙化发生于肌肉之间,起自一骨而向关节的另一骨延伸。本病早期为无定形的钙化,而后可逐渐形成骨组织。多发生于全皮肤丧失在20%以上者,少数可自行消退。

3. 关节置换术后钙化 一般认为术后局部残留的组织碎片和修复组织,因局部内环境的改变,适合钙盐沉着形成钙化。

4. 压疮性钙化 久病卧床患者局部血液循环不良和组织的变性,特别与床面接触并受挤压部位容易发生压疮。坏死和变性的组织内可发生斑片或絮状钙化。

5. 肌内注射后钙化 长期、连续或反复肌内注射,可在局部引起钙化,垂体激素注射可引起弥漫性钙化。注射所引起的钙化常为多发的斑点状,多位于臀部软组织。

# 第二节 软组织创伤(异物)

软组织创伤(soft tissue trauma),一般而言,明显的软组织撕裂伤查体即可显示,并不需要进行影像学评价。而X线片更多的用于了解软组织创伤的同时有无伴有异物的存留。而CT和MRI更多的用于了解肌腱的完整情况,肌肉内有无血肿或假性动脉瘤形成。

金属异物,因其密度非常高,十分适宜于在X线片上显示(图21-2-1)。多见的金属异物如金属针、铅弹、金属碎屑等。对于玻璃、砂石、木屑等非金属类异物,亦是非常常见。玻璃类的异物和砂石类异物多能在X线片上显示,其显示程度与否并不取决于其内铅的含量,有时手足部0.5~1.0mm的玻璃可显示。木屑较难在X线片上显示,如果木屑较大或其周围有气体进入包绕时则可显示。超声检查对于软组织异物十分有优势,可显示所有种类的异物,并可对异物进行三维定位。CT和MRI对于显示X线低密度的异物,如玻璃、砂石、木屑等较好。而CT可用于深部异物的术前定位。MRI对于显示肌腱及肌肉的损伤优于CT(图21-2-2~图21-2-4)。肌腱的损

伤根据其程度,可表现为单纯的肿胀,但仍连续完整,为挫伤;亦可表现为肌腱肿胀,在肌腱内出现横

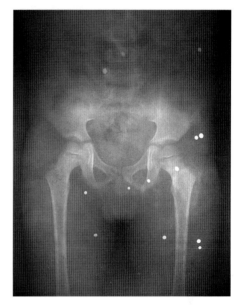

**图 21-2-1 金属异物**
枪弹伤,腹部、盆部及大腿部软组织内
多个金属异物

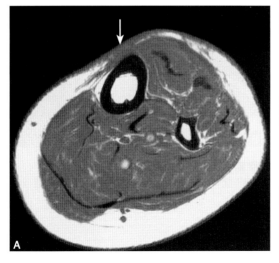

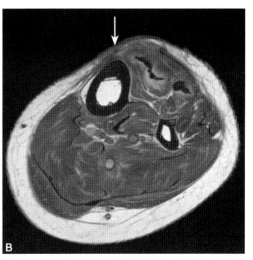

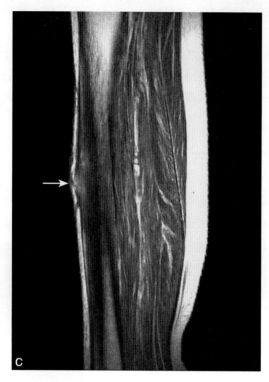

**图 21-2-2　胫前肌损伤**
A. T₁WI 横断位;B. T₂WI 横断位;C. T₂WI 矢状位。胫前肌肉局部水肿,肿胀,
局部可见低 T₁WI 高 T₂WI 的高信号,边界模糊

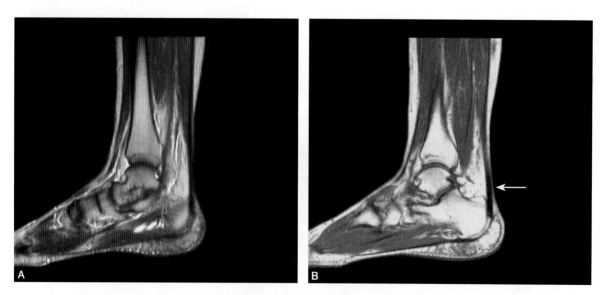

**图 21-2-3　跟腱撕裂伤**
A. T₁WI;B. T₂WI 矢状位。右侧跟腱肿胀,内有 T₁WI 低 T₂WI 高的细微的异常信号,边界模糊

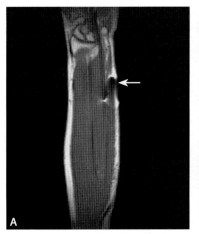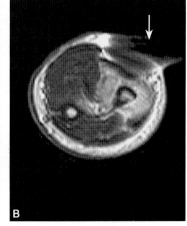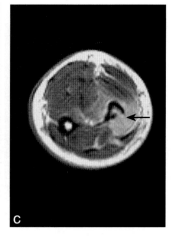

**图 21-2-4 金属异物**

A. T₁WI;B. T₂WI;C. 增强后 T₁WI 横断位。前臂桡侧软组织内金属异物,引起明显的金属伪影,并导致桡骨骨髓炎症,侵及前臂桡侧的肌群,表现为 T₁WI 低,T₂WI 高的边界模糊病灶,增强后炎症病灶强化

向的异常信号,为裂伤;如肌腱完全断裂,则表现为肌腱连续性完全中断,断端可回缩,断裂处可为血肿或炎性组织填充。在 MRI 上,正常的肌腱在 T₁WI 及 T₂WI 上均表现为低信号,轮廓光滑。损伤的肌腱,在 T₂WI 上信号明显增高。肌肉内的血肿,根据时间的演变,其平扫的序列上 MRI 信号如同脑内出血有其一定的变化规律,增强之后血肿一般不强化,但部分血肿在其机化的早期阶段,内部为新生血管较丰富的肉芽组织阶段,可出现明显的实质性强化,此时需注意与软组织肿瘤区分。

## 第三节 软组织炎症

软组织炎症(soft tissue inflammation),病因较多,可为软组织本身的原发性感染,或邻近骨关节感染蔓延而致,或者继发于骨关节创伤,异物等。一般而言,单纯的软组织感染并不需要进行影像学检查。影像学检查可帮助临床了解炎症的确切位置,有无脓腔形成,邻近的骨关节有无炎症或累及。X 线片对于软组织炎症的显示,不及 CT 和 MRI。其中,以 MRI 最为敏感。CT 能同时显示骨关节的骨质改变情况。MRI 可直接清晰显示肌腱、肌肉、肌间隙,对于炎症早期改变显示好。

早期的软组织炎症,表现为软组织的水肿,影像学表现为局部软组织弥漫性肿胀,肌肉及肌间隙脂肪线模糊或消失,皮下脂肪与肌肉之间的界限模糊不清,皮下脂肪层增厚,内部密度升高或见粗而模糊的条纹状影或网状影,为淋巴水肿所致。MRI 上,表现为受累肌肉的肿胀,T₁WI 为低信号,T₂WI 为高信号,病变边界模糊不清,皮下脂肪的高信号内出现条状纹或网状的低信号,肌间隙模糊,Gd 增强后炎性病灶强化。软组织水肿发生于急性骨髓炎,往往是最早出现的影像学表现,发病后 48 小时即可显示。观察四肢软组织变化的范围和分布形式,有助于区分不同病因所致软组织的炎症(图 21-3-1,图 21-3-2)。一般而言,急性炎症的软组织改变范围较广泛。如股骨的任何一部分感染,整个股骨周围的软组织均会有炎性改变,并可累及关节周围和关节附近的软组织。外伤所引起的软组织水肿,如轻微的局部扭伤虽可有局部的软组织肿胀,但其内部却往往无条状或网状影,较重的外伤所引起的软组织肿胀也总是局限于外伤处附近,而不呈弥漫性。当急性炎症演变成慢性炎症时,炎性病灶逐渐局限,范围逐渐缩小,甚至形成脓肿,脓肿在 X 线片上较难显示,CT 上表现为一液性脓腔,其壁可厚可薄,内壁光整。MRI 上表现为液体样的长 T₁ 长 T₂ 信号,增强后无强化。其周围可有处于不同阶段的软组织的炎性病灶(图 21-3-3)。如软组织炎症由产气菌感染引起,可致软组织内积气。常见于气性坏疽,此时,应连续多次随访观察,其 X 线表现为患肢明显肿胀、增粗,并可见气体应逐渐增多或肌肉间隙逐渐扩大,呈泡状或条带状。气体的位置亦可变动,有时在大气泡影内可见液平面。创伤后气性坏疽的软组织积气多在受伤后数日后出现,受伤的当时并无气体可见。

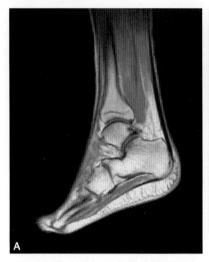
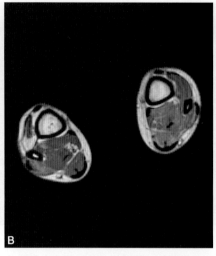
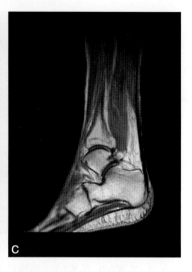

**图 21-3-1 左侧小腿肌肉炎症**

A. T₁WI 矢状位;B. T₂WI 横断位;C. 增强后 T₁WI 矢状位。左侧小腿腓肠肌肿胀,肌间隙模糊,内有沿肌束走形的斑片状异常信号,边界模糊,T₁WI 为低信号,T₂WI 为高信号,增强后病灶轻度强化

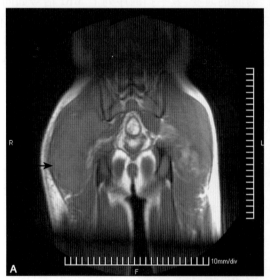
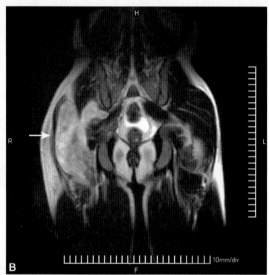
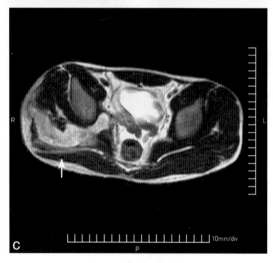

**图 21-3-2 右侧臀肌炎症**

A. T₁WI 冠状位;B. T₂WI 冠状位;C. T₂WI 横断位。右侧臀中、小肌肿胀,肌间隙模糊,可见大片状异常信号,T₁WI 为低信号,T₂WI 为高信号,通过坐骨切迹处与盆腔内相交通

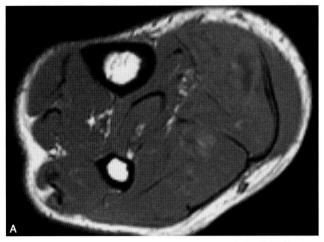
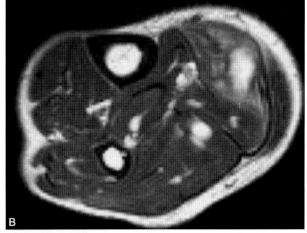
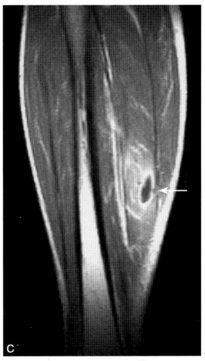

**图 21-3-3 左小腿肌肉炎症**
A. T₁WI 横断位；B. T₂WI 横断位；C. 增强后 T₁WI 冠状位。左侧腓肠肌肿胀，肌肉水肿，
内可见脓腔形成，增强后脓腔壁环形强化

软组织炎症的改变并不具特异性,需要注意与其他软组织病变进行鉴别。血液外溢所致软组织改变,范围亦较广泛,多局限于肢体的一侧,而不累及肢体全部。淋巴组织外溢,如血丝虫病引起的下肢象皮肿,主要为皮肤和皮下组织增厚,脂肪层水肿,并见广泛的网状结构致密影,肌肉较少受累。软组织内积气其气体可来自外界,如外伤或手术后,肋骨骨折刺破胸膜和肺组织,或胸部贯通性损伤致气体弥散于软组织内,手术所致如气管或乳腺手术后,或胸部手术均可在软组织内暂时有气体存留。此外,在做人工气胸或人工气腹的过程中亦可致气体溢于皮下或深层软组织内。含气器官如气管的穿孔或肺或食管破裂亦可致管腔内气体溢入纵隔或皮下组织内。软组织内积气时,可致软组织内出现不规则的透亮影。皮下疏松组织内可有弥漫性分布的细小泡状影。如有多量气体,则于肌肉和皮下组织之间,可见与机体长轴一致的带或条状透亮影。当气体溢入肌肉之间时,则可显示肌纤维束的轮廓。其他的软组织积气,还可见于与体表相通的窦道,或与肠道或胸壁交通的瘘管。一般因积气较少而不易显示。

（沈君 梁碧玲）

## 参 考 文 献

1. Wu JS, Hochman MG. Soft-tissue tumors and tumorlike lesions: a systematic imaging approach. Radiology, 2009, 253 (2):297-316

2. Tyler P, Saifuddin A. The imaging of myositis ossificans. Semin Musculoskelet Radiol, 2010, 14(2):201-216

3. Pignolo RJ, Ramaswamy G, Fong JT, et al. Progressive osseous heteroplasia: diagnosis, treatment, and prognosis. Appl Clin Genet, 2015, 30(8):37-48

4. Subhawong TK, Fishman EK, Swart JE, et al. Soft-tissue massesand masslike conditions: what does CT add to diagnosis and management? AJR Am J Roentgenol, 2010, 194(6): 1559-1567

5. Olsen KM, Chew FS. Tumoral calcinosis: pearls, polemics, and alternative possibilities. Radiographics, 2006, 26(3): 871-885

6. Mulcahy H, Chew FS. MRI of nontumorous skeletal muscle disease: case-based review. AJR Am J Roentgenol, 2011, 196 (6 Suppl):S77-S85

7. McKenzie G, Raby N, Ritchie D. Pictorial review: Non-neoplastic soft-tissue masses. Br J Radiol, 2009, 82(981):775-785

8. Schulze M, Kötter I, Ernemann U, et al. MRI findings in inflammatory muscle diseases and their noninflammatory mimics. AJR Am J Roentgenol, 2009, 192(6):1708-1716

9. 顾翔,白荣杰,屈辉,等. 骨化性肌炎的 X 线、CT 及 MRI 表现. 中华放射学杂志,2009,43(9):982-985

10. 母华国,陈平有,桑玲,等. 肿瘤样钙质沉着症的临床和影像学分析. 放射学实践,2009,24(3):309-311

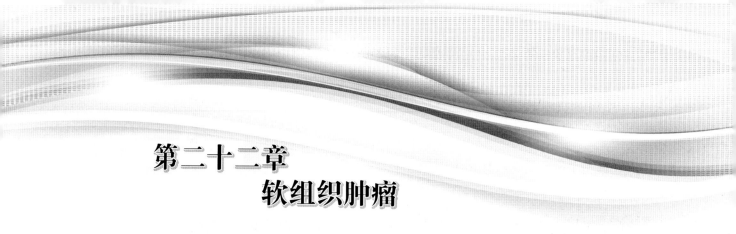

# 第二十二章
# 软组织肿瘤

## 第一节 概　　述

软组织肿瘤是临床上较常见的病变。是指发生于人体支撑软组织内,包括纤维、脂肪、平滑肌、横纹肌、间皮、滑膜、血管、淋巴管、组织细胞和原始细胞中胚叶组织成分的肿瘤。可分为肿瘤性病变和非肿瘤性病变两大类。后者主要是炎症和创伤性改变。

软组织肿瘤的分型:经过多年来病理学家的实践,复杂的软组织肿瘤的分型渐趋完善。国内上海肿瘤医院(1992 年)和 Campanacci(1990 年,表 22-1-1)的分型基本上是大同小异的。世界卫生组织(WHO)2013 年公布了新的软组织肿瘤的组织学分型(表 22-1-2),新的分型主要根据肿瘤组织和细胞形态,也参考免疫组织化学、分子生物学及其他有助于诊断的辅助技术来划分。肿瘤的良性和恶性则根据生物学行为判定。肿瘤细胞相似于正常细胞,则称为何种肿瘤,而不纠缠于组织起源这一难判定的概念。如同既往,分型中的"肿瘤"(tumor)一词是广义词,包括新生物性(neoplastic)和非新生物性(no-neoplastic)病变。

表 22-1-1　软组织肿瘤分类(Campanacci,1990 年)

| 组织来源 | 良性 | 低度恶性 | 高度恶性 |
|---|---|---|---|
| 纤维性 | 纤维瘤病(皮下、指(趾)、肌膜先天性)韧带样瘤 | 纤维肉瘤 1、2 级婴儿纤维肉瘤 | 纤维肉瘤 3、4 级 |
| 纤维组织细胞性 | 良性纤维组织细胞瘤 | 隆突性皮肤纤维肉瘤 非典型性纤维黄色瘤 | 恶性纤维组织细胞瘤(多形性、席纹性、黏液样、巨细胞、血管瘤样、组织细胞性) |
| 脂肪 | 脂肪瘤(血管脂肪瘤、梭形细胞、多形性、脂肪母细胞、神经内、脂肪瘤病、蛰伏脂瘤) | 脂肪肉瘤(分化良好、黏液样) | 脂肪肉瘤(多形性、圆形细胞、去分化) |
| 平滑肌 | 平滑肌瘤(血管、深部) | 平滑肌肉瘤 1、2 级 | 平滑肌肉瘤 3、4 级 |
| 横纹肌 | 横纹肌瘤(成人、胎儿、生殖器、心脏) | | 横纹肌肉瘤(胚胎、腺泡、多形性) |
| 血管 | 血管瘤与血管发育不良、血管球瘤,上皮样血管瘤、血管外皮瘤 | 低度血管内皮瘤 Kaposi 肉瘤、血管外皮瘤 | 高度血管内皮瘤、Kaposi 肉瘤 血管外皮瘤 |
| 滑膜 | | | 滑膜肉瘤 |
| 神经 | 神经鞘瘤、神经纤维瘤 | | 恶性神经鞘瘤、周围性神经外皮瘤 |
| 软骨 | | 黏液样软骨肉瘤、滑膜软骨肉瘤 | 间充质软骨肉瘤 |
| 未定 | 肌肉黏液瘤、颗粒细胞瘤 | | 恶性颗粒细胞瘤、Ewing 肉瘤 腺泡状肉瘤、上皮样肉瘤 肌腱与筋膜透明细胞肉瘤 |

表 22-1-2　WHO 软组织肿瘤分类（2013 版）

脂肪细胞肿瘤（adipocytic tumours）

良性

　脂肪瘤（lipoma）

　脂肪瘤病（lipomatosis）

　神经脂肪瘤病（lipomatosis of nerve）

　脂肪母细胞瘤（lipoblastoma）/脂肪母细胞瘤病（lipoblastomatosis）

　血管脂肪瘤（angiolipoma）

　平滑肌脂肪瘤（myolipoma）

　软骨样脂肪瘤（chondroid lipoma）

　肾外血管平滑肌脂肪瘤（extrarenal angiomyolipoma）

　肾上腺外髓性脂肪瘤（extra-adrenal myelolipoma）

　梭形细胞/多形性脂肪瘤（spindle/pleomorphic lipoma）

　蛰伏脂瘤（hibernoma）

中间性（局部侵袭性）

　非典型脂肪瘤性肿瘤（atypical lipomatous tumour）/分化好的脂肪肉瘤（well differentiated liposarcoma）

恶性

　去分化脂肪肉瘤（dedifferentiated liposarcoma）

　黏液样脂肪肉瘤（myxoid liposarcoma）

　多形性脂肪肉瘤（pleomorphic liposarcoma）

　脂肪肉瘤，无其他特异性（liposarcoma, not otherwise specified）

成纤维细胞/肌纤维母细胞肿瘤（fibroblastic/myofibroblastic tumours）

良性

　结节性筋膜炎（nodular fasciitis）

　增生性筋膜炎（proliferative fasciitis）

　增生性肌炎（proliferative myositis）

　骨化性肌炎（myositis ossificans）

　指（趾）纤维骨性假瘤（fibro-osseous pseudotumour of digits）

　缺血性筋膜炎（ischaemic fasciitis）

　弹力纤维瘤（elastofibroma）

　婴儿纤维性错构瘤（fibrous hamartoma of infancy）

　颈纤维瘤病（fibromatosis colli）

　幼年性透明性纤维瘤病（juvenile hyaline fibromatosis）

　包涵体纤维瘤病（inclusion body fibromatosis）

　腱鞘纤维瘤（fibroma of tendon sheath）

　促纤维组织增生性纤维母细胞瘤（desmoplastic fibroblastoma）

　乳腺型肌纤维母细胞瘤（mammary-type myo fibroblastoma

　钙化性腱膜纤维瘤（calcifying aponeurotic fibroma）

血管肌纤维母细胞瘤(angiomyo fibroblastoma)

富细胞性血管纤维瘤(cellular angiofibroma)

项型纤维瘤(nuchal-type fibroma)

Gardner 纤维瘤(Gardner fibroma)

钙化性纤维性肿瘤(calcifying fibroustumour)

中间性(局部侵袭性)

掌/跖纤维瘤病(palmar/plantar fibromatoses)

韧带样型纤维瘤病(desmoid-type fibromatoses)

脂肪纤维瘤病(lipofibromatosis)

巨细胞纤维母细胞瘤(giant cell fibroblastoma)

中间性(偶见转移型)

隆突性皮肤纤维肉瘤(dermatofibrosarcoma protuberans)

纤维肉瘤样隆突性皮肤纤维肉瘤(fibrosarcomtous dermatofibrosarcoma protuberans)

色素性隆突性皮肤纤维肉瘤(pigmented dermatofibrosarcoma protuberans)

孤立性纤维性肿瘤(solitary fibrous tumour)

恶性孤立性纤维性肿瘤(solitary fibrous tumour, malignant)

炎性肌纤维母细胞性肿瘤(inflammatory myofibroblastic tumour)

低级别肌纤维母细胞肉瘤(low grade myofibroblastic sarcoma)

黏液样炎性纤维母细胞肉瘤/非典型性黏液样炎性纤维母细胞肿瘤(myxoinflammatory fibroblastic sarcoma)/(atipical myxoinflammatory fibroblastic tumor)

婴儿纤维肉瘤(infantile fibrosarcoma)

恶性

成人纤维肉瘤(adult fibrosarcoma)

黏液纤维肉瘤(myxofibrosarcoma)

低级别纤维黏液样肉瘤(low grade fibromyxoid sarcoma)

硬化性上皮样纤维肉瘤(sclerosing epithelioid fibrosarcoma)

所谓的纤维组织细胞性肿瘤(so-called fibrohistiocytic tumours)

良性

腱鞘巨细胞肿瘤(tenosynovial giant cell tumour)

局限型(localized type)

弥漫型(diffuse type)

恶性(malignant)

深部良性纤维组织细胞瘤(deep benign fibrous histiocytoma)

中间性(偶见转移型)

丛状纤维组织细胞肿瘤(plexiform fibrohistiocyticv tumour)

软组织巨细胞肿瘤(giant cell tumour of soft tissues)

平滑肌肿瘤(smooth muscle tumours)

良性

　　深部平滑肌瘤(deep leiomyoma)

恶性

　　平滑肌肉瘤(leiomyosarcoma)(不包括皮肤)

周细胞(血管周细胞)肿瘤(pericytic(perivascular) tumoues)

　　血管球瘤(和变异型)(glomus tumour and variants)

　　　　血管球血管瘤病(glomangiomatosis)

　　　　恶性血管球瘤(malignant glomus tumour)

　　肌周细胞瘤(myopericytoma)

　　　　肌纤维瘤(myofibroma)

　　　　肌纤维瘤病(myofibromatosis)

　　血管平滑肌瘤(angioleiomyoma)

骨骼肌肿瘤(skeletal muscle tumours)

良性

　　横纹肌瘤(rhabdomyoma)

　　　　成人型(adult type)

　　　　胎儿型(fetal type)

　　　　生殖器型(genital type)

恶性

　　胚胎性横纹肌肉瘤(embryonal rhabdomyosarcoma)(包括葡萄簇状、间变性)

　　腺泡状横纹肌肉瘤(alveolar rhabdomyosarcoma)(包括实性、间变性)

　　多形性横纹肌肉瘤(pleomorphic rhabdomyosarcoma)

　　梭形细胞/硬化性横纹肌肉瘤(spindle cell/sclerosing rhabdomyosarcoma)

脉管肿瘤(vascular tumours)

良性

　　血管瘤(haemangiomas)

　　　　滑膜性(synovial)

　　　　静脉性(venous)

　　　　动静脉性血管瘤/动静脉畸形(arteriovenous haemangioma/malformation)

　　　　肌内(intramuscular)

　　上皮样血管瘤(epithelioid haemangioma)

　　血管瘤病(angiomatosis)

　　淋巴管瘤(lymphangioma)

中间性(局部侵袭性)

　　卡波西样血管内皮瘤(kaposiform haemangioendothelioma)

中间性(偶见转移性)

　　网状血管内皮瘤(retiform haemangioendothelioma)

淋巴管内乳头状内皮瘤(papillary intralymphatic angioendothelioma)

混合性血管内皮瘤(composite haemangioendothelioma)

假肌源性(上皮样肉瘤样)血管内皮瘤\[pseudomyogenic (epithelioid sarcoma-like) haemangioendothelioma\]

卡波西肉瘤(Kaposi sarcoma)

恶性

上皮样血管内皮瘤(epithelioid haemangioendothelioma)

软组织血管肉瘤(angiosarcoma of soft tissue)

软骨-骨肿瘤(chondro-osseous tumours)

软组织软骨瘤(soft tissue chondroma)

骨外间叶性软骨肉瘤(extraskeletal mesenchymal chondrosarcoma)

骨外骨肉瘤(extraskeletal osteosarcoma)

胃肠道间质肿瘤(gastrointestinal stromal tumors)

良性胃肠道间质瘤(gastrointestinal stromal tumor)

胃肠道间质瘤,不能确定恶性潜能(gastrointestinal stromal tumor,uncertain malignant potential)

恶性胃肠间质瘤(gastrointestinal stromal tumor,malignant)

神经鞘膜肿瘤(nerve sheath tumours)

良性

神经鞘瘤(及其变型)(Schwannoma(including variants))

色素性神经鞘瘤(melanotic Schwannoma)

神经纤维瘤(及其变异型)(neurofibroma(including variants))

丛状神经纤维瘤(plexiform neurofibroma)

神经束膜瘤(perineurioma)

恶性神经束膜瘤(malignant perineurioma)

颗粒细胞瘤(granular cell tumour)

皮肤神经鞘黏液瘤(dermal nerve sheath myxoma)

孤立性局限性神经瘤(solitary circumscribed neuroma)

异位脑膜瘤(ectopic meningioma)

鼻神经胶质异位(nasal glial heterotopia)

良性蝾螈瘤(benign Triton tumour)

混杂性神经鞘肿瘤(Hybrid nerve sheath tumours)

恶性

恶性外周神经鞘膜瘤(malignant peripheral nerve sheath tumour)

上皮样恶性外周神经鞘膜瘤(epithelioid malignant peripheral nerve sheath tumour)

恶性蝾螈瘤(malignant Triton tumour)

恶性颗粒细胞瘤(malignant granular cell tumour)

间叶瘤(ectomesenchymoma)

不能确定分化的肿瘤(tumours of uncertain differentiation)

良性

    肢端纤维黏液瘤(acral fibromyxoma)

    肌内黏液瘤(包括细胞变异型)(intramuscular myxoma,including cellular variant )

    关节旁黏液瘤(juxta-articular myxoma)

    深部("侵袭性")血管黏液瘤(deep ('aggressive') angiomyxoma)

    多形性透明变性血管扩张性肿瘤(pleomorphic hyalinizing angiectatic tumour)

    异位错构瘤性胸腺瘤(ectopic haemartomatous thymoma)

中间性(局部侵袭性)

    含铁血黄素沉着性纤维组织细胞脂肪瘤性肿瘤(hemosiderotic fibrohistiocytic lipomatous tumor)

中间性(偶见转移性)

    非典型性纤维黄色瘤(atypical fibroxanthoma)

    血管瘤样纤维组织细胞瘤(angiomatoid fibrous histocytoma)

    骨化性纤维黏液样肿瘤(ossifying fibromyxoid tumour)

      恶性骨化性纤维黏液样肿瘤(ossifying fibromyxoid tumour,malignant)

    多形性腺瘤,非特殊性(mixed tumour,NOS)

    恶性多形性腺瘤,非特殊性(mixed tumour NOS,malignant)

    肌上皮瘤(myoepithelioma)

    高磷酸盐尿性间叶组织肿瘤,良性(phosphaturic mesenchymal tumour,benign)

    高磷酸盐尿性间叶组织肿瘤,恶性(phosphaturic mesenchymal tumour,malignant)

恶性

    滑膜肉瘤,非特殊性(synovial sarcoma NOS)

      滑膜肉瘤,梭形细胞型(synovial sarcoma,spindle cell)

      滑膜肉瘤,双相分化(synovial sarcoma,biphasic)

    上皮样肉瘤(epithelioid sarcoma)

    腺泡状软组织肉瘤(alveolar soft-part sarcoma)

    软组织透明细胞肉瘤(clear cell sarcoma of soft tissue)

    骨外黏液样软骨肉瘤(extraskeletal myxoid chondrosarcoma)

    骨外尤文肿瘤(extraskeletal Ewing sarcoma)

    促纤维组织增生性小圆细胞肿瘤(desmoplastic small round cell tumour)

    肾外横纹样肿瘤(extra-renal rhabdoid tumour)

    具有血管周上皮样细胞分化的肿瘤(neoplasms with perivascular epithelioid cell differentiation,PEComa)

      良性具有血管周上皮样细胞分化的肿瘤(PEComa NOS,benign)

      恶性具有血管周上皮样细胞分化的肿瘤(PEComa NOS,malignant)

    血管内膜肉瘤(intimal sarcoma)

未分化/不能分类的肉瘤 Undifferentiated/Unclassified Sarcomas

    未分化梭形细胞肉瘤(Undifferentiated spindle cell sarcoma)

未分化多形性肉瘤(Undifferentiated pleomorphic sarcoma)

未分化圆形细胞肉瘤(Undifferentiated round cell sarcoma)

未分化上皮样肉瘤(Undifferentiated epithelioid cell sarcoma)

未分化肉瘤,非特殊性(Undifferentiated sarcoma NOS)

**表 22-1-3　软组织肉瘤的 TNM 分类**

T-原发瘤

G-组织病理学分级

TX　原发瘤不能评价

T0　无原发瘤的证据

将 3 级和 4 级的分级表转变成 2 级的分级体系(低、高级)

T1　肿瘤最大径小于等于 5cm

| TNM 分级系统 | 三级分级系统 | 四级分级系统 |
|---|---|---|
| 低级别 | Ⅰ 级 | Ⅰ 级 |
| | | Ⅱ 级 |
| 高级别 | Ⅱ 级 | Ⅲ 级 |
| | Ⅲ 级 | Ⅳ 级 |

T1a　表浅的肿瘤

T1b　深部肿瘤

T2　肿瘤最大径大于 5cm

T2a　表浅肿瘤

T2b　深部肿瘤

(注释:浅表肿瘤仅位于浅筋膜上,不侵及筋膜;深部肿瘤位于浅筋膜下或筋膜表面,伴筋膜侵犯或穿过筋膜。腹膜后、纵隔和骨盆肉瘤均归类于深部肿瘤。)

(注释:假如肿瘤分级不能评价,骨外 EWING 肉瘤和原始神经外胚层肿瘤可归为高级别,假如分级不能评价应归为低级别。)

N-区域淋巴结

软组织肉瘤分期

NX　区域淋巴结不能评估

N0　无区域淋巴结转移

N1　有区域淋巴结转移

| | | | | |
|---|---|---|---|---|
| Stage Ⅰ A | T1a,T1b | N0 | M0 | G1 |
| Stage Ⅰ B | T2a,T2b | N0 | M0 | G1 |
| Stage Ⅱ A | T1a,T1b | N0 | M0 | G2,G3 |
| Stage Ⅱ B | T2a,T2b | N0 | M0 | G2 |
| Stage Ⅲ | T2a,T2b | N0 | M0 | G3 |
| Stage Ⅳ | 任何 T | N1 | M0 | 任何 G 分级 |
| | 任何 T | 任何 N | M1 | 任何 G 分级 |

(注:区域淋巴结侵犯较罕见,在临床或病理方面不能评估淋巴结状态的患者应归于 N0,而不是 NX 或 PNX)

M-远处转移

M0　无远处转移

M1　有远处转移

软组织肿瘤种类繁多,构成肿瘤的成分复杂,以往对软组织肿瘤的影像学检查方法不多,定性诊断率低。传统 X 线片、切层仅能了解肿瘤的大致部位和骨骼有无侵犯,但由于缺乏良好的 X 线软组织对比度,因而难以显示肿瘤的确切范围,不能满足临床需要。血管造影主要用于术前了解肿瘤的供血血管和肿瘤对血管的侵犯情况,对定性诊断也有一定帮助,但具有创伤性;B 型超声和核素扫描运用于临床近年也有报道,对确定肿瘤的大小和部位较准确,但定性仍较差。

20 世纪 80 年代以来,CT 和 MRI 广泛用于临床,由于采用电子计算机技术和新的成像技术,大大提高了影像的组织分辨力,使软组织之间的对比度增加,显示了其优越地位。MRI 和 CT 对软组织的诊断能力,总体上 MRI 优于 CT,对病变的检出 MRI 比 CT 敏感,不用对比剂能很好地显示病变组织,软组织对比度也比 CT 高,但在显示软组织内的钙化、骨化和气体方面 MRI 不如 CT。MRI 具有全方位、多参数、多层面扫描技术,能更全面地显示肿瘤的范围,并能够在一定程度上反映肿瘤的组织学特性,故对肿瘤良恶性区分和组织学定性均有较高的准确性,目前国内外报道 MRI 对鉴别良恶性肿瘤的准确率最高可达90% ,约有 30% ~ 40% 的肿瘤可作出组织学诊断。

根据软组织肿瘤的 MRI 表现如何区分其良恶性,是软组织肿瘤影像诊断的最重要的内容。我们根据百多例软组织肿瘤的 MRI 影像资料和病理学作对比研究认为:观察肿瘤的 MRI 边界、信号均匀性、肿瘤内分隔、邻近骨骼、神经、血管侵犯、瘤周出现高信号影等征象是良恶性区分的关键征象,良性肿瘤的典型表现为:肿瘤信号均匀、边界清楚、邻近结构无侵犯、或仅受压移位;恶性肿瘤典型表现是肿瘤信号不均匀、边界不清、侵犯邻近结构、肿瘤内出现分隔及瘤周出现高信号影。

# 第二节　良性软组织肿瘤

## 一、韧带状瘤

### (一)临床资料和概述

韧带状瘤(desmoid tumour)也称侵袭性纤维瘤病(aggresssive fibromatosis)和韧带样纤维瘤病(desmoid-type fibromatoses),为局部侵袭性纤维母细胞肿瘤,局部浸润性生长和治疗后局部复发倾向是该肿瘤的临床特点。来源于肌筋膜和肌腱组织,其组织学表现和生物学行为介于纤维瘤和纤维肉瘤之间,但不发生转移。本病好发于青年女性,最多见于腹部,其次是四肢和躯干软组织。其病因与妊娠和外伤有关,该瘤可广泛累及周围组织结构,即使手术切除,仍极易复发,但肿瘤转移少见,复发率在25% ~ 70% 。复发之韧带状瘤具有生长快、侵犯多块肌肉和易侵犯骨骼等特点。

### (二)病理

肉眼所见肿瘤大小不等,常局限于肌肉内或与筋膜相连,有时附着于骨膜,但不侵犯骨组织。肿瘤质韧,向周围浸润性生长,无包膜,和正常组织间无边界。切面灰白色,可见灰白色纤维束侵入周围肌肉内。镜下,瘤组织由增生活跃的成熟纤维组织和胶原纤维构成,增生的成纤维细胞和胶原纤维束呈波浪状交错编织。重要所见是增生的纤维组织侵及周围肌肉组织内,肌纤维被分隔成小岛,并呈萎缩变性,可出现多核的肌肉巨细胞。

### (三)影像学表现

1. X 线片　X 线片对韧带状瘤诊断无特异性,仅可表现为软组织肿块影,很少侵犯骨骼,但可对邻近骨骼造成压迫。

2. MRI 表现为分叶状或不规则状肿块,$T_1WI$ 呈等信号或稍低信号,信号可较均匀。而在 $T_2WI$ 肿瘤呈高或稍高信号,信号明显不均匀,边缘和周围肌肉无明显分界而呈融合状,增强扫描呈实质不均匀强化,邻近骨骼可有压迫吸收或推移(图 22-2-1,图 22-2-2)。

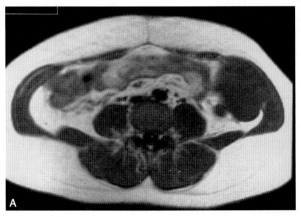

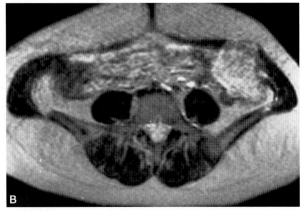

A　　　　　　　　　　　　　　　　B

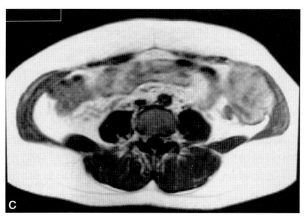
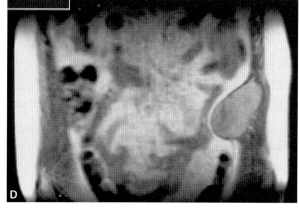

**图 22-2-1 腹壁韧带状瘤**

肿瘤位于左侧腹横肌和腹斜肌内,T$_1$WI(A)呈等信号,和周围肌肉难以区分,T$_2$WI(B)呈高信号,增强(C)后不均匀强化。肿瘤形态规则,呈椭圆形,肿瘤推压邻近肌纤维,使其萎缩,形成假包膜,在 MRI 冠状位(D)上肿瘤内侧见低信号带,但在肿瘤的内侧和周围正常肌肉分界不清,呈融合状边缘

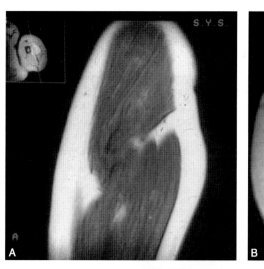
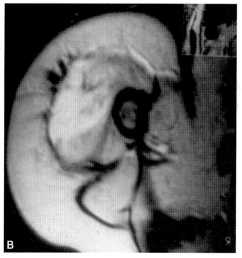

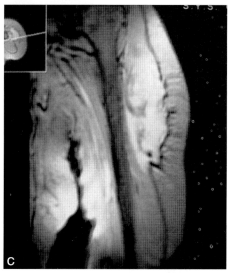

**图 22-2-2 上臂韧带状瘤**

平扫 T$_1$WI 冠状位(A),T$_2$WI 横断位(B),冠状位(C),肿瘤位于三角肌内,T$_1$WI 呈等信号,和周围肌肉难以区分,T$_2$WI 呈高信号,肿瘤形态极不规则,沿肌纤维浸润生长,和周围正常肌肉呈融合状边缘

# 二、脂 肪 瘤

## （一）临床资料和概述

脂肪瘤是最常见的含有成熟脂肪细胞的良性间胚叶肿瘤,可发生在任何年龄,30～50岁为高发年龄组。肿瘤生长缓慢,瘤体可多年无明显增大,患者多以触及体表肿块来就诊,可无明显自觉症状和肢体功能障碍。虽然脂肪瘤可发生在任何部位,但以上肢大腿和腰背部最为常见。脂肪瘤可分为单发和多发两种,瘤体大小不一,最大者可达10kg以上,肿瘤表面披有薄的纤维包膜,标本切面酷似成熟的脂肪组织。

## （二）病理

肉眼所见肿瘤外观呈圆球形、结节状或分叶状,表面有菲薄的包膜,切面黄色或淡黄色,质软,酷似成熟的脂肪组织。常被纤维组织束分隔为大小不一的小叶,若纤维组织较多,则质韧实,瘤组织内偶见出血、坏死和局灶性骨化。镜下,瘤组织由成熟的脂肪细胞组成,但瘤细胞大小和形态并非完全一致。瘤组织由纤维组织梁、索或肌腱样致密的胶原纤维分隔,形成大小不规则的小叶。若瘤组织内纤维组织或新生毛细血管明显增多,也可称为纤维脂肪瘤或血管脂肪瘤。

## （三）影像学表现

X线片、CT和MRI均可对脂肪瘤作出诊断(图22-2-3,图22-2-4)。

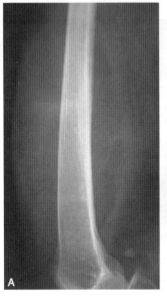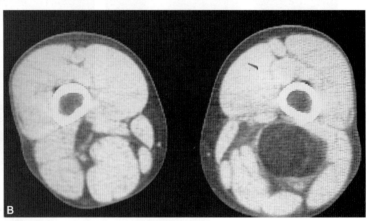

**图 22-2-3　大腿脂肪瘤 X 线和 CT**
A. X线片示胫骨下端软组织内低密度肿块影,边界清楚;B. CT示胫骨下端后侧肌群内一类圆形肿块,边界清楚,CT值为脂肪密度(负值-HU)

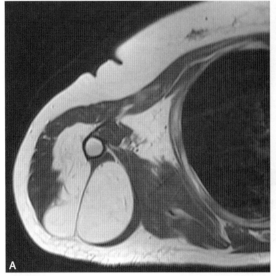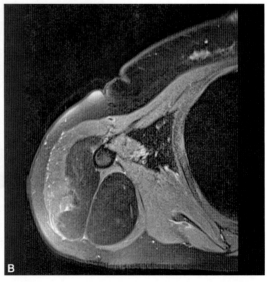

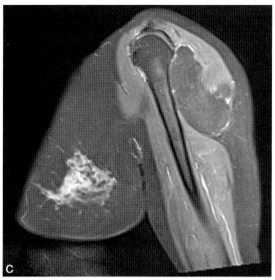
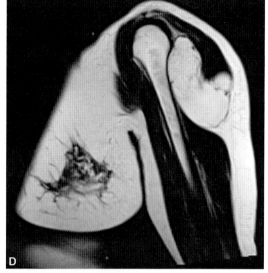
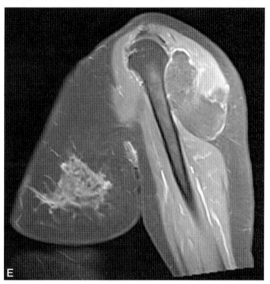

**图 22-2-4　右肩脂肪瘤**
右肩关节三角肌深部类圆形软组织团块,边界清楚,T$_2$WI 呈显著高信号,T$_1$WI 压脂呈低信号,
增强后可见边缘轻微强化,肿块主体部分未见明显强化

1. X 线片　较大的脂肪瘤在 X 线片表现为低密度肿块影,边界清楚,这是由于脂肪组织比周围肌肉组织更易被 X 线穿透所致。

2. CT　CT 具有较高的软组织分辨率,能发现小的 X 线不能显示的脂肪瘤,CT 值为脂肪密度(负值-Hu)。

3. MRI　MRI 对脂肪瘤具有特征性的信号改变,T$_1$WI 和 T$_2$WI 均显示为和皮下脂肪类似的高信号,肿瘤可呈圆形、分叶状和不规则形,但边界清楚,信号均匀,有报道部分的脂肪瘤在 T$_1$WI 可出现低信号的细的条索状分隔,病理对照发现为瘤组织内被纤维组织梁、索分隔。

4. 诊断和鉴别诊断要点　在 X 线片和 CT 扫描呈低密度肿块,CT 值为负值,MRI 在 T$_1$WI 和 T$_2$WI 均呈高信号,与皮下脂肪信号一致。

## 三、平 滑 肌 瘤

### (一)临床资料和概述

四肢软组织的平滑肌瘤主要发生于皮肤和皮下组织的平滑肌,如竖毛肌、汗腺周围的平滑肌、血管平滑肌等。单发为多,少数多发。好发于 30 岁以上的成年男性,临床上常有明显的发作性疼痛和压痛。

### (二)病理

病理上,肿瘤常为圆形或卵圆形的实性结节,直径 1~2cm,质硬,有完整的包膜。镜下瘤组织由分化较好的平滑肌细胞呈编织状分布。

**（三）影像学检查**

位于表浅的平滑肌瘤，体积小，临床触诊满意，通常无须进行 MRI 或 CT 检查。位于深部者可行 MRI 或 CT 检查，均表现为均质性良好、边界清楚的软组织肿块，呈良性的影像学征象。

## 四、血管组织的肿瘤

### （一）肌肉内血管瘤

1. 临床资料和概述　是位于横纹肌内呈浸润性生长的良性血管增生性肿瘤，常伴有含量不一的成熟脂肪组织。发病年龄以 20～30 岁最为多见，最常见于四肢，其次是躯干和面部。病史多在一年以上，临床症状和体征无特殊，主诉多为无痛性软组织肿块。肿瘤大小以 3～5cm 居多，小的仅如黄豆，大者可达 10cm 以上，肿瘤一般无明显的包膜和边界，手术后易复发，临床上易误诊为恶性肿瘤。

2. 影像学表现

（1）X 线片：对诊断帮助不大，除非血管瘤伴有钙化和骨化，在 X 线片可以显示圆点状高密度影（静脉石），此时应想到血管瘤。

（2）血管造影或 DSA：是诊断的可靠方法，可显示肿瘤性血管团和血腔，如有动静脉畸形可见动静脉同时显影。

（3）CT：CT 血管造影（CTA）可清楚显示血管瘤的供血血管和回流静脉，其逼真的三维重建影像，可全方位观察肿瘤情况，为术前外科手术方案设计提供可靠的影像信息（图 22-2-5）。

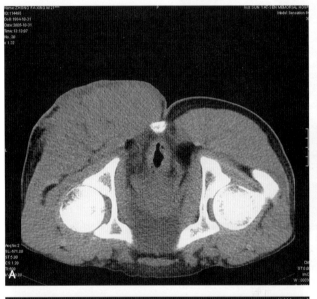
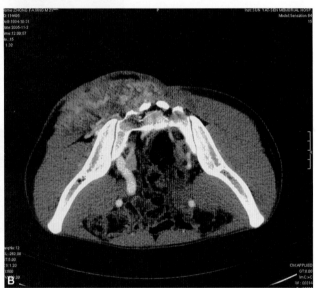
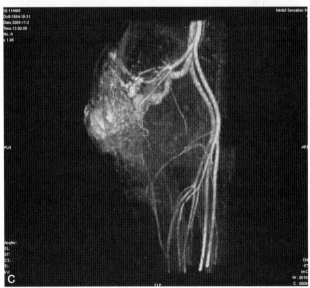
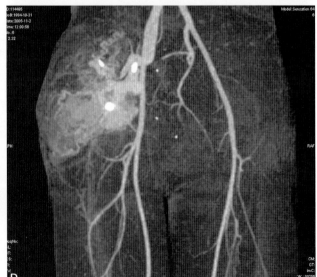

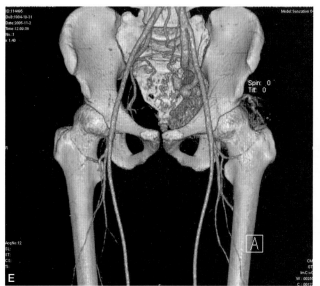
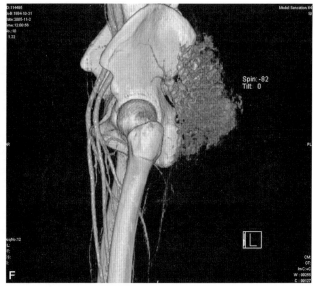

**图 22-2-5　臀部肌肉内血管瘤 CT、CTA**
A. 上左侧臀肌肿块边界不清,呈等密度改变,肿瘤累及皮下脂肪层;B. CT 增强,肿块内见条、点状明显强化灶,左侧髂内
动脉明显增粗。C~F. CTA,肿块由左侧髂内动脉供血,肿块为一异常血管团块,其内为明显增粗、扭曲的血管

（4）MRI:可见 $T_1WI$ 和 $T_2WI$ 肌肉内出现混杂信号影,仔细观察可辨别部分为扩张迂曲的流空信号(黑影)及其血栓形成和陈旧出血之高信号,肿瘤和周围肌肉组织无分界,Gd-DTPA 增强扫描呈不规则强化(图 22-2-6)。

**（二）蔓状血管瘤**

1. 临床资料和概述　蔓状血管瘤(cirsoid hemangioma)也称为动静脉畸形血管瘤(arteriovenous malformation/heamangioma)。此型血管瘤多见于四肢,外观常由口径较大壁厚扭曲的血管构成较特殊的蔓状或蚯蚓状突起,其内血管可为动脉,亦可为静脉,管壁厚薄不均,可有动静脉瘘形成。根据临床体征此病诊断不难,影像学检查主要目的在于了解血管受累的程度、范围、有无动静脉瘘形成和邻近骨骼受累情况。

2. 影像学表现

（1）X 线片:可发现蔓状血管瘤由于血栓机化而致的钙盐沉着,即静脉石形成,表现为软组织内散在分布的小圆形钙化影,此征象对诊断有重要价值,此外,深部的蔓状血管瘤由于对邻近骨膜的压迫和牵拉,引起骨膜增生和新骨形成,可造成邻近骨质的肥厚和患肢长骨变长,如侵入骨内可造成骨质破坏。

（2）血管造影和 DSA:可见肿瘤血管呈蚯蚓状扩张,合并有动静脉瘘时,动静脉同时显影,并可见短路血管。

（3）MRI:冠、矢状面扫描,可大范围显示迂曲扩张血管的行程,呈蜂窝状,或蚯蚓状流空信号,并能观察到邻近骨髓腔有无侵犯和受累范围(图 22-2-7、图 22-2-8)。

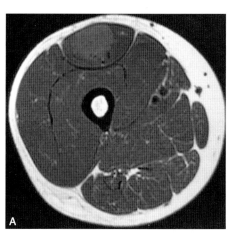
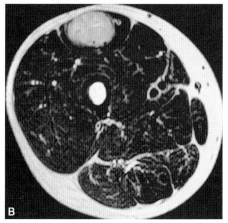

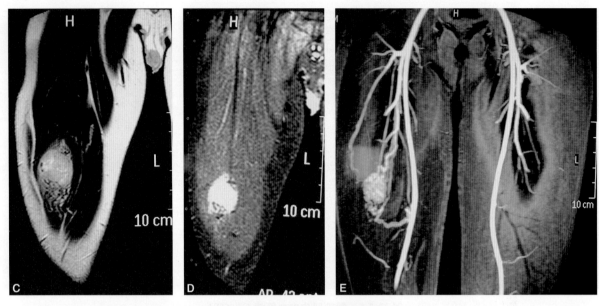

**图 22-2-6　肌肉内血管瘤 MRI**
MRI 平扫横断面，$T_1WI$（A）呈不均匀的较高信号，$T_2WI$（B、C）呈不均匀高信号，$T_1WI$ 和 $T_2WI$ 其内均见蚯蚓状和
逗点状低信号，此为异常的流空血管影，$T_1WI$ 增强后（D）肿瘤明显强化，MRA（E）显示肿瘤由股深动脉供血

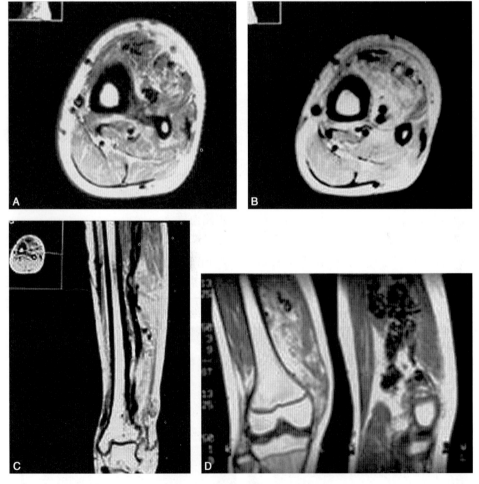

**图 22-2-7　蔓状血管瘤 MRI**
A. $T_1WI$ 横断位；B. $T_2WI$ 横断位；C、D. $T_2WI$ 冠状位。右小腿外侧软组织内可见大片延纵轴分
布的异常信号影，$T_1WI$ 呈稍高信号，为淤积、流速慢的静脉血；$T_2WI$ 呈高信号，邻近肌间隙内可
见扩张之静脉。在冠状面上，在高信号中可见蚯蚓状和短弧状流空信号，此是流速高的血管

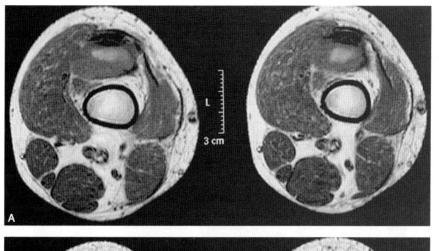

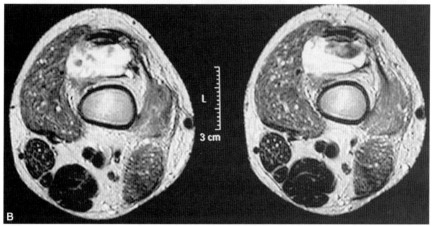

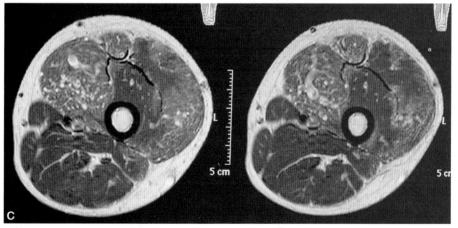

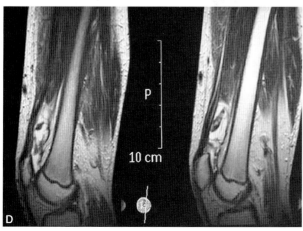

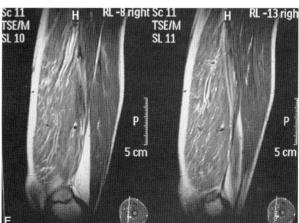

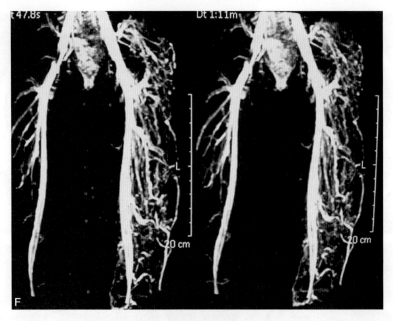

**图 22-2-8　蔓状血管瘤**

MRI 和 MRA 左侧大腿软组织内可见大范围异常信号影,$T_1WI$ 呈等、稍高信号;$T_2WI$ 呈高信号;增强后呈明显点、条状强化,邻近骨髓腔无侵犯和受累。MRA 示左侧大腿软组织广泛血管增粗、扭曲

### （三）海绵状血管瘤

1. 临床资料和概述　是血管瘤中最常见的一种。多见于四肢,上肢比下肢多见,发病率在儿童和青年人较高,成年人海绵状血管瘤,实际上在儿童时期已有病变。无明显的自觉症状,临床体征多为暗青色软组织肿块,触之柔软如海绵状,压之可褪色和缩小。

2. 病理　肿瘤多位于皮下,肉眼观察肿瘤呈结节状、条索状或分叶状,色暗红,可见海绵状或蜂窝样的结构,少数肿瘤有包膜。镜下所见,瘤组织由大片壁薄,血腔扩大相互吻合大小不一的外形不规则的血管构成。血管间有少量的纤维组织分隔,其内有脂肪细胞、淋巴细胞和肥大细胞。

3. 影像学表现

（1）X 线片:小的肿瘤难以显示,大的肿瘤可表现为局部软组织的不均匀密度增高,难以确诊,合并血栓机化可见圆形之静脉石,呈不均匀的高密影,此征象对诊断极有价值。

（2）血管造影和 DSA:可直接显示肿瘤的异常血管,动脉期表现为粗细不等、大小不一的血管和血腔,静脉期呈明显染色。

（3）MRI:海绵状血管瘤其 MRI 表现在 $T_1WI$ 为等和低信号,在 $T_2WI$ 为高信号,较大的肿瘤血管可呈流空信号在 $T_1WI$ 和 $T_2WI$ 均可见,陈旧性出血灶在 $T_1WI$ 为高信号,在 $T_2WI$ 为低信号,部分海绵状血管瘤可出现分隔状结构(图 22-2-9、图 22-2-10)。

4. 诊断与鉴别诊断要点　X 线片发现静脉石,血管造影显示异常扩张迂曲的肿瘤血管,MRI 在 $T_1WI$ 和 $T_2WI$ 瘤体内出现流空信号影,可明确诊断。

### （四）血管球瘤

1. 临床资料和概述　是一种特殊类型的血管性肿瘤,由血管的动静脉吻合即血管球所发生的罕见的良性肿瘤。本瘤好发于成年人,绝大多数位于指趾末端,瘤体小,表面呈深红或蓝色,直径多在 1cm 左右(图 22-2-11)。

2. 影像学表现　X 线片可见局部软组织增厚、肿胀、密度增高。侵犯骨骼者,可见边界清楚锐利的皮质和髓腔侵蚀、破坏。但无明显的髓腔膨胀、皮质变薄和砂粒状钙化,这点可和内生软骨瘤鉴别。

3. 诊断与鉴别诊断要点　根据发生部位和临床体征以及较典型的 X 线表现,诊断一般不难。

## 五、腱鞘巨细胞瘤

### （一）临床资料和概述

分为局限性和弥漫性(关节外色素性绒毛结节性滑膜炎)两种。来源于腱鞘及滑囊之滑膜,多发生于指关节附近,少数发生于膝关节、踝关节、腕关节附近和滑膜肉瘤好发于大关节附近不同。本瘤女性较男性多见,发病年龄以青壮年多见,儿童和 40 岁以上较少见。临床上多为无痛性小结节,位于指、趾关节附近,与肌腱紧密相连。

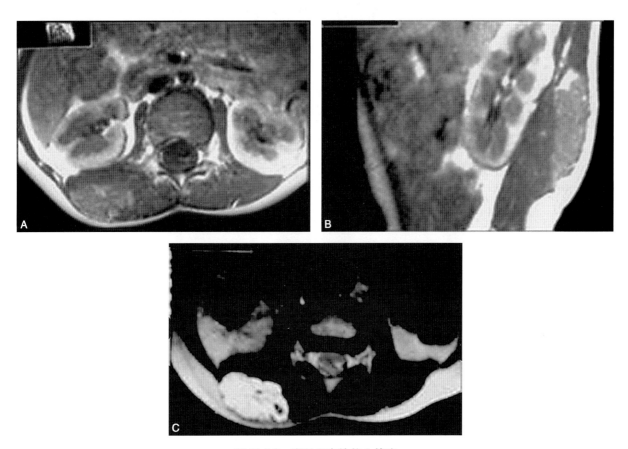

**图 22-2-9　脊竖肌海绵状血管瘤**
右侧脊竖肌内类圆形肿块,T₁为稍高信号,边界不清,T₂呈高信号,边界清楚,其内见小点状低信号影

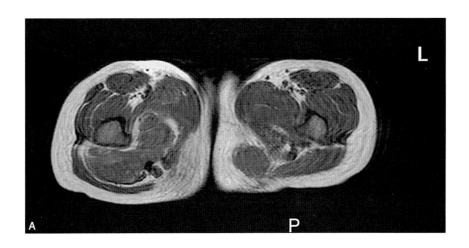

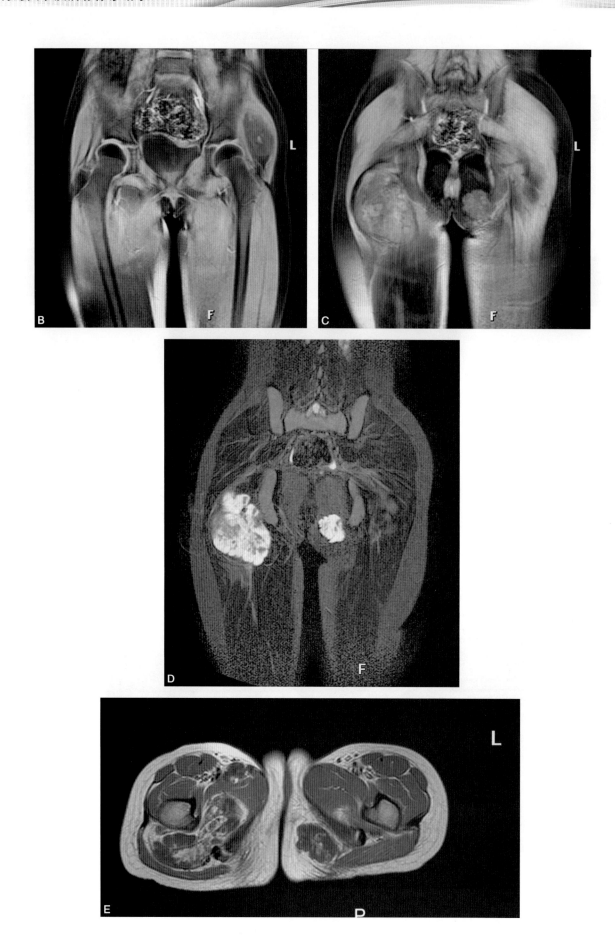

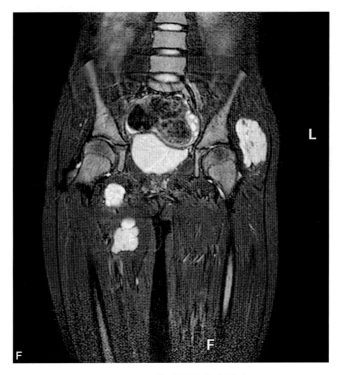

**图 22-2-10　多发海绵状血管瘤**
双侧臀部、右侧大腿上端多发肿块,大小不一,呈不规则、分叶状轮廓,T₁(A~C)为等信号,
T₂(D)为高信号,其内见小点、条状低信号影,增强后(E~F)明显强化

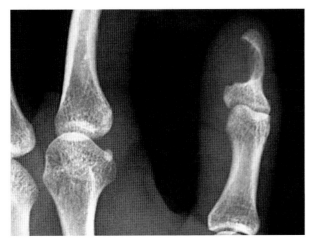

**图 22-2-11　血管球瘤**
第 1 指骨末端内侧皮质和髓腔侵蚀、破坏,边界清楚锐利。
但无明显的髓腔膨胀、皮质变薄和砂粒状钙化

## (二) 病理

病理上肿瘤直径大多在 3cm 以内,最小仅为数 mm,最大者达 8cm,外观多呈分叶结节状,无包膜,质实和硬,瘤内偶见编织状纤维条索,常与腱膜相连。镜下瘤组织内是组织细胞样的瘤细胞,可见纤维组织条索穿插于瘤细胞间,使瘤组织呈分叶状,瘤细胞呈巢状、小梁状或腺泡状。肿瘤可侵犯邻近骨质和关节。

## (三) 影像学表现

X 线片和 CT 可见指关节附近结节状软组织肿块,邻近骨质有压迫性骨质吸收和破坏,关节间隙狭窄和骨质疏松。MRI 能清楚显示肿块和肌腱的紧密关系,肿块在 T₁WI 呈等信号,在 T₂WI 呈较高信号,而肌腱在 T₁WI 和 T₂WI 均为低信号(图 22-2-12)。

# 六、滑膜囊肿

## (一) 临床资料和概述

由于好发于腘窝,也称腘窝囊肿(popliteal cyst),本病可发生在任何年龄,男性多见,临床表现为局部囊性软组织包块,有压痛,病因可能和慢性损伤有关。

## (二) 病理

病理上囊肿由纤维组织囊壁和黏液状囊液构成。

## (三) 影像学表现

CT 和 MRI 均能显示,CT 表现为腘窝软组织内见边缘光滑的囊状低密度影,CT 值在 30Hu 以下。MRI 囊肿在 T₁WI 大多呈低信号或等信号,但如囊液的蛋白成分高,也可表现为稍高信号,T₂WI 呈高信号,边缘光滑锐利,和周围组织分界清,呈圆形或卵

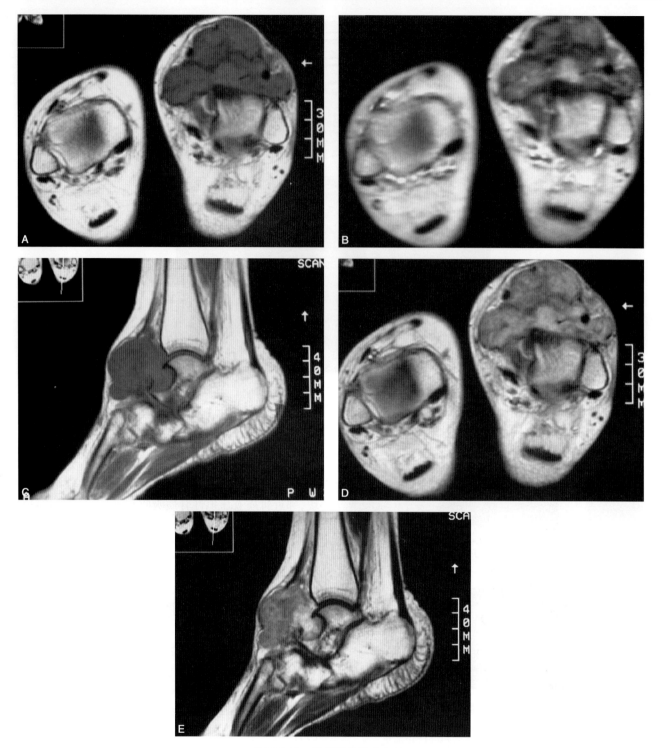

**图 22-2-12　腱鞘巨细胞瘤 MRI**

MRI 平扫 T$_1$WI 横断和矢状位(A、B),见左踝关节前方有一分叶状软组织肿瘤,大小约 4cm×4cm×3cm,肿瘤沿足背肌腱间隙生长,T$_1$WI 呈等信号,T$_2$WI 呈稍高之混杂信号(C),肌腱呈低信号的圆点状,被肿瘤推压移位,增强后肿瘤轻微强化(D)

圆形(图 22-2-13)。

## 七、神经源性肿瘤

软组织神经源性肿瘤主要发生于外周神经,包括良性的神经鞘瘤、神经纤维瘤和神经纤维瘤病;恶性的有恶性神经鞘瘤和神经纤维肉瘤。该类肿瘤在软组织中并不多见,我院近年来有 MRI 检查和病理结果的百多例软组织中,神经源性肿瘤仅为 10 例,不到 10%。

### (一) 神经鞘瘤

1. 临床资料和概述　神经鞘瘤是发生在四肢软组织的神经源性肿瘤中最多见的一种,它起源于

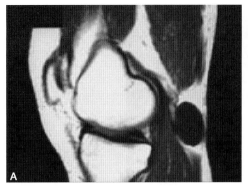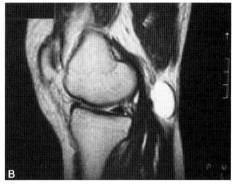

**图 22-2-13 滑膜囊肿 MRI**

腘窝 MRI 平扫 T₁WI 和 T₂WI 矢状位(A、B),见腘窝后方软组织内有一椭圆形囊状影,
T₁WI 呈低信号,T₂WI 呈高信号,边缘锐利,信号均匀

神经鞘的 Schwann 细胞。临床病史较长,肿瘤生长缓慢,沿神经干走向生长,常呈长椭圆形,纵向活动度受限,而侧方活动度大。肿瘤一般为无痛性,但压迫神经时亦可伴有向周围放射性酸胀和麻木感,并沿神经分布区出现触电感。发生在大神经干的肿瘤可引起神经支配肌群的萎缩。本病男女发病率相近,发病年龄以成年人多见,其中 20~40 岁为本病的高发年龄。发生部位以四肢、颈部、躯干多见。四肢屈侧大神经干周围多发,如肘、腋窝、腘窝及腕部。

2. 病理表现 肉眼下肿瘤多呈圆形和长椭圆形,有完整的包膜,表面光滑或结节状。肿块常与神经纤维粘连,大小一般为 3~4cm。切面呈实质性,可见小的囊变和坏死灶。

3. 影像学表现 MRI 表现为典型的良性软组织肿瘤影像,肿瘤为圆形或椭圆形,边界清晰可辨,信号多均匀,T₁WI 为等或稍高信号,T₂WI 为高信号,增强扫描为均匀性强化。肿瘤内如有坏死、出血和胶原性退变灶,在 T₂WI 可表现为小片状的低信号和高信号。MRI 一般可显示出肿瘤和神经干的密切关系,可发现神经分布区域肌肉的萎缩性改变,诊断一般不难(图 22-2-14)。

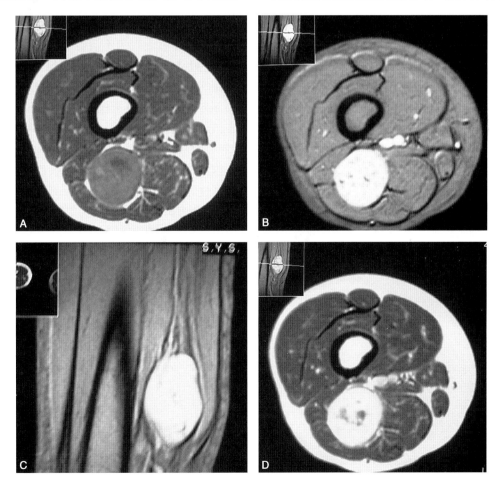

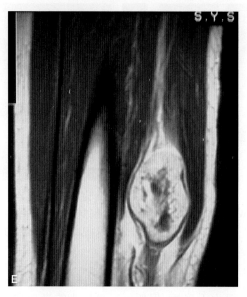

**图 22-2-14 大腿神经鞘瘤**

$T_1WI、T_2WI$ 横断位及 $T_2WI$ 脂肪抑制矢状位(A、B、C),大腿内侧肌肉内可见一圆形肿块,大小约 2.5cm×2.5cm,边缘光滑锐利,$T_1WI$ 呈不均匀之稍高信号,$T_2WI$ 呈不均匀之高信号,肿块和神经血管鞘关系密切。增强扫描横断和矢状位(D、E),肿块高度不均匀强化,矢状位见肿瘤呈长椭圆形,位于股动脉旁,近侧坐骨神经水肿在 $T_2WI$ 呈高信号改变,邻近肌肉无明显信号异常。肿块不均匀信号区域,经手术病理证实为肿瘤内出血灶和囊变

**(二)神经纤维瘤**

1. 临床资料和概述 神经纤维瘤是由周围神经纤维成分,局限或弥漫增生所形成的肿瘤。该瘤可见于任何年龄,以 20～30 岁最为多见。发生部位依次为:皮肤、皮下、后纵隔、腹膜后、四肢等处,偶见于舌、胃和骶骨等部位。临床多以发现肿块而就诊,病史通常较长,无明显疼痛感,但按压肿块可有放射性疼痛和麻木感,活动度良好。

2. 病理表现 肉眼肿瘤外观呈圆形和长椭圆形,无包膜,可见神经纤维穿于肿瘤实质内,质地较硬,如橡皮状,富于弹性。切面呈灰白色,半透明状,有时可见纤维条索状结构。镜下肿瘤主要由纤维细胞和 Schwann 细胞组成。常见神经轴索在肿瘤内穿过,是肿瘤形成过程中包裹所致,由于肿瘤无包膜,有时可见肿瘤纤维侵犯周围肌肉和结缔组织。

3. 影像学表现 MRI 扫描,肿瘤常呈沿神经干分布的圆形或椭圆形肿块影,边界清楚,如肿瘤侵犯周围组织亦可表现为不清楚的边界,$T_1WI$ 常为等信号,$T_2WI$ 为高信号,信号可不均匀。文献报道和本组病例均发现,部分的神经纤维瘤在 $T_2WI$,可见肿瘤中心部分为高信号,其周围有一等信号环(靶征),此征象被认为是神经纤维瘤 MRI 较特征性表现。"靶征"的病理基础是,肿瘤中央区为致密的嗜酸性纤维、多细胞区域、非原纤维基质缺乏区,而周围区为疏松的嗜酸性纤维、细胞成分少、非原纤维基质丰富。前者在 $T_2WI$ 为高信号,而后者为等信号。然而,"靶征"的出现率并不高,我们有 5 例神经纤维瘤,仅一例出现此征。增强扫描,肿瘤呈中度或明显强化(图 22-2-15)。

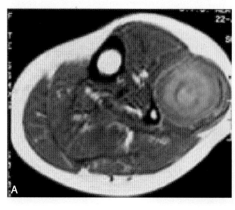
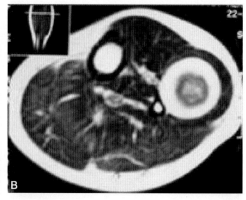

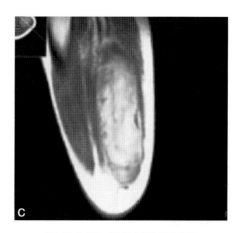

**图 22-2-15 神经纤维瘤 MRI**
平扫 $T_1WI$ 和 $T_2WI$ 横断位(A、B),增强横断位(C),见右小腿外侧软组织内有一圆形软组织肿
瘤,呈"同心圆"状,$T_1WI$ 以等信号为主,但中间有一环形的稍高信号和低信号,$T_2WI$ 外围呈环
状高信号,中间低信号,中央为稍高信号,此征象也称为"靶征",增强扫描呈中度强化

# 第三节　恶性软组织肿瘤

## 一、纤 维 肉 瘤

### (一)临床资料和概述

是较常见的恶性软组织肿瘤,最容易累及邻近
骨骼。纤维肉瘤好发于中年人,男性比女性多见,其
发生部位广泛,以四肢的大腿及膝部最为常见,其次
是前臂和小腿。

### (二)病理

肉眼观察肿瘤呈结节分叶状,可有假包膜,和周
围组织分界清楚,但肿瘤也可向周围组织浸润,与周
围组织无明显分界,深部的纤维肉瘤可侵犯骨膜和骨
骼,引起骨质破坏。镜下肿瘤由类似成纤维细胞的瘤
细胞及含量不等的胶原纤维及网织纤维构成。按瘤
细胞、胶原纤维及核分裂的数量,肿瘤异型性等特点

不同,可将本瘤分为分化好和分化差的纤维肉瘤。

### (三)影像学表现

1. X 线片所见　表现为软组织肿块阴影,肿瘤
可自外向内侵犯骨骼,在侵犯部位的骨组织处出现
向内凹陷的弧状硬化带。借此可和原发于骨的纤维
肉瘤相鉴别,部分病例可出现骨膜反应。

2. CT 扫描所见　表现为等密度的软组织肿块
影,侵犯骨骼时,可见局部骨皮质的缺损和增厚,增
强扫描可有强化。

3. MRI 所见　能全方位显示肿瘤的侵犯范围,
肿瘤在 $T_1WI$ 呈等或低信号,$T_2WI$ 其信号强度呈稍高
信号,肿瘤边界在有假包膜处为清楚之边界,而在无
包膜部分表现为和周围组织呈融合状的边界。肿瘤
内因坏死和出血,信号不均匀,肿瘤侵犯髓腔,表现为高
信号的脂肪髓内出现低信号区(图 22-3-1、图 22-3-2)。

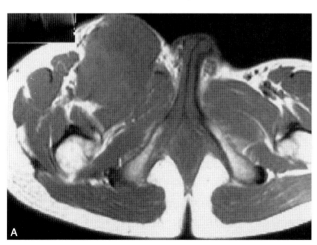

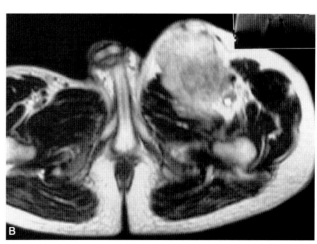

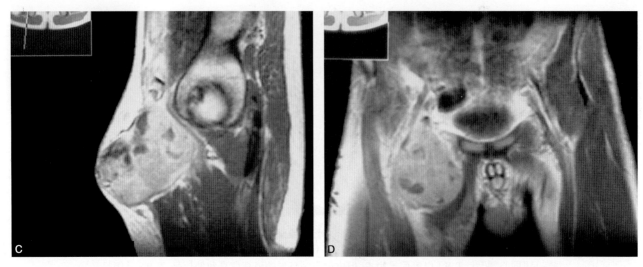

**图 22-3-1　纤维肉瘤**

平扫 $T_1WI$ 横断位（A）和 $T_2WI$ 横断位（B），显示右腹股沟区肿瘤，大小约 5cm×5cm，呈分叶状，$T_1WI$ 和 $T_2WI$ 均为等信号，提示肿瘤富含纤维成分。在 $T_2WI$ 瘤内可见斑片状高信号的坏死灶。增强扫描横、冠、矢状位（C、D），肿瘤呈轻度强化，可见肿瘤侵犯皮下脂肪组织，股动脉鞘位于肿瘤后方，呈轻度浸润状

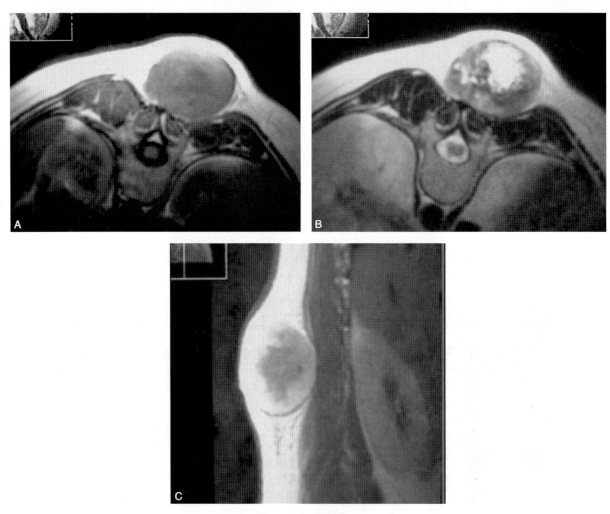

**图 22-3-2　纤维肉瘤**

背部皮下脂肪层内类圆形肿块，$T_1$（A）呈低信号，$T_2$（B）稍高信号，内见大片状坏死，
增强后（C）呈不均匀强化；肿瘤周围有不完整假包膜

## 二、未分化/未能分类肉瘤（恶性纤维组织细胞瘤）

### （一）临床资料和概述

定义为用现有的分析技术不能明确分化方向的软组织肉瘤。虽然有遗传学亚型的出现，但是目前这个分类仍然是异质性、除外性，而且不包括特殊的软组织肉瘤去分化型。包括：未分化圆细胞肉瘤、未分化梭形细胞肉瘤、未分化多形性肉瘤（以往为多形性恶性纤维组织细胞瘤）、未分化上皮样肉瘤和未分化肉瘤，非特殊类型。WHO分类第4版删除了"恶性纤维组织细胞瘤"这一名称，正式将其命名为未分化肉瘤，并将其从所谓纤维组织细胞肿瘤类分出，但是在治疗方面没有过多变化，影像科医师和外科医生须熟悉这一名称的改变。

本瘤最常见于四肢深部软组织内，其次是躯干和头颈部，但也可见于腹膜后。发病年龄多见于50岁以上的老年人，青少年较少见，男女发病率无显著性差异。肿瘤主要位于深部软组织内，多由于局部肿块而就诊，肿瘤恶性程度较高，呈浸润性生长，易侵犯邻近组织结构和发生远处转移。本病局部复发率和转移率均很高，文献报道复发率达40%～80%，远处转移率40%～50%，复发率和转移率的高低和肿瘤的组织分型、肿瘤的部位和肿瘤的局部浸润范围密切相关。本病2年生存率约60%，转移最多见于肺（82%）、淋巴结（32%）、肝（15%）与骨（15%）。

### （二）病理

临床和大体检查均无特殊。肉眼观察肿瘤常为单发性，分叶状肉性肿块，直径5～10cm，但也可由多个瘤结节融合而成。约1/3的病例，位于骨骼肌内，少数是在皮下组织。肿瘤的境界较清楚或不清楚，可有部分假包膜和纤维包膜，但可沿筋膜平面或肌纤维之间扩展。肿瘤切面呈灰色或灰白色，但因各种成分而有变化。炎症性型，因富于黄色瘤细胞，而呈黄色，出血时呈棕色。在黏液样型，可见透明黏液样改变。肿瘤中常见出血、坏死和囊变。形态为圆细胞的更常见于年轻人并且多被证实为特殊分化的；形态为多形性的更常见于老年人。至少有25%的放射相关的软组织肉瘤是未分化肉瘤。组织学虽然粗略分成圆细胞、梭形细胞、多形性、上皮样亚型，但是最关键的界定标准还是缺乏明确分化方向。免疫表型没有可重复性，少数细胞CK，Actin，Desmin，EMA阳性，在圆细胞型还可CD99片状阳性。vimentin和CD34阳性，但没有鉴别诊断价值。超微结构检查也无价值。

### （三）影像学表现

CT和MRI表现　表现为边界不清的软组织肿块影，呈分叶结节状，在CT肿块表现为等密度，肿瘤内出血和囊变为高密度和低密度，增强扫描，囊变不强化为低密度，瘤实质强化呈高密度。在MRI上，肿瘤可由多个瘤结节融合而成，在$T_1WI$肿瘤为等信号，在$T_2WI$呈不均匀的高信号，肿瘤内出现$T_1WI$和$T_2WI$均为高信号区域，为出血灶，肿瘤的囊变和坏死灶在$T_1WI$为低信号，在$T_2WI$为明显高信号。增强扫描瘤实质呈明显强化呈高信号，而囊变和坏死不强化为低信号。肿瘤可侵犯周围组织结构，表现为对神经血管鞘的浸润和包绕，累及肌肉间隔，使低信号纤维间隔移位和消失。在$T_2WI$瘤周肌肉可出现高信号影，代表瘤周肌肉的水肿和肿瘤侵犯（图22-3-3、图22-3-4）。

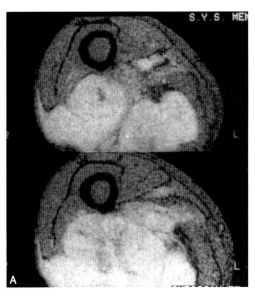
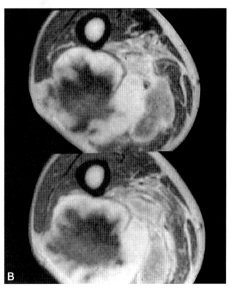

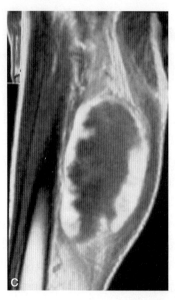

**图 22-3-3 未分化肉瘤（恶性纤维组织细胞瘤）**
大腿后侧肌群见一异常信号肿块，$T_2$（A）为高信号，边界不清，肿瘤周围
见大片瘤周水肿带。增强后（B、C）肿瘤呈花环状强化

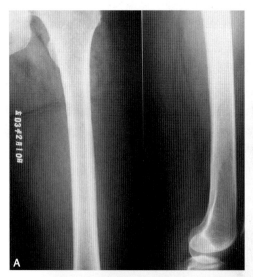

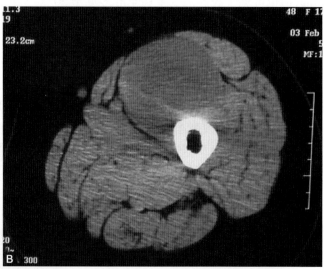

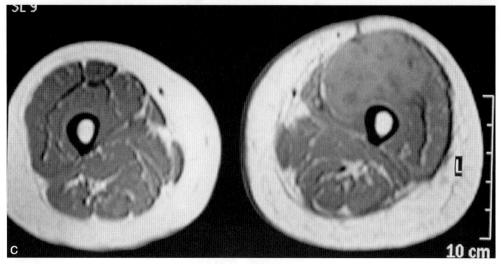

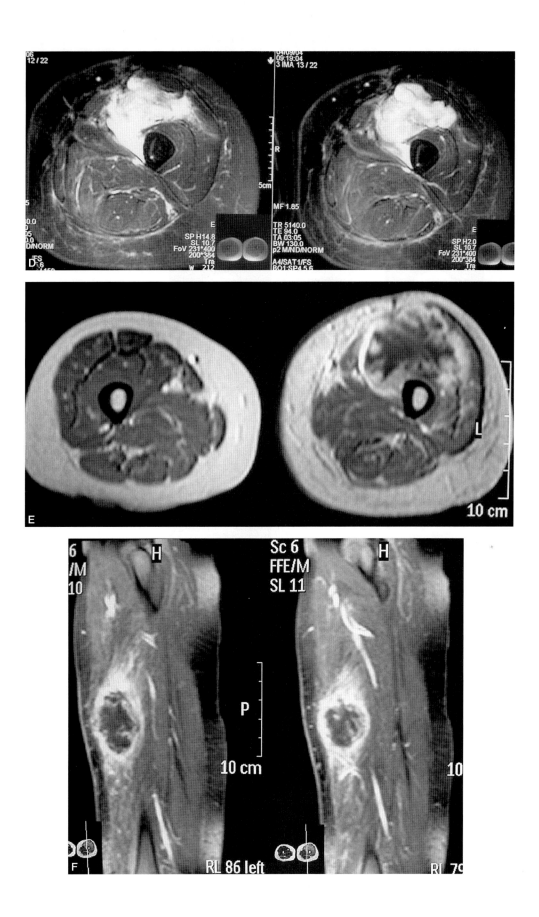

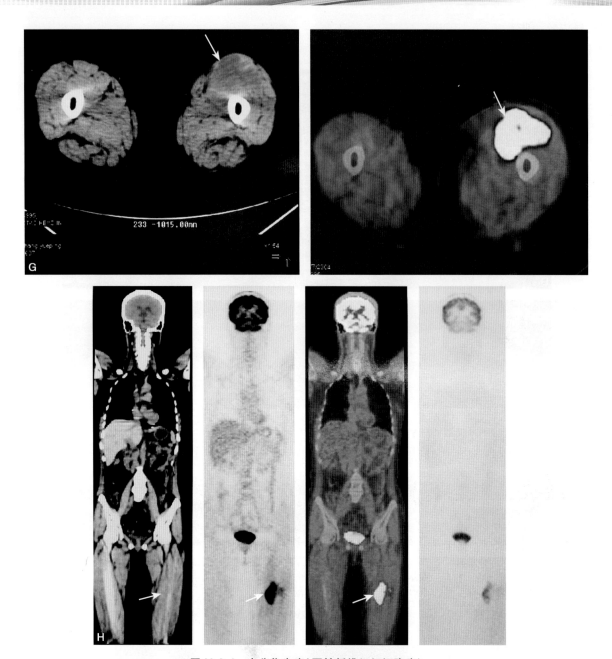

**图 22-3-4　未分化肉瘤（恶性纤维组织细胞瘤）**

X 线片（A）左侧大腿中断软组织肿胀，未见钙化或骨化，骨皮质以及骨髓腔未见受累及。CT（B）示：大腿前侧肌群内等密度肿块，密度均匀，邻近骨皮质未见侵蚀。MRI 示：T$_1$（C）呈等信号，T$_2$（D）呈高信号，肿瘤边界不清，瘤周大片水肿，增强后（E、F）呈不均匀强化。FDG　PET/CT 显像（G、H）示：左侧股骨中段前方软组织内异常放射性浓集灶

## 三、脂肪肉瘤

### （一）临床资料和概述

脂肪肉瘤是比较常见的软组织恶性肿瘤，约占全部软组织恶性肿瘤的 21.4%，居第二位。好发年龄 40~60 岁，男女发病率大致相等，脂肪肉瘤多发生在深部软组织，可起源于肌筋膜或深部血管丰富的部位，四肢尤其大腿和后腹膜是两个极其好发部位。脂肪肉瘤的不同组织学特点，具有不同的肿瘤生物学行为，肿瘤转移的发生率和肿瘤的分化程度密切相关，分化好的，恶性程度低，可以局部复发，但不倾向远处转移；分化差的，恶性程度高，肿瘤复发率和远处转移率均较高。文献报道，低分化的脂肪肉瘤复发率可高达 43%~86%。

### （二）病理

肉眼所见各例肿瘤在大小、形态上差异较大，多呈结节分叶状，表面披覆一菲薄的纤维组织包膜，包膜周围常见小瘤结，故为假包膜。切面可呈一般脂肪瘤样、黏液瘤样或鱼肉样。这与瘤组织内的黏液

成分、较成熟的脂肪组织、瘤细胞的数量、血管丰富程度以及纤维组织的多少不同有关,瘤组织可有不同程度的黏液样变、出血和坏死区域。镜下脂肪肉瘤根据其瘤组织所含主要细胞成分不同,可分为:分化良好型、黏液型、圆细胞型和多形性脂肪肉瘤四大亚型。分化良好型其镜下特点类似脂肪瘤,但脂肪细胞的核较大和深染,间质内出现幼稚间叶细胞以及周边有淋巴细胞和巨噬细胞及多核巨细胞的浸润;黏液型脂肪肉瘤是最常见的类型,镜下可见大片黏液样细胞和少量脂肪母细胞;圆细胞型脂肪肉瘤生长迅速,恶性程度较高,较易转移,镜下见圆形细胞紧密排列成片状、团状和梁索状可见到瘤细胞分化为脂肪母细胞的形象,黏液基质少,但坏死和出血常见;多形性脂肪肉瘤最少见,但分化差、恶性度高,属去分化类型,镜下肿瘤细胞呈多形性,包括奇异的瘤巨细胞,少量脂肪母细胞和成熟的脂肪细胞,坏死和出血常见。

**(三)影像学表现**

1. X线片　分化良好型脂肪肉瘤,由于含有较多脂肪成分,可表现类似于良性脂肪瘤样的透亮影,其他类型的脂肪肉瘤可以仅表现为软组织肿块影。

2. CT扫描所见　分化良好型脂肪肉瘤,可呈低密度肿块,CT值约在-70HU,增强扫描可无强化或仅轻微强化,其他低分化的脂肪肉瘤可呈等密度或稍低密度,肿瘤内可出现出血和坏死灶,表现为稍高密度和低密度。

3. MRI所见　根据瘤内所含脂肪成分的多少,可区分分化良好型脂肪肉瘤、黏液型脂肪肉瘤和其他低分化型的脂肪肉瘤。分化良好型脂肪肉瘤含较多的脂肪成分,在 $T_1WI$ 和 $T_2WI$ 可见条索状,片状高信号区,其信号强度类似皮下脂肪信号,间以等信号区,信号不均匀。黏液型脂肪肉瘤大多缺乏明显的脂肪信号,在 $T_1WI$ 呈较均匀的等信号,Jelinek 和 Sundaran 报道,少数黏液型脂肪肉瘤也可出现少量脂肪信号,其他两型的脂肪肉瘤,其信号表现和其他恶性软组织肉瘤不易区分。由于各型脂肪肉瘤其转移率和复发率均有明显不同,故区分各亚型,对预后有一定的临床意义(图22-3-5,图22-3-6)。

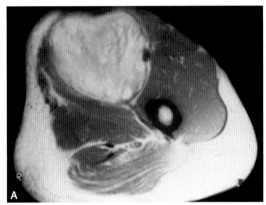
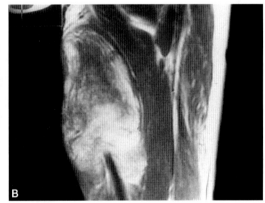
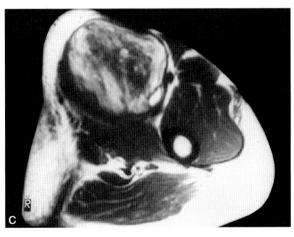

**图22-3-5　分化良好型脂肪肉瘤**

平扫 $T_1WI$ 横断、冠状位(A、B)和 $T_2WI$ 横断位(C),见左大腿根部巨大肿瘤, $T_1WI$ 呈混杂的等信号和高信号,高信号呈斑片条索状分布,信号强度类似皮下脂肪信号, $T_2WI$ 呈高信号,其内见条索状等信号。肿瘤形态不规则,侵犯股动脉。根据肿瘤内富含脂肪信号特点,可明确诊断

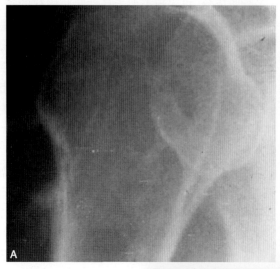
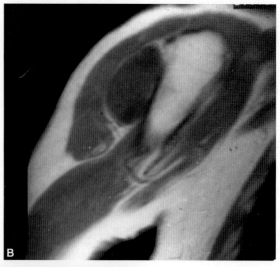
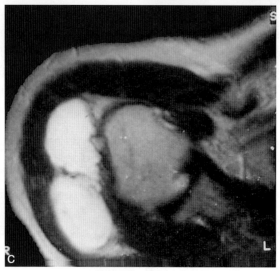

**图 22-3-6　脂肪肉瘤**

X 线(A)示:右侧肱骨上端外侧见局限性骨皮质侵蚀、破坏,骨皮质尚完整。MRI 示:$T_1$(B)肿瘤为低信号,
边界清楚,内侧局部与肱骨分界不清,$T_2$(C)为高信号

### (四)诊断与鉴别诊断要点

分化良好型脂肪肉瘤在 X 线片表现为比周围软组织密度低的肿块影,CT 扫描肿块 CT 值为负数,肿块内密度不均匀,MRI 扫描肿块可呈典型的脂肪信号,信号不均匀,边界不甚清楚,压脂像肿瘤信号减低。低分化的脂肪肉瘤,无论 X 线片、CT 和 MRI 均很难和其他软组织肉瘤区分。

## 四、平滑肌肉瘤

### (一)临床资料和概述

平滑肌肉瘤约占软组织恶性肿瘤的第三至第六位,多发生于子宫和胃肠道的平滑肌组织,但发生于软组织者也并非少见,约占 27%,本文主要讨论发生在四肢软组织的平滑肌肉瘤。该瘤发生年龄以 40~60 岁多见,小儿少见,男女发病率相近。临床表现依肿瘤发生部位和肿瘤的大小而异,发生在四肢者通常以发现肿块而就诊,可有疼痛或无疼痛。

### (二)病理

病理上,肿瘤大多在 5cm 以上,呈实性圆形或不规则结节状肿块,呈浸润性生长,部分有假包膜和残存的纤维包膜,切面呈鱼肉状,偶见出血和坏死,体积大者可有液化和囊性变。发生在大静脉壁的平滑肌肉瘤,常向血管腔内生长,并易转移至肺。

### (三)影像学检查

CT 和 MRI 并无特异性的征象作出平滑肌肉瘤的诊断,其 CT 和 MRI 表现和其他恶性软组织肉瘤相似,根据其浸润性边界、瘤实质内容易出现大的坏死和出血,作出良恶性鉴别不难(图 22-3-7)。

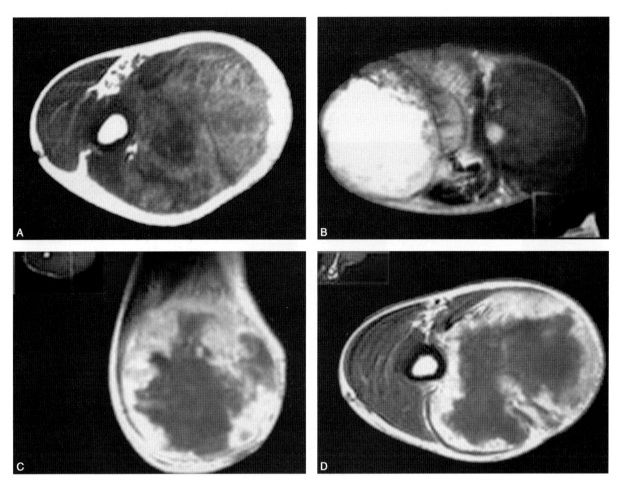

**图 22-3-7　平滑肌肉瘤 MRI**

平扫 $T_1WI$ 和 $T_2WI$ 横断位（A、B），示右前臂下段右肘后上方巨大肿瘤，$T_1WI$ 为等和稍高信号，$T_2WI$ 为不均匀高信号，肿瘤大小约 10cm×10cm×8cm，边界不清。$T_2WI$ 像周围肌肉内可见条索状高信号影，为肌肉水肿和肿瘤浸润，肱动脉呈流空信号，被肿瘤包绕浸润并受压移位。增强扫描横断、冠状（C、D），肿瘤边缘强化，中间为不强化区域代表肿瘤大范围的坏死区，坏死区边缘极不规则，可见向内突出的瘤结节

## 五、横纹肌肉瘤

### （一）概述、临床和病理

来源于横纹肌的肿瘤有两种，即横纹肌瘤和横纹肌肉瘤，前者为良性肿瘤，主要发生在舌、喉、咽、颈部，发生在四肢和躯干很少见，故本节主要讨论后一病变。横纹肌肉瘤是较常见的恶性程度较高的软组织肿瘤，由各种分化程度不同的横纹肌细胞组成。根据组织分化程度可分为胚胎型横纹肌肉瘤、腺泡状横纹肌肉瘤和多形性横纹肌肉瘤。多形性横纹肌肉瘤的特点是瘤细胞的多形性，可能是成熟的横纹肌肉细胞退分化而来，故多见于成年人。而腺泡状横纹肌瘤和胚胎性横纹肌肉瘤主要由未分化的圆形、梭形细胞组成，酷似早期阶段的横纹肌细胞，多发生于小儿和青少年。腺泡状横纹肌肉瘤的预后最差，死亡率

高，晚期可侵犯骨骼。发生部位腺泡状横纹肌肉瘤和多形性横纹肌肉瘤以四肢最为常见尤以股、肩、臂和小腿最多，躯干次之，头颈部少见。胚胎型横纹肌肉瘤则好发于头颈部和泌尿生殖系，在四肢、躯干少见。

### （二）影像学表现

横纹肌肉瘤在 CT 扫描通常为等密度或轻微的高密度，起源之肌肉明显肿大，结构模糊，边界不清，肿瘤密度一般均匀，如有较大的坏死和出血表现为低密度和较高密度，高密度的钙化灶少见。邻近肿瘤的间室、肌肉和神经血管鞘受压移位，恶性度高的横纹肌肉瘤或肿瘤晚期可跨间室侵犯和包绕神经血管鞘，肿瘤侵犯骨骼可见骨皮质的缺损和低密度的髓腔内出现软组织密度影。MRI 上，肿瘤在 $T_1WI$ 为和周围肌肉相等信号，信号均匀，在 $T_2WI$ 为较高信号，由于肿瘤内组织的分化程度不同和瘤组织的坏死和出血，多表现为混杂性信号，肿瘤边界在 $T_1WI$

由于缺乏对比通常表现为不清楚的模糊状。在 $T_2$WI 肿瘤组织和周围组织信号对比明显,可表现部分清楚的边界,但并非整个肿瘤的边界都是清晰可辨,清楚的边界通常出现在肿瘤存在厚包膜的部分,而在肿瘤浸润周围组织或肿瘤破坏包膜处则表现为融合状边缘,这种肿瘤边界表现的不规则性在许多恶性软组织肉瘤中都可见到。邻近的肌肉和起源肌肉的起止部由于水肿和浸润在 $T_2$WI 可出现信号增高影。MRI 比 CT 更易观察到神经血管鞘和骨髓内的侵犯,表现为流空血管影的中断、狭窄和包绕,骨髓侵犯和髓内的跳跃性转移灶表现为高信号的脂肪髓信号内出现较低的信号影(图 22-3-8,图 22-3-9)。

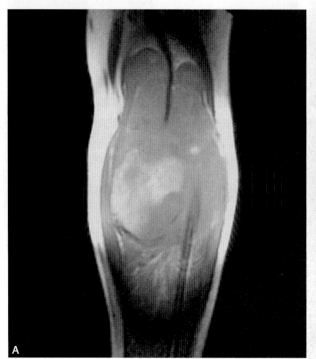
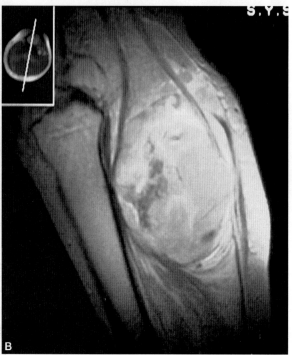
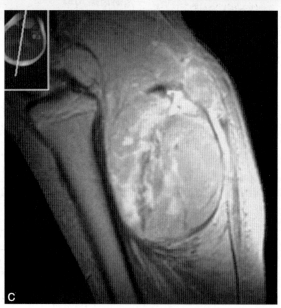

**图 22-3-8　多形性横纹肌肉瘤 MRI**

平扫 $T_1$WI 矢状(A)和 $T_2$WI 冠状位(B),见大腿上段深部软组织内有一巨大肿块,形态不规则,大小约 10cm×8cm×6cm,$T_1$WI 为等信号,其边缘部可见高信号之条索影,为出血灶。肿瘤上部可见清楚的低信号边界,提示肿瘤具有部分较厚的纤维包膜,而内侧和下部的边界则模糊不清,说明此部位肿瘤无包膜或肿瘤浸润周围的正常组织。$T_2$WI 肿瘤为高信号,其内可见低信号分隔,将肿瘤分隔成多结节状,此征象也是高度提示恶性肿瘤的依据之一。增强扫描冠状面(C),肿瘤强化明显,瘤内大片的坏死区不强化。股骨骨皮质完整,髓腔内信号均匀,未见累及骨骼

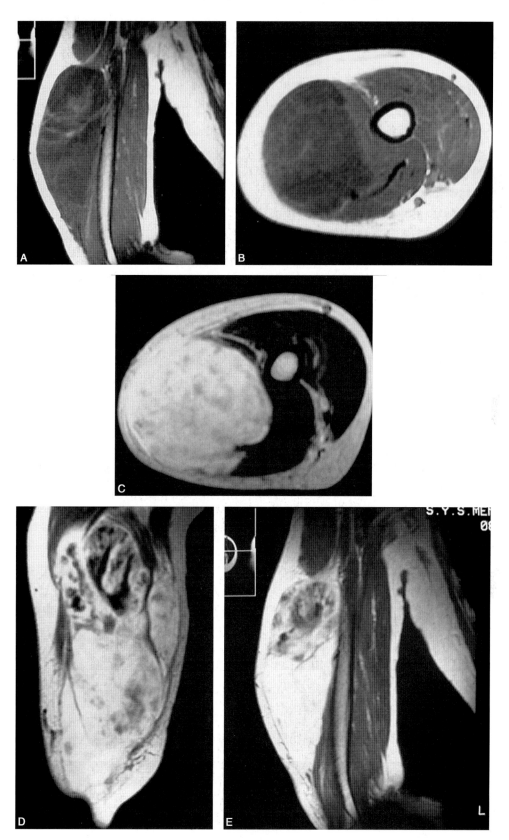

**图 22-3-9　胚胎性横纹肌肉瘤 MRI**

右侧肱骨上段软组织肿块,T₁WI 冠状(A)和横断位(B)显示肿块信号不均匀,低信号部分为肿瘤坏死灶,等信号为肿瘤实质部分。T₂WI(C)肿块呈高信号,边界显示清楚,神经血管鞘被推压向内侧移位,外侧皮下组织受侵犯。增强扫描(D、E)肿块高度不均匀强化,未强化部分为肿瘤坏死部分。骨髓信号均匀,无受累征象

## 六、血管肉瘤

### (一)临床资料和概述

是来源于血管内皮细胞的恶性肿瘤,比良性血管瘤少得多。可发生于全身各器官,在软组织者,以头面部多见,也可见于躯干和四肢。以20岁以下的青年和较大的儿童多见,部分则发生在60岁以上的老年人男女发病率无明显差别。本瘤临床上多为无痛性迅速增大的肿块,在皮肤则开始常为蓝色或紫红色的斑点,以后逐渐增大隆起呈丘疹状或结节状。

### (二)病理

病理上肉眼所见肿瘤为圆形或卵圆形,大小从数毫米至十多厘米,但多数在1.5~4cm之间。肿瘤周围可有卫星结节,肿瘤延及表面可形成溃疡和合并出血。肿瘤界限不清,无包膜,切面内可见出血性囊腔,质软,部分可见有扩张的血管,甚至呈不规则海绵状。镜下特点是瘤组织内见到许多不规则血管腔,管腔相互连接和吻合,管壁衬有肿瘤性并具有异型性的内皮细胞。按组织学分化程度的不同,可将血管肉瘤分为:分化较好型和分化差型。

### (三)影像学表现

CT扫描,肿瘤呈等密度、无明确边界的肿块,增强扫描肿瘤高度强化,且可见到呈斑点状、短条索状之强化影,代表肿瘤内扩张之血管。MRI肿瘤多呈混杂信号的软组织肿块影,边界不清,信号不均匀,如见到不规则的流空信号影则可提示该瘤为来源于血管组织的肿瘤,有时和蔓状血管瘤不易鉴别。

## 七、恶性腱鞘巨细胞瘤

### (一)临床资料和概述

十分罕见的肿瘤,多发生在手腕及手指屈肌腱,也可发生在足部肌腱,肉眼改变与良性腱鞘巨细胞瘤相似。

### (二)病理

病理上肿瘤沿肌腱生长浸润,并可侵犯周围肌肉组织,个别病例可发生远处转移。镜下肿瘤主要成分也是由组织细胞样的瘤细胞组成,但胞核肥大,有明显的异型性,核分裂象多见。

### (三)影像学表现

MRI检查可见肿瘤呈弥漫性浸润性生长,包绕肌腱,周围组织受累,信号异常,在$T_1WI$呈稍高信号,在$T_2WI$呈高信号,边界明显不清楚(图22-3-10)。

## 八、滑膜肉瘤

### (一)临床资料和概述

在WHO新的分型归入其他肿瘤类型,被认为组织来源不明的肿瘤。占软组织肉瘤8%~10%,居软组织肉瘤的第四位。本瘤多发生于青壮年,90%在50岁以下,但10岁以下也罕见。男性较女性稍多见,约3:2,滑膜肉瘤多发生于四肢大关节附近,以下肢最多见,约占65%,下肢又以膝关节为多。肿瘤一般生长缓慢,平均病程2~4年,临床体征表现为部位深在的无痛性软组织肿物,少数病例可有轻度疼痛和压痛,一般不引起明显功能障碍,不少病例有外伤史。

### (二)病理

肉眼所见:生长慢的肿瘤与周围组织分界明显可有假包膜形成,呈结节状或分叶状,多数肿瘤与周围肌腱、关节囊外壁相连,生长迅速或晚期的肿瘤,多侵犯周围组织结构,境界不清。肿瘤大小一般3~5cm,最大者可达15cm左右。切面多为灰白色,质韧中等硬度,鱼肉样,出血坏死区呈暗红色或黄白色,有时可见到灰黄色钙化灶。镜下瘤组织由与癌细胞相似的上皮细胞和与纤维肉瘤相似的梭形细胞组成,呈双极分化特点。根据肿瘤组织内梭形细胞及上皮样细胞

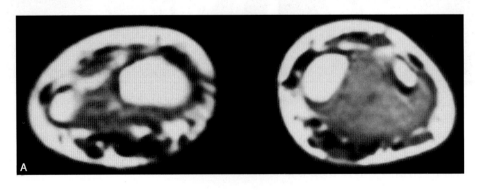

A

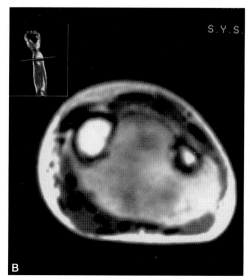

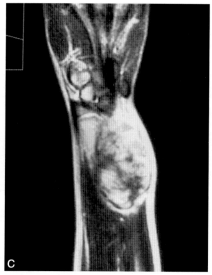

**图 22-3-10　恶性腱鞘巨细胞瘤**

左侧前臂尺桡骨之间可见一弥漫侵犯的软组织肿块,$T_1WI$ 呈稍高信号(A),$T_2WI$(B)呈不均匀高信号,增强扫描明显强化(C)。肿瘤沿骨间膜浸润,包绕尺、桡骨,内侧骨皮质可见不规则侵蚀,骨髓腔未见受累

的数量及分化程度的不同,可将滑膜肉瘤分为三大类型:梭形细胞为主型、上皮细胞为主型和混合型。

**（三）影像学表现**

见图 22-3-11、图 22-3-12。

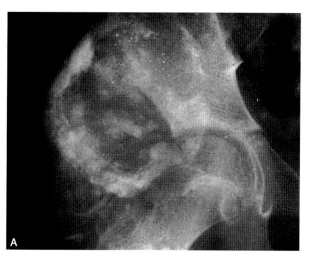

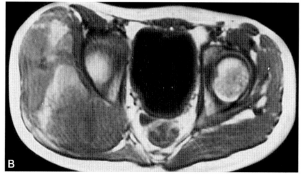

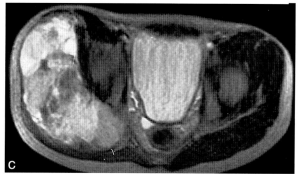

**图 22-3-11　滑膜肉瘤 X 线片、MRI**

X 线片(A)示右臀部软组织肿胀,内见大量钙化灶呈环形分布。邻近髋骨和股骨未见骨质破坏。MRI 平扫 $T_1WI$ 横断位(B),见肿瘤位于右臀部肌肉内,大小约 10cm×10cm×6cm,由 2 个瘤结节组成,$T_1WI$ 肿瘤为等信号,其内见一半环形高信号带为出血所致,$T_2WI$ 肿瘤呈高信号(C),其内见低信号区域为肿瘤的钙化灶

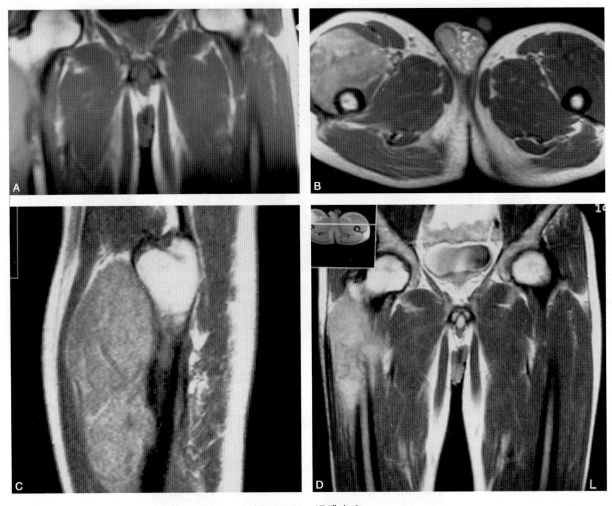

**图 22-3-12 滑膜肉瘤**

MRI 平扫 $T_1WI$ 冠状位(A),肿瘤在股骨上段从上往下沿股骨边缘生长,大小约 12cm×5cm×5cm,$T_1WI$ 呈均匀稍高信号,边界清楚,冠状位见肿瘤侵犯骨骼,正常髓腔内高信号的脂肪髓部分被肿瘤组织代替。$T_2WI$ 横断位(B)肿瘤呈均匀高信号,增强扫描冠状和矢状位(C、D),肿瘤呈中度不均匀强化。股动、静脉鞘位于肿瘤内侧,未见受累

X 线片表现为大关节附近的软组织肿块影,中等密度,边界较清楚。肿瘤多不侵犯骨骼,约 15 ~ 20% 可伴有骨膜反应、骨质破坏和浸润。滑膜肉瘤最明显的 X 线改变是肿瘤内见到多数小钙化灶,大约在 1/3 ~ 1/2 的病例中出现。

MRI 所见肿瘤在 $T_1WI$ 多呈等信号,$T_2W$ 呈稍高信号,肿瘤内出现坏死、钙化和出血,致信号明显不均匀,肿瘤边界不规则,部分边界可不清楚,邻近肌肉的水肿和被肿瘤浸润在 $T_2WI$ 出现高信号改变。

### (四)诊断与鉴别诊断要点

肿瘤大多发生在大关节附近,可对邻近骨骼造成压迫性侵蚀,约有 1/3 ~ 1/2 病例在 X 线片和 CT 发现多数小钙化灶。

## 九、恶性周围神经鞘瘤

### (一)临床资料和概述

恶性周围神经鞘瘤可由神经纤维瘤和神经纤维瘤病恶变而来,文献报道约占23%,但神经鞘瘤的恶变少见。临床上往往难以区分原发或恶变,该瘤与神经纤维肉瘤不存在生物学行为的差别,故有人提出应统称为恶性周围神经鞘瘤。临床上,肿瘤好发年龄和神经鞘瘤无明显差异,男女发病率大致相等,但肿瘤生长迅速,可为无痛性或疼痛性肿块,肿块压迫神经出现远侧肢体的麻木感和放射痛,少数患者以肢体的放射性痛和乏力为首发症状。发生部位见于四肢、躯干头颈部,其中大腿、臀部、锁骨上区较好发。

## （二）病理

病理上,肉眼观察恶性神经鞘瘤通常体积较大,肿瘤直径大于5cm者占大多数。肿瘤形态多为不规则的结节状、分叶状。境界可清楚或不清楚,常有假包膜,肿瘤累及神经干,可见神经干的不规则增粗和香肠样神经干,有时在神经干上见到瘤结节。

## （三）影像学表现

恶性神经鞘瘤的MRI表现和其他软组织肉瘤MRI无特异性征象可供鉴别,但如见到肿瘤和神经干的密切关系、肿瘤浸润引起神经干信号增高、增粗则应考虑本病。部分恶性神经鞘瘤在X线或CT可发现钙化灶,但MRI对钙化无X线和CT敏感。高度恶性的神经鞘瘤有时可侵犯骨骼,CT可很好显示骨质破坏情况,而MRI对髓内侵犯要比CT敏感。

## 十、腺泡状软组织肉瘤

### （一）临床资料和概述

是发生在软组织的一种比较罕见的肉瘤,过去曾有不同的名称,如恶性颗粒性肌母细胞瘤、血管内皮瘤、恶性非嗜铬性副神经节瘤等,现认为本瘤应列为独立类型,并定为腺泡状软组织肉瘤。本瘤多见于15~30岁的年轻患者,女性多见。发生部位以四肢深部软组织为多,尤以下肢深部肌肉内(44%),右侧多于左侧,部位深在者可侵犯邻近的骨膜,甚至破坏骨皮质。腺泡状软组织肉瘤一般生长缓慢,临床表现为无痛性肿块,少数可有疼痛感,不少病例以肺或脑转移为首发症状而就诊。

### （二）病理

肉眼观察瘤体一般较大,平均直径6~10cm,有时可达20cm以上。质地较软,常伴有大片出血和坏死。境界一般清楚,可有部分包膜。镜下肿瘤各处组织结构较一致,其瘤细胞特点是圆形或卵圆形的巢状排列,巢中央的瘤细胞彼此失去联系,而形成假腺泡状,无整齐的腺腔内缘。巢边缘的瘤细胞衬以毛细血管间质,似副节瘤或内分泌肿瘤的器官排列。

### （三）影像学表现

本瘤MRI表现呈恶性征象,表现为深部软组织的巨大肿块,形态不规则,MRI信号由于肿瘤富含细胞成分、胞质丰富,在$T_1WI$信号呈等或稍低信号,而在$T_2WI$呈高信号。瘤组织内因大片的坏死和出血信号呈明显不均匀,陈旧性出血内含铁血黄素沉着,在$T_1WI$和$T_2WI$均见到低信号区域。肿瘤因有部分的纤维包膜,MRI上可见不完整的低信号边缘。肿瘤侵

犯邻近骨骼,可见到骨质破坏和髓腔内信号异常。增强扫描呈不均匀强化并有助于进一步确定肿瘤的边界,对临床手术范围的制定有帮助(图22-3-13)。

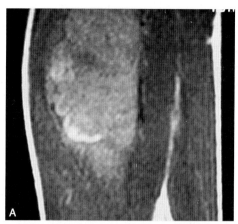
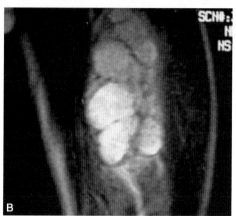
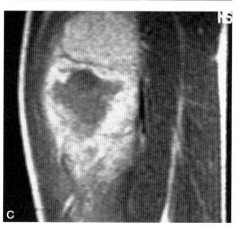

**图22-3-13　腺泡状肉瘤MRI**

平扫$T_1WI$和$T_2WI$横断位(A、B),右小腿上段后方巨大软组织肿块,约8cm×4cm×4cm,呈不规则形态,$T_1WI$呈等信号,$T_2WI$为高信号,边缘不清,肿块位于腓肠肌深面,比目鱼肌间室内。邻近肌肉有水肿和浸润呈高信号改变,肿瘤跨间室侵犯,增强扫描(C)肿瘤极不均匀强化,其内大片坏死,为不强化区域

（陈建宇　刘庆余　梁碧玲）

## 参 考 文 献

1. Baheti AD, O'Malley RB, Kim S, et al.. Soft-Tissue Sarcomas: An Update for Radiologists Based on the Revised 2013 World Health Organization Classification. AJR Am J Roentgenol,2016,206(5):924-932

2. Doyle LA. Sarcoma classification: an update based on the 2013 World Health Organization Classification of Tumors of Soft Tissue and Bone. Cancer,2014,120(12):1763-1774

3. Fletcher CD. The evolving classification of soft tissue tumours-an update based on the new 2013 WHO classification. Histopathology,2014,64(1):2-11

4. Harris SJ. C. Benson, and R. L. Jones, Current and advancing systemic treatment options for soft tissue sarcomas. Expert Opin Pharmacother,2015,16(13):2023-2037

5. Honore C,Meeus P,Stoeckle E,et al. Soft tissue sarcoma in France in 2015:Epidemiology,classification and organization of clinical care. J Visc Surg,2015,152(4):223-230

6. Jain S,Xu R,Prieto VG,et al. Molecular classification of soft tissue sarcomas and its clinical applications. Int J Clin Exp Pathol,2010,3(4):416-428

7. Jo VY, Fletcher CD. WHO classification of soft tissue tumours: an update based on the 2013 (4th) edition. Pathology,2014,46(2):95-104

8. Ordonez JL, Osuna D, Garcia-Dominguez DJ, et al. The clinical relevance of molecular genetics in soft tissue sarcomas. Adv Anat Pathol,2010,17(3):162-181

9. van Vliet M,Kliffen M,Krestin GP,et al. Soft tissue sarcomas at a glance:clinical,histological,and MR imaging features of malignant extremity soft tissue tumors. Eur Radiol,2009,19(6):1499-1511

10. Varma DG. Imaging of soft-tissue sarcomas. Curr Oncol Rep,2000,2(6):487-490

11. Vilanova JC, Woertler K, Narvaez JA, et al. Soft-tissue tumors update:MR imaging features according to the WHO classification. Eur Radiol,2007,17(1):125-138

12. Wang X,Jacobs MA,Fayad L. Therapeutic response in musculoskeletal soft tissue sarcomas:evaluation by MRI. NMR Biomed,2011,24(6):750-63

13. 陈晓东,韩安家,赖日权. 解读WHO(2013)软组织肿瘤分类的变化. 诊断病理学杂志,2013. 20(11):730-733

14. 王坚,朱雄增. 2013版WHO软组织肿瘤新分类解读. 中华病理学杂志,2013. 42(6):363-365

15. 中国抗癌协会肉瘤专业委员会,中国临床肿瘤学会. 软组织肉瘤诊治中国专家共识(2015年版). 中华肿瘤杂志,2016,38(4):310-320

16. FletcherCD,Bridge JA,Hogendoorn PCW. World Health Organization classification of soft tissue and bone tumours. Lyon:IARC Press,2013

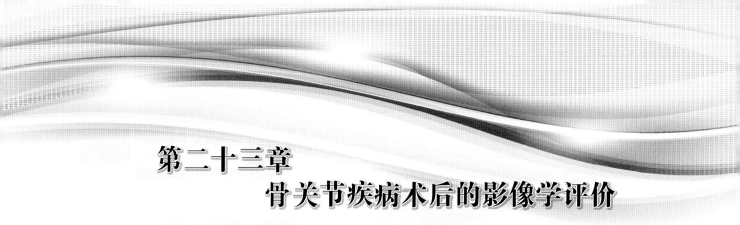

# 第二十三章
# 骨关节疾病术后的影像学评价

## 第一节　骨与脊柱肿瘤术后的影像学评价

　　骨与脊柱肿瘤的手术治疗总原则是将肿瘤体切除干净并恢复或保持受侵部位的功能,其治疗策略决定于肿瘤的性质及其发生部位的主要功能。同样的,其手术后的影像学评价也包括肿瘤的复发和受侵犯器官的功能,也要观察有无感染、断裂、松动等内固定物并发症。

### 一、四肢骨肿瘤

#### (一) 良性肿瘤

　　良性肿瘤外科手段通常采用瘤体刮除植骨,除非稳定性受破坏,很少加用内固定物,因此它的主要并发症为肿瘤复发和骨折。骨软骨瘤、骨纤维结构不良、骨巨细胞瘤的瘤体在 X 线片上的表现已有前述。通过肉眼和 X 线片很难判断手术切除是否完全,只能经过动态追踪观察,做术前、术后及随访的影像学比较,并结合临床表现作出判断。切(刮)除完全的残腔应当充满植入的碎骨块,术后即时 X 线片表现为成团的骨碎块影,其周边可能因为骨块过大而留有不规则间隙。在骨愈合过程中(图 23-1-1),残腔内碎骨的 X 线密度逐渐均匀并与健康骨融合,且与后者的密度一致。如果在随访过程中发现植骨部位出现逐渐增宽的透亮影,则肿瘤复发的可能性大,也不排除植骨块溶解,后者常出现于异体骨块植入,经过一定时间后会消失。如果增宽的透亮影逐渐侵蚀、扩大,甚至突破骨皮质引起骨膜反应,应当警惕肿瘤恶变,但应当排除病理性骨折引起的骨膜反应,MRI 检查可以鉴别。

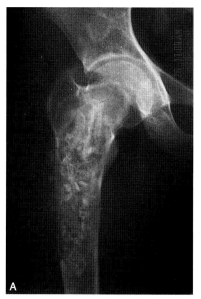
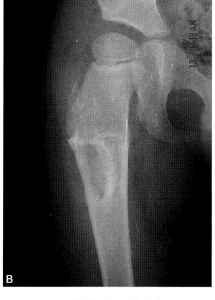
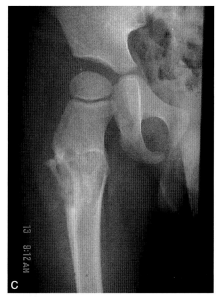

**图 23-1-1　骨愈合**

### （二）恶性肿瘤

恶性肿瘤通常采用瘤体扩大切除植骨、瘤段切除植骨内固定和截肢术，有条件可使用肿瘤型假体置换。除前述的并发症外，还有与内固定物有关的各种并发症。肿瘤的复发时可见植入骨块被侵蚀，病灶扩大，并可见骨膜反应。图 23-1-1B 显示的是恶性组织细胞增生性 X 病病灶清除后的照片，图 23-1-1C 显示病灶扩大向股骨近端发展，股骨外侧轻度骨膜反应，提示肿瘤复发。

## 二、脊柱骨肿瘤

### （一）良性肿瘤

脊柱的良性肿瘤外科治疗采用瘤体切除或椎体切除植骨融合术，但由于脊柱乃人体直立之中轴，功能十分重要，因此通常都采用辅助内固定物以维持脊柱力线平衡。术后理想的 X 线表现为冠状位上脊柱呈一垂直于水平面的直线，矢状位保持脊柱的生理弯曲，随访中植骨块与上下椎体融合。由于内固定物的应力遮挡作用，固定范围内的椎体常会在术后数年出现骨质疏松，而邻近固定两端的脊柱节段由于应力集中将发生退变加速，表现为骨赘增生，椎间盘突出或椎间隙狭窄（图 23-1-2，图 23-1-3）。

### （二）恶性肿瘤

脊柱的恶性肿瘤多为转移瘤，理想的结果是完全切除肿瘤和坚强的内固定，但临床上很难做到完全切除，通常只能姑息切除达到减压效果，术后常有肿瘤复发（图 23-1-4）。

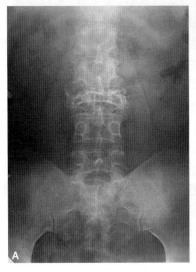
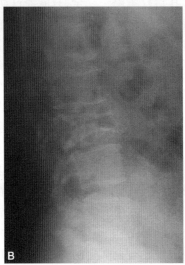
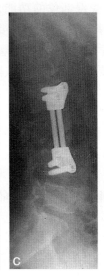
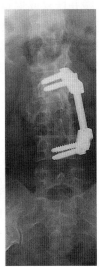

图 23-1-2　L₃椎体骨肿瘤并椎体压缩骨折，椎体切除后内固定植骨融合

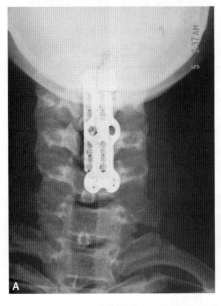
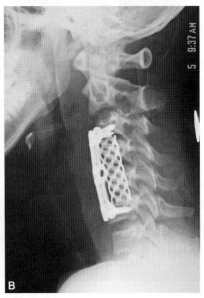

图 23-1-3　C₄及 C₅椎体肿瘤切除内固定术后

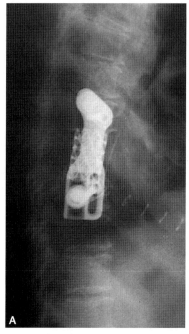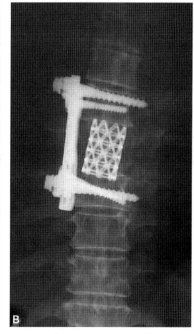

**图 23-1-4　胸椎恶性骨肿瘤内固定术后**

近年来,随着微创脊柱外科的发展,通过椎弓根置针注射骨水泥或其他填充物于瘤体内亦可达到治疗目的。椎体血管瘤和多发转移瘤均适用,但有注射物顺血管流出椎体以外的报道,如果流向椎管内将引起神

经烧伤和压迫。正位和侧位 X 线片可以判断骨水泥是否流入椎管内,判断是否压迫神经则需要 CT 扫描。正常的术后影像应该是填充物局限于椎体内并充满整个病灶,不应超出椎体范围,更不应溢入椎管(图 23-1-5)。

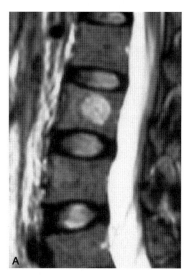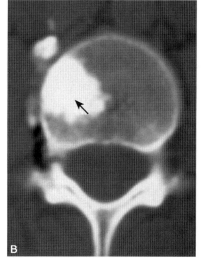

**图 23-1-5　椎体血管瘤经皮注射骨水泥后的影像,骨水泥充满病灶,少许溢出椎体前外侧,但未进入椎管**

### (三) 骨盆及骶骨肿瘤

手术原则是将肿瘤完全切除并保持骨盆环的稳定性。骨盆良性肿瘤切除后遗留的骨缺损,儿童可能完全自然重建,成人则常会永不愈合,有人用钛网重建骨盆,或作半骨盆置换,疗效如何尚难评价。由于普通 X 线片上位置重叠,CT 的评价作用较好,特别是 CT 三维重建,可以直观显示术后的整体效果

(图 23-1-6,图 23-1-7)。

### 三、骨关节外伤术后的影像学评价

手术切开复位内固定是骨关节外伤常用的治疗方法,其适应证日益被人为扩大,各种并发症因此而较为常见,包括感染、内固定物断裂、松动、邻近关节

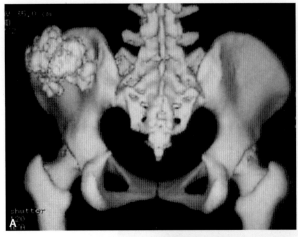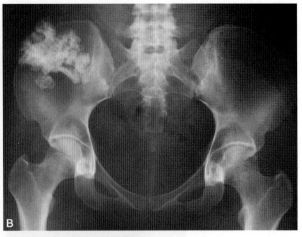

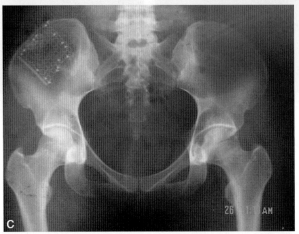

图 23-1-6　骨盆软骨肉瘤术前,手术扩大切除肿瘤,以钛网填补骨盆缺损

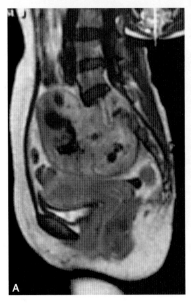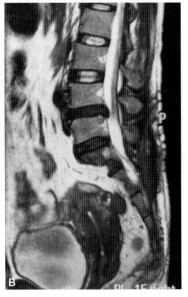

图 23-1-7　骶骨肿瘤术前和术后的影像学表现,B 图显示肿瘤已经完全切除

活动受限、固定部位骨质疏松、骨折畸形愈合、延迟愈合或不愈合等,给医患双方带来巨大损失。

（一）四肢

四肢外伤骨折特别是开放性骨折常需要切开复位内固定,其目的是恢复骨折的解剖位置关系,尽早开始功能康复训练,预防各种并发症的发生。正常的术后 X 线表现应该是:①骨折解剖复位或功能复位;②骨折断端紧密对合,没有大块骨缺损,没有金属内固定物或软组织位于断端之间,固定后没有异常活动;③内固定物不能过多超出骨表面,减少对周围组织和关节的干扰;④内固定应力方向应与患骨的应力方向一致;⑤内固定应与患骨紧密结合,如钢板与骨面贴紧、髓内钉充满髓腔以减小两者之间的相对移动。如能达到上述要求,骨折多能顺利愈合(图23-1-8)。

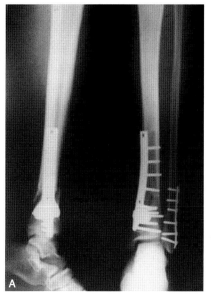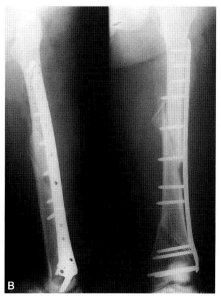

图23-1-8　胫腓骨下段骨折行内固定后

　　然而,因为感染、内固定物断裂、松动、邻近关节活动受限、固定部位骨质疏松、骨折畸形愈合、延迟愈合或不愈合等并发症的发生,尽管用尽各种办法,某些病例仍留下严重的后遗症甚至残疾。因此,术后的影像学评价显得尤为重要。

　　最常见的合并症是术后感染,临床处理也最为棘手,除了典型的临床症状外,影像学表现也有一定特点。早期感染可见软组织肿胀,肌间隙模糊,肌肉肿大,皮下组织与肌肉间的正常光滑界限变为粗糙、模糊不清。由于致病菌在软组织内产生气体,发生感染的3天内可在X线片上见到气泡影。此外无其他影像学表现。中期感染可表现为骨破坏或层状骨膜反应和骨质疏松。后期表现为骨干增宽,骨质硬化,形成死骨等。CT显示的病变范围往往较X线片所示大,表现为患骨髓腔缩小,密度较高,骨内膜不平,骨皮质增厚外缘不光滑。

　　术后肢体的固定与失用可引起骨质疏松。X线表现为密度减低,骨皮质变薄,或为斑点状透亮影,其直径可为数毫米,边缘可模糊或清楚。有时可引起骨质增生、骨化性肌炎和骨连接等,导致邻近关节活动受限。图23-1-9示股骨下端骨折内固定术后引起的膝关节骨质疏松,关节退行性变,关节周围钙质沉着,关节活动受限。

　　骨折不愈合的X线表现为:骨痂稀少、或完全缺失;骨折断端分离,萎缩,光滑;髓腔封闭,骨质硬化;

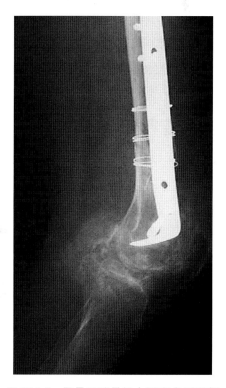

图23-1-9　股骨下端骨折内固定术后引起的膝关节骨质疏松,关节退行性变,关节周围钙质沉着,关节活动受限

肢端活动有假关节现象。如果断端硬化,则显示骨小梁稀疏,骨质吸收,断端呈尖锥状。直径过小的髓内钉抗旋转力差,断端之间存在旋转运动,常在管状骨的骨折处形成两个相对称的隆起骨盘,中间可见

一透亮线横贯（图 23-1-10、图 23-1-11）。

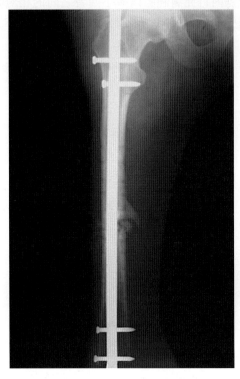

**图 23-1-10 股骨中段骨折行钢板内固定术后，骨折线周围硬化增生**

骨坏死最易发生于股骨头，肱骨头粉碎骨折、腕舟状骨骨折、距骨体部骨折在术后也容易发生骨坏死。股骨颈头下型骨折、高能量外伤致严重移位的颈中型骨折或骨折复位固定于髋内翻不稳定状态，有时即便是骨折解剖复位，也常破坏股骨头的血运，导致股骨头缺血坏死。其 CT、X 线征象是密度的改变。早期受累股骨头外形正常，但密度不均，显斑点状骨疏松。以后逐渐出现因骨坏死所致的密度增高，同时夹杂一些透亮像。后期股骨头变扁，塌陷，并逐渐出现髋关节炎，关节间隙变窄。

四肢骨折内固定术后常因过早锻炼、再次外伤、应力集中而发生内固定物断裂或松脱。图 23-1-12 示股骨颈骨折空心螺纹钉内固定术后 3 个月，内固定松脱，骨折再次移位，股骨头密度增高，内下象限局部密度减低，股骨头坏死。图 23-1-13 示股骨骨折术后 6 个月，再次外伤，钢板断裂，骨折端短缩移位。

**（二）脊柱**

脊柱外伤骨折或脱位手术治疗后的影像学评价主要包括脊柱力线关系观察和手术局部的并发症观察。前者包括术后脊柱前突或后突加剧、局部活动受限以及邻近节段的相应变化。后者包括骨折片移位、脊髓损伤的转归、血肿的变化、硬脊膜损伤、脑脊液漏、椎体塌陷以及内固定物松脱或断裂等。因此，单纯的脊柱正侧位片通常并不能作出全面评价。脊柱前屈、后伸侧位片可以观察固定邻近节段的活动

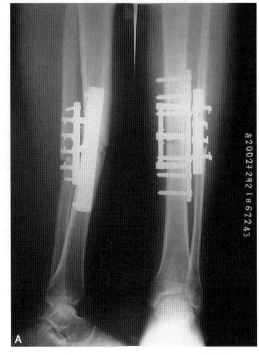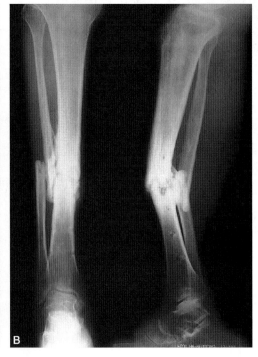

**图 23-1-11 胫腓双骨折内固定**

A. 胫腓双骨折内固定术后 8 个月，骨折线仍然清晰可见，胫骨向前成角，骨折端轻度骨萎缩；B. 胫腓骨骨折畸形愈合，骨折对位对线差，胫骨向前成角，断端硬化，髓腔闭塞，胫腓骨之间形成骨联结，踝关节骨质疏松

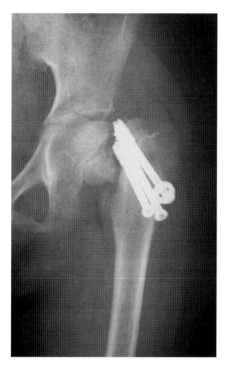

**图 23-1-12** 股骨颈骨内固定术后 3 个月，内固定松脱，再次移位，致股骨头坏死

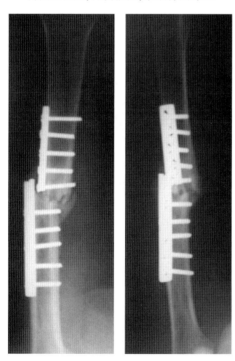

**图 23-1-13** 股骨骨折术后 6 个月，再次外伤，钢板断裂，骨折端短缩移位

度、椎体隐性滑脱、内固定物松动和假关节的形成，如果可以去除金属伪影，CT 扫描、MRI 对观察脊柱的融合程度以及软组织的变化很有帮助。

1. 手术所致的正常骨缺损　脊柱手术的基本原理为减压、固定与融合。减压方法有椎板减压、侧隐窝减压、椎体减压，通常在术后的 X 线片上可以见

到椎板缺损、小关节突特别是下关节突的缺失或骨折、椎体部分或全部缺失等。X 线片对观察减压操作过程中的硬脊膜撕裂、神经根误切没有帮助，须借助于脊髓造影、CT 扫描、MRI 扫描。硬脊膜撕裂的发生率不高，约为 1% ~17%，主要发生于脊柱翻修手术中，瘢痕粘连于硬膜、解剖结构不清、解剖变异（如脊柱隐裂等）容易引起硬膜撕裂，一般术中会立刻修补。小的撕裂会自然愈合，较大的撕裂会持续存在，在脊柱旁形成积液，此即硬膜外假囊肿，发生率约为 0.07% ~2%。在 CT 影像上，可以看到在硬膜囊的后方形成一个圆形的低密度影，外有薄膜，但须与正常切除椎板减压情况下的硬脊膜膨出相鉴别。MRI 影像可见与脑脊液信号相同的囊内容，有时因为伴有出血，信号可能增高，但脊髓造影可以见到其与硬膜囊相通的通道。

此外，术后硬膜外血肿形成是需要立即再手术探查减压的急症，通过术后严密的体征观察和急诊影像学检查可以明确。硬膜外血肿的来源主要有椎管内静脉丛、脊柱旁肌肉小静脉和关节突周围的小动脉。切口缝合后，静脉出血会自动停止，即便有缓慢出血也可经由放置于硬膜后方的引流管引出，较少引起硬膜或脊髓压迫。反而是绕行于关节突及椎弓根周围的小动脉则可能继续出血，是急性硬膜外血肿的主要来源。脊柱术后急性血肿多形成于硬膜后方或侧后方。CT 扫描可见硬膜后的稍高于脑脊液密度的团块，与硬膜之间可隔一细小间隙（生物补片或明胶海绵），硬膜囊受挤压变扁或消失（图 23-1-14）。

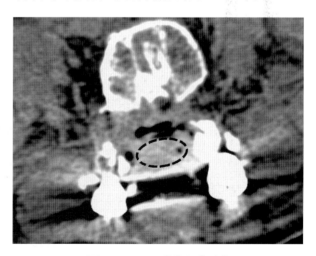

**图 23-1-14** 硬膜外血肿形成

2. 植骨块的转归　脊柱减压后特别是椎体切除减压和多节段椎板切除减压后，为了维持脊柱的稳定，通常会在脊柱前方、椎间隙或横突间植骨，有时还带有辅助的内置物，其目的是达到恢复脊柱的

力线关系和融合。常用的植骨块有自体骨块和同种异体骨两类,前者包括髂骨块、术中切下的棘突、腓骨和肋骨条,后者还有人工合成的骨水泥(PMMA)和磷酸盐骨水泥或骨粒等,内置物有钛网柱和各种形状、显影或不显影的植骨笼。作为支架桥梁,植骨块的最终结局是重新血管再通,被邻近的骨爬行替代,术后观察的内容包括植骨块的爬行替代过程、骨块的骨折或吸收、骨块的移位等。在脊柱的负重部位,如果辅助内固定不够坚强或已经松动断裂,植骨块有时会发生骨折和移位。

松质骨块(通常取自髂骨)比较容易血管再通和被爬行替代,与邻近骨的融合一般在术后6个月完成,但它的强度比皮质骨要小,倘若辅助内固定有缺陷,比较容易塌陷或骨折。皮质骨块如肋骨条、腓骨可以获得即刻脊柱稳定,但血管再通和被爬行替代过程较长,一般需要2年,不愈合率约为8%~37%。腓骨条的生长最慢,再血管化和爬行替代从术后6个月才开始,此期间其远端最为脆弱,愈合后其中部较易发生骨折。人工合成的骨水泥最大的缺陷是增加感染率,比较容易松动,主要是因为它绝不与正常骨融合,接触部位的骨溶解使其最终松动,发生率在80%以上。因此只作为一种抢救性措施用于预期受命短的患者,目前已被可吸收和有刺激骨再生功能的磷酸盐骨水泥替代。

内置物在植入前都填充了自体骨,又有足够的支撑强度,近年来使用较多。手术中根据手术对脊柱稳定性的破坏程度决定是否需要辅助内固定装置。判定内置物是否与椎体已经融合的可靠影像学

表现是:在内置物的前方或周围形成骨桥,且伸屈脊柱时内置物不移动。如果骨桥形成于内置物当中,判断十分困难。术后内置物可能发生下沉或移位,较多见于未加用辅助内固定、手术操作技术原因、骨质疏松等,有时可引起暂时性的神经症状。

3. 辅助内固定装置的观察  常用的内固定装置品种繁多,但都包含钉、板、棒或钢丝等,通过前路或后路安装。由于脊柱解剖结构复杂,与重要组织邻近,骨科医生最关心这些装置是否影响神经血管,是否达到预期的固定作用。近年来,椎体成形术的开展又增加了填充物分布情况和椎体再塌陷的观察,详见本篇第一章第一节。除了术后的神经功能检查和体格检查外,影像学检查可见这些装置对神经血管通道的侵占,对术后神经血管功能受损的判断有一定帮助。正常的术后X线片可见各方向均无钉棒侵占神经通道如椎管、椎间孔、横突孔等。由于软组织在X线片上不显影,金属对MRI的伪影作用,CT对椎弓根钉是否穿破椎弓是否压迫神经血管的判断最为有用。而内固定装置是否松动或断裂可以通过观察脊柱动力位片来判断,这些异常多合并有感染、植骨块不愈合、假关节形成、骨质疏松等(图23-1-15~图23-1-17)。

4. 脊柱形态和融合邻近节段病  脊柱手术后,其各个生理弯曲角度应该与正常一致或接近于正常,相邻节段可能活动度增加。由于融合后脊柱的应力改变,邻近节段可能因为负荷增加而在术后数年发生退变,此即邻近节段病(adjacent segment disease,ASD)包括相邻节段椎间盘退变加速、骨质增生

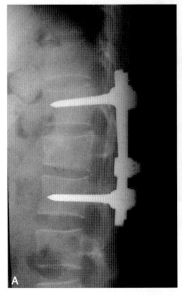
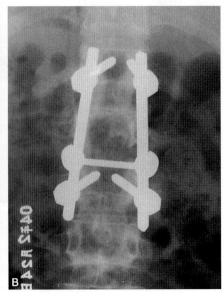

图 23-1-15  内固定器——椎弓根钉棒系统

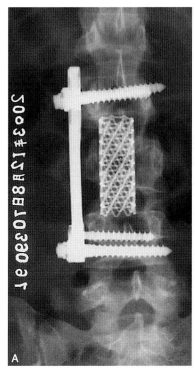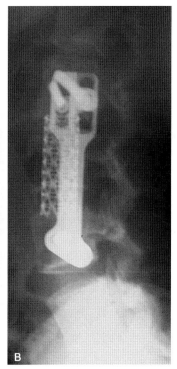

图 23-1-16　内固定器——胸腰椎前路钛钢板系统

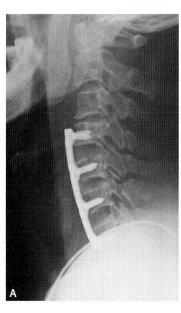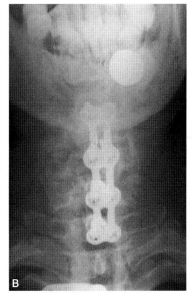

图 23-1-17　内固定器——颈椎前路钛钢板系统

造成继发椎管狭窄、退行性滑脱等。发生率在颈椎约为25%～50%,腰椎为30%～60%,与内固定的范围、内固定的强度、融合节段和部位的高低等因素有关。观察方法有各方位的X线片、CT扫描、MRI成像、脊髓造影等并注意前后对比(图23-1-18,图23-1-19)。

由于人口老龄化,接受脊柱手术的患者常伴有骨质疏松与脊柱侧凸,术后还可能发生邻近节段的压缩性骨折,产生脊柱后凸畸形或侧凸加重,处理起来十分棘手。谨慎的术前计划和积极的术后抗骨质疏松治疗是其预防重点(图23-1-20)。

5. 假关节形成　假关节形成是脊柱手术翻修最常见的原因。广义的假关节形成是指手术1年以后发生的骨融合障碍,主要原因为手术操作技术、过多的活动、经过融合部位的应力、固定不牢靠、术后感染、吸烟和代谢性骨病。由于判断方法不同,各家报告的发生率介于3%～30%之间,似乎融合的节段越多,越容易引起假关节形成。用于判断假关节形成的影像学方法很多,可归纳为两类:一类用于判断植

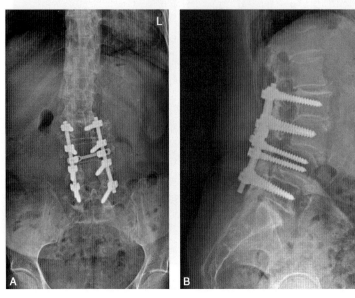

**图 23-1-18　脊柱术后邻近节段病**
A. 合并有侧凸形成；B. 术后 7 年出现上位邻近节段退变及不稳

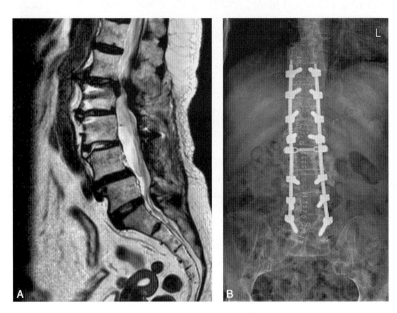

**图 23-1-19　脊柱术后邻近节段病**
A. MRI 显示上位邻近节段病导致的椎管狭窄；B. 返修术延长固定节段纠正侧凸，
减压解决 ASD

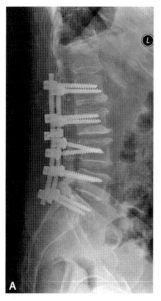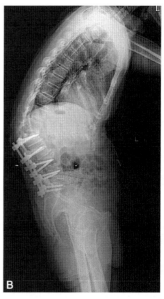

**图 23-1-20 脊柱术后邻近节段病**
A. 术后腰椎侧位片;B. 术后 6 个月压缩性骨折,后凸形成

骨块的形态,一类则用于评价植骨块的功能情况。传统的 X 线片、断层 X 线片、CT 扫描、MRI 成像均可用于第一类分析。正常情况下,它们应该表现出植骨融合部位形成连续的骨质将融合节段连成一体,但此类方法很难区分骨质空缺的假关节和纤维连接型的假关节形成。植骨块的功能情况的评价须借助动力位 X 线片、透视、闪烁照相法和立体摄影测量法。下列情况提示可能存在假关节形成:①没有连续性的骨桥;②植骨块高度塌陷,椎体终板与植骨块之间有一条裂隙;③在植骨块应该融合的时间后发生移位;④内固定装置断裂或松动;⑤融合部位不明原因的疼痛。

6. 感染 脊柱内固定手术后的感染后果十分严重,发生率约 3%,主要发生于年老患者、长时间卧床休息或住院时间长、肥胖、糖尿病、营养不良、免疫抑制、使用激素和远处感染病灶存在。手术时间长也是重要的原因,多发生于术后 10~15 天,常见的病原菌为金黄色葡萄球菌。影像学检查对深部感染特别是硬膜外周和椎间隙感染有帮助,但对浅表的感染没多大用处。

术后早期 X 线片上可见椎间隙狭窄、骨膜炎、终板侵蚀,但很难与手术创伤相鉴别。如果感染继续发展,椎体破坏、死骨片形成和反应性骨硬化就会表现出来,如果感染仍不能控制,内固定松动就会发生。CT 扫描、闪烁照相法、核素扫描结果不甚可靠。MRI 可表现为 $T_1$ 加权像骨髓信号强度减低。术后硬膜外脓肿比较少见于择期手术患者,CT 扫描的表现和硬膜假囊肿相似,但感染形成的脓肿可见气泡产生,硬膜囊外脂肪减少,其包膜厚,信号不均。

**(三) 骨盆**

骨盆骨折常累及盆腔内脏器,造成膀胱、直肠或髂内大血管损伤,也可累及髋臼,造成髋关节创伤性关节炎。术后对髋臼的评价常需要 CT 扫描,正常的影像学表现应该是关节面光滑,曲线自然流畅,关节内无游离骨碎块。创伤性关节炎常发生于术后一年以后,表现为骨端密度增高,关节边缘有骨刺形成,关节面不平整,关节间隙可变狭窄。CT 表现也是如此,但对轻微的改变显示较为清楚。骨盆骨折的复位常常很难达到解剖复位,一般来讲,骨盆环的各个部位的稳定性在其整体稳定所起的作用并不均一。骶髂关节和耻骨联合仅在负荷情况下允许少量的活动度。绝大部分的负荷由后方骨盆环结构传导,因此在评估骨盆环稳定性时具有重要意义,在治疗中也是主要恢复后部结构的稳定性和完整性。由于骨盆的骨骼本身不具有任何稳定性因素,因此韧带结构的完整性对维持骨盆环的稳定性起十分重要的作用。骨盆前后位 X 线片可以作出急诊诊断,其他的投照位置如出口位和入口位可以进行更为详细的分型。在诊断不清或无法确定是否存在后方骨盆环损伤的情况下,CT 扫描检查是目前诊断和评价的金标准。CT 扫描可以发现貌似稳定的骨盆环在其联结部位的韧带损伤,对治疗后的康复训练有指导意义。

在临床实践中,治疗的目的就是尽量恢复骨盆环和髋臼的完整性和稳定性。对骨盆环周边的撕脱骨折和骨盆环前部的单处骨折,通常保守治疗即可。对后部的骨折,哪怕单处而无移位的骨折,均需要牢靠的内固定。髋臼骨折需要解剖复位,固定髋臼的前后两柱。以图 23-1-21 所示病例为例作评估。患者的前后位 X 线片显示骨盆环后部结构中的骶髂关节脱位,移位明显,可能合并有骶髂后韧带的损伤,此时应该有CT扫描检查证实这种猜测。如果有损伤,仅仅作单侧的皮质骨拉力螺钉固定似乎难以让人满意,应该用C型骨盆钳作辅助外固定或后路骶髂螺钉固定。本例患者的骨盆环有4处骨折(骶髂关节、髋臼横行骨折、耻骨联合分离骨折、坐骨上下支骨折)影响及环的稳定,均应作重建手术。髋臼重建常用重建钢板,一般选择前入路或后入路作单柱的牢靠固定,但本例患者的同侧骶髂关节脱位,在负荷情况下仍难维持稳定,应加作髋臼后柱的固定,以免影响髋臼骨折稳定。耻骨联合的骨折和坐骨上下支骨折通常不作内固定,但在本例患者,4处骨折相互影响,任何一处的不稳定均可影响整个骨盆环的稳定性,因此均应良好固定。

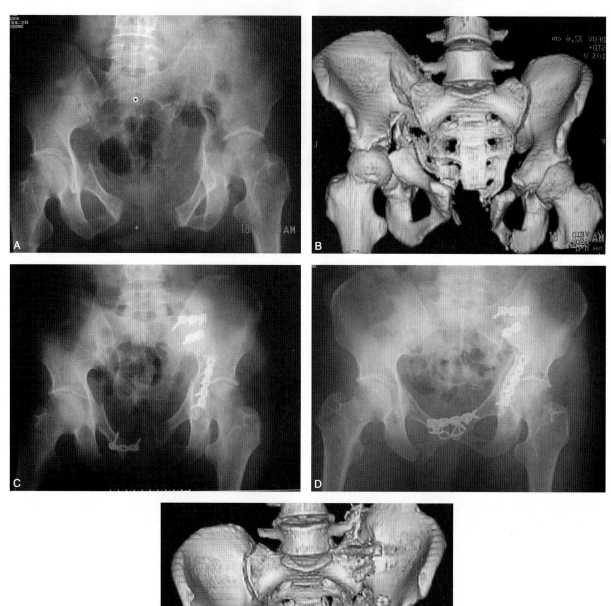

图23-1-21　骨盆骨折

694

## 第二节　关节置换术后的影像学评价

现代的全关节置换术开始于20世纪60年代早期,那时候介绍的髋关节置换概念是指金属-塑料的骨水泥固定假体(聚甲基丙烯酸甲酯,PMMA)。随时间的变迁,所用的假体也发生了巨大变化,包括:金属髋臼杯的出现,双极假体和标准组件的发展以及骨水泥固定和其他固定方法发展。影像学记录了这些发展过程,是评价这些假体成败的重要指标。本节主要讨论使用各种假体进行髋关节置换的术后并发症表现,其他关节的置换术亦有涉及。关节置换外科领域呈动态发展之势,手术方法和影像检查技术的发展日新月异。本节将描述这种手术发展的基础知识和如何采用影像学检查分析的基本方法,最后着重介绍髋关节和膝关节置换术后的评价方法。

### 一、概　　述

随着中国人口的老年化,人工关节置换术后的并发症渐渐显露出来。关节置换的术后影像学也越来越引起人们的重视,与影像学相关主要涉及下面几方面:

#### (一)材料

制作人工关节常用的可分:

1. 金属材料　铁基(不锈钢)、钛基(钛及钛合金)和钴基(钴铬、钴镍合金、钴铬镍、钴铬钼等)三类。在一些关节翻修的病例中,常可以看到关节周围组织内的金属碎屑。

2. 超高分子聚乙烯　该材料由于有一定黏弹性,使得负重时人工关节的活动部分(如假体头与臼杯)呈面接触,以减少关节活动对假体的磨损。聚乙烯在正常X线片上不显影。为便于观察在制作时常有X线显影的标志环(物)。

3. 陶瓷　$Al_2O_3$陶瓷表面硬度高,生物相容性好,摩擦系数低并耐磨损。但抗拉力弱,脆性高,表面易破碎。目前的第三代陶瓷可显著提高其耐磨性,降低脆性,故已被广泛使用。X线上应仔细观察其表面是否光滑。

4. 聚甲基丙烯酸甲酯(polymethy methacrylate,PMMA)　俗称骨水泥、骨粘固剂。骨水泥可填充镶嵌于骨-假体之间,并将应力由假体均匀传导到骨

质,避免应力集中。骨水泥的强度只有骨皮质的一半,且其抗剪力及抗拉强度均较抗压强度低。因此,骨水泥是骨-骨水泥-假体复合体中的薄弱环节。使用骨水泥时应防止水泥中气泡的产生,应在假体周围形成均匀完整的包壳(约2~3mm厚),并与假体密切接触。可减少假体松动的发生。但在年轻的患者及骨量良好的患者,关节假体可使用非骨水泥型固定。聚甲基丙烯酸甲酯正常时不显影,加入适量对比剂后可使骨水泥显影良好同时又不降低强度。

#### (二)关节置换术后的病理学基础

影像学在诊断人工关节并发症具有显著优势,假体的变化,如松动、脱位、断裂、骨折等,可轻而易举地从影像学上反映出来。复杂的病理学研究主要集中在关节松动上,当人工关节在某些骨-金属界面上发生微动时,会有金属、骨水泥、聚乙烯磨损颗粒产生,这些颗粒被炎性细胞吞噬后,少量通过血液被吸收,大部分并不能消化,被激活的炎性细胞分泌许多炎性趋化因子使更多的细胞产生局部炎症,激活破骨细胞引起溶骨反应,关节反复活动会有更多的磨损颗粒产生,不稳定界面进一步发展,出现假体松动、下沉。因此病理上在骨与假体界面有骨溶解部位出现一层滑膜样纤维组织界膜,镜下观察界膜由纤维组织、肉芽组织、炎性组织、单核和多核组织细胞以及慢性炎性细胞构成,可形成类似滑膜的皱褶或乳头状突起。如果有微生物寄存,微生物能在假体表面产生一层多糖蛋白质复合物保护膜,造成假体周围厌氧菌和需氧菌共生环境,逃避机体的抵抗作用,微生物的持续存在引起局部炎症,炎性细胞聚集,成骨活动抑制,破骨活动增强,引起溶骨,使界膜不断增宽。X线片可见假体-骨界面的透亮影。当这一透亮影大于2mm时,骨小梁将很难重新生长达到假体表面修复骨缺损。

#### (三)关节置换后的正常影像学表现

关节假体大小适中,力线、角度正确,未见松动、旋转。骨质连续,密度均匀,未见硬化线骨膜反应。假体完整,关节面光滑。使用骨水泥固定的假体可见骨水泥包裹均匀,厚度适中。骨与假体界面嵌合良好,未见透亮线。关节内未见磨损碎片,未见骨赘形成。周围软组织均匀,未见肿胀,密度均匀(图23-2-1)。

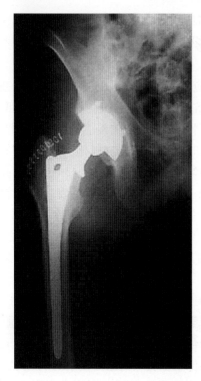

图 23-2-1　髋关节置换后,骨与假体界面嵌合良好

## 二、关节置换术后并发症及其影像学表现

### (一)感染

人工关节置换术后感染是常见而又极其严重的并发症。特别在表浅的假体如膝关节、踝关节、指趾关节假体更容易发生。现随着术者对无菌操作的重视、预防性使用抗生素及层流手术室的应用等措施的实施,人工关节假体周围感染率大大地降低,但随着

手术数量的增加,每年发生关节假体周围感染的绝对数量在增加。假体周围感染常引起疼痛以及假体的松动,严重影响术后关节功能,并往往最终导致假体的取出以及二期的翻修手术,对患者生理、心理及经济上带来沉重的负担。X 线检查(图 23-2-2)主要有下面几方面表现:①出现骨膜新骨形成;②软骨下骨吸收,特别是假体周围的骨质吸收;③感染蔓延可见附近死骨形成;④行造影时发现有腔道与关节相通。但 X 线检查对于假体周围感染的诊断价值有限,因为总的来说大多数假体周围感染,特别是急性感染患者,通常无明显提示感染的 X 线表现,或表现为与无菌性松动难以鉴别的特征。CT 及 MRI 检查较 X 线在软组织肿胀、关节腔扩张、假体周围积液及病变区域骨质破坏等方面具有明显优势,但金属假体所形成的伪影会影响诊断。核医学功能显像能反映机体功能和代谢,不受假体伪影影响,所以可早期揭示病变。

美国肌肉与骨骼感染协会(Muscularskeletal Infection Society,MSIS)于 2011 年提出的假体周围感染诊断标准如下:

符合以下标准,假体周围关节感染明确存在。

(1) 存在与假体相通的窦道;或

(2) 受累人工关节的 2 处假体周围组织或关节液标本中分离出同一病原体;或

(3) 满足以下 6 条中 4 条:

1) 红细胞沉降率( erythrocyte sedimentation rate,ESR)或 C 反应蛋白( C-reaction protein,CRP)水平升高;

2) 滑膜白细胞计数升高;

3) 滑膜中性粒细胞( polymorphonuclear neutro-

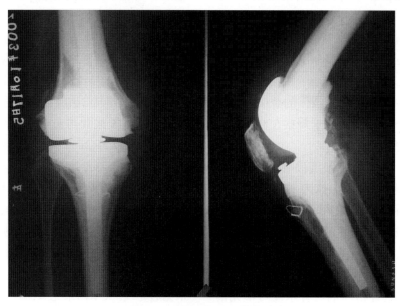

图 23-2-2　膝关节置换后并发感染

phil）neutrophil，PMN）百分比升高；

4）受累关节出现化脓表现；

5）假体周围组织或关节液标本中1次培养分离出微生物；

6）400倍放大率下，假体周围组织的病理学分析在5个高倍镜视野下发现>5个中性粒细胞。

若满足标准（3）中少于4条，假体周围关节感染可能存在。

#### （二）假体周围骨反应

非骨水泥固定的假体要求假体与骨髓腔有至少三点以上的良好接触，并提供粗糙的界面以供骨长入获得坚强的固定。骨水泥固定的假体要求骨水泥填充均匀以分散应力。文献报道出现假体周围骨反应的概率差异很大，与观察时间、假体设计、手术方法等密切相关。假体周围骨反应被认为是骨骼适应力而出现骨的改建。非骨水泥型髋关节置换术后，自身重力的传导由股骨近端转移到股骨远端，根据Wolff定律，股骨近端骨受力减少，必然会导致其骨量减低（即应力遮挡效应），股骨柄远端由于应力增大，可观察到骨皮质肥厚。假体周围骨反应可分为增生类和吸收类，增生类包括骨膜反应、骨硬化和皮质增厚。吸收类包括骨溶解、骨萎缩和髓腔扩大。增生类在X线片表现为应力集中的地方，出现骨密度增高条状整齐的高密度影，如髋关节置换的柄端骨骼硬化带，人工椎间盘置换的骨性终板增厚，少量的这种改建是认为是有益的。但如果骨硬化带扩大，出现条状钙化，甚至如"花边状"，放射性核素造影出现持续浓集，常提示假体柄在髓腔内不稳定。吸收类多见在应力小的地方，在骨吸收区边缘常可呈现"扇形"硬化线。

#### （三）人工假体松动

据统计，全髋关节置换术后10年约有10%的病例会因无菌性松动而需要进行人工关节翻修手术。关节置换术后无菌性松动已然成为制约假体使用寿命的瓶颈。人工假体松动目前尚无统一的诊断标准，单纯从X线上表现往往很难诊断假体松动，必须结合临床以及一系列的X线跟踪观察，此外，诊断假体无菌性松动时，必须排除假体周围感染。出现下列情况下可考虑为假体松动：①透亮区大于2mm，并且有持续增宽趋势；②明显移位、假体力线改变、下沉>3mm；③关节造影时牵引患肢见对比剂向假体与骨界面渗入；④核素扫描有浓集（图23-2-3）。X线摄片是评价关节假体置换术的基本方法，也是诊断无菌性松动的常规方法。假体明显移位和假体周围骨溶解范围都能够在X线片上明确显示。假体周围透亮线产生提示假体与骨界面整合不良，是无菌性松动的重要指征。但是X线片往往无法检测到或者低估假体周围骨溶解的范围。CT扫描评估骨溶解较X线片灵敏，但是其应用也有局限，因为射线穿过金属时急剧衰减产生射束硬化性伪影，从而严重影响到对假体周围骨质结构的评估。而且CT放射剂量较高，故不可能替代X线检查成为常规检测手段。MR可在破骨吸收作用发生前检测到假关节囊内磨损颗粒诱发的生物学反应，并可观察到聚乙烯异物肉芽肿或假关节囊扩张对局部神经血管结构的压迫表现，但同样存在金属伪影影响的问题。

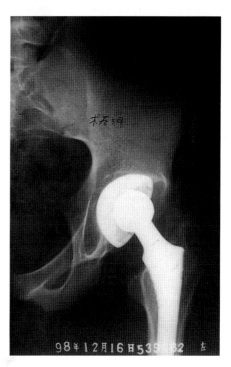

**图23-2-3　左髋关节置换后**
人工假体松动，但X线难以显示

#### （四）异位骨化

异位骨化是指在正常情况下没有骨组织的软组织内形成的新生骨。异位骨化有关异位骨化文献报道的发病率相差较大。人工髋关节置换（THA）术后的发生率为0.6%~90%，多数报道约53%。有明显临床症状的约2%~7%，需手术治疗的不到1%。一般认为异位骨化与手术方法、年龄、基础疾病等方面密切相关。异位骨化的早期临床表现缺乏特异性，明确诊断主要依靠X线片。最早X线片观察术后2~4周可见到骨化影，骨化灶成熟要一年以上的时间。根据Brooker分级法，可将异位骨化分为5级；0级：X线上未见异位骨化灶形成；1级：关节周围软组织内见多个孤立骨岛;2 级:假体周围骨端有骨赘生长,骨赘距离大于 1cm;3 级:骨赘之间距离小于 1cm;4 级:骨赘相互融合导致骨桥形成,关节强直(图 23-2-4)。

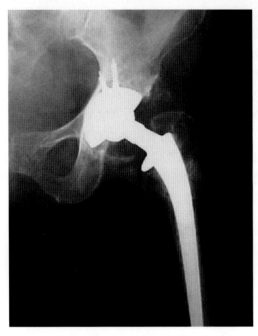

**图 23-2-4　左髋关节置换后**
关节周围骨赘形成

CT 可以明确异位骨化的部位以及与周围软组织的关系,指导手术切除。部分病例 CT 可发现在异位骨化病变与周围肌肉间存在低密度阴影,这些阴影被认为是未骨化,但具有骨化潜能的结缔组织。

异位骨化在 MRI 上的表现在不同阶段呈现不同特点:早期:$T_1WI$ 病变处与肌肉同等信号,$T_2WI$ 病变中心呈轻到中度不均匀高信号局灶影,信号强度比脂肪高,其周围组织广泛水肿,有时呈现低信号环状影。进展期:$T_1WI$ 病变中心信号等于或高于与周围肌肉,病变周围出现低信号环。$T_2WI$ 病变中心出现极高信号,周围组织极度水肿并有完整的低信号环。成熟期:$T_1WI$ 病变中心高信号,与脂肪同等信号强度,高

信号周围存在低信号环。$T_2WI$ 外周及中央均为低信号。但这些特征性表现并非在所有病例中均会出现。

**(五)术后血栓形成**

骨科髋部手术后,患者由于手术创伤、术后卧床活动减少导致髋部手术后深静脉血栓发生率高,可达 40% ~60%,继发肺动脉栓塞也成为骨科手术后主要死亡原因。一些动脉硬化与老年的患者在行关节置换时可能会引起下肢动脉血栓形成,应用血管造影术或超声图像检查可作出诊断。而临床症状不能作为人工关节置换术后深静脉血栓形成的可靠诊断指标。常用的检查有静脉造影、CT 体积扫描、超声多普勒等。其中静脉造影是诊断深静脉血栓形成的金标准,但该检查有创伤性,费用较高,有对比剂过敏等不良反应,不宜重复检查,在临床上受到一定的局限。超声多普勒属非侵入性检查,无损伤性,可重复检查,对近端有症状的敏感性达 60%,特异性达 70%,但对远端的敏感性与特异性还存在争议。X 线、CT 及 MR 在诊断术后血栓形成方面作用有限。

**(六)骨折、假体脱位、断裂、旋转**

X 线片上发现骨质与假体的连续性中断,假体元件位置改变,结合临床出现关节功能障碍,局部肿痛等很容易做出诊断。假体的旋转根据某些结构的位置改变来判断,如肩关节的肱骨大小结节,肘关节的桡骨结节,髋关节的股骨小结节等,对判断肢体的旋转有重要意义(图 23-2-5)。

**(七)假体磨损**

假体磨损常见的有超高分子聚乙烯的磨损,因其透 X 线,一般是测量相同体位下的假体之间距离,通过动态观察比较做出判断。较少见的金属假体磨损,一般的 X 线片即可显示,有时需要特殊的体位(图 23-2-6),现有研究证明,假体磨损产生的磨损颗粒可通过巨噬细胞产生无菌性炎症,从而诱导假体周围骨溶解,是假体松动的主要原因之一。

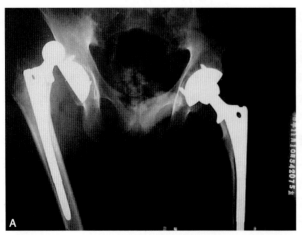

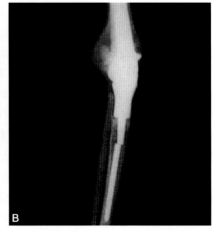

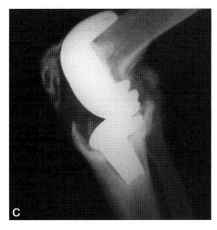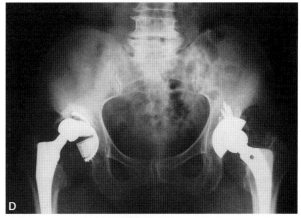

**图 23-2-5** 髋、膝、肘关节关节假体脱位、断裂、旋转

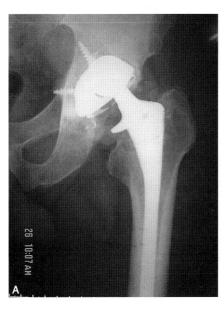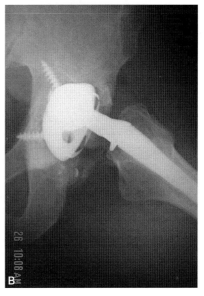

**图 23-2-6** 假体磨损

## 第三节　常见关节置换术的影像学评估

　　特定的关节有特定的解剖学、组织学、生物力学基础，术后评估必须和术前对比，常见关节置换包括髋、膝等大关节。

　　髋关节置换术后，臼杯窝应略大于假体臼杯边缘 2～3mm。外展 40°，稍向前倾 10°。国外学者建议的假体安全区为：髋臼外展角：30°～50°，前倾角：5°～25°，假体柄前倾角：10°～15°。

　　臼杯内上缘的骨质不宜过薄。位置不良的假体容易引起脱位、应力集中以及松动。根据正常人体髋关节的力线要求有 10°～15° 的前倾角，股骨颈截骨面选择在离股骨小转子上方约 1～1.5cm 与大转子外侧端，连线应与垂直于股骨的横断面成 30°～40°角。使假体面与骨面平整吻合。

　　膝关节关节置换术后患者均常规拍摄膝关节正位、侧位（最好能包括踝关节与髋关节）及髌骨轴位像。正侧位片上平台假体底面应和平台骨断面边缘相吻合，以免单位面积承受的压应力越大，发生假体下沉和松动。膝关节对下肢的力线要求很高，这一点和全髋关节置换术不同，术前与术后的对比十分重要。一般认为，术后股骨保持向前弯 5°左右的弧度；膝关节应外翻 5°～9°；胫股应为 174°左右；胫骨平台一般后倾 8°～10°。膝关节诸骨角度的异常改变将会影响膝关节周围韧带的稳定性和关节的活动。髌骨高度要适中，要对比术前术后髌下极至胫骨结节面的距离比髌骨上下极之间的距离（即 Insall-Salvati 比值）；髌骨与假体面是否覆盖良好；轴位上髌股关节对合角（即以股骨髁角的平分线与此角顶点和髌骨顶点连线之间的夹角，正常小于10°）；轴位上髌骨倾斜角（即股骨滑车切线与髌骨外侧面切线的夹角）正常大于8°。髌骨冠突连线与股骨髁间窝之间凹点的距离<2mm；髌骨与股骨髁两侧距离对称。

肩关节、肘关节、踝关节、指趾关节、椎间关节置换在假体设计方面存在个体差异，术前充分了解关节的大小角度有利于术后对比评估，同时要观察是否存在感染、假体松动、下沉、断裂和半脱位或脱位（图23-3-1）。

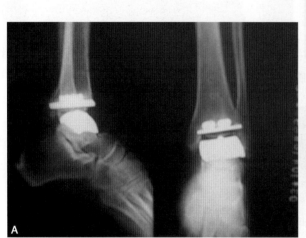
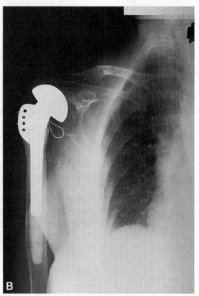
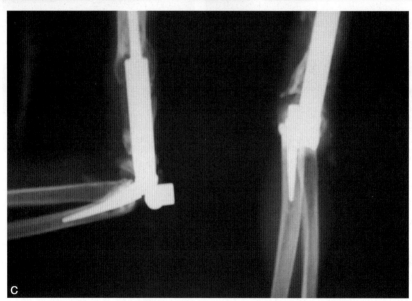

**图23-3-1　踝关节、肩关节、肘关节假体松脱、感染、脱位**

# 一、髋　关　节

## （一）影像学检查技术的选择

影像学检查对监测进行了髋关节置换术的患者十分必要，遗憾的是，要得到一张标准的X线片通常比较困难，目前尚无根据体内参照标志的分析方法。标准的X线片应该包括以耻骨联合为中心的骨盆正位片，患髋正位片和蛙位片，必须包含足够的股骨干

长度以便术前评价骨髓腔尺寸，也便于术后完整观察假体股骨柄和周围骨质。真正的侧位片有时也用来评价某些病例的假体位置。这里要强调的是，只有在标准的X线片上才能判断髋臼和股骨部件的位置及其相互关系。

## （二）评价假体部件位置的测量指标

1. 髋臼倾斜角　髋臼倾斜角是指髋臼杯标志环内外两极的连线与坐骨结节连线的角度。有时也用髋臼两内侧泪滴顶端连线或骶髂关节下部连线替代坐骨结节连线。通常认为 40°～50°的倾斜角是适当的,小于此角度则提示髋臼相对较为水平(内翻),大于这个角度则表示髋臼较为垂直(外翻)。Harris 等认为这只是二维分析,并不能提供横断面上髋臼部件的实际信息,而且,在标准的 X 线片上,即使金属杯的倾斜角度比较容易确定,但透 X 线髋臼衬垫的倾斜角度是无法观察的。

2. 髋臼杯的高低　在两侧泪滴顶端划一条连线,从股骨假头中心点到这条连线的垂直距离就是髋关节假体位置高低的参数。如果金属臼杯遮挡了股骨假头,可以将杯的中心点作为关节的中心点。如果使用的假体相似,这种方法可以用来比较不同患者的髋臼杯的垂直高度。

3. 髋臼杯的偏内或偏外　在同侧泪滴的内侧划一条垂直于其顶端连线的垂线,股骨假头中心点到这一垂线距离髋臼杯的偏内或偏外位置参数。通常认为,在 1∶1.1 放大率的片子上,超过 2mm 的变化才有意义。

4. 髋臼杯的前倾角　髋臼杯的前倾角的概念各个作者表述不一。Harris 等认为真正的前倾角应该是臼杯围绕垂直于身体横断面的纵轴旋转的角度。临床上,前倾角通常从髋关节侧位片上观察,在此标准片上划一条与其边缘平行的直线,再画出这条直线的垂直线,画出臼杯标志环的长轴线,此长轴线与前述垂直线的交角就是臼杯前倾角。从正位片也可以观察臼杯前倾角,量出臼杯标志环的最长径和最短径,最长径除以最短径得出一个数值,查阅参数表就可以大概知道前倾角大小。前倾或后倾角度加大时标志环会变得更圆。也有研究者提出可通过下列方法计算前倾角:前后位 X 线片上臼杯钢丝环形成一椭圆,最大直径的上 1/5 处标记为 M 点,A、B 为经 M 点垂直于最大直径的直线与椭圆相交的两个点,P 为 M 点至弧上 A 点或 B 点的距离。D 为最大直径。然后通过公式:$a = \sin^{-1}(P/0.4D)$ 即可计算出前倾角度数。如果能够去除材料伪影,通过横断面的 CT 扫描可以更好的测量此角度。前倾角的范围应该介于 0°～25°,小于 0° 意味着臼杯后倾,股骨假头容易脱位。

5. 股骨柄的位置　在正位片上,股骨柄的顶端应该位于骨髓腔的正中或偏向内侧(稍微内翻)。股骨颈的前倾角在透视下可以观察。患者仰卧,在透视下内旋下肢直到看见最长的股骨颈,测量足部长轴与地面垂线的角度就是股骨颈的前倾角。另外,通过连续测量患侧大转子顶端与泪滴连线的距离的变化值(精确到 1mm),我们可以计算股骨柄的下沉值。

6. 下肢的长度　下肢长度需要双侧对比,在坐骨结节画一条连线,量取每一侧小粗隆与这一直线的距离,评价下肢的长短。

### (三)假体的固定

目前假体部件的固定方法包括:压配型、骨水泥型和生物型。下面将描述各种类型假体的术后正常表现和各自特有并发症表现,共同的并发症将在骨水泥固定一节中阐述。

1. 压配型　最早的压配型假体从 1950 年开始使用,手术当中造出一个比假体小的空间,假体需要用力插入此空间内。有些病例在术后发生假体松动,有些则因为应力遮挡效应而出现近端骨吸收和远端骨增生。

2. 骨水泥固定型　Charnley 在 1961 年介绍通过骨水泥固定的髋关节假体。骨水泥可以使假体获得即时固定,而且可以将负荷均匀的向骨传导。报告显示约 90% 的成功率,但对那些年轻或活动较多的患者,假体松动率比较高。骨水泥技术的提高部分降低了股骨柄的松动率,Harris 和 McGann 发现术后 3.3 年的无菌性假体松动率仅为 1.7%,但骨水泥技术似乎对髋臼杯的固定并不实用,有报告指出臼杯的松动率呈直线上升。现在,医生们常常把表面微孔型的臼杯和骨水泥型的股骨柄配合使用于年老的或活动较少的患者,对年轻患者,股骨柄也用表面微孔型的。

(1)正常的骨水泥-骨界面表现:正常的骨水泥-骨界面表现为透亮线,骨水泥可以通过骨水泥-骨界面均匀地将应力传导到骨面。实际上,在那些功能很好的骨水泥型髋关节置换后的患者,术后几年的病理检查发现骨水泥-骨界面并没有纤维膜长入,股骨出现塑形使得股骨与骨水泥更好接触。骨水泥周围形成一圈致密的骨壳并长入不规则的水泥表面。骨壳与外面已疏松骨的皮质之间有骨小梁连接。研究那些髋关节翻修患者的病理,可以发现骨水泥断裂或骨水泥与骨分离,但大体上,骨水泥-骨界面并未受到损坏。在 X 线片上,这一圈致密的骨壳是看不见的,但却可以看到一条狭窄的透亮线穿过骨水泥-骨界面,这条透亮线显示了骨坏死和修复的最后结果:非炎症性的纤维膜形成。该透亮线约在术后 2 年稳定下来,X 线片上的宽度约为 0.1～1.5mm。此透亮线和骨质疏松或残余骨小梁的区别点是,前者有一条薄薄的反应性硬化骨把它和附近的骨质分开。没有这条硬化骨线,上述的透亮线很难区分,可能导致假体松动的错误印象。

(2)标准化的影像学报告:传统的命名法适合

用于描述假体部件的划分。根据 Delee 和 Charnley 的方法，髋臼的骨水泥-骨界面分为 3 个区域，以罗马数字表示。Gruen 等则把股骨柄的骨水泥-骨界面分为 7 个区域，侧位片上还有几个区域，以阿拉伯数字表示。如此，影像学报告变得比较详细和直观。

（3）关节造影表现：关节造影术通常被应用于髋关节和膝关节置换术后疼痛的诊断。在作髋关节穿刺时为了确定疼痛位置才进行造影，不是为了确定有无假体松动而特意进行。关节穿刺时应尽量抽到关节液，下肢内旋可能更容易抽到，穿刺点的选择也很重要，Cone 等发现，如果穿刺到假体颈的前面通常抽不到液体，而穿到头和颈的内侧区域则较为容易抽到。如果抽不到液体，可以将无菌生理盐水注入后再抽。一些作者建议回抽注入的对比剂，对此还有争论。Kim 和 Lachman 通过研究各种对比剂对葡萄球菌的杀菌作用发现，某些对比剂可以杀灭或抑制葡萄球菌，某些却不会影响其生长，因此他建议应该用那些没有杀菌作用的对比剂，但同时指出如果还需要描述假体松动情况时，注入对比剂并不可取。与此不同，Melson 等认为对比剂对细菌生长并无影响。有趣的是，Barrack 和 Harris 发现，6 例术后关节感染的患者中，有 2 例并未抽到关节液，这说明抽不到关节渗出液并不能排除关节感染。抽出关节液后，可以将对比剂注入关节内直到患者觉得不适或看到淋巴回流或看到对比剂流入骨水泥-骨界面之间。拍两张行走活动前后的造影片子很有必要，其他可以显示假体松动的技术将在后一节讲到。在那些因为感染来翻修的病例，取出假体后需在股骨髓腔和髋臼内填塞含有抗生素的骨水泥链，在再次置换前，关节穿刺的目的是获得关节液进行细菌培养。Swan 描述了常用的穿刺部位，让患者仰卧，在透视下选大小粗隆连线的中点，稍微向头端移，用 20 号穿刺针垂直穿入股骨断端和髋臼之间，直达髋臼后壁，在退针时抽吸。有些病例的假性包囊并不明显，需要很好估计穿刺进针深度。通常在关节置换术后 4~5 个月会形成一个相对较小的光滑包囊，理想的对比剂注入后应该局限于包囊内，但是 Berquist 等发现部分病例的对比剂会扩散到包囊外。包囊经常形成于大转子附近，或沿着髋臼，或髂腰肌（腱）下。感染的包囊空腔不规则，有滑膜增生，通过一条狭窄而不规则的通道与关节相通，而非感染的包囊（我们称之为滑囊）通常比较大，内腔光滑，与关节囊不相通。约三分之一有髋臼上方滑囊形成的患者可能发生反复关节脱位。髂腰肌（腱）下的

滑囊可以长得很大，在腹股沟区形成一个肿物甚至压迫腹股沟血管和膀胱。大转子附近的滑囊可能与前次手术损伤以及假体松动或感染有关。

（4）骨核素扫描表现：Utz 分析了髋关节置换术后核素扫描检查时核素在假体周围的浓聚情况。总的来说，假体周围的核素代谢活性随着时间而逐渐下降。但是，约 10% 没有症状的患者在 3 年后作核素扫描时仍然发现核素浓聚于髋臼周围。术后 1 年，小转子和假体柄周围的中等量的核素浓聚现象会消失，股骨干顶端的核素浓聚也仅维持到术后 10~12 个月，9% 的患者在 12 个月后仍然有此现象。在此以后出现的股骨干顶端核素浓聚将被认为是无症状的假体松动。

（5）并发症

1）松动：骨水泥型假体失败的最主要原因是假体松动，可能因为假体固定不牢，颗粒病和感染所致。由于没有一致的定义，各家报告的松动率相差较大，缺乏可比性。改进骨水泥技术可以降低股骨假体柄的松动率，不过对髋臼杯的固定帮助不大，臼杯的松动随时间推移而增加。机械性松动的发生率约 41% 左右。表 23-3-1 列举不同作者对假体松动的定义。

**表 23-3-1 骨水泥型假体松动的影像学表现**

骨水泥-骨之间的透亮线≥2mm
骨水泥-骨之间的透亮线加宽
假体部件移位
金属-骨水泥之间的透亮线加宽或范围扩大
骨水泥断裂
骨膜反应
在应力下或透视下假体部件活动

骨水泥-骨之间的透亮线≥2mm，不单指其宽度≥2mm，还包括其范围≥2mm，两种情况都提示假体松动。多方向投照的 X 线片上可以更好观察髋臼的透亮线，Cain 等注意到 Judet 斜位片可以更加容易看到臼杯松动，骨盆和髋关节的正位片都应该拍好才能客观观察臼杯松动。此透亮线对股骨柄假体松动的诊断价值，通常比臼杯松动的诊断价值要大。Hodgkinson 等发现，在约 94% 的臼杯松动病例中，臼杯周围的骨水泥-骨透亮线是连续的。O'neill 和 Harris 则认为，如果髋臼杯移位或者整个骨水泥-骨之间的透亮线≥2mm 都是手术操作造成的，有些假体看似固定牢靠，其实已经松动。但是他们的判断方法的敏感度只有 37%。同样，如果影像学检查发现股骨柄松动，手术均证实的确是松动的，不过此法也发现，5 例假体在影像学检查时认为是稳固的，手

术却证实假体已经松动（敏感度89%，特异性100%）。X线片上见到的骨水泥-骨之间的透亮线是滑膜样的一层膜状组织，它吸收骨质后显示出该透亮线（图23-3-2）。

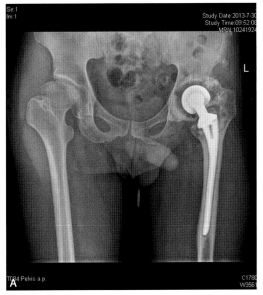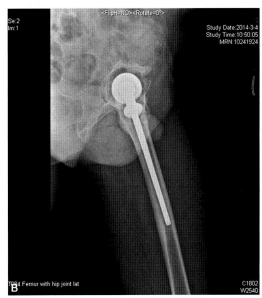

**图23-3-2　假体松动、磨损正侧位**

假体-骨水泥之间的透亮线通常约有24%的患者可以在股骨假体近端的外侧看到，主要因为手术操作时该处的金属假体与骨水泥接触不够紧密。这个部位的长时间不变的、较薄的透亮线乃Mach效应所致，如果这条透亮线不断进展则提示假体柄有活动进而可能松动。这种形式的松动也称为假体下沉，股骨柄向下向内下沉，Charnley认为这种下沉是假体重新获得稳定的过程。实际上，所有这些因为手术技术原因引起的假体松动，在一些患者却没有症状。

2）骨水泥断裂：Weber和Charnley的观察发现，约1.5%的患者在5年内会发生骨水泥断裂，有时还伴有假体下沉。尽管如此，假体已经松动的患者常常并没有症状。虽然大家都知道这些骨水泥型假体松动的征象，但假体松动的标准还有很多争论。髋臼杯松动的标准很多，各不一样。目前较多学者认为骨水泥型髋关节假体松动的诊断标准是：

①假体移位：当股骨柄发生下沉、倾斜或扭转情况可诊断股骨假体移位。当髋臼假体出现向内上方移位、前倾角改变或外倾角改变可确诊髋臼假体移位。

②假体—水泥透亮带：不熟练的骨水泥技术可能会导致在假体和骨水泥之间早期即出现透亮带，如果透亮带稳定，并不意味着松动；但如果透亮带进行性的发展，则意味着假体与水泥之间出现了分离。

③水泥—骨界面的透亮线：

股骨：Gruen分区法常被用来描述股骨侧透亮线。Gruen在正位片将股骨周围从外而内分为Ⅰ～Ⅶ区。透亮线越宽越连续，假体无菌性松动的可能性越大；透亮线不连续而且宽度小于2mm，多数没有临床意义。

髋臼：Delee和Charnley将髋臼由外向内分为Ⅰ～Ⅲ区。完全性透亮线表示94%概率出现假体无菌性松动，3区中有2区出现连续透亮线表示74%概率出现假体无菌性松动，仅有1区出现透亮线表示7%概率出现假体无菌性松动。

④水泥断裂：水泥断裂是假体无菌性松动的可靠指征，通常见于近端或远端，常伴假体下沉。

3）感染：一般情况下，对那些用骨水泥型假体置换后的髋痛患者，如果排除了关节外因素，应该考虑为关节感染或假体松动。两者之间的鉴别十分困难，但鉴别对治疗方案选择非常重要。临床上，活动时突然发生的疼痛常提示假体松动，而休息时或夜间发生的痛则提示关节感染或转移性病变。骨水泥型假体置换后的持续髋痛，或有术后血肿形成病史，或术后切口延迟愈合则提示疼痛因感染引起。没有明确的临床和实验室检查异常，假体感染很难诊断，因为体温和白细胞不一定升高。红细胞沉降率在术后6个月降至正常的30mm/h，如果持续的升高提示可能存在假体感染。然而，经过手术证实的假体感染病例，红细胞沉降率只有60%的敏感度和65%的特异性，其阳性预测价值只有25%，而阴性预测价值有90%。术后第一年如果发现骨水泥-骨假面透亮线进展很快，骨内膜呈扇贝样，外骨膜反应等征象提示假体感染。疼痛常在这些征象出现后3～6个月发生。而Barrack和Harris回顾他们的髋关节翻修病例发现,所有感染病例的影像学图像上都可以看到局部骨溶解,或广泛的非局限的骨溶解,或骨内膜呈扇贝样,或外骨膜反应,或兼而有之。

4) 髋臼磨损:主要是臼杯衬垫磨损。平均每年磨损0.2mm,产生上千万个颗粒,在年轻和活动量大的患者还会更多。这些颗粒可以引起骨吸收和假体松动,改进假体的表面也许可以减少颗粒产生,陶瓷股骨头就是其中的一种尝试。股骨头尺寸对颗粒的产生也有影响。X线片上的衬垫厚度变薄可能与磨损,蠕变和弹性形变有关,但通常认为是磨损以及颗粒产生。衬垫磨损的速度随时间而变慢,影像学表现为股骨头不在臼杯的中心,任何偏移都提示有磨损。磨损是三维的,片子上只观察其中的两维,计算机辅助下(CT)的分析比较全面。

5) 假体脱位:全髋或双极假体置换的脱位率在0.3%～5.8%之间,多发于围术期,如果发生于术后3个月以上,提示可能存在假体部件植入位置不佳的情况。X线片是最实用的办法,它可以肯定脱位的存在与否,并且可以提供脱位的可能原因和影响复位的各种因素(图23-3-3)。

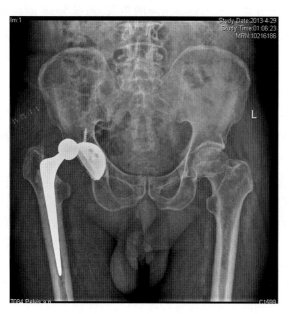

图23-3-3　髋关节后脱位

6) 异位骨化现象:异位骨化的原因不明,发生率在5%～90%之间,骨关节炎特别是增生性的骨关节炎,术前异位骨化或对侧关节骨化,强直性脊柱炎,特异性弥漫性骨肥厚,创伤性关节炎,既往手术史,手术创伤或多次手术可能与之有关。生物型固定的假体似乎比骨水泥固定型假体更容易引起异位

骨化,因为前者手术时产生的骨髓和骨碎片较多。通常术后2～4周即可在X线片上看到异位骨化(图23-3-4)。Brooker把异位骨化分为4级,Ⅰ级为软组织中可见片状骨密度影;Ⅱ级为骨盆或股骨近端周围的骨化影,之间相隔1cm以上;Ⅲ级为上述的骨化影相隔1cm以内;Ⅳ级为明显的骨性强直。这个分级办法没有考虑假体的设计和大小的影响,所以Maloney将患髋运动功能(A无功能限制和B功能受限)加入Ⅲ级和Ⅳ级中,使分级更为详细。

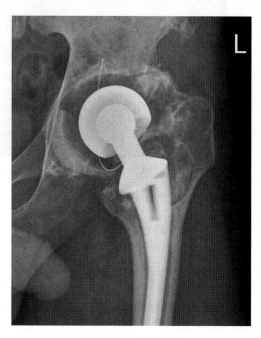

图23-3-4　异位骨化

7) 肿瘤:与髋关节置换有关的恶性肿瘤很少见到,1990年Brien报告了11例。主要有骨肉瘤、纤维肉瘤、恶性纤维组织细胞瘤、高分化肉瘤、表皮样肉瘤和滑膜肉瘤。分布于骨和关节周围软组织,需与磨损颗粒引起的假瘤相鉴别。

3. 生物固定型(表面微孔型或表面羟基磷灰石喷涂型)　因为骨水泥固定型假体有较高的无菌性松动率,70年代出现了非骨水泥型假体髋关节置换,预期达到长久固定和疗效,保留股骨的骨质。最早使用陶瓷和聚合体作全表面处理,此后被股骨柄近端的金属微孔表面假体替代。在这类假体翻修病例中发现,其实骨的长入比较局限,股骨一侧的假体表面容易长入,髋臼和膝关节置换中的胫骨假体表面长入不明显,但研究发现,即使骨的长入局限,广泛的纤维组织长入对假体的固定已经足够。仅在近端作微孔处理的优点:更小面积的金属腐蚀和粒子释放,减少近端骨溶解松动,减少远端骨折,容易植入和翻修。此类假体的骨长入依赖假体本身的设计特点,微孔表面与骨的良好接触和早期充分的暂时固定,不管是用螺钉还是螺栓,术后 4~6 周才有骨长入,在此期间应避免全负重活动。比较发现,骨水泥型和非骨水泥型假体的疗效相似,但后者的功能评分似乎更高。

假体的稳定主要依靠骨和纤维组织的长入,以骨的长入最理想,在 X 线片上,假体周围的骨反应线消失,代之以骨内膜与假体微孔表面紧密接触。如果是纤维组织长入,在术后 1 年的 X 线片上可以看见微孔区域周围一层硬化带,并有一条薄薄的透亮线与假体分开。这时候需要观察才能判断假体的稳定性。如果假体在术后 2 年仍然保持此位置,我们认为该假体通过纤维长入或远端骨形成也可以获得良好固定。完全的骨长入发生后,这条透亮线会消失。

在评价表面微孔型假体时要考虑 3 个方面:①骨和纤维长入的征象;②假体稳定抑或活动的征象;③因为应力改变引起的骨重建征象,包括股骨中段的骨吸收或皮质骨疏松,微孔表面骨内膜松质骨增生,假体远端的皮质骨增生等。在植入早期,常有一硬化带形成于微孔部分表面,髋臼杯周围的硬化带经常见于Ⅲ区,任何的硬化带增宽或延长都应该注意,即使患者没有临床症状。

(1)假体稳定或活动的影像学表现:当看到骨的长入征象但又没有假体松动征象时,我们认为假体固定牢靠。不过,即使在固定十分牢靠的假体,骨和假体之间的相对活动仍然存在,主要是因为两者的硬度不同,受到负荷应力时假体的变形比股骨远端的变形要小,产生相对活动。X 线片上可以在股骨近端外侧和远端光滑的假体表面看到一些透亮线,有一条硬化带把它和髓腔分开。新的假体设计使得假体远端刚度减少,可以减少这种相对活动,从这角度讲,钛合金可能有所帮助。将假体远端劈开也可以增加它的弹性,但过分的弹性容易引起假体断裂和因为骨的长入引起剪力增加从而导致远期假体松动。如果股骨柄远端在术后早期填满整个骨髓腔,而随访时发现它与骨内膜不接触,这个假体是不稳定的;如果它仍然填满髓腔,没有反应性的硬化带形成,假体也没有下陷,那么这个假体是稳定的;如果假体远端本来就没有填满髓腔,随访时也没变化,假体稳定;如果髓腔增宽,反应性硬化带形成,那么假体不稳定。

Eng 等描述了多孔柄获得稳定固定的主要征象和次要征象,并基于这些征象将柄的固定分为骨长入性稳定固定、纤维长入性稳定固定与不稳定固定

3 种。其中不稳定性固定特点为:①进行性移位。在系统 X 线检查上出现下沉、移位和倾斜是假体无菌性松动的最可靠指征。虽然在假体植入的早期,一定程度的假体下沉较为常见,但下沉应在 1 年内稳定下来,且下沉距离小于 1mm;②硬化线进行性增宽。很窄的平行透亮线可能会在早期出现,除非透亮线在 2 年后增宽,否则没有显著性意义。③柄的末端有硬化台基形成,即在柄的末端骨内膜增生硬化凸入股骨髓腔。皮质骨可在台基形成的交界处增厚,这一征象在稳定或不稳定的假体末端都可见到。台基与假体周围硬化线同时出现被认为是假体不稳定的次要征象。台基可出现在稳定柄的末端,但不会同时出现周围硬化线。稳定柄末端的应力传导是台基形成的原因之一;④股骨矩增生;⑤进行性涂层颗粒脱落。THA 术后 15% 的股骨柄和 10% 的髋臼假体会在 2 年内出现颗粒的早期脱落,2 年后仍有脱落,提示假体松动。

(2)假体移位:假体移位髋臼杯的移位比较容易识别,股骨柄的移位相对较难发现,假体柄小于股骨髓腔时假体容易下沉。测量假体领到大转子尖端的距离,如果前后对比增加 2mm 或更多,说明假体柄移位。判断假体柄的垂直下沉,则要测量柄的磨砂部分之内上极到小粗隆的距离,超过 5mm 即为下沉,也有人测量假体内上极到股骨远端皮质骨之间的距离。假体的下沉与临床疗效密切相关,术后第 1 年的下沉如果超过 10mm,远期疗效将非常差。

(3)皮质骨增厚:股骨皮质增后有数种机制,它的出现反映出假体中近端固定不好,造成假体内翻。即使假体很稳固,但假体与骨的弹性模量不同造成相对移动或剪应力也可以引起骨皮质增厚。

(4)髓腔填塞:假体柄大小和股骨髓腔是否匹配直接影响手术预后。两者互相匹配时,骨质更容易长入假体微孔表面,但因为应力遮挡作用,也容易引起近端的骨质吸收。在正位片上,假体柄至少应该接触股骨内侧或外侧皮质,距离不能超过 2mm;侧位片,假体近端和远端都应该与股骨前侧皮质接触,后弯部位与股骨后侧皮质接触,距离不超过 2mm。股骨髓腔狭窄部的皮质应该与假体柄远端紧密接触。

(5)应力遮挡:常发生于大号假体(≥13.5mm),表面微孔面积大于 2/3 或全部微孔化假体,靠柄填塞髓腔,患者年龄大于 50 岁。应力遮挡也提示假体表面有骨质长入。由此引起的骨丢失(吸收)表现为皮质骨疏松化(corticocancellization),股骨颈内侧骨吸收或变圆钝,骨外膜萎缩主要集中于股骨中段骨皮

质。骨吸收的发生率在 14% ~70% 之间,与磨损颗粒和肉芽肿形成有关,观察假体周围的骨质密度可以发现这种现象(双能 X 线吸收测定法,DXA 扫描)。不过,观察并未发现这种骨吸收引起不良后果。

(6) 其他征象

1) 大腿疼痛:大腿疼痛很少见于骨水泥型假体置换术后,但在非骨水泥型假体置换术却不少见。术后早期的大腿疼痛常提示假体部件的轻微活动,假体逐渐固定后这种疼痛将会自动消失。术后 1 年内的持续大腿疼痛说明假体仍然未能获得良好固定。大腿疼痛与骨-假体界面放射透亮线的存在,假体柄髓腔匹配与否,髓腔被柄所填充的程度,骨内膜新骨形成无关,假体柄外翻可能引起大腿疼痛。

2) 骨折:髋关节假体各部件的固定方法不一,髋臼杯用螺钉固定,股骨柄则靠压配来固定,为了使柄与髓腔骨皮质更多接触,医生们选用大号柄,植入时较易发生股骨骨折。置换术后骨溶解部位也容易发生骨折。照片时应该包括到股骨柄远端才不会漏诊。

3) 局部骨丢失和假体松动:如前所述,局部的骨吸收最早发现于骨水泥型假体置换术后,但后来发现,即使骨长入表面微孔,非骨水泥型假体置换也出现骨吸收现象。1990 年,Maloney 等就描述稳定的非骨水泥型假体也会出现局部骨溶解,发生率约为 3%,大多发生于术后 3 年以上。组织内可见吞噬了聚乙烯和金属颗粒的巨噬细胞聚集,影像学改变的出现时间在 12 ~66 个月左右,通常会涉及股骨远端于假体柄光滑部分相对应处,随时间推移,骨溶解病灶逐渐增大。在髋臼侧,骨溶解常见于生物型固定的臼杯边缘,与假体松动有关。和骨水泥固定型假体一样,组织学检查可见生物型固定假体表面也形成一层膜,在松动的假体表面,这层膜内富含疏松结缔组织,内有活跃的成纤维细胞和纤维骨岛,血管生长丰富,巨噬细胞内可见含铁血黄素和金属颗粒。这些细胞可能引起慢性炎症和病理性的骨吸收。

4) 金属颗粒释放:金属颗粒来源于假体松动和假体表面烧结颗粒的腐蚀,钛合金头的磨损,股骨柄与骨之间的摩擦或腐蚀。磨损在钛金属假体较为常见,特别是用作关节表面置换时。金属磨损颗粒对假体松动和骨溶解的作用不如骨水泥和聚乙烯磨损颗粒的作用那么明确。但血清和尿中的金属离子浓度明显升高,这种金属颗粒可能导致金属离子释放,在那些假体松动的患者,血清中金属离子的浓度比其他患者多出一倍以上。对金属过敏也可能导致假体松动。

5) 双极型假体:双极髋关节假体是半髋置换的一种,另一种是单极假体。理论上讲,它增加了假头和臼杯之间的活动性,降低了臼杯和髋臼的摩擦,有利于减少髋臼磨损。同时减少关节脱位,翻修也方便。但是一些研究表明,术后假体内部的活动性逐年明显下降。这类假体的并发症包括股骨骨折,假体断裂或分离,臼杯内衬和髋臼磨损等。来自外上方的应力使得内衬磨损,臼杯内翻。

## 二、膝关节置换术

全膝关节置换的方式有两种:一为股骨和胫骨表面置换,一为股骨、胫骨和髌骨表面置换。根据假体所提供的关节稳定程度不同,膝关节假体分为 3 类:限制型、非限制型、半限制型。单髁置换主要用于病变局限于单侧(内髁或外髁)而韧带完好的骨性关节炎,因为关节炎症通常会波及全关节,所以这一类假体现在已经很少应用。非限制型假体允许相当大的活动度,固有的稳定性差,假体的稳定依靠保留或重建的软组织。限制型假体的固有稳定性好,所以置换时不需要保留交叉韧带和侧副韧带,但关节活动度受到限制。大部分假体属于半限制型,有保留和不保留后交叉韧带两种。

全膝关节置换是个精确度要求很高的手术,对假体位置和周围软组织结构力量平衡的要求严格。术后的胫骨-股骨间角有约 7° ~9° 外翻,如此才能重建下肢的机械力线轴。关节两侧截骨造成的骨缺损要以骨水泥,植骨等方式填补,髌骨表面置换只有在累及全关节的类风湿关节炎使用。它可以减少剩余软骨的炎症反应。

### (一)术后表现

术后应该拍平卧和站立的膝关节正位片,侧位片和髌骨切位片。全下肢站立正位片有助于术前设计和术后观察假体位置,也有人建议用透视的方法观察骨水泥-骨界面的轮廓。数字化的影像学资料也可以通过计算机处理,测量出各个平面和角度,对分析膝关节假体的位置十分有用,但需要特殊设备,未能推广使用。

在正常情况下,正位片上可见胫骨-股骨之间的外翻角,约为 7° ~9°。站立时膝关节的中心应在下肢力线上,这样可以使假体-骨界面的应力降低。胫骨平台假体应该垂直于胫骨干或 2° 以下的内翻角。X 线片应该包括胫骨骨水泥全部和相当一段距离,以便观察由此引起的骨质变化和假体-骨界面情况。侧位片上,要求观察分析胫骨假体与胫骨前后缘的距离,各部分假体与股骨或胫骨的倾斜度,胫骨部件中心与胫骨中心的距离,关节间隙高度等。大约2/3的病例术后常常在股骨前方位于假体下部分骨质变薄,提示应力遮挡,不是假体松动征象。它与放射透亮线不同,后者带有一条骨硬化线(划分线)。放射透亮线的宽度和位置都值得注意。

全膝关节置换术的总体疗效良好,优良率在90%~97%之间。

**(二)并发症**

1. 髌骨并发症 大多数的膝关节翻修与髌骨并发症有关。髌骨应力性骨折,髌骨假体松动,移位,半脱位最常见。限制型的髌骨-股骨关节似乎更容易发生髌骨假体松动。髌骨应力性骨折通常是无意中在片子上发现的,似乎在年老患者和使用早期假体时容易发生,其发生率约为21%。Brick认为,如果髌骨骨折移位大于2cm,或伴有明显的伸肌滞后并引起关节不稳,或假体移位,则提示假体骨折。Goldberg等认为,不伴有髌骨脱位,假体松动,或伸肌机械力学破坏的髌骨应力性骨折,均可给予保守治疗。术中侧方松解可能容易引起髌骨应力性骨折。和其他部件松动一样,髌骨假体的松动常常是无症状的,骨坏死是其假体松动和应力性骨折的主要原因。髌骨半脱位则是在髌骨周围软组织力量不

平衡,假体位置不良,力线不正,关节周围骨性关节炎和外伤情况下多见。

早先的髌骨假体是没有金属底垫的,而新的假体加用了金属底垫,试图将应力均匀地传导到骨,减少聚乙烯假体变形的可能,促进骨的长入。但因此而牺牲聚乙烯的厚度,使其更容易磨损,进而造成金属底垫磨损,引起关节滑膜炎,关节液变黑。金属性的滑膜炎在X线片上也可以看到,主要表现为密度增高的细线,勾勒出扩张的滑膜囊(亦即金属线征)。

2. 关节不稳 关节不稳主要在软组织的限制力不足情况下发生。有时平卧位X线片不会发现,站立位拍片多能显示。

3. 假体松动 胫骨假体的松动是全膝关节翻修的最主要原因,但发生率低于全髋关节置换术后。胫骨假体比较容易松动,常发生于骨水泥-骨界面。X线透亮线大于2mm,下方骨小梁断裂(图23-3-5),骨水泥碎片,假体位置变化,金属-骨水泥之间的透亮线增大,负重时膝关节角度变化等常提示假体松动,另外,术后3~6个月金属表面颗粒持续脱落也提示假体松动。膝关节置换术后数年,骨扫描可见中度的核素浓聚,正常的核素浓聚表示关节没有松动或感染存在。关节造影时如果见到对比剂进入骨水泥-骨界面则可以证实假体松动。造影时应该注满整个关节,并比较正位,侧位,斜位片,观察行走前后的对比剂分布变化。

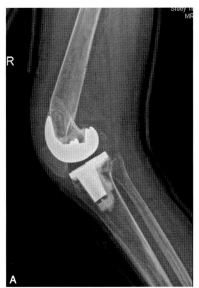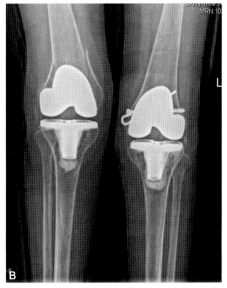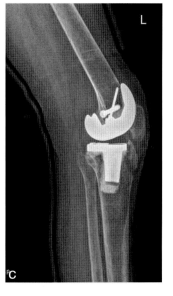

**图23-3-5 膝关节假体周围骨折**

4. 假体磨损 全膝关节置换术后的关节内金属沉积因金属铰链,股骨端假体与聚乙烯磨损后的髌骨假体或胫骨假体摩擦所致。X线片上可见含有金属

颗粒的致密线勾勒出关节囊的轮廓。假体磨损日益受到重视,这些磨损颗粒包括聚乙烯颗粒和金属颗粒,它们刺激滑膜形成增厚的囊,形状与感染或松动

关节形成的囊一样,囊内装有上述颗粒和液体,引起邻近的骨吸收。小颗粒主要引起组织细胞反应和骨吸收,大的颗粒则引起巨细胞反应。总之,滑囊和骨溶解的形成与聚乙烯磨损颗粒和金属颗粒沉积有关,而与骨水泥的使用无关,在全髋关节置换也是一样。

5. 感染 全膝关节置换术的主要失败原因是感染,其发生率在 1.1% ~12.4% 之间。可能增加感染发生率的情况包括:类风湿关节炎,皮肤溃疡和关节多次手术病史。特别是类风湿关节炎,尽管感染可能早在术后早期已经发生,但它的临床表现则可推迟到术后几年才明显。核素扫描是其准确性较高的方法之一。

随着关节外科的发展,多种关节均可开展置换手术,如肩关节、踝关节、肘关节、腕关节等。上述关节置换术的远期和并发症的影像学改变有待于我们的进一步研究。

（黄东生　梁安靖　丁悦）

## 参 考 文 献

1. 蔡谙,王继芳,卢世璧,等. 菌性松动假体周围界膜的组织学及超微结构特征. 中华医学杂志,2000,80(11):826-830

2. 董启榕等,非骨水泥全髋关节置换术(17 年 4268 例经验). 中华骨科杂志,1994,14(9):549-552

3. Sandrucci G,Cenna E,FavutoM,etal. Press fit condylar total knee arthroplasty:radiographic evaluation at a 5-year follow-up. J Orthopaed Traumatol,2002,3:157-162

4. Kobayashi S,Isobe K,Koike T,et al. Takaoka. Acute arterial occlusion associated with total knee arthroplasty. Arch Orthop Trauma Surg,1999,119:223-3-224

5. 王亦璁. 膝关节外科的基础和临床. 北京:人民卫生出版社,1999

6. Munzinger UKJ,Petrich J,Boldt G. Patella resurfacing in total knee arthroplasty using metal-backed rotating bearing components:a 2-to 10-year follow-up evaluation. KneeSurg,Sports Traumatol,Arthrosc,2001,9:S34-S42

7. 张欣宇,苏恩亮,曲静,等. 骨与关节创伤 X 线 CT 诊断学. 北京:人民军医出版社,2001

8. Hozack B,Parvizi J,Zmistowski B, et al. New definition for periprosthetic joint infection. Workgroup Convened by the Musculoskeletal Infection Society,The Journal of Arthroplasty,2011,26(8):1136-1138

9. 潘沨,查振刚. 人工关节置换术后假体周围感染早期诊断研究进展. 中国医学创新,2014,11(6):149-152

10. 庞清江. 全髋关节置换术后假体无菌性松动的影像学诊断. 现代实用医学,2011,23(11):1201-1203

11. 廖广姗,李慧武,王金武,等. 人工髋关节无菌性松动失效的生物力学分析与诊断推理. 医用生物力学,2012,27(3):251-257

12. 毛玉江,王满宜,吴新宝,等. 异位骨化. 中华创伤骨科杂志,2004,6(8):913-917

13. Hunt JM,Bull TM. Clinical review of pulmonary embolism:diagnosis, prognosis, and treatment. Med Clin North Am,2011,95(6):1203-1222

14. 马骊,王欣,蒋丽华,等. 人工髋关节置换后的深静脉血栓形成:发生因素及其预防策略. 中国组织工程研究与临床康复,2010,14(9):1677-1680

15. Lewinnek GE,Lewis JL,Tarr R,et al. Dislocation after total hip-replacement arthroplasties. J Bone Joint Surg Am,1978,60:217

16. Biedermann R,Tonin A. Krismer M,et al. Reducing the risk of dislocation after total hip arthroplasty. the effect of orientation of the acetabular component. J Bone Joint Surg (Br),2005,87(6):762-769

17. 谭伦,罗小中,林旭,等. 前后位 X 线片上髋臼杯前倾角测量. 临床骨科杂志,2001,4(1):5-8

18. Huiwu Li. Autogenous impaction grafting in total hip arthroplasty with developmental dysplasia of the hip. JArthroplasty,2013,28(4):637-643

19. Huang J,Zhou L,Wu H,et al. Triptolide inhibits osteoclast formation,bone resorption,RANKL-mediated NF-κB activation and titanium particle-induced osteolysis in a mouse model. Mol Cell Endocrinol,2015,399:346-353

20. 廖广姗,黄敏,蒋海涛,等. 基于影像数据的人工关节无菌性松动的诊断方法. 中国矫形外科杂志,2012,20(19):1762-1764

21. 高明,刘庆余,陈建宇,等. CT 三维重建技术对颈椎理想椎弓根螺钉的选择及意义,中国临床解剖学杂志,2010,28(1):61-64

22. 邓军,梁碧玲,陈建宇,等. 前交叉韧带重建术后三维 MRI 表现. 中华放射学杂志,2011,45(12):1143-1146

52检